心理咨询导论

(第4版)

［英］约翰·麦克劳德 著
John McLeod

夏 颖 刘凤至 等 译

上海社会科学院出版社

致　　谢

　　任何一个作家都知道,他或她所写的东西并不是从他们个人或个人对事物的想法中生出的,而是从别人那里借来的词语和想法的集合。我很幸运能从很多人身上学到东西。我特别想感谢的是一些慷慨的朋友和同事,他们在很多方面帮助了我：Lynne Angus, Kate Antony, Joe Armstrong, Sophia Balamoutsou, Mike Beaney, Ronen Berger, Tim Bond, Julia Buckroyd, Anne Chien, Mick Cooper, Edith Cormack, Angela Couchman, Sue Cowan, Robert Elliott, Kim Etherington, Colin Gillings, Stephen Goss, Soti Grafanaki, Robin Ion, Colin Kirkwood, Noreen Lillie, Gordon Lynch, Dave Mearns, John Mellor-Clark, David Rennie, Nancy Rowland, Alison Rouse, John Sherry, Alison Shoemark, Laco Timulak, Mhairi Thurston, Dot Weaks, William West 和 Sue Wheeler。

　　我也以另一种方式感谢我的妻子茱莉亚(Julia),她给了我无尽的支持和鼓励,我的女儿凯特、艾玛和汉娜(Kate, Emma & Hannah),她们不断地提醒我生活还有许多别的事物。我欠她们的比我能说的还多。

前　言

　　咨询是一项既简单又极其复杂的活动。有什么比和一个关心且感兴趣的倾听者谈论你的问题更简单呢？但是，在讲述和倾听、了解和被了解、反映和行动中所涉及的事情是如此复杂。在咨询中，人们可以谈论任何事情。咨询师和寻求来访者之间的关系是同时通过身体、语言而发生在每个参与者的思想、感觉和记忆中的。这就是使它如此复杂的原因，也是使咨询成为一个庞大主题的原因。咨询是一种跨学科的活动，它包含了不同的传统和思想流派，并在理论、研究和实践的论述中传播。咨询引发了丰富而引人入胜的一系列文章、强有力的理论和研究。我相信，咨询师能够从本书中找到他们自己利用这些知识的至关重要的方式。

　　读这样一本书有点像透过窗户往房间里看。能看到房间里的人在做什么，但却被玻璃分隔成两个世界。咨询是一项实践活动，来访者和咨询师只有通过实践经验才能逐渐掌握。读一本书永远无法获得真正的咨询知识。它需要传承的语言和身体力行，最重要的是要能感受正在发生的事情，而不仅仅是看书上的文字。考虑到以上这些不可避免的局限性，这本书试图提供一个相对公正的介绍，围绕一套咨询的指导原则组织内容。这本书试图做的是：

- 对构成当代咨询的丰富思想和实践提供尽可能多的全面概述；
- 在所涵盖的每个特定主题中，提供足够的信息，使读者对该问题有初步的了解和"感觉"，然后为进一步阅读提供明确的建议，读者可以更深入地探讨主题；
- 通过将理论和实践置于历史、社会和政治背景中，使读者能在咨询领域采取批判性、质疑性的立场；
- 在整个过程中采用以研究为基础的方法，示范和加强研究、调查的作用；
- 提供足够的案例插图和例子，使读者能够发展一种"生活经验"的咨询。

　　这本书旨在供从事学位水平(高年级本科生或硕士)咨询研究的学生使用，并供有经验的从业者使用，从业者可以根据兴趣来更新该领域最新发展的知识。

　　把这本书看成是由四个不同的部分组成的，可能会很有用：

- 第一部分(第一章和第二章)定义和介绍咨询，并将咨询定位在其社会背景中。
- 第二部分(第三至十二章)讨论了目前指导培训和实践的主要理论观点。本书的这一部分以这样一章开始，该章考虑了理论在咨询中的作用，并为"阅读"理论提供了一个框架,该框架可应用于随后的章节。本书这一部分实质性章节的顺序首先分析了主导当代场景的"四大"治疗方法:心理动力学、人本主义、认知-行为治疗(CBT)和家庭/系统。该部分以考虑未来可能自然出现的变得更重要的一些方法结束。

- 第三部分讨论了不同方法如何组合或融合的问题。第十三章介绍并讨论了整合策略,而第十四章和第十五章探讨了如何将不同的观点结合在一起,以形成对治疗关系和治疗过程的整体理解。
- 第四部分侧重于咨询中广泛的专业问题,包括以下主题:道德决策、组织因素、不同的传达系统、满足特定客户群体的需求、咨询师培训、监督和专业发展、利用研究结果。

在整本书中,不同章节之间会有交叉引用,这些章节考虑到了在具体部分讨论的主题相关方面。这本书结尾有一个简短的章节,回顾了整本书,并确定了贯穿整个故事的一些关键问题。最后一章可以被认为是"超越导论"的部分,它的作用是邀请读者加入进行中的对话和辩论,使咨询在面对社会和文化变化时继续自我更新。

《心理咨询导论》同时也包含了许多关于进一步和更广泛阅读的建议,本书有两本辅助配套的教科书。《心理咨询师手册》(上海社会科学院出版社,2018.3)包括在《心理咨询导论》中提到的广泛的自我探索学习任务和与特定主题相关的小组练习。另一本书《心理咨询技巧》(上海社会科学院出版社,2016.7)主要关注"如何做"的咨询,针对那些兼职咨询工作的其他从业者(教师、护士、社会工作者、医生)。《心理咨询导论》也有自己的网站:www.openup.co.uk/mcleod。该网站包含一系列关键术语的词汇表、相关互联网资源的链接以及一系列主题的附加材料。

了解作者的背景可能与一些读者有关,以便更多地了解影响他对某些主题处理的偏见。我最初的教育经历是心理学,随后是以个人为中心的心理咨询/心理治疗的初级培训,以及心理动力学、CBT、叙事治疗和其他方法的额外培训经验。我职业生涯的一个重要部分是做研究,鼓励他人做研究(McLeod, 2001, 2003, 2008)。我的做法涉及与一系列不同的来访者群体的合作。我相信,就我所知,在咨询理论和实践方面,有三个立场是我强烈认同的,并且我确信这三个立场影响了这本书的写作。首先,我认为良好的咨询基于心理基础上的治疗师个人的诚信,以及他或她对每个来访者作为一个独特的人做出回应并与之建立有价值的关系的意愿。尽管特定的治疗技术和干预措施是有用的,但如果接受方不信任提供者,这种技术就不会有效。相反,如果来访者和咨询师有一个足够好的关系(如果后者没有被坚持治疗思想所束缚),大多数时候他们将能够临时采取必要的程序来解决任何问题。

第二,对于心理咨询和治疗行业中存在的领土战争,以及不同方法的相对优点

(CBT vs.心理动力学 vs.人本主义,等等),我感到沮丧和恼火。我相信这些派系争论是内部的,分散了对来访者需求的关注,而且是浪费时间。我从历史的角度看待"纯粹的门派"这个问题,而不是综合的方法:这个职业最初是围绕着独立的治疗派别而存在的,但现在是时候改变了。我个人对心理咨询/治疗的所有方法都很感兴趣,并且相信它们中的每一个都有价值。

我个人偏见的第三个来源是心理咨询和心理治疗之间的关系。在我最初的培训中,我被教导心理咨询和治疗基本上是一样的。我后来遇到了一种普遍的(但通常是不言而喻的)态度,即咨询是一种"小妹妹"职业——这是你在等待接受心理治疗培训计划时所做的。我不再相信这两种立场中的任何一种(同时也承认,在许多人赞同的意义上,每一种立场都是"真实的")。我越来越多地将心理咨询视为一种与心理治疗有着密切联系的活动和职业,但在很大程度上又与之不同。咨询的显著特点是,它以自己的社会背景来看待一个人,而不试图将任何一种理论模式强加给寻求帮助的人。

目　　录

致谢　1

前言　1

第 一 章　心理咨询绪论　1
第 二 章　心理咨询的文化与历史根源　21
第 三 章　心理咨询理论：运用概念性的工具简化思维并引导行为　47
第 四 章　心理咨询的心理动力学方法的论题　79
第 五 章　从行为主义到建构主义：认知-行为治疗　123
第 六 章　以人为中心治疗的理论与实践　159
第 七 章　工作系统　195
第 八 章　建构主义、叙事与合作的方法：作为对话的咨询　209
第 九 章　人际沟通分析治疗：综合理论体系　235
第 十 章　咨询中的存在主义主题　253
第十一章　多元文化主义作为咨询的一种方法　271
第十二章　咨询的新视野：女性主义、哲学、表达性和基于自然的方法　303
第十三章　不同思想与方法的结合：融合治疗的挑战　333
第十四章　咨询关系　361
第十五章　咨询的过程　389
第十六章　咨询实践中的权力与多样性问题　421
第十七章　咨询实践中的美德、价值观和道德感　455
第十八章　提供咨询服务的不同形式　491
第十九章　研究在咨询和心理治疗中的作用　527
第 二 十 章　作为及成为一名咨询师　551
第二十一章　心理咨询中的关键问题　589

索引　605

参考文献　637

第一章　心理咨询绪论

△ 导言
△ 关于心理咨询的故事
　　唐纳德的故事：面对工作的压力
　　玛利亚的故事：从受虐中走出来
　　阿瓦的故事：是否该走出婚姻
　　安妮塔的故事：应对失去
　　西蒙的故事：创造一个新的自我形象
△ 心理咨询的定义
△ 心理咨询与心理治疗的关系
△ 作为社会机构的心理咨询
△ 心理咨询理论和实践的多样性
△ 心理咨询的目的
△ 作为多学科交叉研究领域的心理咨询
△ 结论
△ 进一步阅读的建议

导　言

　　心理咨询是20世纪一项令人惊奇的发明。我们生活在一个复杂、繁忙且变化的世界里。在这样的一个世界里，人们需要处理各种各样棘手的问题。大多数的时候，我们还能够顺利地与时俱进，但有时候，某些事情或处境却使我们不得不停下脚步。对于这些时候，我们没有能力把它们从我们的生活中剔除出去。大多数的时候，我们可以通过与家人、朋友、邻居、牧师或家庭医生交谈来寻求解决这些问题的方法。然而，有时候他们的建议是不充分、不够的；或者，有时我们自己对于那些困扰着我们的问题又羞于启齿；或者，有时我们仅仅找不到一个合适的、可以倾诉的人。在这种情况下，心理咨询无疑提供了一个有用的选择。在大多数地方，心理咨询可以迅速提供服务而且所费了了，甚至免费。心理咨询师们并不是对来访者进行诊断并指出其所患何症，而是尽其所能地听患者的倾诉，并与来访者共同寻找解决问题的最佳方案。对大部分的人而言，与心理咨询师一到六次的交谈已足以使困扰他们的问题有所改观。与心理咨询师的交谈是非常珍贵的时间。在我们的社会中，哪里还会有如此这般在长达几小时的某一段时光里，成为被聆听、被真诚对待、被理解、被作为中心来关注的机会？而且，所有这一切都无须任何回报？

　　成为心理咨询师是一种令人满意的、回报可观的工作角色。作为心理咨询师，有时候你会清楚地知道你对另一个人的生活产生了深刻的影响。能够被那些面对深刻恐惧和困境的人们所接受，成为他们生活低潮中的见证者与同伴，这一向被视为一种特权。成为心理咨询师意味着无限的挑战，他们总是有太多的东西需要去学习。心理咨询师的角色同时决定着他们工作安排的灵活性。许多优秀的心理咨询师从事全职心理咨询工作；也有咨询师在晚上为志愿代理社免费提供心理咨询服务；在别的职业中，也有一些人不知不觉地与其服务对象建立起了心理咨询关系，例如护士、医生、牧师、社会工作者以及教师等。

　　这是一本关于心理咨询的书。它同时也是颂扬富于创造性、朴素性的心理咨询的一本书，作为一种文化创造，心理咨询为改善成千上万人的生活质量作出了巨大贡献。这本书的目的在于为了解心理咨询在当代社会存在的各个侧面提供一个框架，与此同时，又不忽略其日常朴素性和对人类的直接价值。

　　在绪论这章中，重点在于描述心理咨询所能呈现的不同形式。让我们就从那些接受过心理咨询服务的人们的故事说起。

关于心理咨询的故事

　　接下来的几段是一些心理咨询的典型案例，其中既包含通过心理咨询可以解决的生活中遇到的各种问题,也包含可能发生的各种心理咨询过程。

唐纳德的故事:面对工作的压力

作为一名当地政府部门的主管,唐纳德虽常感到自己处于压力之下,但也能处理好工作。在由于小毛小病所导致的一系列旷工之后,权威机构的职业保健护士建议唐纳德去拜访与职业卫生服务相关的一位心理咨询师,或许这样能对他有所帮助。起初,唐纳德认为去看心理咨询师是一种软弱的表现。他还担忧机构中的其他人会将其视为患有一些心理健康问题,并开始认为他是不可信赖的。在与职业保健护士进行了更深入的探讨之后,唐纳德认可了心理咨询是完全隐秘的,并且可能提供一些好的建议。在参与的八次心理咨询访谈中,唐纳德对自身有了两个重大的发现。第一,他意识到他父亲的抱负对他自身驱使的程度,这种程度已经达到他从不满意自己所获得成就的地步,而这也是导致他从不去休假而一直埋头苦干的原因。在咨询师的帮助下,他还反省到无论是在工作中还是在家庭生活中,他从不愿意接受来自外人的帮助。在咨询师的鼓励下,唐纳德逐渐开始对他的行为作出一些改变,涉及:安排休假、创造机会去表达他对他妻子及另一位比较亲密的同事的关心。在心理咨询结束后,他将其描述为像是给了他一个机会将自己"安排妥当"。

玛利亚的故事:从受虐中走出来

在 25 岁的时候,玛利亚的感情生活和关系中,童年时所遭受的身体和性虐待的记忆仍旧占据了主导地位。她发现去信任他人或是在社会情境中大声说话是非常困难的。在过去大多数时候,玛利亚决定自身生存的最好方法就是尽可能将自己变得仿若无形。尽管在她生命中的各种阶段,她曾尝试将她的经历告诉各种医生、精神病医师和护士,她却总是感觉他们并非想要真正了解她身上曾发生过什么,而是对开各类药物治疗处方来控制她的焦虑及自残行为更有兴趣。虽然在她恢复的过程中她已获得了足够的进展:立志去大学接受培训成为一名护士。但一旦当她开始自己的课程,她发现自己面对着各类令她恐惧的情况:在讨论组中发言、结交新的朋友、在繁忙的医院病房中坚守岗位。玛利亚决定去寻求大学生心理咨询服务,这也是她人生中第一次准备好去接受任一形式的心理治疗。玛利亚与她的咨询师建立了极好的关系,她有时候会将这位咨询师形容为:我从未拥有过的母亲。每周一次的心理咨询一直贯穿了她整个三年的培训。同时,玛利亚和她的咨询师也开发了很多应对护士培训中各种需求的策略。随着玛利亚逐渐感受到自己是能干的、令人喜爱的、强大的,她开始变得能抛开大部分的恐惧,并控制自己的暴饮暴食倾向。

阿瓦的故事：是否该走出婚姻

在与丈夫结婚的五年中,分居和离异的念头常常令阿瓦感到恐惧,原因在于她丈夫的家庭,在她所在的城市中,表面上是亚洲社区中著名的模范家庭。尽管她不再希望遭受到来自丈夫的身体暴力,但她也无法想象假如她作出离开丈夫的举动后她可能会面对的生活,"走出"了社区圈子。最终,阿瓦和一位家庭暴力热线服务电话的咨询师进行了一次预约访谈。咨询师的接纳使阿瓦打消了疑虑,她同意预约一次面对面的访谈服务。起初,阿瓦非常不确定咨询师是否能够帮助到她,因为看上去咨询师并不一定能理解在阿瓦的文化群体中,离开婚姻生活或公开控诉丈夫对妻子的虐待所包含的意义和内涵。随着时间的推移,咨询师逐渐表现出了对阿瓦的经历的充分理解,并使咨询能够继续开展。这位咨询师还帮助阿瓦与亚洲妇女支持团体及一个法律咨询中心取得了联络,这两个组织帮助她从自身处境上找到了更加广阔的视角。最终,阿瓦能够勇敢地面对她丈夫去讨论关于他的行为。出乎她的意料,她的丈夫同意加入,与她一起进行共同咨询。在共同咨询中,他们同意采取一些更好的方法去解决他们之间所发生的冲突。

安妮塔的故事：应对失去

与比尔结婚了 40 年的安妮塔,被比尔于退休后 6 个月内的突然死亡彻底击垮了。尽管安妮塔觉得自己是幸运的,与儿女和几个孙辈的定期联络相处都很愉快,但她越来越多地觉得自己的生活是无意义的,她永远无法克服失去心爱的比尔的失落。在比尔过世后的第 9 个月,她拜访了自己的全科医生,医生向她推荐了一个抗抑郁的疗程。由于不满于可能会形成的药物依赖,安妮塔询问是否有其他选择。全科医生向她提及了一个丧亲心理咨询服务。安妮塔仅仅参与了两次咨询,发现并不是很有帮助。后来当被问及为何认为咨询对她没有帮助时,她说:"他是一个很好的人,但他只是坐着听而已,这让我感觉越来越糟糕,我看不出有什么道理。"

西蒙的故事：创造一个新的自我形象

到 13 岁的时候,西蒙已经获得了一个"差"生的名声。由于好斗和不配合的行为,西蒙常常被拘禁,已处于将被终止学业的边缘。他的班主任说服他去见见学校的心理咨询师,认为这是没有任何害处的。在他的第一次心理咨询期间,西蒙双臂交叉坐着,不太情愿说话。无论怎样，出于与一个看上去真诚并有兴趣想要了解他的事情的人聊天总比上数学课要好一些的缘故，他渐渐地打开了自己的心房。从西蒙的观点来看，他觉得自己陷入了别人对他的形象认同中。由于拥有超越年龄的强健体格，以及生长在一个坚信"为自己出头"的价值观的家庭中，西蒙感觉到他曾经在早期的学校生涯中犯过错误：曾经挑战过一位老师对他品行不端的指责，在他看来这一指责是不公的。从那天起，看起来好像无论是其他老师还是他的同班同学们，仿佛都期望他在任一老师训斥他的时候发怒。他承认自己对于这一模式感到烦透了，但找不到改变的方法。在咨询师的帮助下，西蒙识别出一些关键的触发情况和当这些情况发生时不同的应对方法。他还开始在学校中培养自己略有不同的形象，在他自己的想象中，成为一个爱开玩笑的人而不是爱惹麻烦的人。

心理咨询的定义

以上所给出的案例资料，让我们对某些人去找心理咨询师时会发生些什么有了简略的例证印象。那么，什么是心理咨询？每个来访者的经历与问题各不相同，而贯穿其中的理念与原则又是什么呢？我们又该如何理解和定义心理咨询呢？

本领域的职业团体和学界领袖为"心理咨询"一词给出了许多种定义：

> 心理咨询指的是一个受过专业培训的心理咨询师和来访者之间的职业关系。这种关系通常采用一对一的形式，尽管有时也可能多于两个人。它的目的在于帮助来访者能够理解和分辨他们对生活的看法，并且通过为他们提供有意义的、成熟的选择建议，或者通过帮助他们解决情感和人际关系问题，从而使他们学着实现自己设定的人生目标。
>
> （Burks and Stefflre, 1979: 14）

> 一种原则性的相互关系，主要特征在于它是对一种或多种心理学理论以及一系列交流技能的运用；这种关系依靠经验、直觉以及其他的人际关系因素而得以改进；并且，这种关系会触及来访者隐秘的内心世界，以了解他们关心什么、他们的问题是什么以及他们的渴望是什么。可见，心理咨询的主要精神在于协助来访者使之自己解决问题，而不只是给出建议或强迫他们按指令去做。心理咨询所持续的过程可能很短，也可能很长；心理咨询有可能由某些咨询组织来做，也有可能由私人咨询工作室来做；心理咨询可能与实际的、医学的或其他干预方法交替使用，当然也可能单独进行。无论对于心理咨询师，或是对于来访者，心理咨询都是一种特色鲜明的活动……一种新兴的职业……它是身处不幸或者在某种程度上处于混乱之中的人们所寻求的一种服务，这些人希望在一种比朋友关系更具专业性和隐秘

性的关系中讨论并解决他们的问题。同时,与传统的医疗机构或精神病机构所提供的帮助关系相比,心理咨询关系不具有贬义性质,更容易为人所接受。

(Feltham and Dryden,1993:6)

心理咨询师与来访者在一个私密的环境中展开咨询。在这样一个环境设置中,探询来访者存在的困难:或许是正在经历的不幸,或许是他们对于生活的不满,或许是对没有目标和方向的失落感。通常是来访者有需求才来咨询,因为没有人能够被恰当地"送来"咨询。通过聚精会神地耐心倾听,咨询师能开始察觉到来访者的观点中的困难,并可能从一个不同的视角帮助他们将事情看得更清晰些。心理咨询是一种让人能够做出选择、改变或减少困惑的途径。它并不涉及提出建议或指引来访者参与某个特定的行动方案。咨询师并不用任何方式来判断或利用他们的来访者。在咨询过程中,来访者用一种极少与朋友或家人使用的自由和开放的表达方式来谈论他们的生活和感受,他们通过这种方式,探索自己生活和感受的各个方面。将诸如愤怒、焦虑、忧伤、窘迫等情绪压抑起来,会使人变得非常紧张。而心理咨询提供了发现它们的机会,并使它们可能变得更易理解。咨询师会鼓励来访者情绪的表达,因此咨询师能在不对来访者施加压力的情况下,训练有素地接受并反省出来访者的问题。接纳与尊重来访者是咨询师必须具备的基本要素,并且随着两者关系的发展,咨询师与来访者之间的信任也逐渐发展,使来访者能够着眼于自己生活的许多方面,以前他们未曾思考及面对的各种关系以及他们自我本身。咨询师可以帮助详细调查出一些被证明是让人苦恼的行为和处境,并且去发现一个区域,在此区域中可能会发起一些变化并以此作为新起点。咨询师可以帮助引导来访者看到在他们面前所开放的选择,并帮助他们选定对他们而言最好的那一个。

(British Association for Counselling and Psychotherapy, 2008)

这些定义都分别侧重了心理咨询的不同方面。例如,伯克斯和斯蒂弗洛(Burks and Stefflre, 1979)的研究着重强调咨询师与来访者之间的"专业性"关系以及"自我设定"目标的重要性。BACP的定义侧重于探究和理解,以及心理咨询的价值。费尔斯姆和德莱顿(Feltham and Dryden, 1993)则更重视分析心理咨询与其他协助形式(比如护理、社会工作,甚至还包括日常的朋友关系)所重合的领域。这些各具特色、对比鲜明的对心理咨询的解释和定义是随着心理咨询在现代社会中出现而出现的。有一点是非常重要的,那就是这里所列出的各种心理咨询定义中,它们有一个非常重要的共同点:它们都是从心理咨询师的视角来定义心理咨询的。

这些定义主要先将心理咨询定义为"咨询师做的某些事"。采用这种观点反映了专业团体的目的是将心理咨询作为一种职业门类在当代社会中建立起来。然而,一个以职业为中心的心理咨询定义也冒着忽略了这样一个基本事实的风险：心理咨询通常是一种在两人或多人间展开的活动，是在一人向另一人寻求帮助时发生的。为了反映"心理咨询"这个词更多的包容性意义，本书推崇一个"以来访者为中心"的定义：

> "心理咨询是一种有目的性的、私密的会话。它由一个想要反映并解决生活中的问题的人发起，而另一个人愿意竭尽全力去帮助这个人。"

基于这些关键性设想所暗示的内容，此定义包含：

1. 心理咨询只有在人们想寻找帮助的情况下才会发生。心理咨询只在一个为麻烦所困扰的人邀请或允许另一个人与之共同进入一种特殊的关系的时候才发生。如果这个人不准备发出建立特殊关系的邀请，那么，即使他长期处在专家咨询师的眼皮底下，他们之间所发生的也不是心理咨询。寻求心理咨询的人被看作是积极投入寻找克服他/她的问题的解决方法的人，是作为心理咨询过程的参与合作者，而不是干预的被动接受者。

2. 一个人遭遇"生活问题"的时候会寻求建立此种关系，这些"生活问题"不能通过日常的方法解决，并会导致他们在某些方面被排除在全面参与社交生活之外。"生活问题"这一概念可以被理解为涉及阻止一个人较好地维持生活的任何处境、感知困难或妨碍。心理咨询并不聚焦于减轻症状，而是促使来访者能够以一种有意义的并能令人满意的方式来过好他们的生活。

3. 心理咨询植根于交谈会话上，在来访者认真探讨的能力之上，通过对话激发并生成一些行动的新的可能。

4. 心理咨询取决于两人之间的关系建立的创造，这一创造使来访者能足够安全无虑地探索那些使其痛苦及困扰的问题。

5. 来访者所具有的优势和资源可在服务中被引导运用于解决生活中的问题。寻求心理咨询的这一行动并不能被视为是缺陷或疾病的一种指示符。

6. 担任心理咨询师这一角色的人并不一定要掌握特别训练或心理学理论知识，心理咨询立足于普通的人的素质，诸如：倾听的能力、对他人经历的敏感性、正直的人品，以及解决每天日常生活中所遇到困难时的足智多谋。

7. 寻求心理咨询的人会邀请另一个人为他们提供一个在日常生活中不容易找到的空间和时间，其特点在于：允许畅所欲言，对差异性、保密性及承诺的尊重。

- **允许畅所欲言**　心理咨询提供了一个空间，鼓励来访者在属于自己的时间里以自己的方式讲述先前压抑着的经历的各个方面，包括情绪及情感的自由表达和宣泄。

- **尊重差异性**　为了全力帮助来访者清晰地表达自己的价值和愿望并付诸行动，对于来访者的问题和需要，心理咨询师总是尽可能设身处地地置身其中。

- 保密性　心理咨询中所讨论的一切都是保密的：心理咨询师需要约束控制自己在个人生活圈不对任何人讲自己从来访者那里听到的事情。
- 承诺　心理咨询师为来访者所提供的咨询关系是一系列核心价值的集合：诚实、正直、关心、对个人自身价值的信任、对对话和协作的承诺、反身性、人与人之间的相互信赖以及对所有来访者都一视同仁的友善。

心理咨询实践因此立足于一系列独特的价值观及道德观，一切基于尊重和肯定独立个体的价值观。

8. 心理咨询代表了一个现代社会内部独一无二的支持、反思和恢复的舞台。在这样的一个舞台上，来访者和心理咨询师可以运用一切资源（包括交谈、观念、理论、仪式、改变了的知觉状态、解决问题思维法则、演讲及技术等）来为来访者起初的生活问题求得一个满意的解决，也正是这些问题才使来访者想要做心理咨询。

9. 心理咨询可能出现的结果可以归结为以下三大类：

a. 最初生活问题的解决。这里所说的解决包括：对存在的问题取得了理解和透视，能够接受存在的问题和困境这一事实，并采取行动来改变引发问题的环境。

b. 学习。与心理咨询师建立咨询关系也许能够让来访者获得新的理解方式、技术及策略，从而能够在以后的生活中处理相似的问题。

c. 社会容纳。心理咨询激发一个人发挥自己的精力和才能，来为他人的幸福生活及社会利益做贡献。

10. 对心理咨询的理解也必须放在社会与文化背景中进行："心理咨询师"和"来访者"都是一定的社会角色，心理咨询的参与者对心理咨询目的和工作的理解方式是由他们所生活的文化大环境、特定的社区及组织背景等形成的。对社交、文化、历史及经济因素的认识及欣赏都反映出心理咨询的实践性。"心理咨询"的意义，及围绕它所产生的各种形式的实践，持续地对社交文化的改变作出进化。

可以看到，以来访者为中心所描述的心理咨询更突出一系列因素，这些因素在以职业为中心的定义中被部分地隐藏了。以来访者为中心的语言描述的那些寻求咨询的人主动而机智，他们有目的性地寻求解决生活中的问题的方法，而不是仅仅作为一个"治疗"的接受者。该定义还着重强调了心理咨询与人作为社会世界中的一员的关联。心理咨询被描述为一种关系，一个空间，或者是为麻烦所困扰的人所寻求的一个机会，而不是任何特别形式的练习（例如：两个人面对面坐着与对方讲话）。因此，关于这样的空间和机会如何被构建具有诱人的创造性和探索性。并没有任何声称表示进行心理咨询必须具有职业资格或正式的心理学知识，有效的心理咨询在有无专业化网络的背景中都可以发生。

心理咨询是一种不同于忠告、引导、照顾、教导的活动，即使它包含了这些辅助性处理的方方面面。有一些其他的职业头衔用来指称从事心理咨询的人。其中,一个常被使用的名称术语是咨询心理师(counselling psychologist)。这个名称指的是首先接受心理学训练,然后再把心理方法或模型应用到自己的职业操作中的心理咨询师。还有一些标签用来指代那些为特定人群服务的心理咨询师,比如精神健康心理咨询师、婚姻/伴侣心理咨询师、丧亲心理咨询师和学生心理辅导员等。这些从业者在普通的心理咨询训练的基础上,还对掌握特殊领域的专门技能进行过特殊的针对性培训。有很多例子证明,在心理咨询发生的关系情景,最初给予的只是一种非专业咨询的普通关切。例如,一个学生可能只是把自己的老师作为倾诉不安或忧虑的人选。又如,社区的护士去一个周期性发病的患者家里为他(她)做义务护理,结果她同时也成为患者的精神支柱。在这些情况下,我们能把所发生的恰当地描述为嵌入式心理咨询(McLeod, 2007)。

　　嵌入式心理咨询或可被认为是大范围的职业角色:如宗教、教育、健康、社会和社区事务、司法、人事、人力资源管理和许许多多其他工作的一个方面。嵌入式心理咨询也在各种各样的同伴自助网络中发生:如匿名戒酒互助社、减肥中心等。近年来,一些心理咨询师开始逐渐将他们的工作描述为人生导师或执行教练。辅导是一种利用诸多心理咨询技巧和知识,关注于积极效能和成就提升的活动,而并非聚焦于问题的改善。最后,我们可以看到在术语"心理咨询"和"心理治疗"的使用上,这两者之间有很大程度的重叠。心理咨询/心理治疗在后文部分会有更详细的区分。

心理咨询与心理治疗的关系

　　心理咨询(counselling)与心理治疗(psychotherapy)两者间的相似或相异程度引起的争议非常大。使此争议变得更复杂的是,事实上,在英语语言社会两种术语均采用的情况下,许多国家仅采用"心理治疗"这个词(比如瑞典)。或者还有其他一些国家主要运用"心理治疗"这个词的同时,仍不间断地对心理咨询与心理治疗进行区分(比如在德国,有一项将Beratung这个词与counselling等同使用的运动)。在英语语言社会,有两种大相径庭的看法主导了此争议:

　　有些人声称心理咨询与心理治疗之间可以有清楚的区分。论据在于:尽管心理咨询师和心理治疗师所运用的理论和方法及他们所面对的来访者类型上有一定程度的重叠,然而两者有根本上的不同,因为心理治疗代表着一种针对精神问题较严重的患者,在更长的一段时期中,更深入而又更基本的治疗方法。

　　另一些人则认为心理咨询师与心理治疗师从事的工作基本一致,运用相同的诊断方法和技术,只不过应他们所供职的机构的要求而使用不同的名词而已。举个例子来说,传统上心理治疗这一术语主要在医务机构(比如精神病院)中使用,而心理咨询这一术语则在教育机构(比如学生心理咨询中心)中使用。

两种观点均所存在的难点之一是,他们各自在涉及心理治疗的描绘中,都把心理咨询放在一个"小妹妹"的地位。在"清楚区分"观点中,心理咨询被明确地描述为效果甚微。在"没有不同"的观点中,心理咨询仍站在一个次要的地位上。这是由于事实上心理治疗职业比心理咨询岗位拥有更高的地位和更好的报酬,即使他们所做的是相同的工作。

许多以咨询师身份工作的人都不满于他们职业角色的这种"小妹妹"刻画。因为他们知道自己是和一些社会中心理受损最严重的人一起开展工作,并且坚信他们所做的和任何形式的心理治疗一样有效。近年来,有一种新观点出现,即:对于生活中遭遇问题的人们的需求,心理咨询和心理治疗有可供选择的不同回应方法。心理咨询与心理治疗之间差别的要点都概述在表1.1中。

必须承认表1.1中列的陈述,没有一条可以当作是心理咨询与心理治疗间的绝对差别。实际上,心理咨询及心理治疗的领域是破碎而复杂的,包含了大量的实践的形式。在表1.1中,不难找出一些心理治疗活动的案例是与心理咨询的特征属性相符的,反之亦然。在心理咨询和心理治疗两者间有着巨大程度的重叠。我们最好将这两者之间的差异看作是在从事治疗行业这一旅途过程中的一种明示方向,而不是将正在发生的构成一种固有的地图。然而,在国际心理咨询团体中对于心理咨询的概念有这样一种显而易见的看法,即心理咨询是一种反映(事件)轨迹的、特殊的、需要联系前后事件为导向的、优势为本且具有实用主义的实践活动。本书在承认心理咨询与心理治疗间大量相似点及重叠处的同时,也着重强调心理咨询特有的性质。

表1.1 心理咨询与心理治疗的异同

心 理 治 疗	心 理 咨 询
共同点:	
为来访者提供一个能够探索个人困惑的自信空间	为来访者提供一个能够探索个人困惑的自信空间
来访者和精神治疗医师之间的关系质量很大程度上决定了治疗实践活动的有效性	来访者和心理咨询师之间的关系质量很大程度上决定了咨询实践活动的有效性
自我意识及个人心理治疗是训练和持续发展中的重要因素	自我意识及个体化治疗是训练和持续发展中的重要因素
不同点:	
一个完全专业化的职业	既包括专业的职业工作者,也包括辅助专职人员的助手、志愿者和那些在实践活动中参与介入的其他职业角色
公众认知:难接近、昂贵、中产阶级	公众认知:易接近的、免费、工薪阶层

(续表)

心 理 治 疗	心 理 咨 询
国家/政府认知：是精神卫生服务中的突出手段，获得基于实证的实践政策的大力支持	国家/政府认知：很大程度上是忽视的
将来访者概念化为心理机能上存在问题的个体	将来访者概念化为一个在社会环境中的人
训练和实践集中于传递介入和干预	训练和实践不仅仅集中于传递介入和干预，还与参与介入的同事一起开展，同时提升自助能力
精神卫生机构一般都独立于它们所在的那个社区	心理咨询机构往往是社区里的一份子(比如大学里的学生心理咨询服务)
治疗可能包括由协议、手册或特定治疗模板所规定的干预应用	代表性的帮助过程包括心理咨询师和来访者合作开展工作，使用的方法可能超出任一单一的协议或手册
治疗通常有一个源于理论的品牌名称(比如人际关系治疗、认知-行为治疗、焦点解决治疗)	通常有一个源于背景的名称(比如工作场所咨询、丧亲心理咨询、学生心理咨询)
许多精神治疗医师具备心理学学位，而这也是入行的敲门砖	心理咨询师可能更多地来自非常宽泛的背景，而相对于特定的学术专长，生活经验和成熟度是更为重要的敲门砖
主要聚焦于个体的病理问题	主要聚焦于个体的长处和资源

作为社会机构的心理咨询

　　可见,心理咨询并不仅仅指发生在两个人之间的某些事情。它还是植根于现代工业社会文化的一种公共机构。它是一种相对新兴的职业、学科或者说专业。在英国,心理咨询发展常务理事会(the Standing Council for the Advancement of Counselling, SCAC)成立于1971年,1976年变更为英国心理咨询协会(the British Association for Counselling, BAC)。英国心理咨询协会的成员从1977年的1 000名发展到1992年的8 556名(BAC, 1977, 1992)。并且在2001年又重新命名为英国心理咨询和心理治疗协会(the British Association for Counselling and Psychotherapy)。在本书出版之际,这个组织已有30 000多名会员。在美国及其他国家也有类似的增长水平。这些数据所显示的仅仅是在这些国家中,受过高级培训或专业化训练的心理咨询师在人数上的增长。此外,志愿组织中许多积极分子为人们提供非专业的心理咨询服务,这些人在以上的统计表中没有得到反映。这类人中的主体供职于"公共事业",包括护士、教师、牧师、警察及其他许多职业。对他们而言,心理咨询可视为他们工作职责中的一部分。

专栏 1.1　人们对于心理咨询的需求是什么？

心理咨询在过去的 50 年里的发展是否已经满足了人们的潜在需要呢？这是一个难以回答的问题，原因有很多。首先我们很难测量社会上有多少人能够得到心理咨询的帮助。至于对心理咨询的潜在需求就更难评估了。另外，有一点应该是很清楚的，随着心理咨询师人数的不断增长，那些拥有实践技巧和创造性的从业人员一直在为他们的服务开拓新的市场。这样，心理咨询的需求量也会随着供应量的增长而增长（在某种程度上）。

在美国，有些专家试图评估接受心理咨询人员在总人口中的比例。尽管这些研究倾向于使用"心理治疗"这一术语来描述他们所要调查的此类活动，但是他们的心理治疗的定义涵盖了大部分心理咨询的职业形式。例如，奥尔弗松和皮克斯（Olfson and Pincus, 1999）对 1987 年所做的国家医疗支出调查报告做了详细的分析，报告所涉及的是不同部门的人们在心理治疗方面的费用。这份调查报告建立在从全美 38 000 个调查对象那里所采集来的数据之上，作为代表性样本，从整体上反映了整个美国的状况。此次调查中，参与者要接受提问，以了解他们在过去 12 个月中接受心理咨询和心理治疗的情况。研究结果发现，总共只有 3.1% 的被调查者在此期间接受过心理咨询。这一平均数字掩盖了许多亚群体差异，比如性别差异（男性占总数的 2.5%，而女性则占总数的 3.6%），教育程度差异（其中 5.4% 的人是受过大学教育的；另外所受教育极差的人数则占 1.4%），种族差异（白人 3.4%，黑人 1.4%），婚姻状况差异（分居或离婚的占 6.8%，结婚的占 2.7%）。然而，接受心理咨询的比率与经济收入水平没有明显的关系。这些数据有可能低估了人们接受心理咨询的普遍性，因为访谈结构的设计主要倾向于让被试就在咨询门诊所接受的心理咨询做出回答，因而也就忽略了那些在教堂、中学和大学等机构里所提供的心理咨询服务。

心理咨询的接受情况似乎还受到便利性和成本的影响。比如，在工作场所咨询服务项目和雇员援助项目（EAPs）中，公司或组织中的雇员可以得到专业的心理咨询服务，他们每年接受心理咨询的平均水平大约在 7% 左右（McLeod, 2001）。在对美国心理咨询实施情况的分析中，卢尔格等人（Lueger et al., 1999）发现，用医疗保险支付咨询费的来访者中，不到 10% 的人在第一次心理咨询之后就不再来了。相反，自费接受心理咨询的来访者中不继续接受咨询的比例则为 35%。与那些享有保险返还金的来访者相比，自费的来访者会尽可能减少心理咨询服务的次数。

如果心理咨询的定义进一步扩展，把提建议的工作者和卫生健康方面的职业人员所提供的非正式心理咨询也包括进来，那么，对接受心理来访者所占人口比例的评估数字将会显著增长。柯克武德(Kirkwood, 2000)以一个苏格兰小岛上的社会群体为对象开展了一项研究，用以调查正式和非正式的心理咨询技术在所有可以认定为心理咨询机构里的应用情况。结果发现，一年中只有2%的人接受过正式的心理咨询，与此同时，却有23%的人接受过来自提建议的工作者、社会工作者和健康方面的工作人员的建议和帮助。有必要强调的一点是，柯克武德所研究的这个居民群体只是新近才开设了心理咨询服务。

那么，对心理咨询的潜在需求到底有多大呢？古德伯格和赫黎(Goldberg and Huxley, 1992)在英国所做的一项研究表明，大约10%的人承受着精神问题的困扰，大约28%的人经受着程度明显的糟糕的精神健康状况的折磨。威特钦和雅可比(Wittchen and Jacobi, 2005)提到，欧洲大数据的元分析研究支持了上述数据，心理问题的流行达到27%。当然，并不是这项研究之中的所有案例的问题都适合于心理咨询，但其中有些人的问题的确能够通过心理咨询得到帮助，而很多人也许不知道心理咨询对他们而言是可信的、有效的。

另外，我们也通过对预约时间的监控来评估对心理咨询及其他精神治疗的需求。但是，也许这一点对我们来说并不新鲜，接受NHS专门精神治疗服务所需要的预约时间超过12个月，这个数据是不值得我们惊讶的，还有，有些志愿咨询部门因为服务需求太多而停止预约。

我们似乎有理由得出这样的结论，心理咨询和精神治疗的年度进展情况充分表明，在西方工业社会，每年大约平均有4%的成年人接受心理咨询服务，同时，另外还有一些人想做心理咨询但由于种种条件限制——费用、预约时间及其他阻碍——而未能得以实行，这部分人的比例不能确切得知。

心理咨询理论和实践的多样性

心理咨询最显著的特性之一即是它的多样性。卡拉苏(Karasu, 1986)指出心理咨询与心理治疗的模型有400多种。科尔西尼(Corsini)的书的章节标题中包含了69种不同的方法。同时，在实际的心理咨询操作中，也呈现出了多种多样的差异性。心理咨询可以是以一对一的接触，或是以咨询小组形式进行，也可以是夫妻两人或整个家庭同时咨询；另外，也可以通过电话的方式进行咨询，甚至还可以通过阅读书籍或自助手册的形式进行咨询。心理咨询理论的多样性又导致了咨询实施的场所情景及咨询的目标人群方面的多样性。

20世纪的文化、经济和社会的力量的融合都促使多种多样的心理咨询理论和实践的出现和发展。实质上,由于心理咨询以服务个体和小群体为目标,又关注于每位来访者的个人需求,其恰恰高度灵活地反映了一些社会问题。例如,许多心理咨询机构是由医疗和健康服务方面的组织设立的,或与之联系在一起。心理咨询所涵盖的范围很广,包括从精神病治疗机构(主要服务于有严重神经错乱或者受到损伤的患者)那里所得到的咨询,也包括从医疗机构(比如外科门诊)那里所得到的基本咨询,还包括从社区护士那里得到的初级护理机构中的咨询。在特殊的医疗条件的辅助下,针对某些特定人群(比如艾滋病、癌症和基因紊乱患者)的专家心理咨询在不断发展壮大。在许多医疗中心和门诊,心理咨询同样可以充当重要角色,可以提供恢复健康的辅助方法或替代性方法。因此,在医疗机构附近总是能够看到心理咨询或心理治疗门诊,这也几乎成了一种文化现象。尽管心理咨询师和心理咨询处独立于医疗部门之外开展工作,他们也会与医疗机构和精神病治疗机构建立起密切的联系。这样便能够向那些需要医院治疗或护理的来访者推荐合适的医疗机构。所有这些领域的心理咨询实践都反映出社会生活中越来越多的医学化,特纳(Turner, 1995),也是对现今医疗技术所成就的医疗保健外还需创造私人交往关系空间的施压。

心理咨询在职业圈中也占一席之位。大量以帮助人们克服与其职业角色相关的难题、困境和焦虑为目的的心理咨询机构不断地涌现出来。这些心理咨询机构提供的心理咨询包括就业指导、学生心理辅导、员工援助项目以及由产业组织和公立机构在工作场所提供的心理咨询等。无论你从事何种职业,部门主管、邮递员还是大学学生,心理咨询师都会随时为你提供服务,帮你缓解工作、学习中产生的各种压力和焦虑,应对工作中变化以及做出职业上的决断。

一些心理咨询机构的出现是专门为了那些遭受过外伤、突然的人生挫折和社会角色变化的人提供相应的咨询服务。在心理咨询机构中成就最突出的是那些为婚姻破裂、遭受强奸或亲人丧亡的人们提供心理咨询服务的咨询组织。在这些心理咨询组织工作的心理咨询师被明确看作为解决社会问题而存在。例如,改变社会对婚姻的习惯认识,男性和女性角色的重新确定,新型的婚姻关系及家庭关系的建立,以及通过立法以使离婚更容易,这些都代表着上一个世纪中主要的社会变化和文化变化。心理咨询为人们提供一种方法来调适个体与这个不断变化的社会之间的关系。

心理咨询的另外一个领域涉及上瘾问题。现在从心理咨询中发展出许多种方法以帮助人们解决毒、酒、狂食及戒烟等问题。从此类工作中,可以特别清晰地看出心理咨询师所担当的社会角色。在某些解决以上类型问题的心理咨询领域中,比如对那些顽固的瘾君子的心理咨询,心理咨询师在法律强制和道德谴责之外开启了另一种解决问题的方法。例如,拥有和吸食海洛因被大多数人视为道德上的过错,并构成违法行为。

因而，当心理咨询师对海洛因吸食者心理咨询的时候，就不仅探究"令人满意的且明智的生活方式"(BAC, 1984)，而且还要帮助他们认清什么是被社会所接受的"生活方式"。在针对另外一些成瘾类型问题(例如食物、酒精及烟)的心理咨询中，这些行为问题主要是烟酒公司和它们的广告宣传造成的。因而，与抽烟、酗酒相关的各种疾病的下降更多的是与税率的提高相关联，而不是与心理咨询师人数的增长相关联。因而这就涉及另一个深层的问题，那就是心理咨询在控制此类行为方面意义何在？

有关心理咨询内容的范围及差异性，米尔纳和帕默(Milner and Palmer, 2000)、奥尔德里奇和里格比(Aldridge and Rigby, 2001)和伍尔夫(Woolfe, 2002)等做了更为详细的探讨。这里重要的一点在于要认识到心理咨询不仅仅是一个人学习的过程，它还是一种具有社会意义的社会活动。通常，人们处于转折期的时候寻求心理咨询，例如从儿童过渡到成年，从婚姻美满到离婚，从染毒到成瘾，或者是当努力适应新的社会体系时。心理咨询师很少成为大学、商务及团体中的管理者或主管。相反地，心理咨询师是一种"有限性"较强的职业角色，仅仅限于供职于咨询机构与那些处于危机和崩溃之中的人们打交道，为他们提供咨询服务。

心理咨询的目的

以上我们讨论了有关心理咨询和治疗在理论模型和社会目的方面的差异性，而这种差异性的立足点就在于关于心理咨询和治疗之目的的多种思想理论。以下列举出了一些心理咨询家们所认可的——或明确或隐含——心理咨询目的。

- 洞察力：了解情绪问题的根源及其恶化的原因，进而增强对情绪和行为的理性控制能力(弗洛伊德："本我决定着自我")。
- 与他人相连：能够较好地建立和维持与他人之间更为有意义的、令人满意的人际关系，例如，家庭和工作单位中的人际关系。
- 自我觉察：更进一步了解自我封闭的或被抑制了的思想和情绪，或者更准确地认识自我是如何被他人感知的。
- 自我接纳：培养看待自我的积极态度，其最显著的一点就在于深入了解那些自我批评和拒绝的经验领域的能力。
- 自我实现或个性化：把自我原先相互冲突的各个方面向着合适的方向调试，使之成为一个有活力的、不断完成中的综合整体。
- 启迪：帮助来访者达到更高的精神觉醒状态。
- 问题解决：帮助来访者寻找那些他们自己解决不了的特殊问题的解决方案。掌握解决问题的一般技能。

- 心理教育：帮助来访者掌握理解和控制行为的思想和方法。
- 获得社会技能：学习并掌握社会及人际关系技能，例如保持目光接触，谈话中的话题转移，以及对武断和易怒的控制等。
- 认知变化：修正和改变那些非理性的信念及不合于社会的思想方式，而这些信念及思想方式通常又是与自我伤害行为联系在一起的。
- 行为变化：修正和改变那些不合于社会的及自我破坏性的行为方式。
- 系统的变化：把变化引入社会组织系统（比如家庭）的运作之中。
- 授权：通过对来访者在技能、意识和知识等方面的训练，从而使之能够学会掌控自己的生活。
- 弥补：帮助来访者为原先的破坏性行为做出补偿。
- 普及化及社会行动：鼓励来访者关心别人的行为和能力，并且通过行政方面的能力和社区工作以促进集体利益。

当然，对于一个心理咨询师或某个心理咨询代理机构而言，想要达到以上所列的所有目标是不太可能的。然而，任何一种有效的心理咨询方法都应该是足够灵活的，这样才有可能使来访者在应用此种"治疗关系"中，能够探索生活中的最好的方面。

作为多学科交叉研究领域的心理咨询

历史上，心理咨询及精神治疗最初都是从医学和精神病学中衍生出来的，例如西格蒙德·弗洛伊德(Sigmund Freud)的研究工作即是如此。在更为近代的时间里，心理学的学术知识已成为心理咨询及精神治疗等观念想法的丰富养料，例如卡尔·罗杰斯(Carl Rogers)的理论研究工作。更详细的心理咨询的历史根源解释请参见第二章。心理学在心理咨询理论和实践中起到了巨大的影响作用。在一些国家，拥有心理学学位是介入精神治疗的敲门砖。"心理治疗"(psychological therapies)这个术语常被用来指代心理咨询和精神治疗所涉及的整个领域。与精神病学和心理学的密切关联使得心理治疗也成了一门应用性科学。然而，尽管心理学观点对心理咨询实践有着巨大的价值，但了解在心理咨询中发挥积极作用的其他理论学科也同样是非常必要的。

心理咨询及心理治疗中一些最重要的观点其实都是根源于哲学。在弗洛伊德之前，"潜意识"这一概念已经在19世纪的哲学中运用(Ellenberger, 1970)。在海德格尔(Heidegger)和胡塞尔(Husserl)等存在主义哲学家研究现象学和本真性等概念之后很久，这些概念才对罗杰斯、皮尔斯(Perls)等人本主义治疗学家发生影响。同时，道德哲学也进入心理咨询领域，为心理咨询中理解伦理问题提供了一个框架（参见第十七章）。

近年来,哲学咨询(philosophical counselling)已成为咨询实践中一种公认的模式(第十二章)。许多心理咨询师力图发展对后现代主义观念所暗示内容的理解,来支助实践(第八章)。

另一个对心理咨询原理和实践具有强大影响力的研究领域是神学和宗教。有些心理咨询代理机构就是作为教会的一个分支机构而开办的,或者是由创建者以宗教集会的形式建立起来的。许多心理咨询及心理治疗历史上的重要人物都有着非常强的宗教背景。这些人试图把心理咨询师的工作与对精神意义的寻找结合起来。卡尔·荣格(Carl Jung)在这一领域中做出了最大的贡献。尽管犹太—基督教传统的思想和信仰深入渗透在心理咨询领域,但是现在也有越来越多的心理咨询师开始对其他的宗教思想和实践方法深感兴趣,例如佛教中的宗派(Suzuki et al., 1970; Ramaswami and Sheikh, 1989)。并且把佛教的"正念"(mindfulness)吸收体现于他们与来访者的工作中(Segal et al., 2001)。

另外,第三种对心理咨询施加强大影响的智力活动因素是艺术。在心理咨询和精神治疗中存在着一个强大的传统,这就是应用戏剧、雕刻、舞蹈及视觉艺术中的方法和技术使来访者能够表达他们的情绪和关系方式。近年来,心理剧及艺术治疗作为一种专业心理咨询方法已经被建立起来。并且,这一新的心理咨询方法具有独特的理论模型、培训课程及专业期刊。同样,心理咨询与文学的联系也是很有价值的。之所以如此,首要的一点在于,语言是心理咨询和心理治疗的主要媒介,而诗人、小说家及文学评论家则在语言的应用方面有着大量的论述。一些以文学为基础的特殊方法也已经被应用到心理学之中了,比如写自传、写日记、写诗及读书治疗等。心理咨询与文学及艺术创作的关联将会在本书的部分章节中探讨。

最近,一些心理咨询师发现他们的工作与环境研究也有关联。第十二章中以生态心理学、自然治疗及其他一些实践形式调查了户外环境对心理咨询的作用。

就其许多方面而言,心理咨询都是一个不寻常的实践领域,因为它是围绕着一系列彼此相互竞争的理论观点建立起来的,其应用方法和意义阐释都取自其他相关学科。桑恩和德瑞登(Thorne and Dryden, 1993)编辑出版了一本由心理咨询师撰写的传记评论集,主要介绍他们如何运用以前在社会适应学、神学及社会人类学等方面所受的培训来指导他们的心理咨询实践。心理咨询和心理治疗领域代表着科学、哲学、宗教及艺术等各学科思想观念的综合,因而,它是一个多学科交叉领域,无法恰当地把它统合和包容在任何一个相关学科之内。例如,要了解心理咨询就要认识到这样一点:纯粹的科学思想和纯粹的宗教思想都不被视为是心理咨询,因为它们对来访者和咨询师经验的关键领域持否定态度。

结 论

本章的目的在于从错综复杂的当代心理咨询的角度为读者提供一个心理咨询的初始图景。这是在特定时间对心理咨询的描述,毫无疑问20年或30年后对心理咨询的描述将与之有很大差异。就其表面而言,现在我们所看到的心理咨询图景是破碎的、模糊的。心理咨询、心理咨询的模型、心理咨询的目标建议等都有很多不同的运用领域。然而,在心理咨询理论与应用实践的多样性之后隐藏着一些统一的主题。我们可以理解从来访者的角度来看待心理咨询,即一个可以使生活中的问题得到探索或化解的对话空间。同样也可以理解为心理咨询学是20世纪随着西方工业社会的发展而出现的一种活动,是个人在等级制度压力和资本主义经济体系下的一种自我保护和缓冲压力的方式。下一章的主题是心理咨询在文化和历史进程中的由来。

思考与讨论的问题

1. 通览本章所提出的心理咨询定义。照你的理解,它们抓住心理咨询的含义了吗?对这些定义,你想做何增删?如果你是一个极度需要情感帮助和支持的人,这些心理咨询定义对你意味着什么?如果你是少数民族、同性恋或残障人士中的一员(换一句话说,你不属于看待事物的占统治地位的文化方式),那么,这些心理咨询定义对你又意味着什么?

2. 绝大多数关于心理咨询的书面及理论化的论述都是从心理学的角度做出的。为了了解其他学科对心理咨询的影响,你可以试着把你所熟悉的一门学科运用到心理咨询领域。例如,你可以思考一下就经济学、建筑学、社会学、生物学或管理学的观点来看,你与心理咨询的关系如何?

3. 做一份表格,列出在你所生活的城市或社区里能够得到的心理咨询的所有形式。对每种形式的心理咨询,要判别哪些群体最可能接受此种咨询服务。这使你对心理咨询与社会阶层、年龄、性别和种族之间的联系有了何种理解?你的分析指出了心理咨询与心理治疗的哪些不同任务?

进一步阅读的建议

本章的目的在于对贯穿后面各章的问题和主题做一介绍。因此,在某种意义上,需要进一步阅读的就是本书剩余各章。对于本章所提出的许多特殊问题,在科林·费尔斯姆(Colin Feltham, 1995)的 *What Is Counselling?* 一书, 及蒂姆·邦德(2000)的 *Standards and Ethics for Counselling in Action* 的第二章"什么是心理咨询？"中都做了更深的、更具洞察力的讨论。对心理咨询或心理治疗的含义把握得最成功的两位作者应该是弗吉尼亚·亚瑟兰(Virginia Axline)和欧文·亚隆(Irving Yalom)。*Dibs: In Search of Self*(Axline, 1971)是一本描述一个受困扰的小男孩接受治疗的经典之书。*Love's Executioner and Other Tales of Psychotherapy*(Yalom, 1989)是世界上畅销的心理咨询类书籍，其中包含着大量他与来访者会谈的描述。大卫·豪(David Howe, 1993)所著的 *On Being a Client* 为我们提供了作为来访者的真实经验的独一无二的看法。杰弗里·科特勒(Jeffrey Kottler)和乔恩·卡尔森(Jon Carlson)所著的 *The Client Who Changed Me*(Kottler and Carlson, 2005)讲述了来访者对与他们一起工作的咨询师的生活所产生的一系列有趣的影响。当代心理咨询理论和实践的巨大差异性(有时甚至是压倒性的)的方方面面在诸如 *Therapy Today* 和 *Journal of Counseling and Development* 等期刊中能够找到。前者是英国的出版物，后者则是美国的。

第二章 心理咨询的文化与历史根源

△ 导言
△ "精神病行业"的出现
△ 心理治疗的诞生
　　心理治疗是对自我缺失的回应
△ 心理治疗在美国的发展
　　社会的世俗化
△ 卡尔·罗杰斯的角色
△ 心理治疗的文化环境
△ 咨询的出现
△ 当代理论与实践的潜在意义
△ 结论
△ 进一步阅读的建议

导　言

为了理解当代心理咨询的本质与多样性,那么,回顾过去200多年心理咨询的发展和演进的方式就是十分有必要的。现代心理学中之所以会出现差异及矛盾,是有着其社会和历史动力源头的,正是这些社会和历史力量塑造了现代文化整体。

任何社会任何时代的人总会经历情绪或心理上的低落及行为上的问题。在任何一种文化里都存在着建立在本土文化之上的帮助方式以应对这些困难(Frank,1973)。例如,印第安人中的易洛魁族人,他们相信人之所以生病的一个原因是存在难以实现的愿望,事实上有些愿望只有在梦中才会显现(Wallace,1958)。如果某个人生病了而又找不到别的原因,占卜师就会找出病人潜意识中的愿望是什么,并为病人安排一场"欢宴之梦"。在"欢宴之梦"之中,部落中的其他成员会送病人他想要的这些东西。与易洛魁族人的"欢宴之梦"相比,我们并没有充分的理由设定现代的心理咨询更有根据,或者更有效。我们最多只能说,在今天这个时代里,在今天的文化中,人们把心理咨询视为是有根据的、相关的或有效的。

本章内容从18世纪西方社会中的一些根本性改变开始讨论,这些变化为心理咨询和心理治疗的出现奠定了基础。之后回顾了心理治疗的历史起源及心理咨询的发展历程。从历史角度看,心理咨询和心理治疗可以被看作是相互独立的,但在传统理论和实践角度上,两者又有着非常紧密的联系。在本章的最后,就这些历史因素在当代心理咨询学中的含义进行了讨论。

"精神病行业"的出现

尽管心理咨询和心理治疗是在20世纪后半叶才被广泛应用于生活之中,但其起源却可以追溯到18世纪的初期。这个时期代表了一个转折点,人们对事物的思考以及生活方式由此开始改变。在18世纪初期,社会主要由小的农村社区组成,人们都遵循宗教戒律来生活。在欧洲,工业革命的兴起使人们的思想和生活方式都从根本上由传统向现代化进行着转变。随着工业革命的推进,越来越多的人进入工厂工作,人口向城市转移。人们的观念开始被科学而不是宗教信仰体系所影响。随着这种转变所带来的是,社会对有生活问题的人们的需要的反映方式发生了改变。在此之前,每当人们遭遇到生活方面的问题,他们都会首先寻求从宗教的观点来应对,而这些工作主要是由当地的社区团体来贯彻实行的(McNeill,1951;Neugebauer,1978,1979)。

在这样的生活方式中,任何一个遭受精神错乱或者患精神病的人是能够为社区集体所容忍的。那些表现方式不是特别极端的情绪问题和人际关系问题则会得到当地牧师的处理：例如，天主教信仰者主要通过忏悔的方式来解决这些问题。麦克奈尔(McNeill, 1951)谈到了这种作为"灵魂治疗"的古老的宗教治疗传统。这种"灵魂治疗"的一个要素就在于对所犯罪过的告白及随后的改过忏悔。麦克奈尔(1951)指出早期的罪过告白在公共场所进行，并且常常会与公共的警告和祈祷一并进行，甚至会被逐出教会。基督教早期帮助受困扰灵魂的宗教仪式是一种公共事务，就像易洛魁族人的"欢宴之梦"一样。个人私自的忏悔只是到后来才建立起来。麦克奈尔(1951)列举了许多16—17世纪的牧师，这些牧师对他们的教区居民来说扮演着心理咨询师的角色。

正如福柯(Foucault, 1967)、波特(Porter, 1985)、罗思曼(Rothman, 1971)和斯库尔(Scull, 1979,1981,1989)等研究者所指出的，与这种变化相伴随而生的是工业革命效应的显现，资本主义开始在经济和政治生活取得统治地位，以及科学的价值开始取代宗教的价值。发生在这一历史时期的社会结构及社会和经济生活方面的基本变化不是孤立的，与之相伴随的是人际关系的基本的变化，以及人们定义和应对情绪及心理需要的方式上的基本的变化。阿尔比写道：

  资本主义要求理性的高度发展，与之相伴随的是压抑和对寻求快乐的控制。这就意味着对冲动的严格控制与工作伦理的发展。在这种工作伦理中，从艰苦的工作中得到高度的满足。资本主义也要求个人争取实现宽泛目标的努力，以及个人自治与独立的发展……这种体制是建立在对节俭和独创性的高度肯定之上的，尤其取决于对性欲的严格控制和压抑。

(Albee, 1977: 154)

按照阿尔比(1977)的说法，心理上的关键改变根源于社会转变，在这一转变中，社会从"以传统为中心"转而变为突出个人的"内在导向"(Riesman et al., 1950)。在传统的文化背景下，人们生活在相对比较小的共同体之中。在这种生活共同体之中，人与人之间都相互认识，每个人行为都处在别人的监督和控制之下。人们的所作所为可以直接观察得到，那些社会的不良行为会得到周围人直接的轻蔑和孤立。这种社会控制的基础就在于个人自我的羞耻感。另一方面，在工业社会的城市中，人们更多地生活在匿名状态之中，因而社会对人们的控制只有通过人的内在规范与规则制度才能得以实现。这就导致社会成员会因触犯社会规则制度而感到内疚。从这一分析来看，我们可以了解到城市化、工业化和资本主义化文化的核心要素是如何为帮助、指导及支持方式的发展创造了条件和环境。这种帮助、指导和支持方式的发展指向于人们作为个体在私人的内心世界所体验到的混乱和困境。然而，这种帮助实施的形式还受到其他事件和方法的影响。

斯库尔(1979,1993)所汇总整理的历史清单显示，在1800年至1900年期间，在英格兰和威尔士,居住在人口超过2万的城镇里的人口比例从17%上升到了54%。人们离开乡土来到城市进入新开的工厂做工。即使在乡村,人们的工作也变得更机械化,也更多地以商业利润为导向。这种经济和社会方面的大规模变化预示对贫穷和残疾的社会成员的深刻影响。在这之前,人们过着节奏缓慢的乡村生活,家庭成员可以在家里做工,即使那些能力最差的弱者也有相应的工作可做。现在,人们从事着机械化操作的工作,接受工厂的长时间工作制。同时,人们的生活共同体及家庭结构不断分裂,不再承担照顾老人、病人、穷人和精神病人的工作。当时,出于必要性,一种制度迅速建立起来了,由政府为那些生产能力差的社会成员提供劳动机会,这就是为人们所熟知的贫民习艺所制度。居住在贫民习艺所里的人们在极其严格的纪律约束下做工。很快,一个明显的现象出现了,精神病人越来越多,变得难以控制,贫民习艺所制度也就此结束。就如1750年的一份贫民习艺所的报告所记录的:

> 法律没有对于疯子的细节规定。必须承认普通的教区贫民习艺所(居民多为老年人和体弱的人)并不适合作为收容那些难以统治的、对社会有害的人的场所,这些人必须隔离居住。

(引自Scull,1979:41)

逐渐地,独立的居住区和精神病院在18世纪中期开始缓慢地建立起来了,直到1845年,精神病院法案的通过才加快了它的进程,这个法案促使地方司法机关建立公开运作的精神病院。精神病院的发展标志着在欧洲社会第一次建立起由政府运作的系统化的收容机构来照料和控制那些精神病患者。开始,精神病院只是被看作是收容精神分裂者的场所,很少有精神病治疗专家为他们进行专门的治疗。在一些由教友派信徒所管理的精神病院里(例如,图克创办的约克静修所)开始了对精神病人的治疗,这种治疗被人们视为是"道德看管"涵盖下的一种形式(Scull,1981a)。然而,在许多公共机构中,精神病患者却被当作动物来看待,被收容在骇人听闻的恶劣环境之中。例如伦敦贝丝莱姆医院(Bethlem Hospital),它是向公众开放的,任何一个人每次花上一个便士就可以到医院参观里面的精神病人。在精神病院运动发展的早期,即19世纪的初期,医务职业者对精神病人的兴趣相对较小。从斯库尔(1975)所做的历史调查研究中,我们可以看到医务职业者渐渐发现"精神病行业"是非常有利可图的,不仅可以从控制隶属于政府的、由公共基金资助的精神病院来获得利润,而且还可以从经营为上流社会精神病人服务的精神病院当中获得利润。在英国,医务职业者的政治权力使他们能够对国会的立法内容施加影响,从而由医务职业者来控制精神病院。道德看管的失败被视为是心理治疗历史上的一个重要时刻:在对待精神病人方面,科学取代了宗教成为占统治地位的意识形态。

在19世纪剩下的时期里,医务职业者巩固了其控制"精神病行业"的地位。这种地位巩固的一个方面就是重新书写精神疯狂的历史。其中,传统的以宗教的形式照看精神病人的做法被界定为是一种"鬼神学",并描绘了巫婆对精神病人的迫害,断定这种以前科学、前医学的方法对待精神病人的主流是错误的(Kirsch, 1978; Spanos, 1978; Szasz, 1971)。之后,对精神病的医学的、生物学的解释观点开始形成,例如颅相学(Cooter, 1981)、性放纵或自慰(Hare, 1962)等。医学上也开始实验应用不同的物理治疗方式:

> 皮下注射吗啡,对溴化物、水合氯醛、硫化硫酸钠、毒扁豆碱、印度大麻、戊基硝酸钾、毒参植物、洋地黄、麦角碱、毛果芸香碱等物品的管理和应用,还有对电击的医学应用、对土耳其浴和湿法包扎法的使用,以及其他多种治疗法,等等。治疗方式之多实在是数不胜数,而每种治疗方式都有着狂热的鼓吹者。

(Tuke, 1882, *History of the Insane*[《精神病史》],引自 Scull, 1979)

这一时代里一个贯穿始终的重要主题在于,用精神病院来压迫妇女,而住在精神病院的人大多数都是妇女(Appignanesi, 2008; Showalter, 1985)。19世纪末,专门的精神病医疗确立起来,只是还依附于医学的其他领域。而专门的精神病医疗之能够得以确立,是以克拉普林(Kraepelin)、布洛伊勒(Bleuler)以及其他人所发明的精神病症分类系统为基础的。这个领域的发展在当时是相当有争议的。例如,关于把精神病人关进精神病院是否明智就存在着很大的争议,因为与别的精神病人生活在一起似乎并不能帮助他们康复。19世纪有几名精神病学的批评家争辩说,精神病人生活在正常人共同体中要比生活在专门的精神病院所得到的照料更好。还有人为精神病院里的精神病人所受的残酷对待向公众大声疾呼,并对精神病院里的医疗方法的效果持怀疑态度。

19世纪出现的关于如何照料精神病人的论题及争论,在一个世纪之后的我们看来仍然显得很熟悉,因为我们至今还在争论着相同的话题。然而,厘清这些问题最初是如何出现的有助于我们最终得出明确的结论,从而清楚地界定在现代工业社会为情绪问题所困扰的人们所得到的照料的实质是什么。当我们着眼于精神病学职业的诞生,并且把它和19世纪之前的情况相比较,我们发现:

1. 情绪及行为上的"生活问题"变得可以用医学方法来处理。
2. "精神病行业"出现了,市场推动力成为服务发展中的一个因素。
3. 以拒绝和残忍的方式对待精神病人的现象越来越多,并且,社会控制也越来越强。
4. 为精神病人提供的服务是由男性控制的,并且常常用来压迫女性。
5. 科学取代了宗教,成为理解和解释精神失常方面的主要理论框架。

在工业革命之前,所有这五方面的因素没有一个是明显的,我们今天也依然面临这些问题。我们可以把这五方面因素看作一个基础,在此基础之上,工业化、城市化、世俗化的社会得以建立起对精神病问题的反映方式。法国社会哲学家福柯(Foucault, 1967)指出新社会秩序的核心价值之所以出现在19世纪是合情合理的。对于一个视理性的、科学的人生观至高无上的社会而言,那些失去理性的精神病人很容易成为替罪羊,被作为对社会的威胁之源而驱逐到城外的精神病院里面。福柯把这个时代称为"禁闭时代",在这样一个时代里,社会发展出各种手段来压制和禁闭那些无理性和性放纵的行为。

心理治疗的诞生

到了19世纪末,精神病学在如何对待精神病人方面已经取得支配性地位,这里所说的精神病人按现在的分类又被归为"精神类疾病"。从医学和精神病学内部,现在又发展出一种专门的心理治疗。最早自称精神治疗医师的医生是范·瑞特格姆(Van Renterghem)和范·伊登(Van Eeden)。1887年,范·瑞特格姆和范·伊登在阿姆斯特丹开设了一家启发式心理治疗诊所(Ellenberger, 1970)。范·伊登对心理治疗的界定是"通过对精神施加影响来治疗身体的疾病,其辅助手段是通过一个人的精神影响来推动另一个人精神上的变化"(Ellenberger, 1970: 765)。19世纪的医务职业者对催眠这一现象发生了强烈的兴趣。"动物磁力"学说的先驱约翰·约瑟夫·盖斯纳(Johann Joseph Gassner, 1727~1779)和弗朗茨·安东·梅斯梅尔(Franz Anton Mesmer, 1734~1815)最早发现,在化学麻醉药物发明之前,催眠在外科手术中作为麻醉手段被广泛应用。在19世纪80年代,颇具影响力的法国精神病医师沙可(Charcot)和珍妮特(Janet)开始实验把催眠作为治疗"歇斯底里症"的一种方式。在他们使用的催眠技术中,有两点作为现代心理咨询及心理治疗的核心概念一直沿袭至今。第一,他们强调医生和病人之间的关系的重要性。他们知道两者之间如果缺少他们所谓的"和谐",那么这样的催眠将是无效的。第二,他们争辩说,催眠之所以对病人有用,其原因在于它可以进入到正常的、清醒的意识状态下所无法触及的精神领域。换句话说,"无意识"这一概念是19世纪催眠操作中的一部分,正如它是20世纪及21世纪的心理治疗操作的一部分一样。

催眠在心理治疗的诞生中所扮演的角色具有重大意义。伯格诺恩(Bourguignon, 1979)、普林斯(Prince, 1980)等人观察到,原始文化中所使用的治病仪式就需要在迷睡状态或非常态的意识状态下进行。催眠及催眠术在18—19世纪的欧洲的出现,以及它们向心理治疗的转变,可以被看作是传统文化形式被现代科学的医学同化的代表。库什曼(Cushman, 1995: 119)写道,在19世纪中叶,催眠术已在美国十分流行:"可以确定地说,催眠术是在美国第一个长期应用的心理治疗,也是一种对美国大量教会之外的民众实施的心理治疗的方式。"

催眠术向心理治疗转变过程中的关键人物毫无疑问是弗洛伊德。在1886年到1887年间,弗洛伊德在巴黎与沙可一起共处了四个月时间。随后,弗洛伊德回到维也纳,以精神治疗医师的名义建立了私人诊所。弗洛伊德很快就从特殊的催眠技术中抽身而出,转而选择发展他自己的精神分析技术。弗洛伊德的精神分析技术是建立在自由联想和梦的解析之上的。最终,弗洛伊德不止是在医学和心理治疗领域,而且在整个欧洲文化历史中都成为一个有巨大影响力的人物。弗洛伊德的天才与创造性毋庸置疑。弗洛伊德的思维方式是他那个时代智力活动方式和社会实践方式的一种集中反映,从而,思考弗洛伊德精神分析与时代的关联是很有价值的。例如:

1. 在那个时代,医生与病人之间一对一的咨询方式作为一种常态的诊疗非常流行,来访者与分析师的个体心理咨询就是从这里衍生出来的。

2. 弗洛伊德的单一生命力量(力比多)概念就根源于19世纪的生物学理论。

3. 在19世纪,人们普遍接受一种观念,认为性欲是造成情绪问题的原因之一。

4. 除了催眠师之外,19世纪其他的作家和哲学家们也使用潜意识概念。

弗洛伊德最有特色的贡献就是他吸收上述各种思想进而提出一个一致的理论模型。后来的历史证明,弗洛伊德的理论模型在许多领域都极具价值。弗洛伊德学说思想的文化意义就在于,这种理论潜在地假定我们每个人都是神经病患者,即使那些表面看来最理性、最成功的人,在他们正面生活的背后也潜存着内在的心灵冲突和本能的驱动力。弗洛伊德让我们了解到,精神病学不只是与精神病院里的疯子有关,事实上它与我们每一个人都相关。在精神分析法中所包含的一系列观念也反映了欧洲中产阶级所面对的挑战,这些中产阶级当时正致力于从传统的人际关系形式向现代的人际关系形式转变。所罗德(Sollod,1982:51-52)写道,在维多利亚女王时代的社会里把长者视为父辈,在与长者的关系中把自己当作一个恭敬的孩子,这是对待长者适当的方式。在(现代)世俗社会中,一个人之所以受权威的约束,原因与其说是出于传统的关系纽带,毋宁说是出于非个人的经济和雇佣关系的安排。因而,这种对待权威人物的过渡关系可能会是不相称的、不利于适应的,而很难运行良好。

弗洛伊德在世的时候,他的学说思想在英国和整个欧洲的影响是相当有限的,直到相当晚的时候,弗洛伊德的精神分析也仅仅在中产阶级中的知识分子和艺术家那里才是可接受、易理解的。例如,在英国,精神分析的早期发展是和文学上的精英"布卢姆伯利团体"联系在一起的(Kohon,1986)。直到精神分析传入美国之后,心理治疗及随后的心理咨询才变得普及起来。

心理治疗是对自我缺失的回应

心理治疗历史上最具影响力的作家之一是飞利浦·库什曼(1990,1992,1995)。他的方法是调查19和20世纪的人们,尤其是美国人,引起这种治疗出现和推广的深层文化原因。他的理论观点认为美国是一个新的国家,19世纪的人们受到巨大的社会变革和转型,早期心理治疗的前身,例如催眠术或文艺复兴运动,都企图在这样一个社会剧烈动荡的时期中找到意义和稳定。与此同时,资本主义制度在美国比在欧洲更具有主导地位,这种制度要求个人根据经济体系下特定的利基市场需求来塑造自己。人们不仅要学会如何推销商品和服务,甚至还要学会推销他们自己。虽然自我完善类的书籍和手册都非常畅销,但是心理治疗提供了一个更有效的途径来塑造正确的人格类型。

在美国,社会流动性的程度意味着像家庭和社区这样的传统社会结构开始被侵蚀,组成这些结构的使命感和归属感已经流失了。库什曼认为,许多美国人最核心的感受一直是自我缺失。

> 我们的土地塑造了一个社交、传统和共享意识都极为缺失的环境。生活在这种社会缺失中……就像缺乏个人信仰和价值一样,它体现了一种长时期、无差别性的精神渴求上的缺失。第二次世界大战之后,自我因此渴望通过物质的获取和使用这种无意识的方式来弥补精神上的缺失。这就是空虚。
>
> (Cushman, 1990:600)

根据库什曼所说,这两大文化应对自我缺失的方式一直是心理治疗和消费主义/广告宣传。为了缓和"无差别性的精神渴求",每个先进资本主义经济制度下的公民都可以选择预约医生,或者,也许可以买一辆新车。20世纪美国心理治疗的崛起和消费社会发展之间的联系已经被其他历史作家所关注讨论,例如卡普兰(Caplan, 1998)和普菲斯特(Pfister, 1997)。通过心理治疗,不断将人们的注意力从由社会环境所导致的个人生活问题上转移开来,并且根据对个体心理失调方面的鉴定来给出相应问题的处理结果。这种心理治疗方法的程度已经成为这些历史事件中的一个关键主题(Cushman, 1995)。这些作家认为,这种运动在自给自足式个人主义方向上所产生的后果是值得争议的。对社会团结和文化资本从根本上的侵蚀,实际上可能只是使人们对于资本经济力量的需求产生集体反应成为可能。这些作者让我们开始思考心理咨询和心理治疗不单单只是作为一种应用心理学或者医学科学的方式,更是广泛的社会和文化对于社会生活各方面所造成的影响的体现。例如,普菲斯特(1997)证明了在20世纪70至80年代(心理治疗大规模扩张和流行的时间段)流行音乐中的一部分强化了心理治疗上自我关注个性化的精神。他的建议是:

"……20世纪70年代早期和中期,詹姆斯·泰勒对中产阶级焦虑症治疗剂的幻想……一直吸引着这位后浪漫派艺术家,他一直误解'深奥'的标准是通过他或她为心理脆弱性赋予魅力、吸引力和思想价值的能力来衡量的……(他)动人的歌声直到现在仍确保了私人化和个性化……'内在'生活的惯例似乎真正地令人痛彻心扉……白人中产阶级和上流社会青年在思想上的进步性,以及其他社会阶层中那些渴望能进入这一阶层的青年的思想进步。一些治疗学的摇滚民谣担起了文化声道的作用,向许多人'出售'了白人心理个人主义的浪漫。"

(Pfister, 1997: 23-24)

普菲斯特(1997)提出在这个时代可以看到像工人阶级重金属音乐和朋克乐这样的另类流行音乐的出现,这类音乐可以被看作是对自我意识拒绝个人反省的一种呼吁。

心理治疗在美国的发展

弗洛伊德对美国社会非常嫌恶。1909年,他和荣格、费伦茨(Jung and Ferenczi)等人一同访美,在美国发表了几场学术演讲,并接受了克拉克大学的荣誉学位。在此之后,弗洛伊德曾经写道:美国就是个"巨大的错误"(Gay, 1988)。然而,美国文化却与精神分析思想发生了共鸣。后来,当法西斯主义在欧洲日渐猖獗,迫使费伦茨、兰克(Rank)和埃里克森等卓越的精神分析学家移居纽约和波士顿的时候,他们发现在美国有很多热切的来访者来找他们做心理咨询。同欧洲相比,美国表现出的社会流动性更强,美国公民也更倾向于在原初的邻居关系、城镇、社会阶层及所属种族之外开始自己的生活、工作和结婚。这种生活方式导致很多美国人难以与他人建立起令人满意的人际关系,或者是对自己的个人身份缺乏安全感。此外,"美国梦"的观念认为每个人都可以超越自我,强调追求个人幸福是一种合理的人生目标。心理治疗为此提供了一种基本的、激进的自我改进的方法。20世纪30年代,当精神分析学家来到美国的时候,他们发现美国人已经对心理学有着强烈而广泛的兴趣。塞缪尔·斯迈尔斯(Samuel Smiles)的自助手册和行为主义者J.B.华生(J. B. Watson)的著作的出版就是这种兴趣的象征。在美国,同样有着很强的应用心理学传统,这主要是受到了第一次世界大战期间美国在军队中设置理论心理学家这一做法的促进。除此之外,心理测试被广泛地运用在教育、工作招聘以及职业指导等领域,这意味着运用心理学来帮助普通大众这一观念已经被普遍地看作是自然而然的了。最后,在美国广泛而受欢迎的事情是围绕家庭生活的本质、父母对子女的教育和抚养孩子进行争论,这成了20世纪前期的特色。弗洛伊德的理念则为这片竞技场提供了有力的影响源(Demos, 1997)。

对美国人而言,精神分析这一概念具有很强的吸引力。然而,要使精神分析思想为美国文化所吸收,还需要有一个弗洛伊德思想美国化的过程。弗洛伊德生活在一个等级组织森严、受阶级支配的社会背景之下,他写作中体现的世界观深受古典学识和生物科学的影响。此外,弗洛伊德的著作为悲观主义所笼罩的原因在于,作为一个犹太人,弗洛伊德却生活在一个盛行排犹主义的时代。因而,弗洛伊德著作中的主题,没能完全契合美国人的经历。因而,20世纪50年代,出现了一个心理工作者群体,他们以自己的文化价值观念来重新解释弗洛伊德。其中最著名的有卡尔·罗杰斯(Carl Rogers)、埃里克·伯尔尼(Eric Berne)、阿尔伯特·艾利斯(Albert Ellis)、艾伦·贝克(Aaron Beck)和亚伯拉罕·马斯洛(Abraham Maslow)等人。许多移居美国的欧洲精神分析学家,例如埃里克森和弗洛姆(Fromm),从更为广阔的社会文化背景出发重构精神分析学说,其成就非常卓越。这种重构使得精神分析更容易被美国的来访者所接受。

在美国文化中,对于精神分析一个最强烈的抵制根源在于理论心理学。虽然,威廉·詹姆斯(1890)已经注意到了弗洛伊德的观点——他是在美国大学中为心理学赢得学术尊严的最早的一批学者之一——但是自从大约1918年开始,美国的理论心理学家就根深蒂固地信奉着行为主义心理学方法。行为主义者的观点强调对科学方法的运用,例如测量和实验室实验;并且行为主义者最初就定位于可见的行为,对模糊的、内在的精神过程,比如梦境、幻想及冲动等则不做研究。因而,行为主义学院派组织强烈反对精神分析,拒绝承认精神分析具有认真研究的价值。尽管精神病学中的一些理论分支的确对精神分析表现出了有限的兴趣,但绝大部分的精神分析的从业者和作家只能被迫在私人诊所或者医院系统工作,而不能在大学里建立精神分析的理论研究基地。

当罗杰斯、伯尔尼和艾利斯等人在二十世纪五六十年代发展出一套有美国特色的治疗方法的时候,对于他们的研究工作和观点,最初也只有非常有限的学术讨论。罗杰斯的一个显著贡献就在于,他发明了研究心理治疗过程和结果的系统方法。这一创新的影响就在于,它通过给予这门学科应用科学的尊严和地位,增强了心理治疗作为社会所认可的事业的合法性。1947年,罗杰斯成为第一个以心理治疗医师身份就任美国心理学会主席的人(Whiteley,1984)。20世纪60年代,心理治疗进入认知行为主义方法的治疗领域,相应地把行为主义心理学的语言和假定带入了心理治疗领域,这使心理治疗赢得了"科学家—实践者"的形象,从而进一步推动了心理治疗被确认为一门应用科学(参见第五章)。

精神治疗在美国的发展代表着"精神病行业"的巨大发展。美国公共健康系统的弱点在于支配心理咨询和心理治疗的大部分理论是从私人诊所里发展起来的。私人诊所的影响和声望在于,无论是志愿的心理咨询机构,还是教育系统的心理咨询机构都必须遵循私人诊所的运作模式。在社会工作领域,生活环境调查方法受到了心理治疗实践的巨大影响。

第二次世界大战的影响导致美国大量士兵,尤其是太平洋战区的士兵,因为心理创伤而退役。而由此来自美国退伍军人管理局和社会各界对于政府的压力,促使政府组织必须对前服役人员的健康和社会福利进行负责,并对他们进行相应的心理治疗。罗杰斯的来访者中心治疗代表了最有竞争力的一种心理治疗方式,其操作相对简便而且经济,并能以相当快的速度培养出新的临床医学家。因此,在20世纪40年代末期,对于来访者中心治疗的大量投资,使得这种治疗在20世纪50年代成为美国主要的治疗方法,并在这之后传遍了世界(Barrett-Lennard, 1998; Kirschenbaum, 2007)。来访者中心治疗同精神分析非常相似,它是围绕自我探索,或者说寻找"真我"为中心建立的一种治疗。而它需要花费的时间更少,在其人生观上更为平等和乐观。与此相反,精神分析更为适用于欧洲中产阶级的情感需要,来访者中心治疗则更为符合美国人的生活和愿望。

因此可以看到,众多因素综合促使20世纪中期心理治疗在美国社会的飞速发展。由于战后美国在全世界的巨大影响力,使得心理治疗在其他国家同样被广泛传播。在20世纪中期,美国特有文化环境的影响下,美国对施行心理治疗的方式产生了很大的影响,这些影响直到今天还依然存在。在美国,国有的医疗卫生相对薄弱,这也意味着心理治疗大部分都采用私人治疗咨询的形式,而不是通过公共社区卫生机构来施行。

美国资本竞争的文化思潮意味着创新型心理医师生产出新的"名牌"理论后会得到奖励,而为集体的智慧池做贡献,增加治疗方法和理论则没有。而且,作为一门突然出现的学术学科,心理学的成长意味着心理治疗法的合法性会越来越依赖其对于严格客观研究试验的承受能力。

专栏2.1　从心理治疗到心理技术学:"有控制的照料"对心理治疗的重塑

心理咨询和心理治疗经历着持续不断的重构过程以回应社会、政治及技术的变化。在过去的30年里,社会变化的一个最重要的维度就在于健康支出预算的需求,这是由人口老龄化导致的。技术的进步和公众改善健康疗养标准和质量的期望也使得医疗花费越来越高。因为这些因素,一些医疗领域面临着控制或"定量供应"健康服务的压力。在美国,这种政策被称为"有控制的照料"(managed care)。比如,在心理治疗的提供方面,健康保险公司严格控制着保险人接受心理治疗的次数,同样还密切监控着心理治疗师的服务效果。只有在研究报告证明来访者的确存在精神紊乱,并且咨询师的咨询方法对其确有效的情况下,保险公司才同意向医师支付保险金。美国心理治疗职业中的许多研究者严厉批评心理咨询的发展脱离了职业自律和"以来访者为中心"的方法,反而转向另一种心理照料模式,即心理技术学的应用(技术和测量),而不是康复关系的发展。库什曼和吉尔福特认为:

> 众所周知,"有控制的照料"下的临床医学家被看作是非个人、在某种程度上类似计算机的人,个体特性处于分裂状态……心理咨询师看起来就像预先编好程序的计算机一样,在心理访谈中,他们接受上级的指令以达到预期的结果……在当代的潮流中,众所周知病人不过是一个接受专家知识和技术的顺从的容器罢了。困扰病人的问题看起来好像很容易就能被一个陌生人理解、分类和治疗似的。
>
> (Cushman,Gilford,1999:25)
>
> 对于库什曼和吉尔福特而言,部分公众对这种"有控制的照料"的接受反映了"空虚自我"演变的下一阶段,变为一系列浅层的"多重自我"。"多重自我"通过划分多个"自我"来应对现代生活的复杂性,在现代生活中,人被划分界定为多重的自我存在。在1999年发表的文章中,他们写道:"在后'二战'时代……我们不得不忍耐……理查德·尼克松和罗纳德·里根时代人们的出奇空虚,并且这种忍耐居然有将近16年之久"现在我们有了许多的"比尔·克林顿"(第29页)。于是他们就提出一个这样的问题,对于临床医学家而言,遵循"有控制的治疗"所代表的"存在方式"是否必要,或者要拒绝这种"存在方式"是否可能?

社会的世俗化

心理咨询和心理治疗的历史发展与有组织的宗教活动之间存在着密切关系。哈尔穆斯(Halmos,1965)的研究证明20世纪英国牧师人数的下降与心理咨询师人数的上升之间存在着对应关系。他争辩说,宗教信仰正在被一系列信仰和价值所代替,即其所谓的"对心理咨询师的信仰"。纳尔逊(Nelson)和托里(Torrey)描述了心理治疗在人们的生活中取代宗教的很多种方式,例如,对难以理解的事件做出解释,为"我为何而生"这一存在论问题给出答案,定义社会价值,以及提供人们交往会谈的惯例方式等。霍尔菲尔德(Holifield,1983)的研究证明,美国最早的一部分"精神治疗学家们"事实上属于教会,后来才逐渐地转变为一种独立的职业。20世纪20年代至30年代期间,美国新教教会通过教牧关怀的方式来推广咨询方法,迈尔斯-舍克(Myers-Shirk,2000)对于在此期间美国新教教会所扮演的角色进行了探讨。

在本章开始的部分,我们讨论了心理咨询和心理治疗在宗教"灵魂治疗"中的根源。比如,心理治疗与天主教会里的忏悔之间的相似之处是惊人的。有一点是很清楚的,在传统的非工业社会里,治愈情绪和心理方面的问题大部分要在宗教框架内解决。然而,到了现在,已经几乎没有心理治疗师愿意承认宗教和灵性适用于心理咨询和心理治疗。

就好像是要把心理治疗构建成一门分离的、独立职业,就必须要把心理治疗工作与牧师及神父的职责之间的联系一刀斩断。当然,两者之间存在着很重要的差异。但是两者之间也的确存在着重要的重合领域。为了把自己定位成20世纪市场社会的产物,为了建立起精神健康"产业"(Kovel, 1981),心理治疗把自己和宗教严格地区分开来。一般来说,心理咨询及心理治疗主流理论很少涉及生命中的宗教和灵性维度。心理治疗是被移植进入科学的世界观的,哈尔穆斯(Halmos, 1965)甚至认为心理治疗理论可以被看作是一种"信仰"形式。直到最近几年,心理治疗和宗教之间的友好关系才重新开始缔结。(Richards, Bergin, 1999, 2003, 2005;West, 2000, 2004)

卡尔·罗杰斯的角色

从很多方面来讲,卡尔·罗杰斯是心理咨询与心理治疗发展的关键人物。卡尔·罗杰斯(1902~1987)早年的经历是这样的,他是心理咨询和治疗之中"以来访者为中心"(或者说是"以人为中心")方法的奠基人(见第六章),其间包括前面提到过的许多主题。罗杰斯(Kirschenbaum, 1979, 2007;Rogers, 1961)早期的背景大致如下:他在美国中西部的一个乡村小镇长大,生活在一个严格遵守宗教纪律的新教徒家庭。在这样的家庭中,就连像赌博和到戏院看戏这样的休闲娱乐活动都是被严厉禁止的。作为一种替代性的消遣娱乐,罗杰斯对科学的农艺学产生了浓厚的兴趣,到14岁的时候他就自己完成了关于玉米和稻谷的试验。罗杰斯决心成为一名部长并一直为此做准备。20岁的时候,罗杰斯作为代表参加了在中国举行的世界学生基督徒联合协会。这次接触其他文化和信仰的机会深深地影响了罗杰斯,使他从父母死板的宗教偏见中挣脱出来。于是当他进入神学院学习的时候,他选择了协合神学院,这是当时最自由的神学院之一。在协合神学院,罗杰斯参加了由学生组织领导的"历险小组",经历了一次信仰上的探索,这使他决定改变自己的职业道路。罗杰斯离开神学院,转到哥伦比亚大学学习心理学。在哥伦比亚大学,罗杰斯接触到了改革派教育运动的思想,这个教育观强调要给每个孩子(或学生)自主学习和发展的自由。

罗杰斯早年生活的经历说明了宗教及科学双重的影响是如何促使他成为一个治疗师的。他对科学性研究严密性的尊重体现在他的研究之中,他是最早为心理咨询过程做录音的咨询师之一,此外,他还发展出许多方法来研究心理咨询过程的各个方面。同时,新教徒思想对罗杰斯"以来访者为中心"理论的影响是很明显的,这一理论强调每一个体都具有理解命运的能力。这种对命运理解的获得,依靠的是自我感觉和直觉的运用,而不是学说教条和理性的指导。这种"以来访者为中心"的方法所关注的是来访者现在的行为,而不是以前的行为。所罗德(Sollod, 1978:96)争辩说,罗杰斯的"以来访者为中心"理论中的新教教义可以与精神分析相比,那就是"既信任治疗师(拉比)训练有素的理性,又信任《塔木德》对复杂事物的解释。"

　　在他成为一名临床心理学家之后,罗杰斯在纽约市罗切斯特镇一家预防虐待儿童的机构下属的儿童研究部门工作,主要与有精神问题的儿童和青少年,以及他们的家人打交道。尽管罗杰斯从杰西·塔夫脱(Jessie Taft)——一个奥托·兰克的追随者——那里接受过精神动力学治疗方法的良好训练(Sollod, 1978),也受到过阿尔弗雷德·阿德勒(Alfred Adler)的影响(Watts, 1998),但他从不认同自己是任何一种特定方法的信奉者。在他待在罗切斯特的这段时间里(1928~1940),他凭着自己的感觉摸索帮助来访者的方法,极大程度上发展了他自己独特的心理治疗方法。罗杰斯早期在哥伦比亚的经历,以及他后来的临床性试验,都渗透着美国文化的价值观,连他的理论也包含了许多相关的语境文化。例如,麦杜(Meadow, 1964)指出"以来访者为中心"的治疗方式是吸收了"基本的美国文化规范",诸如对专家或权威人物的不信任,更重视方法而不是理论,更强调个人需要而不是共同的社会目标,对过去发生的事物缺乏兴趣以及对独立和自治的珍视等。巴雷特-勒纳德(1998)已经注意到了罗杰斯方法与20世纪30年代美国政治运动"罗斯福新政"的哲学观之间的相似性。

> **专栏 2.2　心理治疗在战争时期的作用**
>
> 　　为了跟踪社会因素对于心理咨询和心理治疗在各方面上的影响,最简单的方式之一就是思考当社会处于战争时期或者是被控制在一个集权军国主义政权之下时会发生什么。众所周知,许多精神分析学家被迫逃离纳粹德国,因为他们是犹太人。而鲜为人知的是,德国的心理治疗在20世纪30年代至40年代间受到了致命的伤害。因为害怕被报告给当局,在那期间的心理咨询师和来访者之间不能互相诚实地面对,都保持着忌讳的态度。当苏联、智利和阿根廷受集权统治的时候,当时在这些地方工作的心理咨询师也都反映了类似的困境(Totton, 2000)。相比之下,在第一次世界大战期间,弗洛伊德显然是为了抗击民族主义军国主义而治疗那些厌战的奥地利士兵(Brunner, 2000)。而卡尔·罗杰斯则是美国心理学家的领导者,在第二次世界大战后的数年里,致力于寻求人性化的方式来治疗受到创伤的军事人员。以色列的心理治疗师伊曼·纽尔伯曼(Emanuel Berman)竭力反思,反对激进的军事化对以色列生活的影响,他反思:
>
> > 　　心理学在民主、多元文化下的发展不是一种巧合。它的许多基础假设都和民主的内容相近:人类现实的属性是复杂而又矛盾的,这不能用一个超越一切的单一原则来解释。不同个体和组织所具有的独特经历决定了绝对的真理是不

> 可能产生的。文字、口头沟通是解决冲突的力量;自由选择是有价值的,但很难使其变为可能;试着"穿进别人的鞋子",站在对方的角度考虑问题是十分重要的;努力避免非黑即白的思考方式,不是好就是恶的激烈的极端化思想和偏执想法会将其他的个人或者集体妖魔化。
>
> (Berman, 2006: 155)
>
> 对于心理咨询和心理治疗在战争期间作用的思考,使我们可以看到真正的治疗关系的产生和社会生活民主化程度是息息相关的。

心理治疗的文化环境

欧洲和北美社会的文化环境推动了心理治疗的产生,之后随着全球化的道路,心理治疗在其他各种文化环境下生根发芽。在西方社会,促使心理治疗历史不断发展的关键文化主旋律是:

- 现代社会个人主义的增加,伴随着对集体/共同生活方式的侵蚀;
- 对于个人,自我意识的分裂;
- 个人对于理性行事,控制自身情绪的压力;
- 在后现代社会,人本能地意识到围绕自我的一些选择向他们敞开——心理治疗是一种构建自我的方式;
- 精神/宗教系统对生活的意义被科学理论模式所取代;
- 越来越重视通过医疗手段来解决社会和个人问题;
- 用户至上主义观念发展为意义和身份的来源,以回应为扩大市场而产生的资本主义经济压力。

为了进一步探索这些社会学的主题,请读者自行查阅鲍曼(Bauman, 2004)、格根(Gergen, 1991)和吉登斯(Giddens, 1991)的论文。心理治疗是社会的一面镜子,在这面镜子中,心理咨询师的工作会一次次突显出社会生活中各方面的问题。例如,弗洛伊德向世界展现了维多利亚时代的性压迫。20世纪50年代,罗杰斯和许多其他治疗师在书中写下了后"二战"时期经济的扩张导致自我和自身身份认知的混乱。目前许多心理治疗师都关注着抑郁症和绝望感,这两个问题在当代社会似乎非常普遍。心理治疗在一部分情况下就像实际存在的社会晴雨表。不过,心理治疗对于社会塑造人们在某些特定的时间地点成为社会所需要的公民、工人或者消费者上也有着积极的作用。例如,精神分析学强调了父母对他们的孩子存在潜在的反构建影响,这正是在20世纪初期所需要的,因为当时的经济和科学的进步要求人们承担起不同于他们父母所做的工作。

到了20世纪60年代,新消费主义要求人们会思考和选择,以来访者为中心和认知治疗这两方面的品质都有所提升。在20世纪第一个十年中,全球变暖的威胁和中国对经济的主导,呼吁回归精神价值和实践,以及更多的集体生活方式——正念治疗和叙事治疗的普及体现这种趋势。提供心理治疗的模式也由社会因素所决定。在弗洛伊德时代,当时接受治疗的都是中上阶层人群,他们有大量的闲暇时间和金钱,完全可以每天为他们提供没完没了的治疗。而到了现代,心理治疗由卫生健康组织提供,主要是有时间限制的短暂治疗,这一做法旨在帮助人们重新回到工作中。

在心理治疗的社会和文化结构的背后有两个基本的假设。第一,假设不快乐是不好的,我们每个人都应当快乐。这个假设在心理治疗研究中通过症状(即:不快乐指标)变化的普遍使用,来评估治疗的效果。第二,假设不快乐可以通过改变个体来修理和分类。大体上,就西方社会而言,心理治疗的出现在自我包容式的个人主义方向有很长的历史道路(Baumeister, 1987; Cushman, 1990, 1995; Logan, 1987)。这种假设反映了大多数学校在心理治疗上的观念和做法,并随之兴起了格根(1990)的观点,将心理学家、精神病学家、精神治疗师的能力定义为"缺失的语言",以此来描绘大量个人心理障碍的模式。

在制度上,心理治疗开始变得强大起来,并在西方社会中具有很强的影响力。这种情况部分是由于它从一开始就将自己同医药学的地位和声誉联系在了一起。同时,这也要部分归因于西方社会的主要领导者和精英们,他们承认自己至少在一些心理治疗的想法上进行了有意识的推广和传播。目前,政客们和健康管理人员都喜欢认知-行为治疗法(CBT),因为它宣扬和引领了一种观念,理性并且能够控制自己的情绪是非常必要的。这个观念他们很容易理解,因为它完美地描述了他们一生个人成功所建立的基础。就如我们将在本章下一节所看到的那样,虽然在历史上心理咨询和咨询师们已经受到了心理治疗的很大影响,但心理咨询也基于不同的假设,反映了一种颇为与众不同的文化传统。

专栏 2.3　后现代性的概念:一个对当代社会生活本质的观点

社会学家和哲学家之间有一个广泛的共识,那就是近二十年标志了文化和社会的一次明显转变,人与人之间的联系以及人们对世界的看法也都发生了转变。可以将欧洲文化定义为经历了两个大的发展阶段。起初,社会在很大程度上是由宗教和传统的生活方式所支配统治的,在这种情况下,社会的改革和变动相对较少。到了17和18世纪左右,启蒙哲学家的著作,科学技术的进步,城市流入人口的增加,这些都导致传统等级制度和宗教信仰被不断侵蚀,取而代之的是强调理性、科学证据和社会进步的思想体系。咨询和心理治疗就是在这个时代(19和20世纪)发展起来的。然而,到了20世纪末,人们明显开始对进步的现代观念感到空虚,也许是因为对传统真理的彻底否定导致了在这个世界上,任何事物都可以被质疑,没有什么是可以相信的。法国哲学家利奥塔(Lyotard, 1984)是第一个使用"后现代"一词来形容这场新的文化运动的。他注意到了后现代观的一个核心特点,即对他所谓的"宏观叙事"或真理宣传的总括,如精神分析、基督教等,以及被更具相对论性的、差别细微的当地知识所替换的东西,都持有一种质疑的态度。尽管在社会学中对"后现代性"一词的含义存在着热烈的争论(对这些争论的一个非常好的介绍,参见Lyon, 1994),但是有一点是大家普遍认同的,即在一个思想和信息都是在全球层次上传播的世界里,诸如精神分析这样的"宏观理论",给人提供了一种单一、整体、权威的对现实的看法,这对许多人来说已经越来越难以信服了。代替了这些宏观理论后,社会上出现了这样一种运动,即在小团队和社区中,都将有用的观点进行了实用的编合。唐宁(Downing, 2000)、柯费尔(Kvale, 1992)、洛文塔尔和斯内尔(Loewenthal and Snell, 2003)等人探究了这种文化转向对心理咨询和心理治疗的启迪。第八章中将进行更详细的探讨。

咨询的出现

心理治疗比心理咨询有着更加完整的历史文档记录。在20世纪40年代,心理咨询就发展成为一门独立的职业。当时心理咨询出现的一个公共标志就是卡尔·罗杰斯。为了应对医学界对于任何没有受过医疗培训的人都可以自称为"心理治疗师"的反对,开始使用专门的术语"心理咨询和心理治疗"来描述他的方法(Rogers, 1942)。尽管在很多方面,不论过去还是现在,心理咨询都可以被看成是由心理治疗所衍生出来的一个分支,一个类似的群体活动,甚至是一种"营销"手段——把心理治疗兜售给新的消费群体。但是,至少有两个重要的历史依据可以把心理咨询和心理治疗区别开来:在教育系统中的参与和在志愿部门所扮演的角色。美国人事与指导协会(APGA),后来成为美国咨询协会(ACA),成立于1952年,合并了当时一些已经成立的职业指导专业组。APGA的成员包括那些在学校、学院和职业咨询服务工作的咨询师。在英国,那些最初在社会服务、社会工作和志愿部门工作者的人脉网络于1971年开创了咨询促进常务理事会(SCAC),即后来的英国咨询协会。

这些开创组织的先驱者们可以被理解为在社会生活各领域中对于社会抱有一种危

机感,或"道德恐慌"。事实上,实际发生的情况是对于社会秩序在某些方面的崩溃感到不安,或意识到群体中的个别人在某些方面受到了不公平的对待。对这些危机所引发的问题和争论,在报纸和杂志上被广泛传播,以期望努力带来相应的政策或立法变革。在这过程中,一些人认为帮助的最好方式是向每一个需要援助的个体提供帮助,而最有效的手段就是和那个人坐下来,讨论遇到的事情,并按照他或她的独特需求和环境找到对其最佳的解决方案。"咨询"的想法以这种形式或多或少地同时出现在社会的许多不同领域中。

在美国工作的社会改革学家弗兰克·帕森斯(Frank Parsons,1854~1908)可能是第一个记录这种"咨询的发明"例子的人。早些年,在他转而去波士顿大学做讲座之前,他曾做过工程师、律师和作家。他反对当时不受控制的资本主义,建议应该用一种共生主义哲学——"用合作代替竞争,用对人的关心来代替对金钱的贪婪"来替代(Gummere, 1988)。因为他在这方面所写的著作及演讲,使他在国际上广为人知。他为妇女选举权和基础工业国有制而进行活动。在他晚年时期,帕森斯对帮助年轻人找到真正适合他们自身工作的问题非常感兴趣。他在波士顿的一个移民区内建立了一个"职业局"。年轻人在那里接受面试和评估,得到可能的职业选择的信息,并得到机会探索他们做想做的工作时的感受。这个职业局的理念明显是基于我们现在所认识的一种咨询方法:"没有人可以决定另一个人该选择什么职业,但可以帮助他正确认识自我来解决问题。"(Parsons, 1909: 4)。职业局作为一个案例,不但促进了美国校内咨询服务的发展,同时催化了就业指导服务在全美的普及(O'Brien, 2001)。二十世纪二三十年代间,像就业指导这样各种不同的咨询开始在学校和大学系统中出现,同时也为那些对于适应学校和大学生活需求有困难的年轻人提供服务。虽然这些活动与心理测试和评估有着密切的联系,但对于学生的问题或测试结果也总会有一定的讨论或解释(Whiteley, 1984)。

在英国,咨询在志愿组织有很强的根基。例如,英国最大的单身咨询机构,即国家婚姻指导委员会(NMGC,现在的RELATE)的成立,可以追溯到1938年。那时有人因现代生活而担心婚姻受到威胁。是当时的一位牧师,郝博特·格雷博士,将致力于解决这些问题的人们组织了起来(Tyndall, 1985)。第二次世界大战对婚姻生活的额外威胁,导致婚姻指导委员会在1942年的正式成立。为了回应社会和政府对于离婚率和婚姻破裂的警告,路易斯等人发表了一篇对于NMGC发展历程的综合分析报告(Lewis et al., 1992)。从那时起,许多其他志愿者团体设立了咨询服务以理解社会崩溃和危机,对于例如强奸、丧失亲人、男女同性恋问题和虐待儿童这类事件时做出反应。与NMGC一样,许多最初工作都是由教会组织所领导的。例如,在苏格兰,许多咨询机构的成立,都归属于苏格兰教会的社会责任委员会的先锋工作。

使用心理咨询的方式来解决社会问题的另一个早期例子可以在1936年美国西电霍桑工厂的员工咨询计划中找到(Dickson, 1945; Dickson & Roethlisberger, 1966; Levinson, 1956; Wilensky & Wilensky, 1951)。在这个项目中，职工可以在车间和咨询师谈论任何可能会影响他们工作能力的问题(关于工作和私人的问题都可以)。提供这项咨询的初衷是为了让公司管理层了解公司产线上的工作压力，并作为一种福利来试图保持员工健康的劳动力，同时这也是最大限度提高生产力和减少员工流动率的一种手段。在部分员工中，对这项服务的接受性和受欢迎程度被记录在一个评估方案的文档里。报告显示，在三个月内，有37%的员工接受了咨询服务，其中有10%的使用者表示咨询很有帮助。

这些在心理咨询出现的关键时刻的例子说明存在一种独特的历史传统，它主要源于社会行为学的观点而不是一个单独的病理学方向。尽管在心理咨询和心理治疗行业领域中有许多相互的交流和影响，但纵观历史，可以看到各个文化中它们的定位都是在不同领域的。

从这些开端起，咨询行业在20世纪后半叶开始迅速扩张，专业咨询机构的成员、咨询机构的规模、范围、数量都在增长，公众也越来越容易获得咨询服务。似乎有很多因素导致了这种增长：

- 早期心理咨询服务在教育、婚姻及丧事领域的成功，激励了人们开始针对其他广泛的社会问题发展心理咨询服务。如预防自杀、家庭暴力、性暴力、吸毒和酗酒、残疾以及性取向的判定等。
- 我们生活在一个支离破碎的社会中，有很多人缺少能够帮助他们应对生活压力问题的情感和社会支持系统。而心理咨询在这方面对社会起到了至关重要的作用，是一种能帮助个人度过生活中转折点的有效手段。
- 咨询机构通常设立在那些需要他们服务的人所在的社区内，并与其他医疗机构联网。人们通常知道他们社区内可去的心理咨询机构，并且不会觉得接受心理咨询是件令人难堪的事。
- 心理咨询经常受到媒体的宣传，其中大部分都是积极正面的。心理咨询的媒体形象是低调且让人安心的，与精神分析学家的卡通形象形成鲜明的对比。
- 心理咨询的合法性从来不是通过研究证据或政府政治举措确立的，而是基于用户口口相传的口碑确立的。
- 20世纪70~80年代，医疗行业和与"人"相关的行业在财务和管理上被捏在了一起，像护理、医学、教育和社会工作这类与"人"相关的职业，都曾担当着类似咨询师的角色。后来做这些职业的人不再有时间去倾听他们的服务对象。于是许多这些行业中的人开始寻求培养咨询师，并在他们的组织中设立专门的心理咨询岗位,以此来保持和服务对象交流的质量。
- 成千上万在医疗行业工作的人接受了针对心理咨询技能的培训,这项技能作为他们基础职业教育的一部分,并将这些技能用在"嵌入式咨询"的岗位中。也有大量兼职的志愿咨询师,他们将一些心理咨询工作与他们其他的职业和家庭责任联系在一起。所有这些构建了社会对于心理咨询方法(如倾听的技巧)和其价值观(如不带偏见的接收)上的巨大包容性。
- 许多心理咨询师都有着企业家的精神,他们会积极地将他们的服务推销给新的消费群体。例如,心理咨询师们和咨询机构都渴望能为公司的员工提供咨询服务。因此任何人力资源部门或一家大公司的职业健康主任都会有一个文件柜,里面装满了从咨询师和咨询机构那里拿来的小册子。
- 心理咨询是一项高度多样化的活动,它所涉及的范围非常广泛(志愿/非营利的、法定的、私人诊所、社会关怀、卫生、教育等);当由于资金压力使得任何一个部门的存在遭到削减时,这种多样性使心理咨询仍然可以继续扩展。

心理咨询的出现可被理解为与心理治疗的同步发展。从卡尔·罗杰斯起,有许多心理咨询和心理治疗间的跨行业从业者。大多数咨询机构依赖心理治疗的知识理念,来塑造他们的培训,管理和实践策略。例如在英国及其他国家,都有像英国咨询及心理治疗协会这样的机构,他们试图强调两种行业传统与社区间的融合。然而,心理咨询保留了其自身的特点,根据自身的历史发展情况,成为一种独特的实践方式。

专栏 2.4　道德教化——体现咨询精神实践形式的一个早期案例

在18和19世纪,对那些有着严重且长期生活问题的人的治疗的发展,很大程度上是以具有惩罚性、制度化和医疗化的实践形式组成的,这种形式可以有效控制不良个体,使他们远离公众视线。而有一个例外就是约克静修所,连同其他像苏格兰邓弗里斯的克莱顿皇家医院那样的疗养中心,逐步形成了一个协作、发展全面并面向社会的护理形式。在1796年,一个贵格会教徒家族——图克一家——建立了这个静修所。在静修所中,居民们会被带去一个"相互团结"并且"有着同情处于社会边缘的成员的传统"的环境,在那里他们可能要"为了更清晰地关注他们自己的个人真理和他们对别人的责任,开始对他们自己的情绪和行为负责"(Borthwick et al.,2001:428)。事实上,静修所的日常生活围绕一系列关键原则进行:注重良好的饮食、锻炼以及与外界的接触;实际环境安静、明亮且受欢迎;积极与家庭中的或其他人员互动,鼓励社会接受的表现;通过讨论来探索及解决问题。支撑着这些实践的是一种哲学理念,它强调了日常关系的治愈力,以及信奉每个人都有内心之光这一精神层面的观

> 点(Borthwick et al., 2001)。图克一家发展的方法被称为"道德教化"(为了追求道德的提高)。斯卡尔(Scull, 1993: 98)评论说道德教化断然不是一种特定的技术,二十年来,图克一家用当时流行的几个医学干涉和物理干涉做实验,最后发现这些方法在治愈精神病方面相当不足(Tuke,[1813] 1964: 111)。可以说,道德教化是一种常识性方法,它更注重解决问题和照料的实用性,而不依赖思想意识和工艺技术。随着时间的推移,医学的基础治疗占据了主导地位,渐渐将静修所等其他类似机构边缘化。但是对许多精神健康和社会医疗领域的从业者而言,这些机构仍是一种象征,代表了合作、以优势为基础和社会导向的治疗方法的可能性。

当代理论与实践的潜在意义

不可避免地,这里所给出的历史研究只是部分的、不完全的。对于心理咨询和心理治疗在 20 世纪的出现这一课题,学者们的注意和研究还远远不够。譬如,许多关于 20 世纪心理治疗发展情况的历史文献几乎都局限于美国的情况。通过研究心理治疗在欧洲的发展历史,我们将会发现很多毫无疑问不同的主题和因素。但不管怎样,即使从这些关于历史因素的有限的讨论中,我们也依然可以看到,当代心理咨询的理论及实践的形成及形式都受文化力量的强烈影响。更多关于这些因素的讨论可在这些论文中获取: 库什曼(Cushman, 1995)、皮尔格林(Pilgrim, 1990)、萨门(Salmon, 1991)、伍尔夫(Woolfe, 1983)。那么,这些历史因素在当代的潜在影响是什么? 在理论与实践方面,现在它们对我们而言有什么意义? 对现在的从医者来说,要理解治疗术历史,大约有五种方式具有意义和价值:

1. 理解公众对心理咨询的印象,以及心理咨询在当代文化中流通的形象。
2. 弄清目前心理治疗的理论中的根本隐喻。
3. 强化理解心理咨询代表了一个延续至今的传统,这一传统反映了一系列独特的价值观和实践。
4. 认同缺失了历史观点的当代观念和知识是不完整的。
5. 不断提醒自己心理咨询实践中权力关系的重要性。

接下来会依次简单讨论这些话题:

"**公众对心理咨询的印象,以及心理咨询在当代文化中流通的形象。**"想从咨询师那里求得帮助的来访者,往往在到达咨询室时就已经对治疗术有了自己的理解,并且预期了治疗会怎样进行。这些观念难得有非常宝贵的,往往都浸染了媒体上流传的治疗术印象。大多数人对心理咨询的印象都是从无数动画片中的情景再现得来的，在这些场景中，病人躺在沙发上讲述，心理分析师在一旁聆听，偶尔做出几句关于母性和两性的评论。另一个广为流传的形象就像杰克·尼克尔森和亚当·桑德勒主演的电影《愤怒管理》中一样，头脑疯狂的心理治疗师鼓励来访者去参与骇人的行为实验。更深一步的印象则是消极而无用的治疗师，他们只会像鹦鹉一样重复来访者的话——对于以来访者为中心的治疗术的一种拙劣模仿。在这些印象的背后往往涌动着对患上精神疾病的恐惧，19世纪时人们排斥"疯子"，残忍地对待他们，受此影响人们才产生了这样的恐惧。这些印象不是偶然也并非毫无意义，它们反映了实际历史（和现在）的实践，包含了能让大多数人弄明白心理治疗术的资源。

"**目前心理治疗的理论中的根本隐喻。**"社会语言学家乔治·拉考夫和哲学家马克·约翰逊主张，解释事件的科学理论和日常方法都基于隐喻（Lakoff, Johnson, 1980, 1999）。隐喻本质上有解释力，它将一系列讲得通的实验和与之相对的一系列意义不大的实验做比较——解释的核心在于人们觉得第二个现象和第一个相似。从表面看来，现代心理治疗的理论呈现出平淡而没有隐喻的术语网络结构，例如认知图式、自我概念和移情等。然而在这术语背后，赋予它们解释力的是根隐喻。回溯精神病院存在的时期，精神病人被视作像动物一样的生物：没有理性、不能沟通、不受控制。在心理分析学中，动物特性只不过是人格的一部分，而这一部分通常是隐藏起来的，除此之外，以上描述中的一部分仍出现在弗洛伊德对人的描绘中。行为主义者常常将人的形象描述为"机械的"：来访者被视为出了故障但可以被修理的"机器"。认知取向心理咨询来访者的形象也是像机械一样，但使用了现代机器的隐喻，即"电脑"：来访者被看作类似编程错误的电脑，通过把不合理的指令替换成合理的指令可以使程序顺利运行。人本主义的描述更贴近植物学。举个例子，罗杰斯使用了许多"植物生长"和"促进或抑制其生长的情况"的隐喻。这些关于自我的描述，每一个都有一段历史。

"**心理咨询代表了一个延续至今的传统，这一传统反映了一系列独特价值观和实践。**"尽管心理咨询和心理治疗的实践十分接近，在运作方式和思考方式方面有许多共同点，一段历史叙事强调了可以看到的心理咨询方面一个有特色的实践传统，这一传统无关医学，注重社会上的世界，相比起理论导向更注重实用导向，有其自己的"道德观"（Christopher, 1996）。心理治疗的领导地位经过了正式确认，这使得心理咨询和咨询师带来的贡献被掩盖。如果心理咨询的价值能够实际维持，那么有必要进一步关注心理咨询的历史。

"**缺失了历史观点的当代观念知识是不完整的。**"我们所处的世界被进步的想法所束缚，接受新的知识太容易了以至于我们都做不到。比如最近的研究发现和新技术都比先前的合理有效得多。在心理咨询领域，对历史发展的关注正在阻止人们接受新事物的必然有效。举个例子,本章节先前的段落介绍了心理咨询出现的过程中对每个关键时刻的密切研究——弗兰克·帕森的职业心理咨询、通用电气实验(General Electric experiment)、婚姻指导研究和19世纪道德治疗的昌盛——这些为从事相关领域的当代医师提供了许多帮助。同样地,像弗洛伊德和罗杰斯那样的重要人物的文章中所蕴含的真正意义是无法从教科书(比如本书)中获取的,而需要仔细研读他们的早期案例,那才展现了他们实际所做的根本本质(而不是已经被大多数人理解的理清思路后的智慧)。

"心理咨询实践中权力关系的重要性。"心理咨询与心理治疗历史的最后一课是提醒我们,治疗术总能很好地划分控制和解放。治疗师们很容易相信他们的方法(无论方法是什么)是完全遵从来访者的授权的,而非作为社会控制的手段来执行。然而只有在事情发生之后,人们才清楚地了解到所有心理咨询的情况中存在社会从众和控制的压力,治疗师们总是相信这一点。咨询师和来访者之间的关系参照医患关系及牧师和牧区教民的关系塑造。传统来说,医生和牧师被看作专家和权威人士,咨询的人则希望这些权威人士能告诉他们该做些什么。治疗术的理论反映了文化规范和价值,心理咨询或心理治疗中这些理论的应用则可看作一种方法,它将个人的生活和行为向社会可接受的结果来塑造。

专栏 2.5　当代社会中关于心理咨询与心理治疗所扮演的角色的重要观点

本章的中心主题是心理咨询和心理治疗可以作为一种必要的有益的策略,来应对个人和家庭生活的现代工业化、官僚化和社会组织的资本主义形式的影响。然而,也有几个作者主张治疗术代表了一个对这些压力的错误消极回应。弗兰迪(Furedi, 2004)、莫罗尔(Morrall, 2008)、斯梅尔(Smail, 1991, 2001, 2005)等其他人的作品指出了一些治疗师过分要求个人转变和治疗、精神病学专用术语的激增以及日常对话中的诊断分类。这些评论家认为"治疗术文化"的传播导致了存在问题的个体化,这使得人们难以认同和解决,还导致了在这些问题之下的社会因素。还有一些评论家,例如马森(Masson, 1992)和贝茨一书的编写者(Bates, 2006),认为治疗术表面上的良好形象掩盖了大量剥削和破坏性的实践,这些实践是由于治疗师和他们的来访者之间的权利不平等引起的。在调查公众对心理咨询的态度中,一些人反映了这些负面看法,该调查还发现大约三分之一的人口大力支持治疗术,但同时也有差不多的人数对治疗术持怀疑态度(Anderson et al., 2009)。对心理咨询行业而言,积极地处理这些批判性言论显然是十分重要的,应当了解他们的争论点再予以反驳,改变治疗术观念和实践以应对切实的挑战。

结　论

本章节提出,要完整分析人们理解和实践心理咨询的方法,就需要正确评价心理咨询的历史及其在当代社会所扮演的角色。普通公众或来访者第一次参加咨询的时候可能根本不清楚能够期望得到什么。很少有人能够说出精神病医师、心理学家、心理咨询师和心理治疗师之间的区别,也从不留意心理咨询所能提供的各种方法之间的区别。但是,在详细知识缺乏的背后,这些来访者可能与一系列的文化观念发生共鸣,可能包含对精神错乱的恐惧、羞于求助、忏悔仪式以及把医生的形象理解为治疗者。在多元文化的社会中,观念的存在类型确实是多种多样的。心理咨询师也沉浸在这些文化观念之中,并受到特定心理咨询方法的语言和意识形态的社会化塑造,或者受到心理咨询所规范和价值的暗示。要理解心理咨询,就不能把考察的目光局限在咨询访谈室之内,而要转向更广阔的社会环境。在广阔的社会环境中,咨询访谈室只不过是其中的一个特殊场所而已。在接下来的各章中,通过对当代心理咨询理论和实践的考察,这一重要观点将得到进一步发展。

思考与讨论的问题

1. 挑选一个你所熟悉的心理咨询所。对于这个咨询所的历史发展你知道些什么?按照本章所讨论的主题,应该如何理解这个咨询所的创建?在其所处的社区,这个咨询所的社会角色是什么?

2. 让你所认识的人对"心理咨询师""心理治疗师""催眠治疗医师"和"精神病医师"等给出他们所理解的定义。请他们告诉你,在他们看来如果有人向这些医师求教会发生些什么?这样的印象和观点由何而来?

3. 在你自己的生活中,宗教信仰与心理咨询的关系如何?在你所知道的或阅读到的心理咨询师的生活中,宗教信仰和心理咨询的关系又如何?

4. 本章回顾的历史研究主要关注了美国心理咨询与心理治疗发展的因素。你熟知的其他社会里还有什么不同的历史因素塑造了治疗术的发展?在这些国家中,这些历史观点对现在的政策和实践又有什么潜在影响?

进一步阅读的建议

本章所讨论的论题在一本权威的心理咨询著作中都有涉及,即菲利普·库什曼

(1995)的《建构自我,建构美国:心理治疗的文化史》(*Constructing the Self, Constructing America: A Cultural History of Psychotherapy*)。也许在我们所能找到的书中,仅仅这本书能够为我们提供一种关于心理治疗发展历史的总的看法。这本书主要是美国导向,对欧洲所述甚少,其实对心理咨询本身也涉及不多;但它不失为一本极佳的读物,有助于我们启发思考、开阔视野。有许多由临床医学家撰写的历史体裁和自传体裁的作品集非常值得一读(例如 Dryden, 1996; Dryden and Spurling, 1989; Goldfried, 2001)。科申鲍姆(Kirschenbaum, 2007)为卡尔·罗杰斯撰写的传记为我们提供了关于心理咨询职业出现历史上的关键时期的详细叙述。在弗兰克·弗兰迪(Furedi, 2004)的《治疗术文化:培养未知时代的弱点》(*Therapy Culture: Cultivating Vulnerability in an Uncertain Age*)中,关于治疗术在社会中起到的作用,作者对此有全面的了解并提出了有促进作用的重要观点。

第三章　心理咨询理论：运用概念性的工具简化思维并引导行为

△ 导言
△ 一种"流派"的定义
△ 理论是什么？
　　作为观念结构的理论
　　作为社会实践的理论
　　理论的目的：解释或理解？
△ 我们为什么需要理论？概念化在心理咨询
　　实践中的应用
　　需要牢牢坚持的事情：面对混乱，心理咨询师对结构的需要
　　为来访者提供一种使生活有意义的方式
　　形成一个案例设想
　　建立职业身份
　　为研究提供一个框架
　　知识团体的创造
　　信奉理论和应用理论间的区别
　　概念分析：明白理论观点的含义
△ 心理咨询理论化的多样性
△ 精神治疗理论的历史演变
△ 精神健康行业：商标品牌和特殊成分
△ 理论整合的趋势
△ 理论中的人的维度
△ 心理咨询理论——工具还是真理？
△ 治疗理论的文化特殊性
△ 心理咨询中理论的角色
△ 结论
△ 进一步阅读的建议

导 言

在心理咨询和心理治疗实践中,最基础的就是实践者(咨询师)可以在与来访者的交流中运用咨询理论并形成自己的工作模式。本章会讨论:"理论"的概念,然后再考察"理论化"在心理咨询中的应用,目的是为了探索一些问题,诸如:"理论是什么?""我们为什么需要理论?""理论如何在心理咨询实践中应用?"接着讨论的重心将会转移到造成心理咨询理论差异性的因素上来,进而转向对所有心理咨询理论的潜在相似性的分析。

本章对理论的探讨建立在第一章和第二章所提出的概念的基础之上,指出了在社会环境中理解心理咨询理论的重要性。从第四章到第十二章,我们将对那些在当代心理咨询中应用最广泛的理论和方法做一个回顾,所涉及的范围自弗洛伊德提出心理治疗开始,直到当下的叙事治疗、哲学心理咨询、自然治疗以及女性主义视角。对不同心理咨询理论考察的各章可以独立阅读,在这里可以了解到各种独特的、对比鲜明的对心理咨询理解的方式。并且,我们期望在这里所介绍的观念能够有助于读者尽可能以一种开放性思维的精神看待既成的咨询方法。从整本书来看,这一章写作的基础观点是认为心理治疗的实践过程主要是运用一种(核心)方法。那么,举例来说,治疗师通常倾向于就他们使用的核心理论来描述自己(的风格),如"精神动力学的"、"认知行为学的"或是"沟通分析的"。相对地,心理咨询则是一个综合运用一系列理论方法的实践过程,咨询师通常会根据他们的来访者或者咨询小组来选取对应的方法。因此,咨询师更习惯称呼他们自己为治愈丧痛(丧亲)的咨询师或者初级护理咨询师,而不是用某一种理论来标注自己。当然,这其中的区别并没有一个铁定清晰的概念界限。不过,对于正在学习或者已经是咨询师的从业者来说,明白个中差异有着重要的意义。因为治疗师只需要学习他所选择的心理方法,但咨询师就不一样了,他需要学习一系列的理论,并且要懂得如何在选择的几个理论中发展出自己最好的工作模式,如何选择一些最好的理念来应对手边的治疗咨询任务,这些任务可能是任何一种特殊状况。因此,这章的首要目的就是给读者提供一个(思考的)视野/角度,透过这个角度他们可以批判性地评估后面几章所介绍的心理理论与他们和来访者之间的关联性。

一种"流派"的定义

在之前的两章里,心理咨询和心理治疗主要被定义为由一系列复杂的连锁传统的组成(MacIntyre, 2007)。这些传统可被看作是知识和智慧的积累,经历很长的验证期,

第三章 心理咨询理论：运用概念性的工具简化思维并引导行为

并且可以对当下经历问题的人们提供最好的帮助。在训练中，每个咨询师都需要学习如何在一些传统谱系中安置某个特定的场景。因为"传统"这个词听起来和"老派"很像，并且治疗师很喜欢把这些切割开来运用，所以我们现在更倾向用"方法论"这个术语来替换"传统"这个词。就像任何文化传统一样，一种心理咨询治疗的方法可被视作一个复杂的系统，其中包含理念和行为内容。某个心理咨询的流派会由一些特定的元素组成：

- 由一些一致性的观念或者理论组成的流派。在咨询中相互竞争的流派最明显的特点就是，这些流派都会围绕着一系列小的关键性理念建构自己的理论并且发展出它们自己与众不同与独一无二的方面。在相近的测试中，我们发现一些概念总是包含了一个由三个抽象层面建构起来的理论。最高水平的抽象概念一般为基础性哲学或者"元心理"的假设（类似精神分析中的"潜意识"概念）。中间水平的抽象概念都是一些特定的理论命题，这些命题通常揭示了可量化的事件间的联结（如在精神分析中常提到的儿童时期某个事件与成年后精神疾病之间的固定联系）。最后，最基层水平的抽象概念一般有"标签"的功能。主要是针对一些分散性的可量化事件（类似精神分析中提到的"移情"或"否认"的概念）。每个水平的抽象概念在流派中都有着不同的作用，三个联系在一起成为一个整体。基础的标签式概念通常会在流派介绍中以术语或者通用语言的方式附带陈述给他人，而哲学水平抽象概念的具体则会彰显这个流派的核心价值，最后，特定的理论命题则被用来回应大众的争论或者说与大众对话——也就是流派中富于智慧的前沿部分。

- 一种语言或说话的方式。每一种方法论都提供了一种语言，用来谈论来访者、治疗工作，而这些都被定义为专属的特别风格的话语。譬如，其中最明显的表现就是，某个流派的实践者在谈论咨询时，会运用相关的证据来支持他们所说的。不同的流派对事件会有不同的看法，这个看法背后的信奉理论就是那个所谓的证据。在个人中心流派中，咨询师可能会频繁地提到感受和个人经验。相对地，认知-行为治疗（CBT）更多地强调研究证据和行为观察，咨询师会记录这些作为自己的论证。

- 与众不同的治疗程序或干预过程。在一个流派中运用相关的理论就会牵涉到一系列的实践程序、技术和方法。譬如，系统脱敏是 CBT 治疗中一个重要的过程，而移情分析是精神分析治疗中一个重要技术。除了这些已有的程序或方法外，某个流派的实践者也会形成自己的工作模式，在特定的咨询情境、问题陈述以及小组团队中，实践者会决定选择最合适的治疗程序。

- 知识社群。仅把咨询方法看作是纸上谈兵的观点是错误的。有一种方法是由人和机构组成动态网络,将其作为实践的一种形式——期刊、培训课程、会议、会谈、网站等。这个知识社群本身是按照代表不同观点或方法中的亚传统人群的子群体来构建和组织的。在这里,重要的是要认识到冲突和争论在长期延续传统中的重要作用。一个不会因其成员的创造力和外部环境不断变化的需求而改变的传统,最终会消亡;知识社群内,任何健康的、充满活力的咨询方法都会引起紧张。

- 一套价值观。每一种咨询方法背后都有一系列指导性假设,这些假设是关于"美好生活"的组成部分。尽管所有的咨询和心理治疗方法都可以理解为共享一套广泛的"人文"价值观(即基于人文主义),但每一种方法都特别强调某些价值观或美德高于其他价值观或美德。例如,人本主义的方法强调自我实现的美德,而CBT则特别强调理性行动的美德。
- 神话。构成一种方法的思想、价值观和实践都包含在其神话中——附着于个人、社会、文化和历史背景的个人之间分享叙述,在这种背景下发展了这种方法(比如西格蒙德·弗洛伊德和卡尔·罗杰斯),具体来说,当代的咨询和心理治疗方法往往与"英雄"人物密切相关。

这种将咨询和心理治疗理解为文化实体的方式类似于哲学家托马斯·库恩对科学知识的社会分析(Kuhn, 1962)。这是一个在治疗专业的发展方式和目前的功能方面具有许多重要的含义的观点。对于任何一个正在学习如何成为咨询师的人来说,最重要的一个意义就是咨询师培训不仅仅是智力或学术"书本"学习,还涉及神话、语言、价值体系和知识社群的社会化。另一层含义是,一种方法的核心信念和实践不容易通过理性论证或研究证据而改变,因为这种方法是建立在一个由人际、历史和个人承诺组成的重重网络之上,而不仅仅是一套想法。第三层含义是,咨询方法不仅仅是理论——它由一个机构和关系网络、一种语言和一套价值观所组成的。最后一层含义是,一种方法或传统是一个涉及争论和分歧的动态系统——一种方法需要不断地适应和改变,以便在面临新挑战时保持活力且有实质意义。因此,在研究理论时,总是有必要考虑到一个理论只是更广泛的信念和行为网络的一部分。

理论是什么?

接下来的各章将介绍并解释一些心理咨询理论。为了使读者对这些理论达到一种批评性评论,在服务来访者的过程中更有创意地运用理论。首先要认识到"理论"这个词本身就是一个相当复杂并带有争议的概念,认识到这一点是很重要的。在这里并不是要围绕理论在心理学及社会科学中的角色而展开一次全面的争论。然而,为理解心理咨询理论的目的,对"理论"这一概念的三个方面做一番简短的审视也许会有帮助。这三个方面是:作为观念结构的理论,作为社会实践的理论以及理论的功能或者说理论的目的。

作为观念结构的理论

看待"理论"这一概念的显而易见的方式就在于,把它看成用来理解现实世界某些维度的一系列观念和概念,例如:爱因斯坦的相对论就是解释时间和空间关系的一系列观念。一种理论不同于日常的、常识性的概念,因为理论的形式规范正式,具有含义界定清楚的专业术语,经过了某种方式的检测和评价,并且与其他科学思想相互之间协调一致。

与心理咨询理论相关,我们也有必要认识到构成一种理论的观念系列不仅仅是要符合以上所有条件(有用的、定义清晰的、通过批评性检验的等),同时还要具有完整的内在结构。换一句话说,一种心理咨询理论可以在不同的层面上引用,而一位心理咨询师运用一种心理咨询理论时的特定含义则在很大程度上取决于他(她)是在何种层面运用这一理论。

精神分析学者拉帕波特和吉尔(Rapaport and Gill, 1959)对心理咨询理论结构做出了有用的分析,他们认为,任何一个在心理咨询和心理治疗中所使用的理论模型都存在着三个层面。第一,对可观察的数据的陈述;第二,使不同的观察结果联系起来的理论命题;第三,"哲学假定"或"超心理学"的陈述。拉帕波特和吉尔(1959)关注精神分析的理论结构,并得出如下结论:例如,诸如投射和拒绝的防卫机制其实只是对行为事件最基本的简单观察。另一方面,诸如"肛门型人格"这些心理分析概念则超出了单纯的观察,而是对被时间和空间割裂的行为之间的联系做出推论。比如,"肛门型人格"这一观念就暗示了童年事件(排便训练)与成年行为(强迫型人格)之间存在一定的关系,而对这两者之间关系的联系是一种推断而不是直接的观察。然而,从理论上说,如果给定足够多的好的研究,那么推论的真假就可通过研究来得以验证。最后,诸如"潜意识"和"力比多"等与哲学抽象相关的概念,它们不能被直接观察到,但却作为普通的解释性观念来使用。在精神分析中,排便训练之所以能够导致成年行为上强迫型人格的原因就在于,排便训练能够形成和凝聚某些特定的性欲冲动,进而又在不知不觉中决定了一个人成年生活中的行为方式。然而,"力比多"和"潜意识"不是某项可以具体测量或研究的因素,它们代表了一种高度的抽象,是对人之为人意义的一种哲学理论化解释。

拉帕波特和吉尔(1959)关于这些论题的讨论对于理论在实践中应用有着很多暗示。低层次的、可观察的结构的应用可以被视为与理论的相关度较低。例如,把一个来访者描述成为"防卫机制中的投射行为的应用",可能是在案例讨论中用来向督导或同事提供来访者信息的一种有效的速记方式。然而,如果我们使用日常语言来交流相同的信息,那么事情则可能会变得更简单易懂。各种不同的心理咨询理论往往都包含着它们自己特殊的对可观察事物的习惯的标志性的描述用语,而心理咨询师通常会发现使用这些标志性的描述语言对他们的心理咨询实践往往是大有帮助的。因而,在运用这些描述用语的时候,心理咨询师不一定要用这些习惯用语所源出的理论模型,也许仅仅只需借用这些理论模型所转化出的习惯用语而已。同时,认识到下面一点是重要的,即有的时候,心理咨询师对来访者做出假定而忽略了某些有用的信息。例如,把一个来访者归入"阻抗"类型,这可能会阻碍心理咨询师从更广阔的角度来考察来访者行为多种不同的可能意义,以及这些可能性背后的原因。因而,使用"观察性"概念的危险性在于,这样做会导致直接跳到结论(对一种现象做类别区分),而不是对可能发生的事物做更深入的思考,或者对可能发生的事物失去了更多的探究的好奇心。

相反,高层次的结构和观念则往往不能从其所适用的理论模式中抽取出来。诸如"力比多"(弗洛伊德理论)或"自我实现"(罗杰斯理论)这些术语,如果没有关于如何称之为人的一系列哲学假设做前提,这些观念就无法应用。因而,任何一次在同一次心理咨询会谈、个案研究或研究计划中试图把"力比多"和"自我实现"结合起来的努力都可能造成混乱。是把人理解为基本地受"力比多"欲望驱使(弗洛伊德),还是把人理解为基本地受"自我实现"的整体人格的驱使(罗杰斯),这是两种完全不同的哲学立场。

包括理论陈述在内的理论的"中间的"层次,比如弗洛伊德对"肛门型人格"的解释,或者罗杰斯用以解释治疗变化的"核心条件"模型,对心理咨询从业者而言,可能就是最有用的理论层次。这是因为它们所提供的是切实的因果关系假定,从而使心理咨询师在咨询实践中可以方便、灵活地操作。这里的困难在于,我们是否能够把理论模型所提供的特殊解释当作真理来相信,或者只是把它看作是许多相互竞争的解释观点中的一个。例如,精神分析学者指出严格的排便练习(potty training)模式会产生强迫性人格(这只是这种理论的过度简单化)。然而,如果在排便练习与成年行为之间的确存在关联性,那么,这种联系就可以从许多不同的方式来解释。比如这种联系可能是由强迫型的父母所不断强化的儿童的强迫型态度所造成的结果(行为主义的解释),或者是由围绕着"整洁"的"价值的条件"所造成的结果(罗杰斯的解释)。

因而,我们可以看到,在学习和应用心理咨询理论的过程中包含着各种各样的任务和挑战。一方面,为了能更好地理解一个理论,我们有必要学会如何觉察或识别诸如"防御""移情""共情""非理性信念"等可观察的现象。另一方面,我们同样有必要深入到一种心理咨询理论中的"人的意象"或哲学,只有如此,我们才能理解"潜意识""自我实现""强化"等概念的含义。最后,还存在一项任务,即我们需要理解,在一种特定的理

第三章 心理咨询理论：运用概念性的工具简化思维并引导行为

论陈述形式中,观察性的概念与哲学性的概念如何共存。所有这一切是非常困难的,因为几乎没有哪一种心理咨询或心理治疗理论是遵循着明确界定的结构来展开阐述的。例如,弗洛伊德及罗杰斯通过案例研究、特殊论题方面的随笔以及研究论文(在罗杰斯的案例中)来表达他们的思想。对心理治疗理论结构的清晰解释通常在心理治疗和心理咨询方面的书籍中找不到,相反,在孟德(Monte, 1998)、文和约翰斯(Pervin and Johns, 2004)等人所编写的人格教科书中却能找到对心理治疗理论结构的清晰解释。

作为社会实践的理论

毫无疑问,一种心理咨询理论可以用科学公式的形式写出来,这样就使理论中各个部分都得到了清晰的界定,并且理论中的因果关系也得到了清晰的说明。20世纪50年代,卡尔·罗杰斯,作为以来访者为中心和以人为中心的心理咨询理论的建立者以及人本主义心理学的领袖人物之一,受到美国心理学家西格蒙德·科赫(Sigmund Koch)的邀请专门从事这方面的相关研究。此后出版的研究科学报告(Rogers, 1957)包含着一组基本的理论陈述。如果此类研究可以用来支持强调个人选择自由的人本主义理论,那么,同样此类研究也可以用来支持别的理论。然而,有趣的是,其他心理咨询和心理治疗领域的领袖学者中很少有人追随罗杰斯的范例,以可检验的假设和陈述的形式来撰写自己的心理咨询理论。

尽管理论作为一系列观念的形式存在是一个确定的事实,但是,人们越来越倾向于认为理论中存在人与社会因素的一面。不仅心理学和社会科学是如此,诸如物理学、化学和生物学等自然科学也是如此。科学的社会性主要是在哲学家托马斯·库恩(Kuhn, 1962)的著作中被凸显出来的。库恩论述的中心思想在于,理论是在社会共同体中得以创造和维持的,因而一旦脱离了社会共同体生活实践,就不可能完完整整地理解这一理论的含义。库恩注意到,当科学家接受训练的时候,他们不只是学习观点,而且要接受看待世界的方式及行为方式方面的社会化训练。例如,在化学这一学科中学习理论,就包括做实验方面的学习,如何解释特定实验结果方面的学习,如何觉察实验结果出错的可能方面的学习,以及了解哪些问题和观点可以用这一理论解释,而哪些问题和观点则与这一理论不相关等。科学共同体是围绕教科书、学术杂志及学术会议而组织起来的。换句话说,是整个实践共同体的存在才使理论得以具体体现出来并且不断发展下去。哲学家波兰伊(Polanyi, 1958)把"隐性知识"(implicit knowledge)这个术语引进来,用来指称那些从属于科学家共同体的人所用的知识。科学家群体之使用隐性的、默会的知识是在非正式的、不知不觉的情形下使用的,而不是把这些隐性的、默会的知识明确地书写下来。

对于理解心理咨询理论而言,社会维度极其重要。心理咨询的学习包括如何看、如何听及如何做等各个方面。在一般的心理咨询培训课程或督导课程中,知识传播是以口头传统的形式进行的,在这种形式下,心理咨询知识及技巧从一个从业者那里传到另一个从业者那里。有许多概念可以争论,有许多观念只能靠体验,只可意会不可言传。例如,精神分析学者声称,对"移情"这一概念的贴切理解只有在精神分析("训练分析")的个人经历中才能得到。许多来访者中心咨询师断言,要充分理解"一致性"在来访者中心咨询理论内部的意义,就必须亲身参加来访者中心咨询团体的心理咨询实践。个人魅力的一些方面,比如谈话的方式以及存在的方式,只能通过与那些有经验的从业者、训练有素的咨询师进行实际会谈才能够得以传达。当然,这些理论中的隐性的、默会的维度,在教科书(比如本书)和研究报告之中是无法得到充分阐释的。

了解社会观点中的几点暗示对于理解理论在心理咨询中的创造和应用方式是非常重要的。第一,口头用语通常比书面内容更为广泛。例如,弗洛伊德和罗杰斯等心理学家之所以有深刻的影响,是因为他们比当时任何一个人更善于将他们在口头交流中得到的心理咨询知识用语言表达出来。即使在弗洛伊德和罗杰斯的例子中,事实上,他们用语言表达出来的心理咨询知识也仅仅是其中的一部分。弗洛伊德和罗杰斯在他们的心理咨询生涯中始终不懈地在寻找更好的语言表达方式,以求把他们所理解到的隐含的心理咨询知识用清楚明白的语言表达出来。因而,心理咨询和心理治疗中一些理论争论和差异,与其说是关于心理治疗过程中出现的实质性结果的争论和差异,毋宁说是关于如何才能使用最好的语言把这些过程和结果表达出来的争论和差异。

第二,社会观点中的另一个关键暗示在于,在大多数时候,讨论心理咨询方法要比讨论心理咨询理论来得更正确一些。"方法"这一观念就暗示着,进行心理咨询的方式就不仅仅限于一系列观念的应用。一种方法包含着不同的哲学假定、风格、传统和隐含性知识。

第三,在某种意义上来说是最重要的一点,社会观点的含义在于提醒我们认识到在很多方面理论就像是一种语言:心理动力学理论是一类心理学从业者群体所使用的语言,认知行为主义则是另一类从业者群体所使用的语言,如此等等,不一而足。把理论比作语言是一种含义丰富的比喻。这种比喻并非意味着哪种理论是正确的,哪种理论是错误的。但是,它承认这样一种可能性的存在,即一种语言系统会比另一种语言系统更适合于对某些事物的描述。学习一门语言包括了解语言的正式规则,掌握日常的习惯用语以及与他人进行实际的会话练习。同样,为了与其他学术群体的同行进行学术交流,也就存在着一个不同语言之间的"翻译"问题:为了能够翻译转化,从业者就需要理解不同的理论,而不是固守着自己的一种语言系统。这里还存在另一个问题,即是否有可能发展出一种适用于所有心理治疗的通用语言(心理咨询师的"世界语"),就像赖尔(Ryle)所建议的那样?

最后,把一种理论看作一种语言系统,这使得在心理咨询中能量转变和压抑的发生方式变得更为容易。例如,如果心理咨询理论中没有用积极的术语讨论同性恋的语言系统,那么在实际的同性恋心理咨询中,心理咨询师和来访者就必然只能保持沉默,对交谈持一种拒绝、排斥态度。如果心理咨询理论中不包含描述解释灵性经验的词语,那么,在心理咨询和心理督导中,要谈论生活的这一维度将变得非常困难。事实上,同性恋和信仰(灵性)等词语在20世纪中叶的心理治疗语言中一直受到很大压制的,经过了艰苦的斗争,这些词语才争取到被听、被说的话语合法性。

理论的目的:解释或理解?

在理解理论的目的或功能的方式的问题上,存在很大的认识差异。从传统的、科技的立场来看,一种好的理论代表着我们能够尽可能地达到对本质和客观的、外在的事实的了解和把握。我们可以用理论来解释事件,并详细说明事件背后的单一因果关系链条。我们还可以通过把因果关系的理论框架应用于机械的设计与科技方面,从而可以预见到(因而也可以控制)未来事件的发生。例如,汽车发动机的设计就是建立在对气缸内的汽油点燃之后的连锁反应的精确预测之上的。然而,在此之外,还存在着另一种看待理论的方式。从这种观点来看,理论提供给我们的是解释事件的方式,以及"理解"这些事件的目的。理论性的理解包含了对可能是导致某一事件发生的多种可能因素的正确评估。拥有这样的一种理解从来不能给我们以确定无疑的预测。但是,它却给了我们一种预见未来会发生什么的能力,至少是思考各种可能性的能力。把理论看作理解方式,这会让我们注意到事物之所以发生的可能理由。这里,需要注意的一点在于,"原因"(cause)这一观念指的是一种机械的、无意识的过程,而"理由"(reason)包括人类的意志和选择。

心理咨询理论提供给我们的究竟是解释还是理解呢?在很多情况下,似乎心理咨询和心理治疗理论拥有科学的解释地位。许多支持某些特定理论的人的行为表明,这些人相信他们所支持的理论反映了客观的真理,并且也是关于人们生活中出现的问题唯一的、正确的解释。一些理论家在生物学、遗传学和神经学的"硬"的研究中寻求证实,以支持他们关于客观的解释性真理的断言。自弗洛伊德时代以来。一种活跃的、捍卫客观的科学证实的方法就是精神分析。在精神分析及心理动力学内部,里克洛夫特(Rycroft, 1966)的评论是非常重要和富有影响力的。在其论文中,里克洛夫特指出,在心理治疗理论与诸如物理学和化学等领域的科学理论之间存在着深刻的差异。物理学和化学等领域的科学理论服从于因果律,并且这些理论可以用来预测未来发生的事件;而心理咨询和心理治疗理论主要是被人们用来赋予已发生的事件以意义。里克洛夫特认为,尽管弗洛伊德是个天才,但他仍然陷入了两种矛盾的目标之间:一种目标在于要建立客观的心理学,另一种目标在于要创造一种丰富的、有力的解释性框架结构。里克洛夫特断定,当我们仔细审视的时候,似乎弗洛伊德的观点根本经不起因果解释的科学标准的严格检验,但他的确为我们提供了一种坚固的理解框架。里克洛夫特提出,精神分析理论都是人们行为方式的"理由",而不是人们为什么做这些行为的"原因"。例如,弗洛伊德的经典著作就被称为《梦的解析》,而不是被称为《梦的原因》。

另一名精神分析学家,唐纳德·斯宾塞(Spence, 1982)也得出了相似的结论。斯宾塞介绍了叙述性真理与历史性真理之间的区别。历史性真理来自对过去事件的调查,这种调查可以帮助我们揭示出那些发生在前的事件的客观性证据。斯宾塞认为,尽管心理动力学的治疗师们相信自己使用的方法可以为来访者童年所发生的事件找到证据,但他们很少(如果有过)能够为此收集到客观性证据。按照斯宾塞的观点,我们对心理动力学心理学家所能抱的最好希望也不过是,他们也许会提供给我们一个具有可信性的故事而已。这种可信性的故事是一种"叙述性真理",它通过为来访者现在的困难提供一些似是而非的解释说明,从而使来访者能够更好地理解自己的生活。

关于如何看待解释与理解之间的争论,哲学家理查德·罗蒂(Rorty, 1979)为我们提供了另一种观察方式。罗蒂提出,科学理论家过多地沉溺于从创造理论的角度思考自己的工作,而理论的功能就如同"自然之镜"。罗蒂提出对于理论来说一个更有效的比喻应该是会话:一种理论最好是被看作一场进行中的会话,其中包含了建构、检验以及运用理论对他们的观点进行不断的论述、讨论和提炼。在菲什曼(Fishman, 1999)的著作中,理论观念被看作是两个对同一工作感兴趣的赎金保管者之间所达成的协议,而不是一种"客观性真理"。

近年来,在心理咨询及心理治疗领域中,主流的趋势不是把理论看作传统科学意义上建构解释模型,而是倾向于把理论看作一种解析框架,或者是看作"透镜",通过这种透镜,人和治疗都能够得到更清晰的观察和理解。然而,对某些人来说,理论的发展流向解析性或"建构主义者"的姿态是令人担心的,因为这增加了相对主义的诡辩性:一切事物是不是真实的?是否客观性事实根本就不存在?在心理咨询和心理治疗领域中,许多最重要的争论集中在这一困境之上(Fishman, 1999; Downing, 2000; Rennie, 2000)。也许比较合理的结论应当是这样的,即使一些治疗师和心理学家认为创立一种心理治疗的科学解释理论"应该"是可能的,但事实上现有的任何一种心理治疗理论都无法为我们提供一种科学水平上理论的确定性。就现在来说,我们现在所拥有的理论都只不过是为我们提供理解,而不是解释。

我们为什么需要理论?概念化在心理咨询实践中的应用

当心理咨询师运用理论的时候,他们会做些什么呢?我们是否需要理论?理论存在的目的是什么？这些都是基本的问题,这些问题也促使我们对理论和实践之间的关系进行正确的评价。

需要牢牢坚持的事情：面对混乱,心理咨询师对结构的需要

试图对复杂的、混乱的信息根源做出充分的、有用的反映,这是心理咨询师的一种典型的经验。一个来访者预约了心理治疗,他所期望的显然在于进入治疗程序,然后只是消沉地坐在椅子上一句话也不说。一个非常成功的职业女性来做心理咨询为的是应对工作压力问题,然而她却很快谈到了在她记忆深处,那段怎么样也不能抹去,会使她感到害怕的受暴力虐待的经历。这是两个有时在心理咨询室里遇到的戏剧化矛盾的例子。同样,在有些情形中,来访者的举止已非矛盾所能形容,甚至已无法维持一种连贯的、一致的社会性人格。在探讨痛苦经历的时候,往往会失去自我控制。通常,来访者会向心理咨询师诉说自己如何痛苦且无助,甚至已不能看到任何前进的道路与可行的未来。在这种特定的时刻,心理咨询师必须尽其所能唤醒来访者内心深处的自信,让来访者相信自己有能力做一个有用的人,相信自己同样具有人人皆有的学习和发展的能力。但是,这个时候,运用一种理论框架把正在发生的事物放置在某些理论情形中的能力也是至关重要的。在困难的时刻,理论为心理咨询师提供了一个对来访者痛苦经验做出反应的基础,也提供了一种语言,借助这种语言,心理咨询师可以与他人(比如同事、督导)交流分析这些经验,进而寻求支持和指导。

为来访者提供一种使生活有意义的方式

近年来,在心理咨询的发展过程中,一个惊人的主旋律是人们越来越强调说教式的学习。从传统的角度来看,诸如心理动力学和"以人为中心"的心理咨询方法,很大程度上都依赖于经验上的学习,依赖于顿悟或者从来访者的诉说及咨询师与来访者的交谈之中所形成的新的理解。近期,越来越多的心理咨询师和治疗师发现,对于来访者而言,获得一种理论框架是有价值的。在理论框架内,来访者可以分析他们所遭受的困难的意义所在。作为一个实例,交互作用分析(TA)代表了一种心理治疗方法。这种心理治疗方法刊行了大量以来访者为导向的书籍和小册子,并鼓励治疗师向来访者解释TA概念。许多认知行为主义的治疗师也用类似的方式开展工作,并声称来访者是否从心理治疗中得到受益的最好证据就在于,他们能够反过来运用咨询师教给他们的理论向咨询师汇报自己在日常生活中运用这些理论的方式。即使在那些并不公开鼓励来访者学习理论的治疗中,毫无疑问,许多来访者出于自己的主动性也进行了一定的相关阅读

和学习。

形成一个案例设想

当咨询师刚开始从业接待来访者时,在他早期实践中的一个任务就是要形成一个综合的案例设想。这个设想通常包括一系列假设,这些假设可以是来访者陈述当下的问题以及对这些问题有着影响的潜在因素或事件之间的联系;来访者生活中会促进或阻碍治疗的因素;在解决来访者的问题中可能会使用的治疗性的调解或技术。有些咨询师或治疗师会依次写下他们的设想,并与来访者分享。另一些从业者可能会选择一个更加隐性的方式来形成案例设想,比如通过和督导就设想中的要素进行讨论。对于上述任何一种方案,一个好的案例设想应是可以将理论性的观念加以运用,发现被观察到的事物间的联系。而一个不包含理论性解读的案例设想最终只不过是一些呈现出的问题集合罢了。

建立职业身份

与那些并非正式的职业相反,职业(例如法律、医学、教会)的特征之一就在于,正式的职业能够拥有理论和知识方面的专家群体。在职业圈里开展工作的心理咨询师和精神治疗师如果缺乏一种好的理论所提供的"专门的"知识和洞察力,那么他们几乎确定无疑地被视为缺乏相应的身份与可信性。

为研究提供一个框架

研究就好比一个多视野和多思维的泉池,在其中汇聚来自各个网络和社会性团体中调查者的观察信息和结论。研究也可以被当作一种建立知识的方式,通过研究我们可以检测(假设的)观念和方法的确实性。但如果缺乏一个理论性的框架,我们很难从研究中获得丰富的成果。虽然在某些领域里已经建立了一些概念,但是这些概念仍然不足以解释或识别某些现象,所以要列出清单或将其分类。大部分科学性研究都会包含以下内容,验证理论中的假设或是形成可对一些事件进行解释的理论模型。从心理咨询和心理治疗的历史进程来看,最大的特点就是只要有理念上的更新,实践就会跟上。比如在20世纪50年代早期,在芝加哥大学以卡尔·罗杰斯为代表的人本主义研究者小组诞生的同时就有很多咨询团体就开始开展这个方面的理论、研究、实践和训练等(工作)(McLeod, 2002)。在那个时代孕育出了大量的理论性的概念,推动了心理发展的进步。

> **专栏 3.1　理论中的象征(事物)**
>
> 我们的文化中有各式各样的象征,在使用理论的过程中可以运用到其中,因此对理论的解读可以有多种方法。包括如下:
> - 建立一种理解或解释;一种说明性的结构或框架;
> - 对于某些不清楚的部分进行标注或说明;
> - 凸透镜,聚焦某些碎片式的信息;
> - 能看出本质的镜子;
> - 针对行为的工具;对某些易混淆问题的理解;
> - 知识地图;
> - 概念网;
> - 关于两种不同观点的对话或交流。
>
> 这些象征物开始刻画出在理论使用和形成中的各样方式,这些方式可以运用在生活各处。

知识团体的创造

理论化可以是一个活跃的、微妙的、个人的和人际互动的过程,它就内含在我们的社会生活之中。书面词语不可避免地会使某些观点、概念抽象化而脱离其实际的用法。许多关于心理咨询师工作方面的学习来自与同事、督导及监护人的交谈,而不是来自对书籍和期刊的阅读(Morrow-Bradley and Elliott, 1986)。正如上述材料所显示的,把坚持每一种特定的方法(比如说"以人为中心"的心理咨询)的心理咨询师和治疗师看作是一种语言团体的成员,这样做是可能的。在这样的一个知识团体中,学者所说的和所做的一切几乎都会被记录下来,尤其是像罗杰斯这样的关键人物的所言所行更是会被记录下来。但是,书写所源出的语言传统往往包含着对人们所知所信的事物的更丰富、更全面、更开放的视野。书籍和论文所传达出来的是一种方法的译文,而不是这种方法的全部。在专业内部,批评性争论的基础往往出自理论的线性的、合理的、系统化的视点的差异之中。如果不用概念来组织一个人短暂的印象和思想,那么要对事物进行反思也是很困难的,至少要以持续不变的、系统的方式进行反思是很困难的。

简德林(Gendlin, 1962)对理论概念和情绪两者之间的关系做了探究。由于许多心理咨询实践的建立基础就在于,心理咨询师运用自己的情绪及情感的敏感性来了解来访者的咨询意愿的能力,因而简德林在这一论题方面的著作主要是针对心理咨询师的。在"以来访者为中心"和"以人为中心"的咨询方法内,简德林(参见第六章)设计出了一种经验模型,这种模型提出含义来自"感觉判断力"(felt sense)的象征符号化。"感受判断力"是一种身体上的、人对外界事件反应的各种情绪的综合。这里所说的"感觉判断力"包括了外界事件之发生对于人而言的所有的含义,但是中心含义只能通过人的符号系统才能得到,通常是通过词语,但也有可能是通过人的想象而得到的。当一个符号(一个单词或短语)捕捉到了一种情绪里面所蕴含的含义,那就是有了适当的感觉,然后经过含义的澄清和转换,一种进步和变化感就促使其他的含义得以呈现。这种对人类经验理解的方法在"以人为中心"的心理咨询中有着非常大的影响(参见第六章)。然而,简德林(1966)指出,这种方法为我们提供一种框架,在这种框架之中,我们可以通过"经验解释"的过程来对理论的效用加以确认。他提出,一种概念和观点在心理咨询中对来访者是否有帮助,其检验依据就在于它的效用能否使来访者发生感觉判断力方面的转移,即从所存在的心理问题上转移开来。简德林还指出,理论和概念不但具有客观的、可以科学地验证的合法性,而且还具有主观真理的价值。他的理论框架主要关注以创造性的、敏感性的方式运用语言的重要性。许多心理咨询理论中的技术性语言对来访者没有太多的价值。对心理咨询师来说,使用一种能够让来访者理解明白的"感觉语言"(Hobson,1985)把自己的思想讲给来访者听是一种基本的素质要求。从简德林对理论使用所做的分析中,我们可以了解到,对于心理咨询中的概念而言,重要的不是"远离经验",而是"贴近经验"。如果一个概念太抽象,它就不能以简德林所描述的方式来发挥作用,就不能作为一种清楚明白地表达隐性含义的象征符号系统,因而也就无法用它来和同行(或来访者)交流,无法把自己那些精细的、微妙的、靠感觉得来的理解清晰地表达出来。

因而,我们可以看到在心理咨询师的彼此交流中,理论起到了至关重要的作用。正是依靠语言和概念系统的使用,心理咨询师才得以与心理咨询实践的团体保持联系和交流。也正是由于从属于这样一个通过语言和概念相互交流的心理咨询师团体,单个心理咨询师的工作才能够得到维持和支持。

信奉理论和应用理论间的区别

组织学理论家克瑞斯·阿吉里斯和唐纳德·舍恩(Argyris and Schön,1974)形成了一种价值观加工模型,这个模型让从业者根据来访者咨询中使用的方式来运用理论。他们的分析基础是从业者会拥有两种不同类型的理论。其中的关键是对比性的心理图谱,根据这些图谱人们会在不同的时刻引导他们自己的行为。这些图谱是非结构化的,会有很多直觉性的东西混合在一起,如拇指规则(rules-of-thumb)和习惯,或是一些考虑周全的原则汇总。克瑞斯和舍恩在1974年使用应用理论这一术语来描述这个实用性思考模型。另外,任何经过专业训练的人也都会使用信奉理论,信奉理论是由一种正式的、明确的概念系统组成的。比如某种治疗理论,如心理动力学、CBT理论或人本主义理论。这两类理论最重要的差异在于应用理论描述的是人的实际所做,而信奉理论则是用来讨论过去做过什么。尤其在与专业同行交流中常常会这样使用。克瑞斯和舍恩在1974年的研究中指出,各种职业的有效性与个体恰当使用应用理论和信奉理论之间的关系相关,并且这种使用会一一反映在实践中。比如有一个敏锐的管理者是非常重要的,这样他才能恰好地运用两类理论。

在治疗实践中,克瑞斯和舍恩的观念在形式理论的角色上有着非常重要的相关性。对于治疗师来说,治疗时段是个紧张的经历,他们必须同时近距离在多个进程上保持注意力。来访者正在述说的内容,来访者的非言语行为,该怎样回应来访者等。治疗师几乎没有反应的空间,在治疗中他们只能根据自己的信奉理论来进行咨询或治疗。不过,一个好的治疗师在应变中更应该根据应用理论来做出反应。对那些要成为治疗师的人来说,拥有细微的、一致性的、准确的应用理论(至少懂得应对某领域中那些正在面临痛苦的人)是非常必需的。在成为治疗师之前,需要进行大量的反思工作,这样才能用他们所学过的支持(正式)理论来矫正从业者先前使用的应用理论。

概念分析:明白理论观点的含义

在任何以批判性的方式运用理论性观点的尝试中,概念分析是固有的一方面。概念分析就是剖析一个观点或概念的意义,目的是突破一种普通的或者被视为理所当然的理解,走进某个词或概念使用时的更深层的领会。假设大多数时间我们都没有深刻思考我们所用的观点或概念,我们就会在矛盾的、适得其反的情况下结束我们的思考和行动,因为当我们在运用某些概念时,我们会把很多注意力放在其中巧妙传达的隐含意义上。概念分析对咨询师和心理治疗师来说是一种非常重要的工具,原因有两点。第一,来访者通常用的是我们熟悉的字词和观点,但和我们的用法并不完全一致。这种情况下,概念分析就很有用,因为它能够探索这些概念背后多个可能的意义。第二,那些专业的、理论性的研究文献往往都是围绕辩论写成的,专注于一些关键概念的有分歧的解释,比如"本我"和"情感"。当代社会复杂、多文化、多元的本质意味着很多观点都是具有争议的。要想完全理解理论性的专业会谈,只知道那些用到的术语在词典中的定义并不够,你还要能"解构"这些术语是怎样被不同的利益团体运用来为不同的目的服务的。

在咨询和心理治疗的范畴中可以给出很多关于应用概念分析的例子。由于空间的关系,这里的讨论将重心放在两个关键概念上:"本我"和"精神病"。这两个术语是治疗实践的中心,也一直得到大量重要关注。

"本我"的概念在社会科学和心理学中一直被争辩。它是指一个可知的"事物"或"物体"(如谚语中说的"认识自我"),还是说它指代的是一个有积极力量的实体,这是对"本我"概念困惑的一个潜在来源。社会哲学家乔治·赫伯特·米德可能是第一个将主动的"我"和被动的"自我"结合来描述"本我"概念的人。但是,这种对本我特性的重新描述(在"我"和"自我"当中)并没有真正解决本我怎么可能既是主动的认知者又是被动的被认知者(认知对象)的问题。要搞清这个显然的矛盾,首先的一个策略就是探究这个概念从哪里来。对于一个概念的历史起源和发展的分析通常可以为此概念在用法中看来费解的方面提供线索。对本我这一概念的历史发展最彻底全面的研究可以在哲学家查尔斯·泰勒(1989)的著作中找到。他表示现代社会中关于本我的相互矛盾的观念是在论及过上"理想生活"需要什么时,由对于道德准则的重大辩论引起的。例如,有人认为理想的生活包括一个人在社会上能出人头地(在道德立场上可能被描述为功利主义或工具主义),这种信念是与将本我视为积极、目标明确的看法(行为主义和认知心理学中的本我)联系起来的。相较之下,另外一些人认为理想的生活应该包括忠于自己的感受,亲近自然(一种可能被描述为浪漫表达主义的状态),这种信念与认为本我由内在的、有待探索的空间或领域组成的看法(比如,精神分析和人本心理学中的"本我")相一致。从泰勒的话来看,要对当代咨询师和心理治疗师运用的"本我"观念有足够的理解,只有弄清过去的争论留下的"残余"中隐含的意义才能实现。

概念分析的另一种方法是斟酌关联词的不同意义。比如,在心理治疗交谈中,"本我"可以与其他术语交替使用,例如"个人""自我""本体""个体",或者与其他术语结合使用(例如"自我图式""自我实现""自我伤害""自我效能")。解开这些"相关联的"含义就能揭示一个概念中包含的假设(具体见专栏3.2)。在霍金斯和莱索托托(1996)的论述中可以看到对"本我"概念的其他含义的有价值的讨论。

专栏3.2　实际操作中的概念分析:本我和自我

在心理咨询和心理治疗的理论中,有很多概念都涉及有点相似的现象或过程。要明白这些不同的"标签"是只不过用了不同的方式来描述同一事物,还是这些"标签"实际上反映的是对被讨论事物的不同理解或意义通常还是很困难的。还有,在一些情况下,在专门用语的使用中好像存在着一种流行元素——一些观点、用词开始很流行但后来过时了便被其他观点、用词替换了。在精神分析理论中,"自我"和"本我"两个词都是指一个人核心并有意识的本体。但是"自我"和"本我"一样吗?在心理分析师谢尔登·巴赫所写的一篇文章中给出了实际操作中概念分析的一个实用的例子:

> 对于我们中间那些大约在40年前受教育的人来说,几乎没有人是有本我的。更确切地说,大部分患者都有自我,虽然有强有弱,但是他们中间几乎没有人有本我。相较之下,如果我可以相信我的学生和患者告诉我的话,现在大多数人都有本我,虽然有真有假,但是几乎没有人有自我。我们只是单单目睹了这些转瞬即逝的流行,比如短裙、探戈舞或者郁金香狂热,还是我们对人性的理解和认知有了实质性的增加?
>
> 弗洛伊德当时正在创造精神分析并且学会了在辨析主义中生活,他特意用了 das ich(这个我)这一术语来表示本我和自我,一个重个人经验、主观的、重现象的构想和一个不太重个人经验、客观的、重理论的构想……
>
> 自我这一概念是精神分析师捏造出的学术性空想。它是一个结合了从心灵决定论、驱动动机和矛盾出发的角度,对研究对象的表现所做观察的构想——也就是从心灵内部的构造理论的角度出发,排除外在环境。它会把这个人当作我们仔细观察和调查的对象,给出一个公正客观、平等不带偏见的观点——一种好像是从月球来的观点。
>
> 本我这一概念在平常的使用中,是一个与经验有关的构想。它是一个结合了从现象的、主观的角度出发,对研究对象的经验所做观察的构想——也就是从自由意志而不是宿命论的角度出发,因为这个人认为他或她的行为是自由的而不是已经被决定好的——也可以说是从自发性、主动性和意向性的角度出发,而不是动机、冲突和妥协作用。它把这个人当作对他自己经验的感知者,给出一个有倾向性的、主观的、感情强烈的观点。本我是人际或内心理论的一端,另一端便是这个对象。
>
> 这两种观点或看法对完全认识一个人都很有必要,好比要描述原子就一定要提到方位和速率。

(Bach, 2001: 45-7)

在这里,巴赫通过表现出这两个概念不同的使用方法以及各自包含的对现实本质相反的假设(比如客观性对主观性),阐明了自我和本我两个概念的不同之处。他暗示这两个概念是互为补充的也是必要的——这并不是一方必对一方必错的情况,于是便结束了对此的争论。毫无疑问,巴赫的分析并没有使治疗师们对所用到的"本我"概念的意义停止争辩——他并没有尝试解开"本我"概念的其他方面;然而他写的

> 文章在我们对这些概念的理解上做出了重大贡献,因为他使我们在如何使用这些术语以及其隐含的意义和假设方面变得更加准确。想知道概念分析中如此小心地细想观点背后的意义对咨询师和心理治疗师帮助有多大,巴赫的论述就是很好的例子。

"精神病"概念的观点建立在心理治疗概念合理化的假设中。许多咨询师和心理治疗师都想在他们的所作所为和精神病学医学模型的实践和假设中做出一个明确的区分。尽管如此,当治疗被描述成一种"处理方式",一个来访者就被认为有"精神错乱"时,精神病的观念就被援引了。"精神病"的说法渗入了欧洲和北美文化,对咨询师和心理治疗师来说,知道这些观念的意义以及在概念层面上他们应该做什么的重要性不言而喻。

精神分析师托马斯·萨斯(Szasz, 1961)的文章中有一篇针对"精神病"概念的连续的有条理的批判。他认为要将他所说的"生活中遇到的问题"描述为一种"疾病"的症状就用到了隐喻。就好像一个人说:"那种我们称之为'抑郁症'的行为和感觉模式就像一种疾病,因为它包含了社会功能的丧失以及对他人帮助的依赖。"在此观念下,萨斯承认,抑郁症确实就像是一种病情,好比麻疹,但是这个类比或者说隐喻有很严密的限制。一个"生活中遇到的问题",比如抑郁症在很多方面和麻疹这种疾病并不相像:抑郁症并不能通过接种预防、造成抑郁的生物学原因也未知等。抑郁症症状可以通过交谈(心理咨询和治疗)得到缓解,而麻疹用这种方式根本得不到缓解,可见抑郁症和麻疹还是有很大区别的。萨斯提出的核心论点的其中一条就指出,尽管有关精神疾病的隐喻表面上令人信服,它所隐瞒的实质上比它所揭示的更多,最终导致人们对此产生困惑。

然而,尽管精神"疾病"是一个易懂的隐喻,这一观点也逐渐被大多数人理解,大约200年来在西方社会谈及"生活中遇到的问题"时,它一直是出现的最主要方式。为什么会这样?毫无疑问,这是由很多方面理由导致的。一方面,许多人认为"疾病"的说法归因于其他对不良行为的传统解释。对那些存在问题的人采用严厉惩罚性的方式和道德散漫(宗教隐喻)或是先天缺陷(优生隐喻)方面的解释通常是联系起来的。同时,许多人相信精神"疾病"实际上就是一种由生物原因造成的疾病,在将来某个适当的时期一定会发现相应的治疗。但是疾病隐喻的流行可能还有另外的,政治上的原因。如果能说"个人问题"是由个人原因造成的(比如有瑕疵的精神功能),那么从认为这样的问题可能是由社会因素比如压迫、种族歧视或者贫困的观点转移一下注意也是可能的。对政坛上层人物来说,比起保证每位公民的权利,为"患者"提供咨询或药物治疗更容易更方便。一旦给某人贴上"有病"的标签,要证明给他或她的自由施加医疗和法律约束有理也是有可能的了。因为这个人"有病"就意味着他们不再能做出理智的抉择,他们需要强制性的"治疗"。

　　这篇对"精神疾病"概念的批判文章表明了概念分析的一些重要原则。第一,考虑到一些观点可能起源于隐喻(比喻)是很有用的,这些观点已经被具体化了(被认为是"真实的")。第二,检验一个概念在社会上使用的方式是很有价值的;它支持什么社会实践? 或者它使怎样的社会实践合法化? 许多"精神疾病"隐喻的组成方面已经被研究过了。比如,哈勒姆(Hallam, 1994)针对"焦虑"的概念在历史中被构建以及在社会中被使用的方式给出了一个惊人的数目。斯蒂尔斯和夏皮罗(Stiles and Shapiro, 1989)讨论了在心理治疗研究领域中,以他们称为"药物隐喻"的形式下,采用医疗模型的含义。在很多调查中,心理治疗被当作好像是一种药在研究,重点调查这种药物在不同"剂量"下的效果,或者不同"原料"的内含物。斯蒂尔斯和夏皮罗(1989)认为这种看待治疗的方式引起了歪曲的理解,因为它忽略了来访者的积极参与以及治疗关系的重要性。

　　概念分析就是尝试通过从四个角度来审视这个观点或术语从而解开一个概念的真正意义:随着时间的变迁,它的意义是如何演变的;将这个概念当作一个隐喻去看;将它的意义与同源术语作比较;然后观察这个观点现在在社会群体中如何被运用。在当今的心理咨询和治疗领域,概念分析这一技能是一个很有价值但未被充分利用的工具。要阐明许多已被提出的治疗理论之间的异同点中存在的隐含问题,概念分析可以提供很大的帮助。

心理咨询理论化的多样性

　　对每个参与咨询师与治疗师训练的人来说,最主要的挑战就是有那么多的心理咨询及心理治疗理论在流通,卡拉苏(Karasu, 1986)在一次大型调查研究中发现,现有的被称为治疗方法的理论已经超过了 400 种。事实上,在心理治疗实践中还存在着许多独特的方式、方法。然而,为什么会有那么多的理论呢? 我们该如何理解已存在的同一维度的理论多样性呢? 促使心理咨询和心理治疗理论不断衍生的因素是多种多样的,下面我们将对这些因素展开讨论。

精神治疗理论的历史演变

　　治疗理论的数量一直未有扩大的众多原因之一就是不同时期出现的不同理论都是应当时的社会文化和条件而生。表 3.1 是对精神治疗的理论竞争的历史演变的综述。从单一化可理解的角度来看,下面这张表中列举的理论并不全面,这张表的目的只是为你清楚呈现一个历史发展的样式。对于这些理论如何变得卓越的潜在条件我将在后面的章节中深层讨论。下面这张表第一个引人注意的部分是(这些)精神治疗理论主要模型自创立发展开始就从未消失过。即使有些治疗形式产生于不同的社会条件,如与第一次世界大战前上层阶级文化有关的精神分析、荣格、阿德勒、赖西以及后弗洛伊德治疗方法等。这些方法至今仍然被广泛使用,因为它们仍然具有价值,至少仍适合于一些实践者和来访者。并且因为这些方法适用于解决当下的生活问题。通过对案例的查看,精神分析理论的调整与改变是最明显的,有些理论的进化与改进主要是更贴近社会方向而变化,比如客体关系理论;有些是吸收更多认知治疗的理念而改进的理论,如认知分析理论;还有是结合人本主义的理念的理论,如精神动力学人际关系治疗理论。这些理论打破了时间上的限制,是精神分析界理论进阶过程的一斑。

表3.1 精神治疗理论发展的重要里程

第一次出现的时间	精神治疗方法
1890	精神分析
1910	后弗洛伊德
1940	来访者中心治疗
	行为治疗
	精神动力学/客体关系理论
	存在主义理论
1950	精神动力学/自我理论
1960	认知、理性情绪
	家庭/系统论
	格式塔、人际关系(交互分析)理论
1970	认知-行为治疗(CBT)
	女权主义
	多文化融合
1980	精神动力学整合:认知分析,精神动力学与人际关系整合
	哲理性咨询
1990	叙事治疗
	第三波CBT
	情绪聚焦
2000	后现代

我们如果把心理治疗理解为一种帮助的形式,可能对我们理解心理治疗不断因着社会和文化力量的变化而重构(的过程)有帮助。在第二章里提到,一些重要的社会因素是19世纪精神治疗产生的原因。这些原因包括社会世俗化(宗教与教育的改革),一些反对政权基础下权力关系的运动,朝个性发展的社会潮流。这些因素都对心理治疗以怎样的形式呈现起到了作用。在最近的年代中,日渐增长的经济压力与健康关怀系

统的对抗则刺激了简单治疗的发展，如 CBT。另外，提倡机会均等的政治势头推动了女权主义和多元文化方法的产生。再到最近，叙事治疗的流行可以被看作是从个人竞争到各级文化交流的反应(深层原因可能是迫于对天气变化的恐惧)。心理治疗更多趋于集体主义，以社会团体对生命价值观为基础进行治疗。

最后，就方法本身受影响的角度来看，另一些方法的改变主要是因为世界各种观念的混杂以及来自不同地域的实践者。最好的例子就是家庭治疗，此方法最早是在社工工作中运用的，后来逐渐演变为一个心理治疗谱系。另一些例子有哲理性心理咨询(治疗的重要观点都来自哲学)以及第三波 CBT，身心治疗者起到了重要作用，如正念冥想。

因此，治疗理论多样性的一个基础原因是心理咨询和心理治疗都不是单纯存在于智力、社会或者职业某个维度，而是一个持续会对外界变化做出反应不断产生自我演变(的产物)。

精神健康行业：商标品牌和特殊成分

对心理咨询领域上的理论差异的另一种解释在于商业术语。也许有人会争辩说所有的心理咨询师和治疗师从根本上来说为来访者提供的都是同一种基本的产品。然而，由于市场的苛求，就意味着导致产品有着朝多样化的方向发展的巨大压力。很明显，对于任何经过市场经济社会化的人而言，在绝大多数境况下，仅仅生产和销售"汽车"或"洗衣粉"显然不是一个好主意。又有谁会去买一种没有商标的汽车或者一盒没有商标的洗洁精呢？在货架上待售的商品通常具有"商标品牌"，它可以告知消费者待售日用品的质量和可靠性。为了激起消费者的购物热情，从而促动商品销售的增长，许多的产品还会夸耀它优越于竞争对手的"特殊的成分"或者"独特的销售特点"。

同样，类似的情形也适用于心理咨询和心理治疗。其证据就在于这样一个隐含的假设，这一假设暗示着就像汽车制造商一样，心理咨询师和治疗师都热衷于销售相似的产品。由于专业身份、理解上的一致以及外部合法性等原因，从而出现了许多具有"商标品牌"的心理治疗方法。最为人所熟知的一些品牌治疗方法在前面两章里面已提到过了。心理动力学方法、以人为中心治疗法以及认知行为主义方法是应用广泛、被普遍接受和公认的品牌治疗方法。它们的地位就如同是心理学界中的梅赛德斯、福特和丰田。同时其他规模较小的"公司"也正努力地创建自己的品牌。可以说，有很多的商标已经在市场中的小环境里打出了一定的名气。

之所以用商标品牌这个比喻，其主要一点在于暗示市场和"精神行业"对心理咨询理论的演变所产生的影响。心理治疗的巨大发展是与战后现代资本主义经济的蓬勃发展联系在一起的。因为要努力尽可能地满足老龄人口的需要以及社会公众对更昂贵的、更精细的健康福利的不断增长的需要,公共健康和福利系统的成本必须控制在一定的限度之内,这一切都使得现代资本主义经济的增长陷入缓慢和停滞之中。这个时候,心理咨询及心理治疗服务也处在提高性价比的压力之下。同时,心理咨询和治疗面临着很大的压力,必须通过合并和综合来巩固有力的商标品牌,并找到整合资源的方式。

专栏 3.3　　来访者对咨询理论的看法

如果你认为仅仅是实践者(咨询师)才对咨询理论感兴趣,那么你就错了。在很多咨询中,来访者都会积极参与(思考)理论中理念和概念。比如在销售市场上,有大量的有关治疗的自助手册,其中很大一部分都以CBT(认知-行为治疗)为基础给来访者的问题提供了解释。实际上在最近自助手册销售额增长之前,一些如卡尔·罗杰斯、爱利克·埃里克森、爱利克·弗洛姆所写理论治疗的学术书籍的销量也远远超出了其他专业领域。(其中,)来访者提出的理论假设或者他们发现的观点可靠性最强,这些对他们配合治疗有着影响。布拉格肖等(Bragesjo et al., 2004)对瑞典公众做了一个普查,他要求每个参与者对一些心理学内容进行阅读并做出简短评论,这些内容包括一页纸左右的有关心理动力学、认知以及行为认知理论治疗的主要观点的描述。从理论的可信度和潜在价值来看,虽然公众广泛地接纳这些理论,但是在参与者中有很大一部分人就理论的价值或意义来说,他们有着个体偏好,有一些人对某些观点非常赞同,有些则非常不认同某些理论概念。这似乎在说明如果某些来访者可能非常困惑或生气,他们的治疗师运用一些他们并不认同的理论观念或观点来治疗来解决他们生活中的基础问题。德尔岑(Deurzen, 1988: 1)提出每个咨询方式都必须建立在生活、世界以及任性的观点或信念的基础之上……来访者要从某个咨询中获益首先必须能跟随(认同)咨询中运用的基础观点。

认识到来访者的观点和信念(在咨询中)的重要性,哈勃等(Hubble, Duncan and Miller, 1999)相信对一个咨询师或治疗师来说在开始咨询时首要任务中的一个就是了解来访者的理论或者他的(观点)变化,然后再尽可能地围绕来访者的观点建立他们的治疗策略。无独有偶,斯蒂尔斯等(Stiles et al., 1998)也主张有效的治疗绝非严格地将理论植入个人案例中,而是根据来访者当下的反应以一种灵活的方式加以运用。

理论整合的趋势

许多理论模型和心理治疗理论在竞争中得到了发展,这现象既有益处也有弊端。益处在于心理治疗中涵盖了大量的关于如何理解问题以及帮助人们处理问题的优质观点。然而,它的弊端就在于从职业的角度来看,(治疗理论)都是碎片式的。总之,某一个理论的实践者不可能以一种欣赏或者理解性的眼光来看待其他理论者提出的来之不易的理论见解。大部分的心理治疗都是在自己的空间中进行的,很少对其他方法的实验或者先进理论予以关注。许多理论的学习者或者学生会因着导师的要求去比较理论模型间的差别,然后他们会惊奇地发现在这个话题上的可读资料甚少。有大量的跨领域的理论竞争,因为每一种方法都有它自己的理论语言,去解释理论间的关系、过程变化、情感角色等。

心理治疗理论的增长以及分离的结果意味着自20世纪70年代理论整合观点提出后,引起了大量的关注。在20世纪50年代被最广泛使用的主要理论方法有精神分析、来访者中心以及行为治疗。这些方法彼此间有很大差异,这三种方法的整合或组合问题人们很少有兴趣(思考)。随着时代的迁移,又有了新方法,填补了三个理论间的空隙。大量的研究结果主张治疗的有效性主要归功于所有方法中共同存在的一系列"普遍因素"。近年来,在心理咨询或治疗专业团体中,对于理论差异的一致性、整合观念方法的合理方式的搜寻成为一项重要的智力工作。这些内容将在本书的第十三章里具体展开。

理论中的人的维度

在其他的学科中,各种理论和思想都是通过概念化的标志加以识别和确认,而不是依靠用创始人的名字命名的办法来识别。甚至在主流心理学中,学者也是用诸如行为主义和认知主义这样的理论术语来界定各种学说,而不是学说创始人的名字(J. B. Watson, Leon Festinger)来识别各种学说。相反地,在心理咨询和心理治疗中,人们传统上习惯于用创始人的名字来界定各种不同的理论。例如,弗洛伊德说、荣格说、阿德勒说、罗杰斯说或拉康说等都是为我们所熟知的。之所以用创始人的名字来命名学说,可能会有很多种理由。然而,一个确然的理由在于对这样一个看法的承认,即各种心理治疗理论或多或少典型地反映了创始人的人格及个人的世界观。例如,关于弗洛伊德本人的生活及成长环境与其精神分析思想之间的联系,就有很多著作对此展开论述。也许心理治疗理论必然都是个人化的,也许要不带任何个人经验和偏见地著述和阐明心理治疗理论原本就是不可能的。因而,心理治疗理论之所以如此多种多样,一个原因就在于许多临床医师和心理咨询师都发现心理学者学习与个人经历不甚相合的已有理论的时候,其结果就会促使他们以自己本人对理论的个人化的理解展开著述。因而这也促使他们自己写下自己的相对私人化的理论看法。阿特武德和斯托洛(Atwood and Stolorow, 1993)所写的一本经典的专著,对心理治疗中的理论化与理论家本人的个性之间的关系进行了专门的探讨。

71　　马盖和哈维兰琼斯(Magai and Haviland-Jones, 2002)用传记的方式做了一项研究,研究从作者的表达的主观性角度出发,来更加深入地对治疗理论进行分析。马盖和哈维兰琼斯仔细分析了与心理治疗发展历史相关的三个重要人物:卡尔·罗杰斯(来访者中心治疗)、阿尔伯特·艾利斯(理性情绪行为治疗)及弗里茨·波尔斯(格式塔理论)的生平以及自传材料还有实践中的录像。尤其是他们试图去理解这几位理论家的生活与理论作品的关系。并且,从微观的角度去分析当他们会见来访者时的每分每秒的情绪状态。卡尔·罗杰斯成长于一个芝加哥郊区的享有特权且有基督教信仰的家庭。马盖和哈维兰琼斯(的研究)总结道,卡尔·罗杰斯经历了他们所说的"不完美安全"的依恋,早年他和母亲的关系非常亲密,后来又有不被家庭接纳的经历。在他后来的人际关系中给他留下了弱者被攻击的感受。他的成年生活和工作的主要特色就是"完成医治"为主题(使命),通过人际间的亲近和交流获取成就感。他的情绪档案主要就是如何避免愤怒和兴奋,并且常会有因有兴趣而产生害羞的一致性情绪表达。相对地,马盖和哈维兰琼斯(的研究)认为阿尔伯特·艾利斯从他的爸爸或妈妈那里获得的关注和认可几乎更少。在他五岁到七岁间有很长一段时间在医院接受护理,爸妈只有偶尔去探望。马盖和哈维兰琼斯用以下的字眼来描述艾利斯的童年模式:

> 这个孩子实际上像是一个孤儿,他的担心是无关紧要的或者对父母来说是充耳不闻的。这个四岁的孩子在没有心理准备下从学校辍学,并且被扔在大孩子中间。这个孩子被丢下独立面对危险的十字路口并且在没有准备和支持的情况下面对后果未知的外科手术。在很长一段时间里这个孩子要处理在大城市医院不知名的走廊里被抛下的事实。

(Magai and Haviland-Jones, 2002:113)

一点也不惊奇即使在四岁这个年龄,相信艾利斯已经开始发展认知策略,比如为什么情况越来越糟?争论并不糟糕除非你把它变得糟糕。这些都成为他后期治疗理论的雏形。马盖和哈维兰琼斯总结了他的理论哲学观,即如何巧妙处理消极情绪。

马盖和哈维兰琼斯的研究中报告弗里茨·波尔斯在1893年出身于柏林一个低层中产阶级犹太教家庭。他上面有两个姐姐,母亲非常宠爱他,是个被宠坏的任性的孩子。他讨厌他爸爸,他父亲经常出差且有很多事务。在他的成长过程中,他遭遇了反犹太主义。他从家庭中获得安慰,并且通过看电影和马戏来调试外部压力。

> 给他印象最深的演员就是那些可以成为某些超越他们本身的角色……在后几年里……他团体治疗的工作中就涉及了摘下面具、道具和角色的部分,为的是帮助个体回到他/她本身的自我。他关注面具、真实和虚伪的自我、假象和真相,这都成为(咨询治疗中)当务之急的事,并且他的一生都在实践。

(Magai and Haviland-Jones, 2002:156)

在后来的生活中,波尔斯加入了德国军队,在各种各样的战壕中战斗并且受了精神创伤。战争后,他被训练成为一名医生和治疗师。他的犹太人身份和社会政治活动迫使他在1933年逃离了德国,他先去了南非后又去了美国。马盖和哈维兰琼斯认为这些生活经历让波尔斯发展出一个情绪自给自足的状态,并且足以能够接应对那些在困境中的无助者。他不会可能也不能,赡养父母或者培养一种温暖的治疗联结;他不能和来访者维持长久的治疗关系;他怕被来访者搅扰不休,他不给他们求助资源只是有条件地进行让步和给予治疗(p.173)。

马盖和哈维兰琼斯(2002)的传记报告主要聚焦于三位理论家心理和人际关系维度上的发展。然而,他们呈现的历史性资料也可以从一个社会阶级角度来看。罗杰斯成长于一个有特权且稳定的中上等阶级世界,让他避免接触贫穷、种族以及不公平。相对而言,艾尔斯和波尔斯就不一样了。他们在很小的年纪就被不可避免地暴露于残酷的、绝望的世界中。不同程度的社会经历导致了显著性的差异,这是值得讨论的。这种差异存在于道德领域的描述,在罗杰斯的文中写道:世界是好的,你有资格并且有可能获得成功。而艾尔斯和波尔斯的描述就不同了。他们认为最好的成就感就是个体能够存活,可以随时与他人沟通并且应对一件件坏事。

在马盖和哈维兰琼斯(2002)的简报中对于个性构成以及他们建立的理论公式间的联系都没有恰到好处地分析。他们的报告(包括1993年Atwood and Stolorow的那部分)只是在某种程度上阐明了治疗理论与理论者的生活有密切联系,反映了他们在生活中处理感受和解决重要问题的尝试。当然,他们创造的理论显然在某种程度上具有普遍合理性,他们以生活问题为锚(来研究),而这些问题也是普通人会遇到的。然而因着这样,尤其是从他们采用的情绪聚焦方式来看,他们的理论也不可避免地会朝某一个特别的视角来关注这些核心社会问题。

治疗理论的"主观性"为已出版理论的多样化提供了部分解释。似乎很多个体治疗师或咨询师发现这些基于个人建立的理论主旨和他们自身的经历,即一些被要求记录下的结果并不一致。与他们在实践、训练与研究以及他们自己个人版的理论中的表达也都不一样。一些二代理论治疗师及时用新的理论观点进行练习,反之,他们也需要由此得出自己对理论个人的观点,以便回应之前所学的理论。这也就是为什么理论会不断地产生。

专栏 3.4	选择一个理论:咨询师发展中的重要选题

对于咨询师的工作生活来说一个重复的任务就是去寻找一种混合型的理论,既可兼顾个人意义又可以兼顾专业效果。戈德弗雷德(Goldfried, 2001)对治疗师变化

> 和转换的以及生涯进程的传记报告进行收集。可以发现,在有经验的治疗师团队中,他们其中的大部分在职业生涯中的前20年都参与了理论研究,为的是在多次实验和探索后可以找到实践中固定的理论框架。斯科夫霍尔特和詹宁斯(Skovholt and Jennings, 2004)集中访谈了一些大师级的治疗师,这些参与者都是同行中认为"杰出中的精英"。在对参与者的信念和对他们治疗法方法形成的态度进行描述里,发现了一个中心主题,即对新观点抱以贪婪的好奇心。在戈德弗雷德(2001)与斯科夫霍尔特和詹宁斯(Skovholt and Jennings, 2004)研究中,治疗师身上常见的模式不仅是他们早年经历中发现的理论家园,也是咨询师生活中没有印刷发表的成就。一个实践者的智力家园来自他起初完成的训练项目或者是源于和他工作亲密的导师。然而,家园理论很少本身是完美的,大部分的实践者最终会被迫通过学习新的理论和模型去拓展他们的理论理解使其进入新的领域,直到找到他们满意的整合或者综合的理论。

心理咨询理论——工具还是真理?

从本章所回顾评论的观点及争论中我们能够看到,就使用者对理论的态度来看存在着一种基础张力。本质上,那些把理论当成世界运作的终极真理的映射和另一些把理论只是看作一种更好理解(他人)的工具之间存在着一种分裂。因为心理咨询和心理治疗发展的职业和学术背景强调严格的科学的方法的价值(包括理论的创造和检验),对心理治疗世界中的领导人物而言,存在着一个用科学术语说明心理咨询工作并构建正式的理论的趋势,即所说的"真理"。西方社会在20世纪期间主要注重强调客观性真理的发展和成就。所有在20世纪早期和中期出现的主流心理治疗方法都是围绕着一些核心观点建立起来的,这些观点的创立者相信这些观点是客观的,并且是普遍真实的。

对弗洛伊德来说,潜意识精神以及童年事件与成年神经症之间的关系都是客观的事实,长时间里反映了生物学和神经学之间的联系。对诸如斯金纳这样的行为主义者而言,通过刺激—反应的强化进行学习就是一个客观的事实。对罗杰斯而言,自我观念及实现趋向都是原则上可以观察到并可被测量的客观的事实。对这样的"真理"的终极有效性的信仰的一个后果就是会得出这样一个结论,即凡是不接受自己所选定的"真理"的人都是错误的。别的人只能转而信仰这一真理,他们自己的"异教"则是需要防范和抨击的,或者,作为最后措施,这些人将会被完全忽略掉。直到今天,这样的态度的一个遗留的影响就在于心理咨询和心理治疗世界依然保持着分裂状态——在主要的学派

第三章 心理咨询理论：运用概念性的工具简化思维并引导行为

或方法之间,总是对别人的工作方法的合法性提出争论,以至于不断地分裂为许多更小的部分。

用客观主义选择理论的方式或是相对主义选择理论的方式,这两种方式都是在哲学概念和社会学概念的构建中形成的(参见 Gergen,1994；Mahoney,2003)。从这个角度来看,理论被看作是一个由一系列概念组成的工具,它能让使用理论者在不同的观察资料中找到联系,获得理解和洞察,与他人交流以及计划行动。从构成主义的角度来看,优质理论标准不是形而上学的问题,即"这理论是真的吗?"而是实用性的问题,即"这理论有效吗?"每个理论都有许多定向构成的联系。一种联系指的是实践者对所选择的理论公式非常熟悉,为的是有一条判断路径：对某个目标来说理论 A 比理论 B 更有用吗？另一种联系是建构主义所谓的与理论相关的经验相近的立场。按照理论的一致性来看一般不会把理论评价为一个抽象概念,并且理论与系统化的概念也多少有些不同。但是作为概念来看,对于特定的理论实践者在特定的时间、地点与特定的来访者进行咨询时,又是可以有不同或相同的。

建构主义或者社会构成主义者趋向于认为理论更可能更多与咨询习惯、价值观相一致,而不是一个现实客观为中心(取向的东西)。因为好的咨询是建立在对来寻求帮助的来访者的灵活应对上。这些应对可以调和不同的社会实际与经验,而不是固定在某一个意识形态的立场上。然而,现实主义和客观主义(有时候也称为"实用主义")对西方文化的影响很大,对咨询师来说,意识到对现实主义支持的反论证是重要的,并且要反对结构主义。一个强烈反对建构主义和构成主义的言论是每个人最终都会相信些什么,并且这些东西被认为绝对的"正确"。忽视了这个事实后,建构主义就会被误解并且造成潜在的困扰。构成主义者用两个重要观点回应了这个批判。第一,对特定的团体人群或者某个特定传统下,人们都可能持有特定的所谓"正确"的价值观和原则。而对于其他文化情境下的人就没有必要假设这些价值观和观念对他们来说也是有必要的相同正确的价值观。第二个回应是从这些真理要求的程度出发,能够被保留下来的真理要求都是有着高水准的证明的(诸如核心价值观和原则)。这个基于事实的哲学讨论对咨询师和心理咨询来说有非常大的价值(结果)。心理咨询以及许多个别咨询师生活历史的发展都说明了大量的咨询实践都是由道德和政治信念体系引领的,比如宗教信仰、社会主义、女权主义、多元文化论以及平等权利都超越了治疗理论领域(的理念)。换言之,对许多咨询师来说,理论或概念有效性的评估是基于它是否能与各式各样的意识形态或者所谓"好生活"(Taylor,1989)的形象一致。从这个意义上来说,以女权主义角度来举例说明。以女权主义为生活信念的心理咨询师,工作中的大部分信息都会充斥着女权主义。这样的咨询师在理论治疗(治疗元素)中找到的意义和实践价值会与女权主义相一致,并且会以女权主义的视角去联系或表达。

治疗理论的文化特殊性

这章目前为止,关于理论的问题都是基于西方/欧洲文化的思考和实践。我们必须意识到其他文化对于人类的危难和治疗的理解会生成不一样的治疗机制/系统。西方治疗理论的运用或者准确性仅是在西方文化背景下的假定的治疗与来访者的咨询工作。甚至在西方的社会中,也会由于社会阶级主流阶级所反映的治疗理论假定(的不同)而产生争论。关于理论的文化特殊性问题会在本书第十一章里详细论述。

心理咨询中理论的角色

过去,精神治疗的训练和实践的基础是浸润在一种理论方法中,全面了解这个方面的社会化进程。虽然这些年精神治疗领域对理论整合变得越来越开明,但是精神治疗研究的案例仍旧过度集中在评估某个单一理论对特定医疗条件下有效性干预上。如认知治疗对社会焦虑的干预,人际交往治疗对抑郁症的干预。并且,在一些医疗心理学的场景下组织的心理治疗实践都是人为的传递、协议驱动或者是单一治疗的干预(形式)。因此,在精神治疗领域里所谓的训练和实践就是在不同程度上离散的"纯理论"模型工作。

心理咨询中的情况就很不相同。在理论运用方面心理咨询领域的观点不同于心理治疗:

1. 大部分的心理咨询都是由训练程度有限的志愿者或专业人士的助教,又或者是其他职业的实践者(如从教于社会工作的人员)完成的。这些人的理论知识并不丰富,以至于他们没有人相信如果他们运用正规治疗理论所做的事情会有着重大的意义。

2. 心理咨询更容易由于一些社会问题和话题被建立起来,比如丧亲、家庭暴力和婚姻问题。而不会像心理治疗那样起因是抑郁、焦虑或人格障碍等心理问题。这意味着心理咨询师(不同于精神治疗师)需要通过理解和解释他们工作中所谓的"社会问题"来获得理论框架,并且也需要理解他们的来访者正在经历的心路历程来形成理论框架。换言之,婚姻或伴侣辅导的咨询师需要对当下社会婚姻的属性有一个理论上的解读;丧亲治疗师需要了解社会如何应对死亡;解决工作应激问题的咨询师需要了解劳动法和公司结构。这里的潜在含义就是咨询师需要去获得和运用以下(资源): (a) 大量的理论,且要包含社会性的视角;(b) 一些可以运用社会性观念的"元理论",同时一些治疗理论的心理概念也可以加入。

3. 纵观历史,心理咨询的传统性和民族性正好与任何遵从固有意识形态的形式相反。心理咨询中重要的就是要用对来访者或者团队有意义的方式与他们一起工作，比如可以在任何情况地方开始咨询。通常，人们尤其是女性会把心理咨询的训练当作第二职业，因着自身众多的社会经验，有时会对纯理论的实践价值或者重要意义产生怀疑。

因着上述这些原因，理论上来看对心理咨询执业者和受训者而言，心理咨询世界的趋势是多阅读并且集成一个对自己来说有意义的理论性框架，这个框架在与他们的来访者团队工作时是有效的。同样，心理咨询机构和服务倾向于逐步形成他们自己的一套特别的理论"读物"以及在同行人际交流中使用的概念语言。通常这些方式可以在一段时间带领新员工，直到他们学会如何破解理论编码并运用在新的工作环境中。

结　论

对任何想要胜任咨询师工作的人来说，毕生都会致力于建立一个令人满意的理论性认识。与来访者的工作经历会不断暴露出认识上的不足，这些不足会让我们更多地去反思和学习。下面列出的这些问题把本章讨论的一些核心主题汇集在了一起：

- 我需要什么理论？为了有效服务于那些来找我咨询的来访者，我需要明白些什么？
- 我的道德观或者说对"好生活"的概念是怎样的？这些基础假设是如何转化为治疗理论的？它们是怎样带领我去选择治疗理论的？
- 什么样的理论性"元观念"（比如信仰或政治信念系统）会影响我在治疗概念中的选择？这些概念又是如何影响我去接纳一些治疗理论的？
- 我会说什么样的理论性语言？我的同行会说什么样的理论性语言？我从属于一个语言团体吗？我从其中获得或失去了什么？我的/我们的语言让什么谈论变得容易了？什么样的话题或问题用我的/我们的语言很难谈论？
- 当我对以下任务进行思考或讨论的时候，我用了什么样的概念？
  ○ 对进入咨询的来访者进行快速评估；
  ○ 对某个特别案例过程中的不足进行反思；
  ○ 对来访者的治疗收尾进行思考；
  ○ 思考来访者对我的情绪影响；
  ○ 理解来访者社会或文化背景对他的影响；
  ○ 理解来访者问题性的经历，比如婚姻破裂、丧亲。
- 我在使用怎样的一惯性或一致性的概念？
- 理论让我做了什么？描述？在观察中建立联结？理解？计划？预设？解释？

- 我的来访者认可/理解我使用的哪些理论性语言或概念？我是怎样在每天的语言中恰当地转化理论术语的？对来访者来说,可获得的、用来解释理论观点的阅读资料中哪些是他们想更多了解的？
- 面对来访者的理论问题和变化,我是如何去有效地熟悉和了解的？
- 我是如何使用督导、我自己的治疗、日记实录以及其他反思性的活动来缩小应用理论和信奉理论间的差距的？
- 如何适当地将我使用的治疗理论用来反映我个人生活的经历？它们如何恰当地解释我的人生观和价值观？
- 我理论上的"家"是什么？当我"拜访"这些理论的时候,我带了哪些东西回"家"？这些术语适合我"家"中的哪些地方？

在本章中,这些问题就像是"阅读理论"的索引,通过这个索引一系列当代的以及新兴的理论治疗都可以被描述出来。

最后,本章的关键主题就是在理论和实践间存在这一种复杂的关系。从"音乐"这个非科学的领域来看这个问题会更有帮助。如果某人想要学习一种乐器,并且报班学习"音乐理论",那么他们获得的是一种用正确方式来理解并根据一系列指令演奏乐谱的能力。但有些人可能在不知晓很多乐理的情况下成为富有创造性和表现力的音乐人。并且乐理专家并不能保证出色的演出,好的音乐人需要自己解读乐谱,理解作曲家的意图以及她/他作曲的传统,与观众以及协奏者进行交流,等等。

后面的章节会介绍一系列可供你们选择的治疗性观点,可以选择其中的一些来进行心理咨询和治疗的实践。这章节的阅读是很有必要的,就和音乐一样,我们要根据作曲者、他或她的意图、工作传统来解读文本。并且要记得,理论只是一个让你与观众(来访者)和协奏者(同行)进行交流的工具。

思考与讨论的问题

1. 把你日常谈论心理咨询时所常用的理论术语和概念做一个清单。在你所用的"可观察的"标志与指代更抽象的理论假想的标志之间做出鉴别和确认。通过以上的清单和鉴别,你对自己实践中所用的理论模型有了哪些理解？

2. 在你作为心理咨询师所供职的(或作为来访者光顾的)咨询所里所用的理论"语言"是什么？或者,在你参加的训练课程中所用的理论"语言"又是什么？在什么程度上这一语言是一致的、连贯的(例如,使用的观点是否明显相互矛盾)？一个新人如何才能熟悉这种语言？或者一个人用了另一种不同的语言,将会发生些什么？

3. 聚焦一位对你有影响的主要理论家建构的理论。找出这个人早年的生活经历以及他或她的生活中形成的世界观。这些个人以及主观的因素以什么样的方式将治疗理论与这个人联系在一起？从普适性和有效性来看,理论的这个方面有什么含义？

4. 选取你感兴趣并且知道的两个治疗理论,从以下两方面来反思：(a) 在运用理论性语言时,什么样的话题或者生活经历更容易谈论？(b) 哪些话题或生活经历比较难或者不太可能被提及？在每种方法的基础上实施的心理咨询或精神治疗的实践中,理论性词汇的具体内涵是什么？

5. 社会心理学家库尔特·勒温(Kurt Lewin)相信"没有什么东西能像一个好的理论那么实用"(Marrow, 1969)。从心理咨询的背景来看,这句话的有效性如何？

进一步阅读的建议

你可以在马盖以及哈维兰琼斯(Magai and Haviland-Jones, 2002)的 *The Hidden Genius of Emotion: Lifespan Transformations of Personality* 及戈德弗雷德(Goldfried, 2001)的 *How Therapists Change: Personal and Professional Reflections* 里读到理论角色中一系列关于著名理论作家生活的有趣传记。你可以从布伦特·斯莉芙(Slife, 2004; Slife and Williams, 1995)的文章中看到关于治疗理论中提到的复杂的以及某些哲学假设的对立面的集中性的讨论。如果你对哲学问题与治疗理论间的联系的深层次研究感兴趣,你可以查阅唐宁(Downing, 2000)提供的一份关于这些重要问题的完整周全的综述。

第四章 心理咨询的心理动力学方法的论题

△ 导言
△ **精神分析心理咨询的来源：弗洛伊德的工作**
　　情感问题的童年根源
　　"潜意识"的重要性
　　精神分析中所运用的治疗技术
△ **精神分析方法中后弗洛伊德主义的发展**
　　客体关系学派
　　英国的独立学派：反向移情的重要性
　　美国后弗洛伊德学派的传统：自我心理学和自体理论
　　欧洲的精神分析传统
　　依恋理论
　　限时框架中的心理动力学心理咨询
　　叙事心理治疗：与故事打交道
　　心理动力学人际关系模式
△ 结论
△ 进一步阅读的建议

导 言

心理动力学方法是当代心理咨询和治疗中的主要传统方法之一。心理咨询动力学强调咨询师的一种能力,即利用来访者和咨询师之间直接呈现的关系中所发生的事情去探究造成来访者生活困难的感情类型和人际关系困境。心理动力学咨询的目的是帮助来访者获得对其问题原因的认知和理解,并把这种认知转化成一种应对未来任何困难的能力。为了使这种过程发生,咨询师有必要为来访者提供一种环境,这种环境具有充分的安全性,允许来访者安全地对其痛苦或羞愧的白日梦和冲动进行表达。

依据弗洛伊德的观点,尽管精神分析咨询有其自身的来源,但是当代的理论和实践已经远远超出了弗洛伊德最初的构想。弗洛伊德曾确信:被压抑的性幻想和记忆是病人存在问题的根源,后来一代代的心理治疗师和理论家已经发展出一种更多以社会关系为导向的方法。精神分析方法已经被应用于理解和治疗广泛的问题,适用于各种工作方法,包括简短治疗、团体治疗和婚姻/夫妻咨询中。

本章的目的是介绍精神分析心理咨询理论与实践中的一些主要观点和方法。本章以叙述弗洛伊德的观点为开端。对于大多数精神分析咨询师和精神治疗师来说,弗洛伊德仍然是一个关键人物,精神分析心理咨询后来的发展都可以看作是对弗洛伊德的一种持续争论——有时,显然与弗洛伊德的观点相违背,但最终总是又返回到弗洛伊德的主要观点上。在本章接下来的一节中,回顾了对象关系和依恋理论的重要性以及精神分析思想中其他重要的论题。

精神分析心理咨询的来源:弗洛伊德的工作

弗洛伊德(1856~1939)不仅被广泛看作是现代心理学创建人之一,而且在20世纪也对西方社会产生了重大影响。当他还是一个孩子时,弗洛伊德立志成为一个著名的科学家,他最初学医,在19世纪80年代他成为最早研究新发现的可卡因特性的医学研究者之一。然而,那时发生于奥地利中产阶级社会中的反犹太主义意味着他不能在维也纳大学继续他的学业,于是他被迫开设私人精神分析咨询诊所,现在则被称为精神病学。弗洛伊德在巴黎向当时最著名的精神病学家——夏尔科(Charcot)学习了一年,夏尔科教授他催眠技术。在返回维也纳之后,弗洛伊德开始诊治那些情感紊乱的病人,在这些病人中,有许多人遭受着众所周知的病症的困扰。他发现,作为一种治疗技术,催眠对他来说并不是特别有效,于是逐渐发展出他自己的方法来,即所谓的"自由联想",这种自由联想法就是让病人躺在一个舒适放松的位置(通常是躺在沙发上),让病人"诉说心中的一切"。从这个过程中突现出的意识流内容常常是拥有强烈的情感,且被深埋于记忆和童年性经历之中,分享这些情感和记忆的机会显然是有益于病人的。安娜(Anna O.)——一个病人——称这种方法为"谈话治疗"。

在许多书籍中(比如 Wollheim, 1971;Gay, 1988;Jacobs, 1992)都能够发现有关弗洛伊德的更多信息,诸如弗洛伊德观点的发展、他的早期家庭生活对他的影响、他的犹太民族、他的学医经历以及19世纪后期维也纳的文化环境。

弗洛伊德的治疗方法被称为精神分析。从此,他的理论和方法逐渐深为人知,被他人所用(大约开始于1900年)。其他精神分析方面的研究者及从业者不断地对他的思想进行修正和发展。结果,现在有许多咨询师和精神治疗师认为他们致力于弗洛伊德所创建的心理治疗传统,但他们称自己为心理动力取向而不是精神分析。利用精神分析方法对来访者进行治疗的咨询师,都倾向于对来访者的问题实质做出类似的假设,即精神分析方法是解决这些问题的最好方式。精神分析方法的主要特征是:

1. 假设来访者的困难都可以追溯到其童年经验。
2. 假设来访者没有意识到他(她)行为背后的真正动机或冲动。
3. 对移情关系的解释在心理咨询和心理治疗中的应用。

现在将更加详细地来解释这些特征。

情感问题的童年根源

弗洛伊德注意到,在自由联想情形中,他的许多病人都报告说回忆起童年时期的不愉快经历或可怕的性经历,而且,他还注意到,向其他人谈起这些经历的行为就是一种治疗。弗洛伊德认为,这些童年时期的性伤害实际上并没有发生(尽管今天我们对此的看法不一致),通过表明事实上已经发生的事情在儿童自身的性需要中有其根源来理解这种现象。

在此有必要弄清楚弗洛伊德所说的"性"。在他自己的著作中——当然是用德语写的——他所用的这个概念或许更确切地被译为"生命力量",或者更常常译为"情感能量"(Bettelheim, 1983)。这个概念具有性的一面,然而不幸的是,它的英文翻译词则仅仅强调了性的一面。

从病人对他们生活的谈话中,弗洛伊德推测,儿童发展或成熟中的性能量,或称之为力比多(libido),经历了许多不同的阶段。在刚出生的第一年中,儿童经历了一个来自嘴唇和口腔部位的性快乐,婴儿通过吮吸、咀嚼和吞咽来获得满足。在两岁到四岁这个阶段,儿童从排泄和肛门区域的感觉而获得快乐。接下来,在大约五岁到八岁这个阶段中,儿童开始产生一种原始的性渴望,这种性渴望是受父母中的异性一方所控制。弗洛伊德把这叫作性器期。（弗洛伊德认为，在此后的时期儿童的性欲望逐渐变得不重要，于是他称这一阶段为潜伏期。）

性心理发展阶段中各个时期划分的依据是儿童和其所在环境、家庭之间以及儿童和其父母之间的一系列冲突。弗洛伊德注意到，儿童的父母或者是家庭不得不对孩子的需要和冲动做出反应，他认为，父母做出反应的方式对儿童后来的个性具有重大影响作用。父母或者是家庭做出反应的方式主要有两种，一种是控制得过于严格，另一种则是没有进行足够的控制。例如，当婴儿饥饿时他们就会哭，如果母亲每次都能够立刻对婴儿进行喂食，或者是在婴儿表现出这种要求之前就给予喂食，那么，婴儿或许就会在情感上深深地意识到，不需要做任何事情就能够得到他人的照顾。长大之后，在他的内心深处就会认为世界是美好的，那么对于现实生活中不可避免的挫折，他或许就会感到难以接受。另一方面，如果婴儿等待许久仍不能够被喂食，那么他可能就会觉得只有他生气或者是进行口头攻击，这个世界才会满足他的需要。位于这两个极端之间的某一点，就是英国精神分析学者温尼科特（Winnicott）所说的"足够好的"母亲，"足够好的"母亲或照顾者是指那些既不溺爱又不严格压抑而是足够快地做出反应的母亲或照顾者。

弗洛伊德提出肛门期也有一种相似的模式。如果儿童的大小便训练过于严格和苛刻，那么他将会意识到从不允许自己出乱子，长大之后可能会发现在情感表达上存在着困难，常常会情不自禁地把每件东西放得有条有理。相反，如果排便训练过于放松，那么儿童长大之后可能会缺乏有条不紊的能力。

从对以后生活的影响作用来看，第三个发展阶段——性器期，可能是最重要的时期。弗洛伊德认为，处于性器期的儿童开始感受到原始的性冲动，这种原始冲动最明显的指向就是与儿童异性的父母一方。于是，这个阶段的女孩开始爱上她的父亲，男孩则爱上他的母亲。但是，弗洛伊德坚持认为，如果这种性渴望在行为上得到表现，那么儿童就会担心自己受到父母中同性一方的惩罚或惹其生气。于是儿童迫不得已去压抑这种性情感，同时通过对父母中同性一方更强大的认同来缓和自己与父母同性一方的竞争。一般来说，这种"家庭戏剧"将会在一种无意识水平进行。这对以后成人期的影响或许是，人们继续压抑或扭曲他们的性冲动。在他们的性关系中（比如婚姻），他们可能会无意识地寻觅以前未曾如愿的父母中异性的一方。与其他阶段一样，该阶段中基本的心理问题在于，事实上，人们的冲动或内驱力是隐秘的，它是在无意识中对人们产生影响。因此，有人或许就没有意识到，自己所选择的伴侣象征性地代表了他/她们的母亲或者是父亲，但他/她对待伴侣的行为可能与早期父母—孩子关系的模式相同，例如，如果小时候经常受到母亲批评指责的男孩，那么长大以后，为人夫的他可能常常会以母亲对待自己的方式来对待妻子。

从前面的讨论中显而易见,尽管弗洛伊德在其早期的理论中强调儿童性心理的发展,但是,在儿童成长过程中,真正影响他们情感和心理的则是他/她和父母、家庭关系的好坏。这种事实已经导致更多的精神分析学者去强调儿童心理社会性的发展,而不是性和生物的一面。

其中最重要的一个精神分析学者是埃里克·埃里克森,他在《童年与社会》一书中对儿童心理社会性发展的八个阶段做了描述,这八个阶段贯穿人的一生。其中第一个阶段(大约是出生后的第一年)相当于弗洛伊德的"口腔期"。但是埃里克森认为,母亲和孩子之间的早期关系具有重要的心理意义,因为在这种关系中,婴儿不是获得对世界的信任(如果他/她的基本需要得到满足),就是获得一种基本的不信任。这种信任或不信任感就形成了儿童成年后社会关系类型的基础。

另一个强调儿童心理社会发展的学者是英国精神分析学者约翰·鲍尔比(Bowlby,1969,1973,1980,1988)。在他的著作中,他对依恋(一种亲密、安全和持续关系的存在)经历的方式进行了解释,童年时期的丧失能够影响到个体成年后形成依恋的能力。

在随后的精神分析传统中,尽管一系列理论家已经不再把重点放在弗洛伊德所强调的童年期的性冲动,但他们仍然一致认为,儿童时期的性经历所引发的情感和感受能够对儿童的发展产生重大影响作用。然而,所有精神分析主义的咨询师和治疗师一致认同的一个基本观点是,为了理解成年来访者或病人的人格特征,有必要理解其童年期人格的发展,尤其是他的家庭环境是如何塑造其人格的。

"潜意识"的重要性

弗洛伊德不仅提出了童年期的经验影响成人的人格,而且他还提出了,这种影响作用是以一种独特的方式而发生——通过潜意识的精神作用。对于弗洛伊德来说,潜意识是一个人精神生活中不能直接感知到的那部分精神生活。弗洛伊德把人类的意识分为三个层次:

- 本我(它),是由先天本能和冲动组成的能量系统,它是我们行为的最基本动机。弗洛伊德推测,有两种核心内驱力:生命/爱/性/性爱和死亡/恨/攻击/死的愿望。本我没有时间性,因此通过压抑而留下的记忆像被压抑的事情初次发生一样强烈有力。本我遵循"快乐原则",它是非理性的。
- 自我(我),是意识中有意识、理性的部分,它决定和应对现实生活。
- 超我(我之上),是良心,是规则和禁忌的贮存库,它告诉你应当作什么和不应当作什么。处于超我中的个体所持有的态度主要是他/她父母态度的内化。

关于意识如何发生作用的理论具有两点非常重要的含义。第一,弗洛伊德把本我和大部分超我看作是一种潜意识的存在,因此,可以把大量的个体行为理解为是处于压力(比如被压抑的记忆、儿童时期的白日梦)控制之下的,而人们不能够有意识地认识到这种压力。因此,精神分析咨询师或者是治疗师总是试图寻找一种能够获得来访者或病人所说话语内在含义的方法——在这里假设认为,人们最初所讲的关于自身的话语仅仅是故事的一部分,可能并不是最有意义的部分。

第二,无论何时,自我和其他两部分(本我和超我)之间总是潜在地存在着冲突。比如,本我急于通过行动来表达原始的冲动("我恨他,所以我想揍他"),但自我认识到这些行为是现实世界所不允许的,而超我则试图使个体感受到羞愧,因为他/她想要做的是错误的或者违背道德的。然而,处于如此程度的内在混乱是非常不幸的。因此,弗洛伊德认为,意识发展出了防御机制来保护自我免受这种压力——比如,压抑、否认、反向形成、升华、合理化和投射。所以,人们意识中所拥有的不仅仅是自我的一部分,而且它也有可能是被防御机制所扭曲的一部分。

精神分析中所运用的治疗技术

前面章节中所描述的弗洛伊德主义或精神分析理论,最初是从弗洛伊德及其他帮助人们解决情感问题的人的工作中产生出来的。因此,该理论的许多方面已经被用于解决如何促进来访者或病人改变这一问题。在讲述精神分析或精神分析治疗和咨询的具体技术之前,有必要弄清楚这种治疗的目的是什么。弗洛伊德用这一句话总结了他的治疗目的,即"本我在哪儿,就让自我去哪儿"。也就是说,在治疗之后,人们不再被潜意识的力量和冲动所驱动,而是变得更富有理性,对内在的情感拥有更清楚的意识,能够以一种恰当的方式来更好地控制这些感情。因此,精神分析的一个关键目标就是达到对个人问题真正本质的洞察(也就是他们的童年由来)。但是,这种真正的洞察不仅仅是一种智力活动——当人们真正理解时,他/她将经历一个情感压力的释放过程,这种情感压力是与被压抑被深藏的记忆相连。弗洛伊德用"宣泄"一词来描述这种情感的释放。

专栏 4.1　防御机制

安娜·弗洛伊德(Anne Freud)——弗洛伊德最小的孩子——被训练成一位精神分析学者,后来她成为儿童精神分析的先驱之一。安娜·弗洛伊德通过详细阐述和精炼其父关于防御机制的观点也为精神分析学说做出了主要的理论贡献。自我通过增加注意的方法来抵御具有危险性的潜意识的情感冲动和愿望,这种增加注意的方法是脱离最初生物性取向的精神分析"内驱力"理论的重要一步,以自我心理为导向则把更多的重点放在了认知过程上。安娜·弗洛伊德(1936,1966)在其《自我和防御机制》一书中对关键的防御机制做了描述,关键防御机制包括以下内容:

- 压抑(动机性遗忘):立即移走对任一威胁性冲动、想法或记忆的意识。
- 否认(动机性拒绝):把外部的事件和信息阻止于意识之外。
- 投射(转移到外部):把自身所不能接受的愿望或想法归因于另一个人。
- 移置(改变冲动的方向):把冲动(通常是攻击性的冲动)引导到另一个不同的目标物之上。
- 反向形成(维护对立面):通过把事物转换到其对立面来抵制那些不被接受的冲动。
- 升华(寻找一种可接受的替代品):把冲动转变成一种更为社会所接受和认同的行为方式。
- 退行(发展性衰退):通过回复到早期发展阶段中像孩子一样的行为来对由外部创伤所引发的内在情感做出反应。

尽管那些寻求咨询(在日常生活中)的人们常常直接认同这些行为模式,但是,关于咨询师如何最恰当地对这种防御做出反应仍不甚清晰。把来访者的注意力引导到其正在运用心理防御机制这一事实上是最恰当的吗?试图帮助人们走进其正在抵御的困难情感会更有效吗?对防御机制是如何出现于人类生活中以及这种机制的作用进行阐述有用吗?或者当对一个人做出了某些假设的时候,此时此地通过咨询师是如何感受投射来做出反应会更好吗?从精神分析主义的观点来看,要了解来访者如何运用防御机制意识,其中包含着许多论题和选择。英国精神分析学者戴维·马伦(Malan, 1979)在其著作中为我们提供了一种非常有价值的指导方法,即通过解释防御来帮助来访者发展洞察力而最终获得一种更加令人满意的关系。

在精神分析或心理动力学治疗中,有大量的治疗技术和策略:

1. 系统运用咨询师和来访者之间的关系。精神分析咨询师和治疗师倾向于以一种中立的方式来对待他们的来访者。对于接受精神分析主义训练的咨询师来说,极少与他们的来访者一起分享他们自身的感情或生活。原因是咨询师正试图把他/她自身看作一个"空白屏幕",来访者可以把他/她的白日梦或者是深藏于心的有关亲密关系的假设投射到这个空白屏幕上。治疗师期望经过多个星期或者是数月的持续治疗后,来访者对他/她的感情就像是其对过去生活中的重要权威人物的感情一样。也就是说,如果来访者像孩子一样,在其母亲面前表现出被动和依赖的行为,那么她在治疗师面前也将再现这种行为。通过中立和分离,治疗师确信,来访者对他/她的感情并不是因治疗师的所作所为所导致,而是来访者把其母亲、父亲等人投射到治疗师身上的结果。这个过程叫作"移情",在精神分析治疗中,移情是一种有力的治疗方法,因为当这些关系在咨询室中再次重现时,治疗师通过移情技术能够观察到来访者童年早期的情况。移情的目的首先是帮助来访者逐渐认识到在他/她与治疗师关系之间的这些投射,然后是与其他人的关系,比如他/她的配偶、老板、朋友等。

2. 识别并分析阻抗与防御。当来访者谈及他/她的问题时,治疗师可能会注意到,他/她正在躲避、歪曲或防御某些感情或顿悟。弗洛伊德认为这对于理解这种抵制的来源有重要作用,如果这种状况持续下去,那么将可以把病人的注意力引导到这方面。例如,一个向咨询师寻求解决学习问题的学生,他会不断地指责老师给他带来困难。通过这种投射防御机制,他或许正试图避免他自身的不足感或依赖感(比如,归因于其他特征,而这些特征于你自身而言则是不能够接受的)。

3. 自由联想或"说出心中的一切"。目的是帮助人们以尽可能少地受防御机制影响的方式来谈论他/她自己。在自由联想中,人们的"内心真情"好像能够在不知不觉中流露出来。

4. 以白日梦和幻想的方式展开。弗洛伊德把白日梦看作是"潜意识流露的捷径",他鼓励病人向他谈论他们的白日梦。而且,其目的是用于解释那些来自个体人格中更深层的防御性较弱水平上的想法。假定认为,白日梦中的事件象征性地描述了日常生活中的人们、冲动或者是生活情景。其他一些想象的产物有:清醒梦、幻想和想象,这些也可以像晚上做的梦一样拿来分析。

5. 解析。精神分析学派的咨询师或治疗师将会运用以上所描述的方法(移情、白日梦、自由联想等)来对人们的思想进行解析。通过对白日梦、记忆和移情意义的解析,治疗师试图帮助来访者理解他们问题的根源,进而,进一步控制自己,行动会更加自由。然而,进行有效的解析是一种困难的技术。问题在于,当作出一种解析时,治疗师或咨询师的内心必须清楚:

- 选择的时机恰当吗? 来访者愿意接受这种观点吗?
- 这种解析正确吗? 是否已经收集了足够多的证据?
- 解析是否能够用一种来访者能够理解的方式来表达?

6. 其他综合技术。当来访者是儿童时,期望他们能够用话语来表达其内心冲突是不可能的事。因此,大多数儿童精神分析师利用玩具来让儿童把他/她的恐惧和担心具体外化。一些诊治成人病人的治疗师也发现,运用表达技术是有益的,比如美术、雕塑和诗歌。投射技术的运用,比如罗夏墨迹测验或者是主题统觉测验(TAT),也具有相似的功能。最后,一些精神分析治疗师或许会鼓励他们的来访者去写日记或者是自传,以此作为探究其过去或目前境况的一种途径。

在英国,尽管真正的精神分析学家不多,但是,在一般的精神分析主义和心理动力学传统中,精神分析对心理咨询的影响作用则是巨大的。可以说,所有的心理咨询师事实上均在某种程度上受到了精神分析思想的影响。应该注意到,在英国和美国,对弗洛伊德的理解是通过其翻译者筛选后的版本。贝特海姆(Bettelheim, 1983)认为,把弗洛伊德在其原著(德文版)中的观点和概念翻译成英文之后,他的观点和概念已经变得更具"实用性"和愈加呆板化了。

在这里,对弗洛伊德学派理论和实践的描述仅仅是对该领域著作的一个简单介绍。建议那些有兴趣并且希望进一步探讨精神分析思想的读者,去参看弗洛伊德本人的原著。《精神分析引论》(Freud, [1917]1973)、《精神分析引论新编》(Freud, [1933]1979)、鼠人个案研究(Freud, [1909]1979)、施罗伯个案研究(Freud, [1910]1979)、多拉个案研究(Freud, [1901]1979),这些著作代表了关于弗洛伊德精神分析在实践中的力量和作用方面阐释清晰且具有可读性的典型例子。另外,雅各布斯(Jacobs, 1986, 1999)和麦克格林(McLaughlin, 1995)的著作为在心理咨询情形中如何应用精神分析观点提供了有意义的例子。

精神分析方法中后弗洛伊德主义的发展

众多文献记载,弗洛伊德要求他周围的人与自己的观点保持高度一致。在弗洛伊德的一生中,精神分析主义中有一些重要的人物曾与弗洛伊德发生激烈的争论,随后就离开了国际精神分析心理学会,这些重要的人物曾经是他的学生或者是亲密的同事。这些人物中最为著名的则是卡尔·荣格(Carl Jung),在精神分析领域中,弗洛伊德曾把他看作是"最喜爱的儿子",同时希望由他来担任精神分析运动的领袖。弗洛伊德和荣格之间的信件已经被收集并出版,这些信件描述了两者关系逐渐破裂的过程,在1912年,两人的关系变得不可挽救而最终破裂。弗洛伊德和荣格之间的分歧主要集中在动机本质上。荣格认为,除了与性有关的基于生物学的内驱力之外,人类具有朝向"个体化"或者是自我实现和完整感的内驱力。同时,荣格也把潜意识看作是属于人的内心世界中的精神和先验的领域。

其他与弗洛伊德决裂的著名精神分析学家还有费伦茨(Ferenczi)、兰克(Rank)、里奇(Reich)和阿德勒(Alder)。弗洛伊德对如何使心理治疗成为一种更有效的帮助来访者的方式这一技术问题表现得缺乏兴趣,费伦茨和兰克为此遭受到挫折而与弗洛伊德决裂。里奇的离开是为了从事自己的研究,一方面是从事防御机制的肉体上的、生物体上的根源方面的研究;另一方面是从事压抑、否认及其他诸如肌肉紧张、心境和疾病等通过身体过程表现出来的防御机制控制性能量和攻击能量的方式方面的研究。阿德勒发展出的论题是情感生活中社会因素的影响作用,比如,首先经历到的是在同胞竞争情形下,权力和支配的内驱力。

如果我们把弗洛伊德与其追随者之间的争论看作仅仅是个性上的冲突——比如,弗洛伊德的不合理的态度或者归因于诸如他的奥地利犹太人等文化因素的个性与荣格的作为瑞士新教徒的个性之间的冲突等——那是一种误解。这些争论和分裂代表了心理动力学内部的基本理论问题。尽管最初的几年中有关个性的争论会使观点和技术上的差异模糊化,但它同样也能使争论的脉络清晰化。弗洛伊德和其追随者的争论中所隐含的问题是:

- 早期生活中的哪些事件会造成后来的问题?
- 潜意识过程和机制是如何运作的?
- 对于病人或来访者而言,心理治疗师应当作些什么才能够使精神分析治疗法最有效(技术问题)?

弗洛伊德在世时,他统治着精神分析学派,那些与他观点不一致的人被迫建立独立的机构和训练中心。在精神分析学派中,这些分裂的结果延续至今,继续存在的独立学派有荣格派、阿德勒派、里奇派。1939年弗洛伊德逝世之后,精神分析学派才有可能开始以一种更加开放的方式重新开始争辩,并且把"异端者"的一些观点也重新整合成一种基础更加广阔的精神分析方法。当然,在这里我们不可能对当代心理动力学观点中有关咨询和心理治疗的所有有趣且有益的内容进行回顾。但是,自从弗洛伊德去世后,通过理论观点的发展,已经发展出三种最重要的方法,它们分别是著名的"客体关系"方法、英国"独立"的研究项目以及有必要提供给限时精神分析咨询和治疗的精巧技术。

专栏 4.2　心理动力学派心理咨询和心理治疗中的荣格传统

由荣格(C. G. Jung,1875~1961)创立的荣格治疗,也就是著名的分析心理学。荣格是一位瑞士精神分析学家,他是弗洛伊德身边最早的成员之一,作为弗洛伊德"最喜爱的儿子",弗洛伊德曾希望荣格来接替他担任精神分析运动的领袖。在1912年,因理论观点的不一致,荣格与弗洛伊德决裂。尤其是关于潜意识中性动机的主导地位,荣格与弗洛伊德的意见不一致。荣格发展出了"集体潜意识"这一概念,他把集体潜意识看作是通过诸如母亲、魔术师、英雄等人类经验中普遍的象征原型而建构起来的。荣格原型中最著名的或许是"阴影"或者是阿尼姆斯(存在于女性中)、阿尼玛(存在于男性中),这些代表了自我中被意识所拒绝的那些方面。弗洛伊德和荣格之间的另一个分歧突出地表现在发展问题上,弗洛伊德把人类的发展主要限定在童年时期的事件上,尤其是口腔期、肛门期和俄狄浦斯阶段;荣格则把人类的发展看作是一个终生寻求自我实现的过程,他称之为"个体化"。同时他还发展了一种理解性格差异的系统,在这个系统中,可以把人们分为感觉/直觉、外倾/内倾、思维/情感这些不同的"类型"。

心理动力学心理咨询方法和荣格的"分析"方法之间确实存在着相同的基础,两者的共同假设是关于潜意识过程的重要性以及白日梦和幻想的价值意义。但是,两者之间也存在着显著的不同之处,即在对潜意识的理解以及有关发展和性格的观点上存在着差异。荣格也深受宗教和精神教条的影响,但是,弗洛伊德则坚信一种更科学的非宗教方法。近几年,在心理咨询和心理治疗领域中,已经显现出一股拥护荣格学说的强烈兴趣。围绕着对荣格概念和方法的新的阐释已经衍生出许多新的学说。对荣格精神分析中有关性问题观点的应用已经在心理咨询领域获得了明显的成功。尽管荣格的精神分析过程是漫长的,与心理咨询相比,这可能更适用于心理治疗的实践,但是,许多心理咨询师均已阅读荣格的著作或者有关其作品的解释(比如 Kopp, 1972,1974),并且已经把荣格的思想(诸如"阴影")整合进自身理解心理治疗的方法之中。许多咨询师是在运用 MBTI 个体发展问卷的过程中受到荣格性格类型说的影响的,MBTI 个体发展问卷是一个用来评定个体性格类型的问卷。

荣格著作中最容易理解的是他的自传《记忆,梦,反思》(*Memories, Dreams, Reflections*, Jung, 1963)以及《人及其象征》(*Man and His Symbols*, Jung, 1964)。其他有价值的导论性文章有卡沃霍(Carvalho, 1990)、福德汉姆(Fordham, 1986)、考夫曼(Kaufmann, 1989)。

客体关系学派

精神分析和心理动力学心理咨询和心理治疗的"客体关系"(object relations)方法已经非常具有影响力了。这种方法是建立在对婴幼儿行为的直接观察基础之上,在其应用中,涉及以关系为导向的治疗方法(Gomez, 1996)。

儿童观察法中客体关系理论的来源

一般认为梅莱妮·克莱因(Melanie Klein)是心理动力学方法中客体关系运动的创建者。克莱因出生于奥地利,她曾受训于弗洛伊德的匈牙利弟子桑德尔·费伦茨(Sandor Ferenczi),1926 年移居英国,后成为英国精神分析学会中著名的一员。克莱因的工作是独具特色的,因为她在儿童中实施了精神分析,并且把重点放在出生后第一个月中母亲和孩子之间的关系上,而弗洛伊德主要关注的是发生于童年后期的俄狄浦斯冲突的动力。对于克莱因而言,在出生后的第一年中,儿童所经历的与人类"客体"(比如母亲)关系的质量确立了一种持续一生的关系模式。克莱因初期的著作是令人难以理解的,但H.西格尔(H. Segal, 1964)、J.西格尔(J. Segal, 1985,1992)以及塞耶斯(Sayers, 1991)为我们提供了有关克莱因生活和工作的可理解的记录报告。

在克莱因之前,极少有精神分析学家把精神分析直接用于儿童。通过运用绘画、玩具、娃娃和其他游戏玩具,克莱因发现,她能够探究到儿童的内心世界,同时发现,儿童所感受到的冲突和焦虑绝大多数并不是如弗洛伊德所认为的来源于他们的性冲动,而是来源于他们与成人的关系。尤其是儿童与母亲的关系是一个重要的核心因素。事实上,离开照顾者(通常是其母亲),幼儿就不能够生存。另一个儿童精神分析学家——D.W.温尼科特曾说:"作为一个婴儿,并不存在这种事情(即性冲突)。"他指出,"婴儿不能够单独存在,但这是其关系中基本的部分。"

根据克莱因关于婴儿的观点来看,在刚出生的第一个月中,乳房的"部分客体"就代表了母亲,母亲或者是一个"好客体",或者是一个"坏客体"。如果通过喂食,婴儿的需要得到满足,那么她就是好的。反之,她则是坏的。婴儿用具有破坏性的愤怒情感来对坏对象做出反应。克莱因把出生后的前几个月描述为"偏执—分裂"时期,此时,婴儿在世界上感受到了极度的不安,试图从出生伤害中恢复。然而,随着时间的流逝,婴儿开始能够把母亲感知为一个更加真实完整的客体,而不再是一个部分客体(即乳房),并且开始理解好和坏能够共存于同一个人。于是,早期阶段经历的"好"和"坏"逐渐被淡化。

克莱因认为,下一个发展阶段的特征是"抑郁"反应,即所爱的人除了好的一面之外,还具有坏的一面,对此婴儿产生一种极度的失望和生气。在上一阶段中,婴儿能够把对"好妈妈"的白日梦看作是独立于"坏"而存在。现在,他/她必须接受这样一个事实,即好和坏是综合在一起的。儿童现在有一种最初的遗弃感和孤独感,那种与"好"妈妈完全融合在一起的可能性已经不复存在了。或许会有一种内疚感,实际上,儿童自身是造成早期简单阶段中与母亲关系好坏的原因。实际上,儿童自身也会因为自己结束了和母亲早期建立起来的简单关系而感到内疚。

必须认识到的是,当这些发生时,婴儿并没有意识到这些过程。儿童的意识被看作是像梦一样的断断续续,而不具有逻辑性和关联性。实际上,儿童的内心世界可能会是什么样子,成人对此难以想象。在努力重构儿童内心世界过程中,克莱因描述了一个与外部客观"客体"行为相对应的世界,在这个世界中,强烈的冲动和情感占据主导地位。其假设是,成人的内心情感世界是建立在这些最初的几个月和几年的经验基础之上的。

根据客体关系理论(和其他有关儿童发展的理论,比如皮亚杰的理论),这个内心世界的一个关键特征是,儿童没有能力区分什么是自我,什么是周围的世界。刚开始时,儿童是以自我为中心的,认为自我拥有统治自我世界中发生的一切事情的权力。例如,食物来了,因为我哭了;这是早晨,因为我睡醒了;或者是爷爷去世了,因为我没有照顾他。正是这种自我中心构成了人们成年后所碰到的许多问题的潜在原因。这种自我中心可以在与他人的关系中以一种宏大的和自恋的模式而表现出来。

一种客体关系观点在心理治疗中的应用

从这里有关克莱因观点的讨论中可以看出,她的工作显然代表了精神分析思想中一种微妙而非极其明显的转变。克莱因及其同事并没有过多地关注生物学的/力比多冲动的运作,而是开始认真关注来访者/病人和其他人之间关系的质量上:

> 在客体关系理论中,认为心灵和心理结构是由人类的交互作用发展而来的,而不是由生物学上的压力发展而来。不是通过压力的缓解来驱动,人类受建立和保持关系的需要驱动,而不是受降低压力驱动。也就是说,人类需要相互联系,这构成了客体关系理论中的主要动机。

(Cashdan, 1988: 18)

客体关系理论学家运用"客体"这一术语来确认这一事实,即人们在情感上的重要关系能够与某个真实存在的个体、对某个个体局部(或者是某个自然物体)的内化表象或记忆相关联:

> 与"客体关系"最接近的一个词是"私人关系"(personal relationships)。为什么不使用更容易让人理解的后者,即私人关系一词,其原因是心理动力学理论也把重要性放在了个体感情或期望的对象上。这个对象可以是非人(如温尼科特运用"过渡客体"一词),也可以是人们的局部(例如,在最初的母亲—婴儿关系中的乳房)。因此,除与完整个体的关系之外,精神分析治疗师和心理咨询师还关注理解来访者所拥有的内在客体(……人格中被内化的方面……),关注众所周知的"部分客体"(身体的局部,像仅仅被部分知觉的个体一样,并不是被知觉为一个整体),关注非人的客体(诸如可以把儿童的安全毛毯看作是某种"再现"养育的感觉但临时不在的父母)。

(Jacobs, 1999: 9)

使用"客体"这一术语暗含着,来访者可以与另一个人以一种不"真实"或不"可信"的方式相关联,但这种方式是可选择的或者是已客观化的。

与"客体"相关联的人们,其最基本的功能紊乱模式之一是分裂(splitting)。分裂这一概念是指一种防御困难感情和冲动的方法,这种方法可以追溯到出生后的第一个月。

在这里我们将能够回忆起克莱因,她认为,婴儿在乳房的部分客体之间只能做全然"好"或全然"坏"的区分。婴儿把其所经验到这个客体与以下两种感情相关联,即被喂食时的快乐、幸福和不能够被喂食、食物被拿走时的愤怒感情。相应地,在这种早期阶段,婴儿的心理和情感世界仅仅是由好东西或者是坏东西组成,不存在同时包含好和坏的感情。由"坏"感情引发基本的不安全感和恐惧感,克莱因把这称为一种"偏执—分裂"状态。

随着儿童的成长和发展,他们开始能够认识到,好和坏是可以共存的,因此,他们开始能够对不同程度的好和坏进行区分。如果这种发展不能以一种令人满意的方式进行下去,或者是某种外部威胁再次引发其出生后前几个月时的不安全感,那么,儿童在成长过程中,或者产生一种倾向,即所经历的世界是分裂的,有些事物是全然"好"的,而有些事物则是全然"坏"的;或者在某些情形中使用这种防御机制。

除在心理咨询室之中,就是在每天的生活中,也不乏分裂的例子。在社交和政治舞台中,许多人会把好仅仅归结为某一个政党、某一个足球队、某种宗教信仰或某个民族,而把所有的坏东西全部归因于另一个政党、球队、宗教或民族。在社会关系和家庭生活中,人们同时拥有朋友和敌人,父母既有最喜爱的孩子也有不喜欢的孩子,孩子或许既有优秀的母亲又拥有恶毒的父亲。在个体人格中,性欲既可以是坏的也可以是好的,酗酒是应当受到谴责的,但有节制的饮酒则是美妙的。

对于心理动力学心理咨询师而言,那些表现出分裂征兆的来访者正在抵御自己同时爱上和憎恨同一个客体。例如,一个对她的咨询师理想化的妇女,在咨询中会反复抱怨自己丈夫的恶劣行为和不敏感。那么这个妇女或许会强烈渴望婚姻中的亲密关系,对丈夫虐待她的方式表示愤怒,或者是有一种渴望得到丈夫照顾的潜在需要,当丈夫不在时或外出工作时表示恼火。正如本章中前面部分所描述的其他防御机制一样,心理咨询师的首要任务是通过这种策略来帮助来访者认识到她正在逃避自己的真情实感,随后再逐渐鼓励来访者探究和理解这些不能够被接受的情感和冲动。从心理动力学的观点来看,人们需要运用防御的原因是,当前情形中的某些方面与其痛苦的童年情景相似,这些相似的情景引发了深埋于记忆中的早期事件浮现出来。尽管来访者可能是一个具有一定社会地位、事业有成且有责任心的成年人,但在心理咨询中她所表现的内在情感混乱则代表了她人格中作为孩子的那部分,也仅仅是在处理这种情感混乱时,才可以看到其幼稚的处理方式,比如分裂。所以关于那个把咨询师理想化而蔑视自己丈夫的妇女,最终显现出的事实也许是,当妈妈不在时,本来应照看她的爷爷对她进行了性虐待,那么她只能够通过构建一个"好"爷爷客体和一个"坏"爷爷客体来看待这件事。

这一分裂的防御机制与经典弗洛伊德主义中关于防御的观点相似,如压抑、否认和反应形式等,因为这些所有的过程都发生于个体精神或个性之中。然而,克莱因学派

(Kleinian)有关投射性认同的概念则代表了一种重要的区别,因为它描述的是一个人际间的情感防御过程,而不是纯粹的内心世界。因此,对于那些把来访者的问题看作是根源于其人际关系的心理动力学咨询师来说,能够应用投射认同的观点是一种独特的有价值的策略。

我们已经介绍过"投射"(projection)这一概念,投射就是人们通过行动来防御那些危险且不能接受的感情和冲动,尽管这些感情和冲动只存在于他人,而不是其本人。例如,一个谴责他同事总是不同意其非常合理的建议的人,他可能正在把他自身深藏的敌对和竞争情感投射到同事身上。坚持认为那些沮丧的来访者真的需要结交更多的朋友和参加一些俱乐部活动的咨询师,或许正在投射她对其内在空虚的害怕。

当感情和冲动投射其中的个体认为,他/她确实拥有这些感情和冲动时,投射认同便发生了。比如,一个指责同事的男子或许不知不觉中——因不能足够清楚地解释自己的观点——就使自己处于别人非常容易与自己争吵的环境之中。并且咨询师很容易就会说服抑郁的来访者实际上她自己(内心)并不想交朋友。

从客体关系的观点来看,投射认同的来源可以追溯到初期的个体经验中,那时,儿童还不能够区分自我和外部世界。在投射认同中,这种自我和外部世界之间界线的模糊性中包含着一种控制他人的需要,这种需要来自童年早期的威力无限观点。

卡什旦(Cashdan, 1988)已经确立了投射认同的四种主要形式,这些起因于依赖、权力、性欲和迎合这些潜在的论题。他把投射认同看作是发生于人际关系情景中的一种过程。关于依赖性,人们将通过使用诸如"你是怎么想的?"或者是"我自己好像不能够处理这件事"等话语来积极地寻求周围他人的帮助。这个人表现出一种无助的关系状态。然而,一般来说,这些寻求帮助的需求并不是由于其真的不具备解决和处理问题的能力,而是受到了卡什旦所谓的"投射性白日梦"的驱动,即起源于童年早期紊乱对象关系中的一种自我关系的感知。依赖性的个体或许会拥有一种投射性白日梦,我们可以把这种白日梦概括为一种基本的信念,即"我不能够活下去"的信念。在这种白日梦中,推动并迫使个体表现出需要帮助的合理请求的力量是那些积压下来的未解决的童年需要或所包含的愤怒。因此,人们对这种要求的接纳是被迫的,并且被引导去照顾该个体。其他无意识需要的发生过程与此相似。在投射性认同的任一种形式中,其结果均是在成人人际关系中重新创建一种儿童时期占主导地位的客体关系类型。例如,具有依赖性的人,可能会需要一个随时都能够照看他/她的母亲。

投射认同这一思想为心理动力学心理咨询师提供了一种有益的理论工具,可以帮助他们解开混乱人际关系中存在的感情与白日梦的复杂纠葛。投射认同背后的潜意识目的是,促使或诱使他人表现出自我期望的行为,尽管现实中的自我是一个依赖的、有力的、性冲动或有用的人。例如,这种人际策略使人们能够去否认这一事实,即依赖性是一种隐藏在各种感情背后的幻想,比如怨恨、渴望或绝望。当投射可以被人们接受时,投射或许就可以宣告结束了,因为这满足了他/她变得强大或被照顾的白日梦。但是,有时候会出现这样的情况,即被投射的人开始认识到事情不合理并拒绝投射。或者会出现这样的情况,即投射者自身开始痛苦地意识到正在发生的投射。最后,在咨询中也会出现这样的情况,即投射认同被应用于心理咨询师,那么心理咨询师将被迫去符合来访者的白日梦期望。这种情况为心理咨询师开展咨询工作提供了丰富的素材。

专栏 4.3　　客体关系理论的治疗目的

苏格兰精神分析学家罗纳德·费尔贝恩(Ronald Fairbairn, 1889~1964)是精神分析学派客体关系方法发展中的领导人物之一。许多病人在和其自身或是他们生活中的其他人"真正"接触时存在着困难,费尔贝恩对此表现出特别的兴趣。他将这种病人的内心世界描述为"封闭的系统"。在其职业生涯的后期,他用下面的话概括了精神分析主义的目的,即:"精神分析治疗的目的是去努力打开构成病人内心世界的封闭系统,这样才能够使病人的内心世界有机会受到外部现实世界的影响"(Fairbairn, 1958:380)。

费尔贝恩指出,"移情"这一思想暗含着封闭系统中所发生的一种过程。如果人们能够与他人真诚地交往,那么他(她)将把他人看作是一个独特的个体,于是就不会发生移情作用。但是,对于那种深陷于"封闭的"心理世界之中的人们来说,只能够通过演戏来与他人交往接触,因为他人被看作是一个"内部客体"(也就是说,童年经验模式中的一种内化表征)。费尔贝恩(1958)认为,他的观点对于心理治疗实践具有重要的启发意义:

> 之所以出于这些考虑是由于在精神分析情形中对移情现象的解释,就其本身而言,并不足以促使病人发生令人满意的变化。为了使这种变化发生,对于病人与分析师之间的关系来说,有必要去经历一个发展过程,在此过程中,基于移情作用的人际关系开始被现实世界中两人之间的真实关系所取代。这种发展过程表明,病人内心世界中封闭系统的破裂已经得到发展并被持续下去,并且这种封闭系统的破裂协调了病人与外部客体的关系。同时这也代表了一种开放系统的建立,在这种开放的系统中,内在真实的扭曲能够为外在真实所修正,并且它与外部客体的真实关系也会建立起来。(p.381)

> ……精神分析治疗后来变成了一种竞争,即一方面通过移情作用,病人被迫把其与分析师的关系强加到内心世界的封闭系统之中,另一方面则是分析师决定去影响这种封闭系统,使之破裂。(p.385)

> 通过从费尔贝恩著作中摘录的这些段落中,我们可以看出客体关系方法就代表了精神分析实践中的巨大转变。这种转变的重要性很容易在绝大多数心理动力学/精神分析治疗师运用的抽象语言中流失。显然,费尔贝恩所指的是一个积极的治疗师,这种治疗师正试图超越移情,利用一种"现实的人际关系"去"打破"来访者内心世界的封闭系统。

英国的独立学派:反向移情的重要性

在后弗洛伊德时代,涌现出一系列从不同方向来发展心理动力学理论的精神分析学家,这是心理动力学心理咨询方法的标志。英国的"独立"团体就是著名的心理动力学治疗师团体之一。这个独立团体的来源可以追溯到精神分析在英国的初始。英国精神分析学会形成于1919年,其时处于欧内斯特·琼斯(Ernest Jones)领导之下。1926年,曾受训于柏林的梅勒妮·克莱因移居伦敦,成为英国精神分析学会的一员。从一开始,克莱因就批判传统的精神分析。她开创了儿童精神分析,坚持破坏性欲望和死亡冲动的基本重要性,她把更多的注意力放在了早期发展上,而不是俄狄浦斯问题上。1938年,随着弗洛伊德及其女儿安娜·弗洛伊德以及其他几个精神分析学家一起从维也纳迁居到伦敦,克莱因及其追随者与那些更为正统的信奉弗洛伊德学派的人之间的差异达到了高峰。安娜·弗洛伊德代表了弗洛伊德理论的主流。1939年弗洛伊德逝世后的几年中,安娜·弗洛伊德学派和克莱因学派之间的关系变得紧张起来。20世纪40年代,在精神分析学会中逐渐形成了一系列著名的"争论性讨论"。雷纳(Rayner, 1990:18-19)详细地描述了这一时期精神分析戏剧性的发展:

> 到了1941年,科学会晤中的气氛变得日益激烈……令人迷惑不解的是,在第二次世界大战期间出现了对理论的这种激情。当时的情形是,伦敦几乎每天晚上都会遭到轰炸,许多人并不知道自己是否能够存活,更不用说去分析什么了——给他们生命的那些人。他们觉得自己是这些珍贵观点的保护者,这些观点不仅受到炸弹的威胁,而且还受到同事以及他们自己的威胁。而且,继续进行精神分析几乎是不可能的,而进行精神分析对于保存一系列精神分析思想是至关重要的。在这些情形之下,就会出现意识形态上的仇恨以及特征暗杀。在战争的威胁下,许多人发现一种新的共同体,即精神分析学家的反对派在伦敦出现了。

这也许可以被看作是英国人妥协折中能力的一种反映,到了1946年,精神分析学会决定分成三个独立团体:克莱因学派、安娜·弗洛伊德学派以及"中间"派,后来,这个中间派变成了著名的独立学派。其规则是,在练习过程中,精神分析学家必须了解一种学派以上的思想和方法。这种规定导致在英国精神分析团体中间形成了一种对新思想持开放态度的传统。柯霍(Kohon,1986)和雷纳(Rayner,1990)记载了"独立精神"在精神分析中的影响作用。

尽管可以预见独立学派创造了遍及精神分析理论整个领域的新观点(Rayner,1990),但是,这个学派尤其是因其对反向移情这一概念的再评价而闻名。如雷纳(1990)所述,那些曾经经历过各种私人的和职业上的创伤的一群临床治疗师,应当对于治疗关系中的人格和治疗师本身的作用变得特别敏感。独立派的贡献是,把关注点放在了与来访者关系中咨询师感情的价值上。

以前,精神分析学者曾对反向移情持怀疑态度,把它看作是神经性冲突的一个证据。海曼恩(Heimann,1950)认为,通过对比,反向移情是精神分析中的"一种最重要的工具"。她认为,"精神分析师在潜意识中理解了病人的潜意识。这种一定深度水平上的和谐,其外在表现形式是分析师记录对病人反应的感情。"

独立派的另一个成员——西明顿(Symington,1983)认为,"在某种水平上,分析师和病人一起构造了一种独特的系统。"分析师和病人都能够分享幻想和白日梦,同时,西明顿(1983)认为,这种幻想和白日梦只有通过分析师的某种"自主行动"来解决。也就是说,分析师需要能够洞察到他/她在这个持续系统中的角色。由独立派创建的反向移情方法包括来访者和治疗师之间一种更为温暖、更为私人化的接触(Casement,1985,1990),以及与限时心理动力学心理咨询相关的许多预期的发展。然而,关于反向移情的实质以及如何在心理咨询和精神分析治疗中运用反向移情,仍然存在着许多争论(参见专栏4.4)。

专栏 4.4　心理治疗师反向移情感情的来源是什么?

在精神分析发展的早期,通常会把分析师或治疗师看作一个没有色彩的空白屏幕,在这个空白屏幕上,病人可以投射他(她)的白日梦,这些白日梦的基础是其在过去生活中未能解决的情感冲突("移情神经症")。然而,在最近有关精神分析和心理动力学心理咨询和心理治疗的文章中,已经被广泛接受的是,治疗师对来访者的情感反应——反向移情,是治疗中有关正在发生的事情的一种基本信息来源。但是,反向移情来自哪里呢?霍尔姆维斯特和亚美琉斯(Holmqvist & Armelius,1996)提出,在有关精神分析的文献中,有三种有关反向移情的不同观点。第一种是经典弗洛伊德学派关于反向移情的观点,该学派认为反向移情来自心理治疗师的人格,特别是来自那些未能解决的冲突,而治疗师对这些冲突也没有进行分析和理解,因此,这便干扰了治疗过程。这种学派的观点是,反向移情是在空白屏幕上的一种扭曲。第二种观点则把反向移情解释为治疗师的一种反应,即治疗师对病人与他人相处的独特方式的反应。根据这种观点,治疗师所体验到的与来访者或病人有关的感情,是了解来访者人际关系风格或内心世界的重要线索。第三种观点,一些当代的精神分析学者坚持认为,反向移情是由来访者和治疗师在他们两人之间创建的一个共享的人际关系现实。

亚美琉斯(1996)和霍尔姆维斯特(2001)的一些研究有助于阐明这种争论。他们利用一个有关感情的单词检查表来评估治疗师对他们病人的情感反应。在治疗小组中,对于那些严重紊乱的病人,同时安排许多治疗师,这样,小组中的每个病人同时得到治疗团中许多治疗师的治疗。单词检查表要求治疗师对某一个来访者进行考虑,然后从形容词检查表中选取能够表明他们对"引发问题"的反应,比如,"当我与这个来访者交谈时,我感到……"随后,收集有关每组治疗师和病人多次表现的数据。其假设是,如果病人的移情投射控制着这些治疗师的情感反应(观点2),那么,不同的治疗师将会使用相同的方式来评价每个病人(也就是说,病人对他人进行反应所采取的稳定方式将控制着治疗师的评定)。另一方面,如果治疗师的个人风格或未解决的冲突控制着治疗师对病人的情感反应(观点1),那么,每个治疗师将采用相同方式来对自己的每一个病人进行评定。最后,如果反向移情确实是每个病人的一种独特新情感现实世界(观点3),那么,在评定模式中将表现出众所周知的统计学上的"交互效应"。数据分析结果均能够为这三种观点提供一些支持。也就是说,治疗师感知某一病人的方式将受到病人、治疗师以及两者综合因素的影响,这是显然的。然而,决定治疗师情感反应的一个最重要的因素是治疗师的个人风格(观点1)。霍尔姆维斯特(Holmqvist, 2001:115)从这个研究中得出以下结论:"治疗师的反应主要是受其自身情感世界的影响。"这个研究表明,把反向移情这一概念过于简单化是一种错误(同时存在着支持反向移情来源三种观点的证据),治疗师对来访者进行情感性反应的主要方式是他/她的"一贯感情风格"。

美国后弗洛伊德学派的传统:自我心理学和自体理论

在英国,克莱因、费尔贝恩和其他精神分析学家发展了客体关系方法,客体关系方法强调来访者人际关系重要性而不是他/她基于力比多的驱动。与此同时,在美国,玛格丽特·玛勒(Margaret Mahler)、海兹·科胡特(Heinz Kohut)及其同事在美国也开始采取同样的路线。

克莱因提出的儿童发展模型常常得到玛格丽特·玛勒(1968；Mahler et al., 1975)所提出的模型的补充,通常把玛格丽特·玛勒等人的方法称为"自我心理学"(ego psychology)。玛勒把出生后第一年中的儿童看作是一个自闭症患者,此时期的儿童对于其他人的存在没有任何感觉。出生后的第二个月到第四个月期间是"共生"阶段,在这个阶段中,儿童开始把母亲识别为一个客体。接下来,从大约四个月到三岁期间,婴儿逐渐经历一个与母亲分离的过程,慢慢建立起一种自我是独立于母亲的感觉。在这个时期的初始阶段,婴儿将经历一个爬离母亲然后再返回到母亲身边的过程。到了这个时期结束时,尤其是随着语言的发展,儿童将拥有一个名字和一系列"我的"物品。

通过观察"正常的"和"不正常的"儿童,克莱因、玛勒和其他后弗洛伊德学派信仰者已经能够一起来修补对儿童情感生活的理解,他们声称这种理解比弗洛伊德在治疗中通过对三个成年病人自由联想的解析所进行的重构更为准确。然而,与弗洛伊德一样,他们把成年生活中的困扰看作是主要来源于童年时期发展过程中的骚乱。温尼科特用"足够好的"这一短语来描述父母的教养方式,这种父母教养方式将能够有效地促进儿童的发展。不幸的是,许多人遭受着远远不是"足够好的"童年经验的影响,结果导致成年后出现各种不同的心理病理。

由此可见,由玛勒及其同事发展的理论框架强调的重点是"自我"(self)这一概念,弗洛伊德并没有广泛使用这一概念。受其医学和科学训练的影响,弗洛伊德把人格看作是由生物学意义上的性心理发展和基于生物性的动机来决定的。精神分析理论学家,诸如克莱因和玛勒,逐渐把人们看作是一种基于社会性的生物体。

科胡特(Kohut, 1971, 1977)和克恩伯格(Kernberg, 1976, 1984)的工作代表了新近精神分析思想的另一条重要线索。他们两人的思想被看作是"自体"理论(self-theory)。科胡特(1971)和克恩伯格(1975)在精神分析内部发起了对自恋问题的重新评价。自恋的概念是由弗洛伊德首先提出来的,他利用了希腊神话中的纳西斯,即一个爱上自己倒影的年轻人。弗洛伊德把过度专注于自我看作是精神分析治疗中的一种困难情形,因为对于精神分析治疗师来说,打破自恋到达来访者潜在的冲突几乎是不可能的。科胡特(1971)认为,自恋的人根本就不能够区分自我和他人。自恋的人不是把他人看作独立的实体,而是把他人看作是"自体客体",一种自我的延伸。其他人的存在仅仅为了提高和崇拜自我。在科胡特看来,这种问题的解决方法在于来访者和治疗师之间的移情关系。如果治疗师避免直接对抗来访者的虚伪和宏大,而是共情和接受来访者的经历,那么将会创建一种类似于童年早期的情形。

科胡特(1971)认为,就像现实中的母亲从来不可能是完美的,只能够希望她"足够好"一样,治疗师也从来不能够达到对来访者的彻底共情和完全接受。因此,来访者经历的是在失败那一刻的共情,一种"最佳挫折"的感觉。正是在这种高度的接受和热情情景中,这种挫折的综合感才能够逐渐使来访者去感激自我和他人的分离。尽管科胡特(1971,1977)提出的模型更多的是谈问题而不是其是否可能,但显然,他的这种方法已经为理解和治疗这种障碍做出了显著的贡献。

另一个重要的发展领域是有关"边缘"来访者。这是用于指那些在形成人际关系中表现出极端困难的人们。这些人在情感上深深地遭受着童年经历的伤害,在与治疗师的关系中,他们表现出高度的依赖性和愤怒。在这种情景中,"边缘"的意义之一就是"边缘型精神分裂症"。一般来说,已经不能把这些患有深度障碍的人作为精神分析治疗的对象,常常是给他们提供长期的"支持性"治疗,而不对他们的康复抱有任何希望。克恩伯格(1975,1984)和其他来自客体关系/自体理论的人已经把边缘来访者的问题归结为童年早期被抑止的发展。这些人被理解为是在情感上非常幼稚,他们与世界打交道的方式就好像是处于克莱因所说的偏执—分裂阶段,在此阶段中,他们的经验被野蛮地分成"好"和"坏"。治疗师的任务就是使来访者能够退回到童年时期阻止其发展和成熟的某一事件,去找到克服这些事件的新方法。我们几乎可以把这种治疗看作是通过某种教导,把对治疗师的关系看作是核心家庭的一种替代品,以此为来访者提供第二次的发展机会。

常常会对边缘来访者进行长达几年的治疗,在治疗过程中,来访者每周都要接受若干训练。这种治疗师工作的强度和挑战性以及中等的治疗成功率,意味着治疗师在接收这种边缘来访者时常常是相当谨慎,或者在每次的接待时间里限制来访者的人数(Aronson, 1989)。

专栏 4.5　温尼科特的影响

促进客体关系理论发展朝向心理动力学治疗法过程中的重要人物之一就是唐纳德·温尼科特(D.W.Winnicott, 1896~1971)。温尼科特出身于英国普利茅斯的一个上层阶级家庭,他学医且专攻儿科。在与儿童打交道中,他运用早年的专业经验,这也正是他对精神分析做出的大部分贡献的基础。温尼科特把治疗关系描述成提供一个"支持环境",在其中来访者可以安全地查看自己的伤痛经历。他观察到对任何一个孩子来说,有一个"足够好"的妈妈是很必要的,这样孩子才能有感受/带有情感地茁壮成长。他第一次提到了(儿童成长中)存在的"过渡客体"——毯子、玩具或者其他可以具有在潜意识提醒儿童功能的物品。这些物品会让儿童在离开妈妈时,提醒他们仍有一个安全的亲子关系。温尼科特还介绍了真自体(true self,个性的核心部分)和伪自体(false self,用面具去适应周围人的要求)间的差异。温尼科特对真自体或伪自体的概念对许多其他重要治疗理论的治疗师的思考产生影响,如埃里克·伯恩(Eric Berne)和R.D.莱恩(R. D. Laing)。对温尼科特来说,理想的治疗形式是一种可以唤起来访者积极童年经历的方法,在其中他可以帮助来访者进入嬉笑打闹的状态。治疗师最直接的工作就是把来访者从一个不能玩耍的状态带入一个玩耍的状态。他相信在内在和外部世界之间还存在空间,就好像人与人之间的空间,他称此为过渡性空间,那里激发出(产生)亲密关系和创造力(Winnicott, 1958: 233)。

温尼科特为每个有兴趣更深入了解心理动力学概念的实践(运用的咨询师保留了重要阅读资源)。这些书籍包括:《孩子,家庭与外面的世界》(1964)(*The Child, the Family and the Outside World*),《成熟的处理与良好的环境》(1965)(*Maturational Processes and the Facilitating Environment*)以及《小猪》(*The Piggle*),一本写于1977年关于一个小女孩的精神分析治疗的说明以及一些由雅各布斯(Jacobs, 1995b),菲利普(Phillips, 2007)及罗德曼(Rodman, 2003)撰写的出色的关于温尼科特的工作和生活传记说明。

欧洲的精神分析传统

在精神分析心理治疗中,存在着一种重要的欧洲传统,认识到这一点是重要的。例如,精神分析和心理动力学治疗方法控制着德国、瑞士、法国的治疗措施,在其他所有欧洲国家的医疗措施中也有所体现。在德国和瑞士获得发展的传统精神分析治疗已经反映出英国和美国精神分析学家的影响作用,这点我们在本章的前面内容中曾讨论过。但是,在为心理障碍病人提供精神分析治疗的心理治疗服务方面,德国是独特的。绝大多数心理障碍病人通过住院来接受治疗——德国拥有8 000多张短期住院心理治疗床位,在这一点上,德国是独一无二的(Kachele et al., 1999)。同时,在由公众投资的精神分析治疗会议的数量方面,也反映出德国医疗保健系统的慷慨大方,对于心理障碍病人来说,这一医疗保健系统是可以享受到的:"作为一种制度,精神分析治疗方法应当达到一个令人满意的结果,160个疗程,特殊病例可达到240个疗程。在异常情形下,可能会进一步扩展到300个疗程,但这必须由详细讨论结果来支持"(Kachele et al., 1999: 336)。德国和瑞典的研究者有责任承担大量有关精神分析治疗的基本研究。新近最重要的一个有关精神分析和心理动力学治疗方法有效性的调查研究已经在斯德哥尔摩展开(参见专栏4.6)。

然而,在法国,心理分析的发展另辟蹊径。法国分析师雅克·拉康(Jacques Lacan,1901~1981)大量借鉴了哲学和语言学的概念,并且主张回归到弗洛伊德的一些基本思想上。拉康(1977,1979)非常强调欲望的概念,并将意识分类为三种理解世界的模式:想象、象征和现实。对拉康来说,治疗的任务是用语言(象征)来弥合两个基本的非语言领域之间的鸿沟:想象和现实。拉康还倡导技术创新,如使用短期会谈。拉康主义理论的一个关键主题是仅仅以语言为基础造成了理解局限性,他的许多作品都探讨了语言的局限性问题。希普顿(Shipton,1999)提供了一个理解拉康框架应用示例。

依恋理论

近年来,英国心理分析学家约翰·鲍尔比(John Bowlby,1969,1973,1980,1988)的思想在心理动力学咨询和心理治疗中越来越具有影响力。虽然受过分析师培训,但鲍尔比还是一名活跃的研究员。他的工作主要集中在人际关系中的依恋过程。在他的研究和文章中,鲍尔比认为人类和其他动物一样,有一个基本的需要:在整个生命中与其他人形成依赖关系,除非这种依赖关系得到满足,否则人际关系不会很好地发挥作用。根据鲍尔比的说法,依恋的能力是先天的,但它是在与重要他人的早期经验中形成的。例如,如果孩子的母亲不在,或者没有形成一个安全可靠的纽带,那么孩子长大后就会缺乏信任,无法形成稳定、亲密的关系。另一方面,如果母亲或其他家庭成员在儿童时期为孩子提供了鲍尔比所说的"安全基础",那么以后才可能形成亲密关系。

专栏 4.6　精神分析和心理动力学的治疗有效吗?斯德哥尔摩的研究

已经有大量关于不同类型心理动力学心理咨询和治疗方法有效性的研究。亨利等人(Henry et al.,1994)、罗思以及弗纳格(Roth and Fonagy,2005)对这方面的研究进行了回顾。然而,大多数研究表现出这样一种情形,即为病人所提供的治疗是由一个临床研究小组所建立,并且是在严格定义的条件下,对病人进行移交和监控。有争议的是,这种"被控制的"研究或许并不能充分说明现实生活中的事情。斯德哥尔摩精神分析和心理分析治疗项目的成果(STOPPP)是一项调查研究,其建立的目的是评价精神分析和心理动力学治疗方法的有效性,当时这个项目是在正常条件下进行移交的(Sandell et al.,2000)。心理动力学治疗在瑞典具有悠久的传统,其健康权威机构为私人精神分析治疗师所进行的长期治疗提供资助。STOPPP研究项目对斯德哥尔摩市所有接受正统精神分析或心理动力学取向心理治疗的来访者进行了长达几年的追踪研究。通过问卷收集了有关来访者在等候阶段、治疗期间以及治疗后的信息,这些问卷测查了来访者的精神病症状、来访者的人际关系质量/调节性、乐观精神/道德品质以及各种人口学因素。在完成治疗之后,一些来访者还参加了深入的开放式访谈。同时,根据健康服务中心的记录,还收集了研究中缺少的数据以及保健使用情况。所有的治疗师均需要完成有关他们的训练、态度、治疗方法以及个人治疗的运用和督导情况的问卷。桑德尔等人(2000)的报告所利用的信息收集过程历时八年多,其中所涵盖的人员信息如下:等候阶段共有554名来访者,完成治疗的来访者有408名(其中331名接受的是心理动力学治疗,74名接受的是精神分析治疗),209名治疗师。在这项研究中,所有来访者接受的均是长期治疗。进行精神分析心理治疗的来访者平均是每周3.5次治疗,治疗总时间逾54个月;进行心理动力学治疗的来访者平均是每周1.5次治疗,治疗总时间逾46个月。来访者一般是那些问题相当严重的人,其中许多人以前曾接受过住院治疗、药物治疗和其他形式的心理治疗。在等候治疗阶段中,接受两种治疗的来访者报告的症状水平大体相等,但是,与那些选择心理治疗的来访者相比,那些选择进行精神分析的来访者,其年龄略大、受教育水平较高,且多为男性。

　　这些来访者所接受的治疗效果如何？STOPPP项目组收集了大量的数据,然后运用许多不同的方法对这些数据进行了分析。然而,桑德尔等人(2000)报告中的主要发现是,在症状水平和道德品质方面,两组来访者均有重要的积极收获。有关治疗有效性的其他研究也发现了同样的有益结果,即在治疗初始阶段所有来访者均表现出严重的症状,但是,在最后的跟踪治疗阶段,大多数来访者处于"正常的"非临床人群所表现出的症状/问题范围之内。来访者在社会功能方面的改善则并不明显,在社会关系的质量/调节以及常规健康方面,仅有些许改善。接受精神分析治疗的来访者取得的效果确实比那些接受心理动力学治疗的来访者效果好,尤其是在追踪阶段。在治疗结束时,两组均有明显改善,但那些接受精神分析的来访者在接下来的几个月中又有继续改善。在追踪访谈中,与接受心理治疗的来访者相比,那些接受精神分析治疗的来访者很少有寻求进一步治疗的兴趣。

　　根据每个治疗师的特点,即,其来访者取得良好效果的治疗师以及其来访者治疗效果一般或较差的治疗师,研究小组也考虑了与良好效果有关的因素。结果发现,那些年龄较长、经验丰富的女性分析师和治疗师,其治疗结果相对较好。那些运用更为个性化的治疗和督导方法的分析师和治疗师,其治疗结果相对较差。研究者推测,这些治疗师是那些认识到自己的治疗不够有效并正在为自己的局限性寻求弥补方法的人。对于精神分析学者来说,分析师的个人风格和态度对于治疗结果并没有明显的不同——与分析师的个人品质相比,似乎"规则"和进行精神分析的时间结构显得更

第四章 心理咨询的心理动力学方法的论题

重要。但是,对于心理治疗师来说,个人风格的态度对治疗结果有重要影响作用。与那些表现出中立的、更为正统的精神分析价值观的治疗师相比,那些较和善、支持性的、投入的以及自我揭露的治疗师以及强调应对策略的治疗师(也就是说,在风格和态度上,这些治疗师更像是人本主义的认知-行为治疗师)其治疗效果更好。也就是说,心理治疗师(但不是精神分析师)越具有折中和兼容性,做得就越好。桑德尔等人(2000:940)提出,"我们得出这样一个结论,即精神分析转变成心理治疗实践是一种消极的转变,尤其当缺少精神分析方面的训练的背景时就更是一种消极的转变。"

因此,斯德哥尔摩研究提出了精神分析治疗和心理动力学治疗关系这一问题,并且指向每种治疗方法所包含的过程上的显著区别。这个研究表明,对于那些选择每周进行四次治疗的来访者来说,这种"纯粹的"精神分析治疗方法可能非常有效。但是,那些选择每周进行一次治疗的大多数来访者,显然他们需要他们的治疗师以一种更友善和更具支持性的姿态来对待他们。与那些运用一种心理动力学治疗方法(该方法是把精神分析思想和人际关系风格以及在其他治疗方法中的治疗实践结合在一起)的治疗师相比,在每周进行的一次治疗中,以一种"超越分析"的方式来进行治疗的治疗师,其治疗效果明显较差。

106

同理,根据鲍尔比的理论,早期经验中的丧失能够形成一种持续到成年的情感模式。鲍尔比和罗伯逊(Bowlby et al., 1952)注意到,与其父母分离的儿童(比如,通过收容院)最初可能会通过抵抗和愤怒来进行反应,接着是做出沮丧和悲哀的反应,最后显然是正常的行为。然而,这种正常掩盖了一种克制和慎言以及与陌生人分享友爱的不情愿。如果父母回到儿童身边,那么在父母被再次接受之前,儿童将会做出拒绝和逃避的反应。对于那些在认知水平上还不能够理解所发生事情的幼小儿童来说,这种丧失的经验可能会逐渐产生一种被遗弃的恐惧,这种恐惧使他/她在后来的生活中不是紧紧依附于人际关系,就是避免一切可能会造成丧失或遗弃的人际关系。同样,对于那些年龄稍大的儿童来说,在他/她应对不幸和丧失情感中得到(或没有得到)帮助的方式将使他建立一种人际关系模式,这一人际关系模式将会一直持续下去。例如,如果父母离婚,通常来说,孩子会坚持认为是他/她造成了这种分离和接下来的丧失,因此,他/她是一个对人际关系带来破坏性作用的"坏"人。那么,这种人可能会发现,在其后来的生活中,处理好人际关系是困难的。

鲍尔比(1973)认为,人们发展出一种"心理工作模型"用以描述他/她心理表现,去描述社会世界、他/她主要依恋的人物、他/她自己以及这些成分之间的联结。从这里可以看出,"心理工作模型"这一观点类似于克莱因、费尔贝恩(Fairbairn)以及其他

"客体关系"理论家所说的被内化的"客体关系"这一概念。但是,鲍尔比和对象关系理论家所强调的重点有三个重要的区别。第一,鲍尔比认为,在人们的心理世界中,依恋的生物学机制具有重要作用。第二,他一直坚持认为,依恋是他人真实行为的结果(即不单单是内在的)。第三,鲍尔比坚信,来自科学研究的证据,其重要性与来自临床实践的洞察力一样重要。

受到鲍尔比的启发,世界各地的研究者已经开始寻求对依恋运作方式做更深入的理解,以及如何把这种观点应用到治疗之中。其中最重要的研究路线就是玛丽·安斯沃思(Mary Ainsworth)、玛丽·梅恩(Mary Main)以及彼得·福那菲(Peter Fonagy)的工作。

为了能够更深入地了解年幼儿童的依恋行为,玛丽·安斯沃思利用"陌生人情景"实验进行了一系列研究(Ainsworth et al., 1978; Bretherton and Waters, 1985)。"陌生人情景"是一个像娱乐室一样的实验室,在这个实验室里,当母亲两次离开,接着又返回时,可以从镜子后对婴儿进行系统的观察。在这种情景中,婴儿的行为与其在真实情景中(家里)被单独留下时的行为相似。婴儿的反应可以分为以下四种类型:

1. 安全型。儿童表现出失去母亲的迹象,当母亲返回时,儿童开始寻找接触母亲,然后继续正常地玩耍。

2. 不安全——回避型。婴儿极少表现出失去母亲的迹象,当母亲返回时,尽力回避与母亲的重聚。

3. 不安全——矛盾型。当母亲离开时,儿童显得极度悲伤和愤怒,当母亲返回时,儿童不能够稳定和安静下来。

4. 不安全——无判断能力型。无论母亲离开还是返回,儿童都显得麻木,表现出冷淡的行为。

安斯沃思发现,根据母亲的行为,能够对婴儿在陌生人情景中的行为进行解释。比如,"安全型"儿童的母亲对于儿童的情感变化是敏感的,然而,"不安全型"儿童的母亲对于儿童的情感变化是不敏感的、拒绝的或者是不可预知的。

关于童年早期依恋模式的本质,安斯沃思的研究为我们提供了一幅令人信服的图画。否则,在实验室试验中,我们不可能以如此清晰的方式来观察成年人的行为方式。由此,玛丽·梅恩发展出了成年依恋访谈(Adult Attachment Interview, AAI),把它作为评估成年生活中依恋模式的工具(Main, 1991; Hesse, 1999)。AAI是一个由15道题目组成的临床访谈,通常情况下,完成这个访谈大约需要两个小时。访谈所问的问题(参见表4.1)是"令人吃惊的潜意识"。也就是说,人们将会发现他/她自己正在述说一些事情或者是在抵触自身,这完全超出了他们的意识控制范围。对于被试来说,访谈就像是一次治疗,因为他们可以毫无隐瞒地且不受时间限制地来谈论童年经验和记忆,这些童年经验和记忆可能会相当地令人痛苦。对访谈的分析较少取决于人们所说的内容,而主要是取决于人们谈论其早期生活经验时的风格或方式。

表 4.1 成年依恋访谈中所问的问题

1. 你现有家庭中有哪些成员?你住在什么地方?
2. 请尽可能多地回忆并描述一下你与父母的关系。
3. 你可以用五个形容词或短语向我描述一下童年时期你和母亲的关系吗?
4. 什么样的记忆和经历导致你选择这些形容词?
5. 你觉得与父母中的哪一个人更亲密,为什么?
6. 当你是个孩子的时候,什么样的事情会让你感到不安,对此,你会做些什么,结果又会发生什么事情?
7. 你能够描述一下第一次与父母分开的情景吗?
8. 当你是个孩子的时候,你感受到过被拒绝吗?对此,你做了些什么?
9. 你的父母曾经对你造成过伤害吗?
10. 你的早期经历如何影响到你成年后的人格?对此,请你谈一谈自己的看法。
11. 在你的童年时期,父母为什么要采取这样的行为?对此,请你谈一谈自己的看法。
12. 在你的童年时期,和你关系亲密的其他成年人是谁?
13. 你是否有过丧失父母的经历,或者是在成年后,丧失你视同父母的关系亲密且深爱的其他人?
14. 从童年到成年期间,你与父母的关系有许多变化吗?
15. 在你看来目前你和父母的关系如何?

注意:这只是访谈中所用问题的一个简表。真正的成年依恋访谈(AAI)是建立在广泛的草案基础之上的,且还有附加问题。

资料来源:海塞(Hesse, 1999)。

解读 AAI 可以产生四种依恋模式,这四种依恋模式与陌生情景测验中所用的依恋种类明显相似:

1. 安全/自治型。个体所讲述的故事是连贯的、一致的、客观的。他(她)能够与访谈者进行合作。

2. 拒绝型。个体所讲述的故事是不连贯的。个体表现出轻视与依恋有关的经历和人际关系的倾向。倾向于把父母描述为"正常的"或者是完美的。

3. 依附型。个体所讲述的故事是不连贯的,谈话人可能会显得愤怒、消极或害怕,且专注于过去的人际关系。句子常常是长的、含糊不清的、令人迷惑的。

4. 未解决的混乱型。与拒绝型或依附型相似,但谈话过程中可能会出现长时间的沉默或明显表现出错误(比如,尽管某个人已经去世了,但在其谈话过程中却认为某个人仍还活着)。

利用 AAI 已经实施了大量的研究,结果发现,父母的依恋类型和其孩子的依恋类型之间存在着显著的相关。表现出不同依恋类型的人们,其心理咨询过程也各不相同(Hesse, 1999)。

玛丽·梅恩发现,从心理咨询和心理治疗的观点来看,利用AAI所进行的研究其最明显的一个方面是,那些经历安全依恋的人和那些生活运转正常的人都能够以一种连贯和合作的方式来谈论他们的过去。梅恩认为,"安全地被依恋的"人们之所以能够这样做,是因为他们能够从事"元认知监控":他们能够从一种情景中退回,同时对自己正在说的事情进行反省。他们好像能够客观地来看待自己的思考过程。根据梅恩和其他AAI的研究者,这只能是一种可能,因为人们已经能够发展出一个独特且一致的"心理工作模型",而不是多种模型:

> 只有当人们对混乱感情或记忆的认识威胁到自我或当前的人际关系时,才能够形成多种依恋模型。扭曲和语无伦次是多种相互矛盾的模型在认知和语言上的表现……依恋在代际之间相互传播时,一致性也是一个重要的成分。那些能够坦诚地承认、接触和评估其自身依恋经历的母亲,将能够以一种敏感而富有教养的方式来对孩子的依恋需要做出反应。

(Slade,1999:580)

彼得·福那菲及其同事的贡献在于,详细阐述了梅恩提出的元认知监控这一概念在心理咨询和治疗实践中的内涵。福那菲(1999)认为,元认知监控是一种能力,是一种学会如何对位于有效治疗核心的经验进行反省的能力。福那菲所谓的"反省功能"——即思考和谈论过去痛苦事件的能力——在心理治疗中的发展有助于人们保护自身免受这些痛苦事件所造成的痛苦情感的影响,而无须运用自我防御,诸如否认或压抑。

鲍尔比有关依恋的观点并没有导致出现一种独特的"依恋治疗"。依恋理论对心理动力学咨询和心理治疗的影响形式是多种多样的。关于依恋理论的知识有助于治疗师逐渐更多地认识到来访者所描述的关系模式的可能来源,为治疗师给来访者做咨询的方式提供辅助(也就是说,治疗师自身独特的依恋类型可能会受到不同来访者的引发)。一系列研究(Kivlighan et al., 1998; Tyrrell et al., 1999; Eames and Roth, 2000; Kilmann et al., 1999; Rubino et al., 2000)已经充分证明,来访者和治疗师的依恋类型对于治疗过程的形成具有影响作用。同时,研究也已经建立起一种用于解释依恋行为模式的生物学机制(Cassidy and Shaver, 1999),这种机制的建立已经提高了以精神分析为导向的治疗理论的科学合理性。或许最为重要的是,依恋理论和AAI研究使心理咨询师对来访者讲述自身经历的方式变得更为敏感——讲述方式打开了讲述经历的风格类型和与他人的关系模式之间的联结。特别是,在英国治疗师杰里米·霍尔姆斯(Jeremy Holmes, 2000, 2001)的著作中,我们可以发现关于如何把依恋理论应用到治疗事件中的有益阐述。艾伦和福那菲(Allen and Fonagy, 2006)也提到了心智化概念在治疗中的运用。

限时框架中的心理动力学心理咨询

在精神分析发展的早期,弗洛伊德或其同事都没有设想到这一点,即对病人有必要进行长时间的治疗。例如,据说,弗洛伊德在1908年曾成功地对作曲家古斯塔夫斯·梅勒(Gustav Mahler)进行了四个疗程的关于性问题的治疗(Jones, 1955)。然而,随着心理分析学家逐渐对病人的阻抗问题有了更清楚的认识,并且他们也更加确信其治疗产生的情感问题是难以解决的,于是,他们开始想当然地认为,在大多数案例中,心理分析将是一件冗长的事情,每周需要病人多次参与治疗,有时或许会长达几年之久。

然而,在最初的精神分析学家当中,这种趋势遭到了一些批评,这些精神分析学家坚持认为治疗师具有更为积极的影响作用,并对治疗长度进行了时间限定。倡导这种观点的两个最著名的人物是桑德尔·费伦茨(Sandor Ferenczi)和奥托·兰克(Otto Rank)。他们的观点遭到了来自弗洛伊德及精神分析学派内部的强烈反对,两人最终被迫离开。在精神分析领域中,费伦茨的观点显然已经被冷落了许多年。但是,最近则受到了咨询师和精神治疗师越来越多的关注,这些咨询师和精神治疗师对发展一种应对来访者的更为合作和积极的治疗方法表现出兴趣。(参见专栏4.7)

在有关精神分析技术争论的发展过程中,一个更为重要的事件是1946年亚历山大(Alexander)和弗伦奇(French)的著作开始出版,这本书倡导精神分析学家应当采用一种灵活的治疗方法。经过在芝加哥精神分析学会七年多的时间,他们已经进行了一系列不同的标准化精神分析技术试验:比如,每周试着使用不同的治疗时间、利用睡椅或椅子以及把注意力放在移情关系上的程度。亚历山大和弗伦奇的著作对新观点持一种开放的精神,影响深远,1939年弗洛伊德逝世后,此书促使许多其他分析学家来解决建立在限定时间基础之上的心理动力学治疗或心理咨询技术这一问题。这常常被称为"简短治疗",在其后来的发展中,主要人物有曼恩(Mann, 1973)、马伦(Malan, 1976, 1979)、西弗诺斯(Sifneos, 1979)和达凡罗(Davanloo, 1980)。

专栏 4.7   桑德尔·费伦茨的回归

桑德尔·费伦茨(1873~1933)出生在匈牙利,共有12个兄弟姐妹,他排行第八。他曾接受过医学训练并在布达佩斯工作,专攻神经方面的问题。费伦茨早期对催眠感兴趣。1908年,他遇到了弗洛伊德,此时,弗洛伊德已经出版了一些最著名的著作。后来,费伦茨逐渐被描述为弗洛伊德心中"最深爱的人"。弗洛伊德亲自对费伦茨进行分析,他常常与弗洛伊德一家一起度假。他是弗洛伊德1909年应邀赴美进行著名访问(即参加克拉克大学的校庆)的一个亲密同事。同时他还是"秘密委员会"(该委员会的成员有弗洛伊德、欧内斯特·琼斯、费伦茨、卡尔·亚伯拉罕、奥托·兰克、马克斯·艾廷顿和汉斯·萨克斯)的一员,秘密委员会成员定期在维也纳会面,他们每人都拥有一个特制的圆环,这是弗洛伊德为他们专门制作的。在 1923 年,费伦茨和奥托·兰克出版了《精神分析的发展》(The Development of Psychoanalysis)一书,这预示着一种观点多年之后逐渐成熟:即简短治疗、临床治疗学家的积极参与、治疗技术运用的灵活性、医生—病人关系中增强的平等性。费伦茨的健康状况不佳,后于 1933 年逝世。在其生命的后期,他与弗洛伊德的关系变得紧张起来。费伦茨逝世之后,其著作仍未能够出版,在接下来的几年中,也没有被译成英语。在精神分析运动中,他的思想很快被忽视,到了 20 世纪 80 年代,随着他的一些主要著作(Ferenczi, 1980a,b)以英文版开始出版,其思想才开始逐渐得到更广泛的关注。阿伦和哈里斯(Aron and Harris, 1993)以及拉什曼(Rachman, 1997)进行了有关费伦茨治疗方法影响作用的研究,随后,费伦茨的临床日记以及他与弗洛伊德交往的书信也被出版。费伦茨曾是精神分析运动中的一个中心人物,但他为什么会遭受到"沉默而死亡"? 在当代精神分析学家和心理治疗师中间,他的思想为什么会变得如此盛行?

在 20 世纪 30 年代,关于费伦茨的那些评论中,其中主要是欧内斯特·琼斯(他是一位传记作家,弗洛伊德主义者,精神分析思想在英国和美国传播的一位关键人物)对费伦茨的评论,他把费伦茨描述为是危险的,甚至可能患有精神病的一个人。在弗洛伊德对他的分析中,费伦茨对自己是应与情人吉佐拉·帕劳斯(Gizella Palos)结婚还是与弗洛伊德的女儿埃尔玛(Elma)结婚这一问题犹豫不决。盖巴德(Gabbard, 1996: 1122-1124)对主要事件的总结如下:

> 费伦茨以前曾对吉佐拉进行过精神分析,吉佐拉是个已婚妇女,费伦茨与她有过风流韵事。在对埃尔玛进行精神分析期间,费伦茨爱上了她。费伦茨最后说服了弗洛伊德同意他接手自己的案例……接下来发生的是一系列值得注意的边缘性侵害。关于埃尔玛的精神分析治疗内容,弗洛伊德定期向费伦茨提供报告,而不顾埃尔玛是否仍然爱他。最后,费伦茨让埃尔玛再次回到精神分析治疗中,但她却和一个美国求婚者结了婚,费伦茨则在 1919 年与吉佐拉结婚……弗洛伊德不顾这种凌乱的情形,他仍然对费伦茨进行精神分析……弗洛伊德和费伦茨之间不仅存在着精神分析的关系,同时还存在着其他关系,比如师生关系、亲密朋友关系、旅行同伴关系。显然,弗洛伊德希望费伦茨最终能够与他女儿结婚。

第四章　心理咨询的心理动力学方法的论题

> 盖巴德(1996：1115)注意到,"在发展精神分析技术过程中,弗洛伊德及其门徒陷入了大量的错误之中"。费伦茨是精神分析初期"核心圈"中的一员,关于精神分析技术,包括其所谓的"相互分析"的发展,他运用得最为广泛。因此,在20世纪30年代的一段时期里,精神分析试图变得"值得让人尊敬",这也就不会让我们感到惊讶了,当费伦茨逝世时,有一个公认的默契是"忘掉"费伦茨。
>
> 然而,在现在看来缺乏职业道德的行为中,费伦茨却为精神分析做出了一些显著贡献。他明确宣称自己的信念(公然挑战弗洛伊德),即在童年时期,许多病人实际上已经遭受到性虐待,并且他敏感地描写了"口齿不清",这与病人试图向他们的治疗师谈论那些记忆有关。他认为,除病人的早期经验之外,分析师还应当关注病人当前的现实生活。对于分析师来说,为病人提供行动的建议是有益的,这样,病人就能够解决当前的困难。他参与了与其病人的对话,并且记述了治疗师乐意向病人学习以及发展一种"真实"关系的重要性。对许多同时代的精神治疗医师来说,费伦茨的吸引力在于,他在著作中预见到了心理分析与其他"谈话"治疗形式,尤其是人文主义治疗形式之间的逐渐统一的趋势。并且,他怀着极大的谦卑就如同第一个做出这些发现或发现自我的人一样,以一种直接的风格写到,自己出于意外发现了治疗领域的一种治疗方法的新类型。

简短心理动力学治疗和心理咨询的出现,更多是来自社会需要的压力和来访者的要求,以及治疗师本人的思考,认识到这一点是最基本的。比如,在20世纪40年代的美国,人们期望着心理咨询师和心理治疗师能够帮助那些大批从战争中返回带有情感问题的军人。在20世纪60年代的美国,政治压力则使心理健康机构转移到社区中,使大量的来访者能够更方便地享受到心理治疗和心理咨询。甚至在私人咨询中,来看治疗师的来访者也不需要"无限冗长的"治疗。例如,在对各种治疗机构中治疗时间的回顾性研究中,加菲尔德(Garfield, 1986)发现,最大的来访者群体是那些前来治疗五六次的来访者,他们中的大多数人进行咨询或治疗的次数少于20次。这些因素使得来自各学派的心理咨询师和治疗师对限时干预问题做出进一步的解释。与简短心理动力学研究相似的还有简短认知治疗、以来访者为中心以及其他模型的研究。

关于简短心理动力学治疗,研究者对"简短"的意义持有不同的观点。简短可以指任何一种治疗次数在3到40次之间的治疗。大多数人一致认为,简短治疗是次数少于25次的治疗。然而,更为基本的观点是,治疗次数是提前确定好的,在开始咨询时,协议上写好的,这可能仅仅是固定的一段时间。尽管关于简短心理动力学心理治疗有许多不同团体治疗师在不同诊所(回顾这个运动时期的主流现状请见Gustafan, 1986),但存在的一个共识是,简短治疗主要集中在以下三个独立的阶段:开始、活动阶段和终止(Rosen,1987)。如果限定对来访者进行治疗的时间,那么,来访者和咨询师之间的每一次相互作用肯定必须起最大效果。因此,对于各种不同种类的咨询师行为来说,治疗开始阶段是一个点,包括完成评价、等待来访者、建立一种治疗联盟、开始治疗工作以及发现来访者的生活经历和背景。与来访者的首次见面以及来访者说出的第一个词实际上都具有重要的影响作用。在这一点上,亚历山大和弗伦奇有很好的阐述:

> 在此期间(即治疗的开始阶段),可以把分析师比作一个站在山顶上俯瞰其旅行途经地的旅行者,此时,他有可能把他所期望的整个旅行看成一幅远景图。当他下山走进山谷时,这幅远景图肯定会保留在记忆中或者是遗忘掉了。从这时起,和他从远处观赏风景时相比,他将能够更为详细地解释这幅风景中的任何一小部分,但是各部分之间明朗的脉络关系将不再清晰。
>
> (Alexander and French, 1946: 109)

一般假设认为,限时心理咨询仅仅适用于某些来访者。比如,通常认为那些患有精神病的或"边缘性"来访者可能不能从限时心理治疗中受益(尽管一些治疗师对此存在着争论,比如波德曼和格尔曼[Budman and Gurman, 1988],他们认为所有的来访者都潜在地适合使用限时心理治疗)。因此,在简短心理咨询或心理治疗中,有必要实施一种评估式的面谈。进行评估的对象可以包括对以下几个问题的探讨:

- 来访者对待限时治疗契约的态度;
- 变化和"心理心灵"的动机;
- 先前维持亲密人际关系的能力是否存在;
- 在评估面谈期间,与治疗师进行沟通的能力;
- 在治疗过程中,是否能够致力于清晰且可识别的各个问题。

在这些所有或者是大多数领域中,进行积极暗示以表明简短治疗有一个好结果。增加评估面谈有效性的技术包括:在面谈之前,让来访者完成一份生活经历问卷;用录像对面谈进行记录;和同事一起讨论评估;在面谈期间,使用试验性治疗。最后一种技术是指面谈者对面谈期间来访者所提供的资料做出一些有限的解析(Malan, 1976),或者是把一部分评估时间用于一次极短的治疗(Gustafson, 1986)。

当然,照顾那些被评估为不适合使用简短治疗的来访者也是重要的,并且可以帮助他们选择转诊和其他治疗形式。专业训练常常被认为是实施评估面谈的必要条件。在简短治疗的开始阶段也包括与来访者就以下问题进行协商:目的、咨询或治疗的契约期限、通过向来访者解释他(她)在治疗中的责任和任务来使其明白下一步应当如何准备。

进行简短治疗的临床治疗师的主要任务之一就是为整个治疗过程以及每一次的特

殊治疗找到一个主题。在寻找治疗工作的主题过程中,治疗师是积极主动的,在这一点上则与正统的精神分析学家不同,正统的精神分析学家则是通过自由联想来等候治疗主题的出现。在寻找治疗主题的过程中,咨询师会就其寻找的资料类型做一些假设。精神分析和客体关系理论是这些假设的来源,这可以指导咨询师对来访者的故事中的线索进行选取。例如,波德曼和格尔曼(Budman and Gurman, 1988)描述了一个"IDE"公式,他们用这个公式来决定每次治疗的主题。他们认为人们不可避免地会与其社会心理发展阶段中的发展(developmental, D)问题进行斗争,包括来自人际关系的人际交往(interpersonal, I)问题以及所面临的现实存在的(existential, E)问题,比如孤独、选择和对死亡的认识。古斯塔夫顿(Gustafson, 1986)强调找到一个问题的重要性,他写道:"我将寸步难行,除非我能够解决明天会议上病人的当务之急。"

在寻找治疗来访者的问题中,常常有必要考虑"现在为什么?"这一问题。在简短心理动力学治疗中,假设认为来访者需要治疗的问题是由其生活中当前正在发生的某件事情所引发。把来访者看作一个在处理某一情形中遇到的困难的人,而不是一个原本上就"有病的"个体。"现在为什么?"这一问题有助于开始探讨感情根源的过程,这种令人讨厌的感情是由当前生活中的事件所引发。有时,那些突发事件可能是许多年前所发生的事情,由于事情具有某种纪念意义,因此人们会记住这些事情并再次体验它。例如,由于在与丈夫的关系中常常会缺乏一种满意感,于是,这个妇女要求进行心理咨询。她报告说,不知为什么,现在发生的事情好像与她16岁的女儿有关,现在女儿开始出去参加聚会、谈男朋友。来访者发现自己还记得当她自己16岁的时候,她就已经怀孕了,并且很快发现自己要承担一个妻子和母亲的所有责任。现在她女儿刚好也处在那个相同的年龄段,女儿在家使来访者想起深埋于心的那种在其生命发展中曾经失去的感情。这个案例表明,"现在为什么?"这一问题是如何能够打开发展性问题的。

在简短治疗中,经常关注的另一个中心论题则是由丧失经验所引发。事实上,刚才提到的那个案例中包含了一种因青春和青春期丧失而产生的悲伤成分。促使人们寻求心理咨询帮助的事件包括各种不同类型的丧失。家庭成员的死亡、被认为存在是多余的、离开家庭或者是身体的某部分进行了手术,这些都是巨大的丧失经验。一般来说,咨询中的丧失问题既包括社会关系方面的丧失也包括个体存在方面的丧失。除个体体验自我的方式的变化之外,大多数丧失经验中还包含了人际关系中的某种变化。丧失经历对自我的幻想产生了巨大的挑战——人们原先认为自我是无懈可击的、永垂不朽的(Yalom, 1980)。丧失的有关存在的另一个方面是,它能够使人们进入一种对已经发生事情的意义产生怀疑的状态,"一切都没有任何意义"。最后,当前丧失的经验将会唤醒有关早期丧失的感情,因此,可能会引发与早期童年事件有关的强烈感情。

心理咨询师或治疗师运用简短心理动力学治疗对丧失进行治疗的目的包括揭露

(uncovering)和修通。心理咨询中揭露的内容包括来访者的试探、对感情的表达以及打开所探讨的内心经历这一整个区域。帮助揭露的技术包括重新讲述有关丧失的故事，或者是利用照片或参观来唤起记忆和感情。整个阶段的工作包括：逐渐认识到丧失事件的内在意义，人们如何单独地或与他人一起来处理这种事件。在随后的阶段中，咨询师可以向来访者提供关于对丧失做出反应的"正常"过程的信息。

我们可以看出，尽管简短心理动力学治疗的工作阶段包括，根据过去的事件，利用对当前感情的解析；但是它还包含着在咨询室这一此时此地情景下，心理治疗师或咨询师鼓励来访者去表达感情。目的是允许来访者经历一个亚历山大和弗伦奇(1946)所谓的"矫正性的情感过程"。他们把治疗的主要目的之一看作是"在更为有利的情形下，让来访者再次经历他/她过去所不能够处理的情感状态"(Alexander & French, 1946: 66)。所以，比如，一位来访者总是害怕表达他对失去工作的愤怒，因为他的妻子可能会承受不了这件事情，那么，在咨询师面前，他可以表达这种感情。于是，也希望他能够变得更敢于向他的妻子或咨询室外的其他人表达这种情感经历。因此，在简短治疗中，治疗师的某些积极姿态有助于那些"潜藏在表面之下的"感情的交流，比如可以询问："你现在感觉如何？""你内心里是如何感受的？"(Davanloo, 1980)。

在任何一种限时咨询中，明确说明限定时间结束后将不会再进行咨询，这会引起来访者的一系列潜在的问题。咨询的结束可以唤起与其他结束有关的感情，这可以使来访者将其与咨询师之间的关系应用于他/她对先前有关丧失感情的防御上。同样，咨询的结束可以让来访者对发展中的分离/个性化阶段和脱去父母关系中的保护性外壳阶段进行反省，进而变成一个更为自立的个体。对于一种咨询关系的结束，来访者或许会有一种矛盾的感觉，即一方面对所获得的东西有种满意感，另一方面则会对仍然需要继续学习有种挫折感。对咨询时间进行限制这一事实，或许会使我们及时关注来访者所习惯的生活方式。比如，仅仅想处于一种定向于未来的状态中（在这种案例中，来访者总是会想治疗还剩下多少时间），而不愿意处于现在或过去。治疗师进行简短治疗的目的是，通过预测来访者将要出现的一些问题以及主动挑战来访者去处理这些问题并从中进行学习来实施限时治疗。

一种咨询关系的结束也能够使咨询师产生这些问题，比如丧失的情感、夸大治疗来访者这件事的重要性或者是对治疗的有效性产生一种自我怀疑。因此，咨询师和其督导更关注如何处理治疗终止这一问题。

应当清楚的一点是，在心理动力学简短治疗中，咨询师的角色略不同于正统精神分析中的咨询师。在正统精神分析治疗中，治疗师担当的是一个被动的角色，是一个"空白屏幕"，来访者可以把移情反应投射到这个空白屏幕上。与此形成对比的是，在简短心理动力学治疗中，治疗师是积极主动的、有目的的，他们和来访者一起加入治疗联盟之中。因此,两种治疗中对移情关系的运用必然是存在着相当大的不同。

在长期的分析治疗中,治疗师会鼓励来访者发展出一种强烈的移情反应,有时也称之为一种"移情神经症",其目的是促使童年关系模式的出现。在简短治疗中,需要运用策略来避免这种深度的移情,比如,当移情出现时,有时甚至是在第一次治疗中,就对它进行识别和解释;通过解释正在发生的事情和坚持一个清晰的治疗问题来降低来访者的依赖性。在简短治疗中,来访者对治疗师或咨询师所产生的此时此地的感情反应(即移情)并不被看作是建立治疗师当前行为和来访者父母过去行为之间联结的基础(Malan, 1976)。

马伦(Manlan, 1979)和达凡罗(Davanloo, 1980)已经建立一些解释移情行为的有益规则。对三角关系的洞察(Davanloo, 1980)指的是来访者的行为与治疗师(therapist, T)、与当前人际关系中的其他人(current relationship figures, C)以及与过去的人物(past figures, P)比如父母之间的联结。通过逐渐认识到其生活中重要的T—C—P联结来帮助来访者达到顿悟。比如,一位对咨询师十分顺从,并且依靠咨询师来解决自己问题的妇女,她可能会建立这样一种联结,即她的母亲是一个强烈需要照顾她的人。下一步或许就是去拆除她对丈夫和同事顺从和依靠的方式。对这种三角关系的洞察可以帮助这个来访者理解自己的行为模式的来源、这种行为模式是如何运行的(通过对她在交往中是如何对待咨询师这一过程认真而详细的探查)以及这种模式已经给她现在的生活带来了什么样的影响。

在这里我们可以看出,简短心理动力学治疗中所运用的精神分析基本技术是移情、阻抗和解析,但对这些技术进行了重要的修改。就像任何一种精神分析治疗一样,这些技术的有效性将取决于治疗师的熟练水平。

叙事心理治疗:与故事打交道

心理分析及精神分析治疗师、咨询师常常对叙述有着浓厚的兴趣,并且(习惯)用两种主要方式来察看叙述这件事。一是来访者或患者讲述的故事被视为在传达些信息,如个人与他人联结的习惯方式。二是治疗师的角色是帮助者,帮助来访者进入一种多选择的更加惬意的方式中去叙说自己的故事。

在这些话题中,斯特鲁普和拜德(Strupp and Binder, 1984)以及鲁伯斯基和克里斯托弗(Luborsky and Crits-Christoph, 1990)首要探索的就是来访者的故事作为他们人际关系冲突模式再现的原始资料的价值。虽然斯特鲁普和鲁伯斯基在这个问题上的研究手法很相似,但是鲁伯斯基的工作团队在宾夕法尼亚大学,所以他们的研究内容更出名,推广度也更大。鲁伯斯基等在1992年和1994年对他们的项目研究和临床意义撰写了精彩的短篇综述,并且这些研究的重要资料都是基于鲁伯斯基和克里斯托弗的研究。

鲁伯斯基的团队发现,虽然治疗中的来访者说了很多与不同类型的人的故事(比如他们的配偶或伙伴、家庭成员、朋友或者治疗师),然而他们在这些故事中仍然发现了存在一致性的主题和矛盾,即使大部分的故事都是属于个人的。鲁伯斯基称之为人际关系主题的核心冲突(CCRT)。并且,鲁伯斯基认为这些故事在三元素的结构上有特别的组成方式。故事表达了个人在关系中对他人、对他人的反馈以及最终对自我反馈的期望。这个模型使得来访者说的(那些)错综复杂的故事可能蕴含的意义可以被一种相对简单的方式概括。下面的专栏 4.8 就是用 CCRT 分析来访者故事的一个例子。一般说来,来访者的最常反馈的愿望就是渴望"被亲近和接纳""被爱和理解"以及"坚持自我和独立"。而其他人最多见的反应就是"拒绝和对立"以及"控制",而自我最常见的反应则是"失望和沮丧""不接受"和"无助"(Luborsky, 1994)。在鲁伯斯基和他同事的研究中,来访者在每个部分说的故事平均数是 4 个,通常每个事件发生的时间是最近两周,并且 80% 的他人反应和自我反应都是明显否定的,不过在治疗阶段中变得越来越积极。

专栏 4.8　一个人际关系主题的核心冲突分析:史密斯·费得小姐的例子

为了介绍 CCRT 方法的运用,鲁伯斯基在 1994 年出版了他们对人际关系主题的分析书,以对一个名叫史密斯·费得小姐在治疗前的访谈分析来呈现(他们的研究)。下面是这位来访者提供的几个故事:

故事 1

我是在我的大学项目快结束的时候遇见了他,当时我还在项目中,停留的时间超过了项目的时间。不过我遇见他是在我雅加达项目快结束的时候,并且每件事都好像完美地连接在一起。我们俩在政治上有着相同的看法,感情上的态度也非常相似,我们彼此都深深被对方所吸引,因为一些文化上的差异……我们一起度过了剩余的时间……我们结婚了并且在那以后不久我就回到了美国。计划是他打算完成他的论文,然后来美国直到我毕业,我们再一起回去……但是在我回去后的六个月他突然失踪了,实际上我并不知道他发生了什么……没有人知道发生了什么……我什么都不知道……我认为对我的正常心智来说,"我不知道"会更好一些。在他消失之后的一年我决定接受这一切,我需要过我自己的日子并且尽可能过好。

故事 2

我总共被强暴了五回。虽然四次是在过去的一些年中,都是熟人犯罪。那些我自认知道的人们,一定意义上认识,他们真的毁了我的信任。有一次强奸是发生在印度尼西亚。在我遇见我丈夫之前,我和一个见过一次面的男士在一起,我和他已经分手了……但是我生病的时候他仍然愿意帮助我,并且我去万隆治病,那个时候我非常虚弱。他认为因为他照顾我所以他有权要求发生性关系,我非常虚弱所以打不过他……他强迫我配合他,并且他和另一个有性病的女性在一起。他知道这样会把病传染给我,因为之前我和他分手他非常生气。

故事3

我曾是学校的"替罪羊",我躲着走但总是被找碴……我的父母都是高级知识分子,他们是好人并且现在我和他们的关系好起来了……压力小了,现在压力越来越小了……他们很少设立特定的目标,但是他们希望我能这样……我的意思是在我的音乐上他们不断给我压力,因为有一段时间我在演奏上有天赋。他们帮助并鼓励我,但有时他们强迫我练习一个小时、半天或者不管如何都要我继续下去……我想出去玩,和我的朋友们在灌木丛中奔跑,以及做那个时候我的朋友可以做的(任何事)。

在这些故事的基础上,来访者已经在一个长时期以及详细会面的基础上说了很多其他的故事。鲁伯斯基(1994:178)最后做了一个CCRT的公式/构想:

我想抵制被主导,不再被迫去遵从或者被压制。但是其他人主导、控制以及压制我。所以我觉得被控制、唯命是从、无助和受伤害。

他们认为这种潜在的人际关系存在较少的引起去服从别人和被控制的欲望。这个愿望显而易见是源于早年小时候的经历:比如在与母亲分离的问题上。史密斯·费得小姐的叙事分析向我们展示了CCRT的方法是怎么将这些叙述从文本中抽离,并且赤裸裸地将注意力聚焦在与其早年人际关系情绪矛盾的核心问题上。并且值得注意的是,CCRT的方法倾向于凸显个人故事中的冲突部分,而怀特和爱普生(White and Epston, 1990)采用的其他方法主要是聚焦故事中传达的积极的、个人提高生活能力的方面。

鲁伯斯基和他的同僚们所做的研究表明了CCRT在治疗过程中作为分析的一个部分重要性。并且,他们的模型也提供了一些实践的信息。鲁伯斯基的主要目的就是为治疗师提供一个可以在会谈和分析转介中直接且方便使用的方法。即使用这种方法评价出咨询师整体的解释正确性不高,并且和治疗师(转介方)用CCRT的方式在人际关系中找寻别人的故事,鲁伯斯基和克里斯托弗(Luborsky and Crits-Christoph, 1990)还发现,基于CCRT元素基础上的解释准确性高效地提升了(治疗师)的洞察力。因此CCRT模型被看作是个可以在心理动力学咨询中提升效率的重要的实践方法。通过一个概念性的操作工作,咨询师和治疗师都可以以此来调整来访者关系间的准确性。

其他精神分析治疗师则对叙事治疗中的角色理解做出了重大贡献。斯宾塞(Spence,1982)就叙事真相和史实真相的区别进行了讨论。弗洛伊德和其他早期心理动力学治疗师相信,自由联想和梦的解析是关于早期童年生活真实发生的冲突的显现性证明,斯宾塞指出很少有可能通过客观感觉来证实这些童年事件是否发生过。他认为治疗师可以做的就是帮助来访者完成一个叙事真相,并且故事能够说得通,足够与提供的史实数据呼应。另一个著名的心理动力学叙事方面的作者是谢弗(Schafer,1992),他认为治疗师的解释说明是通过一段时间运用心理动力学的叙事模式来建构来访者复述的故事的。最终,来访者会在心理动力学治疗期中看见他或她的生活。同样,谢弗认为接受来访者中心咨询方式的来访者会对他们的生活发展出罗杰斯般的叙事性描述,而认知行为的来访者会寻求一种认知行为的故事。最后,麦克亚当斯(McAdams,1985,1993)探索发现人们会用潜在的或潜意识的叙事解构来呈现他们整个生活,如神话故事。

精神分析或心理动力学传统模式在叙事治疗角色方面都贡献了巨大的财富和可操作的观念。然而,对心理动力学作者或实践者来说,叙事的好处只是用来作为识别潜意识资源、解释或移情等实际工作中的附属品。鲁伯斯基、谢弗和其他人志不在创造一个叙事治疗,他们期望的是在实践心理动力学治疗中运用叙事模式的潮流。

心理动力学人际关系模式

最近几年,心理动力学心理咨询的另一个显著的发展就是一种原来被称为"交谈模式",现在叫作心理动力学人际关系模式的方法。这种方法最初是在英国由鲍勃·霍布森和拉塞尔·米尔斯(Bob Hobson and Russell Meares, 1985)发展而来的,后来影响日益显著。交谈模式具有三个重要的特征,这三个重要的特征是它与其他心理动力学方法的区别。第一,它建立在当代有关语言意义和作用的思想基础之上,这种思想明显不同于心理动力学主流理论的假设和概念。第二,交谈模式被应用于限定次数治疗之中。第三,研究结果为该模式的有效性提供了支持。尽管其他的心理动力学模式能够达到以上三条中的一条或两条,但交谈模式是目前仅有的一种在这些理论领域服务提供和研究中同时具有创新性的心理动力学方法。此外,关于运用这种方法如何能够最好地对人们进行训练这一问题,已有人对此进行了研究(Goldberg et al., 1984; Maguire et al., 1984)。

关于交谈模式的主要作品有霍布森(1985)的《情感的形成:心理治疗的核心》(*Forms of Feeling: The Heart of Psychotherapy*),这是一部与众不同的、富有创造性的作品。在这本书中,霍布森对冗长的个案进行了描述,并且大量利用文学作品。从这本书写作的方式中可以清楚地看出,霍布森不是把咨询方法看作是一个抽象的理论化或知识性的系统,而是把它看作一系列原理。这些原理能够帮助治疗师去关注建构其所谓的"特殊朋友关系"这一治疗任务。显然,霍布森好像不乐意把理论当作一系列稳定而确定的思想来介绍。确定性和不确定性都非常重要。通过交谈而不是权威性的论断来获得知识和理解。

交谈模式的核心观点是人们需要能够谈论自己的感情。人们需要治疗的问题来源于一种与他人谈论自己感情的无能感。对话或交谈对于幸福至关重要,因为只有通过交谈人们才能够表达感情(语言是行为的一种形式,用词语"行事"),因为与他人的对话可能消除孤独,这种孤独是与拥有对自身的感情相关。例如,处于孤独中的悲痛。心理咨询师或心理治疗师的主要任务就是发展一种共有的"感情语言",来访者和治疗师通过这种共有"感情语言"可以进行一个关于来访者感受如何的交谈。通过关注来访者所使用的实际或含蓄的感情话语和暗喻,咨询师确实这样做了。咨询师也把"我"这一第一人称作为与当前另一个人进行交流的方式,因此,可以把这一交流方式扩展到邀请来访者的对话之中。在这里,咨询师避免对来访者说一些中立性或"自己"的话语,通过使用这种谈话方式,咨询师希望能够为来访者树立一个典范,从而鼓励来访者去"承认"他们的感情。咨询师认为,试探性的假设暗含了来访者的感情和事件或其生活中人际关系之间可能的联结。所有的这一切均是建立在彼此之间交谈的内容基础之上。来访者有一个"问题",因为在他们的生活中,他们不能够与任何一个人进行交谈。治疗就为来访者提供了一个开展这种相互交谈的机会,如果有可能,在治疗结束后,这或许会扩展到来访者的其他人际关系中。

发展这种交谈模式的霍布森、米瑞塞和许多同事都拥有一个精神分析和荣格学派心理治疗的背景。在这个模式中,我们可以发现许多不同版本的有关心理动力学和精神分析的重要概念。但是,这些概念均被重新描述和改写,以适合交谈式方法中所隐含的更倾向于人际交往和语言学的假设。例如,弗洛伊德的防御概念是作为"避免"而出现;移情则变成了"直接扮演";顿悟变成了"个人化的问题解决";一种解析变成了一种"假设"。尽管在霍布森(1985)这本书的索引中没有出现反向移情这一概念,但是整个交谈式治疗方法取决于咨询师对自己在人际关系中的意识。根据他们的"被害治疗师"这一概念,米瑞塞和霍布森(1977)也已经讨论了反向移情的消极方面,对交谈式治疗方法目标的解释如下:

> 通过排除障碍来促进成长……与分离、丧失和放弃有关的害怕的减少……对孤独——归属感这一理想状态的渴望……对在"我自身"社会中,"我"和许多"自我"

121

之间"内心的"交谈的个体化意识的增加……对一种"感情的真正声音"的发现。

(Hobson, 1985: 196)

除了分离和丧失这些已确定的心理动力学概念之外,在这里显然也可以追溯到人本主义理论("成长""意识")、存在主义(孤独—归属感)以及个体建构理论的影响,比如,梅尔(Mair, 1989)的"自我团体"概念。布莱戈斯和希尔森罗斯(Blagys and Hilsenroth, 2000)对关于在心理动力学人际关系模式中心理治疗观念和方法的特别整合进行了一个讨论。

在专栏4.9中给出了一个如何在实践中运用交谈模式的例子。这个案例的简写摘自一个有关交谈模式有效性的研究,这个交谈模式是针对那些遭受慢性肠应激综合征(IBS)的医院里的病人。慢性IBS是一种衰弱的情形,通常认为这种情形具有一种强烈的与心理有关的成分,但以前研究已证明这对于咨询或心理治疗来说相当困难。然而,格思里(Guthrie)发现,交谈式模式中的许多限次治疗对这些病人有显著成效。关于交谈模式的其他主要研究已经在设菲尔德心理治疗项目(Sheffield Psychotherapy Project)中实施。在这些研究中,以那些沮丧的人们为研究对象,把限时心理动力学人际交互治疗(即交谈式治疗)和认知-行为治疗的有效性进行了大量的对比。由于一些与心理治疗研究政见有关的因素,在这些研究中,交谈模式被改换为一个更普通的名字"心理动力—人际交往"。这个研究项目的结果进一步证实了交谈治疗对这种来访者群体的有效性(Shapiro et al., 1994)。

专栏 4.9　"我情不自禁地……我的肠子正在不停地搅动":关于肠问题的心理动力学交谈

肠应激综合征(IBS)是一种由腹部疼痛和膨胀构成的情形,它改变了肠部的常态,而没有任何明确的器质性原因。许多遭受IBS痛苦的人可以通过医学治疗来解除问题,但大约有15%的人不能够从药物或饮食控制治疗中获益。实际上,这些许多"难以控制的"IBS病人的问题好像是受心理影响,对他们进行心理咨询可能是有意义的。格斯里(Guthrie, 1991)实施了一个有关心理动力—人际交往模型有效性的研究,这个研究中以102名医院里的门诊病人为研究对象,这些病人均被诊断为患有难以控制的IBS。其中有一半的病人接受了治疗,治疗初期是一个长时治疗(3到4小时),接下来是6次45分钟的治疗,这6次治疗历时12周。另一半病人则被安排为控制组,这组病人在同一时期接受了5次治疗,每次治疗就是讨论病人的症状而没有进行实质性的治疗。研究结果表明,参加心理动力—人际交往心理咨询的一组病人更有效。格斯里(1991)描述了其中的一个案例,这个案例详细阐述了如何在实践中运用交谈模式。

鲍勃,49岁,已经遭受腹部疼痛和放纵行为许多年。他在3年前就已经不能工作了。鲍勃是独生子,被一个"严格且缺乏爱心的"母亲抚养长大。在他6岁的时候,父亲离家出走。他把自己看作是一个"孤独的人"。他根本不相信心理咨询能够对他有所帮助。在第一次治疗中,他就自己的症状谈了很长一段时间:

> 我的肠子总是在不停地搅动。
> 我不能够工作,我不得不经常去洗手间。
> 真可怕,所有的一切都远远地离我而去。
> 我不得不出去,真可怕,我害怕出门。

心理咨询师几乎没有做什么,只是对他的话语进行反馈:

> 情不自禁地做某事。
> 当事情出现……失去控制。
> 害怕……失去控制……可怕的……不得不去。

格斯里(1991:178)对此的注释是:

> 鲍勃渐渐明白,尽管我实际上正在使用与他相同的话语,而他正在使用这些话语来描述肠子症状。但是我实际上是在谈论感情。当他认识到这种联结后,他开始更加自由地谈论自己。他在一定深度上描述了第一位妻子是如何让他感受到耻辱的,妻子特别轻视他的性表现。他是如何受控于母亲的。在一段长时间的暂停之后,我试探性地询问,他是否会担心我将会以某种方式来羞辱他。这时,他突然站起来冲出房间,说他不得不去洗手间。

当他返回咨询室时,鲍勃承认道,他曾经害怕咨询师,然后"如释重负地笑了"。在接下来的治疗中,他变得更加能够把自己的肠子症状看作是他内心感受的一种比喻。在做出这种联结之后的结果是,他开始向妻子谈论他的担心以及得到改善的症状。不久,他就能够参加工作了,尽管他的症状并没有完全消失。

鲍勃的这个案例说明了交谈式治疗方法运行的方式。咨询师参加的这个交谈,对于来访者来说是最具意义的。咨询师和来访者发展了一种共有的感情语言,通过运用这种语言,来访者能够面对他(她)生活中的困难或痛苦。咨询师是试探性的,但却是直接的、针对个体的。

心理动力—人际交往模型是一种心理咨询和心理治疗方法,在接下来的几年中,它可能会变得越来越重要性。它在哲学、文学和建构主义概念中的运用已经产生了新的心理动力学理论和实践。同时,它也吸引着许多心理咨询师热情地去支持这种广泛而综合化的方法。这种方法不仅吸收了心理动力学的传统,而且还吸收了人本主义/存在主义(Mackay,2001)。巴克汉姆等人(Barkham et al.,1998)回顾了最近与交谈模型有关的理论、研究、实践和训练的发展,包括这种方法在那些故意的自我伤害类型的病例(Guthrie et al.,2001)以及那些长期遭受心理健康问题困扰的人的病例中治疗实践的应用(Guthrie et al.,1998,1999;Davenport et al.,2000)。

结 论

精神分析学说所提及的一系列概念和方法已经广泛地应用到各种情形之中。实践证明,不仅在个体治疗和咨询中,而且在团体咨询、婚姻咨询和组织分析中,心理动力学观点均具有重要价值。弗洛伊德的思想充满活力和弹性,足以经受住来自许多方面的批评和重新阐述。心理动力学观点为心理咨询和治疗过程的研究做出了显著的贡献。综观全书,我们可以看到许多在不同情形和环境中应用心理动力学思想的例子。所有的咨询师和治疗师,甚至是那些支持不同理论模式的人,他们均受到了心理动力学思想的影响,而且不得不对自己的思想进行整理,即接受还是拒绝弗洛伊德学派的观点。

显然,心理动力学方法与其他方法之间存在着无数的相同点和不同之处。然而,两者之间最基本的差别则在于心理动力学理论的比重上,特别是对童年时期发展的理解上。认知行为理论几乎没有谈及儿童的发展以及以人为本的方法,对"价值的条件"(conditions of worth)这一概念的运用则更少。与之相比,在这些方面,心理动力学咨询师则拥有一套非常复杂的概念网络系统。

在实践中,心理动力学咨询包括吸纳了精神分析理论的治疗帮助形式,把这种治疗帮助的形式看作是加深和丰富咨询师与来访者之间关系的一种方法,而不是仅仅受这些理论所主导。根据一系列主要原理,关于这些观点使用的总结如下:

1. 人们陷入人际交往的困境中,因为他们正在不断地重复一种源于过去的破坏性关系模式。当遇到一个陌生人时,他们倾向于不把这个人看作一个个体,而是认为他好像是以往的某个人(移情)。权威人物(比如心理咨询师、护士和老师)常常会发现,他们的来访者会把自己的父亲、母亲、叔叔等人的映像投射或移情到他们身上。

2. 人们可以通过防御来寻求控制或隐藏困难或不能够被接受的内心渴望、记忆和感情。人们通过利用"防御机制"可以把注意从危险的"内心"世界中转移走,比如移情、投射、否认、压抑、升华、分割和投射性认同。

3. 对于咨询师来说,在与来访者的关系中,认识到他们的感情、白日梦和冲动是相当重要的。这种内心的反应(反向移情)能够说明以下几点:(a)来访者通常会唤醒他人的那种感情;(b)来访者生活其中的那种情感世界。在任何一个案例下,"反向移情"

这种感情对于内在生活和人际关系方式,以及对于一个寻求帮助的人来说,都是一个有价值的证据来源。

4. 常常可以把来访者的问题理解为未解决的发展性任务(例如,与母亲/父母的分离)。弗洛伊德提出了一系列基于生物学的发展阶段:口腔期、肛门期、俄狄浦斯时期(即性器期)。埃里克森则提出了更注重社会性的发展阶段:信任、自主、主动、勤奋、同一性、亲密、繁殖和完善。但两者隐含的理论是相同的,即如果人们在某一阶段经历了不满意,那么,他们将在以后的生活中继续努力去处理这个发展性问题(或者是直到他们对这个问题获得某种顿悟)。

5. 人们具有安全、稳定情感依恋的需要。如果人们早期生活中的依恋被中断(父母的缺失、疾病等),那么,在成年之后,他们可能会产生一种形成依恋的不安全感,表现出一种人际交往困难的模式,在人际关系中持矛盾心态,在抚养孩子中经常表现出困难等。

这些原理为我们提供了一系列助人的有效策略,首先是帮助人们去理解,接着是去改变与他人交往中的抵触性和自败性(self-defeating)方式。

思考与讨论的问题

1. 科尔达特(Coltart, 1986:187)写道:"需要发展忍受什么都不可知的能力,与病人一起呆坐的能力,长期以来经常如此,而对我们身在何处,没有任何的确定性,依赖我们的常规工具和在此过程中的信念,带我们穿越阻抗的黑暗、复杂的防御以及对潜意识的完全无意识。"根据本章所介绍的论题来讨论这段陈述。

2. 限时咨询在何种程度上削弱了心理动力学治疗的独特目的和意义?

3. 心理动力学心理咨询和以下章节中所介绍的其他治疗方法之间的主要相同点和不同点是什么?

4. 斯特普(Strupp, 1972:276)认为,心理动力学咨询师或精神分析治疗师"把父母身份的优势用作一种权力基础,在病人的人际交往策略中,运用这种权力基础去影响病人发生变化,这与这一原理相一致,即在最后的分析中,病人走出对治疗师的爱慕。"你同意这种看法吗?

5. 对于那些你与其交谈有困难的人,思考一下你与他们的关系。简短地记录一下所发生的事情以及你与这种人交往的困难,运用心理动力学术语,分析一下你所写下的这种关系。在心理动力学咨询过程中,病人发生了什么变化,你发生了什么样的变化,这种关系有问题吗?当将来面对相似情形时,心理动力学观点或许会以什么样的方式来帮助你?

进一步阅读的建议

真正对心理动力学咨询有兴趣的人真的需要去阅读弗洛伊德的一些原著,而不是看一些二手的教材内容。弗洛伊德是一位极其鲜明和具有说服力的作者,他会不带任何感情地把读者吸引到他关于精神分析理论的研究中。开始阅读的一个好起点是《精神分析五讲》(*The Five Lectures on Psychoanalysis*, Freud, 1910, 1963)。该书是在1909年由马萨诸塞州克拉克大学首次出版发行。在这本书中,弗洛伊德试图向那些热心但却持怀疑态度的美国心理学者和精神病学家解释自己的观点。除此之外,值得一看的还有经典个案研究——多拉(Dora)、鼠人(the Rat Man)、狼人(the Wolf Man)、施罗伯(Schreber),所有这些均可以从《弗洛伊德全集标准版》(*Standard Edition of Freud's Works*)中获得。

关于心理动力学咨询的文献是如此之广,如此之多,以至于不列出个无穷无尽的书单,就不能够推荐某些书。雅各布斯(1999)为我们提供了一本关于这种咨询方法的优秀且易读的引论。麦克格林(McLoughlin, 1995)则以一种非常易于接受的方式探讨了心理分析的某些论题。康恩(1997)和米切尔(Mitchell, 1986)则详细地讨论了精神分析和心理动力学治疗中以更"相关的"方法为导向的新近发展。《心理动力学咨询》杂志(*Psychodynamic Counselling*, 现易名为《心理动力学实践》[*Psychodynamic Practice*])和《英国心理治疗杂志》(*British Journal of Psychotherapy*)则包含了临床素材、理论性论文以及研究性文章,这些内容涵盖了广泛的心理动力学内容。帕特里克·凯斯门特(Patrick Casement, 1985)的《向病人学习》(*On Learning from the Patient*)、珍妮特·塞耶斯(Janet Sayers, 1991)的《母爱心理分析》(*Mothering Psychoanalysis*)以及彼得·洛马斯(Peter Lomas, 1994)的《培养直觉》(*Cultivating Intuition*)对当代心理动力学思想的精神进行了阐述。

有许多批评精神分析和心理动力学传统的声音。其中最有益的著作是欧内斯特·斯宾内尔(Ernesto Spinelli, 1994)的《非神秘化心理治疗》(*Demystifying Therapy*)、杰弗里·马森(Jeffrey Masson, 1991)的《最后的分析:成为与不成为精神分析学家》(*Final Analysis: The Making and Unmaking of a Psychoanalyst*)以及艾丽丝·米勒(Alice Miller, 1987)的《作为一个孩子的梦想》(*The Drama of Being a Child*)。

第五章　从行为主义到建构主义：
　　　　　认知-行为治疗

- △ 导言
- △ 认知-行为方法的来源和发展
    - 认知-行为方法的根源
- △ 咨询中的行为方法
    - 一个纯行为主义观点的限制
    - 认知性治疗方式的出现
    - 认知-行为主义治疗的发展
    - 扩展认知-行为主义传统：第三股浪潮
- △ 认知-行为咨询的实践
    - 治疗关系：建立和谐关系，创建一种工作联盟
    - 评定：确认和确定问题行为和认知
    - 案例规划：达成对目前问题的起源和维持的概念共识
    - 干预策略：应用认知和行为技术
    - 监控：对目标行为的持续评估
    - 防止复发：终止，制订下一步计划
- △ 关于认知-行为咨询方法的评价
- △ 结论
- △ 进一步阅读的建议

导 言

认知-行为传统以其自身鲜明的方法与观念代表了一种重要的咨询方法。这种咨询方法自行为心理学中发展而来，具有以下三个主要特征：与来访者合作时关注改变及问题解决、对科学价值的尊重以及对人们借以监控自身行为的认知加工过程的密切关注。近年来，认知-行为治疗(CBT)已被广泛采用为干预模型，北美和欧洲医疗体系下的患者可能接触最多。本章以回顾这些方法在理论行为心理学和认知心理学上的根源作为开始，并且会给出这种治疗的进一步发展的概论。本章节还考察了更多认知-行为咨询方法中具体理论和方法的细节。

认知-行为方法的来源和发展

为了理解认知-行为咨询方法的本质，考察它在理论心理学学科中的历史就是必要的了。普遍认为，认知-行为治疗的发展经历了三个主要阶段。其出现的最早阶段由行为治疗中行为心理学的应用所呈现。第二阶段以认知观念和技巧以及认知-行为治疗这一术语的使用为特征。第三阶段，也就是现在这个阶段，认知-行为治疗的发展吸收了更大范围的理论观点，比如在基础认知-行为治疗步骤中的接纳，正念和同情。

认知-行为方法的根源

从根本上说，认知-行为治疗方法起源于行为心理学，人们普遍地认为行为心理学是由华生——特别是通过《行为主义者眼中的心理学》(*Psychology from the Standpoint of a Behaviorist*)一书在1919年的出版——所开创的。当心理学作为一门理论学科还处于其幼年的时候，华生就已是芝加哥大学的一名心理学教授。直到1879年，威廉·冯特(Wilhelm Wundt)才首先在莱比锡大学把心理学作为一个脱离哲学和生理学的研究领域建立起来。冯特和铁钦纳(Titchener)等人在研究记忆、学习、问题解决和知觉等心理学问题时所使用的研究方法就是著名的被称为"内省"技术，比如要求被试报告出他们在回忆、学习或是其他任何一种心理活动中的内在的思考加工过程。这种内省技术常常会产生截然相反的结果，因为即使是完成相同的心理任务，不同实验室中的不同被试报告出的结果也会各不相同。作为一种科学方法，华生争辩说，内省法的弱点在于它对客观检验的不开放。只有实际的被试才能够"看到"正在发生的事情，而这将不可避免地导致偏见和主观歪曲。对此，华生得出结论，如果心理学要成为一门真正的科学学科,就仅仅需要关注那些可观察的事件和现象。他建议应把心理学界定为:以实际的、可观察到的行为而不是不可见的思想和意象为对象的科学研究。因为在实验室情景中,只有这些实际的行为才能够被控制和测量。

华生的"行为主义"折服了许多同行,尤其是美国同行。在接下来的三十年中,主流的理论心理学由行为主义学派的思想所主导。诸如格思里(Guthrie)、斯宾塞(Spence)和斯金纳(Skinner)等行为主义者为自己设置的主要任务就是发现"学习规律"。他们认为人们所有的习惯和信念都必须通过学习而获得,所以心理学最重要的任务就是弄清楚人们是如何学习的。此外,他们认为,对于任何有机体而言,无论是学习还是新行为的获得,其基本原理都将是相同的。由于以动物而不是人类作为研究对象的实验室研究具有许多明显的伦理优势和实践优势,所以行为主义者以动物作为研究对象(主要是白鼠和鸽子)来实施他们耗时的学习研究项目。

行为主义心理学家曾寻找方法以把其观点思想应用到对心理和情感问题解释上。从行为主义的观点来关注情感问题的第一位理论家可能是巴甫洛夫(Pavlov)。巴甫洛夫是19世纪末俄国的一位生理学家和心理学家,他注意到,他给试验中的狗布置一项知觉辨别任务,这种任务过于困难(比如,当出现的刺激物是一个圆圈,则需要做出反应,并可以获得奖赏——食物;相反,如果刺激物是一个椭圆的话,则不需要做出反应),以至于动物变得沮丧、尖叫和"烦躁不安"。后来,利戴尔(Liddell)在科内尔大学实施了条件性试验,他用"试验性神经衰弱症"(一种在嗜睡和被动性到活动过度之间摇摆不定的行为模式)这一短语来描述处于单调环境中试验动物的行为。华生本人也实施了著名的"小阿尔伯特"实验,在这个实验中,当小阿尔伯特去摸一个毛茸茸的动物时,用一个巨大的噪声来恐吓他,那么这会导致小阿尔伯特形成对这个动物的条件性恐惧。在一系列关于猫的研究中,马瑟曼(Masserman)发现,通过创建一种接近—回避冲突能够导致动物出现"神经质"行为。例如,通过设置一种情形,在这种情形中,在实验室中的同一个地方既给动物以奖赏(给予食物)又给其以惩罚(遭受一次电击)。

斯金纳(1953)发现,当随机地给动物以奖励或强化,在动物的实际行为和食物方面的结果之间没有联结时,动物开始形成"仪式化"或强迫性行为。塞利格曼(Seligman,1975)已经对"习得无助感"这一现象进行了研究。在塞利格曼的研究中,动物被关在笼子中不能够逃跑,或者以其他任何方法,控制给予动物电击的情形。一段时间之后,即使在它们能够逃跑的情形中,给动物以电击,动物却坐在那遭受电击而不逃跑。这时的动物已经养成了一种无助或抑郁的行为方式。塞利格曼把这项实验看作是抑郁来源的一些线索。在试验研究中,关于行为治疗来源的更多资料可以在卡兹丁(Kazdin, 1978)论著中找到。

对于行为主义者来说,这些研究成果充分证明,利用行为主义原理能够对心理和精神病问题进行解释,并且最终治疗。然而,用"纯"科学的价值来对行为主义学派进行强烈认同的话,这就意味着他们把自身过于限制在实验室研究中。直到第二次世界大战之后不久,即精神病治疗服务在美国普遍开展时,才开始首次尝试把行为主义转变成一种治疗形式。最早把行为主义思想运用于治疗之中显然是吸取了斯金纳的操作性条件学习模型,艾尔默和阿泽仁(Ayllon and Azrin, 1968)的行为矫正程序就应用了这一模型。巴甫洛夫的经典性条件模型则为沃尔普(Wolpe)所设计的系统脱敏技术提供了基本原理。

咨询中的行为方法

行为矫正是这样一种方法,它把斯金纳式概念作为自己的开始点——在任何一种情况下或对任一刺激物的反应中,人们会获得一种可能的反应技能,然后再表现出某种被强化或奖励的行为。这个原理就是众所周知的操作性条件作用。例如,如果某人问你一个问题,你可能会有许多种可能的反应。你既可以回答问题,也可以不回答问题,还可以走开。斯金纳(1953)认为,一个人所做出的反应是过去那些最常被强化的行为。所以,在这种情况下,大多数人将会回答问题,因为这种行为在过去已经导致了强化,诸如注意或赞扬回答问题者,或者是给予物质奖励。另一方面,如果人们在这样的家庭中长大,即回答问题会受到体罚,不回答问题选择走便可保证安全的家庭,那么,他(她)的行为将表现出这种过去被强化的痕迹。他(她)将不会回答问题而跑开。把行为主义的观点应用到那些有行为问题的个体身上,结果表明,这对于奖励或强化那些预期的或适当的行为,以及忽略那些不适当的行为来说是有益的。如果某种行为或反应没有被奖励,那么,根据斯金纳的观点,这种行为将会逐渐减少最终从个体的行为技能系统中完全消失。

艾尔默和阿泽仁(Ayllon and Azrin, 1965,1968)把这些原理应用到精神病医院病房中那些患有严重精神紊乱的病人身上,这就是著名的"代币"技术。对于这些病人的特定目标行为,比如使用餐具吃饭或与他人交谈等,病房工作人员会有规则地给予奖励,通常是给他们代币,代币能够换取奖励,诸如香烟、探访。有时就直接当场奖励他们巧克力、香烟或表扬他们。在这个计划的开始阶段,与斯金纳关于强化进程表的研究相一致,对病人极其简单的行为就给予奖励,每次完成目标行为都可以获得奖励。随着计划的发展,只有那些更长更复杂的系列行为才能够获得奖励,同时,这些奖励也是断断续续被给予的。最后,目标变成通过正常的社会强化来维持这些预期的行为。

行为矫正和代币经济程序的有效性主要取决于一种能够控制的社会环境的存在,在这种社会环境中,学习者的行为能够被不断地向某种既定的方向强化。事实上,大多数的行为矫正都是在完全的机构环境中实行的,比如精神病和心理障碍医院、监狱以及安全机构。如果教给主要的参与者(诸如教师和父母)如何去应用这种技术的话,那么,行为矫正技术也能够应用于更普通的情形中,像学校和家庭。但是,重要的是,无论是谁来实施这种行为矫正,他(她)必须是熟的、动机明确,这样才能够避免来访者接触到自相矛盾的强化进程表。而且,由于行为矫正取决于这样一个事实,即施加强化的人具有实权去给予或不给予在来访者看来非常有价值的东西,所以,有可能会出现受贿和虐待行为。对于那些受有限的行为原理训练的人们来说,他们常常会假定认为,惩罚是行为矫正程序中一种必要的组成部分。相反,斯金纳明确地指出,惩罚只能是暂时抑制了那些所不想要的行为,从长远来看,行为的改变则取决于新行为的获得,同时伴随着那些过去不适当行为的消退。

心理咨询关系中的行为矫正,并不是那么容易做到的。咨询关系通常是一种合作式的一对一的关系,在这种关系中,来访者能够谈论他/她的问题。不过,行为矫正的原理可以用于咨询情景中,通过向来访者解释行为主义的观点以及与其一起应用这些观点使他自身的生活发生改变。这种方法常常被描述为"行为的自控",包括对行为模式的功能分析,其目的并不是"了解你自己",而是"了解你正在控制的变量"(Thoreson and Mahoney, 1974)。根据斯金纳的观点,隐藏在这种方法背后的假设就是,人们表现出来的任何行为均是由某种刺激所引起,同时行为的结果又强化着这种行为。这样,就可以鼓励来访者在一系列行为中去按照步骤做出适当的改变。

> **专栏 5.1 暴食症个案中的行为矫正**
>
> 在狂吃之后进行自我引吐,我们把这命名为神经性暴食症(bulimia nervosa)的典型特征。这种行为模式适用于行为干涉,因为所讨论的这些行为是一种明显的行为,所以这种行为的发生在一段相对较长的时期内是有规律的、可预测的。因此,我们有多种机会去破坏这种行为系列,同时引入新的反应并进行强化刺激。此外,遭受这种痛苦情形的来访者常常会拼命去改变这种状况,所以,他们非常积极地去遵守行为治疗的规则。在维恩斯和霍兰查克(Viens and Hranchuk, 1992)的个案研究报告中,有一个长期存在饮食困难的 35 岁妇女,治疗师对她进行了行为主义的治疗。这个妇女曾经做过减肥手术,现在她会经不住地狂吃一顿,然后再吐出所吃的食物。她已经完全丧失了控制自己饮食行为的能力,同时,把体重保持在一个她自己能够接受的水平上,这一结果则对她的饮食行为进行了负强化。然而,生活中对她有重要意义的人对她饮食行为的反对已经导致她在社会上被孤立的问题越来越严重。
>
> 在治疗的初期阶段,对她的饮食行为进行严格的自我监控,时间长达三周。在此

> 过程中,她需要记录自己所吃的食物、每次进餐时吃几口,以及在每次进餐期间或进餐后,她呕吐食物的次数。在这种信息基础之上,给她建立了行为制度,其内容如下:
> - 每次吃饭时,先吃两匙,然后休息30秒,在此期间,进行放松练习训练,接着再吃两匙;
> - 每天早上称自己的体重,然后把体重的数据填在一张表格中,同时每周一次向她的治疗师报告这些结果;
> - 继续对所吃食物的种类、数量以及呕吐次数进行自我监控;
> - 每天坚持参加某项体育运动,同时,在每周见面时向治疗师报告她的进展情况;
> - 把治疗的基本原理向她的男朋友做简要介绍。
>
> 在六个星期内,来访者的呕吐次数明显减少,在长达六个月的治疗期间,她的呕吐次数已经很少了。在一年的跟踪调查中,这些效果仍然得以维持。维恩斯和霍兰查克(Viens and Hranchuk, 1992)的研究表明,这个案例证明,不使用任何认知性干预措施,也能够形成进食障碍中的行为改变。而且,治疗师只需花很少的精力,主要是通过每周的时间进程表来强化来访者的收获和进步。他们不仅把行为主义干预方法的有效性归因于来访者实际的饮食行为得到矫正这一事实,还有随着她变得更乐意与他人交往,这一系列的改变又会导致对新饮食方式的再次强化,因为她所遇到的人们对她的减肥表示赞成。

关于问题行为功能分析(Cullen, 1988)的一个简单的著名例子可能是关于一个希望戒烟的来访者。一个以行为主义为导向的心理咨询师,开始的时候会实施一个关于以下几个方面的详细评估,比如人们在哪里吸烟,什么时候吸烟(刺激物),他(来访者)在吸烟时会做些什么(行为),他从吸烟经历中得到的奖励或快乐(行为结果)。这种评估通常会确认关于构成来访者"吸烟"这一复杂的行为模式更详细的信息,比如,他总是和一大群严重吸烟者一起吃午餐;他把自己的香烟分发给周围的人;抽烟可以使他感到放松。这位来访者可以和心理咨询师一起通过以下行为来干预他的这种吸烟行为模式:午餐之后,选择与那些不吸烟的同事坐在一起;随身携带的香烟不要超过两支,这样,他就不能给他人香烟了;进行一项"试验",在这项试验中,他和戒烟小组中的其他成员一起待在另一个小房间里吸烟,直到他身体上感觉不适为止。这样,他就会把吸烟和一种新的行为结果联结在一起,即吸烟会让他生病,而不是获得放松。更多有关功能分析的近期发展信息可以在文献中(Sturmey, 2007)中找到。

在行为主义心理咨询和治疗开始阶段,所使用的另一种代表性方法是沃尔普

(Wolpe, 1958)开创的系统脱敏的方法。这种方法主要建立在巴甫洛夫的经典性条件作用学习模式基础之上。在一系列关于狗的试验中,巴甫洛夫已经证明,动物或有机体的行为包括许多反射反应。这些是天生的,是对某种情景或刺激的自动无意识的反应(他把这称为"无条件刺激")。在他自己的研究中,他还注意到分泌唾液的反应。当食物出现时,狗将自动分泌唾液。然而,巴甫洛夫发现,如果一些其他的刺激与"无条件"刺激同时出现,那么这种新刺激物逐渐成为原有刺激物的一种"信号"。最终哪怕无条件刺激物没有出现,新刺激物也能够引起相同的反射反应。于是,当给狗喂食时,巴甫洛夫同时按铃。一段时间之后,狗听到铃声也会分泌唾液,即使没有食物出现。而且,狗还听到其他铃声(泛化)也开始分泌唾液。如果多次听到铃声而没有出现食物的话,那么它们将逐渐减少唾液的分泌。

沃尔普发现,对于人类而言,在经典性条件作用和恐惧或害怕反应之间存在着一种类似的联系。举一个鲜明的例子,假设某个人经历了一场车祸,车祸中的受害者对此情形只会做出消极的反应,就像是巴甫洛夫试验中的狗一样。同样,他/她经历了一个对此刺激或情形的自动的反射反应,在这个案例中,是一种对害怕的反射反应。最后,这种害怕的反应可能会泛化到其他与车祸有关的刺激中:比如,坐车旅行,甚至是出门。因此,我们可以认为,那些对旅行产生焦虑或病态恐惧的车祸受害者正在受到一种条件性情感反应的压制。我们再次根据巴甫洛夫的观点,对于这种情形的解决方法就是,在除去最初导致恐惧的因素下,让这个人再对"条件性"刺激做出反应。这可以通过系统脱敏的过程来达到目的。首先,让来访者学会如何去放松。在咨询期间,心理咨询师可以进行放松练习,或者是给来访者一些关于放松的指导,以及一些可以在家里跟着练习放松的录音带。一旦来访者掌握了放松的方法,那么,咨询师就可以和来访者一起来确定所有引起恐惧的刺激物或情形的等级,从极度恐惧(比如,乘车旅行途经事故发生地点)到最低级的恐惧(比如,在杂志里看到汽车的图片)。从导致最轻级恐惧开始,让来访者依次接触每种刺激,同时练习使用他的放松技能。这个过程可能会花上一点时间,在多数情况下,咨询师将和来访者一起走进并渡过那些引起恐惧的情形,比如,和来访者一起坐车旅游。到这个程序结束的时候,等级次序中包含的所有刺激物均应当引起来访者的轻松反应,而不是引起恐惧的反应。

尽管系统脱敏方法的基本原理来自经典性条件作用,但是,大多数行为主义理论家对于以下问题仍存在着争论,即除经典性条件作用之外,大量不良恐惧和恐怖症的后续发展需要利用操作性反应或斯金纳的思想。他们指出,刚开始时,通过经典性条件作用可以形成初始的条件性恐惧反应,但是,在许多情形下,当来访者自己再次驾车、旅行和接触外部世界时,最初习得的那种反应将会消失。来访者可能会主动避免这些情形呢,因为这些情形会给他们带来焦虑的感情。事实上,人们的避免行为得到了强化——他感到待在家里比外出更放松,或者走路比坐车更轻松,这样他就得到了奖励或强化。这个关于神经症的"两因素"模型把来访者的焦虑看作是一种条件性情感反应,这种反应的实际行为表现为一种逃避驱动。通过系统脱敏,心理咨询师可以帮助来访者克服他的这种逃避。

一个纯行为主义观点的限制

行为主义理论家认为,行为的自我控制和系统脱敏技术明确来自"学习律",比如操作性条件反应和经典性条件反应。然而,在20世纪60年代心理学朝向一种更认知主义方法的运动中,诸如伯杰、麦克高夫(Breger and McGangh, 1965)和洛克(Locke, 1971)等批评家开始质疑,利用行为主义的观点是否确实能够充分理解这些技术中所包括的治疗过程。在洛克(1971)的话语中,一个问题是:"行为主义治疗是'行为主义的'吗?"行为主义治疗师和心理咨询师一般会要求来访者去报告和监控其内心的情感经历,鼓励来访者进行自我主张(self-assertion)和自我理解,以帮助来访者去规划应对生活的新计划或策略为目标。这些行为包括了各种各样的认知过程,包含意象、决策、记忆和问题解决。同时,在行为主义心理学家做的基础调查的等级中,可以承认即使为了说明实验室动物的行为表现,一个刺激反应模型也是不够的。

托尔曼(Tolman, 1948)在一系列实验中已经发现,那些起初在被淹的实验室迷宫里学会了游泳的白鼠,之后也可以成功爬出迷宫。他指出这些白鼠在实验的第一阶段习得的行为(一系列游泳动作)其实和第二阶段绕迷宫跑是毫无关联的。他解释道,这些白鼠必须学会的是记住这个迷宫的"心理地图"。如此,内心心理活动或认知的研究被引入行为主义心理学的论题。在行为主义中对认知的新兴趣与皮亚杰在瑞士的研究相关联,他开创了孩童思维发展的研究;也与剑桥的巴特莱特(Bartlett)有关,他考察了人们重构那些长期记忆中的事件的方式。这些在20世纪30年代由托尔曼(1948)、巴特莱特、皮亚杰还有其他人发起的开创性的研究最终引起了心理学界中一场所谓的"认知革命"。到20世纪70年代,全体学术心理学家从实际上反转了行为主义的潮流,也不再受限于用刺激—反应分析所有人类行为。内省者内心认知活动的偏见再一次主导了心理学,但是现在它与更多复杂的研究方法相结合,而不是单纯的自省了。

尽管行为主义运动以其在20世纪30—40年代出现的形式,向许多涉及心理咨询和心理治疗的人呈现的只是一个无力的、不充足的某个人的幻象或形象,但我们必须承认它给美国的心理学家带来了巨大的影响。任何一个从这个时代来的人带着心理学背景走进心理咨询和心理治疗(比如卡尔·罗杰斯)至少会带入一些行为主义思维和行为主义者态度。人类的心理可以仅仅通过对动物行为的研究来解释的假设是很少有人被视为能感觉到或意识到的。在心理学中,人们为理解行为主义者的年代已经做了很多尝试。许多作家建议这些心理学家单单遵照一种被叫作"逻辑实证论"的科学模型,这个模型在当时学术界占据着主导地位。其他观察者认为行为主义心理学在美国流行是因为其与广告业的发展一致,它需要控制和操纵顾客行为的技巧。对华生自己来说,离弃学术生活成为广告部经理可能很重要。在他对行为主义社会起源的分析中,巴肯(Bakan, 1976)指出在学术生活中要追求以实验室中进行的实验和精确的测量为特征的"纯粹的"科学会有很大的压力,而行为主义者采用的实验性方法使他们可以遵守这一学术标准。行为主义发展的另一方面就是当时在精神分析影响下的平行增长,这在行为主义心理学家看来是危险、不科学的,是误入歧途了。在某种程度上,趋于精神分析的威胁使行为主义者把注意坚决放在个人经历的客观、可观的方面而不是主观、无意识的方面。

总的来说,可以看到认知-行为治疗发展中的"行为主义"阶段声明了从学习的条件性理论得来的行为改变原则可以用来开发有用的治疗技巧,并且科学研究的方法对监测那些接受治疗的来访者的行为很有价值。但是,我们也很清楚,最后,这种纯粹的行为主义方式对大多数来咨询的来访者来说是不够的。显然,在实践中,行为主义技巧注重利用来访者的能力去理解事物,认知性地加工信息,此时需要一个更认知性的理论来理解现在正在发生的事。在行为主义导向的咨询师和治疗师中产生了更多包容接纳,因为他们需要在他们的工作中加入明确的认知部分。起初,班杜拉(Bandura, 1971, 1977)提出的社会学习理论表明,人们通过观察和模仿学习,也在操作性和典型性条件反应中学习,这为一个更具认知性导向的治疗形式发展做出了重要贡献。这种对认知性治疗的兴趣是与认知治疗的出现相一致的,比如理性情绪治疗(RET, Ellis, 1962)以及贝克(Beck, 1976)的认知治疗。这些影响在20世纪70年代和80年代期间一同出现,于是形成了我们所知的认知-行为治疗。

专栏 5.2　　比赛成绩焦虑症案例中的行为和认知综合治疗技术

霍夫顿(Houghton, 1991)出版了一份个案报告,这份报告关于他治疗一名患有比赛成绩焦虑症(performance related anxiety)的主力运动员的过程。这个运动员是一名男性射箭运动员,他代表自己的国家参加奥林匹克运动会和世界锦标赛。有好几次,只需要最后一箭取得高分就可以获得冠军,但他却在射击点"僵住了",瞄准的时间太久了,导致连续五次都没有射中,于是就匆忙急速地连续射了三箭。他报告说,当在最后一箭需要一个"满分"(10点)时,他会感到"焦虑和消沉",并且总是对自己说:"为什么不能是9点而是10点呢?"这个运动员接受了一位运动心理学家的十二次咨询,这位运动心理学家运用了行为-认知的综合技术。首先,认真观察了他在比赛期间的行为。接下来对这种基本的信息做了一个分析,向他介绍循序渐进放松的方法,教授可视化技术,这种技术包括对佳绩的认知性复述。最后,鼓励他做出积极的自我陈述。然后在训练期间和比赛时,把这些技术运用到实践中。最后,用录音带记录他在取得成功一箭后的得意心情,然后每天反复地播放。经过这种认知-行为干预之后,他在比赛期间的得分显著增加,甚至是在全国电视台转播的重要比赛中,他的分数也明显提高。除了表明行为放松和认知可视化技术可以同时使用之外,这个案例还说明了治疗师的偏好,即运用这种方法找到关键目标行为中对变化的客观测量。尽管没有询问这个运动员,他是否会由于治疗而自我感觉更好,但是,他的实际成绩就证明了治疗的有效性。

认知性治疗方式的出现

艾利斯(Ellis, 1989)详细地描述了认知-行为主义心理咨询中"认知"流派的发展。艾利斯(Ellis, 1989)指出,最早把认知模型应用于来访者的尝试之一发生在性治疗领域。性治疗的先驱者们发现,必然地,他们需要向其来访者提供关于性和性行为种类的信息。也就是说,他们需要去打破来访者所拥有的关于性的不适当的幻想和信念。帮助来访者改变其对事物的思考方式这一目的,仍然是所有认知治疗关注的焦点。

艾利斯(理性情绪治疗的创立者)和贝克(认知治疗的创立者)两人均是作为精神分析学者开始他们的治疗工作的。他们两人都对精神分析方法表示不满意。而且,他们发现自己变得更加注重来访者对自身思考方式的重要性。贝克在其著作《认知治疗和情绪紊乱》(*Cognitive Therapy and the Emotional Disorders*)中详细叙述了他转变到认知治疗观点的经过。他注意到,"在我被这一事实——即病人的认知对其感情和行为有巨大的影响作用——冲击之前,我已经进行精神分析和心理动力学治疗许多年"。他提到一个病人,这个病人曾经进行过自由联想,后来变得愤怒起来,并公开批评贝克。当问及他感受到了什么时,病人回答道,他感到非常内疚。贝克接受了病人的这种陈述,因为根据精神分析理论,愤怒会造成内疚。但是接着病人继续解释道,当他向贝克表达他的批评时,他也曾经"不断地思考过自我批评的实质",这包括诸如"我不应当批评他……我不好……他将不喜欢我……完全不应该这么刻薄"。贝克得出以下结论:"病人感到内疚,因为他已经对他向我发怒这一件事进行了自我批评。"并且他意识到内疚感并不是问题,而是来访者看待内疚的方式("我很坏,很刻薄,因为我感到内疚")。

贝克(1976)将这些自我批评的认知称为"自动想法",并且开始把这种想法看作是成功治疗的关键因素之一。人们在日常生活中所经历的情绪及行为问题并非是由事件直接引起的,而是由人们对这些事件的解释方式以及所认为的这些事件的意义所引起。如果可以帮助病人去关注"内部对话",即伴随和指引着其行动的自动想法流,那么,他们就能够对这些自我陈述的适当性做出选择。同时,如果有必要的话向他们介绍一些新的想法和观点,引导他们过上更快乐或更满意的生活。在最开始贝克强调了认知治疗和行为治疗之间的一些共同点:两者均使用了一种结构化的问题解决或症状减少的方法,这些方法带有一种非常积极的治疗师风格;两者均强调"此时此地",而不是做出"对病人童年关系和早期家庭关系的推理性重建"(Beck, 1976: 321)。

在贝克(Beck, 1976)创建的模型中还有一个原理,就是认知扭曲的观点。在这个模型框架中,贝克表示遭受威胁的经历会导致有效加工信息能力的丧失:

> 当他们觉察到一种情形正在威胁着其重大利益时,这些个体会经历心理上的忧虑。在这个时候,在正常的认知过程中就会出现一种功能性损伤。对事件的感觉和诠释变得具有高度的选择性、以自我为中心并且死板。人们"关闭"扭曲想法的能力、集中注意力的能力、回忆能力或者是推理能力均随之下降。矫正的功能——对现实的检验和对整体概念化的改进——也被削弱。
>
> (Beck and Weishaar, 1989)

贝克(1976)已经确定了许多在心理咨询情形中可以化解的不同类型的认知扭曲。其中包括过度概括,过度概括是指从非常有限的证据中得出普遍的、包含所有情况的结论。例如,如果某人在第一次驾照考试中失败了,那么她或许会过度概括地得出以下结论,她没有必要再次去参加驾照考试了,因为她肯定永远都考不过这个驾照考试。另一种认知扭曲的例子是绝对化思考,绝对化思考是指倾向于根据两个极端来看待情形。绝对化思考的常见例子是,在某些行为方面,认为自己是"最好的"。如果发现自己得到的结果并非如此,那么就会感到彻底失败。另外一个例子是,对其他人的看法不是好就是坏。认知扭曲的第三种类型是个人化,它是指一个人倾向于把事情总是归因于自己的行动(通常是归结为自己的缺点),甚至这之间本无须做出合乎逻辑的联系。比如,在夫妻关系中,经常会发现,夫妻中的一方认为另一方的心情总是由于自己的行为所致,而无视丰富的证据,例如,夫妻中一方的愤怒是由于工作压力或其他诸如此类的外部因素所致。

专栏 5.3　在阿尔伯特·艾利斯早期生活经历中理智-情绪行为治疗的起源

阿尔伯特·艾利斯是理智-情绪行为治疗的创始人,而这一治疗是当代认知-行为治疗实践的基石。艾利斯于1913年出生在匹兹堡,在纽约长大,是这个犹太家庭的三个孩子中最大的。他的父亲经常不在家,而母亲又很马虎,在生活上和精神上都不能给儿女一定的帮助。在他童年的时候,父母就离婚了。艾利斯在四岁的时候被送去学校,他为了去学校甚至要在没有成人的看护下穿过繁忙的马路。他童年的大部分时间都生着重病,所以有很长一段时间住在医院但父母很少去照看他(Magai and Haviland-Jones, 2002; Weiner, 1988)。艾利斯叙述了自己是怎样将父母的不予重视重新看作是培养自治和独立的机会,并声称在他四岁的时候,他就开始构想一些准则来指引他度过余生,比如"麻烦并不可怕,除非你使麻烦变得可怕""抱怨问题只会让情况更糟糕",还有"用心做出回应时也要用用你的头脑"。在他离开学校的时候,他为了在临床心理学方面顺利毕业,已经在一家企业工作了十年来支付学费。起初,他受到精神分析的训练,很快他发现在对患者的治疗中,又回到了他自己对理性生活的准则,并在20世纪50年代初期形成了自己的治疗方法。阿尔伯特·艾利斯的生命历程囊括了很多方面,使得认知-行为治疗吸引了许多人的兴趣。从根本上说,艾利斯制定出了克服恐惧的一套步骤,而且是在不可能依靠他人帮助的情形下。他想出了实际生活的一套简单的准则,来满足那些在生活中想出人头地的人、想变得富有、成功、给人留下深刻印象的人的需求而不是探寻"内在的本我"。

比起贝克(Beck),阿尔伯特·艾利斯比他早了十年就遵循了这种方式。同样受到精神分析的训练,贝克想出了一个更加积极的治疗风格,以更高层次的困难和冲突为特色,使来访者能够审查他们的"非理性信念"。艾利斯(1962)认为情绪问题是由人们从"应该做的事"和"必须做的事"两方面看待生活的"弯曲想法"引起的。比如,当一个人处在一段关系中时,他会以一种绝对的、夸大的方式,遵照一种内化的、非理性的信念,例如"我必须得到我生活中重要的人的爱与认同"。对艾利斯来说,这是一个非理性信念,因为它被夸大了。一个理性信念系统可能包括诸如"我享受被他人所爱戴"或者"当我生活中的大多数人都关心我的时候我感觉最安全"的观点。非理性信念会导致"小题大做",如果关系中出现了哪怕一点点问题,都会带来焦虑或抑郁的感受。更理性的信念会以更有建设性、更平衡的方法帮助人们解决关系中的问题。

下面是艾利斯提出的一套"非理性信念",这些非理性信念为心理咨询师提供了探讨来访者认知内容的一个起点。

- 在任何时候,我必须都做得好。
- 如果我以一种无效或愚蠢的方式行动,那么我就是一个坏人或者没有价值的人。我必须得到那些我认为重要的人的认可或接受。
- 如果我遭到拒绝,那么我就是一个不好的、不可爱的人。

第五章 从行为主义到建构主义：认知-行为治疗

- 人们必须公平地对待我，给我所需的一切。
- 那些行为不道德的人是没有价值的、无用之人。人们必须按照我的意愿行事，否则的话，就是可怕的。
- 我的生活中必须少有激烈的争论或麻烦。我实在是不能够忍受坏事情或难以相处的人。如果重要的事情不能够按照我需要的方式运转，这将是糟糕的或可怕的。
- 当生活真的是不公平时，我无法忍受。
- 我需要那个于我而言重要的人的爱。
- 我需要即时的满足，当我得不到它时，总会感到可怕。

　　理性情绪治疗（RET）中所运用的信念观点反映了大量被曲解的认知加工的操作。例如，如果来访者认为他/她需要被人无时无刻关爱的话，那么这就是过度概括。认知主义心理治疗师就会反驳来访者的那种陈述的合理性，可能会邀请来访者把这种陈述重构为："我喜欢被另一个人关爱和接受的感觉，如果不能够得到这种感觉，有时我会感到不愉快。"在不合理信念中，显然也存在着其他的认知曲解，比如绝对化思考（"如果人们不喜爱我，那么他们肯定会憎恨我"）、任意推断（"我在今天的考试中失败了，所以我一定非常愚蠢"）、个人化（推销员来晚了，因为在那个办公室里，他们总是讨厌我）。

　　那些巩固贝克和艾利斯的认知治疗的观点在认知心理学更广泛的领域中被人熟知。例如，许多关于问题解决的研究已经证明，人们经常会在极其有限的证据基础之上，做出"匆忙的判断"或者是过度概括，或者是固执地坚持某一种避免或否认相互矛盾证据的解释。"个人化"这一概念与皮亚杰的"自我中心"概念相似，它是指大约小于四岁的儿童常常是以其自身的观点来看待每件事情。因为他们不能够"去自我中心化"或者是站在他人的立场来看待事情。在某种程度上，我们可以说，认知-行为主义治疗师在临床情景下所观察到的这种现象，也应当被心理学研究者在其他情景中观察到。

　　关于认知过程的认知曲解模型在许多方面与弗洛伊德的"原发过程"思考的观点相似。弗洛伊德认为人类具有理性的、逻辑的思想（"继发过程"思考），而且常常倾向于回复到发展不成熟的"原发过程"思考，在原发过程思考中，思想受情绪需要的主导。原发过程和认知曲解模式之间的主要区别是，前者是情绪控制思想，而后者则是思想控制情绪。

　　认知扭曲的另一个重要方面是有关记忆的领域。威廉斯（Williams, 1996）进行了研究，其研究表明，那些焦虑或经历过困难的人们，常常发现难以记住那些痛苦事件的细节。他们的记忆被过度泛化，所以他们回忆道，"某件事情发生了"，但是，他们却不能够提供关于事情的细节。威廉斯（1996）认为，这种记忆曲解可以归因于所回忆事件和负性情绪之间的连接。既然在认知-行为心理咨询中，可能会常常有必要去建构关于某些事件的详细的微分析,那么,就需要心理咨询师认识到来访者在处理这种类型的回忆任务时所遇到的困难。

在认知-行为心理咨询和治疗中,理解认知加工的另一种主要方法则是与元认知操作有关。(Meichenbaum,1977,1985,1986)元认知操作是指人们对自身认知加工的反省能力以及认识到他们应当如何思考事情的能力,或者是试图去解决问题。描述元认知的一个简单的例子就是去反省你完成智力拼图游戏的经历。你将会发现,你不仅仅是以一种无意识的方式去"做"拼图(除非是一种非常简单的游戏),而且,你也将意识到一系列的策略,根据这些策略,你能够选择所需要的,诸如"寻找角板""寻找放在边缘的板块"或者是"搜集构成天空的板块"。在教授儿童如何玩智力拼图游戏时,这种意识以及交流沟通能力和元认知策略是非常重要的,而不仅仅是替儿童来拼智力图。最近几年,元认知是发展心理学中一个被广泛研究的论题。事实上,艾利斯、贝克和其他认知-行为主义治疗师的工作对于有关元认知加工的原理则相当重视。例如,艾利斯(1962)已经提出了一种人格功能的A-B-C理论。在这个理论中,A是指那些诱发性的事件,这些事件可能是个人的一些行为或态度,或者是某一真实的事件。C是指这些事件的情绪性或行为性的结果、感情或者是个体所经历事件的行为。但是,在艾利斯看来,A并不会引起C。B来自A与C之间,即人们对于事件的信念。艾利斯主张,信念总是调节着事件,事件的情绪性结果取决于个体关于事件的信念而不是事件本身。例如,一个人失去了工作,同时认为这件事情是"一个做其他事情的机会",于是他就会感到快乐。另一个人也是失去了工作,认为"我以后就再也没用了",于是就会感到十分沮丧。

关于元认知的A-B-C公式的重要性是,理性情绪治疗(RET)的咨询师将会教授来访者如何把它作为一种监控对事件的认知性反应的方式。于是,来访者就能够在对任何事件的反应中加入对他(她)思想的元认知加工,也能够更理想地选择如何去思考那件事情。

认知-行为治疗师已经积极地对各种大量的认知性内容进行了归类。这些认知内容是指不同的学者所指的非理性信念(Ellis,1962)、功能紊乱或自动想法(Beck,1976)、自我谈话或内部对话(Meichenbaim,1986)或者是"热认知"(Zajonc,1980)。来加强日常活动,并介绍那些损害有效行为的破坏性情绪反应。大量关于认知-行为主义工作的主要目的之一是用于自我接纳和建设性的解决问题的方法有关的信念去取代那些导致自败行为的信念。然而,许多认知-行为治疗师还相信存在着一种更深层的认知,支撑并维持非理性信念和自发想法。贝克等人(1979)把下层的构架描述为认知概要——概括了来访者内心深处对世界的假设的普遍观点。

由于变化会持续发生,或者在更严重的情况下,我们有必要进入鉴定、挑战非理性信念和自动想法的阶段,并搞清它们所包含的概要。近来,这个概要的观念在杰弗里·

杨(Young et al., 2003)所开创的图式治疗中已经被充分详细说明了。杨将图式定义为有关认知、记忆、行为和情绪的很广泛的模型或者主题,当儿童时期的基本需要没有满足时便会出现。适应不良图式的一个例子就是遗弃:一种基本的假定——其他人不会一直提供支持或保护因为他们情绪不稳定、不可预测、不可依赖,很快就将死去;或者一旦他们遇到了"更好的"某个人,便会抛弃这个人。对杨来说,图式的观念是一种将当前不正常想法和童年经历中失调的关系联系起来的方式。

在过去 20 或 30 年里,认知治疗一直是一种独特的治疗方式,建立在早期贝克和艾利斯治疗更大范围的来访者小组时发明的认知策略的成果上(Leahy, 2003; Neenan and Dryden, 2004; Wills and Sanders, 1997)。但是,或许认知治疗传统的最重要贡献是认知和行为主义观点和方式的结合,成为我们所知道的认知-行为治疗或者认知-行为主义治疗(CBT)。有很多关于认知治疗和认知-行为主义治疗融合的例子,比如,一本畅销的认知-行为治疗的课本(Westbrook et al., 2007: 1)的作者承认他们的研究是建立在"贝克的"模型(p.1)上的。还有,艾利斯发明的理性情绪治疗(RET)现在被作为理性情绪行为主义治疗(REBT; Dryden, 2004a, b)。

认知-行为主义治疗的发展

由贝克、艾利斯还有其他一些人开创的认知治疗方法出现后,就很快被行为主义和认知传统领域的从业者、理论家和研究员理解了,好像这两个观点之间存在着一种自然的亲和力。迈克尔·马奥尼在 1974 发表的《认知和行为矫正》和唐纳德·梅钦鲍姆发表的《认知-行为矫正:一种一体化的方式》成为重要的转折点。行为转变的结构化方法结合对将非理性或者不正常的想法视为转变的关键的注意,由此进入心理咨询和心理治疗的历史上一个非常兴盛的阶段,随着来访者人数逐渐加增,各种新技巧被开发出来(更多关于这些成就的信息,参见 Dobson, 2001; Dobson and Craig, 1996; Scott et al., 1995)。韦斯特布鲁克等人将巩固认知-行为治疗的关键治疗原则定义为:

- 治疗被认为是来访者和咨询师之间的一个合作项目
- 这个项目将重心放在问题上并且是结构化的
- 治疗是有时间限制的,简明的
- 实践是由调查告知的

多布森和多佐伊斯(Dobson and Dozois, 2001)确认了三条包含了所有认知-行为治疗的理论性原则:

1. 认知活动会影响行为
2. 认知活动可能被监管或改变

3. 想实现的行为改变也许可以被认知改变影响

在这些中心观点背后,这些科学方法的运用也有哲学上的支持。认知-行为治疗中很强调测量、评估和实验。在被称为"科学家-从业者"的模型(Barlow et al., 1984)中,训练和实践是根本。自从这模型在1949年,科罗拉多州博尔德举行的一次决定美国临床心理学将来训练的形式的会议中出现,这模型又称为"博尔德"模型。这个科学家-从业者模型的基本假设是:治疗师应该在系统的研究方法中训练,并且在他们和来访者合作的结果上按常规收集定量的数据。这从认知-行为治疗的支持者引起了更高层的研究效率,结果相比其他相关的心理咨询和心理治疗的模型,关于认知-行为治疗的功效有更多证据。一些研究用到了"n=1"简单的案例研究,可以快速评估创新干预,而其他认知-行为研究包含了大规模可控制试验。曾经全世界的医疗护理制度都逐渐想实施建立在根据上的实践政策(比如,只资助那些由有效的研究根据支持的干预),这给认知-行为治疗治疗师们在治疗市场上一个极具竞争力的主要优势。

在过去30年里认知-行为治疗对精神健康护理做出了很大贡献。认知-行为治疗代表着一个很广泛的传统,一些从业者在认知-行为治疗范畴的"认知"方面研究得更多,另一些在"行为"方面研究更多,认识到这一点很重要。关于一些认知-行为治疗的独立"派别"的实用调查可以在多布森(Dobson, 2001)以及多布森和卡特里(Dobson and Khatri, 2000)中找到。认知-行为治疗的基本原则在实践中的运用会在这章的后面谈到。但是,在转移到那个话题之前,我们有必要通过思考认知-行为治疗传统的一些最新发展来完成这个历史记录,包括认知-行为治疗实践中新的概念和实践的同化。

扩展认知-行为主义传统:第三股浪潮

从20世纪90年代起,认知-行为治疗团体的成功和信心为海斯称作的认知-行为治疗理论和实践创新的"第三股浪潮"的出现创造了条件:

> 认知和行为治疗的第三股浪潮……除了更直接和教导的变化策略外,往往强调情境和实验的变化策略……这些治疗往往对精确定义的问题通过排除性的方法来寻找广泛、灵活并且有效的系统的结构,强调他们为来访者,同样为临床医生检查的问题的相关性。

(Hayes, 2004: 658)

在这样的工作中,可以确认四种特别意义的新方式,每一种方式都反映了海斯(2004)所定的整体的、条件反射的、经验性的主题:

1. 辩证行为治疗(DBT)
2. 接纳承诺治疗(ACT)

3. 正念认知治疗(MBCT)

4. 建构主义治疗

过去20年里,在心理治疗这一整个领域最重要的成就之一就是,辩证行为治疗(DBT)在玛莎·莱恩汉和她的同事努力下得到发展。认知-行为治疗这种形式带来影响的一个主要原因是它被作为一种帮助人们诊断边缘性人格障碍的方式,这是一种很难(用某种方法)治疗的情况。有"边缘"特征的人往往在形成长久的人际关系(包括和治疗师)方面有困难,受到强烈的情绪波动的状态影响,会表现出许多自我伤害的形式并有自杀的倾向。莱恩汉(Linehan, 1993a,1993b,1994)采取的方法解决了这些人的需要,他集合了一个全面的治疗方案,将个人集中治疗、小组技能训练、常规慰问性电话问候、直接的治疗询问和方案执行中对参与的治疗师规划性的援助结合了起来。

边缘性人格障碍是由莱恩汉(1993a)提出的概念:建立在对威胁的强烈情绪反应的生物敏感性上,因童年经历(比如情感虐待)而恶化,在此过程中,那个人的情感现实已经逐步因他人的言行而失效。辩证行为治疗的主要治疗原则围绕对一个人的情绪焦虑和问题生活的确认或接纳,以及坚决一致强调学习新生活技能,在类似于对情绪自我管理和自我控制与处理关系等领域。预期中来访者会觉得要参与治疗并不容易,为提供一个安全的环境利用了各种方法:签约、长期治疗、多位帮助者还有电话慰问。莱恩汉认为辩证的概念就是这种治疗方式的中心;目的是在对来访者的苦楚的接纳和对来访者改变他/她现在的行为的要求中间保持一种辩证力度。

接纳承诺治疗(ACT,单单作为一个单词来念,而不是首字母缩写)是一种认知-行为治疗,已经应用于许多不同的问题领域(Hayes et al., 1999,2006)。这种治疗的一个特别之处在于它向一个明确的哲学方向的扩展,也就是功能性情境主义。接纳承诺治疗的潜在假设是一个人的问题是由语言使用上没有认可意思的语境基础引起的(比如一个人表现得好像他/她的陈述一直都是客观正确的,而不是仅仅在特定语境中是正确的),这就导致了认知僵化。海斯等人(2006)想出了一系列策略使来访者能够提升加强认知灵活性。其中包括:想法和感觉上的接纳,而不是尝试否定或抵抗它们;认知化解,改变想法中的不良功能——例如,一个人可能要学习冷静地反思"我认为自己一无是处"的想法,而不是封闭在根除"我一无是处"这一认知的挣扎中;活在当下——学会更直接地感受世界;将一个人的自我意识作为一种流动的想法去认识,而不是作为一个"东西"(自我作为语境);将行为建立在意识选择的价值基础上;委身行为——发展有效的行为表现模式,能反映个人价值。

这些策略可以用一个简单的准则来概括:"接纳,选择,采取行动。"这个模型中隐含了一个观点:扩展来访者对可能做出的行为的意识和技能对他们来说是很有帮助的;单单专注于一个问题,或者功能失调的认知仅仅提升了这个人的全部意识中那个"节点"的重要性,事实上会减少认知灵活性。海斯等人(1999)公开承认他们的治疗受一些观点影响——经验的、人文主义的、格式塔的治疗,女权主义心理,社会构造论和叙事治疗。尽管如此,他们很清楚他们将这些观点整合在了一个治疗框架中,而这个框架是牢牢扎根在认知-行为传统治疗中的。

以觉知为基础的认知治疗是认知-行为治疗的一种形式,他结合了正念冥想和贝克的认知治疗(Segal et al., 2001)。正念是一种从佛教禅修中引入的冥想技能。最近一些作家用"正念意识下的认知治疗"这一术语来表达这一方法。以觉知为基础的认知治疗的创立者,津德尔·西格尔、马克·威廉斯和约翰·蒂斯代尔,在认知/认知-行为治疗处理抑郁和自杀行为方面的进展是领头人物。他们认为,尽管认知-行为治疗技术在帮助人们从一段抑郁时期中恢复过来是有效的,但是在将来仍然有很大可能抑郁会反复出现。这好像是因为曾经某个人经历过抑郁后由一次相对较轻程度的消极情绪引起了又一次抑郁。那人便发现他们"回到了起点",并且开始质疑他们的身心健康,转而加重了他们的抑郁状况。相对来说,进行正念冥想可以防止这个人对抑郁太敏感,他们能够更加意识到正在发生的事情,活在当下而不是反复思考过去那些消极的事件,并且接受自己的感觉和情绪而不是想要压制它们。研究证明,以觉知为基础的认知治疗在降低抑郁复发可能性方面是有效的(Teasdale et al., 2000)。以觉知为基础的认知治疗小组已经出了一本自助的书和光盘来推广这种方法的使用(Williams et al., 2007)。

建构主义治疗可能代表了认知-行为治疗"第三股浪潮"中最基本的部分。建构主义是一次哲学运动,在艺术、社会科学和教育许多领域都有很大影响,它建立在固有"客观"现实不存在的观点上,认为人类在他们生活中主动构建了现实。应用到心理咨询和心理治疗中,建构主义专注于人们通过语言的使用构建个人世界的方式,暗喻和叙述。一些建构主义治疗师采用这样的看法,人们(以及来访者)可以被认为表现得像"私人科学家",有关于本我和关系的理论,这在他们的行为中一直被测试。在许多方面,建构主义治疗相比认知-行为治疗涉及得更广泛。确实,在建构主义领域持有所有心理咨询和心理治疗理论是可能的。不过,在实践中,认知-行为治疗和当代建构主义治疗之间有很强的联系。这是因为在认知-行为治疗早期形成阶段两位影响深远的人物——迈克尔·马奥尼和唐纳德·梅钦鲍姆——在他们事业的后续阶段积极拥护建构主义:治疗创伤后压力疾病(Meichenbaum, 1994)和建构主义心理治疗(Mahoney, 2005)可能是说明建构主义哲学怎样能被用于临床实践中的最有说服力的例子。建构主义治疗和认知-行为治疗之间的复杂联系在马奥尼(Mahoney, 1995b)、内伊梅耶和拉西金(Neimeyer and Raskin, 2001)的研究中有讨论。

认知-行为治疗发展的第三股浪潮反映了一种想要扩张认知-行为治疗理论与实践的界限的意愿。每一个这里提到的第三浪潮中的治疗都超出了心理学进入哲学领域,为实践干预寻找更深层的理论根据,为来访者提供改变生活的机会。每一种治疗都将认知-行为治疗的工作重点从对问题情况的行为和认知模式的单一关注转移到此时此刻经历的认识和接纳上。同时,这些治疗保留了简单治疗的核心认知-行为治疗价值,为来访者提供了结构清晰的关于他们期望看到的表现的指导,以及承诺评估结果并检查使用严密的调查方式。

认知-行为咨询的实践

不像心理动力学和以人为中心心理咨询方法那样把重点放在探查和理解上,认知-行为方法较少地关注顿悟,而是更关注来访者的行动所产生的变化。尽管不同的咨询治疗师可能会有不同的风格,但在认知-行为主义咨询和治疗工作中,其倾向是在一种建构好的一个阶段接着一个阶段的程序中来操作。在这一程序中,一直困扰来访者的问题行为已经得到确认,然后以一种系统性的、按部就班的方式得到了修正。对许多来访者来说认知-行为治疗的吸引力在于它是有目的性的,有意义的——来访者很清楚什么是期望他/她做到的,他/她的努力会怎样带来想要的结果。认知-行为主义咨询和治疗工作中关注的主要领域有:

1. 治疗关系:心理咨询师和来访者之间,建立和谐关系,创建一种工作联盟。同时解释治疗的基本原理。
2. 评定:确认和确定问题行为和认知的频率、强度以及适当性。
3. 案例规划:达成对目前问题的起源和维持的概念共识,并设立明确、可实现的改变目标。
4. 干预:应用认知和行为技术。
5. 监控过程:利用对目标行为的即时评估来评价干预的有效性。
6. 防止复发:终止,制定下一步计划,强化成果的泛化。

下面的内容更细致地检验了这些治疗行动的每个领域。

治疗关系:建立和谐关系,创建一种工作联盟

在认知-行为治疗中,安全和信任的关系建立是不可或缺的第一步,在任何一种治疗形式中都是如此。认知-行为主义著作和训练的中心主旨便是来访者和咨询师之间协作的观念:目的是为了让来访者和咨询师能够合作找出问题并实行干预。相较其他像心理动力学或以人为中心的治疗形式——把治疗关系本身作为改变的媒介,认知-行为治疗实践者们往往把治疗关系视为认知-行为治疗干预中必需的一部分,而未必看作

是治疗工作的重点。比如,一个认知-行为治疗咨询师不可能想分析或诠释来访者的迁移反应,或者去构建深层关系来促进真正的密切关系。早期的行为、认知治疗和认知-行为文学往往在此治疗形式中对治疗关系的问题投入较少的注意力。这方面的缺乏可能已经在某些部分对区分其他类型的治疗和认知-行为治疗造成了影响。然而,在认知-行为治疗中治疗关系还没有发布相关著作并不意味着,在实践中,认知-行为治疗心理咨询师和心理治疗师就不重视和来访者建立关系。他们对来访者有更高层次的接纳和移情。近几年,认知-行为治疗研究团体以及逐渐对认知-行为治疗中治疗关系的特性产生兴趣(Gilbert & Leahy, 2007)。为评估认知治疗师的能力,(Barber et al., 2003)设计了一张清单,现已得到广泛应用,其中包括反映了核心认知-行为治疗关系能力的几点:

- 来访者对认知模型的社会化
- 温暖、真诚和一致性
- 能接纳,能尊重,不评判
- 留意来访者
- 准确的移情
- 协作——为确认问题和解决方法分担责任

有效的认知-行为治疗实践有必要包含与来访者建立互相支持协作关系的能力,这一观点在由罗斯和皮林(Roth and Pilling, 2007)想出的认知-行为治疗能力框架中也反映了出来。由鲍瑞尔和福曼(Borrill and Foreman, 1996,见专栏 5.4)进行的调查研究表明,认知-行为治疗治疗师和他/她的来访者之间的关系质量可以加强认知-行为治疗干预的有效运用。

专栏 5.4　克服飞行恐惧症:什么有益于克服它?

认知-行为方法非常适合于帮助那些在其特定生活范围内经历极度恐惧的人们。认知-行为方法能够有效地治疗这种问题,飞行恐惧症就是关于这种问题的一个好例子。但是当一个来访者接受这种认知-行为干预方法去克服飞行恐惧症时,什么才能够帮助他们呢?变化的发生是因为改变了对飞机的非理性信念吗?来访者获得新行为技能的重要性何在?例如,放松技能。与认知-行为心理咨询师的关系有怎样的重要意义?人们变得更好是因为他们信任咨询师或者是想取悦于他/她?通过对来访者的一系列面谈,鲍瑞尔和福曼(Borrill and Foreman, 1996)对这些问题进行了探讨,面谈中的来访者是那些已经成功完成认知-行为飞行恐惧程序的人。这个程序由以下几个阶段组成:在第一次中,对每个来访者的恐惧来源进行探究,同时教授他们焦虑的实质。在第二次中,在陪同下按照一种正常的时间进程进行一次往返飞行。当问及他们的治疗经历时,这些来访者就控制其害怕和恐惧的过程谈论了许多。他们报告说,治疗有助于他们理解自己的情绪唤醒,同时以一种完全不同于他们感觉的方式去应用焦虑的认知-行为模型。他们逐渐开始能够认知性地重新看待这些有困难的情绪。现在,恐惧和焦虑变成不适或激动,或者是两者兼有。他们逐渐开始能够理性地思考他们的飞行经历。通过乘飞机来真实地面对恐惧,这也是他们自信的一个宝贵的来源。例如,一个来访者回忆道:

"于是她(心理学家)说道:'我需要你在飞机上走动。'通常情况下,我已经在我的鞋底上涂了超强力胶水。我站在那里,我是如此自豪,因为我已经能够做到这一点了。"(p.69)

这些经历与认知-行为理论是相一致的。认知-行为模型的主要特征是应对技能、认知性重构和自我效能感。然而,这些来访者也报告说他们与治疗师的关系对于其治疗的成功至关重要。治疗师被认为是值得信任的、坦率的、热情的,同时也是不拘礼节的。一位来访者陈述道:

"她表现得非常随意、放松,完全享受这个过程……所有都被抛在脑后,总之,会让你感觉没什么要担心的。"(p.65)

治疗师宣布他们的恐惧是合理的,与那些忽视他们情绪的朋友或家庭成员相比,她认为他们是受到了惊吓。然而,至关重要的好像是在治疗控制中来访者感觉一切尽在治疗师的控制中。这使得他们信任治疗师,于是对他们自己也会感到信任。正如一个来访者所说:

"帮助我经受住治疗的是有人信任你——她曾说:'当然,你能够做到。'就像是把某人的信念借给你,让你去相信你自己。"(p.66)

这个研究的作者得出以下结论:稳固的治疗关系是这种治疗的一种必要成分,但是,这种关系则是以一种有点矛盾的方式来运行:

"授权来自准备放弃权力和控制,准备去信任心理学家,听从她的指导"。(p.66)

评定:确认和确定问题行为和认知

任何认知-行为主义心理咨询师的早期任务是评定来访者想改变的问题。这个过程通常在四个关键领域内引出信息:

1. 认知:当来访者经历问题情境时,他/她头脑里的词、句和形象。

2. 情绪：问题呈现时出现的不同的情感状态。

3. 行为：这个人真正做了什么。

4. 身体检查：和问题有联系的生理的或身体上的症状。

认知-行为主义评定是建立在来访者对经历的具体事件的描述上的——对于"通常发生了什么"的普遍解释并不能带来认知-行为主义治疗工作上足够准确的信息。在评定阶段，咨询师请来访者讲述问题事件，想要尽可能从这些描述中找出四个关键领域中各自呈现的内容（即精确地指出想到并感受到的内容），来访者经历的强度（比如，情绪有多强烈，一个干扰的信念在多大程度上被认为是真实的），以及组成要素的先后顺序或者功能失调的活动不断循环中它们的复发率。我们从早期行为主义心理学的刺激-反应基础得知，认知-行为治疗评定的许多功效归因于咨询师和来访者一起合作确定认知、情绪、行为和身体状态的先后顺序的能力。

例如，一位女士前来咨询帮助控制她的怒气，咨询师让她描述最近一次她被怒气所困扰的情况。她谈到有一次她对自己丈夫发脾气。在20分钟的时间里，咨询师鼓励来访者尽可能细致地描述那个事件中发生的情况。在这个活动中，咨询师主要是投入感情聆听，引出这个事件，但偶尔也要问些问题来弄清在四个评定领域中发生了什么。在访谈的最后，咨询师能够通过来访者的帮助，在翻页图上理出构成"生气事件"的行为顺序。简单来说，这种事件以身体上的疲劳为起因，因为来访者要照顾小孩。她对此生理状态的反应是尽管感到不满但"仍然要做好晚饭"。当她的丈夫工作完回来，她都不看他一眼，不和他提起自己的疲劳，把他的行为当作是拖后腿。当丈夫对晚餐做出了什么负面评价时，她就会做出"自发的"认知反应（"我做的任何事情都不够好"）并引起争论，感到特别愤怒。通过对认知、情绪、行为和生理状态是怎么联系在一起的有了认识，治疗师和来访者就可以开始考虑这一行为顺序中那些可以击破的点以及每个节点中不同的认知或行为。

让来访者按照认知-行为主义治疗师想要的方式给出问题顺序的细节并不总是容易的。在一些案例中，用前面段落里强调的方式进行的倾情访谈可能对评定目的就足够了。在其他案例中，咨询师可能需要用另外的评定技巧来为收集的访谈材料提供论点。认知-行为治疗实践者使用大量的问卷和评定量表，不仅用来评定悲痛的全球等级（比如抑郁或焦虑的强度），也用在运行问题的具体领域（比如紧张、强迫的思考和功能失调的饮食方式的强度等）。来访者可能会在评定阶段进行自我观察或自我监督，比如在家里通过填写图表和工作表记录下他们在具体问题事件中的想法、情绪、行为和症状。更多关于这些评定工具的信息可以在认知-行为治疗文本如莱德利等人（Ledley et al.，2005）和韦斯特布鲁克等人（Westbrook et al.，2007）的报告中找到。

认知-行为治疗咨询的评定阶段不仅是为了治疗计划和干预的实施做准备,其自身也是有治疗效果的。在评定中,来访者有机会告诉一位认可他/她的经历的聆听者他/她的故事。在用细节反应具体事件时,来访者学会了区分出现的不同的想法和情绪,并开始对他/她是怎样积极地进行问题行为的排序有了更进一步的认识。最终,评定过程代表了一个围绕来访者和咨询师可以共同协作的任务,并开始建立一段理解和信任的关系。

案例规划:达成对目前问题的起源和维持的概念共识

认知-行为治疗实践的一个重要步骤包括制定一个案例规划,然后告诉来访者这个框架。案例规划包含了对来访者自身和他/她存在的问题的小理论。在规划中,来访者生活和问题的特别境遇是用认知-行为治疗理论和概念解释的——因此规划的内容可视为认知-行为治疗理论的应用。认知-行为治疗的协作立场通过向来访者解释规划的过程得到了巩固,来访者的反应可以改善规划,并且来访者会得到案例规划的一份抄写件作为接下来的工作的指导。在认知-行为治疗专业团体中,对于一个有效的规划包含什么的问题存在一些不同的观点。一位当代认知-行为治疗的领导人物,杰奎琳·珀森斯主张一个好的案例规划可能包含以下元素(Persons, 1993; Persons et al., 1991; Persons and Davidson, 2001; Persons and Tompkins, 2007):

- 问题清单——列出来访者在认知、行为和情绪成分方面的困难;
- 假设的机制——引起来访者问题的一或两个心理机制;
- 关于假设的机制是怎样导致外显问题的解释/叙述;
- 眼前的刺激物——此时触动来访者弱点的时间或情况;
- 潜在弱点的起源;
- 治疗计划;
- 治疗中的障碍。

相较之下,达德利和凯肯(Dudley and Kuyken, 2006)认为一个认知-行为主义案例规划应该围绕"五个P"构建:

1. 呈现问题(presenting issues);
2. 参与的因素(precipitating factors);
3. 持续的因素(perpetuating factors);
4. 素因性因素(predisposing factors);
5. 保护性因素(protecting factors)——一个人的复原力、长处和安全活动。

无论用什么形式构建案例规划,我们很清楚这都需要结合对目前问题(这是什么,它是怎样维持下去的)和造成问题出现条件的潜在人格倾向或弱点的解释。使用案例规划突出那些可能阻碍治疗进展的因素(障碍)也很有价值,这样就可以促进进展(支持的来源,个人强项)。

规划的构造以及和来访者的讨论,体现了认知-行为治疗思维针对来访者个人生活的具体情况的应用;规划为来访者在治疗中开始学习认知-行为治疗概念提供了空间。这是认知-行为治疗工作中非常重要的一方面——最终,目的是让来访者成为他/她自己的治疗师,能够自己通过应用认知-行为治疗策略解决将来出现的问题。

在认知-行为治疗工作中,能够建立一个使人信服的案例规划并将其告诉来访者是一个关键的能力。这是认知-行为治疗中一个有点矛盾的方面,因为显然认知-行为主义实践的这一方面不可能完全建立在科学的方法上;一个好的案例规划需要想象力、文字技巧以及临床方面的智慧。比林和凯肯(Bieling and Kuyken, 2003)已经提出了案例规划在多大程度是"科学还是科幻"的问题。他们指出几乎没有调查研究过案例规划的可依赖性和正确性,或者规划模板和成果之间的联系,所以他们呼吁针对这些问题进行更多调查。另一个在认知-行为治疗文学中备受争论的领域是关于案例规划和诊断之间的关系(举例,见 Persons and Tomkins, 2007)。传统上来说,认知-行为治疗治疗师已经避开诊断范畴的使用,认为在治疗计划中对问题行为的个人化解释更有实际效用。在另一方面,现在有许多建立在诊断小组基础上的认知-行为治疗治疗计划"系列"或者使用手册,一些认知-行为治疗治疗师发现了设立规划的好处,他们获取材料,为来访者选择调查证明最支持的干预。

干预策略:应用认知和行为技术

一个认知-行为主义咨询师有一系列干预技巧来实现和来访者达成共识的行为目标,并且在案例规划中详细说明。一些被频繁使用的技巧在下面进行讨论:

苏格拉底式对话。在认知-行为治疗的评估阶段,乃至治疗的整个过程中,咨询师都在警戒非理性观念、自发想法、消极的自我评价、二分式思维(不全是这个就全是那个)以及其他与来访者经历的情绪和关系的问题有关的认知处理形式。来访者要为治疗尽最大努力,可能要完成一些工作表和练习,设计出这些工作表和练习是为了提升他/她在问题情况下监测自己认知活动的技能和注意。一旦确定关键的认知过程,认知-行为治疗治疗师就会进入苏格拉底式提问(或者说苏格拉底式对话)来促进这方面材料的进一步探索。这个方法归根结底是来源于由希腊哲学家苏格拉底想出的方法,他能非常有效地提出问题,使他的学生能在他们理解这个世界的过程中探索那些固

第五章　从行为主义到建构主义：认知-行为治疗

有的、潜在的假设和逻辑上的矛盾。苏格拉底式的提问有两个目的：(a) 引导来访者在他们的想法和这些想法的行为结果之间形成联系；(b) 开启一个富有创意、反省性的空间，在此空间中可以实现新的可能(即思考事情的不同方式)。苏格拉底式的问题有以下例子：

- 你有多相信你对自己的评价？
- 有什么证据能支持这种信念？
- 有什么证据与你的结论相矛盾？
- 最糟糕的情况会是怎样？
- 如果你……会发生什么？
- 在这种情况下你会建议别人做什么？

苏格拉底式对话的有效助长需要真正的好奇心，结合共情和敏锐体察：提出的问题需要反映出来访者自身对事件探索的"踪迹"，还必须避免治疗师任何对来访者屈尊俯就的感觉。凯里和马伦(Carey and Mullan, 2004)在一篇很有价值的评论中总结道，针对治疗中苏格拉底式提问/对话存在许多截然不同的观点，反映了认知-行为治疗代表作者的不同目的和不同的治疗风格。这也就是说苏格拉底式提问更像是一种临床技能(或技术)，而不一定是立足于科学研究的。关于认知-行为治疗的过程，苏格拉底式对话的成果引导治疗活动加固那些可能出现的认知转变。例如，在一段时间内使用苏格拉底式技巧，治疗师可能会和来访者合作练习一些新的思考方式，比如再次构造(例如，将内在情绪状态理解为激动而不是恐惧)或者和咨询师在角色扮演剧本中积极地练习不同的自我陈述。除此之外，在作业评价中可以测试出新的认知转变。韦斯特布鲁克等人(2007)针对使用苏格拉底式问题时会出现的问题提供了有用的讨论。

正念。在认知-行为治疗中使用得越来越多的一个方法就是正念冥想。它起源于佛教的教导，正念在认知-行为治疗中被视为一种认知技能或者专注的方式，人们从中学会接纳并留意他/她的经历。正念被定义为"在一个时刻接一个时刻的基础上使某人留意眼前的经历"(Marlatt and Kristeller, 1999：68)或者"在当前这个时刻，有目的地、没有偏见地以一种特别的方式留意"(Kabat-Zinn, 1994：4)。正念的方法第一次是被卡巴金在西方治疗中用到(1990)。通常，心理咨询或者心理治疗的来访者要参加一个规划好的正念训练班超过几个星期，在家里学习时通过光盘来提高。对来访者来说，正念的能力提升可以促进他们对内在状态的好奇心，可以避免被封锁在"自发想法"和情绪中，并且增强对积极经历的评估。正念已经与正规的认知-行为治疗方案结为一体，比如以觉知为基础的认知治疗(Williams et al., 2006, 2007)，辩证行为治疗(Linehan, 1993a, 1993b)和接纳承诺治疗(Hayes et al., 1999)，也被作为其他治疗形式的一个辅助

154

(Weiss et al., 2005)。理论上来说,正念是认知-行为治疗的治疗目标的一个重要转变。认知-行为治疗的创建者,如贝克、艾利斯、马奥尼和梅钦鲍姆,想到了一系列技巧,目的是帮助来访者改变他们的想法。相较而言,正念强调的不是强制要发生改变,而是提升注意和接纳。

行为实验。认知-行为治疗实践的一个很重要的方面不像大多数其他治疗,它并不仅仅谈论问题——认知-行为治疗也可以包含制定行为的顺序。班尼特-利维等人(Bennett-Levy et al., 2004)将此实践描述为"行为实验",他们出的书包含了许多有不同问题的来访者在治疗的不同阶段使用了不同类型的实验的例子。一些实验是在咨询室里进行的。比如,一个在人际关系中存在个人界限问题的来访者可能会被邀请坐得离治疗者更近或者更远。一个经历过恐旷症的来访者可能会被鼓励待在一个锁了门的治疗室内。其他实验可以在室外进行。比如,一个害怕自己去旅游的来访者可能会进行不同时长的车程实验。在一些情况下,来访者可能要自己参加实验;另一些情况下,治疗室可以陪他们一起。行为实验给来访者机会练习新的技能和解决问题的方法,或者是勇敢面对畏惧的情况或刺激(而不是逃避)。综合认知-行为治疗的所有方面,行为实验要想有有效的设计、计划和实行,需要建立来访者和治疗师之间一种很强的协作关系。在实践中,行为实验与认知-行为治疗干预的其他种类:社会技能训练、揭露技巧和作业评估很相似也有重叠的地方。

决断或社会技能训练。在20世纪60—70年代,在英国的一组由迈克尔阿盖尔带领的社会心理学家,开始对社交研究实行一些实际的临床应用。他们的方法被叫作*社会技能训练*(Argyle and Kendon, 1967;Trower et al., 1978)。在美国相似的方法也通常被称为*决断训练*。社会技能训练的中心观点是人们可能会有心理问题,因为他们不擅长参加小型社交流程,需要在恰当的时间用合适的眼神交流、轮流对话、自我暴露、音质和音量、接触、手势和空间关系学。比如,某人可能在一个没有人用眼神交流或自我暴露的家庭中成长。等到他离开家去上大学,这个人在交友方面就会有很大问题,相应地,可能会导致社交上的焦虑和抑郁。对这样的人,单单注重认知过程的治疗是不可能有所帮助的——他/她需要的是学习日常社交的"规则"。社会技能训练方案提供了怎样建构这种学习的实用指导方针。比如,这个人学习怎样从他/她的社交表现收集正确的反馈是很有必要的。近几年里,社会技能和决断训练作为一种单独的治疗形式在很大程度上已经消失了。但是,这些治疗的观点和方式已经与许多认知-行为治疗实践者的干预技能结合在一起。

暴露技术。从认知-行为治疗观点看,许多人产生的问题都是由避免危险情况的趋势导致的。其他许多治疗鼓励来访者试着去理解他们恐惧和拒绝的本质,而认知-行为治疗鼓励来访者去直面他们的恐惧。这个普遍的方法被叫作暴露。假设一个人有目标

性地在处于一个有恐惧状况的环境中,感觉有治疗师支持他们,他/她会意识到他们的恐惧是虚幻的(我手里拿着一只蜘蛛的时候不会有坏事发生)或者他们有足够的应对能力承受这样的情况(我在飞机上感到很害怕,但是我知道,如果我练习好呼吸放松技巧,积极地自我对话,我就能撑下来)。条件理论预测,如果一个人持续接触一种情况或者刺激而没有令人恐惧的影响,那么作为对那个刺激的条件反应的恐惧会渐渐减弱甚至消失。(相反,不断的逃避只会保留恐惧。)目的是通过习得的放松反应最终取代焦虑或恐惧的反应。(系统脱敏治疗中来访者学习放松技能,然后应用到恐惧状况中,这就是这条原则的一个例子。)大多数情况下,一开始就让来访者接触他们能想到的最恐怖的情况是不明智的——通常,心理咨询师会让来访者经过一个提前讨论过规划好,划分过的引起恐惧情况的等级体系。

156

家庭作业。认知-行为治疗中的家庭作业评估包含了新的行为和认知策略的实践、行为实验的参与和治疗阶段之间自我检测的数据收集。一个典型的家庭作业评估可能会让对社交有焦虑心态的来访者开始每天和至少一个不同的人谈话,然后在工作表中写下由这些行为引起的感觉的类型和强度。认知-行为治疗的家庭作业活动的基础是牢牢建立在行为主义心理学的基本原则上的:在一种情况下可能会习得一种新的行为(即,由一系列特别的刺激引起),但是如果它没有泛化(即,被巩固)到其他情况下,那么它很快就会消失。比如,一个有社交焦虑的来访者可能在和他们的治疗师谈话中能很快提升自信和流利程度——但是最大的挑战是能够在日常生活背景下也有这样的能力。家庭作业的潜在优点在于它扩大了治疗时间外心理咨询的影响,为来访者的积极参与创造了一个构架并且为来访者提供了成功经历的可能性。家庭作业的缺点在于来访者可能会困惑他/她赞同做什么,可能不能完成任务,结果可能对治疗大失所望。在对认知-行为治疗的家庭作业的调查的一篇评论中,卡赞奇斯等人(Kazantzis et al., 2005)详细说明了治疗中家庭作业评估的成功使用的原则:

- 家庭作业评估的基本理论应该在治疗的第一阶段就说明;
- 家庭作业应该和来访者的目标相联系并且和他们目前的解决策略统一;
- 家庭作业任务应该是具体明确的而不是模糊笼统的;
- 治疗师应该确保来访者知道预期的效果;
- 要提供书面指导;
- 如果来访者非常痛苦,不要讨论评估结果;
- 家庭作业任务的成果应该按以下步骤讨论。

另外,卡赞奇斯等人(2005)认为咨询师应该接受没有完成家庭作业是一个普遍现象,如果来访者看起来没有有效地完成家庭作业任务,咨询师也要克制自己不要生气或者失去动力。家庭作业实行的一个综合模型是由谢尔等人(Scheel et al., 2004)推出的。卡赞奇斯等人(2005)提供了一个简洁实用的清单,来访者和咨询师可以用来评估治疗中家庭作业的效果。

自助学习材料。认知-行为治疗治疗师经常会给来访者信息表和工作表,使他们能够学习怎样应用认知-行为治疗观点并利用认知-行为治疗方法给他们的生活带来改变。还有很多认知-行为治疗导向的自助书籍可以"指导"来访者应对诸如社交焦虑(Butler, 1999),恐惧(Silove and Manicavasagar, 1997),强迫症(OCD, Veale and Wilson, 2005),自卑(Fennell, 1999),抑郁(Gilbert, 2000; Greenberger and Padesky, 1995),长期疲劳(Burgess, 2005)和普遍焦虑(Kennerley, 1997)等话题。还有一些建立在认知-行为治疗基础上的电子压缩包能够以相似的方式使用(比如 Grime, 2004)。使用自助材料的一个主要目的是能够让来访者"成为他们自己的治疗师",积极参与治疗中。认知-行为治疗自助书籍遍布很多书店和公共图书馆,这也为认知-行为治疗带来了公众关注,所以至少一些来访者甚至在遇到他们的治疗师之前就知道了预期效果,并且对其帮助有了积极的期望。

更多关于认知-行为治疗方法的信息可以在很多文本中找到(Fennell, 1999; Freeman et al., 1989; Granvold, 2004; Greenberger and Padesky, 1995; Kanfer and Goldstein, 1986; Kuehnel and Liberman, 1986; Lam and Gale, 2004; Leahy, 2003; Salkovskis, 1996; Seiser and Wastell, 2002)。

监控:对目标行为的持续评估

受行为心理学的起源影响,认知-行为治疗大量使用测量方法来解决问题的严重性并监控改变。在此过程中经常被使用的一个方法是忧虑级别的主观单位(SUDS),来访者会把他们的焦虑或恐惧分为0~100的等级。忧虑级别的主观单位技术为来访者和咨询师提供了一种方便速记的方法来讨论情绪焦虑的严重性,以及由治疗干预或生活经历导致的大量改变。还有为治疗已经开发了大量与具体病症相关的标准化测量仪器和分级策略。比如,有很好的证据证明认知-行为治疗对强迫症特别有效(Salkovskis, 1985; Whittal and O'Neill, 2003)。通常,行为的仪式化次序中强迫症的特征就是一些自发想法,以及对这些想法的有效性的信念,这使得患者维持一种强迫性的生活方式。但是,这些认知可能是暂时的,很难集中注意的——分级可以帮助来访者和治疗师应对正在发生的情况。由瓜伊等人(Guay et al., 2005;见专栏5.5)发表的一篇案例调查说明了分级和监测的不同方法可以给认知-行为治疗实践者借鉴应对这类问题。作为一个认知-行为治疗治疗师,能力提升的一个重要方面就是建立一个和合作的来访者团队有关的测量资源库。

专栏 5.5	在一个人经历强迫性仪式行为的案例中，量化作为维持治疗中心的一种方式

由瓜伊等人提供的案例报告描述了一些监测与认知-行为治疗相结合的方式。来访者是一位 38 岁的已婚男性，被确诊有严重的强迫症、高焦虑水平、自杀想法和睡眠障碍。他已经被强迫症症状困扰了 30 年。这些问题背后的故事表明了他症状的严重性：

> 他还是孩子的时候，他的父亲是一个酗酒者……在心理、身体、性行为上虐待他。在他 7 岁的时候，他母亲受到身体虐待期间，他藏在衣橱里大声数数唱歌这样他就不会听到他母亲的尖叫声了……在他进入青春期时，他相信自己有可能会变得像他父亲那样，这个想法使他非常焦虑。他回忆到从那天起他就决定做任何避免成为一个暴力、有虐待倾向的人的事情。结果，他开始执行一套完全与他父亲人格相反的仪式行为。比如，他变成了一位完美主义者，极度自制，与他观察到的他父亲放纵的个性相反。完美主义者的行为在学校被他的老师再次加强并维持到大学。他还形成了迷信的仪式行为，比如越过人行道上的线，一直从他的右边经过柱子。这些都形成了与他强迫性规划的自我控制相应的匹配物……有这些迷信是想要避免不幸的。随着时间的推移，他的强迫行为已经涉及他生活的所有方面，包括工作、家庭和娱乐。

(Guay et al., 2005: 370)

为了追踪治疗的整体有效性，定期执行了一套测量焦虑、抑郁和强迫性信念的调查问卷。为了追踪强迫性行为具体领域的细微变化，来访者被要求记录一个固定行为的列表(比如，开车时大声读出路标，检查前门是不是锁上了，检查烤箱闹钟是不是关了)，并且用一系列级别记下每件事发生的频率来评估他信念的强度，这信念是关于(a) 这种想法是怎么可能产生的，(b) 如果没有做那些固定行为，恐惧情况发生的可能性，以及(c) 固定行为的有效性。来访者也会对他克制做每个仪式行为的能力评级并且记录下每天执行强迫症行为的时间。治疗(7 个阶段)对这位来访者很有效。看来他的强迫性思想和仪式行为出自一个核心图式，"我必须控制好所有事情……来避免变得像我父亲那样。"他的强迫性循环的主要方面得到仔细的治疗可以使来访者和治疗师一次解决信念和行为的不同方面，并监测变化的内容。比如，一项作业评估要找出他的行为对他无益，并且阻碍他过上想要的生活的例子。有时在治疗中，当更多全新的适应性解决机制有待开发，来访者因失去了强迫性解决机制而感到不安时，监测通过提醒来访者他实现的进步，消除他的疑惑。最后，在治疗开始时描述他的机能失调程度的一系列测量使得后续 3 年复查可以使来访者有信心实现并维持真正的改变。

防止复发:终止,制订下一步计划

由认知-行为主义心理咨询师广泛使用的一系列观点和方法与*防止复发*的理念是联系在一起的。马拉特和戈登(Marlatt and Gordon, 1985)发现许多来访者通过治疗改变了他们的行为后起初可能有好的进展,但他们在某些节点上会遇到某种危机,导致原来的问题行为再次发生。这个模式在对食物、酒精、毒品或吸烟有瘾的来访者身上尤其普遍,但是在任何行为改变方案中都能找到。马拉特和戈登(1985)作出结论,在认知-行为治疗工作中为这种可能发生的事情做好准备,并且为来访者提供处理复发事件的技能和策略是很必要的。防止复发的标准方法包含了认知-行为方法的应用。比如,"复发"的"糟糕突变"可以被重新定义为一次"小错"。来访者可以辨别那些可能引起小错的情况,获得一些解决问题的社会技能。马拉特和戈登(1985)描述了与高复发率有关的三种经历:"情绪低落"(感到沮丧),"争吵"(人际冲突)和"加入组织"(从他人而来的重新开始酗酒抽烟的压力等)。来访者可获得书面说明告诉他们如果出现一个小错时要采取什么行动,或者打什么电话。瓦尼加拉滕等人(Wanigaratne et al., 1990)和安东尼等人(Antony et al., 2005)描述了一些防止复发理念可以应用在咨询中的其他方法。

专栏 5.6　认知-行为治疗怎样"认知"?

认知-行为治疗由安全治疗关系下认知和行为干预的结合组成。但是认知和行为各自组成部分有多重要呢?认知-行为治疗的本质以研究为导向的一大优势就是有研究者具备技能和资源解决这类问题。有两项研究是关于认知-行为治疗中认知干预的具体作用的。雅各布森等人(Jacobson et al., 1996)提出在贝克的抑郁症认知治疗(Bech et al., 1979)中有三个主要成分。在评估之后,来访者一开始会进入*行为激活*的阶段,包括对行为的自我监测,还有关于行为主义方法的指示。然后是*功能失调想法的矫正*,这一阶段中自发想法会受到辨别和监测,然后引进干预来改变这些想法。最后是处理潜在*图式*的阶段,会呈现出被认为是抑郁行为的首要原因的核心信念和假想。雅各布森等人(1996)召集了150个被确诊有严重抑郁的人,他们被随机分配到三个干预环境下。第一组只接受行为激活治疗。第二组接受行为激活和功能失调想法的矫正。最后一组接受整个贝克式认知治疗流程。治疗师都受到了细致的训练和监管以确保他们仅仅使用研究设计的干预方法。为评估来访者的结果中的变化用到了标准化测量方式,并且还执行了两年的后续追踪调查(Gortner et al.,

1998)。结果的分析很清楚地显示出三组受益于他们接受的治疗程度是一样的。换句话说,将认知方法放在最开始的行为干预中并没有额外的益处。这些调查结果支持了由伊拉尔迪和克拉格海德(Ilardi and Craighead, 1994, 1999)提出的文献评论结果。他们的评论是关于阶段性症状变化在接受认知-行为治疗的来访者身上受到评估的研究。他们发现大多数症状改善都是在治疗的开始几周出现的。考虑到认知-行为治疗的开始阶段是为了评估和案例规划,伊拉尔迪和克拉格海德(1994)的评论结果暗示认知-行为治疗的来访者在接受任何认知干预前就有改善的趋向了。鉴于认知-行为治疗实践者十分强调使用认知方法的必要,这些结果要怎么理解呢?斯奈德等人(Snyder et al., 2000)表示这些研究结果可以理解为非特定方面(即所有治疗中都出现了的过程)潜能的证明。他们特别强调非特定方面中希望的重要地位,认为认知-行为治疗通过清楚易懂的实现个人预期目标的途径提供了一个提升来访者的希望的构架,还以指导他们能够做什么来实现这些目标的形式给予一种积极的力量。从这个观点来看,治疗上结合功能失调想法和图式是有帮助的,不是因为他们解决了抑郁的认知根本问题,而是因为它们在一系列阶段中一直给创造希望的构造性活动提供机会。

关于认知-行为咨询方法的评价

认知-行为主义的概念和方法已经为心理咨询做出了巨大的贡献。在心理咨询领域中,看看有关这个主题的逐渐增多的文献著作,我们就可以看出,该领域中的研究者和从事治疗的实践者们的精力和创造性在不断增进。认知-行为方法引起了许多心理咨询师和来访者的兴趣,因为这些方法是简单易懂的、实用的以及强调行动的。大量广泛的咨询技术为心理咨询师提供了一种能力和力量。研究文献资料充分证明了认知-行为治疗在广泛情形中的有效性。

专栏 5.7 认知-行为治疗比其他心理咨询/心理治疗方法更有效吗?

认知-行为治疗得到广泛采用,就像在医疗制度如英国国民健康保险制度(NHS)中最可能提供的就是认知-行为治疗,这很大程度上是因为积累了大量关于认知-行为治疗整治各样的病症的有效性的研究证据。大量有质量的研究证据使认知-行为治疗拥护者声称他们的方法是目前能实现的唯一一种最有效的治疗模型。比如,由韦斯特布鲁克等人(2007)编写的认知-行为治疗的导言课本包含了一张表格(p.12),其中概括了由罗斯和福纳吉(2005)发表的关于治疗效果的权威评论。韦斯特布鲁克等人(2007)理出的表格呈现了四种治疗方法(认知-行为治疗、人际、家庭和精神动力)的功效证明,包含一个问题种类的列表,比如抑郁、恐慌、焦虑等。其中很清楚地表示在研究证据的基础上,认知-行为治疗是针对所有这些情况的治疗选择。但是这样的分析有多可信呢?在解释累积的研究结果的结论时,需要记住理论心理学中认知-行为治疗的历史根源是认知-行为治疗的研究者比其他治疗的研究者更多。因此相比其他治疗,关于认知-行为治疗效果的证据更多,也就意味着像罗斯和福纳吉(2005)这样的评论家或者国家临床高标准研究所(NICE;一个评价医疗干预证明的英国政府机关)可以很有信心地推荐认知-行为治疗作为一种"证明有效"的治疗。

但是,仍然存在大量关于其他类型治疗有效性的证明。比如,由埃利奥特(Elliott, 2002; Elliott et al., 2004)提出的关于以人为中心的实验性治疗的评论表明其效果层次和认知-行为治疗相等,甚至在一些案例中更好。还有,一个大规模调查中1 300名来访者在英国国民健康保险制度下接受了心理咨询,斯泰尔丝等人(2006)发现接受认知-行为治疗的来访者与接受以人为中心的心理咨询或精神动力心理咨询的来访者在成果上没有差别。认知-行为治疗的证据基础也需要考虑到许多认知-行为治疗研究关注的是针对特别具体的症状而设计的明确的认知-行为治疗方案的有效性,比如恐惧或者强迫性仪式行为。相对而言,大多数在常规实践设定下的来访者或病人,对于恐惧与人际关系难题、自卑和其他问题混合的情况,会产生很多问题。总的来讲,说认知-行为治疗是一种有效的治疗形式是合理的,也是被来访者们认可的。但是它与其他治疗形式比就更有效吗?对于非常具体的行为问题比如恐惧和强迫症——可能是更有效。对于更普遍化的抑郁、关系问题和焦虑——可能并不。

尽管认知-行为治疗的成就和优点毋庸置疑,但是在当下认知-行为治疗理论和实践的整个框架中可能还存在一些矛盾的领域。其中一点是在一些实践者(和训练者)强调对具体症状使用特别具体的治疗程序的治疗指南或方案,与来访者个人呈现的复杂生活和现实之间的不一致中产生的。调查研究(来访者都是根据严格的包含和排除标准仔细挑选的)中提供的治疗阶段数量与治疗师在个人实践设定下处理复杂案例时提供的阶段数量不同便反映了这种矛盾。韦斯特等人(Westen et al., 2004)分析了这些数据,发现调查研究中通过认知-行为治疗治疗抑郁的平均阶段数量远远多于认知-行为治疗治疗师与患抑郁来访者的私人实践中执行的平均阶段数量。一个导致"简单-复杂"问题的原因是大多数认知-行为理论家、研究者和实践者开发精神病分类提供的框架时的热心。

当然,在心理咨询/心理治疗领域,关于精神病诊断作为治疗选择和心理治疗执行的一个指导还存在重要的争辩。从精神疾病分类学进行治疗的一大好处就是它加强了心理咨询和主流医疗之间的联系。但这一说法又可以被驳倒,因为从根本上说认知-行为治疗在概念上与精神疾病分类学的使用并不一致。这是由于认知-行为治疗干预最终总是个人化的,并且建立在认知模式、行为和情绪与个人生活中的具体情况联系在一起的细节性分析的基础上——并不清楚包含了精神病诊断后,认知-行为治疗案例规划又加入了什么(举例,见普森斯和汤普金斯对这一问题的讨论[Persons and Tompkins,2007])。

关于认知-行为治疗理论实践的另一个重要问题是认知-行为治疗是怎样工作的:积极的治疗要素是什么? 在认知-行为治疗中发生了很多难以解释的事。在治疗中有许多非特定或者普通的因素,比如希望和积极期望的诱导、和一位社会上认可的治疗者的关系进展、一系列固定治愈流程、获得对某人问题的解释性框架等。除了这些所有治疗中都有的普遍因素,认知-行为治疗还包含了一个关于具体技巧的列表。但是这些技巧有多重要呢? 举个例子,一些调查表示认知-行为治疗治疗师使用的具体认知改变干预方法,与较简单的行为改变策略相比实际上可能在来访者身上并有太多效果(见专栏5.1)。

认知-行为治疗实践中另一个有趣的方面是情绪表达在认知-行为治疗中的作用。从传统上来说,认知-行为治疗被视为一种治疗形式,通过理智的、认知的分析、反省和计划运作(与那些以强烈"关注情感"为特征的人文主义和实验性的治疗相反)。认为认知-行为治疗的目的是控制住情绪而不是允许感受情绪的观点在艾利斯(1973:56)的陈述中有所提及,即"不管有什么心理或口头上的刺激在冲击他们,实际上并没有正规的理由解释人们使自己特别沮丧、情绪异常激动或者情绪扰乱。"但是从一个不同的角度看,有什么比班尼特-莱维等人(2004)形容的行为实验更情绪化呢。有什么比一个有飞行恐惧的人登上波音737的台阶更可怕呢(即使有他们的治疗师陪伴)? 这里有一种矛盾的感觉,在所有治疗中,认知-行为治疗最想让来访者直接进入经历的强烈情感中(不是简单想想或者谈论它,而是在那个时刻真正地感受它)。问题是认知-行为治疗在其自身的基本理论方面是否有效(认知和行为改变技巧能的娴熟使用)或者最后是否也像其他治疗,因为提供给人们一个信任的关系和其他非特定因素所以才有效。

可能最后认知-行为治疗唯一最特别的方面是其依从于科学方法的规则——构想关于如何在个人行为中开始改变的猜测、进行行为"实验"、将来访者视为一个科学家伙伴,通过测量监测变化并用数字精确表示其情绪状态。在这篇章节前面部分中提到的,认知-行为治疗发展的历史记录,还有在行为主义中的起源都说明了认知-行为治疗实践深远的科学基础。然而,认知-行为治疗的科学基础正在弱化的情况好像很明显。最终,正念不再是一个科学架构。苏格拉底式提问是一个未受检验的实践,缺少足够的定义或研究基础(Carey and Mullan, 2004)。认知-行为治疗案例工作的基础、案例规划的构架正如科学原理,也同样是建立在技巧和临床经验上的活动,这是可以争论的。当然,逐渐认识治疗关系的重要性带来了对个人和主观领域的重要性的深刻意识。理解这种矛盾的另一个方法就是欣然接受认知-行为治疗的独特能力(不在理论方面就在实践方面),仍然愿意并能够在有效治疗中连接个人经历中个人的有创意的方面和客观/理智的方面。

结 论

认知-行为主义传统为心理咨询师和来访者提供了一种巨大的资源。这种方法的操作性及实效性意味着存在着大量的治疗技术和策略,这些技术和策略可以应用于不同的来访者和他们的问题。可以看出,认知-行为主义传统的创造性在于它利用了建构主义者和关注解决方法的思想,在于在寻求综合各种观点的过程中,许多认知-行为主义理论家和治疗师乐意相互交流和对话。在本章讨论的所有治疗模型中,从行为的矫正到心智的训练,一个重要的主题是,它们一致关注的是来访者的力量、他/她的改变能力,而不是关注对"问题"的冗长探讨。这些治疗师是新近出现的强调"积极心理学"的先驱(Seligman and Csikszentmihalyi, 2000)。此外,作为改善实践的一种手段,认知-行为治疗一直尊重研究的价值。这已经使心理治疗的实践者能够以一种建设性的方式来批评和质问,使他们快速地从其同事的发现结果中进行学习。最后,在目前所有治疗中,认知-行为治疗可能是最适合我们时代社会和政治环境的治疗。它并不保证会揭示很多个人意义或文化转型的方式。它并不想质疑当代生活的脱节和疏远现象。它所做的是帮助人们回到正轨,打造对他们来说可以实现的最好的生活。

思考与讨论的问题

1. 与其他你研究过的心理咨询方法相比,认知-行为治疗的优点和缺点是什么?在处理某种类型的来访者问题或者某类来访者时,认知-行为治疗有没有具体的优点/缺点?

2. 认知-行为主义治疗特别强调科学性,有什么优缺点?

> 3. 如正念和建构主义这样的"第三股浪潮"理念在多大程度上表现出完全从行为主义和认知-行为治疗的基本理念脱离的概念?
>
> 4. 选择一本此章节中列出的,或者你当地图书馆里有的包含认知-行为治疗的自助书。你认为依靠这本书作为治疗援助的来源效果有多好?结合书本与一位治疗师的定期见面可能有什么好处(以及缺点)?
>
> 5. 认知-行为治疗在多大程度上受文化限制?这种咨询治疗是不是在拥有西方价值观世界观的人身上效果最好(或最差)?还是这种治疗在全球都适用?以你对不同文化的知识为基础,想想认知-行为治疗可能与某种文化的标准、信念和价值观相一致,或者可能在文化上相异的一些方面?

进一步阅读的建议

在认知-行为主义传统中,一贯最引人注目和发人深思的作者之一就是唐纳德·梅钦鲍姆。他关于创伤后应激障碍(Meichenbaum, 1994)的著作对认知-行为主义和建构主义者的观点和方法应用于临床困难问题进行了极好的阐述。

韦斯特布鲁克等人(2007)和莱德利等人(2005)写了有关认知-行为治疗的非常具有可读性的导论课本,更细致地调查了前面章节里讨论到的许多问题。斯科特等人(1995)和多布森(2001)在认知-行为治疗理论和实践上,为探索更高深的问题做出了宝贵的贡献。学习认知-行为治疗在实践中是如何工作的一个很好的方式就是通读一本含有认知-行为治疗的自助的书(Butler, 1999; Silove and Manicavasagar, 1997; Veale and Wilson, 2005; Greenberger and Padesky, 1995; Williams et al., 2007)。

第六章　以人为中心治疗的理论与实践

- △ 导言
- △ 以人为中心治疗的演变
- △ 以人为中心治疗的基本理论框架
  - 治疗关系
  - 共情
  - 和谐与在场
  - 治疗过程
- △ 经验性聚焦
- △ 情绪聚焦治疗方法
- △ 以人为中心理论的深入发展
- △ 以人为中心治疗可以和其他方法联合吗？
- △ 结论
- △ 进一步阅读的建议

导 言

我们在第二章中简要地介绍了影响卡尔·罗杰斯工作的社会及文化背景,这表明罗杰斯的治疗方法在某种程度上根源于美国社会。与罗杰斯有关的治疗,在不同的时间里有不同的叫法,诸如"非指导性的""以来访者为中心""以人为中心"或者是"罗杰斯学派的"治疗。这种治疗不仅是过去五十多年来心理咨询和治疗运用最为广泛的治疗之一,而且也提供了许多观点和方法,这些观点和方法已经被整合成其他的治疗方法(Thorne,1992)。与其他主流诸如心理动力学和认知行为主义主流咨询理论相比,以人为中心的方法包括一系列清晰然而仍有些叠加的小组(Bohart,1995)。沃纳(Warner,2000a)和桑德斯(Sanders,2004)把以人为中心的方法描述为一种更类似于一个"国家"集合的治疗法,在这个国家中包括大量的"部落"。这些"部落"包括经典来访中心/以人为中心治疗,聚焦方式、存在理论如情绪聚焦法(EFT)以及一些其他版本的存在主义治疗。

可能存在两个基本的治疗原则,这两个原则定义了作为人本方法的成员资格。第一个原则是,以人为本的从业者寻求与来访者建立一种关系,这种关系的特点是高度尊重、平等和真实。来访者被认为是他或她自己的生活和问题的专家,而且是在一种便利关系的背景下,这个人可以来识别并接受他或她自己的解决生活挑战的个人解决方案。第二个关键的治疗原则是这样一个假设:与来访者一起工作能使他们更加意识到自己的每一刻或"此时此地"的体验。这个想法是,在日常生活中遇到困难的思想和感觉模式,不断地被重新创造,无论来访者在哪里,并且愿意进入现在,给来访者和治疗师提供机会去了解这些模式并改变它们。观察这种治疗活动的另一种方法是将其视为以过程为导向的工作——过程概念是所有以人为本的实践的中心结构。

本章目的是概述人本的咨询方法。最初,这是通过探索"古典"的以人为本的心理咨询理论和实践来实现的(Mearns and Thorne,2007)。对这一传统方法的贡献(Gendlin,1981),情绪聚焦治疗(Greenberg et al.,1993)和"预治疗"(Pronty et al.,2002)也进行了研究。尽管存在主义治疗、格式塔治疗法和人本的方法之间存在着重要的重叠,但这些观点的贡献在第十章中讨论过。本章在对人本的咨询方式的评价中结尾。

专栏 6.1　咨询行业中的人本主义

在 20 世纪 50 年代,以来访者为中心治疗的出现是美国心理学运动的一部分,在这次运动中,美国心理学对以下两种理论即当时主导心理学的两大理论:精神分析和行为主义,在"人性"上提供了另一种选择:"人本主义"心理学。这次运动逐渐被称为"第三势力"(与其他以弗洛伊德的观点和斯金纳的观点为代表的主要势力相比)。除罗杰斯之外,早期人本主义心理学的中心人物还包括亚伯拉罕·马斯洛(Abraham Maslow)、夏洛特·布勒(Charlotte Buhler)、西德尼·朱拉德(Sydney Jourard)。这些心理学家对心理学拥有共同的看法,即心理学应当为人类的创造力、成长和选择能力提供一席之地。这种心理学受到了欧洲存在主义哲学和现象学传统的影响,也有东方宗教的影响,比如佛教。在人本主义心理学中,人们的意象是一个在现实世界中努力寻找意义和实现的自我。布杰德(Bugental,1964)为人本主义心理学总结了五个基础假定:

1. 人类,作为人,是总体取代各部分的总和,是不可能把人看成某一部分的组成的。
2. 在人类这个特别的情境中,人的存在有他自身的意义,在宇宙生态学上也是如此。
3. 人是有觉察的,并且能知道自己的觉察,这就是所谓的意识。人类的意识通常包括对自我在和别人相处环境中的意识。
4. 人类会有选择,同样也会有责任。
5. 人类是有目标的,能知道他们创造未来事件,追求意义、价值和创造力的。

人本主义心理学通常是由一系列主要的理论和模型所组成,这些理论和模型是由共同的价值和哲学假设连接而成,而不是由某一一致的理论表述所组成(Rice and Greenberg,1992;Cain,2002;McLeod,2002a)。在心理咨询和心理治疗中,尽管心理综合法、交互作用分析和其他模式也包含大量的人本主义成分,但是最为广泛使用的人本主义方法是以人为中心治疗和格式塔学说。在接下来的一段时期中,人本主义传统对心理咨询和心理治疗的影响和启迪逐渐减弱,现在则出现了这种方法复兴的信号。格林伯格等人(Greenberg et al.,1998a)以及凯恩和塞曼(Cain and Seeman,2002)所编辑的作品集则把重大的研究一起带到以人为中心的、经验的和人本主义的治疗之中。施奈德等人所编辑的《人本主义心理学手册》(*The Handbook of Humanistic Psychology*,2001)一书则对当代许多不同流派的人本主义理论和实践进行了颇有价值的回顾。

一些杂志还有着持续不断的生命力,如《人本主义心理学以及人本主义心理学家》杂志,见证着人本主义传统一直以来的革新。这种革新不仅仅是在精神治疗和咨询中,并且在其他领域如教育、冥想学习(peace studies)和人类生物学方面。米恩斯(Mearns,2004)把人本主义心理学描述为包含着一个"潜在可能的词汇表",这个词汇表主要的贡献就是对当下的社会问题给出策略/解决方法。

以人为中心治疗的演变

以人为中心治疗的产生常常会归结于罗杰斯在 1940 年的一次谈话,在明尼苏达大学的这次谈话中,罗杰斯向一位拜访者讲述了"心理治疗中的新概念"(Barrett-Lennard,1979)。这次谈话后来作为《心理咨询和心理治疗》(Counseling and Psychotherapy,Rogers,1942)一书中的一章而出版。这次谈话表明,通过让来访者去发现他们自己解决问题的方法,治疗师能够向来访者提供最好的帮助。在被称为"非指导性"心理咨询方法中,其强调的重点是把来访者看作专家,而把咨询师看作一种反思和鼓励的来源。在俄亥俄州立大学,罗杰斯及其学生在当时所实施的研究中,目的是研究咨询师的"指导性"和"非指导性"行为对来访者的影响作用。这些研究是心理治疗研究发展历史的第一页,它包括对直接录音的运用以及对实际治疗过程的记录。

在 1945 年,罗杰斯应邀以心理学教授和心理咨询中心主任的身份而加入芝加哥大学。在这个时候,第二次世界大战正接近尾声,大量的军队人员从前线返回,他们中的许多人均遭受着战争的精神创伤。这意味着需要一种可行且实用的方法来帮助这些人去处理从战争中到生活的转变。那个时候,精神分析主导着美国的心理治疗。尽管有足够多且受过训练的精神分析师来进行心理治疗,但是对于大批的士兵来说,精神分析治疗过于昂贵。当时,行为主义治疗还没有出现。罗杰斯的"非指导性"方法代表了一种理想的解决方法,新一代美国咨询师均在芝加哥接受罗杰斯的训练,或者是在其他学院接受罗杰斯同事的训练。正是通过这种方式,罗杰斯的治疗方法才迅速建立为美国心理咨询中一种主要的非医学性的治疗形式。同时,罗杰斯也成功地吸引了充足的资金以使研究项目得以继续。这是重要的标记,然而,在 20 世纪 40 年代罗杰斯开始提倡这种新的治疗方法时被许多有各种背景的专家广泛批评。在 1948 年发行的杂志《医学心理学》(Clinical Psychology)把个别几个引领的专家对非直接治疗的评论或作批评的文章进行了集合发表。你可以在这本特殊的发行物中一目了然地看到对罗杰斯方式的反对的内容总结(Hill and Nakayama,2000)。

20 世纪 40 年代的这些发展是与治疗方法本身的一种重大演变有关。从一开始,"非指导性"这一概念就暗含着一种矛盾。在一种亲密的人际关系中,一方如何做到不在一个方面或者在另一个方面影响到另一方,至少是细微地影响?楚克斯(Truax,1966)以及其他人所进行的研究表明,假设非指导性咨询师实际上巧妙地强化了来访者的某些陈述,当来访者做出其他类型的陈述时,咨询师并不向他们提供好处、鼓励或赞扬。因此,非指导性这一概念中有一些实质的问题。

与此同时,在这种方法中,研究的重点正在从对心理咨询师行为的关注转移到对来访者改变过程的更甚考虑,尤其是来访者自我概念的改变上。重点发生变化的一个标志是把这种方法重新命名为"以来访者为中心"。这一时期罗杰斯的主要出版物是《以来访者为中心治疗》(*Client-centered Therapy*, Rogers, 1951)以及罗杰斯和戴莫德(Dymond, 1954)的研究论文集。

以来访者为中心心理咨询发展的第三个阶段是在芝加哥(1954~1957)后来的几年期间,我们可以把这个阶段看作是通过把早期有关咨询师贡献的观点与后来对来访者思考过程结合起来的一种尝试,并形成一种治疗关系模型。1957年,罗杰斯关于共情、和谐和接纳的"必要且充分条件"的论文后来变成了著名的"核心条件"模型,这篇论文是这个时期的一个重要的里程碑,就像他对"加工概念"理论的论述一样。在罗杰斯所有的著作中,最广为流传的一本是《论人的成长》(*On Becoming a Person*, Rogers, 1961),这本书是对这一时期所出现的演讲及文章的一个汇编。

在1957年,罗杰斯与芝加哥的一些同事有机会在威斯康星大学实施了一个主要的研究计划,该研究计划是对医院里就诊的精神分裂症病人进行以人为中心治疗,然后调查一下这一治疗的过程和结果。这个研究的主要目的之一是检验"核心条件"和"过程"模型的有效性。这项研究引发了从前围绕在罗杰斯周围的亲密小组的一场危机(参见Kirschenbaum[2001]对这一事件的生动叙述)。在回顾以人为中心治疗的历史发展中,巴雷特·勒纳德(1979:187)注意到"研究小组遭受了内部变迁"。研究结果表明,对于这类来访者来说,以人为中心治疗并不是特别有效。同时,研究小组的一些主要成员之间的关系也表现得紧张起来。尽管这个研究项目本身在1963年结束,但是直到1967年,关于这个研究的最终报告才得以出版(Rogers et al., 1967)。

许多重大贡献都是从关于精神分裂症的研究中出现的。用于评估诸如共情、和谐、接纳(Barrett-Lennard, 1962; Truax & Carkhuff, 1967)以及体验的深度(Klein et al., 1986)等概念的新工具也已得到发展。简德林开始构建一种具有持久影响作用的体验过程模型。对精神高度紊乱的来访者进行治疗的机会以及与这些来访者形成治疗关系中所遇到的困难,这些导致研究小组中的许多人开始对他们的治疗实践重新进行检查,特别是对治疗过程中和谐的影响作用的评价提高。以来访者为中心治疗的治疗师,诸如施莱恩(Shlien)发现,高度共情的、反映的操作模型对于那些焦虑的芝加哥大学生和其他来访者来说是有效的,但这种操作模型对于那些闭锁于自己内心私人世界的来访者来说则是无效的。为了与这些来访者建立联系,咨询师不得不甘愿冒开放的、诚实的和自我揭露之险。包括八名治疗师在内的研究阶段也刺激了研究者把重点进一步放在和谐上,这种对和谐关注的增强使得其他主要从事治疗的人员能够对治疗进行记录并参与到对话之中。在罗杰斯等人(1967)的报告内容中,对这种对话进行了叙述,从这里可以看出,这些局外的评论者常常会对一些以来访者为中心小组成员那种消极被动且

"呆板的"风格进行激烈的批评。从精神分裂症研究中所得到的这些更为经验性的资料成果可以在罗杰斯和史蒂文斯(Rogers and Stevens,1968)一文中找到。

威斯康星研究项目又遭到了马森(Masson,1988)的批评。马森认为,以人为中心临床治疗师的接纳和真诚从来就不能够去克服来访者所遭受的令人震惊的制度化和压抑:

> 病人的生活处于一种压抑状态之中。尽管罗杰斯对他们共情和友善,但是卡尔·罗杰斯并不能够感知到这种压抑。他如何能够如此容易地理解充斥他们每天生活的高压和暴力?什么事情(罗杰斯所写)也不能够说明任何真诚的人类对他在这种大型医院中所遇到的病人的反应。
>
> (Masson,1988:245)

作为反驳,罗杰斯等人(1967)对起源于"所有公共机构"工作中的争论进行了大量详细的讨论,显然,他们正在试图处理马森(1988)所描述的问题。罗杰斯等人(1967:93)评论道:

> 显然是冗长的且未说出的研究主题之一是,由于这一事实,即我们的来访者是精神分裂的,不必要去发展不同的研究程序或不同的理论。我们发现,他们与我们已经治疗的其他来访者拥有的相同之处远远多于不同之处。

这段文字说明,在力量的不平衡、标志的存在以及拒绝这几种成分中,至少有一种成分不是重要的因素。威斯康星实验结果也标志着巴雷特·勒纳德(1979)所谓的以来访者为中心治疗中"学派"时代的结束。到这时为止,罗杰斯及其研究基地周围已经形成了一个明确的核心层,我们可以把这确定为一种分散且一致的思想学派。在威斯康星研究项目之后,以来访者为中心治疗支离破碎,因为曾经追随罗杰斯的人们已经转移到不同的地方,而分别独立地去追求他们自己的思想了。

罗杰斯本人来到加利福尼亚,一开始他是在西部行为科学研究所,后来,在1968年,他则来到拉加拉(LaJolla)的人的研究中心。他开始积极参加谈心治疗小组,以及组织的变化和社会团体的建立,在随后的生涯中,他则致力于东西方关系以及南非的政治变革(Rogers,1978,1980)。关于他的个体对个体的治疗方法,他则没有进行任何意义的进一步发展。一般来说,以来访者为中心这一观点向团体、组织和社会扩展意味着把这种方法看作是关于来访者的方法已不再合适。除针对个别来访者之外,"以人为中心"这一术语逐渐开始作为一种描述针对更大团体治疗和个体来访者方法的方式而流行(Mearns and Thorne,2007)。

当时,其他一些重要人物(简德林和施莱恩)则返回芝加哥。前者继续探索他经验性方法的含义,后者则实施关于限时的以来访者为中心治疗有效性的研究。巴雷特·勒纳德最终返回澳大利亚,仍然从事理论和研究工作。在创建训练人们使用咨询技术的新方法中,楚克斯(Truax)和卡克胡夫(Carkhuff)是主要人物。在多伦多,赖斯是探究以来访者为中心观点和认知心理学中信息加工模型之间关系研究小组的领导。这些不同的个体,诸如简德林(Gendlin)、戈登(Gordon)、古德曼(Goodman)、卡克胡夫(Carkhuff),均为建立咨询程序做出了贡献,这些程序的目的是使普通的非专业人员能够运用咨询技术去帮助其他人(参见 Larson,1984)。

李特尔(Lietaer,1990)总结了在以来访者为中心理论和实践中后威斯康星的发展。他注意到,尽管已经有许多有益的新方向,但是,作为一个整体的治疗方法仍然缺乏一致性和方向性,且没有来自罗杰斯的有力而权威性的支持。因此,尽管定期对以来访者为中心和以人为中心治疗进行回顾,同时哈特和汤姆林森(Hart and Tomlinson,1970)、莱温特和施莱恩(Levant and Shlien,1984)、李特尔(Lietaer et al., 1990)以及威克斯勒和赖斯(Wexler and Rice,1974)等人汇编的研究实践也包含有更多的有益资料,但是,仍有一种逐渐漂离和分割随后,影响作用降低的感觉。以来访者为中心或以人为中心治疗在美国的影响已经变得逐渐削弱,部分是由于它的核心思想已经被吸收到其他治疗方法之中,尽管这种治疗在英国、比利时、德国和荷兰仍然是一种主要的独立势力(Lietaer,1990)。

在五十多年中,以人为中心治疗的演变阐明了许多重要的社会和文化因素。以来访者为中心治疗的创建是源于欧洲"顿悟"理论和美国价值观的一种综合(Sollod,1978)。在这个模型中,强调的重点是自我接纳和理论的简洁性,这使得它完全适合作为一种治疗从战争中返回的士兵的方法,同时,也使这种治疗在当时的影响力达到了顶峰。在战后的美国,"心理健康行业"不断增加的竞争导致这种影响力逐渐削弱,因为那些需要特殊技术、特殊成分且快速治愈的其他治疗方法开始出现。此外,美国保险公司坚决主张在支付治疗费用之前,对来访者进行诊断,这种主张被认可而不利于以来访者为中心治疗的兴盛。最后,无论是在学术界还是在独立的专业协会中,均未能保持一种稳固的制度基础,这进一步使这种治疗衰落。在其他地区,比如在欧洲,那些在国有教育机构和非官方机构中工作的咨询师和治疗师受到了极大的保护而免受这些压力,这使得以人为中心治疗能够兴盛起来。在这些地区中,也有罗杰斯协会和训练课程。

以人为中心治疗的基本理论框架

这里对以人为中心理论的总结是基于罗杰斯的一些著作。罗杰斯是一个和其他心理咨询或精神治疗家相比不太寻常的人。因为他致力于依据一系列论点为他的理论位置创造出严谨的逻辑言论(参见罗杰斯,1957,1959)。米恩斯和桑恩(Mearns and Thorne,2007)增加的深入的论点反映了以人为中心治疗后来的理论推理。

以人为中心治疗开始于体验,也结束于体验。正因为这样,以人为中心治疗的概念和实践组成是基于以个体知识为主的现象学方法。现象学是由胡塞尔(Husserl)和其他思想家发展而来的一种哲学探究方法(参见 Moran, 2000; Moran and Mooney, 2003),这种方法被广泛应用于存在主义哲学,存在主义哲学的观点是,通过探究和描述人们经验事情的方式,能够获得有效的知识和理解,而非试图通过抽象理论去构建知识。现象学的目的是描述个人经验的本质和实质。除心理治疗之外,现象学已经被广泛应用于许多其他的研究领域。例如,社会生活领域。现象学技术包括"打破"假设,即人们对正在被调查的现象所持有的假设,努力以一种尽可能全面和敏感的方式去描述这种现象。"打破"或"搁置"假设的行为意味着现象学研究者(治疗师)并不把他或她对经验的理论假设强加于作为研究对象的现象上(事件、过程、体验)。

现象学主张大量的牵连(关联)。它生产"近经验"的概念,这些经验是为了直接俘获当下发生了什么而服务的,而不是抽象的远距离的经验。它强调丰富和具体化,描述要包含现象的方方面面(包括是怎样变化的),而不是追求一些笼统的标签。最终,现象学逻辑立场更关注通过对认知者的目的性探索来积极建构意义。没有任何假设说有某个东西是固定不变的,对每个人而言"客观的"现实是一样的。然而罗杰斯和其他以人为中心传统的研究者进行了实验研究,为的是定义和测量以人为中心理论的重要概念,比如共情、和谐、自我概念和经验化加工。在这些研究中运用的研究工具(如问卷)通常是基于对人们如何建立这些经验模型的描述。

现象逻辑学的立场很重要,因为经验这个概念对以人为本主义方法来说是中心。人被看作他或她基于时时刻刻的流动经验对世界做出反应。经验这个概念也被定义为身体感觉的思考、体验和动作趋势的混合物,并且这些是一直变化的。因此以人为中心治疗认为其是不同于认知-行为治疗(CBT)的,并且在情绪和行为上面做了严格的区分。同样在精神动力学上也做了意识和无意识的严格区分。在以人为中心治疗中,认知和情绪、意识和无意识的材料在一个人的"现象学领域"(比如经验流)中通常是交织的。

在以人为中心治疗中,人们被看作是努力实现两种主要的需要。第一种是自我实现的需要。第二种是被他人所爱和获得价值的需要。根据马斯洛的观点,这两种需要可以被看作是独立于生物学生存需要的。然而,当运用"机体评价"这一概念时,人们很可能被看作是一种具体化的生命体(比如对人而言有内在的对错直觉)。

在以人为中心理论中,"自我概念"的观点具有重要地位。人们的自我概念被理解为那些特征或者领域——关于人们能够说"我是……"的经验。所以,举个例子来说,在咨询中,来访者可能会用诸如"我是强壮的,我能够生气,有时我感到脆弱"之类的句子来对他/她自己下定义。对于这种人来说,强壮、生气和脆弱是自我概念的一部分,当他或她感到脆弱或生气时,常常会在感情和因而发生的话语及行动之间形成一种一致。但是,如果这个人没有把他或她自己定义为"教养"(nurturing),且身处能够引起照顾或教养感情的情形中,那么他或她将不能够把那种内心的感觉或感情准确地表达成话语,而将以一种扭曲或不适当的方式来表达这种感情或冲动。比如,假设某人没有采用一种有教养的方式,而变得非常繁忙地"做事情",对于这个人来说,他/她不再需要友谊、安慰或人与人的接触。在感情和准确意识以及把这些感情符号化之间存在着一种分割,据说这种不和谐的状态是存在着的。不和谐是一个非常广泛的术语,它被用于描述来访者所需要咨询的所有一系列问题。

为什么会发生不和谐？罗杰斯认为,在童年时期,人有一种被爱或重视的强烈需要,特别是需要得到父母或重要他人的爱和重视。然而,父母所给予的爱或认可或许是有条件的或是无条件的。在无条件的认可中,儿童可以自由地表达他或她的潜力以及对内心感情的认可。当爱或接受是有条件的时候,是根据行为方式而给予的,如果表现出其他的行为或倾向,儿童就得不到这种爱和接受,那么儿童则会根据父母的价值观学着去对他/她自己进行定义。罗杰斯运用"价值的条件"这一短语去描述父母影响儿童自我概念形成的方式。在上面的例子中,人们可能因"有益的"而得到赞扬或接纳,但也可能因"挚爱的"或"温柔的"而遭受拒绝或嘲笑。因此,不和谐是由于对价值的条件的接触所导致的自我概念的缺裂和扭曲所致。

与理解自我概念如何运作有关的另一种观点是"评估源"(locus of evaluation)的概念。罗杰斯观察到,在对问题做出判断或评价的过程中,人们能够受到外在的定义性的信念和态度定势的引导,或者能够利用他们自己内心有关这些事情的感情以及他们的"有机体评价过程"。过度依赖外部评价就等于继续接受"价值的条件"。以人为中心心理咨询鼓励人们去接受和采纳他们自己的个人内部评价。罗杰斯对人性持一种积极而乐观的看法,他认为,一个可信而有自我意识的人会在内部评价源基础之上做出决策,这种内部评估源不仅对于他/她自己是有效的,而且对于他人也是有效的。尽管在他的著作中可能并没有明确地说出来,但是,他潜在的假设是每个人均具有一种普遍的道德,而且在任何情形中都拥有什么是对什么是错的是非感。

或许值得注意的是,"价值的条件"这一简朴短语中包含了儿童发展以人为中心模型的全部内容。以人为中心咨询师并不拥有一个适合来访者经验的发展阶段模型。环境条件的价值这一简单观点只不过指出了心理咨询师可以为来访者设想一些未解决的童年活动。任务并不是继续寻找这些童年事件,而是允许来访者去追求一种对这些事件的理解,如果他或她选择愿意这样做的话。有趣的一个事实是,童年经验被看作是以内化的价值观和自我概念的形式留下的一种持久的影响。这显然不同于心理动力学的观点,即人们伴随着对真实个体的内化意象长大成人,这些真实个体在来访者童年时期形成,常常是母亲和父亲(参见第四章)。

以人为中心理论中的自我概念表明,人们不仅拥有一个关于自我的概念或定义"这就是现在的我",而且也有一种自我的感觉"这就是理想中的我"。"理想自我"表现了罗杰斯关于人类努力去实现和更高级统合能力的工作中有关一致性主题的另一面。以人为中心治疗的目的之一是使人们能够转移到他/她自我定义的理想方向之中。

以人为中心理论中有关人们意象的一个独特特征是,它努力去描述"机能完善"之人。关于"实现化"或机能完善个体的观点代表了一种重要的方向,即人本主义心理学家对建构另一种精神分析的尝试。弗洛伊德创建了一种定向于理解和解释病理学或"疾病"的理论,这反映了他医学和精神病学的背景。罗杰斯、马斯洛以及"第三势力"则把创造力、享乐性和精神性看作是人类内在的属性,并试图把这些特征包含在他们的理论范围之内。下面就是罗杰斯(1963:22)所描述的机能完善之人的主要特征:

> 他能够体验到他所有的感情,并且不担心自己的感情。他自己选择证据,但也对其他所有来源的证据持开放态度。他完全参与到存在和变成他自己的过程之中,因此,他发现,他真的非常擅长社交。他完全生活在此刻,但是他认识到这是最健康的生活。他是一个机能完善的有机体,由于他对他自己的这种意识,这种意识自由地流入和穿过他的体验,他是一个机能完善的人。

在这里,想象中的人是一个和谐的且能够接受和运用感情去指导行为的人。这个人也是自主的,而不是依赖于他人:"存在和变成他自己的价值"。

在把握以人为中心的人的意象中,所涉及的困难之一是那种教科书版本:什么意味着不可避免的不完善性。这是咨询理论的领域,在这个领域之中,有生命力的口语传统和书写记录之间的裂缝特别明显(参见第三章)。在罗杰斯看来,实现的倾向或发展倾向是重要的,人们总是处在这个过程中,始终在改变。心理学理论的任务不是去解释这种变化,而是去理解正在发生的事情引起变化和发展。"变成一个人"的观点吸收了这种概念。根据以人为中心的思想,将任一个概念化的人描述一个静态且稳定的实体都是不充分的。其目的总是去建构一个概念化的过程。在这一方面,可以认为这种理论中早期的一些成分(诸如自我概念的观点)把太多的重点放到了静态的结构上。我们可以更为一致地来谈论一个"自我过程"。机能完善者的意象同样地给人以这样一种印象,即这是一个持久的结构,它能够永远地被达到,而不是可能包括不一致和失望阶段的一种过程。通过缺乏有关人格特质或类型的任一观点,以及在以人为中心治疗师中强烈反对贴标签或诊断来访者的任何尝试,也能够表现这种模型的过程定向。

这一事实强调了这种方法中所应用的人的意象的重要性,即这种定向把咨询师的技术专长放在了相对不太重要的地位,同时这种定向主要集中于咨询师的态度或人生观以及治疗关系的质量(Combs, 1989)。比如,以人为中心理论和实践在课本中的重要介绍(Mearns and Thorne, 2007)对咨询师面对个人挑战提供核心条件做了重点叙述。并且,"自我工作"也是非常必要的,为的是能够在和谐的基础上获得以人为中心的来访者关系。

以人为中心理论治疗的其他重要方面会在后面的部分中再详细叙述。

治疗关系

以人为中心咨询的核心是一种关系治疗。那些生活于情绪问题之中的人们已经被卷入一种关系之中,在这种关系中,他们的经验遭受到他人的拒绝、限定或者是忽视。正在康复的是一种关系,在这种关系中,自我得到了充分的接纳和尊重。罗杰斯在他的陈述"治疗人格改变的必要且充分的条件"中总结了这种关系特征可能会产生的影响:

为了发生这种建构性的人格变化,这些条件存在且继续一段时间则是有必要的:

1. 两者处于心理接触之中。
2. 首先,我们称之为来访者的人,是处于一种不一致的、脆弱且焦虑的状态之中。
3. 我们称之为治疗师的第二个人,在这种关系中是合适的或者是完整的。
4. 治疗师对来访者表示无条件的积极关注。
5. 治疗师对来访者的内心结构进行一种共情性的理解,同时努力与来访者交流这种理解。
6. 治疗师与来访者交流中的共情性理解和无条件积极关注会至少得到最低程度的完成。

其他条件并不是必要的。如果这六种条件存在且能够继续一种时间的话,那么这将是充分的。接下来将是建构性人格改变的过程。

(Rogers, 1957: 95)

随后,对治疗关系的明确表述已经变成了著名的"核心条件"模型。这个模型详细地说明了有利于实现和成长的人际关系环境的特征。

在以人为中心治疗的训练和研究中,受到最多关注的治疗关系中的三个因素分别是:咨询师的接纳、共情和真诚的品质。如上所述,运用"无条件积极关注"这一术语,而不是普通的"接纳"观点。

核心条件模型表现了罗杰斯试图点出其方法的本质的努力。这也表现出向其他治疗师和学派思想的大胆挑战——声称这些条件不仅是重要的或有用的,而且就其自身来说是充分的。声称没有其他治疗成分是必要的这一观点导致了以人为中心理论学派同精神分析学者和行为主义者之间的一场正面对质。比如,精神分析学者把解释看作是必要的;而行为主义者则把产生行为改变的技术看作是重要的。这个模型也激发了一大批重要的研究,这些研究已广泛地支持了罗杰斯的立场观点(Patterson,1984)。然而,当代许多的咨询师和治疗师更愿意把这种"核心条件"看作是众所周知的咨询师和来访者之间"治疗联盟"(Bordin,1979)的成分。

> **专栏 6.2** 　　前治疗:与人际关系困难的个体建立联系的一种以人为中心方法
>
> 　　罗杰斯(1957)所提出的"必要且充分条件"理论已经被广泛地看作是突出了共情、和谐和无条件积极关注的重要性,以及一种建设性治疗关系的基本成分。罗杰斯模型中的开放性的陈述"两者处于心理接触之中"得到的关注则较少。在许多的咨询情形中,假设一种足够深的基本心理联结的存在或许是合理的。无论个体如何焦虑或沮丧,他或她总会保持某种考虑心理现实的能力,这种心理现实的典型内容是:谁是与自己直接相关的、亲近的,这个亲近的人是咨询师或者是其他的某个人吗?然而,有一些人,他们与另一人类存在体的基本接触存在着巨大问题。这些人或许是那些已经遭受生活经验创伤的人们,他们极度焦虑,已经被送进专门的机构中,或者是服用了镇静剂。或者是那些遭受认知损伤的人们。被认为是精神分裂症或丧失学习能力的人们或许也属于此列之中。针对来自这些群体中的来访者的咨询则相当少。在以人为中心治疗中,罗杰斯及其同事在威斯康星大学进行了开拓性的工作,以研究针对医院里的精神分裂症病人的咨询过程(Rogers et al.,1967)。普鲁提(Garry Prouty,1976,1990;Prouty and Kubiak,1988;Prouty et al.,2002)以一种前治疗方法的形式对这种开拓性工作进行了发展。罗杰斯(1968a:188)写道,威斯康星研究项目使他知道"精神分裂症的个体倾向于抵制这种关系,其抵制方式或是几乎完全地沉默……或是滔滔不绝地谈话,这种谈话同样能够有效地阻止一种真正的会心。"普鲁泰已经设计了抵消那种"抵制"的方法,即以非常简单的方式,将咨询师能够意识到的来访者的外部世界、自我和感情以及与他人的交流,反映出来给回来访者。目的是在心理接触中恢复来访者的能力,结果,可以使他们能够接受传统的治疗。范沃德(Van Werde,1994:123-124)中的两个例子阐明了在实践中是如何操作这种技术的:
>
> > 　　克里丝蒂娜走进护士的办公室,直愣愣地站着,双眼直直地盯着前方。显然,她处于一种封闭、闭塞的状态之中,但是她已经来到办公室或是来找护士了。其中一位护士没有立刻让她回到房间或教育性地告诉她首先应当敲门然后再走进来,而是共情性地反映发生了什么事情:"你站在办公室里。你向窗户方向看去。你正在凝视。"这种反映好像能够使克里丝蒂娜联系到她的感情,并且把她自己从她不能够控制的内心世界中解脱出来。她现在说道:"我担心我的母亲快要死去了!"随后,她自己转身走向起居室。半精神病的情绪得到处理,她也再次

> 控制住了自己。
>
> 在每周两次的病人-医护人员的见面会上……大约有20人围坐成一个大圈。突然，一个名叫泰瑞的病人手里拿着一本《圣经》走了进来，他径直向我走过来，让我看其中的一页并说道："我能够让这些词语发生变化。"我注视着他的眼睛，然后也指着《圣经》回答道："我能够让这些词语发生变化。泰瑞，我们正围着一个圆圈坐着呢。你则正站在我身边，让我看《圣经》。"所有的这些反映使泰瑞认识到他正在做与大家格格不入的事情。考虑到这种情景，他便拿把椅子静静地坐在我们围成的圆圈旁，使自己和大家一起来分享现实。
>
> 尽管前治疗方法主要用于那些损伤严重的个体，但是，当机能更为完善的个体从人际关系中退出期间，同样也可应用这种方法。前治疗方法吸收了以人为中心的核心原理，如尊重、接纳、乐意走进他人的内心参考系以及对实现的过程充满信心。更多在前治疗方面的信息资源可在彼得斯(Peters，1999，2005)和桑德斯(Sanders，2006)的报告中获得。

在以人为中心治疗中，必要且充分条件模型的准确性和广泛性存在相当大的争论。比如，罗杰斯(1961：第三章)自己就曾列出了一系列关于帮助关系的特征：

- 我能够运用某种方式让他人觉得我是值得信任的，以及在某种深度上是可以依靠的或稳定的吗？
- 作为一个人，我能够充分地表达，以使"我是什么"能够被清晰地交流吗？
- 我能够使自己的经验对他人持积极的态度吗？如热情、关心、爱好、兴趣、尊重。
- 作为一个人，我强大得足以独立于他人吗？
- 我自身安全得足以允许他/她离开吗？
- 我能够让我自己完全进入他/她的感情和意义世界，并把这些看作是他/她正在做的吗？
- 当他/她向我展现时，我能够接纳其各个方面吗？
- 在这种我的行为将不会被看成一种威胁的关系中，我能够以充足的敏感性来行动吗？
- 我能够帮助他人从外部评估的威胁中解脱出来吗？
- 我能够应对这种正处于变化过程中的个体吗？或者是我将会受到他的过去和我的过去的限制吗？

这个序列不仅包括了共情、和谐和接纳的品质，而且也提及其他重要的助人特征，诸如一致、边界意识、人际敏感性以及当前中心。后来，罗杰斯也认为，治疗师的"在场"

是一个重要因素(Rogers, 1980)。桑恩(Thorne, 1991)坚持认为"亲切感"应当是一种核心条件。这些对模型的修正可以看作是更清晰地表达其意义的尝试,或者是试图找到清楚表达独特的"个人的"关系这一概念的新方法(van Balen, 1990),而不是改变模型的基本框架,这种基本的框架仍然是以人为中心治疗实践的基石(Mearns and Thorne, 2007)。

> **专栏6.3　卡尔·罗杰斯的持久影响力**
>
> 　　罗杰斯50周年纪念出版的多个重要出版物对咨询和精神治疗专业都是一个激励,激励学界对于罗杰斯观念持续的影响力和相关度再一次评价,一些文章主要综合地回顾了罗杰斯的"遗产"。(Hill and Nakayama, 2000; Orlinsky and Ronnestad, 2000)。还有些论文重新点出了罗杰斯(1957)"必要且充分条件"论文的重要性(Brown, 2007; Elliott and Freire, 2007; Farber, 2007; Goldfried, 2007; Hill, 2007; Lazarus, 2007; Mahrer, 2007; Samstag, 2007; Silberschatz, 2007; Watson, 2007)。总体来说,这些评论坚固了以人为中心理念和方法的持久影响力。当下理论家中唯一一个认为罗杰斯有错误的是 Mahrer(2007)。女权主义精神治疗师劳拉·布朗(Brown, 2007:258)开始思考一个论题,在当下以人为本理论中观察罗杰斯50年前留下的到底有多少是真正真实保存到今天的。奥林克斯(Orlinksy)和罗奈斯泰得(Ronnestad, 2000)证明了当下有着高度影响力的"工作联盟"概念在某种程度上归功于罗杰斯对个人特有和利他化关系的公式原型。另一方面,这些评论家中的大部分也在争论说,罗杰斯的著作中有一些重要的因素被遗漏了,比如赞赏有着不同感受模式和问题解决方式的来访者有着不同的需要(Lazarus, 2007; Silbershatz, 2007),认可对社会权力和控制的现实性的关注(Brown, 2007)。显然,那些在21世纪早些年中提出的对罗杰斯理念的评判很大程度上与20世纪40年代出版的批判内容相似。(Hill and Nakayama, 2000)

共情

　　共情性反应的重要性已经成为以人为中心咨询方法的独特特征之一。对于来访者来说,可以认为被"倾听"或被理解的经验会导致一种更强的能力,即探究和接纳自我中以前被否认方面的能力。然而,"核心条件"模型中所包含的共情这一概念显然存在着大量的困难。当研究者试图去测量咨询师所表现出的共情反应的水平时,他们发现,不同观点所进行的等级评定产生了不同的结果模式。来访者、咨询师和咨询之外的观察者对某一咨询师关于某一来访者的陈述会有不同的评定(Kurtz and Grummon, 1972)。在共情、和谐和接纳之间，让评定者做出准确的区分则是困难的。在研究者的助手看来，这三种品质都表现在一段用于评定治疗的录音带中。最后，在概念的选择性解释中产生了一些哲学性的困难。罗杰斯把共情的特征描述为一种"存在的状态"。楚克斯和卡克胡夫则把共情定义为一种交流技能，在一种结构化的训练程序中，这种交流技能能够被模仿和习得。

专栏 6.4　卡尔·罗杰斯是怎样进行治疗的?

卡尔·罗杰斯及其同事所做出的重大贡献之一就是开始对咨询进行录音，以使这些录音后来能够用于研究和教学。这种方法的一个重要副产品之一是，现在仍然存有许多有关卡尔·罗杰斯进行治疗的录音带。这些录音带是无价的档案资料，对以人为中心心理咨询和心理治疗感兴趣的学者和研究者已经广泛地利用了这些录音资料。法波尔等人(Farber et al., 1996)已经汇编了一本书，在这本书中，呈现了罗杰斯的十个案例，在旁边还有以人为中心治疗实践者以及其他代表性治疗学派的注释。这本书的两个编辑——布里克和法波尔(Brink and Farber, 1996)——分析了罗杰斯在这些案例中对来访者所做反应的不同种类。内容如下：

提供定向。罗杰斯在开始治疗之前，倾向于让他自己和来访者对各自的任务进行定位。例如，罗杰斯在开始一次治疗时会说："现在，你是否能够在你的椅子上坐下……我需要与我自己待上一两分钟，可以吗？……那么就让我们安静一两分钟。[暂停]你准备好了吗？"

确认关注。罗杰斯经常会让他的来访者意识到他的存在并且正在倾听。其方式是朝向来访者并说道"嗯—哦，嗯—哦，"或者是认同性地点头。

检验理解。罗杰斯经常会检查他是否已经正确地理解了来访者正在述说话语的意义。

重新叙述。有时候，罗杰斯的话语好像是对来访者所说话语的直接叙述。在其他时候，他的重新叙述是以一种简短陈述的形式，这种简短的陈述阐明了来访者所说话语的核心内容。例子如下：

来访者：我允许自己这么做，我不后悔照顾他人，我也不后悔去爱或者无论什么事情，但是你知道，像，我像个孩子，你知道的，我的这种方式像个孩子，我也喜欢被人爱，就是某种相互作用。我准备开始，我认为，期望是，你知道的，不被冷落或者是像那样一样。但是我不得不，你知道的，开始得到某些东西作为回报。

卡尔·罗杰斯：你需要相互关爱。

来访者：对,对,就是那样。

在第一次治疗中,罗杰斯有时候会用简短的句子来进行重新叙述,就好像是作为来访者来说这些一样。

意识到来访者未表达的感情。这种反应包括对来访者以非言语或语音语调变化的方式所表达的感情做出询问,这些感情来访者没有用言语明确表达出来。

让来访者放心。在众所周知的格洛里亚(Gloria)案例,有许多让来访者感到放心的时刻。例如：

格洛里亚：我没能像我希望的那样常得到它……我喜欢那种完全的感觉。对于我来说,那真的很宝贵。

卡尔·罗杰斯：我想我们中没有一个人能够像我们所希望的一样常常得到它。

有许多时候,罗杰斯通过轻拍来访者或者请求与来访者握握手的方式来让他们感到放心。

解释。罗杰斯极少进行解释和定义,他认为在来访者直接提供的信息之外进行解释或定义是冒昧的。

面质。有时候,罗杰斯会对那些明显逃避困难或痛苦问题的来访者进行面质。

直接询问。对于那些已经提出感情异常的来访者,咨询师会做出这种反应。罗杰斯会问她："那些不同是什么?"进一步对这个问题进行探究。

把帮助的请求返回给来访者。当来访者请求指导或答复时,罗杰斯常常会把这种请求返回给来访者。例如：

格洛里亚：其实我知道你不能够回答——但是,我需要你来指导我或者告诉我从哪里开始,这大约看起来不是如此没有希望……

卡尔·罗杰斯：我可以问一下,你希望我给你一个什么样的回答?

保持和打破沉默。在某些时候,罗杰斯会允许沉默继续下去(有一次竟长达17分钟!)在其他时候,显然他乐意去打断沉默。

自我揭露。例如,对于一个来访者,罗杰斯说道："我不知道这是否将会帮助你,但是,我仅仅是想说——我想我十分理解你——你觉得任何人都认为你非常不好,因为有时候——我自己也有这样的感觉。我知道这种感觉真的比较顽固。"

接纳改正。当来访者指出罗杰斯的某个反应不准确时,他会接纳并改正,并再次努力去修正,然后再继续前进。

布瑞克和法布尔(Brink and Farber, 1996)并没有声称,这一系列反应代表对罗杰斯所使用的治疗策略或技术的一种详尽且广泛的分析。然而,他们确实认为,这一系列阐述了一些不同的形式,在一种人际关系中,可以通过这些形式来表达共情、和

> 谐和接纳的促进条件。他们也观察到,罗杰斯针对不同的来访者采取了不同的行为。他能够调整他的风格以适应特殊来访者的需要和交流风格。最后,显然,布瑞克和法布尔分类系统中所包括的反应并没有与以人为中心治疗保持严格一致,特别是保证和解释。这里的一个教训是,作为一个人比严格坚持一个理论模型的规定更为重要。

在巴雷特·勒纳德(1981)提出的"共情循环"模型中,提出了许多与共情这一概念有关的论题:

步骤1:咨询师的共情趋向。来访者正在积极地表达他/她经验的一些方面。咨询师则是积极地参与和接纳。

步骤2:共情共鸣。咨询师对来访者直接或间接表达的体验进行共鸣。

步骤3:表达共情。咨询师表达或交流他/她对来访者体验的意识的感受。

步骤4:接受共情。来访者正在专心倾听咨询师,以形成一种对咨询师即刻理解的感觉或知觉。

步骤5:共情循环继续。于是来访者继续或重新开始以这种方式来进行自我表达,这种方式可以向咨询师提供有关共情性反应的准确性以及治疗关系质量的反馈。

在这种模型中,共情被看作一种过程,这种过程包括咨询师行为中那些有意识有目的行为。由此可以看出,不同观察者的理解反映了他们的倾向性,即认识到在这个过程中的某一步中正在发生的事情,而不是其他环节中所发生的事情。如果他/她对来访者的表达做出了"趋向"和"共鸣"性的反应(即步骤1和步骤2),那么,咨询师将认为他/她自己正处于与来访者良好共情的联系之中。身处咨询之外的观察者是最能够意识到咨询师实际行为的(即表达共情——步骤3)。另一方面,"被接受的"共情体验将给来访者带来最大的影响(即步骤4)。巴雷特·勒纳德(1981)模型也把共情的定义理解为一种交流技能或存在的方式。只要咨询师需要能够对来访者所表达的感情进行接受和共鸣,那么,共情就像一种存在的状态。但是就这种理解必须被返回给来访者,它也是一种交流技能。

共情循环产生了一个核心条件相互连接的问题。巴雷特·勒纳德的模型描述了一个过程,这个过程包括非判断式开放和接纳来访者提供的所有信息。它也描述了这样一个过程,即咨询师适当地意识到他/她的内心感情以及在咨询关系中运用这些感情。在这种治疗流程中,有效的以人为中心咨询师并没有利用分离技术,而是向来访者提供整个融入咨访关系的机会。其中有种相互关系的感觉,或者是一种布贝尔(Buber)所描述的"我—你"关系(van Balen, 1990)。鲍扎斯(Bozarth, 1984)写道,在心理咨询中的这些方面,对来访者的共情性反应或许会与早期的以来访者为中心治疗所推崇的僵硬的

"意义反映"具有某些类同之处。在鲍扎斯(Bozarth,1984)看来,理想的共情应当是以一种"特殊的"自发的方式来进行反应。

与共情有关的另一个重要的发展则是去调查一下准确、及时且敏感的共情反应的影响作用。巴雷特·勒纳德(1993:6)注意到:

> 在某种个人重大的领域中,逐字逐句地被倾听和深深地被理解的体验具有它自身的某种影响作用——痛苦是否减轻,某些事情最后是否得到理解,对一种感情或内在关系或是不知何故的孤独减少的影响,或是对某些其他的放松或改善的品质的影响。

范艾尔勋特(Vanaerschot,1990,1993)研究了治疗的"微过程",这种微过程通过有效的共情反应而释放,包括:

- 有价值且被接纳的感情;
- 确认某人的身份,认为自己是自治的、有价值的个体;
- 学习去接纳感情;降低精神错乱感("我不是不正常的、怪异的和奇怪的");
- 学着信任并与自己的体验保持联系和交流;
- 对于那些混乱的经验进行认知性重构;
- 促进回忆并组织信息。

最后,关于心理咨询师或精神治疗师阐明一种共情性交流的方式,已经有一些有趣的研究。鲍哈特等人(Bohart et al., 1993)进行了一个研究,研究表明,应用共情性反映是有益的,这种共情性反映在意义上是定向于未来的,且把当前的关注点与未来的方向和目的连接起来。

关于以人为中心理论共情的最近发展,已经把重点从视共情为一种可训练的技能,转到共情的更广泛意义,将共情理解看作进入他人世界的真正承诺的一种成分。这一概念意味着更多的一系列"核心条件",在某种程度上,这一概念则是对最初关于以来访者为中心治疗原理的一种回归。在罗杰斯及其同事开始使用诸如共情、和谐和无条件关注之类的术语之前,他们就把这种方法描述为一种态度或关于"深切关注每个人的意义和价值"的哲学(Rogers,1951:21)。

和谐与在场

在治疗实践中,以人为中心咨询治疗的一个最独特的方面可能在于其强调的重点,即把重点放在和谐(congruence)上。罗杰斯观点的影响意味着,这种经典的以人为中心理论中关于共情、自我、治疗关系和体验的概念已经进入其他治疗方法之中。然而,没有任何一种治疗方法像以人为中心治疗和其他当代人本主义临床治疗师一样强调诚实性、真实性以及积极性对于咨询师的重要性。在以来访者为中心治疗的早期,罗杰斯及其同事把他们的咨询方法建立在非指导性、关注内部参照系和来访者的评估源、自我接纳性的原则基础之上。主要是威斯康星研究计划的结果。在此研究计划期间,罗杰斯、施莱恩、简德林以及他们同事努力寻找与性格内向且患有精神分裂症的住院病人进行深入交流的方式。显然,治疗师对这一过程的贡献以及他(她)在治疗关系中运用自我的能力是成功治疗的关键(参见 Gendlin,1967)。或许由于他自己的训练和专业的社会化,实际上仅仅是在 20 世纪 50 年代后期罗杰斯才开始使用"和谐"这一概念,至少最初,他是倾向于以一种稍微技术性的方式来解释这一概念(Rogers,1961)。李特尔(1993,2001)对罗杰斯著作中的和谐这一概念的演变进行了详细的论述。

罗杰斯(1961:61)认为和谐是在以下情况中发生的:

> 治疗师正在体验的感情是可以利用的、是可以被他所意识到的,他能够点燃这些感情,如果合适的话,可以与这些感情进行交流。没有人完全达到这种条件,但是,治疗师能够越多地接纳性地倾听自己内心的东西,他就越能够毫无畏惧地面对情绪的复杂性,他的和谐程度也越高。

米恩斯和桑恩(2007:75)把和谐定义为:"当其对来访者的外部反应与内部对来访者有关的感情和感觉相符合时,心理咨询师的一种存在状态。"简德林(1967:120-121)把和谐描述为一种过程,这种过程要求咨询师对来访者的这一方面给予有准备的关注:

> 在治疗师心中每时每刻都发生许多大量的感情和事件。其中大部分是与来访者以及当前瞬间有关。治疗师并不需要被动地等待,直到来访者表达隐私的事物或与治疗有关的事情。相反,治疗师能够利用他自己当前的体验并在那里发现他能够利用的资源库,凭借这个资源库,他能够发起、加深和继续开展与一个缺乏机动、沉默且形式化的来访者治疗的相互作用……去真实地反映自我,当然,我必须把一些注意力放在我将要发生什么……我需要大量的一系列自我注意,在这些时刻,我注意到在这些时刻中我有什么样的感受。

巴雷特·勒纳德(1986)所实施的研究导致了对咨询师乐意被看作是和谐的一种重要成分的正确评价。所有这些研究者均以不同的方式强调这一观点,即和谐并不是一种可被展开的技术("在那个治疗中我利用了大量的和谐……"),而是对治疗努力更为重要的东西——一种基本的价值或态度,或者是一种"存在的方式"。怀亚特(Wyatt,2001)呈现了在以人为中心治疗中,关于和谐这一概念的各种不同的思想。

为什么要采用和谐治疗呢?对于来访者而言,什么方法才能够有益于他们与那种和谐的、诚实的且乐意被知晓的咨询师一起开展治疗呢?咨询师的和谐能够对治疗产生许多有价值的影响作用:

- 它有助于发展治疗关系中的信任感;

- 如果咨询师表达并接纳他(她)自己的弱点和不确定的感情,那么来访者就更容易去接受他们自己的这些感情;
- 它为治疗的预期结果之一作出了模范(坦率地、真诚地与他人交往);
- 如果谈话中所暗含的语气、姿态是统一的或一致的,那么,交流将会更清晰、更易于被理解;
- 咨询师能够利用治疗关系中未说出的或"不出声的"成分(Gendlin,1967);
- 它能够促进治疗关系中精神的积极交流。

相反,如果治疗师的表现常常不和谐,那么来访者可能就会变得困惑,对咨询关系缺乏信心,因为在一个安全的地方,他(她)或许会愿意探究那些痛苦或可耻的经历。总体来看,来访者寻求咨询是因为其生活中的其他人已经以一种无声的、判断性的方式来对他们的"生活问题"做出了反应。想让咨询起到作用的一个重要因素就是来访者的信任,即,他们的咨询师正在认真倾听并乐意把他们作为一个个体来接纳,同时也没有那些隐藏的等待释放的谴责。如果咨询师显得开放且真诚,但在触及一个敏感的主题时显得紧张、专注,而且无论何时都是如此,又不提供任何解释,那么,来访者将获得这样一种认识,即这个主题是咨询师所"禁止的",不能够被提及。

近几年,在以人为中心治疗界内部逐渐认识到,和谐这一概念提供了理解咨询实践的关键维度是什么的一种过度个体化的方法。实际上,罗杰斯关于和谐观点的基础是内心体验(感情、情绪、冲动和想象),或是可以被来访者所意识到(也就是不被抑制或压抑),或是能够用口语表达出来。尽管这种陈述是有用的,但是,许多咨询师认为,它并没有充分考虑到在治疗的重要时刻,人际之间关系的品质能够发生什么样的变化。在其职业生涯的最后,罗杰斯公开了他自己对和谐的一种更为整体性的理解,他写道:

> 作为一个小组促进者或一个治疗师,当我处于最佳状态时,我发现了另一个特征。我发现,当我离内在的直觉的自我最近时,当我不知何故与不知晓的我接触时,或许当我的意识有一些细微的改变时,那么,无论我做什么,都好像是得到了完全的治愈。于是,简单的我的"在场"正在放松且有益于其他人。

(Rogers,1980:129)

根据咨询师的"在场",米恩斯(1994,1996)已经对这种"最佳的"存在感觉进行了详细的阐述。米恩斯引用了来访者所写的报告:

> 似乎在我心里感到她是正确的——在那个时刻我正在感觉到我自己。她为我创造的空间实在是太广阔了。它使我明白,在与其他人的关系中,我过去常常感觉到的空间是如此狭小。

(Mearns,1996:301)

米恩斯(1996:309)注意到,对于咨询师而言,这种"在场"是危险的:"它是一件评价我表面相关能力的事情,但是,我能够冒我适当的自我被评价之险吗?"他把以人为中心治疗中咨询师的和谐比作一个"方法"行动者,这个行动者完全投射或沉浸他(或她)自己的角色之中。在关于来访者和咨询师体验的研究中,在和谐和非和谐时刻,格拉范纳柯和麦克里奥德(Grafanaki and McLeod, 1999, 2002)能够识别出这些时机——当两个参与者都加入这个相互交流的过程中且完全呈现给对方时。格林伯格和格勒(Greenberg and Geller, 2001)就"在场"体验访谈了治疗师(这些治疗师来自不同的理论方向),结果发现,治疗师一般把"在场"描述为由一系列阶段组成。首先,在每天的生活和人际关系中,这些治疗师有意识地使用"在场"。第二,在一次治疗中,治疗师允许自己"在那一刻无论'在场'本身怎么样,都对其做出应对"(p.144)。第三,于是咨询师允许自己去满足和保持与来访者在一起。存在主义精神治疗师施奈德(Schneider, 1998:111)认为:"在场"是一种经验性的释放,它是方法的开始也是方法的结束,并且在每个人的方方面面中均有暗示……在场是可触摸的,是某人相对其他人来说"在这"的一个有说服力的记号。

以人为中心治疗的治疗师突出的核心重点是和谐和"在场"。这一点反映在由这种方法所发展出的训练和管理的风格之中。比如,以人为中心治疗的训练一般包括在大组中周期性的工作。大实验组提供了这样一种环境,即在这种环境中,大多数人会发现难以和谐、"在场"和共情,在这种环境中,其他组的成员则有许多机会去识别和反馈他们的不和谐知觉和行为逃避模式知觉,这两种知觉相互印证。把重点放在和谐和"在场"上,这也突出了一个基本的以人为中心咨询假设,即在来访者和治疗师之间达成可靠信任的那一刻,最有意义最重要的学习便发生了。

> **专栏 6.5　关于非指导的争论**
>
> 在他早期的著作中,罗杰斯用了术语"非指导"来描述他的理论新方法。然而,这个理念很快被罗杰斯和他的同事们注意到并用来(解释)他们实践中的潜在的误解,现今他们的方法被定义为"缺席"(而不是强调努力去获得什么)。并且因为非指导这个概念更容易引发在和他人相处时可能不能影响对方这种无意义的讨论。因此多年来,非指导概念只被那些把以来访者或者以人为中心治疗作为有说服力的治疗方式但又不完全能使用的人用到(这个概念几乎没有在米恩斯和桑恩以人为中心的核心文章中提到)。在 1999 年,艾德文·卡恩(Edwin Kahn)在杂志《人本心理学》(*Journal of Humanistic Psychology*)上发表了一篇名为"关于非指导的评论"的文章。在文章中他对非指导在实践中的重要性表示赞同,但是他认为对任何一个实践

> 者来说要一直非指导地去实践是不可能的,因为治疗师的主观偏差是不可避免的。(p.95)并且,他认为以个人为中心的传统精神要求的是言语意愿,是自由灵活的以及在工作中不论什么方式都是对每个特别的来访者最有效的。卡恩(1999)提供一些他自己使用移情解释的例子来说明在一个人在这种情况下,以人为中心的指导就会产生,并且推断出把一种非指导的态度作为非指导性这样一种行为模式的对立面时会更加合适些。卡恩(1999)的文章触发了以人为中心团队的强烈回击(Bozarth, 2002;Merry and Brodley, 2002; Sommerbeck, 2002),他们积极地重复申明以人为中心理论和实践中非定向性的卓越性,并且声称卡恩(1999)完全错误理解了以人为中心的方法。这个争论一直持续到表现为出版更深入的文章集合的形式(Levitt, 2005)。这个争论到底说了什么?并且为什么在罗杰斯停止使用这个概念后的50年又开始争论了?世纪之交,心理咨询和治疗的文化背景可能与争论触动因素有关。那是一个全球都强调简单治疗的时机,以证明为基础的干预以及暴露技术在教诲治疗中的使用,诸如自我帮助指南以及在线学习包。一般的主题都围绕着这些趋势,而这些趋势的每个代表者都对罗杰斯设计的以人为中心工作某个方面有着严重的威胁性。可能围绕卡恩(1999)文章的争论比起核心价值的研究,即以人为中心网络中自我认同感的巩固来说,实践上的工作研究得较少。(他可能只是描述了某一类以人为中心的咨询师的某部分工作,至少是其中的某些实践)

治疗过程

从以人为中心的观点来看,根据一种更开放的实践过程,对来访者的治疗变化过程已得到了描述。罗杰斯(1951)把治疗成长方向的特征描述为包括越来越多的拒绝经验意识、以一种更为独特的方式把一般世界知觉为能够观察的事物的运动,把对个体经验更多的依赖作为一种价值和标准的来源。最后,这些发展导致了行为上的变化,但是,"自我的重组"(Rogers, 1951)则被看作是任何一种新行为的一个必要前提。

罗杰斯(1961)把咨询过程概括为一系列的阶段,他的模型形成了随后简德林(Gendlin, 1974)和克雷恩等人(Klein et al., 1986)的工作和"体验深度"这一概念的基础。在成功的咨询中,来访者将变得能够在更高的深度和强度水平上加工有关自我和体验的信息。在内心世界中,来访者逐渐卷入的七个阶段(Klein et al., 1986; Rogers, 1961)总结如下:

1. 交流是关于外部事件的。感情和个体意义并非"自己所有的"。亲密的关系被解释为是危险的。思维刻板。非个人的、分离的。不需要使用第一人称的代名词。

2. 关于非自我这一主题的表达开始更加自由地流动。感情可以被描述但不能够被拥有。理智化。描述行为而不是内在的感情。可以表现出更大的兴趣和参与到治疗之中。

3. 描述个人对外部事件的反应。有限的自我描述。交流过去的感情。开始认识到经验中的冲突。

4. 描述感情和个体经历。开始体验当前的感受,但当进行体验时则对此感到害怕和不信任。"内心生活"被展现、罗列或描述,但并不是有目的的探究。

5. 表达当前的感觉。感情自主权不断增加。不同的感情和意义更为准确。以一种个体化的方式对问题进行有目的的探究,在此基础之上加工感情而不是推理。

6. 一种"内心所指事物"的感觉,或者是生命自身感情的流动。"心理放松",诸如眼睛湿润、流泪、叹息或肌肉放松,同时伴随着感情的释放。运用现在时来讲述或对过去进行生动的陈述。

7. 与某一论题不同方面有关的一系列感觉。自我内心活动中的基本的信任。直接经历且细节丰富的感情。以现在时态流畅地讲话。

利用这七个阶段模型的研究已表明,在水平 1 上开始治疗的来访者好像不可能从这个过程中受益。米恩斯和桑恩(Mearns and Thorne, 1988)已经对来访者进行这种自我探究的"准备性"的重要性进行了评论。罗杰斯(1961)也评论道,与阶段 6 有关的变化显然是不能还原的,所以,来访者或许能够移到阶段 7 而无须咨询师的帮忙。

咨询师的共情、和谐和接纳可以促进来访者的活动。例如,在阶段 1 中,咨询师敏感且共情性地倾听,能够使其向来访者反馈个人的感受和意义。咨询师的接纳和真诚鼓励来访者信任感的成长,逐渐敢于冒险,正视表达以前被过滤和抑制的思想和感情。于是,随着接触这种更令人害怕的东西,咨询师能够接纳那些已经长久被埋藏和拒绝的情绪,这一事实反过来则有助于来访者去接纳这些情绪。咨询师接纳来访者经验世界中矛盾方式的乐意性使来访者也把他(或她)自己接纳为敌对和热烈共存,或者是贫困和强大共存,于是,来访者就可以前进到一个更具分化性、更复杂的自我认识。

作为一个个体,根据他们自身的价值感,来访者去操作和应用一种内在评估源能力的不断增加也会影响到这一过程。米恩斯(1994)认为,在治疗开始时,来访者可能会与来自一种外部评估源观点的他人相互作用。他或她将会从他人那里寻求指导和建议:他人知道什么是最好的。在这个阶段,咨询师需要对来访者进行严格跟踪,把一种受过严格训练的共情性的且可接受的关注点放在来访者的参照系上。不管如何,只有当后来来访者的评估源变得更为强有力,变成一种更为内在的整体性的自我时,咨询师才有可能变得更为和谐,才能够在咨询室中冒使用自身体验之险。于是,可以看出,"核心条件"并不是静态的,而是根据来访者是谁以及他们变化过程的阶段有不同的表达。

经验性聚焦

在以人为中心治疗中,作为理解过程的一种工具,所广泛应用的一个重要框架是简德林的经验聚焦模型。在后威斯康星时代以人为中心理论和实践中,这种模型或许代表了一种最具影响力的发展(Lietaer,1990)。彻底的哲学性分析(Gendlin,1962,1984a)和相当多的心理学研究(Gendlin,1969,1984c)均支持了聚焦技术和经验之中潜在的理论。

聚焦过程是建立在这样一个假设基础之上的,即对于人们来说,事件和关系所拥有的基本意义被包含在人们所经验的"体验性的感觉"之中。这种体验性的感觉是一种对于情境的内心的生理上的感觉。在这种内心感觉中,人们知道有一种情形是他/她当前所不能说出的。根据简德林观点(1962),这种"内部的参照标准"或体验性的感觉具有一种高度不同的内在意义。为了使这些意义外在化,人们必须运用一种符号来表达这种体验性的感觉,诸如一个单词、短语、陈述、想象甚至是肢体语言。在体验性的感觉中,象征意义区域的行为允许其他区域前来注意。因此,准确的符号象征导致对情境或问题的一种内部体验性感觉的"转变"。

简德林认为,这时所描述的经验性过程不仅是以人为中心咨询方法的核心,而且也处于其他治疗方法的核心。他把因解释而造成的治疗运动或转移、行为方法、格式塔干预等看作可还原的有效经验聚焦事件。这种经验性的过程也是每天生活的一个共同特征。促使人们前来咨询的问题是由于这种过程的中断,以及人们不愿意或不能达到对问题体验性感觉的一种完全而准确的描述所致。因此,治疗师的基本任务是帮助来访者去面对内部的参考标准而不是逃避它,帮助来访者去促进准确符号的产生以使得内隐的意义得以表达。

"聚焦问题"这一过程可以分成许多阶段或步骤:

1. 清理空间。在心里对将要做的事情列出一个清单。

2. 确定内心对问题的体验性感觉。让这种体验性的感觉出现。允许身体给予"谈话反馈"。

3. 找到一个"把手"(词语或想象)以与这种体验性的感觉相匹配。

4. 对把手和体验性的感觉产生共鸣。对照感情以检查符号。问一问"这真的适合吗?"

5. 转变对问题的感觉,经历一个细微的动作或者是"身体放松之潮"。

6. 接受或接纳已经出现的事情。

7. 停止,或者再经历活动。

这些步骤可以发生或者是被推动发生在咨询师或来访者之间的对话或相互作用中,或者咨询师能够有目的地指示和引导来访者通过这一过程。莱杰森(Leijssen,1993,1998)已经对她如何把经验性聚焦的利用,综合到与来访者的一次正常的以人为中心的咨询治疗之中,进行了一些非常清晰的论述(参见专栏6.6)。技术已经教授给来访者并且已经在同伴自我帮助小组中使用。科内尔(Cornell, 1993)对教授聚焦中所包含的论题进行了回顾。简德林(1981,1996)和科内尔(1996)强调的重点是如何学习经验聚焦中的应用性技能。咨询中聚焦的使用的一个综合性的探索可以在珀顿(Purton,2004)研究中寻找到。

情绪聚焦治疗方法

在以人为中心治疗或人本主义传统中,另一个重要的发展是格林伯格等人(Greenberg, Rice and Elliott, 1993)在20世纪90年代创立的治疗。这一治疗最早被描述为过程—经验性治疗(Greenbery, 1993),但后来马上被更名为 EFT:情绪聚焦治疗(Elliott et al., 2003;Greenberg, 2002)。情绪聚焦治疗是对以人为中心治疗、格式塔治疗以及当代认知心理学治疗观点和技能的综合。这种方法的一个明显特征是它所强调的重点,即咨询中的重大事件。然而,罗杰斯的共情、和谐以及接纳的条件是指人际关系的过程或者是一种关系环境,这种过程或环境存在于整个治疗过程中。格林伯格及其同事认为,有必要对创建非常有意义的改变瞬间给予特别的关注。情绪聚焦心理咨询的一个核心假设是,人们拥有的问题是建立在一种不能进行有效情绪加工的无能感基础之上的。情绪为人际关系提供了重要的信息,同时还指导着人们的行动。当人们不能够表达或交流情绪时,他/她与他人相互作用和影响的能力便削弱了。因此,治疗的目的是利于情绪的加工,使人们能够把他们是如何感觉的综合到对事物的体验之中。格林伯格等人(1993)认为,当来访者谈论自己的问题时,他/她将会向咨询师传达关于封闭或扭曲的情绪的线索或"标记"。治疗师的任务是听到这些标记并教给来访者一种恰当的情绪加工序列。

| 专栏 6.6 | 在咨询中运用经验性聚焦:两个案例 |

在她的第24次治疗中,索尼亚(Sonia)感到紧张,尽管今天是她假期的第一天。在治疗开始时,她把自己描述为"有件可怕的事情需要做"。根据聚焦理论,治疗师认为,这种陈述说明索尼亚"过于关注"她的问题,以至于不能够有效地去探究她对这些

问题的"体验性感觉"。于是,治疗师制定了一种简单的"清理空间"策略,利用这种策略,索尼亚能够获得一种对其主要问题是什么的更为清晰的感觉。治疗师建议:

> 你有一个记事本……使你感到紧张的每个问题都将有一个名字,你可以把这些名字写在记事本的一页纸上,接下来,你就选出这张纸——接着是问题——放在这个房间的一个地方,这个地方对于你自己来说有一个舒服的距离。

索尼亚写下她所关注的每一个问题并把它们记在记事本上——请木匠来做些活儿,加热器需要固定,清洗窗帘,与牙科医生预约,给清洁工打电话……她的孤独,面对她的父亲。运用这种方式,来访者就能够从一种无法抵抗的内部压力中解脱出来,去清理情绪空间,在这个空间中,她能够发现,在假期之初,使她感到紧张的潜在问题是她再也没有借口去逃避探望她的父亲。于是,她准备更进一步地来看待这个特定问题。

奥斯卡(Oskar)是一个倾向于以一种非常理智的方式来谈论过去事件的来访者。在生活中,他常常"过于远离"自己的感情以至于不能够有效地聚焦任一特定问题。在一次治疗中,他讲述了一个关于他"认为"自己"应当"对某个熟人生气的长故事。在接下来的几分钟中,治疗以下方式继续进行:

治疗师:你认为你应当非常生气,但是你并没有感受到任何与生气有关的东西……现在,你能够留出一会儿想想每件事情,然后,我们将开始治疗,看看这儿有什么问题……闭上眼睛,深呼吸几次……[治疗师请来访者全身心地去感受自己的身体,从脚开始,问一下"对身体的哪个部位你有什么感觉?"]……只注意你的体验……当你已覆盖整个身体时,你会有什么样的感觉?

来访者:那种感情充满了我的身心……那种紧张……那是最强有力的。

治疗师:你体验到一些强有力的事情……你为什么不停留在那儿,然后看看将会出现其他什么事情……

来访者:我想跳过去,就像是从盒子里出来一个魔鬼一样……

治疗师:有些事情需要跳过……[沉默]

来访者:憎恨……但是对于我来说,那非同寻常。

治疗师:你犹豫不决地使用"憎恨"这个词,但是,那就是你跳过去的?

来访者:它给予我力量!

治疗师:你注意到你的憎恨中伴随着一种力量感。

来访者:我总是逃避朋友,因为他如此经常地伤害我[告诉治疗师一件他深深地感到羞辱的一件事]。

治疗师:你不需要让这再次发生……你所需要的是拿出力量面对他?

来访者：是的。那种感觉真好……那就是它……[叹息,更加放松地坐在那;沉默]。这是我最后一次给他如此多的权力凌驾于我……明天我将去看他,并非常清楚地表明我将不再让自己回避……[来访者直直地坐着,进一步考虑他需要告诉他朋友什么]。

这些例子摘自莱杰森(Leijssen, 1998),他对每个案例中所包括的经验性过程进行了详细的讨论。值得注意的是,尽管这些案例中的治疗师显然是在使用一种聚焦方法,但是她也利用了其他治疗方法中一系列广泛的技术和能力。例如,共情反应的使用、隐喻和象征、仪式和客观化。两者的差别在于这样一个事实,即治疗师正在应用所有这些与来访者体验性感觉有关的技术(可能是在与来访者的关系中她自己的体验性感觉)。可以看出,经验性聚焦的目的是探究和阐明那些隐含在个体感情之中的内隐性意义。

这种治疗的另一个例子是赖斯(Rice, 1974, 1984)的"问题事件解决"阶段模型。在生活中,这些事件在来访者的感受中就好像他对那些莫名其妙或不适当事情做出的反应。赖斯(1984)已经发现,在这些情形中,有效的咨询常常会经历四个阶段。首先,来访者设置探究的情景,把某一事件贴标签为有问题的,确认什么使其对事件产生不能够接受的反应,然后再用一般的术语来重建情景。第二个阶段,来访者和咨询师同时需要完成各自的任务。一个任务是梳理在事件发生期间所经历感情的不同方面;另一个任务是寻找最具有强烈意义或重要性的事件的方方面面。第二阶段的核心任务是发现事件对于来访者的意义。在第三个阶段中,来访者开始试着去理解自己在早些时候所形成的"自我图式"或"自我概念"的含义。最后一个阶段是探究可能的新选择。赖斯(1984:201)把这整个过程描述为"唤起性的伸展"的一种,在这个过程中,"某一令人烦恼事件的认知性情感再加工能够导致一系列扩展性的自我发现。"

格林伯格等人(1993)就心理咨询和治疗中的情绪加工任务进行了大量丰富的研究,迄今为止,他们已经汇编了治疗草案以指导治疗师有效地使用六种情绪性加工事件：

1. 在一个问题性反应标记点上,使用系统的唤起性伸展。
2. 对那种不清楚的体验性感觉使用经验聚焦。
3. 在一种自我评价分割上进行两把椅子对话技术。
4. 为自我中断性分割设置两把椅子技术。
5. 用空椅子方法来解决情绪上"未完成的事情"。
6. 对重大弱点的标记进行共情性的肯定。

在婚姻治疗中,有过程—经验性治疗有效性的证据(Greenberg and Johnson, 1988),同时这种治疗对那些抑郁(Elliott et al., 1990; Greenberg et al., 1990; Greenberg and Watson, 2005)和患有创伤后应激障碍(PTSD)(Elliott et al., 1996; 1998)的人们也有效;当前正在进行有关这种方法对那些遭受社交焦虑的人们影响作用的研究。

情绪聚焦治疗是以人为中心咨询中的一个变式,以人为中心治疗建立的基础是罗杰斯(1961)、米恩斯和桑恩(2007)所描述的原则。但是这种方法也利用了格式塔治疗和心理剧以创建非常情绪化且充满感情的瞬间变化这一实践技术。毋庸置疑,EFT是与时代精神相一致的。这种方法是非常专业的且是可训练的。它以研究为基础。能够对这种方法进行适当调整以应用到符合诸如抑郁或创伤后应激障碍等诊断类型的来访者之中。次数有限的治疗可以应用这种方法。它扩展了咨询师的技能,同时也增加了咨询师对来访者进行情绪性反应的不同方式(参见 Watson, 2006)。然而,与此同时,在罗杰斯学派治疗的核心始终是完全尊重来访者以其自身的速度来进行改变的能力。有一个基本的假设是:支持来访者作为行动者是非常重要的,而不是让咨询师变成一个行动者来要求来访者做些什么(Rennie, 1998)。情绪行为治疗是否将反过来威胁到以人为中心治疗的这个关键特征,这一问题仍有待观察。

专栏 6.7　从文化的视角来看以人为中心的咨询会产生特殊性吗?

卡尔·罗杰斯被文化差异所吸引,在他生活中的不同时期,他拜访了世界各地并且与不同文化背景的人一起工作。虽然如此,以人为中心理论就其文化因素的重要性来看也没有任何特殊之处,并且以人为中心的实践通常不针对不同的文化价值观或行为采用任何不同的做法。甚至,许多评论员发现乐观主义、平等主义以及关注个体自我(即以人为中心哲学的核心部分)的人都高度具有美国 20 世纪中期文化的这一特点,并且结果显示不同文化的团体在这个方法上没有相关度和共鸣。(可参见 MacDougall, 2002)。在日本采用以人为中心治疗的案例在这方面提供了另一个角度。他们发现一个治疗方法被运用在某个文化背景下和一个方法就按照起初的方式自然发展是有显著不同的。Hayashi 等人(1998)解释说,日本心理学家 Fujio Tomoda 在 1948 年发现了卡尔·罗杰斯的作品,并且在他的家乡阅读后立时受益匪浅。后来他在芝加哥继续学习罗杰斯,并且翻译了罗杰斯的文章和著作并引进日本。然而,在日本在大量的来访者团体中运用以人为中心的理念这一过程时以及组织训练课程中,Tomoda 和他的同事们开始以日本人为重点开始演化一种以人为中心治疗的新版本。比如,Tomoda 认为就自我这个概念来看自我概念有过度定义实体的

> 风险。在日本的文化中会被理解为是一种更为模棱两可的方式,就好像一些事不能用言语表达一样。Tomoda 也认为当人们能够"完全独自一个人",那么每一时刻(自我)都会有变化发生。并且这是咨询师的任务,成为一个有同理性的陪伴者,可以处理那些抑制某人思维的"内在陌生人"以及让来访者尽可能可以达到一个自我实现的独处状态。这些想法在一个与众不同的训练方法中有更深入的表述,这个方法包括日本传统诗歌连句的使用。以人为中心理念在日本的使用以及发展有 60 年的历史,由此可见在多样文化情景下实践者对这一方法的使用多过把它作为一种方式,即从一个文化把这些严肃的观念或方法迁入另一个文化中。从观念上来说,跨文化使用治疗观念涉及文化圈的融合,在其中每个参与者可以进行学习并且通过他人进行改变。

以人为中心理论的深入发展

以人为中心理论基于一系列的理念,这些理念都是由罗杰斯和他的同事在 20 世纪 50 年代末期的高产时期生成的(Rogers, 1961)。以人为中心实践中米恩斯和桑恩(1988)著有的经典的"指南"大部分是基于早期的知识体系。这些基础概念被许多作者和研究者讨论和详细说明过。然而,随着以人为中心方法的吸引力在 20 世纪 90 年代逐渐提升,大量的有影响力的新概念也开始出现,现在在大部分以人为中心的社会团体中获得了广泛的接纳度。在这一时期一些重要概念被提出:多元自我;关系深度的属性以及困难加工的概念。这些概念将在后面的部分具体讨论。

多元自我。这个概念存在于自我不同的部分,它描述了一个人经验或认同中的分割的方面,是治疗中一系列不同方法的实践中心,这些方法范围包括客体关系理论、交互分析以及格式塔理论。然而,卡尔·罗杰斯倾向于把自我描述为一个重要的单一结构,可以穿梭于成长、成就感以及自我实现的各个方面,但是没有内部矛盾这一特性。米恩斯和桑恩(2000)重新回顾了以人为中心理论的这个方面,并且认为在以人为中心的实践者和治疗者审视自我的这个过程中总会存在一个潜藏的"自我分裂"。这种分裂存在于自我中"成长迅速"和"不再成长"的部分中间。米恩斯和桑恩(2000)运用了"轮廓"(configurations)这个术语来描述这些部分为的是强调个体化、主动性以及为了与自我中其他元素相连接而改变人本身的属性加工过程。他们发现以人为中心咨询实践新观点中蕴藏的内容,尤其体现为咨询师接纳并且与每一个"轮廓"共情的必要性方面,而不仅仅是去赞同易受伤的自我"成长"的部分。从这个立场来看,有真实的对话存在于自我的部分中,这些部分构成了成长。他们所用的"轮廓"这个术语为的是暗示一种自我多元化是怎样的感觉,在治疗中,自我多元化被当作是在那个时间点一种思维、感受以及行为相对的分割状态,并且没有假设说"轮廓"是从长久固定的自我结构部分中衍生出来的。有一个更深入的例子可以来看待自我多元化概念是怎样的。在以人为中心的治疗中一系列的治疗者把自我多元化表达为一种内在评论家的工作。(可参见Stinckens et al., 2002a, b)。

在咨询中称自己"抑郁"的人们有一个咨询特点那就是他们频繁地评论他们自己的思想、行为和感受,有时是以一种非常严厉的方式。在和一些来访者的交流中,如果把这个当作一个内在评论家就很容易去理解他们的行为,并且能够使来访者更多地觉察这样的模式是自我特别的一部分。最后,比尔·斯泰尔斯(Bill Stiles)和他的研究团队建立了一种价值化的研究资源和实践。这个研究是围绕着把自我这一概念当作是声音集合的想象(来进行的)。虽然声音这个概念被当作是一种综合概念,但适合于所有的治疗方法(Stiles, 2002),并且他们认为声音与以人为中心的传统有着特别的联系(Stiles and Glick, 2002)。另外一些以人为中心以及实际治疗实践中关于自我多元主义的例子可以在库珀等人(Cooper, 2004)和艾略特以及格林伯格的研究中找到(1997)。

关系深度的属性。"核心条件"模型是罗杰斯(1957)提出的,并且作为以人为中心理论和实践的基石达50年之久。虽然这一系列概念无疑是有价值的,但是罗杰斯(1957)所有描述的"必要且充分"条件被认为在对治疗关系上的描述显示出了相当的局限性。即使核心条件是有根据的,但是它对治疗关系最终使用的词汇有正确描述吗?心理咨询或者心理治疗被当作一个整体,并且很大程度上将罗杰斯的概念运用到治疗关系上某些部分概念化的拓展,博尔丁(Bordin, 1979)的关系相关模型提供了这点。他的模型识别出三个关系维度:联合、目标和任务。然而,核心条件也好治疗关系的工作联盟模型也好,都没有试图去说明一个重要问题:一个真正的好的治疗关系看上去是怎样的?研究者提供的有用的模型是有能力胜任的或者是足够好的来访者与咨询师之间的联系。但是,很多研究认为治疗关系的质量对治疗效果有着重要的影响(Cooper, 2004),所以值得花时间去寻求更深以及有目的地去探索、综合理解到底什么构成了高效率的治疗关系。

在以人为中心的治疗方法中,这个问题被从两方面来研究。首先,米恩斯和库珀(2005)从研究和临床文献两方面对要达到一定的关系深度进行了分析和反思。这里的关系深度指的是每个人都全然地、真实地与他人相处,是一个深度参与和接触的状态,并且在来访者和治疗师中形成一种持久的接触和联结状态。米恩斯和库珀(2005)发现许多治疗师可以采用的策略来促进深度关系:轻松地聊期待和一些议程;敲打深入体验之门;打开心门喜欢来访者;透明度;此刻现在马上工作。麦克米伦和麦克劳德

(McMillan and McLeod,2006)的研究中,来访者在会见中谈起他们关于关系深度的经历,他们发现虽然米恩斯和库珀(2005)提到的质量在治疗中很少被提及,但是这些经历是非常有意义的。从来访者的角度来看,关系深度被定义为一种共有的活动,他们描述他们自己需要轻松地释放,为的是进入一段紧张和有效力的关系。

坚固的治疗关系是基于相关关系的感觉这一观念被奥地利以人为中心的治疗家彼得·施密德(Peter Schmid)再次验证。在一系列的文章中,施密(2001,2007)对关系在治疗中的意义做了一个非常严谨的哲学分析(有点类似是简德林[Gendlin,1962]对体验这个概念做出的哲学分析)。这个分析中的核心问题就是两个独立个体之间发生的关系会局限关系的潜力。施密德(2001)认为人类有一个重要方面是涉及关于"我们"感官上的理解和接受的,实际上有一种集体或分享可以胜过个人觉察力或我们中任何人的生命。通过对"我们"的认识发现,"我们"包括治疗师开放地对待来访者的"不同",并且追求建立一种"你—我"的关系(这种关系指的是我意识到我自己通过我的努力并且试图去理解你和与你在一起)。对施密德来说(2001,2007a,b),治疗的目标就是参与对话中,在其中每个参与者都会全然地面对他人。这种安排是智慧的、道德的以及具有个人挑战的,但是对施密德(2007)来说,这坚固了任何关系深度的可能性。

困难加工的概念。阅读完这章,你会有个概念,从以人为中心的角度来看,就个人经历这个世界的过程以及他/她加工经历中的不同元素的方式(想法、感觉、身体现象、行为趋势)来思考治疗是非常有效的。在这个情境中的"加工"的概念可以被定义为一种行为,包括对不同体验方面的关注度以及紧张度的调控。任何一个隶属以人为中心"部落"的咨询师总会进行加工工作的训练。然而,加工模型一直在以人为中心的治疗中使用,比如罗杰斯(1961)和克莱恩等人(1986)关于深度经验的模型,或者是经验聚焦阶段模型,都在这章的先前部分有描述。这些模型都描述了一种普遍的加工,在任何情况下任何人都会有的一些原则。

在一个重要团体的工作中,玛格丽特·华纳(Margaret Warner)开始发展一种了解不同类型的经验加工的工作框架,这种加工指的是不同特征的人处理不同类型的问题。她用术语"困难加工"来笼括这一些概念。华纳(2000b,2002a)描述了两种主要困难加工的类型。当个人在维持经验资料加工流的过程中有困难的时候,"易碎型加工"就发生了。在易碎型加工中,个人可能不能一直维持一种思考或者感受,这是他们最成问题的地方,导致的结果就是他们的对话记录中总会被沉默或间隔打断。他们迷失了,或者他们正在探索的感受似乎被溶解了。当个人突然从一个区域的经历转移到另一个区域时,"解离型加工"就发生了。举例来说,一个人可能正在讨论他和他搭档关系中的麻烦事件,并且突然抽离了这个话题,开始谈论对咨询室里挂在墙上的一幅画的感受来替代之前的话题。这个来访者身上所发生的被打断的情况就是一个解离型加工的例子,在其中,他通过重新聚焦一些轻松的、不重要的事情来保护他自己免受一些情绪和记忆上的潜在伤害,这是在早年生活中习得的一种安全程序。

米恩斯和桑恩(2007：30)把华纳的工作描述为"近年来最重要的贡献"。他们自己定义了一种更深远的困难加工的例子。当一个人害怕社交关系以至于他/她一直从他们的自我报偿上(这种有点类似自我中心)来感知所有的问题自我协同加工。华纳(2002b)在她和一个诊断为精神分裂症的男性来访者的工作中描述了一种不同类型的困难加工的更深远的例子。这种区分来访者中不同类型困难加工的能力只是这个问题中的一部分：一个咨询师应该如何回应这样的加工呢？范埃尔舒特(Vanaerschot, 2004)从这个视角做了一个有影响力的案例,在其中困难加工被提起,因为在来访者早年的社交世界中有失败的共情,治疗师将细致关注加入共情中,还运用了前治疗技术(Prouty et al., 2002)。这样能够帮助一个人从困难加工中重新回归,并且逐渐能够全然地参与到他/她全部的体验中。

上面概述了三个话题——多元自我；关系深度以及困难加工,这代表了以人为中心理论和实践中最先进主要的领域。每个以人为中心治疗师在这些领域中考虑如何把这些方法中的概念运用到咨询或心理治疗中都是非常无价的。其中,主要使用的是心理动力学理论,也有社会发展心理学理论和研究。公平地说,这些创新的视角还没有完全融合到以人为中心理论和实践的主流中。正如20世纪50年代,一些诸如共情和体验经历的新概念通过研究和实践的形式来检验,这些当下的新概念需要经历类似的加工。

以人为中心治疗可以和其他方法联合吗？

在心理咨询中以人为中心的方法在治疗中代表了一种哲学上的一致和实践的耐用,这些自20世纪60年代后始终保留,未曾改变。至少有两代咨询师发现了用这种方法独立工作的意义并且相当满意。咨询师能够有效地帮助不同来访者。另一方面来说,许多咨询师着手往整合论这个方向发展,并且不断获取新的理念和模型,可以用来扩充他们的治疗体系。以人为中心治疗方式在治疗整合中到底处于哪个关系位置？放眼这些年,把以人为中心的模型和其他模型相结合的主题产生了一个谱系的观点。在这个集合体的一端,米恩斯和桑恩(2007：214)认为,以人为中心的传统治疗与众不同的地方就在于"帮我们排除了把这种方法与其他迥异或者假设相对立的方向(的理论)合并在一起的可能性"。这里最重要的一点是,任何追求以人为中心这个方式工作的人必须遵从一些关于人性的基础哲学假设,这些假设在其他方法中不曾被分享,正因为这样会不可避免地减弱那个"遵从/承诺"的质量。博扎思(Bozarth, 1998)经历了一个类似的位置,但是他承认他会愿意运用一些特殊的技能如果这些动力可以尝试帮助来访者们呈现出他们所涉及的框架。

卡尔·罗杰斯对治疗分析部分的带领(方式)已经被海斯和高弗里德(Goldfried, 1996)以及图尔西和科克伦(Tursi and Cochran, 2006)研究得出。他们发现一些关于来访者的干预可以被描述为认知重塑技术,类似于认知治疗和CBT实践者所采用的技术。图尔西和科克伦(2006)在这个基础上认为,对CBT方式非常了解的以人为中心的心理咨询师们,CBT方法的技术可以让他们更为有效地来处理这类型的认知干预。同样地,以人为中心治疗和其他治疗方法不同类型的融合也已经出现文字内容,比如与游戏治疗相关(Axline, 1971)、身体治疗相关(Leijssen, 2006)、焦点解决治疗相关(Jaison, 2002)、女权主义相关(Lovering, 2002)、心理剧相关(Wilkins, 1994)以及艺术治疗相关(Rogers, 1993; Silverstone, 1997)。

鲍伊和皮恩(Boy and Pine, 1982)提出了更多基础技术用于以人为中心和其他方法的结合。这两人认为,虽然以人为中心的工作方式是早期治疗阶段中用来与来访者工作的方法,但是为了发展一种坚牢固来访者和咨询师的关系,在这一方法下在后期治疗阶段中采用积极的改编技术是非常有助咨访关系的。斯潘达和达文波特(Cepeda and Davenport, 2006)有应用这两个阶段的技术的一个例子。在这个案例中描述了如何综合运用以人为中心和焦点解决治疗对来访者进行治疗的。鲍伊和皮恩(1982)提出该方法的特色就在于许多运用以人为中心方法的咨询师其实是基于一种整合的视角。最终的工作产物"人是中心"的方法相对于以人为中心的方法更容易被理解。在罗杰斯的著作中这种"竭力"得到了支持。在罗杰斯的著作中,曾支持了这种方法。他认为,可以用多种不同的方式来与来访者就与核心条件有关的共情、和谐和无条件积极关注进行交流,比如通过精神分析的解释(Rogers, 1957)。然而另一个综合技术也可以,具体见EFT(Greenberg et al., 1993; Watson, 2006),其中特别指出,以人为中心治疗的关系提供了一个执行更多积极技术(诸如双椅治疗)的平台,这样可以开始回应来访者"标记"的不同形式下隐藏的情绪困扰。除了这些特定的以人为中心和其他方法的结合例子外,也有大量的文献某些程度上印证了罗杰斯对于治疗关系、同情重要性的观点,这些已经被许多心理动力学和CBT传统的作者和实践者吸收入著作中。

总的说来,你会发现以人为中心方法可以在多种途径中与其他治疗方法相容。从另一个方面也会发现在咨询师寻找整合以人为中心和其他模型(的过程)中存在一个危险,以这种方式进行治疗的咨询师或许仅仅是把以人为中心观点作为一种表面的幌子,而在此幌子之下,他们则是运用了完全不同的治疗方式,以此来打开一种不同的流行。例如,以人为中心原理严格说来包括信任来访者的实现倾向,在治疗关系中连续利用自我。如果介绍其他治疗方法的观点,那么这些就是那些容易丧失的特征。

结 论

以人为中心治疗发展的早期,即"学院派"时期(Barrett-Lennard, 1979),对心理咨询和治疗的历史做出了独特的贡献(McLeod, 2002)。在1940年到1963年期间,罗杰斯和其他人发展了一种一致且连贯的理论和实践体,正在进行的研究则充实和发展了这种理论,它仍然是当代心理咨询领域中的一股强有力的思想流派。以人为中心方法深入的发展包括对罗杰斯的重要概念有了更深入的理解以及对这个方法的扩容,吸收了新的概念。以人为中心的方法被广泛应用于来访者群体,并且被大量的研究团体支持,他们指出运用这种方法的治疗有效性等同于其他形式的治疗方式,其中包括CBT(Elliott, 2002; Elliott et al., 2004)。

这章中介绍的概念给出了一些以人为中心传统中持续到现在、思维较好的内容,这些都能够经得起有见地的争论。例如关于非指导这一概念,在方法中的文化倾斜性,治疗师的积极角色以及整合问题。以人为中心方法也提供了一个可供持续研究项目的平台。更深入的讨论,没有在这章提及。在以人为中心咨询中,已经出现了关于精神维度的作用以及经验的先验维度的作用的争论。尽管罗杰斯本人最初曾打算进入政府部门,但是他生涯的大多数时间则是在一种严格且漫长的人本主义框架中实施他的心理理论。一直到了其生命的末期,罗杰斯(1980)才写作了他的"先验整体"和"内心精神"的经验。这些观点既受到了以人为中心运动的欢迎(Thorne, 1992),也受到了以人为中心运动的批判(van Belle, 1990; Mearns, 1996)。

在1968年,卡尔·罗杰斯应邀参加了一个由Esalen协会主办的名为"美国2000"的研讨会,Esalen协会是人本主义心理学运动的精神家园。就现代社会中人们之间关系以及治疗和团体有助于这一关系过程的问题,罗杰斯谈论了他的看法。他的论文非常清晰地表达了他关于以人为中心咨询及治疗的实质和作用的基本假设。罗杰斯(1968a:266)写道:"人类在未来面临的最大问题……是人类能够接纳、吸取和吸收变化的程度问题,以及他能够承受的速度。"从这段陈述中可以看出,罗杰斯的主要疑问是面对现代社会变化的态度。在其个人生活及其周围环境中,罗杰斯本人经历了巨大的社会变迁。他个人的生活变迁包括离开乡下小镇去纽约读大学,从临床治疗行业转到理论性的教学和研究工作,最后则是离开教学研究而进入加利福尼亚的另一个新领域。他的咨询方法被证实对于那些经历生活变迁的来访者最有效,诸如通过进入大学而标志着向成人期的转变,军人复员成为公务员的转变。以人为中心治疗的理论和方法已经与处于变化世界中人们的需要形成了良好的和谐一致。在缺乏安全的外部意义结构中,首选项则是内在的个人价值。无论是在治疗中还是在其他地方,人际关系必须是灵活的、可变通的：

> 我认为，随着人与人之间亲密性的快速发展，一种非人为的、真实且深入的亲密感将有可能形成。这种亲密感将能够很好地适应我们生活不断增长的灵活性。暂时的关系将能够达到一种充裕和意义，迄今为止，这些关系已经与我们毕生的依恋相连。
>
> (Rogers, 1968a: 268)

这段陈述概括了罗杰斯文章中对世界上的人们的一种强烈呼吁，即在这种世界中，有如此之多的因素对终生依恋的可能性加以否认。承诺以丰富而有意义的关系，满足了那些发现自己被其所熟悉的社会生态系统的崩溃所孤立的人们的深切渴望。

思考与讨论的问题

1. 你觉得"必要且充分条件"模型的有效性怎么样？你还有其他"条件"可以增加到罗杰斯的条件序列中吗？

2. 与前面章节中的心理动力学和认知-行为主义方法相比，以人为中心治疗的优点和弱点是什么？

3. 卡恩(1997: 38)写道："罗杰斯花费了四十年来发展他的理论观点。如果把他整整四十年的工作看作是为一个单一的问题寻找答案的努力或许是恰切的，这个问题就是：治疗师应当作些什么以传达给来访者，从而使治疗师最终为来访者所喜欢？"在你看来，卡恩主张的有效性如何？

4. 在何种程度上，能够把情绪聚焦看作只不过是罗杰斯观点的一种扩展？情绪聚焦与以人为中心的基本观点和假设有冲突的一面吗？

进一步阅读的建议

在心理咨询领域中，需要阅读重要原创思想家的著作，其作用是无可替代的。在心理咨询领域中，卡尔·罗杰斯已是一位领军人物，他1942年的著作《咨询与心理治疗》(*Counseling and Psychotherapy*)一书历久而弥新。柯斯奇鲍姆和亨德森(Kirschenbaum and Henderson, 1990)一起对罗杰斯生涯中所有阶段的著作进行了汇编。

米恩斯和桑恩(Mearns and Thorne, 2007)以及麦伦(Merry, 1999)的作品是代表当前以人为中心理论和实践的最新文本。桑恩(1992)关于罗杰斯的书，除对各种有关以人为中心咨询的批判进行讨论之外，还对治疗方法进行了一种有益的回顾。Rennie,

1998)提供了一个以人为中理论和实践的独特视角。当下围绕以人为中心的经验理论、研究和实践的范围及视野在库珀等人(Cooper et al., 2007)的作品《经验心理学》(*Experiential Psychotherapies*)中有全面的体现,该书由 PCCS Books 出版。

维吉尼亚·阿克莱恩(Axline, 1971)所写的《狄波斯》(*Dibs*)是一本你会乐意去读的书,该书向我们传播了以人为中心治疗的精神。这本书描述了阿克莱恩对一个名叫狄波斯的小男孩进行以来访者为中心游戏治疗的过程。与任一作品相比,《狄波斯》更好地向人们传达了一种深深的尊重,以及人们成长的能力,这对于有效的以人为中心治疗非常重要。

凯恩和塞曼(Cain and Seeman, 2002)以及施奈德等人(Schneider et al., 2001)所编辑的作品集大胆超越以人为中心治疗而包括了当代人本主义治疗的许多流派。每个治疗流派所提供的丰富资源和证据表明,"第三势力"仍然潜在地存在着。

第七章 工作系统

△ 导言
△ 理解人类系统
△ 家庭系统的分析和治疗
△ 人们的社会"小生境"概念
△ 结论
△ 进一步阅读的建议

导　言

大多数心理咨询已经发展为对个体的苦难和需要所进行的一种反应。正如第二章中所讨论的,对西方社会的历史分析表明,在"现代化"时期,特别是在20世纪和21世纪高度工业化和都市化的社会期间,有一种移向个体化问题方向的趋势,以前曾把个体化的问题放在团体水平来处理。然而,现代社会中的生活经验是,在巨大而复杂的社会系统中要斗争才能生存。所以,同时期的心理咨询和治疗便发展出了针对个体的咨询方法和治疗方法,社会科学和自然科学的一个完整分支中的主要问题就是找到理解系统运转原理的方式以及能够使系统发生变化的干预类型。从对整个组织的研究到对生活本性以及社会生态系统的研究,在许多不同的领域中,都能够看到一种系统观点的发展。在心理咨询和治疗领域中,系统的方法主要是与家庭治疗有关。支持所有家庭治疗的基本假设是,对个别家庭成员的忧伤或失调行为的最妥当的理解是把它看作系统出问题的一种表现。比如,家庭成员之间的交流没有效果或者是家庭群体结构的某种扭曲。

把传统家庭治疗综合到咨询"主流"模型中是困难的,其原因有许多,一些是价值观上的,一些则是应用上的。家庭治疗师强调家庭生活的结构化和系统性方面,强调人与人之间是什么样子的,而不是家庭成员内部发生了什么。其强调的重点与训练咨询师对自我、感情和个人责任进行处理并不一致。根据许多咨询师的看法,家庭咨询师对他们的来访者采取一种陌生而不同的方法,这常常好像是有意避开与来访者产生关系的可能性。最后,经典家庭治疗的应用制定了一系列大多数咨询师都不能够接受的要求:照顾所有的家庭成员、以治疗师团队形式进行干预、配备有单向镜子的治疗室、电话和录像。然而,近几年,家庭治疗(或者至少是它的一些分支)和那些更趋于个体定向的治疗之间已经逐渐和睦和友好化。许多咨询师已经逐渐认识到,在他们的工作中意识到系统对来访者生活的影响作用是重要的。

本章的目的是回顾一些有关这些内容的发展。在本章开始,首先是对用于理解人类系统的一些核心观点做一个简要叙述,然后再对家庭治疗的历史传统以及夫妻和组织的系统治疗中所包含的问题进行研究,最后阐述了一般咨询实践中系统方法的实质。

理解人类系统

关于某种或另一种系统的分析已经产生了大量的文献著作。然而,有一点好像是清楚的,即大量的系统性思想是来源于以下几人的观点:路德维格·范贝特兰弗

(Ludwig von Bertalanffy)——控制论的建立者,诺伯特·韦纳(Norbert Weiner)——一个信息论者,格雷戈里·贝特森(Gregory Bateson)——一位哲学家和人类学家。正如格特曼所写:

> 一般系统理论的来源是20世纪40年代后期以及20世纪50年代早期的数学家、物理学家以及工程师的思想。当时,科技的发展使得构思和建立近似于人脑某些特征的机械模型有了可能。那个时候,还认识到许多不同的现象(生物学的和非生物学的)共享一个系统的特点——也就是说,一个统一的整体由相互联系的部分组成,能够根据其部分的总和以及系统中某一部分影响其他部分所带来的变化来识别整体。一般系统论本身阐明功能性和结构性的原理,无论是系统的哪一种成分,这些原理都能够有效地用于描述所有的系统。
>
> (Guttman, 1981: 41)

这里的主要观点是,一个系统由一个整体组成,这个整体则由相互关系的部分组成,最为重要的是,部分中的任一变化都会影响到系统中的其他部分。可以把这些过程看作是在社会的、生态学的和机械系统之中运行。例如,一辆汽车是一个由许多子系统组成的完整系统(刹车闸、传动箱、发动机等)。如果某一子系统发生了细小的变化,比如轮胎气不足,那么,其他部分将会出现相应的结果——在这个例子中,轮胎气不足可能会引起发动机过度损伤以至于最终造成发动机损毁。再举个例子,可以把一个家庭看作一个系统,它可能会包括母亲、父亲和两个孩子。他们中的每个人在这个家庭系统中都扮演着某种角色以及履行着特定的任务。然而,如果母亲突然重病而不能够再继续承担她的责任和完成任务,那么,这些责任和任务将会在家庭其他成员中进行重新分配,同时也会改变家庭人际关系的平衡。

系统的另一个特征是与部分—整体的观点紧密相连。功能系统倾向于以一种平衡而稳定的方式来运行。也就是说,一旦一个系统建立起来或开始运行,那么系统将倾向于以相同的方式来运转,除非受到外部某个事件的干扰:系统达到一种"稳定状态",即它的每个部分是处于一种平衡状态之中。关于动态平衡的最常见例子是家用中央供热系统的运行。利用调温器把房间的温度设定在某个温度上。如果温度上升到所设定的温度之上,那么热水器和散热器将会停止运行;如果温度下降到这个温度之下,热水器和散热器就会被开启而开始运行。结果是房间或房子被保持在一个稳定的温度。可以把这个过程理解为一个利用反馈信息来调节系统的过程(在这个家用中央供热系统例子中,自动调温器向热水器提供反馈信息)。动态平衡和反馈也发生于人类系统之中。反过来看看那个母亲重病的例子,在这个家庭中,可能会存在着强大的力量以阻止家庭系统发生变化。例如,母亲可能会不能够洗衣服了,但她可能会有这样一种信念,即洗衣服是一个"真正母亲"必须做的事。她的孩子和丈夫可能也会有同样的信念。父亲对不能够洗衣服这件事的看法可以是一种反馈,这种反馈会引发母亲为成为一个"真正的母亲"而重新努力尝试去做,但是,母亲试图去洗衣服的努力可能会加重她的病情。

一般系统论中的另一个重要观点是,所有的系统都是建立在一系列规则基础之上的。在刚才所给出的那个例子中,这个所假设的家庭系统对于性别、父母角色以及身份拥有强大且不成文的规则。当家庭处于一种动态平衡状态时,家庭的这些规则可以正常运转,但是,在这种平衡的某些方面发生改变时,可能有必要对这些规则进行修改以使得这个系统达到一种新的运转。在这个家庭中,似乎清楚的是,除非他们能够更改他们对"母亲"这一概念的看法,否则的话,因母亲住院将会导致家庭系统中发生功能性损害。

系统方法中最后一个关键概念是系统生命周期这一概念。返回去看看那个汽车的例子,诸如汽车类交通工具可能会配备一套关于何时某些部分应当被检查、调整或替换的详细规则。同理,诸如家庭的人类系统通过以下一系列可预期的转变也遵循着这种方式:离开家庭、结婚、进入职业世界、孩子出生、父母死亡、退休、配偶死亡等。这里所说的问题是家庭系统中的一些不可预知的变化(比如疾病、失业、天灾人祸)。同时,系统中还有许多其他潜在的破坏是正常的、完全可以预测的。这种现实使得对系统中正在发生的事情的理解方式相当重要,我们可以通过观察系统对生命周期转换是如何反应的以及从以前相类似事件中所获得的经验来理解系统中正在发生的变化。

有必要弄清楚的一点是,这里所说的系统观点是复杂系统论的一个简约版。建议对系统论观点有兴趣的读者可以参考一下卡特和麦克戈尔德瑞科(Carter and McGoldrick, 1989)以及达伦斯和德雷(Dallos and Draper, 2005)的作品。然而,这些核心系统原理足以制定一种有力而有特色的心理咨询和治疗基本大纲。应当清楚的是,一个系统论取向的咨询师,其主要的兴趣点并不是来访者的内心精神生活。相反,他们所选取的关注点是来访者所生活于其中的系统以及这个系统是如何运行的。实质上,如果人们报告说有"问题",那么,系统临床治疗师就会把问题重新定义为一个未能适应变化的系统。因此,系统临床治疗师的目的是促进在系统水平上发生改变。例如,通过改变内在的规则,改变系统中不同部分之间的平衡或提高如何传达交流/反馈的有效性。

家庭系统的分析和治疗

大量不同的家庭治疗师已经通过各种不同的方式把以上所介绍的系统观点应用到了治疗之中。一般一致认为经典家庭治疗有三个主要学派。第一个学派是由萨尔瓦多·米纽钦(Minuchin, 1974)及其同事在费城创建的结构家庭治疗。在这种模型中,用于理解家庭结构和相互作用关系模式的关键概念是子系统、边界线、层级和联盟。第二种是家庭治疗的策略方法。它来自20世纪50年代格雷戈里·贝特森(Gegory Bateson)、约翰·维克兰德(John Weak-land)、杰克逊(Don Jackson)和杰伊·哈利(Jay Haley)在加利福尼亚的帕洛阿尔托(Palo Alto)精神研究所所实施的先驱性研究。哈利后来成为这种治疗方法的中心人物,他介绍了催眠治疗师米尔顿·埃里克森(Milton Erickson)的一些观点。这种治疗的鲜明特征是其所运用的技术,比如矛盾指令、重新组织和处方任务,以使症状发生改变。第三个主要流派是著名的以帕拉措里等人(Palazzoli et al., 1978)为代表的米兰小组。这个小组的独特贡献是强调家庭生活中价值观方面的内容,诸如通过共享信念、神话和假设来对家庭现状进行集体性的建构。

米兰系统派充分运用了循环观点,这种观点是指一种互为因果的假设:每件事情既是引起其他事情的原因,同时也是其他事情所造成的结果。家庭系统中的所有部分都是相互联结的,治疗小组试图通过循环提问来打开家庭生活的这一方面。例如,治疗师不是询问某个家庭成员他对家庭中所发生事情的感受如何,而是询问他对其哥哥(或弟弟)关于某事的看法有何感受,于是,在家庭成员和对同一事件产生多种描述(双倍描述)的可能性之间引入一种联结意识。米兰学派所介绍的其他技术有积极内涵(假设所有行为都具有一种积极意义:例如,"你从那种情形中退出以保护你对家庭核心价值观的义务,这种行为是如此勇敢……")和运用治疗仪式。琼斯(Jones, 1993)对米兰小组的系统方法做了一种容易理解的阐述。格特曼(Guttman, 1981)和海斯(Hayes, 1991)对这些模型之间的异同点进行了更为详细的说明。同时也应当注意到,存在许多用于家庭治疗的非系统性方法,诸如心理动力学和行为主义治疗。

也许这样说是公允的,近几年,这些主要的家庭治疗学派之间的分界线已经逐渐淡化,因为越来越多的治疗师已经在他们自己的治疗实践中综合运用各种不同的方法,系统取向治疗的混合新形式已经出现,比如怀特和爱普斯顿(White and Epston, 1990)的叙事治疗或者是蒂·萨热(Shazer, 1985)所发展的焦点治疗(参见第八章)。此外,如果不否认这些方法之间在意识形态上的重要不同点,那么有可能看到实施这些方法的方式上的明显的统合点。欧麦(Omer, 1994)认为家庭治疗从业者之间的不同在于治疗风格而非治疗的实际内容。当代家庭治疗的共同之处如下:

- 为了能够观察到交互作用的模式以及使这种交互模式变得能够共享,需要所有或者是大多数家庭成员的积极参与;
- 干预的目标是系统的性质,而不是个人经验方面。诸如家庭雕塑(Duhl et al., 1973; Papp, 1976; Satir, 1972)或家谱图(McGoldrick and Gerson, 1985, 1989)的技术可以使治疗师把家庭系统作为一个整体来进行治疗;
- 治疗师采取一种不含感情因素且中立的姿态,以避免被卷入系统之中或被诱惑而与某些家庭成员或子团体形成一种联盟；
- 治疗师是作为一个小组来进行治疗工作的，小组中的一些人是在治疗室中与家庭待在一起，小组中的其他人则是作为观察者，以此来加强治疗中的中立性和"系统"的取向，同时还能够觉察到家庭成员聚在一起的方式在这个复杂的动态系统中所发生的微妙相互作用模式；
- 运用许多具有高度影响作用且限时的治疗，而不是许多扩展性的"温和的"或更具支持性的治疗。

家庭治疗竞争性传统之间的另一个共同之处是，许多家庭治疗刚开始时都是试图对那些患有精神分裂症的病人及其家庭进行治疗。一般公认的是，心理咨询和治疗是在一对一的基础之上对那些已被诊断或已被看成为精神分裂症的人们进行治疗。这种心理咨询和治疗极其困难且成功率不高。基本上，与那些采用这种方式进行思考和行动的人们建立一种有效的治疗联盟是困难的。此外，对那些社会经历支离破碎且高度恐惧的人们进行治疗时，治疗师会面临着巨大的压力。为了能够走进这种世界，并对此进行长期的共情，咨询师或治疗师需要与恐惧的情绪、卷入和不可抵抗的威胁进行亲密接触。于是，这一点便不足为奇，即对那些被认为是"精神分裂症"的人们进行最有效的治疗干预是家庭治疗和治疗团体。但是，至少在家庭治疗中，这种家庭治疗的成本在于牺牲掉了一种心理咨询风格的发展。因为，在很大程度上，家庭治疗的运作将尽量避免让治疗师与来访者之间采取直接一对一的接触。近几年，在布特(Bott, 1994)、雷蒙斯和特里奇(Reimers and Treacher, 1995)等人的影响之下，家庭治疗实践的这个方面已经发生了重大改变，布特、雷蒙斯和特里奇等赞成一种更为"以人为中心的"姿态。

专栏 7.1　利用家谱图来探究代际之间的家庭模式

对于治疗师来说，在家庭系统情形中，通过对一个成员的治疗去捕捉和弄清楚家庭成员之间，特别是代际之间的复杂关系是困难的。在家庭和夫妻咨询中，广泛用以描述代际关系模式的一种技术是家谱图。家谱图类似于家庭树或家庭历史。尽管咨询师有可能指导来访者如何去完成一个自我管理的家谱图，但是，咨询师通常会收集这些信息，然后咨询师和家庭成员共同来建构家谱图。家谱图中有一系列常用的符号：比如，方形代表男人，圆圈代表女人，两个个体之间的亲密关系用一条双线来代表，用曲线代表一种冲突性的关系。这些符号的详细内容能够在麦克格尔德瑞克和格尔森(McGoldrick and Gerson, 1985, 1989)和帕普度保罗斯等人(Papadopoulos et al., 1997)的著作中找到。用家谱图可以绘制问题随时间是如何发展的，或者与家庭动力是如何相连的。家谱图也有助于突出对家庭有重大意义的事件。家谱图不仅是收集信息的一种方法,而且家谱图本身也是一种干预,因为参与家谱图的建构可能使家庭成员更好地理解其在家庭中所扮演的角色以及其他家庭成员所扮演的角色。

在家庭治疗中,关于使用家谱图的叙述,麦克格尔德瑞克和格尔森(1985,1989)提供了许多对名人家庭结构分析的有趣例子。他们所分析的最有趣的案例之一是弗洛伊德的家庭。图7.1所呈现的家谱图(McGoldrick & Gerson, 1989:172)是1859年弗洛伊德家庭的一种概略,当时,弗洛伊德才3岁。雅各布(Jacob)和阿玛利亚(Amalia)是西格蒙德的父亲和母亲;施洛莫(Schlomo)是他死于1856年的曾祖父;安娜(Anna)是他的小妹妹;约翰(John)是他的一个堂兄,俩人关系亲密。

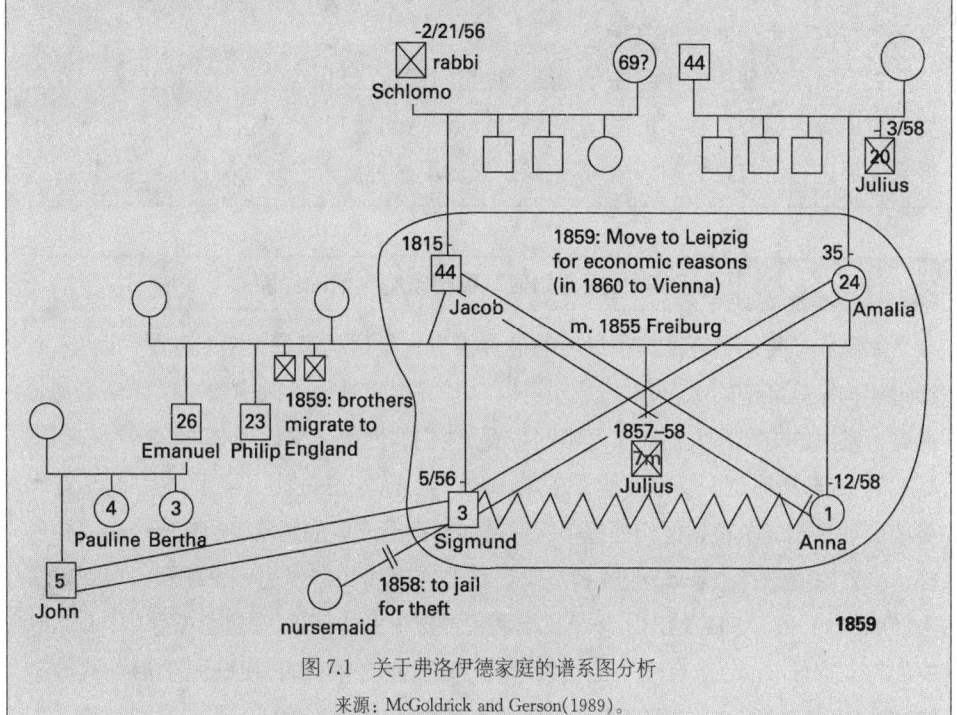

图 7.1　关于弗洛伊德家庭的谱系图分析
来源:McGoldrick and Gerson(1989)。

在这个家谱图中,家庭系统的许多迹象表明家庭处于极度的压力之下。首先,家庭经历了一系列的丧失。爷爷、阿玛利亚的兄弟朱利叶斯(Julius)和小朱利叶斯先后在两年的时间里死去。雅各布与其前妻的儿子——伊曼纽尔(Emanuel)和菲利普(Philip)——移居到英格兰。于是,弗洛伊德失去了最亲密的玩伴——约翰。而且,由于经济问题,其家庭于1859年和1860年先后进行两次搬家。第二,弗洛伊德的家庭是两个家庭系统组成的混合体或"混合"。因为雅各布以前曾结过婚,有两个成年的儿子,其中一个儿子比他现在的妻子还要大。雅各布和阿玛利亚之间的年龄差异因雅各布与阿玛利亚的父亲同岁这一事实而显得更为突出。弗洛伊德的角色是"特殊的",这样的家庭故事对他的生活产生了深远的影响。我们可以这样来分析弗洛伊德的角色,即想象一下他在某种意义上是施洛莫的代替者——家中的拉比领袖——施洛莫在他出生后不久便去世了。最后,在这一点上,弗洛伊德的家庭至少包含一个秘密。雅各布的第二个妻子——丽贝卡(Rebecca),是在1852年与雅各布结婚的,这里显然从没有提及她。

从这个家谱图中,可以看出促使弗洛伊德成为这样的人的一些家庭因素。这并不令人感到吃惊,即他把他的专业生涯都耗费在试图弄清楚与父母生活在一起的早期经验的意义上。同时,这一事实也并不令人吃惊,即在他所发展的心理理论中,妇女是一种附属于男性的角色。

关于家谱图使用的权威性介绍是麦克格尔德瑞克和格尔森(1985)的作品。帕普度保罗斯等人(1997)和斯坦尼恩等人(Stanion et al., 1997)对这种技术运用情况的近来发展进行了有意义的回顾,其中特别强调了这种技术在健康情景中的应用。

专栏 7.2　在家庭中,感觉如何?雕塑家庭生活的经验

家庭成员传达其在家庭中经历的最直接方式是建构家庭雕塑。这是一种练习,通过建构家庭雕塑的练习,家庭成员可以对家庭中的其他人做出安排以此来表达自己看待家庭的方式。人们在家庭中的位置、他们的面部表情以及姿态、亲密或疏远、凝视的方向,所有这一切都传达了在"雕塑家"看来,家庭是什么样子。有时,治疗师可能会请家庭成员根据他们理想中家庭是如何运行或他们想象家庭在未来会是什么样子来对家庭进行重新雕塑,或者是邀请其他家庭成员创建另一个雕塑。奥尼斯等人(Onnis et al., 1994)给出了一个关于利用雕塑家庭的例子,在这个家庭中,由于10岁的吉安尼(Gianni)患有严重的慢性哮喘,关于他的哮喘病,权威医学治疗成效甚微,他已经被诊断为"不能治疗的"。他的家庭由吉安尼、他的母亲、父亲和一个7岁的小妹妹——塞布丽娜(Sabrina)组成。当请吉安尼去雕塑他"目前的"家庭时,吉安尼在父母亲之间放了一把空椅子,并让他的妹妹坐在母亲前面,同时望着母亲。他把自己安排在家庭其他成员的前面,且面对着那把空椅子。完成雕塑之后,他快速地跑到位于父母之间的那把空椅子上坐下。接下来,请吉安尼描绘一下10年后,他所认为的家庭会是什么样子。他则把妹妹放在远处,且不朝他们看。他说,她正"朝向一个朋友"。接着,他把自己放在了父母亲的前面,他和父母亲形成了一个三角形,他则位于三角形的顶点,处于父母亲注视的中心。他声称,"他们正在看我"。治疗师问吉安尼他正在看向哪里,他回答道:"我正在看镜子"(治疗室墙上有一面单向镜子)。他的父母插嘴道,他们家没有这样的镜子。吉安尼转向他的父母说道:"我正在看他们。他们正在看我,我正在看他们,就像是三根柱子一样!"接着他开始咳嗽起来,因为他的哮喘病发作了。

　　家庭治疗小组认为这些雕塑是在表达,总之,吉安尼的感觉是"妈妈和爸爸之间有段距离",他不得不引起父亲的注意,以此来检查他是否待在原来的位置上。吉安尼认为他与父母的关系是:"如果我不处于他们两人之间的话,他们就没有一个人会离开"。治疗小组把第二个雕塑理解为代表了吉安尼害怕改变。在这里,吉安尼通过把他的家庭描述为一种稳定且永恒的三角形来强化他早期的信息,就像他说的一样:

　　　　我不能够独自离开我的父母。塞布丽娜或许能够看看外面的世界,有她自己的生活,但是我必须待在这里。我喜欢看我自己,反省自我(希望注视镜子),但是我不能够。如果我们不再是三根柱子的话,那么一切都将倒塌崩溃。

(Onnis et al.,1994:347)

　　在这些信息基础之上,治疗小组向这个家庭提出了关于他们位置的一种重组,这种重组暗含了某些积极改变的可能性。这种重组性的陈述是许多家庭治疗师使用的一种典型的干预:

　　　　你所做的雕塑已经被证明非常有利于我们去更好地理解你的家庭正在发生的事情。吉安尼如何看待他自己的未来给我们留下了特别的印象。塞布丽娜能够拥有一个朋友并开始她自己的生活。但是吉安尼却不能够!吉安尼必须待在他父母身边以维持这个家庭。"我们是三根顶梁柱,"他说道。现在,我们理解了吉安尼正在做的努力是如此伟大,他正在承受的负担是如此沉重,对于一个孩子来说,这是一种沉重的负担,这种负担能够让他窒息,剥夺他的天空,让他感到呼吸困难。但是,有一件事我们仍然不明白,即吉安尼为什么认为他的父母不能够单独承受这种负担或组织他们自己以维持家庭。我们认为存在另外一种可能性,即他的父母成功地使吉安尼感到安心,向他证明他们能够这样做。这样,吉安尼或许会觉得可以松口气,开始注视他自己并寻找他自己的道路。

(Onnis et al.,1994:347)

　　这种陈述的核心是症状的积极含义。哮喘发作的特征并不是问题,而是一种积极的牺牲,吉安尼所做出的这种牺牲是为了保护家庭的完整。这样,家庭才能够适当地发展另一种策略(父母亲承担重任),这种策略是暗含在重组性陈述之中的。不久,吉安尼的哮喘病有了相当大的改善。

人们的社会"小生境"概念

在瑞士,由朱瑞·威利及其同事(Willi,1999;Willi et al.,2000)所倡导的生态学治疗方法,代表了心理动力学和系统观点的一种重要综合。这种方法的核心观点是,个体把自己的环境塑造成一种个人化的小生境(niche),这种小生境允许他们满足自己的情绪和人际交往需要。然而,在人们生活的早期(例如,作为一个年轻的成年人),小生境可能已经被高度地职能化。随着个体的发展以及人们获得的不同动机或需要,小生境可能会变得功能紊乱。威利等人(Willi et al.,2000)呈现了一个29岁男子的案例,他经历着可怕恐慌的侵袭,甚至是睡着时。在他的童年和青春期中,这位来访者遭受着与其母亲和父亲关系的不安全感。结果,当他进入成人生活时,他为自己发展了一种小生境作为一位"独立的冒险家",在其作为一名海员或零杂工期间,他有过许多风流韵事。在这一点上,朋友们通常会羡慕他,他为自己所创建的小生境使得他能够通过喜欢另一个人而避免受到伤害的可能性。在治疗中,他逐渐意识到,当他开始与新女朋友相处时,他的恐慌发作就开始,新女朋友非常深爱他,对他一片挚情。他开始和她同居。这时,他的很多好朋友都已"安家立业",开始家庭生活,他们期望他也这么做。当疗程结束后,他逐渐懂得,他以前的小生境已完全不再适合他——他希望维持一种更固定的关系。与此同时,他持久稳固的独立需要使得他无法忍受与女朋友的生活。他能够发展一种新的小生境,这种小生境既包括他"成年早期"生活方式的一些特征,也能够使他在一种更有距离的基础之上,继续他与女朋友的关系。

威利(1999)所提出的生态学框架是稳固地建立在这样一种观点之上的,即人们存在于一种社会系统之中,建设性的改变包括把系统作为一个整体来考虑系统中正在发生的事情。然而,正是这个模型超越了家庭系统,进而使得治疗师能够帮助来访者去观察来访者生活中的其他社会系统——住房、工作、娱乐、物理环境等。也正是这种方法把强调的重点放在个体创建(和重建)他(或她)的小生境的能力上。

专栏 7.3　通过仪式来治愈

家庭和其他社会系统的一个关键特征是利用仪式来标记从一种社会角色或情形转变到另一种社会角色或情形,象征团体成员之间的联结,表达个体之间的关系以及一种更高的权力。一系列仪式标志着家庭生命循环,比如婚礼、圣诞节或感恩节、葬礼。在一个极度世俗的现代社会中,许多传统的仪式已经失去了它们的意义,或者是不适合于由不同宗教信仰或种族背景的人所组成的家庭这样的情形。一些心理学家建议,对于人们来说,能够发明他们自己的仪式是重要的(Imber-Black and Roberts, 1992)。家庭治疗师已经变得对诸如进餐时间这类的仪式感兴趣,这种仪式提供了关于家庭价值观和关系模式的例子。家庭治疗师也已经发展了应用仪式以促进家庭改变的方法。

艾姆伯-布莱克和罗伯茨(1992)介绍了19岁的布赖恩(Brian)的案例。当母亲去世时,布赖恩和哥哥生活在一起。对于布赖恩来说,这是一段困难的日子,他告诉哥哥和嫂子道:"我觉得我没有(代表)安全感的毯子。"听到这种陈述之后,他的哥哥和嫂子就和大家庭中其他还健在的成员一起为布赖恩做了一条棉被。这条棉被是用他母亲的护士服、父亲的航海衬衣以及其他对于布赖恩来说具有意义的织物缝制而成。在祖母80岁生日的仪式上,他们把这条棉被给了布赖恩。对于布赖恩来说,它象征着,作为一个整体的家庭,他的哥哥和嫂子能够给予他所需要的养育和"安全感的毯子"。这个家庭仪式向家庭成员提供了一种结构,通过这种结构,能够引导出他们对布赖恩的关心。这种结构使所有家庭成员在一起产生了一种集体性的悲伤和希望,最后,利用了一个切实可见的物体(棉被)来作为一种象征和关于他们已做的和感受到的一种暗示。在家庭仪式中所利用的其他具体符号可以包括蜡烛、埋葬物体或消息之所,或者是包含烦恼或快乐的盒子。

关于不同治疗师应用仪式的方式,艾姆伯布莱克和罗伯茨(1992)以及威罗斯特克(Wyrostok, 1995)的著作是进一步阅读的好来源。

结 论

对于任何领域的咨询师来说,对系统概念的正确评价是相当重要的。任何一个来访者都不可避免地被包含在一个社会系统中。一般来说,这种系统是一个家庭单位,但是有时候,它可能会是一个工作团体、友好的网络或医院病房。个体来访者在其生活中做出改变的能力将取决于系统的通透性,取决于人们能够在多大程度上转变人际关系模式,或者甚至是取决于系统是否允许来访者离开。所有优秀的咨询师对于这些论题都具有一种直觉,无论他们是否已经从理论上研究了这些论题。

但是,在另一种水平上,系统观点则介绍了弄清楚咨询目标和过程的一种完全不同的方法。目前已经讨论的理论模型——心理动力学、认知-行为主义以及以人为中心——都把咨询师放在一种与来访者的直接个人关系之中。系统咨询则要求咨询师和来访者重新结成一种联盟。仍然有必要与个体形成一种联盟,但是,也有必要把个体看作是一个更大整体的部分。同时,对于咨询师来说,也有必要把那个系统描述为一个整体,并且利用它来对来访者的人际关系进行处理。在这里,人的意象完全不同于主流的心理动力学、认知-行为主义和以人为中心咨询中关于人的意象。这些已确立的咨询方法把人们设想为一种有限制的、自治的实体,实质上从社会的其他部分分离出来的。系统咨询则把人们看作一种根本上相关的存在,看作一个只能作为家庭、团体或共同体一部分而存在的实体。下一章中所介绍的理论方法——女权主义、叙事和多元文化方法——以它们各自的方式来应对系统、相关思想的挑战。这些理论方法以不同的着眼点来应用理论思想,但是,它们内在的理解是相同的。终究,个人主义不是过美好生活的一个适当基础。

> **思考与讨论的问题**
>
> 1. 用你所属的小团体作例子。它可能是一种工作或友谊团体,或者是在大学上课的一个团体。根据本章所阐述的一些系统概念,分析一下你所在团体的动力。从这种分析中,你获得了什么?与从分离的个体生活和个性方面对这些人进行思考相比,这种做法会使你对朋友或同事增加哪些方面的理解?从这个练习中,你从你自己身上获得了什么?
>
> 2. 当对家庭或其他系统进行治疗时,可能会出现的一些道德问题是什么?保密性和知情同意是如何在系统中运行的?尊重自治的道德原则仍然是适当的吗?
>
> 3. 反思一下采用系统观点时咨询师和来访者关系的内涵。例如,根据以人为中心观点,一种良好关系是以高度的和谐、共情和接纳为特征。这些概念适用于系统治疗吗?心理动力学关于移情和反向移情的观点会如何有益?
>
> 4. 有更适用于系统方法的某些咨询问题吗?有没有或许能够在个体水平上得到更好处理的其他问题?
>
> 5. 你自己的个人"小生境"是什么?在你的发展中,随着不同时期你的需要和期望的改变,你是如何处理你小生境中的变化的?

进一步阅读的建议

通过阅读约翰·克里斯(John Cleese,一位著名的喜剧演员)和罗宾·斯凯纳(Robin Skynner,一位家庭临床治疗师)的《家庭及如何使家庭存活》(*Families and How to Survive Them*),许多咨询师已经找到运用系统观点的方式。

达伦斯和德雷珀(Dallos and Draper, 2005)的《家庭治疗的介绍:系统理论和实践》

(*A Introduction to Family Therapy*:*Systemic Theory and Practice*)是一本成形的好教科书,它包含有大量关于系统咨询和心理治疗的资料。雷蒙斯和特里奇(Reimers and Treacher, 1995)关于用户友好式家庭治疗的著作是一种有趣的叙述,他们试图努力避免意识形态的僵化,有时候,家庭治疗可能与这种意识形态的僵化有关。霍夫曼(Hoffman, 1992)所写的一章对同样的"以人为中心"精神给予了关注,而这种"以人为中心"精神已经越来越多地被一些系统治疗师所采用。

家庭治疗领域中的主要研究和专业期刊是《家庭过程》(*Family Process*)和《家庭治疗杂志》(*Journal of Family Therapy*),这两者常常会刊登那些具有促进性和可读性的文章。

第八章　建构主义、叙事与合作的方法：作为对话的咨询

△ 导言
△ 一种激进的哲学观点
△ 建构主义治疗的兴起
△ 焦点解决治疗
△ 叙事治疗
　　问题的外化
　　招募社区资源和观众
△ 合作治疗法
△ 激进戏剧传统
△ 结论
△ 进一步阅读的建议

导　言

心理学家杰罗姆·布鲁纳(Bruner, 1990)认为认识世界有两种截然不同的方式。其一被他称为"范式认知"(paradigmatic knowing), 即为现实创造抽象模型; 其二被称为"叙事认知"(narrative knowing), 它基于通过讲述故事来理解世界的过程。布鲁纳认为, 在日常生活中, 我们被故事包围着。我们时刻都在给自己和他人讲故事, 我们通过故事来建构、储存和交流自己的经历, 我们生活在一个充满神话、小说、肥皂剧、办公室八卦和家族历史等故事的文化当中。然而, 布鲁纳指出, 整个社会科学和心理学直到最近才开始关注故事, 此前, 社会科学研究者和心理学家们一直致力于为世界架构范式的、科学的模型。心理学实验中的研究对象、社会学调查中的合作者或心理咨询和治疗会谈的当事人所讲述的故事(也许)已经听过, 但后来被转换成抽象的范畴、概念或变量。真实的故事已经在很大程度上被忽略了。对布鲁纳来说, 对世界的真正认识需要两种认识方式之间的相互作用, 即科学抽象与日常故事之间的相互作用。他建议我们应该更严肃地看待故事。

布鲁纳和其他著名人物的在心理学中被称为"叙事转折"(Howard, 1991; Sarbin, 1986)的作品已经被心理学领域所熟知, 它激励了对于叙事的探索兴趣, 从而发现在咨询和心理治疗领域, 个体和小组塑造社会中的现实往往使用隐喻、故事或讨论的语言。从治疗实践的角度看, 问题是可以通过语言来理解的。这一想法引发了将咨询作为治疗的概念——治疗师的任务是促进会谈, 在其中可以找到新的含义, 新的谈话方式, 从而产生新的行为形式。

本章介绍了一些当代心理咨询和治疗的方法, 它们发展了一种语言知情视角对来访者工作。每种方法都有一些在哲学和实践方面不同的起源和影响, 但是它们都有一个中心的指导思想, 即密切关注语言、对话和讲故事是有效治疗的核心。

一种激进的哲学观点

在本章中讨论的咨询方法代表了一个重要的哲学转向, 它偏离了主流的心理咨询和治疗理论如精神分析和认知行为的假设。主流方法以不同的方式反映了一种常识或者"现实主义"的观点, 即存在一种单一的、真实可知的客观现实, 它们在现代社会中被人们广泛接纳。对于一个相信精神动力学的咨询师来说, 无意识或者移情是真实存在的; 而对于一个信奉认知-行为治疗的咨询师而言, 功能失调的认知图式是真实存在的。然而, 用一种与此不同的观点也是可能的。人们可能将无意识、移情或者认知图式视为放置在经验之上的**结构**。例如,假设一位来访者不信任他的咨询师,这件事可以用许多不同的方式来描述。一些人(如心理动力学咨询师)会将其描述为发生了怎样的移情。其他人则可能会将其认为是一种在咨询师专业范围内可接受的反应,因为对任何一位大人物(position of power)来说由于脑中会发生生物化学或者其他方面的不平衡,这种不信任的反应都是寻常且普通的。

这些不同的"看待方式"并非是中立的。它们各有其重要性,并且形成了不同的行为方式。例如,一个治疗师的一个移情视角可能会引发对早期经验的质疑,这会使来访者缺乏信任,而生物化学的观点可能会导致他们对抑郁症的其他症状产生疑问。相反,将缺乏信任作为一种对权力的反应,可能会使治疗师设法通过讨论他/她自己的经验获取更多公平。因此,我们彼此间认识现象和事物的不同方式,一步步导致了我们在世界上的不同行为。

中心洞察力(central insight),即现实和经验是"建构"的,已经被不同的哲学家赋予了多样的解释。对于这些哲学观点的理解是重要的,因为只有这样才能进一步探索在本章中被各种各样的治疗方法所追捧的替代方向。与此紧密相关的有四种哲学观点:建构主义、社会建构主义、后结构主义和后现代主义。

建构主义(constructivism)认为,现实是在个人层面上建构的,它通过人们使用的词和隐喻,通过人们讲述的故事来关注个人认识世界的过程。建构主义对教育的影响极大,因为它关注到了在现实中,学生不仅会将教师告诉他们的一切都学会,而且他们会选择积极地关注自己感兴趣的观点,并将这些观点吸收到关于这一主题的预先理解中。建构主义治疗师对他们的来访者所持有的目的(如对一些领域给予比其他方面更多关注)及使用的词汇和隐喻的积极方面极其敏感。在心理学和心理治疗当中,个人建构理论(personal construct theory)最为充分明晰地代表了建构主义方法(Butt, 2008; Fransella, 2005)。

社会建构主义(social constructionism)认为,现象或事物的意义是被人们共同建构的(Burr, 2003; Gergen, 1999)。尤其是事物被理解的方法将很大程度上取决于历史因素,即它曾经是怎样被理解的,这种理解的"考古"是如何在词语的意义上表达的。社会建构学家们对讨论和会谈尤为感兴趣,因为它是谈话者间的互动,某些对于现实的结构已经被接受,但其他结构则没有。社会建构学派治疗师们倾向于关注来访者在生活中与他人会谈,以及来访者对文化话语的立场。

后结构主义(post-structuralism)在哲学范畴里是一个比较复杂且难懂的定义。然而,简单地说,这是一个对结构主义理解的假设提出质疑的观点。理解个人或社会的结构主义方法相信,解释事物或行为在某方面的潜在结构是可能的。例如,从表面上来看,社会好像是复杂且混乱的,但是在深层次来说,可以以一种潜在的分类结构(一种马克思主义的解释)去解释这种复杂。与之类似,个人的行为也能够用潜在的人格结构(一种心理学的解释)来解释。相反,后结构主义质疑所有用所谓"上帝之眼"视角来进行"笼统"地解释,而是通过对人们实际行为详细地描述和分析(或者"解构")去理解人和事物。与后结构主义思想相关的一个比较有价值的例子,是迈克尔·怀特(White,2004)关于"大众心理学"(对成为一个人的意义的大众思考方式)与心理学家假设的心理结构建构的比较讨论。

后现代主义(postmodernism)是一个社会学视角,而不是哲学立场。当代社会的后现代主义特征同怀疑主义普遍"真理",如精神分析、马克思主义或者基督教等正确性的方向一致,后现代主义主张用一种更加实用主义的"局部知识"来反映人们在特定时间地点的关注来取代那些"宏观叙事"。

此外,本章中除了讨论了一些零散的哲学"流派",也有许多单个哲学家的作品影响了治疗方法。米哈伊尔·巴赫金的作品已经阐明了社交的本质是以个人话语中明显不同的"声音"来吸引注意力,并且有谈话的存在就意味着听众的存在(Bakhtin, 1981)。约翰·肖特的作品对于整合各种关于语言的哲学观点有着一定的影响,因为它们与心理学和心理治疗有着密切的联系(Shotter, 1993)。

在本章中所列出的哲学主张相对于本章所概述的辅导方法,可能会让那些没有哲学基础的人觉得相当混乱。之所以会觉得困难,其中的一个原因就是,这些哲学著作的写作本意并非是要回答心理治疗方面的问题(或者甚至是心理学方面的问题),而是主要针对艺术和文学批评领域的问题。尽管这些哲学视角每一个都有着与众不同的特征,但它们同时也有许多相互交叉——它们全都始于一个建构主义和反现实主义(anti-realist)的立场,基于人类建构或者共同建构了他们所生活的现实这一观点。关于这些哲学观点的进一步讨论及其相关建议可阅读安德森和盖哈特(Anderson and Gehart, 2007:第一部分)、克瓦勒(Kvale, 1992)、麦克纳米和格根(McNamee and Gergen, 1992)、怀特和爱普斯顿(White and Epston, 1990)等人的相关文献。

建构主义治疗的兴起

认知-行为治疗在美国和欧洲的许多国家已经成为最受医疗服务人员欢迎的心理治疗形式,但令人吃惊的是,认知-行为治疗的根基在理论革命后应该会受到动摇。在过去的十几年或者更长的时间里,传统认知-行为治疗的主要代表人物如迈克尔·马奥尼(Michael Mahoney)和唐纳德·迈肯鲍姆(Donald Meichenbaum)等,已经开始自称为建构主义治疗师。这意味着什么?

建构主义的主要特点依靠以下三个基本假设。第一,人被认为是主动的认知者,会

第八章 建构主义、叙事与合作的方法:作为对话的咨询

自觉地投入到理解他/她的世界意义中。第二,语言功能是人建构对于世界理解的主要方式。因此建构主义治疗师尤其关注语言方面的成果如故事和隐喻,这些被看作是建构经验的方式。第三,个人建构自己世界的能力有一个发展的维度。这三个核心假设表现出了旧认知与认知-行为治疗与新建构主义的显著差异。一些认知和建构主义治疗理论主要观点的对比列于表8.1。

表8.1 认知-行为治疗与建构主义咨询方法的对比

特征	传统认知治疗	建构主义治疗
干预和评估的目标	单独的自动思维或不合理信念	建构系统、个人叙事
时间关注	当前	当前,但是更强调发展性
治疗的目标	矫正;消除功能失调	创造;促进发展
治疗风格	大量的指令和心理教育	较少的建构,更多的探索
治疗师角色	劝说、分析、技术上指导	反省、高度个人化
情感的解读	消极情感来自扭曲的认知;表现了被控制的问题	消极情感是对现有结构发起挑战的有益信号;受人尊重
理解来访者的"阻抗"	缺乏动机,被视为功能失调	试图保卫核心指令程序

来源:Neimeyer(1993,1995b)。

建构主义治疗的前身是**个人建构心理学**,起源于乔治·凯利(Kelly,1955),随后主要由班尼斯特、弗兰塞拉、梅尔及他们的同事在英国进一步发展(Bannister and Fransella,1985;Fransella,2005)。这一理论提出人理解或者"建构"世界是通过个人建构系统完成的。关于个人建构的一个典型例子可能就是"友善—不友善",这一结构能使人区分哪些人是友善的,哪些是不友善的。这个结构会让人运作自己的行为频道;他/她对一些被建构为"友善"的人所采取的行为与那些被建构为"不友善"的人所采取的行为是不同的。建构被包含在系统之中。在一些情况下,"友善—不友善"被建构在一个核心概念如"信任—不信任"之下。每个构造也有它自己的适用范围。例如,"友好—不友好"可以用来解释人,而不是(大概)食物。凯利和他的同事发明了一种被称为是储存网络(repertory grid)的技术,用来评估每个人独一无二的结构和个人建构系统的内容,同时也发明了许多方法应用个人建构原理到治疗过程中。其中最有名的技术是**"固定角色治疗"**(fixed role)理论。来访者被要求尽可能详细地描述自己,然后用一套与此不同的建构创造出另外一个替换角色,然后鼓励他们在特定的时间内用这个角色的建构方式来行事。更多详细的个人建构治疗请参见弗兰塞拉的相关作品(Fransella,2005;Fransella et al.,2007)。

个人建构心理学中一个与之不同的方面,是来自凯利所阐发的理论中的假设和推论。这些陈述中最重要的是凯利的**基本假设**:

"对一个人的心理疏导过程是用他/她所期望的方式"。

而后的作者和理论学家逐渐沿着凯利的形式系统(formal system)继续发展。在过去数十年中涌现出的咨询和治疗的建构方法可以被视为凯利精神的发扬,但是也出现了许多在他的原始理论中并没有出现的新观点和新视角。

在迈克尔·马奥尼的作品尤其是他的书《建构主义心理治疗》(*Constructivist Psychotherapy*, Mahoney, 2003)中,有一个对建构主义理论和实践尤为明确的主张。他的方法基于应用一系列关键原理:

- 创造一段关爱、同情的关系;
- 一种来访者和治疗师共同致力于确定改变策略的合作风格;
- 一种行动导向:"将来访者在他们的生活中实际做的事置于高度优先位置"(Mahoney, 2003: 19);
- 专注于人从生活事件中积极地创造意义和创造秩序的方式;
- 通过被建构的意义系统关注发展过程;
- 对一段周期内有积极意义的经历保持敏感:开放/封闭、舒适的/有挑战的——富有成效的治疗要求发现这周期的两极。

在实践中,马奥尼的建构主义理论围绕技术的使用非常广泛。他们中的一些如放松技术训练、问题解决、认知重构和家庭作业都以马奥尼在行为治疗和认知-行为治疗(CBT)最开始的培训和经验为基础。其他技术如读写作业(reading and writing assignment)、个人仪式(personal rituals)、呼吸和身体练习(breathing and body exercise)、表达练习(voice work)和问题情境戏剧重演(dramatic re-enactment of problem scenarios)是从许多治疗传统当中借鉴而来的。然而,这个假设本身不是技术问题,而是它为人们创造了一个机会来反映她/他如何建构他们所生活的世界或现实,以及为用新的方式来建构世界提供了可能性。

在咨询中运用建构主义治疗的一个例子就是**镜像时间**(mirror time)。马奥尼(2003)介绍过他的一个来访者在治疗室的镜中看到自己时有强烈的情绪反应。这次经历启发了马奥尼,他在自己和同事的治疗会谈中都尝试使用了镜子,最终为这一技术开发了一个治疗方案(Mahoney, 2003: 251-252)。在咨询中是否使用镜子是由来访者与治疗师共同决定的,来访者可以选择他/她使用的镜子的大小。来访者在镜子前居中朝里看,通过呼吸和冥想来开启他/她当前的体验。镜像时间活动在会谈结束前会留有反思经验的时间。马奥尼介绍了镜像时间对一位名为亚当(Adam)的来访者的影响,他表现出来很多问题,包括抑郁症、暴食症和人格障碍。亚当悄悄来到镜前:

第八章 建构主义、叙事与合作的方法：作为对话的咨询

……就像一个在黑暗中遇到了大怪物的惊恐的孩子……他站在那里一段时间。他脸上的表情渐渐从惊恐转变为了困惑……他微微咧嘴笑了笑并且说，"镜中的家伙看起来不像我感觉的那么一团糟。"他叹了一口气。向前一步靠近镜子，亚当微笑着说，"事实上，我不介意成为他！"

(Mahoney, 2003: 156-157)

这个时刻并没有促进来访者发生重要的转变，但它确实为来访者允许自己创造一个新的有意义的模式提供了转折点。

马奥尼对建构主义治疗的变形反映了他从生命体验中创造价值的好奇心和努力。同样，其他的建构主义治疗师已经发展了他们自己同来访者开展工作的风格。建构主义者也有将这一类方法作为治疗实践框架的案例，具体可参见内梅耶和马奥尼(Neimeyer and Mahoney, 1995)及内梅耶和拉斯金(Neimeyer and Raskin, 2000)。当然，这些文献不可能详细说明所有建构主义咨询师或治疗师会使用的一系列核心程序或技术。在这一方面，它与常见的已被确认其技术有效性的认知-行为治疗有着相当大的区别。相反，建构主义治疗以原理为主导而不是以技术为主导。

专栏 8.1　在创伤后应激障碍的建构主义治疗中使用隐喻

行为主义者所塑造的心理咨询和治疗传统，是行为学家需要处理的有形的尤其是可观察的行为和不合理信念而形成的。从建构主义视角进行操作的咨询师，更加关注于**意义**(meaning)，以及人在生活中创造和发现的意义。当来访者谈到一些创伤性的、痛苦不已的事物时，他/她通常难以发现用什么词能描绘出曾经发生的事件以及他们自身的感受。为了传达给他们的咨询师或治疗师一些对于事件意义的感受，来访者可能会使用**隐喻**(metaphors)。尽管不能直接清晰地表达发生了什么，但隐喻至少可能说出这一事件**好像**是什么。关注隐喻是建构主义治疗中的重要主题。迈肯鲍姆(Meichenbaum, 1994: 112-114)在治疗经历过创伤后应激障碍(PTSD)的来访者时，极其强调要对隐喻所发挥的作用保持敏感。他提到过曾经患有 PTSD 的来访者使用的一长串隐喻："我是个定时炸弹，随时都会爆炸。我就踩在那条细细的红线上，已经触到了边缘。我被套到一个铁球当中，是生活的旁观者。在我生活中的洞。我的生活一直处于停滞状态。过往已被囚禁，偶尔会得以假释。我的过去是一片真空。"迈肯鲍姆也提到了来访者和治疗师为了克服 PTSD，曾经使用过的一些治疗的隐喻。治疗师的隐喻是这样的：

一些经历过创伤事件的人就像移民到一个新地方一样，必须要在与以往不同的新文化环境下搭建起新的生活。

> 洪水来临,但它并不会永远持续下去。它来势汹汹,但也是短暂的,这场风暴终会停止,地面会干,所有事物都会恢复到正常状态。情感也可以用这样的方式来看待。
>
> 　　就像生理的伤害不会迅速恢复,心理的伤害也同样不会迅速恢复。
>
> 在建构主义理论中其他有目的地使用隐喻的例子可以参看马奥尼(Mahoney, 2003)的作品。

焦点解决治疗

近年来,焦点解决治疗(solution-focused therapy)可能已经成为心理咨询和治疗的多方位新兴建构主义方法中最有影响力的方法。方法的范围在《焦点解决治疗手册》(*Handbook of Solution-focused Therapy*)一书中得到了很好的说明(O'Connell & Palmer, 2003)。沙泽尔(Shazer et al., 2007)、麦克唐纳(Macdonald, 2007)和奥康奈尔(O'Connell, 2005)等人的文献中对焦点解决治疗进行了精彩的概述。焦点解决短期治疗(solution-focused brief therapy)主要与史蒂夫·德沙泽尔(de Shazer, 1985, 1988, 1991, 1994)以及他的同事和合作者包括茵素·金·柏格(Berg and Kelly, 2000; Miller and Berg, 1995)、伊冯·多兰(Dolan, 1991)和比尔·奥汉隆(O'Hanlon and Weiner-Davis, 1989; Rowan and O'Hanlon, 1999)等在美国密尔沃基的短期家庭治疗中心的研究相关。沙泽尔有社会工作和音乐学背景,他在接受心理咨询师培训的时候受到了美国加利福尼亚州帕洛阿尔托市心理研究中心(Mental Research Institute, MRI)理论和研究的极大影响。帕洛阿尔托市小组是20世纪50年代第一个研究家庭互动模式的,他们的方法很大程度上借鉴了人类学和社会学的观点,而不是从精神病学视角提出。沙泽尔从帕洛阿尔托市小组公开的观点中,获得了许多在系统性家庭治疗中发现的核心治疗原理:一个简短但有"战略意义"的信念干预;运用提问方式,请来访者考虑替代性的行为路径(alternative course of action);建议治疗师在"暂停"(time out)时穿插使用"观察小组"(见于第七章)。沙泽尔就像许多其他的家庭治疗师(包括帕洛阿尔托市小组成员)一样,被米尔顿·埃里克森(Milton H. Erickson)独一无二的治疗方法所吸引。埃里克森发表的个案研究说服了沙泽尔:简短但有"战略意义"的干预不只对家庭适用,对单个的来访者来说也同样适用,对每个来访者独一无二的困难都需要有一个独一无二的"解决"。

经过数十年时间,沙泽尔将自己的方法发展并进一步明确,强调了语言在建构个人现实方面的作用。为了挖掘置于中心位置的语言("词汇""讨论")的含义,沙泽尔充分利用了维特根斯坦(Wittgenstein)和利奥塔(Lyotard)等哲学家以及法国精神分析学派思想家雅克·拉康(Jacques Lacan)的观点。沙泽尔治疗方法的精髓集中在"问题谈话"这个问题上,将问题置于人类生活和人际关系的中心,并将注意力从任何"解决方案"或"例外"转移到人可能产生的问题上。因此,治疗师的工作是请来访者投入到"解决"的讨论中,尊重接受(但不鼓励)来访者讨论他们悲痛和无助的意愿,或者他们问题的严重性。因此,从沙泽尔的视角,焦点解决会谈最好的谈话被认为是涉及三个相互关联活动的语言游戏的对话;即展示例外的问题、为来访者描述新生活以及"确认"发生在他们生活中的改变。

专栏 8.2　米尔顿·埃里克森之谜

米尔顿·埃里克森(1902~1980)是一个有吸引力的人物,他在心理治疗历史中扮演着重要角色。埃里克森事业中大部分的工作都在亚利桑那州的菲尼克斯市,在他三居室的家中与来访者会面。他早期的工作为催眠医学做出了巨大贡献,并在20世纪50年代编写了《大英百科全书》中"催眠"的词条。埃里克森被知道他的人认为是一个有魔力的英雄式人物。他在年轻时两次战胜了脊髓灰质炎的病魔,并且自创了一个几乎不能被理解更不用说被复制的能"治愈"来访者的治疗方法。虽然埃里克森最开始是以他对催眠的使用而闻名,但很明显,对埃里克森和研究他的人来说,他治疗方法的有效性并不依赖于在来访者恍惚的状态下使用暗示(suggestions),而是他对语言、隐喻和故事的敏感及创造力运用,他能观察来访者细微的行为细节,并且和来访者能形成一种合作的关系。

埃里克森的方法被家庭治疗师杰·海利(Haley, 1973)普及,影响了许多建构主义治疗师(Hoyt, 1994),也影响到了史蒂夫·沙泽尔的焦点解决治疗方法。更多埃里克森独特风格的例子可参看海利(Haley, 1973)、兰克顿等(Lankton and Lankton, 1986)、罗森(Rosen, 1982)以及罗西(Rossi, 1980)的作品。

焦点解决治疗方法是从一系列策略中建立起来的,旨在使来访者能够清晰地表达和处理他们可能遇到的问题,提出最广泛的解决策略。这些策略包括以下几个方面:

关注改变(focusing on change)。在焦点解决治疗中,"改变每时每刻都在发生"是一个十分重要的观点。因此,运用焦点解决方法的治疗师假设:改变不仅是可能的,而且是必然的。这意味着在实践中,治疗师通常可能会问新的来访者,在他们第一次会谈之前他们所关心的改变有哪些,通常被称为"会谈前改变"(pre-session change)。在治疗期间,治疗师通常在每次会谈开始前都会问,自从上一次会谈结束后来访者发生了哪些改变。比如,"自从上次会谈结束后,你感觉到了怎样的改善?即使是在非常细微的方面也可以。"如果来访者说了哪怕是明显的非常细微的改变,咨询师都会在随后的会谈中提出以下问题来进一步明晰来访者的改变和能力。比如,"你是怎么做到的?""你怎么知道怎样正确地尽力控制情况?"如果来访者并没发现自己有任何改变,这时治疗师就可以使用"因应式问句"(coping questions)来让来访者讨论在面对通常的问题时他们是怎样妥善处理或应对的。

顺境讨论(problem-free talk)。会谈一开始,咨询师可能会让来访者参与到在他/她日常生活中一般来说获得的关于自己能力的赞美或者其他积极形容的讨论当中。

发现例外(exception finding)。焦点解决法的基本原则是要相信,无论一个人的问题会出现多少次,它有多么严重和深入,只要它此时没有发生,它就不会那么大肆地入侵我们的生活。这样的例子再一次表明,当允许来访者去为自己的困难和忧虑而构建独一无二的解决方法时,来访者的力量和自我疗愈能力就会显现出来。因此,咨询师将会通过询问来访者而有意去找出一些例外,比如:"你最后一次感觉到快乐/放松/有爱/自信等是什么时候?""你发现什么对你有帮助,就算只有一点点?"通过这种例外式询问,可以帮助来访者拆解他们对于问题的原有观点,同时去强调和挖掘来访者的成功之处,以此来让他们重新发现自己,发现生活。

使用有力的口号(use of pithy slogan)。使用许多简短有力并且让人印象深刻的叙述,有助于咨询师向来访者(或实习治疗师)传达焦点解决法的基本原则。通常可适用的焦点解决法短语包括:"没有偏离,就不需要修正""如果无效,就请停止""如果有效,就请继续""治疗不需要花很长时间""小的变化能带来更大的改变"。

奇迹式问句(the miracle question)。一般来说,在第一次会谈,一个使用焦点解决方法的咨询师会让来访者去想象一种未来,在那时他们的问题都已经得以解决:"想象当你在某晚入睡时发生了奇迹,现有的问题已经消失了。因为你那时正在睡觉,所以你并不知道发生了奇迹。对你来说,当你醒来时,什么是奇迹发生的最先征兆?"(de Shazer,1988)总的来说,这个催化问题允许人们把问题作为一个整体来考虑,去往一个没有问题的未来,并且和治疗师去探索,他们是怎么知道问题已经消失,其他人是怎么知道的,这些改变是怎样发生的。对于一个"奇迹"的想象也是一种强有力的文化隐喻,它帮助来访者记住在问完这个问题后的讨论中所学到的内容。

评量式问句(Scaling)。评量式问句被用来促进讨论和衡量改变,以及可以运用在让来访者思考生活中的多数问题上。例如,可以以此来评估来访者改变的意愿或动机、他们的应对能力、自信、在治疗中的进步等。一般来说,来访者被要求给他们的问题(比如抑郁)按照0~10分来打分,0分代表最糟糕("最低点"),10分代表最理想状态。一旦来访者给自己打了分(比如2分),治疗师首先就要询问是什么使得他们打了2分,或者来访者准备做什么以免自己滑落到"最低点"。因此,治疗师将会通过让来访者思考如果他们达到了3分自己会有怎样的不同,直到治疗结束他们准备达到怎样的分数,来同来访者进一步商讨更细微的目标。

家庭作业任务—探索资源(homework task-exploring resources)。在每次治疗结束时,治疗师或者会离开咨询室与在会谈中进行观察的同事商议,或者(如果只有一位咨询师)会用几分钟时间默默反思。在会谈最后的部分,治疗师会再次对来访者达到的积极成果表示赞扬,并随后介绍下一次会谈中的任务。家庭作业任务的作用是帮助来访者能始终关注待解决的焦点问题。比如,在第一次会谈结束后,可以用这样一个家庭作业任务:"在我们下次见面前,我希望你能观察你愿意持续了解的生活/家庭/工作中发生了什么,然后下次会面的时候告诉我。"

以上这些是在众多方法中使用焦点解决治疗的治疗师将会运用到治疗对话中的方法,目的在于使来访者发现和运用他们个人的优势和能力。表8.2是一些对焦点问题治疗和焦点解决治疗之间关键点的对比。

表8.2 焦点问题治疗与焦点解决治疗的对比

焦点问题治疗	焦点解决治疗
需要我帮助你吗?	你是怎样知道治疗已经生效了?
你能告诉我你的问题吗?	你想要有哪些改变?
问题是更深层次的症状吗?	我们弄清了你想集中解决的中心问题吗?
关于你的问题你能再多说一些吗?	我们能发现额外的问题吗?
我们如何理解过去的问题?	如果没有这个问题未来会是怎样?
需要多少次会谈?	我们已经足够达到可以结束的标准吗?

资料来源:O'Connell, 1998:21。

在焦点解决治疗中,对于更宽泛的问题的鉴别非常重要。焦点解决治疗是由史蒂夫·德沙泽尔、茵素·金·柏格及许多经他们培训过的治疗师共同开发的一种独特的治疗方法。然而,焦点解决治疗方法也具有更广泛的意义,在一些关键问题上,它代表了一个激进的观点,成为过去50年间心理咨询和治疗的主要争论。第二章在介绍心理治疗发展的历史背景中提到,最早出现的心理治疗形式是精神分析,它从精神医学背景强调了诊断和评估病人问题的必要性,这是有效治疗中的第一步。在精神分析中,许多有效的治疗都归因于对现有问题源头的适当理解与洞悉,比如某问题根源于童年的经历。而在20世纪中期出现的人本和认知-行为治疗,则对人们的问题抱有强烈的兴趣,较之于精神分析,它更关心人希望在未来成为什么样的人。自我实现和行为改变都是

"未来导向"的,焦点解决治疗代表了一种在这一方向上更为激进的运动。在焦点解决治疗中,"问题"并不是最受关注的,最受关注的是问题解决和人已有的潜力,是来访者能够想出他们想要的生活。

为什么说这是激进的转变?当然,也可以争辩说,即使是"问题中心"或"评估导向",例如精神分析,也会用分析和理解问题的过程来作为解决问题的最佳方法。即使治疗的工作主要集中于解决过去经历和现有问题间的关系,但在获得洞察力时,病人或来访者创造了一个有效的空间,在其中可采用新的选择或解决方案。德沙泽尔并不同意这种观点。对德沙泽尔来说,在心理咨询和治疗理论中使用"问题"这一概念,表明了一系列内部机制(智力、无意识、自我、图式)的建构已经"走入误区"并且需要修正。德沙泽尔和其他的运用焦点解决治疗的治疗师,不会用这种错误观点来看待人们。对他们来说,人存在于他的说话方式中,以他讲给自己和他人故事的方式存在。从这个视角来说,任何试图对"问题"的探索和理解都仅仅是鼓励"问题讨论",用"我有一个问题"这类的情节来保持关系,从对故事的压抑能得到对这个人认知、能力和控制力的描述。此外,治疗师对"问题"的拓展探索也会有副作用,那就是他们不仅在描述特定问题时使用心理学和心理治疗的语言,而且在讨论生活的其他方面也会使用,这样人就会以一种"问题敏感"的方式来讨论自己从而社会化。而且,德沙泽尔拒绝接受在研究问题与解决困境之间有必然因果关系的假设,他认为解决是一种不可预测的"创造性飞跃"。这种看待治疗的方法极大地挑战了认为在治疗当中发生的都是可知的这种"科学的"观点。如果来访者的"改善"是用了他/她自己的特殊解决方法,那么对官能失调和改变的科学模式应置于何种位置?

德沙泽尔正在做的可以被视为努力从后现代立场去引领理论转变。一种基本的"现代"认识世界的观点是,内在的心理结构决定行为。而后现代则认为这些理论/结构只不过是另一种形式的故事。它们是与职业和机构必须将个人定义为"案例"的权力相关的故事,就像展示"缺陷"(Gergen, 1990)。像其他后现代主义者一样,德沙泽尔扮演了一个挑战和质疑既定观点的角色,他的目的是发展个人能够创造自己的或"狭义"真理的可能性,而不是被吸纳到任何声称是普遍真理的理论框架中。

与主流咨询方法(精神分析学、认知行为学和人本主义)相反,焦点解决治疗从来没有形成过一个正式的理论,它也不是在高校或研究系统中形成的。尽管已经开展了一些关于焦点解决治疗有效性的研究(Gingerich and Eisengart, 2000),但还没有对这一方法开展大规模的研究。因此,尽管这项研究从总体上证明了焦点解决治疗的有效性,但它在心理治疗研究领域仍很少被关注。关于焦点解决治疗理论的出版物主要是关于哲学的碎片化分析,而不是想要去聚合成一个明确的理论模型或"指南",只是提供了大量的案例(几乎全部都依赖于会谈的文字记录)和心理治疗从业者之间的对话(具体可参见 Hoyt,1994,1996a)。

知道德沙泽尔所说的简短的焦点解决治疗,不同于强加许多限制给来访者的会谈是很重要的,它与许多职场咨询方案、北美健康管理式医疗服务和英国的基层医疗有关。焦点解决治疗的目的是尊重来访者的个人能力,询问来访者在治疗结束前在他们所需要的方面是否有收获或他们希望发生什么改变。焦点解决治疗的治疗师可能会认为,信任来访者的能力是这一治疗的标志,有时仅用一场治疗会谈就已经足够。然而,他们也知道,对许多人来说他们适合多次会谈。这取决于那个人。从这个意义上说,焦点解决治疗并没有**时间限制**,即使它通常是**短暂**的。

可能由于焦点解决治疗激进、边缘的境况,有时会感觉到应用这一方法的理论者和实践者不愿意接受他们与传统治疗实践的共同之处,或者有些会脱离基本的焦点解决治疗"规则",比如在第一次会谈中就使用"奇迹式问句"。尼隆德和科西利亚(Nylund and Corsiglia, 1994)指出焦点解决治疗会有从"焦点解决"转向"强迫解决"的危险,并且发现对一些来访者来说不间断的"未来导向"乐观主义反而会带来困扰而并无益处。比尔·欧汉龙是这一方法的先驱之一,现在将其方法描述为"可能性"治疗(Hoyt, 1996b),并认为有必要将罗杰斯的共情和肯定品质结合起来,以便与来访者建立更加关怀的关系。

总的来说,焦点解决治疗在咨询和心理治疗领域能有多久的影响很难预测。可能有成千上万的欧洲及北美的咨询师、治疗师开办了焦点解决治疗工作坊,阅读了德沙泽尔的书,但确切的数字难以了解,因为一些治疗师只是好奇在他们眼中颇为古怪甚至是错误的治疗方法在实践中是如何实施的。还有一些是被其中某些特别的技术所吸引,比如"奇迹式提问"或者评量式问句,他们将此应用到认知-行为治疗、人本主义治疗或综合性方法中。德沙泽尔和他同事们对于激进的建构主义、后现代的治疗方法是否有所贡献,或者他们的遗志,比如开创的许多让来访者想象令人满意的未来情境的技术,是否在更加现代(但有价值)的时代更能被理解仍有待观察。

叙事治疗

社会建构主义是一个哲学的视角,它不仅将人的经历和意图看作是个人创造物(建构主义视角),也将其置于文化当中,并认为它将被文化所塑造。人是社会的产物,个人同一性(personal identity)是历史文化、个人的社会地位以及言语资源的产物。社会建构主义的主要代表作是格根(Gergen, 1985, 1994)的相关作品,尽管更准确地说它是一场广泛的哲学、人类学及社会科学运动。从社会建构主义者的视角来说,叙事是连接个人经历与文化系统的基础桥梁。我们生于一个故事世界,我们的文化由神话、传说、家族传奇等故事构成,它们在我们出生以前就已存在,在我们死亡之后它们也仍将继续。我们通过将自我与这些故事匹配起来并"置身其中"来建构个人同一性。

社会建构主义并不致力于在改变内在心理过程方面寻找答案。的确,从社会建构主义的立场来看,内在心理现实存在的整个概念是值得怀疑的。这是因为"真实的核心自我"这种观点不能被视为一个固定的真理,真正能够看见的反而是某部分浪漫叙事,即在西方社会中人们告诉自己对于一个人来说什么才是有意义的(Gergen, 1991)。与关注"自我"相比,社会建构主义治疗师更关注一个困惑不安的人(或来访者)在某个文化或社区背景下发生了什么,他们与其所在社区之间有着怎样的关系。叙事治疗受到法国后建构主义哲学家米歇尔·福柯(Michel Foucault)观点的极大影响,他提出的立场颇有批判性,在米歇尔·福柯看来,要用普通人掌握的"内幕"知识取代文化主导叙事("掌权者"讲述的故事)。

迈克尔·怀特(Michael White)和大卫·爱普斯顿(David Epston)为社会建构主义叙事咨询治疗提供了主要灵感。可能是因为他们生活在澳大利亚(怀特)和新西兰(爱普斯顿),因而这些治疗师发展出了一种与主流治疗方法截然不同的治疗方法。虽然他们最开始是将其用在家庭治疗的训练背景中,但后来其中的主要观点则扩展到了个人、夫妻及小组治疗当中。1990年,他们出版了《叙事治疗的力量》(*Narrative Means to Therapeutic Ends*)这本主要著作,随后其方法就通过弗里德曼和库姆斯(Freedman and Combs, 1996)、蒙克(Monk et al., 1996)以及帕里和多恩(Parry and Doan, 1994)的书而被更多新读者所知。叙事治疗以澳大利亚阿德莱德达利奇中心(Dulwich Centre)为基础,逐步扩展到许多其他国家的相关研究中心,形成了一个国际性的研讨、培训项目及出版网络,这表示所有的"建构主义"治疗方法已经高度组织化。叙事治疗的理论和实践的最新发展可参看布朗和奥古斯塔-斯科特(Brown and Augusta-Scott, 2007)和怀特(White, 2007)等人的文献。

支持社会建构主义叙事治疗的主要观点可以被总结为如下几点:
- 人们生活在他们的文化和家庭的主要叙事或知识中;
- 有时,人们在主导叙事和现实生活经历间的匹配是明显错误的,或者主导叙事会建构起一个无力或压抑的生活;
- 治疗师需要帮助来访者采取的主要行动之一,就是将问题具体化,将其看作一个存在于自身之外的故事;
- 而治疗师的工作应聚焦于解构主导叙事,以减少它对人的掌控;
- 治疗师的另一个任务是帮助来访者识别某些特别的结果或者"闪光时刻",它们总是从主导叙事中转瞬即逝;
- 治疗师要采取一种"不知情"的立场来对待来访者;来访者是他/她故事的专家,

只有他们才知道如何改变它(Anderson and Goolishian, 1992; Hoffman, 1992)；在治疗结束时，要让来访者成为"咨询师"，让他站在这样的立场上来将其所获得的知识分享给未来的来访者以使他们受益；

- 治疗的中心目标是帮助人们重新编写他们的故事，并且将这个新故事展现在他们的社区中；
- 治疗的另一个目标是帮助人们完成重要的人生转折；
- 尽管许多治疗是基于会谈和对话的，但像写信和证书这样的文字活动也可以使用，因为它们给了来访者一个永久且"权威"的新故事版本；
- 可能的文化资源，比如支持小组或家庭网络都可以帮助某人考虑和实践一个重新写就的故事，并且会成为支持你的听众。

这多种特征可以在罗斯(Rose)的案例中(专栏 8.3)看到(Epston et al., 1992)。叙事治疗可以被视为是倾向于在相当短的时间内开展高水平治疗活动的方法。治疗师要表现出明显的温暖且坚定的态度，对待来访者传达出来的期望程度采用一种颇为怀旧的卡尔·罗杰斯式的风格，为来访者朝着积极方向成长和改变的能力提供暗示的信念。

专栏 8.3　再创作治疗：罗斯的故事

怀特和爱普斯顿初期的系统性、家庭导向性的治疗方法可以用于个人咨询的一个例子就是罗斯(Epston et al., 1992)。罗斯当时刚刚失业，她原来是一家广告公司的一名接待员兼摄像师，因为如果在完成一项任务时被打断她可能会"突然大哭大笑"。当她来与爱普斯顿会面的时候，她告诉爱普斯顿"我的身体里没有能控制的开关"。爱普斯顿回应她："这个情况背后一定有个故事，你愿意告诉我吗？"随后她说了她曾经遭受过爸爸的虐待，而她爸爸则是一位受人尊敬的教区牧师。在第一次会谈之后，爱普斯顿给了罗斯一封长信，开头这样写道：

亲爱的罗斯：

我非常荣幸能有机会认识你并倾听你的故事，我知道了你所经历的反抗与救赎，你觉得那些曾经的经历意图摧毁掉你的生活，你希望用将你的故事告诉我来与曾经的经历抗争。我猜你并不会将你变得多疑的恐惧告诉所有人，你能将你的故事分享给我，我真的感到非常荣幸，同时我也希望这种分享能让你有所减负。在你的这段历史过往中，我能看到它对如今的你留下了怎样的痕迹，正如你所说，那是一种仿佛没有"控制开关"的感觉。

(Epston et al., 1992: 103)

信的其他部分重新讲述了罗斯在咨询会谈中所叙述的故事，但这次它充满了勇气、救赎与希望。信的结尾这样写道：

> 我期待在下次见到你时能帮你的人生重写一段新历史，与曾经的过往相比，这段新历史将会为你预测一个与以往不同的未来。
>
> 谨启，
> 大卫。

下一次咨询会谈是在一个月后。在这期间，罗斯积极求职并找到了一份厨师的工作(她更喜欢的职业)，而且在工作中获得了巨大成功，以至于饭店老板在休假期间委托她担任主管。她重新与母亲建立起了联系，并且给自己的每一位兄弟姐妹都写了信来诉说近况。她感觉到她的生活正在"步入正轨"。在第二次会谈之后，爱普斯顿又给她写了一封信，开头写道：

亲爱的罗斯：

> 我读了你的信，这次你写了一个与之前有所不同的故事，好像已经使你有"一种如释重负的感觉……我有问题是正常的……那不是我的错……我之前感觉到虚弱和脆弱……现在我应该重整旗鼓。"与之前不同的是，你已经充分领会了"我感觉我在重新开始……我肯定已经步入正轨。"我猜现在你已经意识到自己"步入正轨"已经有一段时间了；如果没有，正如你所说，你也已经开始"醒悟……并且终结过往"。是的，对你来说生活有多种可能性，这是有目共睹的。
>
> (Epston et al., 1992:105)

六个月后罗斯又一次参加了咨询会议，但这次她是被治疗师邀请来"为别的来访者做咨询"的，通过这样的方式使"在治疗中已经复活和/或产生的知识可以被记录下来"(Epston et al., 1992:106)。在咨询会谈中，罗斯对她是如何获得帮助的给了自己的解释：

> 收到这个故事(第一封信)使得我回顾、通读和思考了曾经的故事，然后从我们的讨论中再形成自己的观点，得出我自己的结论。我记得我从信箱中取出这封信的那天，我给自己泡了一杯美味的茶，静静坐下阅读。我当时的感觉就是"是的……就是这样……这就是我的故事！"思虑再三，我又读了一次这封信……并且对于自己有了更多的体会……如果没有它，我想我可能仍在混乱困惑之中。
>
> (Epston et al., 1992:107)

问题的外化

叙事治疗与众不同的特点之一就是怀特和爱普斯顿(White and Epston, 1990)

提到的将问题外化(externalizing)的过程。他们认为许多来访者前来咨询都带着这样一种感觉:问题是根深蒂固于自身的一部分,是完全内化的。当这种情况发生时,人往往易于将对自己的全部感觉"累加",他们在说到自己时容易自责和"问题饱和"。将问题外化的过程是将某人自己和他的人际关系从问题中剥离开,把这个人释放出来,进而能够采用一种更"轻"的方法对待之前曾被视为"致命般严重"的问题。

不仅如此,从叙事的观点来看,"问题"被理解为是由"主导叙事"所引发的,由此塑造了来访者的生活和人际关系。好像"主导叙事"是通过来访者的生活被讲述或表达出来的,没有留下任何可供其他叙述的空间。将问题外化就是为重写、讲述一个新故事提供空间。但怎样才能做到呢?

外化的第一步是为问题命名。理想的情况是,问题应该由来访者使用的语言来定义或表达。使问题尽可能具体且幽默而富于想象,往往很有帮助。所以,比如说,和一位来访者要讨论"惊恐发作"或者"抑郁"的问题,双方可以尽可能讨论出一个更加通俗易懂的问题标签,比如"关于惊恐的故事"或者"无法达到十全十美的标准所产生的影响"。"焦虑""惊恐发作"或"抑郁"这样的短语都是基于精神卫生主题的,这样的讨论会使来访者感到压抑,所以就算是把标签从诊断术语转换到日常语言,也会对接下来的"故事新编"过程产生有益的影响。下一步就要探讨如下一些问题,比如:这个问题怎么会如此强大?这个问题对你的生活又怎样的影响?怀特和爱普斯顿(1990)把这个阶段描述为"相对影响的问话"(relative influence questioning)。这些问题的目的是划分出该问题的影响,这样做更能把这个人和他的问题故事区分出来。治疗师需要对一些发生了数次,但对来访者没有主导作用或者影响不大的独特的故事结果现象保持警觉。这些新出现的或者"闪光时刻"的故事才是故事新编的基础。叙事治疗师的任务就是使来访者能够详细阐述这些独特的结果,并且找到他们的听众。

怀特和爱普斯顿(1990)的一些著作中都表现出了用提问来访者许多问题的方式来表现外化的倾向。他们的方法起源于原来的家庭治疗,这些都是那时的遗产,外化可以通过会谈和对话的方式发生,也可以通过仪式、艺术创造、诗歌和音乐展开,这都是等量齐观且无可厚非的。帕里和多恩(Parry and Doan, 1994)提到了一些在治理中灵活运用外化原理的有价值的案例,专栏 8.4 就简述了"卑鄙的粪便"(Sneaky Poo)的案例。许多著名的治疗师都有一些著名的案例,比如弗洛伊德的多拉(Dora)案例、罗杰斯的格洛里亚(Gloria)案例等。"卑鄙的粪便"是怀特和爱普斯顿的一个经典案例,这是一个精彩地展现了恰到好处的外化的案例。

专栏 8.4　　卑鄙的粪便

尼克(Nick)6岁了,长时间大便失禁。几乎没有哪天没有一系列"粪便事件":内裤中满是粪便,尼克待"臭臭"如友,把它们涂在墙上,藏在碗柜里。他的父母苏(Sue)和罗恩(Ron)感到万分痛苦、尴尬和失望。然后,他们来到了迈克尔·怀特的诊所寻求治疗。通过一系列的"相对影响"询问,他发现"粪便"是:

- 通过孤立他与其他小伙伴来扰乱尼克的生活;
- 使苏质疑自己成为一个好家长的能力;
- 使罗恩因尴尬而疏远自己的朋友;
- 影响家庭中的所有关系。

而后,通过另外一连串的问题,怀特挖掘出了这一家三口在家庭中直面"卑鄙的粪便"有怎样的影响,他们发现:

- 在一些场合中尼克不允许"卑鄙的粪便"比他"更聪明";
- 有些时候苏和罗恩不允许"卑鄙的粪便"击败他们。

怀特以这些"独特的结果"为基础探究每个家庭成员是怎样为对抗这个问题而努力的。他们的成功能让他们知道如何"从这个问题出发来进一步改造他们的生活"吗?三个人都可能考虑了前进的方法。尼克说他已经准备从不让"卑鄙的粪便"比自己聪明来停止它的影响。两周后他们又有了一次会面,那时的尼克只有少数"意外问题",他有了很大的改善,他给了"'卑鄙的粪便'一个教训"。苏和罗恩也开始从压力、孤独和尴尬的境地中转变。三周后他们第三次会面,其后又有六个月的随访,终于一切又恢复了正常。怀特鼓励他们,这次对抗"卑鄙的粪便"的成功,反映了他们为人的品质和人际关系的力量。

(White and Epston, 1990:43-48)

招募社区资源和观众

社会建构叙事咨询或治疗不能说是非常主要的个人中心治疗,但确实是处理个人与社区环境的重要方法,它的必要性在于能将每个主体都引入其中。怀特和爱普斯顿将治疗描述为一个"过渡仪式"(rite de passage),是一个人以协商的方式从一种境况过渡到另一种境况。在一个"过渡仪式"中,一个人首先要经历分离阶段(separation stage),这时他/她从之前的职业地位或社会角色中分离出来。然后,他/她会进入阈限阶段(liminal stage),这一时期,他们探索并困惑着,最终与曾经合并,重新以一个新的角色进入社会。罗斯的例子（专栏8.3）就很好地表明了这个过程。在治疗开始，罗斯几乎是一个幼稚、孤立的儿童型社会角色，而在治疗结束时，她则焕然一新，变成了有高度管理能力的成人型社会角色，成为饭店的主厨。

有时，为了能给予合适的、使人更加快乐满足的听众以长久持续的支持，来访者需要相当大的努力，在这种情况下，来访者的问题故事被嵌入在方方面面的文化叙事中。能表现这一情况的绝佳例子就是处理女性所经历的控制饮食的困难(Maisel et al., 2004)。关于食物、女性身材和节食的主流文化和家庭叙事都如此强大（这是个国际性问题），所以对女性来说，她们很难找到一个空间来发展独特的结果故事。爱普斯顿等(Epston et al., 1995)说"反厌食/暴食联盟"的基础，并不是构想成立一个互助小组，而是成为一个"地下抵抗运动"或者"反实践共同体"，提升人们对厌食/暴食的认识。爱普斯顿等(1995: 82)为庆祝个人从厌食/暴食中解放出来而设计了许多仪式。这个新的联盟表现为：

> 反厌食/暴食联盟的T恤衫。T恤衫的接受者都要记得，所有的女性都被厌食判了刑，在西方世界所有苦恼都好像是在自己的"集中营"里，接受者要向前走出"集中营"来重获"自由"，如果适合的话，她可以公然对抗厌食/暴食，并且用所有的信念和社会实践来支持它。当把联盟的标志展现在T恤衫前，她们的心情会放松下来，而这个标志就是一个圆圈内有一个被节食"T"劈成两半的世界。

抵抗厌食/暴食叙事的关键是联合行动、知识和资源共享，仅以个人力量来对抗厌食/暴食的巨大力量效果微乎其微。

集体主义者关注社会建构主义，是因为它已经以对一个新故事的有效建构，来对传统一对一治疗的价值产生怀疑。在个体咨询和治疗中，治疗师要诉诸专家角色，以及巧妙地（或者不那么巧妙地）将他/她占主导地位的心理健康叙事强加于患者或客户身上，这其中存在许多压力。格根和凯耶(Gergen, 1996; Gergen and Kaye, 1992)曾经质疑治疗师是否有特权地位，在传统治疗模式中那是固有的，但从长远来看他们的观点与社会建构主义视角一致。

合作治疗法

合作治疗法(collaborative therapy)这一术语曾被用来描述一个治疗方法，强调治疗师与来访者之间交流的共构本质(co-constructed nature)(Anderson and Gehart, 2007; Strong, 2000)。合作治疗法以社会建构主义和后现代视角，强调如伙伴间的平等**对话**的重要性，这样在交谈中就能够生出新的意义。正如安德森(Anderson, 2007: 41)所说："对话让我们发现从此端走到彼端的路径。"值得注意的是，这种以注意倾听和回应作为治疗师的一部分的治疗形式，让人联想到了以来访者为中心的治疗。

最著名且被广泛研究的合作治疗法的例子之一就是开放性对话（open dialogue）方法，可以帮助经历过严重心理健康问题的人，由芬兰北部拉普兰西部克劳普达斯精神病院的亚科·塞库拉（Jaakko Seikkula）和他的同事开创和发展（Haarakangas et al.，2007；Seikkula and Arnkil，2006；Seikkula et al.，2006）。当一个人或他们的家庭因某个危机而寻求帮助，即一个家庭成员被诊断为精神分裂症时，那么就需要为其组建一支由三名治疗师所组成的团队。根据他/她是住院还是在家中接受帮助，团队成员（来自精神科医生、护士、心理学家、社会工作者和儿童指导人员）及与这个人最为相关的治疗者和家人将组成"帮助网络"。第一次会议将在24小时内召开，由本人、他们的家人、他们社交网络的其他主要成员以及涉及该病例的官方机构的工作人员参加。接下来的10~12天可能每天都会有会议。会议的焦点是"促进对话……在对话的参与者之间建立了一种新的理解"（Seikkula et al.，2006：216）。不要匆忙开始治疗计划的制定或是开处方药物，要对不确定性保持高度的容忍："尤其是病人的精神错觉或妄想可以被视为是一种病人的声音"（p.216）。有研究对以公开性对话方式获得帮助的患者进行了五年随访，结果表明，超过80%的患者恢复了活跃的社交生活，精神病症状没有复发。这些结果与其他对首发性精神病的研究结果相当。此外，开放性对话模式的引入具有成本效益，由于引入了这种方法，减少了医院病床的使用，使得精神病医疗服务费用降低了30%。

影响开放性对话成功的因素有：

- 社交网络视角——邀请该人社交网络的关键成员参与；
- 灵活性——治疗反应适用于各种情况中的特定和不特定的需要；
- 心理连续性——最初召集的团队在整个过程中，都负有对所有参与者的经验进行整合的责任；
- 对话和容忍的不确定性——最大限度地调动参与者的积极性，以确保他们的意见和建议都会被充分考虑进来。

与叙事治疗一样，开放性对话和其他合作方法都围绕着一种使人们能够讲述自己的故事的策略，并创造新的故事，为不同的行为方式提供"支架"。同时也强调了社区资源的招募过程。叙事治疗和合作治疗法之间的一个关键区别是，前者有特定的一系列治疗活动（如问题的外化）从而去引导"重新创作"，而后一种方法则是一个更开放的、对话的过程，治疗的形状和结构可以因情况的不同而重新创建。

专栏 8.5　实践中的开放性对话：马尔蒂的案例

马尔蒂（Martti）今年16岁，在一个外地城市的职业学院读书，他形容当时"一切都已分崩离析"。他变得越来越孤僻易怒，不注意个人卫生，平时喃喃自语，走路摇摇

> 晃晃。他的父母把他带去了一个初级护理中心，他在当晚入院。针对他的情况，医院召集了一个开放性对话小组，与马尔蒂和他的父母一起举行日常会谈。后来他决定回家，后续的所有会谈就都在他父母的家中举行。起初，马尔蒂缄默不言，只是抬头望着天空，而他的父母则痛哭流涕，他的姐姐（或妹妹）也回家来陪他。考虑过使用药物，但他的父母不认同这个方案，所以没有为马尔蒂开处方药。后来马尔蒂逐渐能在晚上睡着，并能对提问有所回答。三个月后，在家人的要求下，他中断了五周的治疗。重新恢复每周的例行会谈后，马尔蒂说他想重新回到大学上学。小组成员和他的父母都对此关注，经过多次讨论，最终大家达成一致意见，即在马尔蒂所在的学院中继续开展开放性对话会谈，会谈的团队要将校长、马尔蒂最亲密的老师和学校护士吸纳进来。随着为期5年的随访会谈，马尔蒂终于顺利工作并且能很好地应对自己的生活。他正在考虑参加个人心理治疗，"说清楚自己在这段危机中经历的事件"。塞库拉等(Sekkula et al., 2006)所报告的这个案例说明了，在身处危机的个人周围建立起"合作关怀网络"，可以帮助他/她重新回到生活的正常轨道。开放性对话对参与治疗的治疗师来说意义重大。正如哈拉坎加等所说：
>
>> 我们已经从"专家"变成了"对话者"……开放性对话也将病人转变为协作者，而治疗师则变成了积极的听众。用芬兰话来讲，我们把心理健康系统中的家庭支持工作称为"并肩前行"。
>
> (Haarakangas et al., 2007: 232)

激进戏剧传统

这一节揭示了许多在本章中以广义的社会建构主义和后建构主义的哲学观点为基础的治疗，从中可以发现对当代社会的不平等和压迫的激进批判。严肃地讲述一连串故事的结果之一就是会提出这样一个问题："讲这个故事是出于谁的利益？"对日常生活和职业活动所包含的概念、假设及"宏大叙事"的批判性"解构"，开启了人们对社会中由权威群体所提出的控制人们生活的核心叙事的审视。随着叙事治疗而发展的反厌食联盟就是一个例子(Maisel et al., 2004)，它不仅要与来访者脑中"完美纤瘦"的形象做抗争，而且还要创造出一种挑战社会机器（媒体、食品工业、饮食业）的策略，正是这些社会机器在现代文化中极力打造所谓了完美形象。

有些治疗师走得更远，他们试图以更靠近社会行动的方式来定位治疗。为了实现这一目标，他们采取了一种策略，就是建立起治疗与世界政治舞台和社会舞台的联系。

这场运动中的一个关键人物是巴西戏剧导演奥古斯都·波瓦(Augusto Boal),他在20世纪60年代发展出了一种广为人知的方法,即"受压迫者剧场"(Boal, 1979, 1995)。在一个有关压迫事件的戏剧里,演员们通过练习和游戏来让观众产生代入感(他们被称为"观众演员",用来强调他们在过程中的积极作用)。然后演员们就观众熟悉的问题情境进行简短的戏剧性表演。此外,观众可以在任何时候中断表演,以便即兴加入他们自己的解决方案。一个来自澳大利亚一所学校的家庭治疗项目就是应用这一治疗的案例,这一案例是一个十多岁的儿子试图告诉父亲他是同性恋(Proctor et al., 2008)。演员们表演了这样一个场景:一个男孩走进父亲的书房,希望能和父亲谈谈。父亲太忙了,听不进去,而且好像很生气。过了一会儿,男孩儿情绪失控,暴跳如雷。然后观众决定重演这一幕:

> 观众中的一位"观众演员"恰巧是学校的副校长,当父亲明显忽视了儿子的建议时,他喊道:"停!"(他)……跳入了施压方父亲的位置,开始与儿子进行更有吸引力的谈话,但仍然继续在他的电脑上工作。另一位观众中的"观众演员"是一位年轻的女孩,她显然不满意这个"解决方案",从而跳进了被压迫者儿子的位置上,要求她的父亲听她说话,并以最自信的方式俯身关掉电脑……

(Proctor et al., 2008: 45)

这部即兴剧后来以另一种方式上演,这次父亲用更富有同理心的方式回应。随后,观众也分享了许多自己"出柜"的经历,以及更普遍的亲子关系问题。

被压迫者的戏剧实践是建立在许多原则之上的。首先,生活中表现出来的困境的焦点,不可避免地会从一个个体问题的观念转移到更加社会化的视角,问题往往发生在一群人的互动之中。其次,建构一个以行动来展开的治疗而不是仅仅讨论某个问题的治疗过程,能使个人或团体都有行动的机会,让他们尝试用不同的方法来应对当前的境况。第三,被压迫者的戏剧能最大化地与角色**对话**,戏剧中不同立场之间的互动使变革成为可能。最后,这种方法理所当然得认为,许多问题之所以产生,就是因为个人被其他更强大的人有意识或无意识地压抑或压制,而创造一个戏剧的环境就是为了让那些沉默的人能倾诉、被倾听。类似的方法在社会治疗模式中有所反映,它是由弗雷德·纽曼和洛伊斯·霍尔兹曼在纽约东部的团体及短期心理治疗研究所、纽约卡斯蒂略剧院以及《全明星才艺秀》(*All Stars Talent Show*)等相关项目共同开发的(Holzman and Mendez, 2003)。

利用戏剧和艺术技巧来把社会现实进行戏剧化和可视化,也用于治疗过程的研究中。在这一领域中简·斯皮迪(Speedy, 2008)的工作尤为突出,其研究小组使用创造性的写作和表演艺术来表达研究成果。

第八章 建构主义、叙事与合作的方法：作为对话的咨询

结 论

随着新的叙事和建构主义治疗方法的发展,出现了许多令人兴奋的事物和能量。对许多治疗师和来访者来说,谈话和讲故事是一种自由的经历。人们所讲的日常故事中蕴含着丰富的智慧。然而,直到最近,几乎所有声称做建构主义、焦点解决、叙事治疗或合作治疗等心理咨询治疗的人,都一定已经接受了其他方法的初级训练。这种情况引起了许多对叙事治疗未来发展的质疑。这些治疗的成功,是因为心理咨询和治疗的从业者所具备的、来自其他模型,如家庭治疗、精神分析和认知治疗等的技能和理论基础吗？纯粹建构主义模式下的训练是否足以获得成功？以上这些治疗方法的形式化和随之而来的制度化,会限制他们的创造边界吗？

这些治疗方法的另一个挑战性问题是它们与研究的关系。有一些研究已经证明了焦点解决治疗和开放性对话的有效性,但是很少有关于叙事或建构主义治疗有效性的客观证明。尽管证据的缺失不能被认定是方法的无效,但越来越多的专业性组织遵循循证实践原则,所以是否有相关研究支持的知识基础,可能会长期成为这些治疗能否被接受的障碍。

而影响到本章所讨论的这些方法更深层次的另一个挑战是,该领域的三位主要代表人物都在近期离世,恰处于他们创造力的巅峰时期,这三位分别是史蒂夫·德沙泽尔(1945～2005)、迈克尔·马奥尼(1946～2006)和迈克尔·怀特(1948～2008)。在没有核心人物带领的情况下,这些专业团队何去何从还有待进一步观察。

重要的是要认识到,在本章中所讨论的心理咨询和治疗方法,反映了一些主流理论家和实践者所接受的哲学和社会学概念的阐述,如精神分析、人本主义咨询及 CBT 等。本章所讨论的方法仅代表了一些对治疗的理论和实践最为详细明晰的观点。然而,在哲学和社会学概念的基础上,本章探讨的心理咨询和治疗方法引出了一些问题,所以需要向学生介绍建构主义、社会建构主义、后建构主义和后现代性方面的一些基本思想和当前的主要争论。

这些咨询方法密切关注治疗会谈的性质和"谈话"的效力,因而对整个心理治疗领域都有重要的贡献。虽然早期某些形式的治疗就已经将语言视为反映来访者内心状态的镜子,但建构主义方法和合作治疗方法显然已经超越于此,他们理解了人与人之间"交流"的方式,以及可能由此而带来的新的意义。这些当代的方法不仅认识到并充分利用了来访者与咨询师之间的对话交流,而且也认识到这种互动可以发生在寻求帮助的家庭成员以及个人生命中的其他重要他人之间。因此,心理咨询与治疗的从业者创造性地将会谈参与的应用范围扩展至更广阔的领域,这样能够弥合治疗环境与来访者

日常环境之间的鸿沟。

与寻求帮助的人进行对话和合作的目的是激发这个人为问题的解决提供一些积极的想法。因此,咨询和心理治疗中的会谈方法有其暗含的优势观点(Wong, 2006)。社会建构主义和后建构主义思想的批判和怀疑,有助于通过质疑和解构治疗师的专家地位来建立一个优势观点;在合作治疗法中,来访者和治疗师都是专家。

最后,"对话"这个概念是心理咨询词汇的一个重要且独特的补充。这是一个通过暗示人与人之间存在一种依赖于双向的、响应的积极的参与,而扩展了治疗关系的概念。这也是一个对心理咨询从业人员提出挑战的概念——如果我们反思与来访者之间的对话,有真正对话特征的能有多少?

思考与讨论的问题

1. 你最喜欢的虚构类故事(小说、童话故事、戏剧等)是什么?为什么这些故事对你有吸引力?这些故事有没有因你自己的生活经历或自我意识的方式而对你有触动?你如何利用这些故事来建构自己的人生故事?

2. 用"再创造"叙事治疗理念作为表达咨询结果的一种方式在多大程度上使人满意?你能识别的、其他不易被理解为各种各样"再创作"的有价值的治疗结果是什么?采用特定的"重新创作"的重点是什么?治疗过程方面有什么可能被忽视了?

3. 所有的建构主义和建构主义治疗中都有一个关键的主题,那就是强调来寻求帮助者身上的长处和成就,而不是他/她的缺陷或病理。比如精神分析会明确地寻找来访者人格与其消沉或混乱间的联系,那与之相比,建构主义所强调的这些又有何优点及不足?

进一步阅读的建议

这个领域的咨询有两部经典著作。对于想要了解更多关于"叙事转向"治疗的人来说,阅读迈克尔·怀特和大卫·爱普斯顿(White and Epston, 1990)所著的《叙事治疗的力量》(*Narrative Means to Therapeutic Ends*)必不可少。由迈克尔·马奥尼(Mahoney, 2003)所著的《建构性心理治疗:理论与实践》(*Constructive Psychotherapy: Theory and Practice*),是一本介绍如何将建构主义哲学原理与实用技术相结合,来创建一种富有同情心、关怀和高效率治疗方法的代表作。

介绍叙事治疗的最佳作品是爱丽丝·摩根(Morgan, 2000)的著作《什么是叙事治疗?》(*What is Narrative Therapy?*),这本书的介绍十分简单易懂。哈琳·安德森和戴安娜·盖哈特(Anderson and Gehart, 2007)共同出版了一本十分有价值的关于合作治疗法的论文集《合作治疗法:产生重要影响的关系与对话》(*Collaborative Therapy: Relationships and Conversations that Make a Difference*)。对"话语"治疗当前争论的性质感兴趣的人,可以阅读汤姆·斯特朗和大卫·佩尔(Strong and Pare, 2003)主编的书《进一步讨论:话语治疗的进展》(*Furthering Talk: Advances in the Discursive Therapies*),该书介绍了一系列相关的前沿发展。

第九章 人际沟通分析治疗：综合理论体系

△ 导言
△ 人际沟通分析的创立
　　基本假设
　　结构分析
　　互动的分析
　　心理游戏
　　人生脚本
△ 人际沟通分析应用于实践治疗
△ 人际沟通分析的专业组织
△ 对心理咨询中人际沟通分析治疗的评估
△ 结论
△ 进一步阅读的建议

导 言

人际沟通分析(Transactional Analysis, TA)是由心理学家和心理分析学家艾瑞克·伯恩(Eric Berne)创立于20世纪60年代的社会心理学理论,其应用广泛,已涵盖心理咨询、心理治疗、教育、组织、管理研究等社会领域。心理咨询师对沟通分析尤为重视,其代表的理论框架既全面又具有综合性——即使对不直接应用于治疗的心理治疗师,沟通分析提供的治疗理念与治疗策略也是十分宝贵的。本章从两大方面介绍,第一方面概述人际沟通分析的主要内容;第二方面探讨依照人际沟通分析的四项基本原理在心理咨询中的应用。本章结尾总结人际沟通分析在心理治疗上的优势与劣势,概述其在心理咨询领域的贡献。

人际沟通分析的创立

艾瑞克·伯恩(1910~1970),原名埃里克·伦纳德·伯恩斯坦,生于加拿大魁北克的蒙特利尔。他的父亲是医生,母亲是拥有俄罗斯移民背景来自波兰的作家。他与父亲关系紧密,1921年,父亲去世。1939年完成学业后他前往美国,成为一名医生兼心理学家,名字改为艾瑞克·伯恩,同年加入美国国籍,正式成为美国公民。在与保罗·费顿和埃里克·埃里克森一同在纽约精神分析学院的培训前,艾瑞克·伯恩曾在私人诊所和美国陆军就职,他有关直觉研究的作品为精神分析文献做出贡献。他最终定居于加利福尼亚州的卡梅尔。从1951年起,他每周举行一次研讨会,逐步形成新型治疗方法的思想。1956年,他正式成为旧金山心理分析研究所一员的申请被拒绝,成为人生的重要转折,这激发了他在治疗领域上个人理论的创立。从斯图尔特(Stewart, 1992)提供的传记作品中,我们可知,艾瑞克·伯恩的理论难以理解,而且他认为维持亲密关系并非易事。实际上,所有关于人际沟通分析的思想和原理都是由艾瑞克·伯恩及部分亲密同事于1958至1970年间形成的。在美国,这是在心理咨询和治疗领域,尤其是在精神分析的人文替代方面更为普遍的伟大创新时期(例如卡尔·罗杰斯以来访者为中心的心理治疗方法)。

这些年发展起来的人际沟通分析与实践治疗可以看作是精神分析和人本主义观念与价值的创造性融合,同时也成为社会心理学的一些观点。艾瑞克·伯恩的大部分临床治疗是团体的心理治疗,而不是个体心理治疗。沟通分析可能是团体治疗方法的唯一起源,这就解释了该理论对理解人际交往相互作用的高度重视,以及能够观察到行为学上和非语言表述上的潜在心理状态。

> **专栏 9.1　　人际沟通分析的激进缘由**
>
> 　　20世纪60年代是人际沟通分析与实践治疗的创历时期,也是政治动荡的年代,反对越南战争、种族主义和资本主义制度的抗议活动层出不穷。这些带有激进色彩的活动对人际沟通分析交互学的发展造成影响,艾瑞克·伯恩的亲密同事克劳德·施泰纳对此推波助澜。从1968年起,施泰纳作为美国激进精神病学组织的领军人物定期投稿激进治疗者并撰写激进治疗法,同时也是激进精神病阅读(Steiner and Wyckoff, 1975)的"合著者"。"激进精神病宣言"的支持原则,陈述如下:
>
> > 延伸个体心理治疗是一种精英主义的,过时的,非生产性的精神帮助形式。它针对少数精英人才,解释困难源于其中,渗透万物于世皆美好的思想。它秘密地掩盖后果,给予愧疲感,从而使压迫感更加强烈。事实上,当人为过于将人际关系理想化时,这种精神帮助会变得更加神秘。人们的烦恼不源于自己,而源于不同的异化关系中——剥削压迫、外部环境恶劣、卷入战争、与利益挂钩的任何动机。精神病学研究一定要在团体中进行,在危机条件下一对一接触是个例,而不是规定。赋予崇高理想的爱情发生在群体而不是心理咨询室中。
> >
> > (Steiner, 1971)
>
> 　　有关激进精神病学运动的更多信息及宣言中的其他部分可以通过浏览施泰纳的网站,阅读施泰纳的书籍(2001)得知。这些信息中的许多内容是通过沟通分析实践治疗,更加看重团队合作,简化治疗,医生与病人协作沟通,鼓励他们学习沟通分析治疗理论,愿意将临床笔记与他们分享,并不断帮助他们理解个人权利以及性别权利的差异。(Steiner, 1981)

　　与其他心理咨询或心理治疗方法相比,人际沟通分析治疗方法由于其基于一套正规的理论而具有独特性。其他治疗方法,如以个人为中心的/经验治疗、心理动力学治疗和认知行为学治疗,也可借鉴丰富的概念;这些方法的趋势是,理论是按照松散的网络组织起来的,各种概念化的观点从最初由该模式的创建者提出的想法中延伸出来。由此一来,在主流的诸多方法中,有关核心概念的释义和意义可能存在一定程度上的分歧。沟通分析的不同在于它存在一个统一的理论框架,并在一系列关键文献中加以概括(Joines and Stewart, 2002; Stewart and Joines, 1987; Woollams and Brown, 1978)。虽然构成此框架的思想在沟通分析期刊和相关书籍中均有详细阐述,但是有关核心概念并无重大理论冲突(例如,将此情景与精神分析中围绕反移情的真正意义的争论,或以人为中心的传统中围绕非指向性概念的争论进行比较)。

　　对于人际沟通分析,理论共识程度高的原因之一是因为其理论本身具有高度的一致性。该理论建立于一套基本的假设,这些假设已发展为具体的模型,可用于不同层次、复杂程度的人际交往:个体层次、双人层次、团体互动、毕生中人与文化的互动。人际沟通分析对其思想的表达与传达方式是它的显著特点。人际沟通分析学家们力求通过口语和图像,而不是抽象的技术术语的使用,尽可能地发展"近似经验"的理论。他们也经常通过使用图表来创立理论实体间的联系。人际沟通分析的图解展示允许讨论复杂的相互关系,而不会陷入过于深奥和密集的语言中。

基本假设

人际沟通分析使用的有关人的概念或形象最终基于三个简单而强大的想法——一个涉及人的动机,另外两个与价值相关。动机的概念是做出举动前的相关想法。"举动"可以是一个人对另一个人认可的行为。谈话中的接受和喜爱是"积极意义上的"举动;而拒绝、批判、不予考虑则是"消极意义上的"举动。举动的概念显然与强化的概念相似,强化理论是伯尔赫斯·弗雷德里克-斯金纳所支持的操作性/工具性学习理论的核心,与肯定和验证的存在主义思想相似性。沟通分析所涉及的价值领域的核心概念之一就是"相互赞同"。这是接受自我与他人的基本态度。人际沟通分析中首选的秘籍,或是能让生活变得美好的秘诀,就是站在"我做得好,你也做得好"的立场进行交流。换句话说,如果一个人对自己给予接受和肯定,对接触的人同样给予接受和肯定,那么互动的建设性和创造性就会最大化。采取任何其他立场(如我做得好,你做得不好;或我做得不好,你做得好;或我做得不好,你也做得不好)破坏真正相关性在不同方面的可能性(如我做得很好,你做得不好反映的是对对方的拒绝与贬低;而我做得不好,你做得好反映的是对对方的回避;而我做得不好,你也做得不好反映的是一种抑郁、失望的生活态度)。人际沟通分析中的第三个基本假设是指不同类型人类行为的价值。这一思想的创立始于构建时间的概念——人们如何利用时间?站在人际沟通分析的角度,构建时间可以分为六种类型,它们分别是:什么都不做,花费时间追求仪式感,在消遣娱乐中度过时间,在忙忙碌碌中度过时间,在心思博弈上花费时间和在亲密关系上花费时间。从人际沟通分析的观点来看,亲密关系本身就是一种价值,并且与他人共存,使生活质量不断提升。

这三个核心概念(举动、相互赞同和构建时间)为理解人际沟通分析最终的目标提供可行性方案——人际沟通分析和治疗的功能是激发人们创造亲密条件,从"我做得很好,你也做得很好",人们可以给予并收到积极意义上的举动。学习个体心理学和社会交往的多种方式可以构建亲密关系与"相互赞同",而不是避免与否定,从而达到人际沟通分析治疗的目的。人际沟通分析简单而强大的基本假设反映个人力量与相互性,这些假设起到了抗衡的作用,也是希望的源泉,这与寻求治疗的人们讲述的不可避免地出现功能障碍、伤害、紊乱等故事形成鲜明的对比。

结构分析

结构分析是人际沟通分析中的分析层次之一,试图理解个人心理功能。沟通分析的人格观是围绕自我状态的概念组织的,它可以被定义为一种思维、感知、行为上的模式,代表着不断发展与功能化的自我与他人相关性的重要模式。人际沟通分析中指定的三个主要自我状态——父母自我状态(用字母 P 表示),成人自我状态(用字母 A 表示),儿童自我状态(用字母 C 表示)。父母自我状态是人格的一部分,它包括从自己父母身上遗传,从童年时期接触和认知不同文化的重要人物身上内化的规则与禁令。成人自我状态在人格中帮助进行理性的决策。儿童自我状态代表的是感性与创造性。通常情况下,这些自我状态如同交通信号灯般排列。

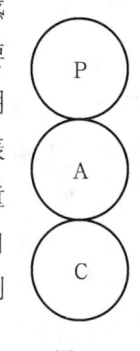

图 9.1 人格结构

与其他尽可能凸显三种自我状态的形式(如将三种自我状态的圆放在一条水平线上或放在一个三角形的三个角上)相比,这是值得反思的。伯恩选择的自我状态的排序形式为垂直排列,并且按照父母自我状态—成人自我状态—儿童自我状态排列。这使得父母自我状态与儿童自我状态不能直接联系——必须依靠成人自我状态的介入。在视觉上,父母自我状态监督其他两个自我状态。每个因素在模型中都有隐含意义。

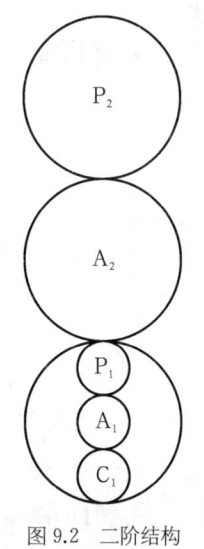

从上述的"交通信号灯"指示图中,不难看出个人状态的重要特性。例如三种自我状态的界限是固定而不可渗透的吗?(这意味着,一个人不能轻易根据外部的要求在三个状态中转换,很可能被严格困在某一个状态中),或边界是可渗透的——一个自我状态可能占据主导地位,并渗透其他自我状态(如一个人倾向于以批判的态度看待生活各个方面,那么其父母自我状态占据主导地位)。

我们所讲述的三种自我状态的相关描述被称为一阶结构分析。我们也可将父母自我状态与儿童自我状态每个细分为二阶结构。换句话说,这两个主要自我状态下都可以细分——父母自我状态,成人自我状态,儿童自我状态的次级结构。如图 9.2 就描述了在一阶结构的儿童自我状态这一圆中分为的父母、成人、儿童次阶自我状态。

图 9.2 二阶结构分析

由图可知,二阶结构分析的引入代表了早期的发展经历,这些经历促成了当前自我状态的运作。例如,一阶结构中儿童自我状态的二阶父母自我状态,可以理解为"神奇的原则",即在儿童早期心理就有这样不可置疑的一条原则——如果我不把晚餐全部吃掉,妈妈就会生气地离开永远不会回来(Stewart and Joines, 1987: 34)。

一阶结构中儿童自我状态的二阶成人自我状态可以看作是"小教授",这个儿童心里的"小教授"以伪理性反应的形式,对问题生成直观、及时的答案。一阶结构中儿童自我状态的二阶儿童自我状态,保留着儿童早期痛苦与挫败的身体记忆,以及快乐的童年记忆。

我们并不会深究人格结构的自我状态模型的全部用途及含义,但可以对其特点加以探讨。人格结构的自我状态模型提供了一种易于掌握的人类体验多样性的表现形式(参见 Rowan and Cooper, 1998),以及自我状态下的二阶不同自我状态相互配合或冲突的多种方式。它反映出西方思想(从弗洛伊德以来)的主题之一——童年时期所学所定的事物对成人之后的行为影响巨大。同时也表达对人生命中或强势或弱势自我状态的动态理解——父母自我状态在提供自我保护,帮助不断成长的同时,也加入了对自然成长的批判与破坏;儿童自我状态表现为软弱和回避的同时,也多了一份童真的好奇,坚持对乐趣的追求。

互动的分析

人际沟通分析的引申领域是对双方互动与双方交往性质的描述。值得注意的是,"双方交往"与"双方互动"在概念上有微妙的不同:"双方交往"暗示了双方各自的意向与目的,而"双方互动"则没有这一暗示。双方交往由箭头连接的两个并列自我状态表示。例如在一个互补的双方交往中,一方讲述的自我状态总能在另一方找到相对应的自我状态。互补的双方交往不存在什么问题——双方交往的情况是以预期、可预测的方式进行的。有两种形式的双方交往会造成心理问题。一种是交叉性双方交往,是指一方发出的交流讯息于另一方的某一自我状态,回复却来自一个陌生的自我状态。发出讯号的一方心理表现为"失衡",迫切想得知没能收到预期回复的原因。例如,甲问乙(均以成人自我状态交往):"现在是几点钟?"此时,乙不耐烦地说:"别烦我!你自己不能去看时间吗!"(乙对甲的回复是父母自我状态与儿童自我状态的交往。)另一种是隐秘性双方交往,是指一方以某一自我状态发出交流讯息,暗含其他自我状态的隐秘讯息。例如,甲问乙:"现在几点钟了?"(表面是问时间,暗含是在问该是做松子酒的时间了吧?)如果乙告知甲此时的时间,甲就会闷闷不乐甚至有些恼火(这会让乙摸不着头脑:"我又有什么错?我告诉你时间了啊!");如果乙明白甲的用意并回答:"时间刚刚好,你需要加冰吗?"此时甲和乙的双方交往貌似早有预计(即演戏)。由此可以将交叉性双方交往与隐秘性双方交往视为人际关系中的难题——当来访者描述糟透的人际关系时,沟通分析心理咨询师可利用这一框架对存在的问题系统地分析。

心理游戏

有关人际沟通分析阅读最广泛的作品就是《人生游戏》(*Games People Play*,Berne, 1964),书中提及的"心理游戏"思想已用于日常对话中。根据人际沟通分析交互学,伯恩提出的心理游戏观点是理解人类功能与人际关系多方面的一次尝试,这些方面介于"微观"层面的"瞬时"心理状态与在解释结构与人际沟通分析中讨论的相互作用,以及更多"宏观"层面的脚本分析(在下一部分讨论)。心理游戏理论也为有时人类交往中的戏剧性本质的理解提供可能;在艾瑞克·伯恩研究这些理论的同时,伟大的社会学家欧文·戈夫曼构建一个更广泛理解社会生活的"戏剧性"理论框架(Goffman, 1955,1956),他们的观点之间有明显的相似之处。

人际沟通分析术语中的心理游戏可被定义为双方或多方的一系列重复交往,交往中包含大比重的隐秘性交往(例如,脱离成人自我状态的指挥),混合瞬时或多时的惊讶之情、迷惑之意,导致心理游戏中部分参与者出现痛苦、虚假的情感感受。艾瑞克·伯恩(1964)提出,每一心理游戏都有一系列阶段。首先是欺诈(邀请加入心理游戏,或开局着法)。紧接着是噱头(从情感上设下吸引对方参与的"陷阱")。这两阶段中一系列的交往组成心理游戏的主要内容(可以理解为之前提到的有关时间结构的一种结构)。该阶段的完成,短则需要几分钟,长则需要几年。其间的某一时刻存在转折,该转折中止之前仪式的一系列反应,并由最初心理游戏的主导引入截然不同的互动方式。种种导致出现混乱(各种自我状态和沟通类型交错复杂)最终获得情感上的回报。回报是主导者的潜在生活地位的强化(如,我很好,而你不好)。实际上,心理游戏的无意识目的是使人们能够为其生命位置的有效性提供证据。

一个简单的心理游戏案例是"你为什么不试试……?""可以试试,但是……"(Berne, 1964)。心理游戏始于甲向乙寻求建议:"我工作压力太大我不知道该怎么做。"这样的请求是甲期望得到乙的多种可行性的帮助,乙便给出建议(例如,"你为什么不试试……")。甲对乙的每一条建议均反馈陈述如下"可以试试,但是……"最后,乙竭尽全力也没能提出让甲满意的建议,收到的反馈也是甲礼貌性的微笑(假笑)和不以为然的客套话,类似"谢谢你尝试帮助我",仅此而已。乙本身会失落又迷惑——不知道事情为什么会这样? 此时,双方陷入相似又熟悉的情绪状态。甲既孤独又愤怒(甲的潜意识中"没人能帮助我;我解决不好,别人也解决不好")。乙既沮丧又力不从心(乙的潜意识中"我帮不好别人")。

卡普曼(Karpman, 1968)对心理游戏的最初沟通分析的思考明确阐述,他认为,心理游戏的发起者往往以受害者的身份(例如,"请帮帮我"),而接受者是提供帮助的拯救者。游戏期间的转折,受害者成了迫害者,而拯救者成了受害者。卡普曼(1968)创立"戏剧三角形",捕捉每个人在心理游戏中于三种身份的切换路径。

心理游戏的人际沟通分析提供了有力的理解工具,帮助我们理解那些被人际关系不尽人意所困扰的人们,理解他们过着一次又一次发生紊乱,错序混沌的生活,例如有着酒瘾、毒瘾、不健康食瘾的人(Steiner, 1979)。这类人身边一贯存在着在发起的心理游戏中制定的互补角色,例如他们的家人。心理游戏的人际沟通分析学作为工具,也有分析价值,利于分析来访者在治疗团体中的相互作用(伯恩的大部分临床治疗基于团体合作)。

人生脚本

之前介绍过的各种人际沟通分析概念聚集在脚本分析层面上(Steiner, 1974, 1976)。当代人际沟通分析和临床治疗高度集中使用"脚本"思想来实现两个关键的治疗目的。首先,在人际沟通分析交互学中,"脚本"作为一个整体,帮助人际沟通分析实践者明晰病人个性。其次,脚本分析是认知—行为案例制定的等同物——它提供一个全面的计划,了解心理病人存在的问题,他们处理问题时的优势与劣势,以及为发起积极变革制定蓝图。艾瑞克·伯恩([1961] 1975:418)将脚本定义为"一个进行着的项目,其发展受儿童早时期父母的影响,为个人生命中行为的重要方面指引方向"。

艾瑞克·伯恩(1975)出版的最后一本书《人生脚本——说完"你好",说什么?》(*What Do You Say After You Say Hello: The Psychology of Human Destiny*),提到,一个人的脚本是在童年早时期形成的,当他来到这个世界上时,命运已做好一些安排。关于儿童寻找问题答案,伯恩(1975)假设如下情况:"我是一个怎样的人?""像我一样的人怎么样了?"在追寻答案的过程中,儿童受父母自身、父母对其态度以及其他在成长中举足轻重的人们的影响。然而,理智的决定并不是那么容易做出的,年轻人需要借鉴外界已有的资源。伯恩(1975)指出,童话故事是帮助解释"不同人身上发生的事情"的丰富源泉,这些故事的内容经过几代人的完善、深化,是人类智慧的结晶。由此,艾瑞克·伯恩提出,想了解一个人的人生脚本的总纲领,询问他们最喜欢或印象最深刻的童话故事(或者是当下他们最喜欢或印象最深刻的电影、动画片)不失为一个好方法。在他们提及的故事中,故事中的某一人物,很有可能受其喜爱,该人物的命运很有可能影响其一生。例如,一个钟爱灰姑娘的女士,很有可能将其命运视为一个被压迫的公主,期待王子的出现并解救她。伯恩(1975)指出,人们倾向于记住自己修饰后的童话故事,在修饰后的版本中,他们提取关键思想并适应发生的事,并不一定按照书中的故事情节、精确细节去认知。

与人际沟通分析治疗的主要目标相关,童话故事中主人公的生活不享有亲密性、相互赞同性、接收积极反馈性。因此,治疗的目的就是用一个更加灵动的故事取代童年时期编写的脚本,这个故事映射出自己做出的许多人生决定。

在实践治疗中,改变几十年来作为指导人生计划的脚本并不容易。人际沟通分析治疗的主要策略是,通过研究人生脚本,设法识别并克服脚本中的瞬间心理过程,并在新的环境下重现自己。这其中最有效的两种概念是驱动力(Kahler, 1978)和扭曲系统(Erskine and Zalcman, 1979)。"驱动力"可以看作是指导人们在生活中的行为的基本原则或生存技能。最初的驱动力来源于早期生活中,父母有条件地接收孩子的请求(例如,"如果……你就可以……")。从人际沟通分析学治疗的实践来看,驱动力有六种不同表现形式:

1. 坚强(如果你坚强一些,别太在意,这样才是好);
2. 尽力(如果你尽全力去做,不贪玩,这样才是好);
3. 取悦(如果你按照我说的去做,不一意孤行,这样才是好);
4. 快点(除非完成我布置的任务,不然一切没商量);
5. 完美(如果你每件事都做得对,这样才是好);
6. 接受(如果你的需要满足需求,这样才是好)。   (Tudor, 2008)

在人际沟通分析治疗中,假设每个人脚本都是由以上其中一个语句"驱动"的。心理治疗师的任务就是根据这些模式帮助他们认识到所处的周围环境,并且不断生成替代方案,以便对生活情况做出更全面的反应。例如,一个生活于灰姑娘般环境的女士,总是费尽心思去讨好她身边的潜在陪伴者,因此,就不能允许这些潜在陪伴者在真实的、亲密的层面与她交往。

"扭曲系统"是指一个人为保持自己处于"我不好"所采取的策略。关于"扭曲"的一个简单例子就是,当一个人收到他人正面积极的评论,对其肯定并称赞"你很好"时,这个人对如此的亲密和称赞感到不适,并且需要一些方法来转移该话题,这就威胁到了他(或她)搭建人生的基石。这样的人往往会生气地说:"你并不是这样认为的,你只是想说些称赞的话来伪装成自己人很好一样。""扭曲系统"基于一种或两种情绪,此类情绪是这样的人采取的来躲避亲密性的策略——例如,感到沮丧时推开他人,生气时将他人赶走,害怕时就把其他人看成威胁……这种"扭曲"的感觉深深影响这类人,却不能完全被他人感同身受,或者被放大了。"扭曲系统"代表着个人脚本的强化与维护。对于人际沟通分析治疗者而言,其目的是帮助病人摆脱一到两种情绪,激发他们的潜能,感受本该发生在此种情形的多种适宜的情绪。

> **专栏 9.2** 　人格障碍的人际沟通分析治疗
>
> 　　当病人与他人交往时,呈现一种根深蒂固的自我毁灭式的人际交往,这对任何一个心理咨询师来说都是很大的挑战。有此种交往困难的人常常被形容为有"人格障碍"的。《人格障碍的人际诊断与治疗》(*Interpersonal Diagnosis and Treatment of Personality Disorders*, Benjamin, 2003)是关于认知人格障碍并治疗人格障碍病患的经典之书。现有的治疗方法存在一些缺点,诸如难以忽视诊断标签,对"人格障碍"病患处理人际关系方式的积极层面加以肯定。在人际沟通分析治疗中,治疗人格障碍的方法已经创立,并且更符合咨询的基本人文价值。韦尔(Ware, 1983)、乔因斯和斯图尔特(Joines and Stewart, 2002)均使用"人格适应"来描述我们每个人是如何构建人格的,或采用应家庭期望和成长中面临的生活事件期望的方式与他人交往。乔因斯和斯图尔特(2002)确定存在六种个性适应的对比模式:
>
> 　　1. 热情过度者(装腔作势)。此种个性的人恨不得让所有人都快乐;
>
> 　　2. 敬业先锋工作狂(强迫症)。此种个性的人对生活高标准、严要求;
>
> 　　3. 怀疑论者(偏执狂)。此种个性的人因为父母行为不一致,变得谨慎;
>
> 　　4. 空想者(精神分裂者)。此种个性的人在成长中缺乏父母的关爱,在经历困难时学会麻木自己的感情来面对;
>
> 　　5. 反抗型(消极攻击型)。此种个性的人成长环境竞争氛围浓厚,通常习于陷入权力斗争;
>
> 　　6. 痴迷操纵型(反社会型)。此种个性的人曾被父母抛弃,耿耿于怀,因此通过学习操纵他人来获得认可。
>
> 　　以上这些描述提供的人格模型,基于日常人际交往而不是深度病理学研究,被人际沟通分析治疗师采用来指导治疗方法(例如,治疗精神分裂患者与治疗消极攻击型人格患者不尽相同)。关于模型的深度构建都铎和威多森(Tudor and Widdowson, 2008)谈论过。

人际沟通分析应用于实践治疗

　　同其他已存在的任何一种心理咨询方法一样,人际沟通分析学治疗被不同实践治疗者以多种方式诠释。伍拉姆斯和布朗(Woollams and Brown, 1978:243-5)描述所有人际沟通分析治疗形式的核心特点:

- 均使用人际沟通分析治疗的语言与概念,在适当时机与心理病人分享;

- 同时使用自我状态与人生脚本的治疗策略；
- 建立信任约定：围绕心理咨询的目标与心理病人达成明确的约定，并保持联系定期回访。人际沟通分析治疗实践者对建立信任约定做出重大贡献（参照 Lee, 2006；Stewart, 2006）；
- 决定性的：强调心理病人早期生活中的决定以及其以后做出的决定；
- 强势肯定：基于"我很好，你也很好"，无论心理病人的诊断是什么，心理治疗师认为心理病人没有不足、没有缺陷、没有不可治疗。

在这套治疗方法的原则中，出现一些与人际沟通分析治疗相反的"流派"：古典流派、再决策流派、情感投注流派、认知行为流派和关系型流派。这些"流派"（还有一些没有列举）在很大程度上相互重叠，但也形成了人际沟通分析治疗中独自的治疗方法。

人际沟通分析治疗的古典流派基于艾瑞克·伯恩最初创立的治疗模式，该模式以小组作为治疗的主要媒介。心理治疗师允许小组自我建立，然后指出他们建立中的心理游戏、扭曲系统和其他"脚本"行为。小组中的参与者一同感知这些模式并且进行改变。

人际沟通分析的再决策流派与鲍勃和玛丽·古尔丁作品相关，他们将格式塔理论中的观点与方法融合，加入他们的治疗方法中（Goulding and Goulding, 1979）。他们对小组进行实践治疗，但不关注小组整体进程，而更在意与小组中每个人单独的治疗（格式塔"热座"治疗模式），其他的小组成员在此过程中扮演观察者、证人、支持者等角色。人际沟通分析再决策流派的治疗者尤其注意僵化局面的产生，即当一个人夹在相互冲突的情绪或行为倾向中。他们还强调了在治疗过程中的个人中心责任：提出一种假设——一个人早期生活做出的脚本决定只能在其以后由"重新决策"来改变。

由雅基和谢希夫在 20 世纪 70 年代成立的贯注研究所为有严重和持久的精神问题（如精神分裂症）患者提供密集的住院治疗（Schiff and Schiff, 1971；Schiff et al., 1975）。贯注型与众不同的特点是，"发狂"是一个人在儿童时期所收到的"父母般"命令式的、矛盾的、破坏性的信号的结果，而在接受治疗中，治疗师的"再父母式"方法，可能是治疗师"母亲"，可能是治疗师"父亲"采取的措施让病人重新认知、肯定父母的职能，帮助其面对日常状况下可以安心地采取"成人和儿童"做法来应对。这项工作十分密集，需要心理治疗师高度的承诺与专业性。早期的贯注研究所，心理治疗师甚至能合法地抚养心理病人的孩子。一些治疗师难以维持适当的治疗界限，也不可避免地出现与应用型全面"再父母式"相关的道德问题。雅各布(1994)和罗森(2002)讨论了使用贯注方法产生的争议性问题。尽管如此，许多人际沟通分析（和其他）治疗师认可这其中的价值——治疗师愿意以"再父母式"方法抚养心理病人,抚养那些只知道其早期抚养者对其采取破坏性态度和行为的病人(Childs-Gowell,2000)。罗森(2002)提供了一份当代在治疗社区中应用"再父母式"方法的有价值说明。

认知行为的沟通分析理论反映了人际沟通分析治疗与认知-行为治疗的某些方面的紧密联系,特别是案例的制定和处理,以及对认知信息处理的关注(例如,成人功能)。认知行为理论和认知-行为治疗策略很容易被整合成一个广泛的人际沟通分析框架来理解(Mothersole,2002)。

关系型人际沟通分析已出现20年之久,深受海伦娜·哈加登和夏洛特·希尔斯作品的影响(Cornell and Hargaden,2005;Hargaden and Sills,2002)。他们描述的方法的起源是由于临床治疗的变化模式造成的:

> ……伯恩在书中第一次写到,大多数心理病人是受限制的,他们需要隐喻性的"治疗溶剂"放松自己脚本的限制。21世纪以来,典型的"心理病人"需要的不再是"治疗溶剂"而是"治疗胶水"——帮助他们整合、构建新的世界观……心理病人群体似乎常常对自我意识产生干扰……(这反映)精神分裂其中的隐蔽的、自我封闭的区域。

(Hargaden and Sills,2002:3)

关系型治疗方法借鉴了心理动力学心理治疗和精神分析的观点,强调了治疗关系的核心重要性——将其作为可以确定和解决心理病人深层隐藏的个人冲突场所(即儿童自我状态中的"自我隔离区")。关系型人际沟通分析治疗的独特贡献是其在人际沟通分析框架中对移情、反移情、依恋和自我等心理分析概念的重新构造。与其他人际沟通分析流派相比,关系型人际沟通分析明确强调了心理治疗师的心路历程(反移情),以及使用这些信息作为探究心理病人关系模式的手段。

对人际沟通分析各个流派的简要回顾支持以下观点:即没有单独存在的与此种方法相关联的独特干预治疗或方法。许多其他方法的定义主要根据其对治疗的独特贡献(例如,精神分析中的自有关系与诠释;以人为中心的治疗中的情感反射;格式塔治疗中的双椅治疗)。人际沟通分析治疗不是那种类型的治疗。相反,人际沟通分析治疗包含丰富的理论体系,可以在广泛的干预措施与方法中应用于治疗。

专栏9.3　人际沟通分析的实际应用:马丁案例

马丁案例(Tudor and Widdowson,2002)为说明人际沟通分析治疗的综合模型如何应用于各种实践治疗中提供有效例证。来访者是一位叫马丁的年轻人,他怨声载道、性格孤僻、忧郁甚至自残,在青年工作中心进行了15次心理咨询治疗。他失业

> 了,最近明确了自己是同性恋者并对此感到不适,他曾在当地超市遭受多次猥亵。前三次的心理治疗致力于收集信息,并且采用认知行为的放松练习让马丁能完全投入治疗中。心理治疗师发现马丁在"取悦他人"和"变得强势"两种驱动性之间交替,并逐渐认识到这些模式,从而实现了"自我清除"成人自我状态的过程。同时,心理咨询师以"培育家长"的身份,给予马丁生活安定、幸福的信息与建议。在第三次咨询中,马丁开始配合制定协议,明确一些目标并要进行改变。心理咨询师建议马丁一些安慰自己、舒缓情绪的活动——泡热水澡、健康饮食等,这些活动内化为"培育家长",马丁倾诉自己童年时期曾遭受性虐待。这个信息让接下来的治疗是"消除混淆"的过程,该过程讨论了父母、成人、儿童层面对马丁意味着什么。在每个阶段,心理咨询师都会向马丁介绍治疗方法背后的人际沟通分析。在后面几次的心理咨询中,马丁进入"重新决策"阶段,在这里,他看到想在生活中实现的,以及有可能实现的目标。马丁案例值得注意的是,通过从其他治疗方法中吸取的广泛干预措施,人际沟通分析概念化可以应用于治疗的多种方法。在此案例中,心理咨询师使用放松技巧、实景暴露、作业分配、双椅治疗、演绎、写信、悲伤仪式和其他几种方法,同时坚持一套包含协议与合作的基本人际沟通分析原则。

人际沟通分析的专业组织

在当代治疗方法中,人际沟通分析治疗方法的非同寻常性在于其逐步发展为统一的国际型结构。所有的沟通分析治疗师均来自国际沟通分析协会,或其子协会的国家级、地区级沟通分析协会,这些协会均为正式注册的非营利组织。国际沟通分析协会制定严格的培训和认证标准,保证所有人际沟通分析治疗师都具备高标准的知识与能力。与其他以分散团体和网络扩散为特征的治疗方向不同,人际沟通分析治疗是统一的治疗,能够遏制和发展围绕理论与实践进行激烈辩论这一传统方法。国际沟通分析协会整合了处理人际沟通分析的教育与组织上的应用部分,结合心理咨询、心理治疗,并出版了交往分析杂志。

尽管艾瑞克·伯恩和其他人际沟通分析的创立者主要在群体中治疗,但目前人际沟通分析治疗致力于个人治疗。与其他治疗方法相比,沟通分析心理咨询师和治疗师更愿就职私人诊所,而不是在公共健康与教育机构。关于人际沟通分析的研究相对较少(参见专栏9.4),此种治疗方法在围绕循证的实践治疗中基本是不可见的,因此,英国的国民保健服务机构等保健组织将其边缘化。

> **专栏 9.4　关于人际沟通分析治疗有效性的研究**
>
> 无论是沟通分析心理咨询理论和心理治疗的成果还是过程的研究都是很有限的。在过程因素领域里，有几项研究试图衡量自我状态的功能及其对心理治疗的影响。例如，爱默生等人（Emerson et al., 1994）指出，用标准症状清单测量的心理障碍与高于平均表达水平的批判型父母和适应型儿童有关，有效的治疗可以减弱这些自我状态功能在心理病人中的主导地位。格林（Greene, 1988）回顾了对人际沟通分析治疗或婚姻问题培训成果的七项研究。他发现，大多数研究的方法学质量较差，并且屈服于关于人际沟通分析治疗对病人群体的有效性的不确定证据。格林（1988）认为人际沟通分析治疗师将婚姻治疗实践进行系统的个案研究更为合适。时至今日，仍没有这样的研究发表。奥尔松（Ohlsson, 2002）评估了对严重药物滥用心理病人人际沟通分析治疗的治疗效果。人际沟通分析治疗的治疗组在瑞典几个中心区域是社区治疗干预的一部分。奥尔松（2002）报道，人际沟通分析治疗对完成治疗疗程的病人非常有效，尤其是那些接受了超过80次心理治疗的病人。在两年的随访中，有效成果保持良好。诺维（Novey, 1999, 2002）进行两项研究，研究中，病人完成了一份回顾型问卷，问卷询问他们对治疗的满意程度，以及他们获得的益处。
>
> 上述的问卷是根据塞利格曼（1995）进行的消费者报告调查调整的。诺维（1999, 2002）发现，接受6个月或更长时间治疗的病人中，超过60%症状得到明显改善，而接受6个月或更短时间治疗的病人中，约有45%也取得相似的成果。诺维（1999, 2002）调查中发现的病人变化水平显著高于塞利格曼（1995）的研究。然而，塞利格曼（1995）的研究设计上更具包容性，因此，才更有可能从不那么满意的病人那里得到答复。虽然这里简要回顾的研究既有趣又有价值，并为进一步的研究开辟多种可能性，但它们都没有达到要求纳入系统评价方法论严谨的标准，这些评价会影响循证医学领域的卫生保健政策。总的来说，关于人际沟通分析心理咨询与治疗有效性的研究证据既不是积极的，也不是消极的：现存的问题是没有积累的证据。因此，任何关于人际沟通分析治疗疗效的声明都是基于临床经验的。

对心理咨询中人际沟通分析治疗的评估

作为心理咨询的一种方法，人际沟通分析主要优势在于它对理论的贡献。人际沟通分析的作者构建了富有创造性和连贯性的思想，使实践治疗者能够思考病人生活中的复杂联系——早期经历与现在的个人和社会功能之间的联系。人际沟通分析是一项基于人们在不同情况下思考、感受和行为的密切观察。它可能代表了目前应用于治疗社区中的人类个性和功能最完善的综合模型。

近年来人际沟通分析交互学的发展方向,特别是哈加登和希尔斯(2002)作品代表的心理动力学理论与实践治疗的运动,引发了对此方法持续显著性的质疑。人际沟通分析治疗是否逐渐演变为心理动力学咨询或心理治疗的变体?与这一演变方向相关联的是,人际沟通分析的结构越来越复杂。艾瑞克·伯恩的原创课题的关键要素是揭开专业心理学语言的神秘面纱,并用大众可接受的语言来解释心理过程。为实现这一目标,各种自我状态、心理游戏和扭曲系统的语言确实做出很大的努力。相比之下,一些临时的人际沟通分析和图解表达的复杂程度远远超出了非专业人士的可预期掌握。

人际沟通分析与实践可在多个领域进一步发展。以研究人际沟通分析治疗的有效性与不同的病人群体提供参考,这将是有价值的。截至目前,人际沟通分析治疗已建立了一个复杂的培训与认证机构,但是基于很少发表的疗效证明。研究人际沟通分析治疗在哪些方面与不同的病人群体和问题领域的工作最为相关也是有用的。目前,人际沟通分析文献对文化的考虑较少。虽然艾瑞克·伯恩是第二代移民文化的"外人",克劳德·施泰纳在西班牙和墨西哥长大,但是人际沟通分析很少关注文化多样的可能性,在关系到脚本思想、驱动力或扭曲系统,或与人际沟通分析与当地治疗形式之间的兼容性。令人惊讶的是,鉴于人际沟通分析学家故意采用口头的、幽默的、易懂的、非行业的语言,该治疗并未在自助书籍和手册中得到更广泛地传播。除了克劳德·施泰纳关于情感素养的著作(Steiner, 1997, 2003)之外,目前可用的自助书籍少之又少。这类文本的创作既有助于人际沟通分析治疗的病人,又有助于公民群众。

结　论

人际沟通分析为心理咨询师提供一种独特的资源,为他们提供了一个全面的理论体系,为实践者和病人提供了解个人问题的方式和原因,以及如何处理这些问题。对于心理咨询师来说,学习理解人际沟通分析作为一套理念的对比,以及如何在实践中应用这些理念是非常重要的。艾瑞克·伯恩喜欢将心理治疗师(或"治愈者")形象比喻为"火星人":

……火星人来到地球,离开时一定要实事求是地说——而不是像地球人说得那样,或按照想象去说。他不听狂言,不听数据,只是观察人们实际在做什么、为了什么,以及相互之间做什么,而不是听他们说做了什么。

(Berne, 1975: 40)

艾瑞克·伯恩在制定涉及过程中发挥的人际沟通分析，以及他的同事和继任者继续用这种思维和表达方式阐述的理论，是一种人类个性和相互作用的理论，它可能是由"火星人"创造的：基于严谨的观察、分类和归类，从理论创立者的角度来看，他是一个局外人，只对真实、正在发生的感兴趣。在其明显的"火星症"中，存在着人际沟通分析治疗的基本优势。人际沟通分析治疗的重点不是迷失在自我状态图的错综复杂关系中，或是有多少驱动者。重点是人际沟通分析代表一种鼓励，帮你撇开"从产房回家积累在头上的污垢"(Berne, 1975：4)，从而能够"看到他人，将其视为发生的一种现象，也有可能发生在你身上"(p.4)。就是这个激进的、充满希望的生命确认议程，保留所有真正的人际沟通分析治疗的核心。

思考与讨论的问题

1. 在自己的生活中反思"举动"这一概念的内涵。你自己的"举动经济"是什么？你能在多大程度上给予和接受正面和负面的举动？你生活中的困难在多大程度上被理解为与来自他人指向你的"折扣"（即偏离或否定）正面举动的倾向相关联？你目前的"举动模式"在你早期的起源是什么？

2. 哈加登和希尔斯(2002)将古典或贝尔当人际沟通分析治疗描述为"本质上的认知治疗"是合理的吗？

3. 人际沟通分析治疗的理论家和实践者强调人际沟通分析作为综合框架的能力，包含其他主流方法的思想。但是，人际沟通分析治疗是非常完整的吗？当您思考本书前面几章介绍的概念和主题是，哪些方法不适用人际沟通分析系统？

4. 弗洛伊德的超我、自我和本我的概念与人际沟通分析中的父母、成人和儿童自我状态之间有明显的相似之处。这些替代方案的重点有何不同？采用自我状态模型，而不用原有的精神分析概念，收获（或失去）了什么？

进一步阅读的建议

关于人际沟通分析最佳的介绍性著作是斯图尔特和乔因思(Stewart and Joines, 1987)撰写的《今日人际沟通分析》(*TA Today*)，关于如何在实践中应用人际沟通分析的著作是斯图尔特(Stewart, 2000)写的《人际沟通分析——行动中的心理咨询》(*Transactional Analysis Counselling in Action*)。如果对理解人际沟通分析内涵感兴趣的话，阅读艾瑞克·伯恩的原创作品是非常有必要的。良好的入门书籍是他去世前完成的著作《人生脚本——说完"你好"，说什么？》(*What Do You Say After Yon Say*

Hello?)和《人类命运的心理学》(*The Psychology of Human Destiny*)(Berne,1975)。当前在理论与实践中存在的问题在威多森(Widdowson,2009)以可访问方式进行了讨论。人际沟通分析杂志发表了容易理解又便于实践的文章,证明了传统人际沟通分析的持续活力,以及人际沟通分析治疗社区整合、融合其他治疗方向的方法的意愿。

第十章 咨询中的存在主义主题

△ 导言
△ 咨询理论与实践中的存在主义问题
　　独自一人/与人共处：自治与联系
　　自我多样性
　　活在时间中
　　代理
　　身体经历
　　真理和真实
△ 存在主义治疗
△ 格式塔治疗
△ 结论
△ 进一步阅读的建议

导　言

咨询给人提供的是一个空间,远离了日常生活的繁忙,他/她可以在这个空间里回想各样事情的情况,尤其关注于那些出了问题的事情,希望可以解决生活中那样的问题。大多数时间,咨询提供的思考空间是用于处理实际问题的:我怎样才可以和伴侣拥有更令人满意的关系?在员工会议上被问及我的想法时,我怎样才可以不那么焦虑,更加自信?我的母亲去世了,我要怎样自己重构我的生活?许多被广泛使用的治疗模型,比如认知-行为治疗和注重解决方案的方法,都一直非常强调帮助对象采取实际行动处理那些难题。但是同时,咨询中提供的思考机会总会引导来访者往构成他们实际困境的更深层问题思考:不是"怎样和我的伴侣更好地沟通?"而是"爱对我而言意味着什么?"不是"我怎样才能学会放松的技能?"而是"我的工作目的是什么?"不是"我需要做什么去哀悼然后继续走下去?"而是"死亡对我来说意味着什么?"这些关于生命核心部分基本意义的潜在问题是有关人类存在的——这些问题有关存在的质量,我作为人类可能会有的根本感受。可能一个前来咨询的来访者很少会把探索存在生存的问题作为治疗的主要目的。另一方面,任何参加了不止几次治疗的来访者总会以某种形式遇到有关存在的问题。

对生存和存在问题的敏感是一项很必要的咨询能力;不能意识到核心的存在主义问题可能会使得治疗谈话变得肤浅,缺乏深度。本章的目的是检验存在主义主题在咨询理论与实践中的重要性。在对一些关键的存在主义问题进行了简短的解释后,接下来的部分是对两种特别强调了存在主义主题的治疗方法的概述:存在主义治疗和格式塔治疗。最后,通过回顾一些存在主义问题在咨询实践中能够被探索的方法进行总结。

咨询理论与实践中的存在主义问题

西方文化中对存在主义主题的认识和分析,很大程度上归功于存在主义哲学家们的著作,比如马丁·海德格尔(Martin Heidegger,1889～1976),索伦·克尔凯郭尔(Soren Kierkegaard,1813～1855)和让-保罗·萨特(Jean-Paul Sartre,1905～1980)。这些作家生活在19世纪晚期和20世纪初期的欧洲文化背景下,过去意义的来源大多来自对宗教、家庭,社区和地区的收集传统,而这些都被现代性的进步逐步毁坏。结果,他们和其他人都碰到了一个严酷的问题:生命意味着什么?在探索这个问题时,他们使用了现象学的哲学方法,包括尽可能忽略某人对一个经验领域先前持有的假设,然后通过这个方式逐渐揭示本质,或者那种经验的重要特质。所以,例如,一次对婚姻矛盾的现象学调查可能会揭示一系列诸如爱、奉献和责任这些重要特质的成分意义。现象学调查很容易被认为是和纯粹的科学不搭边的,并且对重要特质的搜寻从不是完全的(一个人怎么会知道没有需要分类的东西了呢?)。

在穆尼和莫纶(Mooney and Moran, 2002)及莫纶(1999)的著述中可以找到更多有关现象学—存在主义调查的挑战和成就的资料。不过,尽管这种方法一定会遇到的这些难题,随着时间过去,会产生对一些关键的,贯穿人类生存的存在主义主题达成的某种共识:与人共处、多样性、活在时间中、代理和意向性、化身和真相(Wartenberg, 2008)。这些主题在后续段落中有介绍。

独自一人/与人共处:自治与联系

社会成员构成了人类存在的一个不可化简的方面:我们的生活与他人有联系,同时我们也在自己的个人环境中独自生活。对我们每个人来说,这方面的存在会引起两个基本问题:我与他人的联系和连接的特质是什么?我与"我",或独自一人的经历的特质是什么?

现代世界为个人自治带来了很多令人难以置信的可能。在传统文化中,人们以极为明显可见的方式彼此依赖食物、庇护和保障。对大多数人来说,选择是很有限的,哪怕是关于他们所吃的食物和所住地的选择。而在现代世界,这些好像都变了。我们是独立的个体。我们会取悦自己。我们拥有权力。我们消费。正如很多人已经发现,个人主义和心理咨询及心理治疗是同步增长的。作为个体,在一个私密的咨询室营造的隐私环境中,我们真正可以解决的只有我们自己个人的焦虑、恐惧、抑郁和命运。房和车的设计、税收体系的结构,小说、电影和戏剧的情节主线,以诸如这些的形式,个人主义成为社会结构的一部分。然而,最后,现代世界的个人主义是虚伪的。在个人和经济层面上,我们都深深依赖于彼此。焦虑、抑郁和命运都扎根于与他人的关系中,通过共同的文化观念才被理解,通过与接受并懂得的人交谈才能缓和。

一个人所有的最重要的关系(通常)是作为一个孩子和一位家长所有的关系,一个人所属的最重要的群体就是他/她的家庭。在咨询中,人们谈及他们对这些关系的感受,努力找到给与拿,关爱和被关爱的最佳平衡。同样地,关于自治的存在主义问题巩固了关于一个人如何花时间,他们如何做出决定和选择,他们接受自己是谁的程度或者可能想摧毁一个无法容忍的"自我"的程度的谈话。

因此,成为现代社会的一员会陷入非常紧张的领域中,同时被拉向个人自治和孤独,以及连接、联系和共享群体的方向。所有咨询方法,所有咨询师都必须找到他们自己解决这个问题,缓解这种紧张的方式。许多方法都试图通过排除或重新定义社群来解决问题。在以人为中心的理论中,社群变成了一套笼统的"价值条件"。在近期的心理动力理论中,社群是在信念和"内在化目标"的角度下定义的。相较而言,系统的以及家庭导向的方法更突出共享群体,轻视个人。其他方法,比如多元文化和女权主义者,力求找到在他们对人的模型中同时包含社会和个人的方式。所有方法共有的是提出某种关于个人和集体之间紧张关系的谈话方式的必要性,某种围绕普遍的存在主义主题进行交谈的方式——不论多生硬或者片面。

自我多样性

存在的一个方面,伴随着现代文化的增长,显得特别重要,就是个人多样性或分裂的意识。好像在传统文化中,人们基本上可以只成为任何他们自身的角色,然而在现代文化中人们发现自己在不同的环境下,不同的人际关系中扮演着不同的社会角色。现代文化提供给个体大量关于身份、职业、生活方式和位置的选择。这些文化因素导致了现代生活的一个普遍形势,就是将自我看作由一些部分组成,这些部分或多或少与他人有分别或有冲突。以进化的角度看,可能语言的发展使人类有自我反思的潜能,因为是语言使得自我既可以被描述为一个主动的主语,也可以被描述为宾语,促成了辩证的谈话("一方面……另一方面……")。因此,可能自我多样性一直都是作为人类的一方面(比如,在莎士比亚戏剧中悲情人物所展现的强烈的内心纠结)。

然而,现代生活的种种情况很大程度上造成了做某人自身的分裂情况。由罗伯特·路易斯·史蒂文森(Robert Louis Stevenson)所写,于1885年刊登的短文,《杰基尔博士和海德先生的奇怪案例》(*The Strange Case of Dr Jekyll and Mr Hyde*),即时并且一直受到很大欢迎,一些文化史学家将其视为自我多样性成为一个核心存在主义问题的标记。多样性的存在主义现象包含的观点是(在个人生活中,或者一个文化小组的历史中)曾有作为一个整体的经验感(一段非常快乐的时光),后来可能通过个人努力被重新建立。比如,荣格主义的个性化,或者在一些人文主义理论中"真实"或"核心"自我的观点,反映了对个人完整性的追求。

相较而言,其他治疗理论的起点是一个分裂的自我——比如在人际沟通分析(TA)中使用的本我状态结构,或现代以人为中心的理论中自我构造的观点。精神分析理论在研究自我分裂动力时是有很大影响力及价值的框架。在心理咨询和心理治疗中,多样性认识在两个层面上是实际相关联的。在其中最简单的层面,一位治疗师对多样性敏感,那么他就能适应别人的生活方式,尽管他们对此并不感到愉快。举例来说,许多人都有被封闭在一种极端的倾向,他们自身脆弱,富有创意的思想被屈从的心态压制着。对于一个陷入这种双重性的人来说,鼓励他对自身矛盾的这些部分进行一次更加开放的对话可能会带来很大帮助。在治疗中处理自我多样性的另一层面是将其视为一种存在的情况——有些人可能认为,如果他们有不同的冲动去以不同的方式做事,那么他们就出了某些问题;一旦他们发现自我多样性就是这么回事,属于正常的现象,那么他们就放心了。

专栏 10.1　自我群体

米勒·梅尔(Mair, 1977)曾提出可以将自我的各个部分视作一个群体的组成。他提到某个案例中,一位来访者想象他的"自我群体"中有"一班子演员"。其中的主要演员是"制片人",他们负责"舞台上"正在发生的一切;"话痨"是一位喜欢和别人一起放松的人;还有"商人""土包子"和其他人。当彼得以这种方式审视自己时,他内心中那个能为其他角色带来很多有用的想法的"梦想家",总是轻易被独裁的"制片人"束缚,不能做声。他还发现这班演员整个是由一个"委员会"带领的,但这个"委员会"并没有很有效地帮助每个角色与其他角色沟通。彼得发起了一个"群体发展"的项目来增进各位演员之间的了解和沟通,目的是防止"制片人"进行独裁的情况发生。这种方法在治疗上对彼得很有帮助,当他在生活中面对压力重重的情况时,他能够更加机智地面对。梅尔(1977)认为"自我群体"的概念就是一种隐喻,可以有效地将一个人看待自己的不同方式,以及他/她表现出的行为趋势集合在一起。梅尔(1977)表示,认为"自我群体"是对真实情况的描述而使这个概念具体化是错误的。作为一种隐喻,它只是提供了选择"我们自己想成为什么"的可能性。

活在时间中

作为人,我们都活在时间中。我们的计划和期盼涉及未来并创造未来。过去不仅通过我们的记忆,心中的画面和回忆呈现,还会通过外在事物和地方对我们的意义呈现。人类面临的基本困境之一就是源于将自己置于时间和历史中的能力。用开始、中期和结局(或者多个结局)建立起一个人的人生故事好像是一个人基本的倾向或需要。许多人们前来咨询的问题都可以看作是他们与时间的关系发生了扭曲:抑郁是因为对未来的时间没有了希望,强迫症是为了避免担心的事在将来发生,自卑可能涉及一次次回到过去某个失败的经历。尽管不同的咨询方法都非常灵活能够让来访者经历过去、现在和未来,但每个模型都有其独特的时间区。

人本主义的方法强调"此时此地"的体验;而行为主义治疗更注重将来会发生什么:实现行为目标,防止复发。总的来说,大多数咨询模型是在来访者生活的时间框架里执行的。有些家庭治疗扩大了个人时间框架,融入了两代人之间的影响。那些更多以文化为导向的治疗,比如女权主义、多文化以及叙事咨询,都是在拓宽的时间框架中执行,可能包括远远超过来访者个人家庭历史的事件。例如,一些多文化治疗的咨询师认为有些来访者有必要学习一下种族歧视的历史。以上所有方法中,咨询可以被看作一种帮助人们建立在时间和历史中的身份的方式。

对时间的经历还有一个很重要的问题,作为存在的一个基本维度,人们会问:"时间什么时候终止?"对我们每个人来说时间的终止就是死亡。即使死亡对不同的人和文化群体有许多不同的意义,但是死亡仍然是一个人必须要经历的。现代工业科学的文化想通过缩短传统的死亡仪式,提出一种对死亡超然的观念(在电影电视剧中死亡变得不痛不痒,不带有个人意义),来否定死亡的真实性。但是,无须多说,一个人和他/她最终不可避免的死亡之间的关系,以及和他人死亡的关系,对这个人生活的方式有着深远的影响。

代理

想要某物,有意向和目标去做事是什么意思?有权,能加以影响和控制是什么意思?而无权,受到他人的压迫和控制又是什么意思?在有权与无权、控制他人与甘愿被控制,掌权和屈服之间徘徊的生活中怎样才是正确的平衡?作为人,我们拥有很多权力,也会受到他人权力的对质。这些方方面面都可以看作是源于人们代理的核心。每个生命都会收获成功,喜悦和成就(代理的个人表达方式);痛苦和磨难(被他人恶意的代理所压制);还有呵护和培养(被他人善意的代理所控制)。

在社会中,权力差异是在基本的人口分类方法的基础上成型并形成惯例的,比如阶级、种族和性别。对咨询师和来访者而言,关于权力、控制和代理本质的难题是咨询中固有的。咨询师是站在专家的位置上(即有能力"干预"的那一位),还是以来访者为中心的平等地位,还是"不知情"的见证者身份?咨询师在咨询室里说了多少话?他/她的评论是怎样的?是思考、指导,还是解释?咨询的目的是自制和自我管理,还是反映个人权力的自我实现?如果来访者在童年遭受过性侵,咨询师是如何鼓励他们说出他们经历的?他们是"受害者","幸存者",还是"遭受创伤后压力的人"?这个人应该通过愤怒显示他的权力,还是通过原谅?一个人对他/她的行为和人生中的难处要负多大的责任?这些只是人为代理在咨询中会出现的问题例子。实际上,代理的问题一直在咨询中出现——来访者讲述的故事中、咨询师—来访者之间的关系,以及咨询师来访者和咨询机构之间的关系中。

身体经历

生而为人,就是要有所表现,有实实在在的形象和感觉,要动起来。用这个躯体,在这个躯体中生活一直会带来一系列的挑战。在很多(可能所有的)咨询中,一个人与他/她身体的关系是核心的问题之一。最初身体控制咨询的领域就是借着存在的(或不存在的)感觉和情绪。在身体中,我们有所感觉,而这些感觉或情绪告诉我们什么对我们来说是最重要的。我们的身体会告诉我们对事物的感觉。我们所处的文化认为,承认、说明、表达情绪有很大问题。现代大社会太注重理智,自制还有"冷淡"。对很多人来说,咨询室是唯一一个能让他们允许自己完全去感受的地方。每种咨询方法都以及其不同的方式将情绪放在整个疗程中很高的地位。身体经历的另一个重要方面是性。当一个人把自己视作具有性方面的权力和精力时,他/她与自身的关系通常是咨询中的一个核心问题。

其他以身体为主的咨询问题有对吃、消化、排便、长得高大还是矮小,长相好看或是难看的顾虑。最后,还有一些与健康有关的很有意义的经历,包括生育、生病、应对失去了某部分身体或身体功能,以及面对死亡。这些人生问题的主线是外化的经历。我们都面对着同样的问题:我们的身体对我们来说意味着什么,我们怎样接受或拒绝我们身体功能的不同方面。咨询就是一个发现并调节其中某些问题的环境,所有的咨询师和咨询理论都对身体有着独到的立场。

真理和真实

我们怎么知道?什么是有理可据的知识?什么是正确的事?人们相信什么是对的,他们就会照此去做;因此什么算做真理的问题是一个有着深远意义的根本问题。但是对现代科技社会的成员来说要知道什么是真实准确的绝不是一件易事。首先,有很多冲突的权威知识来源。如果在过去,大多数人会接受他们宗教领袖的教导或者以经文作为真理的基本来源;而现在,多数人对宗教教导的正确性表示怀疑,反而认为科学知识更确切,将其作为他们行为的可靠指导。但另一方面,对于科学知识没有涉及的经历方面,人们会质疑科学。人们渐渐重新觉悟,认为灵魂的体验有一定价值,可以作为认识的来源。其他人将艺术看作是一种认识的来源,声称领悟和理解是通过利用富有创造的想象力和表现现实的不同形式形成的。

最后,除了以上所有提到的,许多人相信他们自己日常的常识认识。咨询反映了认识来源的多样性;不同的咨询方法可以看作是鼓励来访者熟练掌握某种认识模式。比如,认知-行为治疗特别注重客观、科学的认识,心理动力学和以人为中心的治疗强调个人感受和记忆的正确性,而超越个体的治疗力求为灵魂认识创造条件。许多咨询的中心主题都与这个人对他/她个人真理(一种可靠、确实,"真实"感,与一种被"欺骗""欺诈"的感觉相反)的追求有关。这个主题反映出人们渴望找到如下问题的答案:"关于我的真相是什么?我是谁?"

以上讨论的五个核心存在主义问题——与人共处、多样性、代理/权力、时间,化身和真相——都不可避免地与时间有内在联系。这些话题体现了我们作为所处的社会的一员会遇到的基本问题或窘境;咨询是我们得以思考如何处理这些问题的少数机会之一。所有的治疗理论都是在提供框架,使得人们可以更大程度或更小程度上,参与到有关这些问题的私人交谈中。但是有两种治疗——存在主义治疗和格式塔治疗,是明确关注存在主义问题的。对于所有想提升发掘存在主义主题能力的咨询师,这些治疗能提供很有价值的思想和方法。

专栏 10.2　本体不安的概念

存在主义精神学家和心理治疗师 R.D.莱恩(R.D. Laing)用"本体不安"这个术语来描述一种底层的自我怀疑,这种状态可能会加固很多前来咨询和进行心理治疗的人所体现的问题。"本体论"指的是一个人意识到或认识到他/她的自我存在。莱恩(1960)将一个有本体安全感的人定义为会"遇到生活中的各种危险,社会的、道德的、精神的、生理的,然后形成一种他自己以及他人的存在和身份的坚定意识"。相反,一个感到本体不安的人缺乏这种"对他自己以及……的坚定意识",并且认为他/她自己,还有整个世界都是不真实,不实际的。莱恩(1960)定义了三种表现本体不安的方式:吞噬——这个人担心任何关系都会完全摧毁他/她脆弱的自我认定感;内爆——一种完全的空虚感,认为所有人都只能成为"完全的虚空";石化和人格解体——害怕自己从活人转变成化石,或机器人或者某个"东西"。莱恩(1961)认为本体不安是因为这个人不断地被他/她生命中重要的人否定,或者陷入了勾结的关系中而逐渐形成的。

存在主义治疗

存在主义治疗采用了一些存在主义哲学家的观点,如:海德格尔、克尔凯郭尔、萨特等(Macquarrie, 1972; Moran, 2000)。这种治疗形式的发展过程中有几个非常重要的思想。第一个是从欧洲治疗师,如博斯(Boss, 1957)和宾斯万格(Binswanger, 1963)

的研究中得来的。他们的研究体系对博学的苏格兰精神学家和心理治疗师莱恩(1960,1961)有很大影响。另一个重要思想包括了几位美国治疗师,如布根塔尔(Bugental,1976),梅(May, 1950)和亚隆(1980)的想法。一位在美国生活多年的欧洲心理治疗师维克多·弗兰克(Viktor Frankl),他的研究对存在主义治疗的咨询师来说也提供了很有价值的资源。虽然弗兰克提出的资料模型被称为"言语治疗",但实际上是通过存在主义进行的。最后,近期埃米·范德赞(Emmy van Deurzen)、埃内斯托·斯皮内利(Ernesto Spinelli)和米克·库珀(Mick Cooper)的文章对存在主义心理治疗和心理咨询带来了很重要的贡献。存在主义分析团队的工作就是对当下这种治疗进行提升,发行期刊。

存在主义哲学的目标就是理解或说明"存在于世上"的经历。存在主义者们用减少现象的方法"暂时搁置"他们对现实的假想,希望以此更接近现实的"本质"或真相。目的是发现巩固我们日常生活的意义或"存在"的基本方面,以此更好地活出一个真实的人生。存在主义问题的结果暗示了人类存在的一些中心主题。首先,人类存在于时间中。眼前的时刻是由过去带来的不同的意义所组成的,也是对未来的各种可能性组成的。对过去、现在和将来的不同朝向构造了我们的个人世界。死亡的出现并对其表示接受是一个人能够完全存在于时间内的一个方面;而否认死亡的人就是在拒绝完全地活着,因为他们将时间观念限制于他们存在的领域中。

存在主义分析的第二个关键主题是成为人就是存在于一个具象的世界中。我们与世界的关系是通过我们自己的身体(我们的感觉和情绪,对身形的感觉和接受程度,对身体各部分的总体意识等)以及我们管理身边空间的方式揭示的。存在主义哲学中出现的第三个关键主题是日常生活中焦虑、害怕和关爱的集中性。对存在主义哲学家来说,焦虑不是精神病的症状或征兆,而被视为关心他人,以及整个世界所带来的不可避免的结果。从这个角度来看,没有焦虑(被看作是内心空虚或疏远感)才是有问题的。存在主义哲学强调,成为人就是在独处的同时又总是与他人有联系。因此存在主义者对了解一个人与他人的有关存在的联系十分感兴趣:这个人可以做到独处又与他人有联系吗? 从存在主义的观点看,真正的存在于世界需要对自己行为负责的能力,同时还要愿意接受自己被"扔到"一个"给定的"世界的事实。许多存在主义分析的重点都在于一个人的"存在方式",他/她与自我(Eigenwelt)、他人(Mitwelt)以及客观世界(Umwelt)之间关系的定性本质。

此处对存在主义思想的简要概括并不能说对这种思想体系的丰富内涵和复杂内容给予了公正的评价。不像其他的哲学治疗可能强调对平常的世界有逻辑摘要的过程,存在主义哲学家想进入日常经历的领域中。从原则上来说,每个人应该都能明白理解存在主义哲学,因为它描述和解释的是我们都熟悉的经历(焦虑、对死亡的恐惧,承担责任)。从实际操作上来说,许多像海德格尔这样的存在主义哲学家写的文章是很难理解的,因为想超越我们平时谈论事情的方式,他们经常觉得有必要发明一些术语。不过,存在主义哲学的理念为心理咨询师和治疗师带来了大量资源,给他们提供了让来访者探索在他们生活中最重要的事物的框架。

范德赞说存在主义治疗的目标有以下几条:

    1. 使人们再次对自己忠实;

    2. 开拓他们对自己以及周边世界的看法;

    3. 从过去吸取教训,为现在树立某个有价值的目标的同时,清楚怎样向未来前进。

(van Deurzen, 1990: 157)

这可以被看作是一种显然探索性的咨询方法,非常注重真实理解和行为的发展,还有创造意义。存在主义治疗的一个与众不同的特点是它不需要技术。正如范德赞(2001: 161)所说:"存在主义治疗以其反技术导向而闻名……存在主义治疗师一般不会用特定的技术,策略或技能,而是……采用一种……哲学的询问方法。"这种"哲学方法"的核心就是现象的减少。现象学是一种哲学方法,最初是由埃德蒙德·胡塞尔(Edmund Husserl)定义的,目的是对事物摆脱"理所当然"的看待方式,进而得到一种情感的"必要"真相。斯皮内利(1989,1994)认为这一方法具有三个基本"原则":

1. 归类的原则,或者(尽我们最大努力)不去考虑我们自己的假想,以此明确我们的感觉,真正听清他人在表达什么。

2. 描述的原则——描述你所听到的(或看到的)内容是很重要的,而不是急着寻找理论解释。

3. 置平的原则——治疗师希望在指出某部分经历的重要性前不加以评判,而是先听完全部陈述。

存在主义咨询师或治疗师使用现象学治疗,目的是探索来访者存在问题的经历的意义。与其他存在主义哲学的研究结果一致,这种对意义的探寻可能关注的是这个人对广泛的经历类别的重要性,比如选择、身份、疏远、爱、时间、死亡和自由。通常,这种探索与这个人在目前生活中的危机和悖论有关。这种提供给来访者的基本假设是人类可以创造,构建他们的世界,并且对他们的人生负责。

梅等人(1958)在存在主义心理治疗领域仍然有着极具影响力的核心地位,为该治疗在欧洲的发展打下了整个基础。但是,这是本很难读懂的好书,在布根塔尔(1976)、库珀(2003)、范德赞(1988)和亚隆(1980)的著作中对存在主义咨询的原理和实践有更多易懂的介绍。亚隆(1989)发布了一本集合了他自己与来访者进行咨询的案例合集。从科恩(Cohn, 1997),科恩与杜洛克(Cohn and Du Plock, 1995),杜洛克(Du Plock,

1997),斯皮内利(1997),斯特拉瑟等(Strasser and Strasser, 1997)和范德赞(1996),以及斯皮内利(1996)和范德赞(1990,1999)的著作中,我们可以看到英国存在主义心理咨询和心理治疗越来越受欢迎。施奈德和梅(1995)以及瓦尔和金(1978)对更宽泛的存在主义——现象学心理学领域做了实用的介绍,为存在主义心理咨询提供了一个根本框架。

尽管存在主义心理咨询与心理治疗是一个止步于现象学和存在主义哲学传统的治疗,大多数存在主义治疗师都不愿意将他们的工作称为"哲学性咨询"。他们采取这样的态度主要有两个原因。其一,存在主义治疗实践是以存在主义和现象心理学高度完善的理论为依据的;而哲学性咨询的支持者明确想形成一种非心理的帮助模式。其二,哲学性咨询利用了各种不同的哲学来源,而不是作为一个单独的哲学"思想流派"。哲学性咨询在治疗过程中"高谈阔论",而不是利用一套特定的哲学观念。而存在主义治疗,虽然是以哲学主导的,仍可以看作是一种治疗方法,因为它利用一套特定的哲学思想进行全面探索的、交谈式的治疗,这和当代心理动力、以人为中心和建构主义模型在很多方面都是相似的。

专栏 10.3　亚隆"缺失的原料"

在对存在主义心理治疗的介绍中,亚隆说到了一个故事:他报名参加了一个烹饪课程,教授的是一位年长的美国女性,但她不说英语。亚隆发现无论他怎么尝试,都做不到他老师烹制的菜肴中的精致调味。一天,他发现把菜从桌上拿到烤箱里时,他的老师会往每道菜里"扔进"各种不知名的香料和调味料。亚隆说当他在思考有效治疗的构成时,他想到了这个经历:

> 正经的文字,杂志文章和演讲说治疗是精准,有规律的,包括仔细描述的阶段、策略性的技术干预、转移的有序发展和对策、客观关系的分析,以及有洞察力的细致理性的解释流程。但是,我深信,无人在看时,治疗师会扔进"实实在在的东西。"
>
> (Yalom, 1980: 6)

在咨询中,什么是"实实在在的东西",什么是必要的"缺失的原料"?亚隆认为重要的"扔入物"包括同情、关心,抒发个人情感和智慧。他将这些原料作为核心存在主义一类的特征,并且认为影响最深远的治疗是解决了人生中四大"终极难题"中的一个或多个问题的治疗:

- 面对意识到死亡的不可避免性,与希望继续存活在世上的矛盾关系;
- 接受自由的可能性,包括那个令人害怕的含义——我们每个人都要对我们的行为负责;

- "隔绝的最终经历——我们每个人都是独自一人来到世界,也一定会只身离开";
- 虚空——如果没有预先设定好的真相,那么生命有什么意义?

亚隆(1980)认为所有有效的咨询师都对这些"终极难题"和成分非常敏感,但是存在主义思想的研究使咨询师或心理治疗师将这些要素放在了"治疗场所的中心位置"。

格式塔治疗

格式塔治疗是于20世纪50年代由弗雷德里克·皮尔斯与妻子劳拉,保罗·古德曼,谢弗林(Fritz and Laura Perls, Paul Goodman, Ralph Hefferline)及其他人提出的被广泛使用的人文主义导向的治疗。格式塔治疗作为人文主义传统思想下衍生的一种治疗形式,与以人为中心的治疗有一些相似之处——两者都反对精神分析思想,支持人本主义思想,比如提倡个人自由、创造力和情感表达。但是,尽管罗杰斯被称为一位"无声的革命者",早期格式塔治疗师对这种治疗的态度非常激进。皮尔斯和他的同事从来访者实际表现出的情感问题得出了这种观点。这种治疗的另一个关键主题是它对自我各部分之间的矛盾的强调,折射出皮尔斯在他整个人生中经历的个人及社会矛盾。穆尔(Wagner-Moore, 2004)认为在格式塔理论及实践中,使用经历性实验的基本原理是:"来访者会通过一系列探索更加充分地认识到他们自己的情感和需求,而不是通过觉悟和解释。"

这种治疗导向的一个独特之处在于对心理学中的"格式塔式"思想的着重强调,这在20世纪30到50年代(Koffka, 1935; Kohler, 1929),感官与认知心理学领域有很大影响。格式塔是德语,意思是"模式",这种心理模型的中心要点是人们有能力以整体,或全面的模式感受这个世界,更确切地说,有意向完成未完成的模式。真正的格式塔心理学家主要对研究人类感官和思想感兴趣,并且对一些熟悉的观点有可靠的见解,比如"心理定势"(将最近的现象看作是类似于观察者起初遇到的第一次情形)以及"蔡加尼克效应"(对未完成的任务更好地回忆,而不是已经完成的任务)。皮尔斯发现了这些心理治疗的思想之间在人的"整体性"上的关联,格式塔治疗随着《本我、饥渴和进攻》(Perls, 1947)以及《格式塔治疗》(Perls et al., 1951)的出版而成形。

皮尔斯(1969,1973)的后期著作主要通过他与来访者的咨询案例来说明这种治疗,而不是通过正经的理论陈述,不过皮尔斯也在培训研讨会上全面地阐述了他的研究。

皮尔斯所采用的格式塔治疗有一个重要的特点：对过度智能化的坚决排斥，他称之为"一派胡言"。因此，他的治疗全部关注的是来访者即时的经历和意识，目的是除去真实联系旧模式"未完成的事业"营造的情境时的阻碍。

皮尔斯强调即时的咨询经历，反对理论化，意味着格式塔治疗通常被视为探索当前意识、让来访者表达深层情绪的实用技能的来源，而不是一个特殊的理论模型。这种看法也有点道理，因为格式塔对很多技能及练习都很可靠，比如：两椅咨询，第一人称讲述，以及艺术道具，梦境和引导的幻想的使用方式。不过，这个治疗中有一个理论框架，其中包含了很多重要思想，明确突出了存在主义问题。

专栏 10.4　格式塔治疗创始人弗雷德克·皮尔斯

如果联系格式塔治疗的创始人皮尔斯的人生经历，那么该治疗中盛行的存在主义主题就很容易理解了。将皮尔斯和罗杰斯（以人为中心的治疗创始人）的人生轨迹进行对比会得到一些启发。罗杰斯基本上受的是小镇上的，传统的上层中产阶级美国家庭的教导，他大半辈子都在社会服务和教育机构那些有薪水的职位工作。相较而言，皮尔斯（1893～1970）出生在柏林的犹太人区。他的父亲是卖葡萄酒的，后来生意很成功，所以皮尔斯享受到了中产阶级的教育环境，虽然他也经历过一段家庭经济紧张的时期。尽管他很喜爱戏剧，但他却进了医学院。在"一战"时，他被招入德军，作为一名医疗传令兵在战壕中度过了九个月，曾差点丧生。在 1920 年，他取得医学博士学位，并成为包豪斯一派异议分子和知识分子中的一员。1926 年进入精神分析领域后，他和卡伦·霍妮（Karen Horney）决定做分析师。皮尔斯在 1929 至 1950 年间都在做分析师，先是在德国，然后是南非（由于德国越来越严重的种族歧视，他在 1936 年移民至南非），最后是在纽约。他的母亲和妹妹死在了集中营。他的整个一生中开放地尝试了不同类型的性经历，并且与美国的"反文化"人物，比如古德曼，以及一些激进的剧院团队有联系。他发现在他的一生中很难去维持亲密关系。与罗杰斯相比，或者几乎任何一位心理治疗界的领导人物相比，皮尔斯的一生充斥着疏远感，对死亡和残酷的贴身经历，以及莱恩所说的"本体不安"。所以他发明的治疗注重发掘创造真实的连接经历，而不太在意应对或适应社会标准的问题，这一点不足为奇。

承认皮尔斯的著作对目前实践的格式塔治疗没有表现出特别平衡的观点是很重要的。皮尔斯被称为一位"聪明过人、戏剧化、有争议，有魅力的老师"（Parlett and Page，1990），他与来访者进行咨询的模式比后续格式塔治疗实践者采用的模式更具反抗性，更反智力化（Parlett and Page，1990）。最近，格式塔治疗转向了以来访者和治疗师之间关系,以及这段关系中对意识的提升与对联系的理解为基础的咨询,并且比先前更少地使用戏剧性的扮演。当代格式塔实践者更倾向于称他们自己使用的是对话治疗(Hycner and Jacobs, 1995；Wheeler, 1991；Yontef, 1995, 1998),目的是进行对话,使来访者意识到"他们现在在做什么,他们是怎样做的"(Yontef, 1995)。

格式塔治疗在许多方面都促进了存在主义问题的探究：

- 对来访者来说,进行格式塔治疗是培训现象学方法的应用。咨询师请来访者直接说出他/她现在的经历：此时此地的想法、感受,和所做的事。这个过程可能可以认识存在的某些层面("我是孤独的""我正在看着你""我觉得胸口痛"),而不仅仅是谈论"有关"外在问题或使其知识化。

- 在格式塔治疗中"联系"的概念指的是一个人与他人相处的能力的质量。当两个人在一起的时候,他们之间有一个联系边界。格式塔理论家为理解处在边界的经历,提出了一系列理念。可能会出现汇合(两人之间的融合),自身与他人之间的分离和区别变得不再清晰,甚至界线就此消失了。在孤立状态下,这种边界是不可越过的——没有连接。"反思"表现的是一个人自身设定了内在边界,好像在对自己做什么,实际是他/她想对别人做的,或者是他/她希望别人为他们做的(Yontef, 1995)。"内向投射"指的是完全吸收或"吞入"他人的思想,行为情绪。"外向投射"则指将实际上属于自己的情感,思想或意愿归给别人。最后,"偏离"指的是拒绝联系或意识,不在意他人,或者很直接地陈述事情。这些理念帮助治疗师理解与来访者共处是什么样的经历。在交谈中让来访者意识到他/她存在的这些层面,可以让来访者有机会对自治/联系做出选择。

- 不论是关于这个对象在任何时刻的感受,还是他/她如何用他们的身体传达意义,比如通过手势、动作、音质和姿势,人们对具象化都非常重视。

- 格式塔理论和实践的中心就是个人经历和行为中的极性概念,比如在著名的格式塔"双椅"咨询的操作中,这个人会受邀进行一次关于自我的不同方面的谈话,这些不同的方面会被置于分开的椅子上,当来访者在叙述各个自我"部分"的思维模式、感觉和行为时,会在前后两个椅子之间切换。

进行这些治疗活动都是出于格式塔治疗想帮助咨询对象活出一个对自己行为负责的真实人生的意图。因此,这种治疗形式非常强调发掘自我真相,消除各种自我欺骗。

专栏 10.5　双椅咨询

皮尔斯和他的同事提出的一个治疗技巧就是双椅咨询。当一个人在人生中的某个问题上困住了,或者走进了死胡同,就可以用这个方法。从格式塔治疗角度来看,

> 当一个人自身的某个部分("优胜者")想要控制另一部分("失败者")的表达时出现极性或者冲突,便会陷入困境。比如,一个人可能对他/她生活中发生的某件事情感到很生气,但由于觉得愤怒是不好的、毁灭性的,于是怒火就被抑制了。最后在这种困境中,这个人便切断了与外在环境和他人的联系——那些真正需要发泄出来的情绪被抑制在心里。在双椅咨询中,治疗师会请来访者坐在一把椅子上,"扮演怒火";然后再移到旁边的椅子上,"扮演"那个掌权的自我,然后对"怒火"所说的作出回应。然后来访者再回到第一把椅子上,作为"怒火"回应。借着这个活动,治疗师是在培训来访者保持在各个角色中,然后从那个角度直接说出内心的想法。通常,这种对话会激起情绪碰撞,随着每个自我的部分都认可另外一部分存在的权力,并且得出了一致赞同的解决方法("只要你照看好自己,发火也没关系"),最终就能化解困境。
>
> 皮尔斯一生都对戏剧化表演很感兴趣,所以你很容易就能明白这种方法的起源——在双椅对话中,治疗师好像就变成了一位戏剧导演。双椅咨询(以及其变形)一直都是莱斯·格林伯格(Les Greenberg)的研究重点,而且这种方法已经和他的情绪聚焦治疗(EFT)结合在了一起。EFT 文献中包含了很有价值的分析——在什么情况下双椅咨询最合适,治疗师和来访者行为怎样排序对执行最有效(Elliott et al., 2003; Greenberg, 2002)。

因此,可以看出以人为中心的治疗和格式塔治疗中有很多相同的人本主义主题:过程的重要性、对真实性和自我成就的信念、反对贴标签或解释来访者的经历,强调自我接纳以及对生理"胆量"合理性的假设。但是,这些治疗之间有两个很关键的差异。第一,格式塔治疗相信让来访者去"实验",同时经历不同形式的表现和意识是很有帮助的;而以人为中心的咨询师将这种干预视为不合理的"引导"——使治疗离开了指示的框架和来访者的"轨道"。第二,格式塔治疗实践关注自我的"分身"或极性的程度,在以人为中心的治疗中是很少见的。沃森等人(Watson et al., 1998b)对以人为中心和以来访者为中心以及格式塔治疗之间的交汇点进行了很好的探讨;穆尔(2004)对格式塔治疗近期在理论和研究上的进展作了概括。

格式塔治疗在国际上受到了广大实践者的支持,近年来已经在组织性干预中被成功应用。但是,将格式塔治疗作为主要方向的治疗师相对较少。尽管格式塔治疗在竞争激烈的治疗市场上处于边缘地位,对许多咨询师来说它仍然是非常重要的影响来源,因为它带来的治疗技术涉猎很广,对那些好像很难解释很难确定的存在主义问题,它能够提供实际的解决方法。

> **专栏 10.6　存在主义试金石**
>
> 米尔斯和库珀(Mearns and Cooper, 2005)用"存在主义试金石"这个术语来指代一种个人认识的来源,这种来源对提供咨询关系的能力很重要。个人的或存在主义的试金石是一段对某人来说有着深刻意义的回忆,从中他/她学到了某些重要的成为人的意义。米尔斯和库珀(2005:137)将试金石定义为"从中得到很多力量、帮助我们在关系中扎根,以及让我们对各种关系更加开放和舒心的事件和自身经历"。一个存在主义试金石的例子可以是某个人在童年经历了父亲或母亲的去世,这可能使得他有能力接受极其悲痛的事实,明白即使面对这样的伤痛,爱与联结依然存在。米尔斯和库珀(2005)表示咨询师正是通过利用这样的个人经历,以及在他们身上所学到的东西,才有能力与那些对更深刻的意义寻找帮助的人交谈。治疗师们写下的人生经历提供了很多将来成为治疗师的人因童年经历而对基本的存在主义问题变得敏感的例子(举例见 Dryden and Spurling, 1989; Goldfried, 2001)。"存在主义试金石"的概念对咨询培训在为关注早期经历的积极方面而强调个人发展活动的需要,以及可以将这些时间用作治疗资源的方法两方面有很重要的内涵。

结　论

本章,我们检验了两种治疗方向——存在主义治疗和格式塔治疗,虽然不一定像那些独立的治疗一样被广泛应用,但多年来在咨询界中有着很大的影响力。有人说这两种模型的独特贡献在于,它们都想解决"最大的难题"。其他治疗形式可能在帮助一个人应对日常生活压力以及症状时更有效,但是存在主义形式治疗努力让一个人去做其他事,也就是对他们的身份,他们人生的方向做出重要选择。每个治疗干预都是与一个潜在的存在主义选择是向关联的。最终,一个使用认知-行为治疗焦虑管理方案的来访者必须去选择要不要承担责任,要不要勇敢面对恐惧;一个不断接受以人为中心治疗的治疗师的共情的来访者所面对的抉择是,要不要倾诉更多,让另一个人知道他/她最痛苦的感受和回忆;一个受心理动力治疗师帮助,学着接受他/她现在的生活包含以往事件和关系的重演的来访者,其面临的选择是要不要进入实际现在的时刻。以上每个例子中都可以理解治疗行为在心理过程上的意义:行为改变,自我接纳,觉悟。存在主义观点认为在所有这些不同的治疗方法中,还存在一个更重要的咨询流程。

> **思考与讨论的问题**
>
> 1. 选择任意一个之前章节中讨论的治疗方法(比如心理动力、认知-行为治疗、以人为中心的治疗,等等)。该治疗的理念表达在多大程度上,以什么样的方式推动存在主义问题(与他人共处、活在时间里、代理和意向性、具象化、真实性,等等)的谈话。
> 2. 格式塔治疗的一个独特策略是让来访者意识到,并说出他/她现在在做什么——他/她的思想,感觉和行为的即时流。这种治疗策略可能有哪些优缺点?
> 3. 与其他治疗相比,存在主义咨询方法有哪些优缺点?存在主义治疗非常适用或不太适用的来访者人群或者问题领域?
> 4. 你自己的生活中有什么存在主义问题?你解决这些问题,或放任不管的策略是什么?

进一步阅读的建议

想了解存在主义思想,John Macquarrie(1972)的《存在主义》和 Ronald Valle and Steen Halling(1989)的《心理学中的存在主义——现象学观点:探索个人经历的广度》是很好的材料。认识存在主义治疗的最佳推荐是 Cooper(2003)的《存在主义治疗》。想进一步探索自我多样性的概念,可以阅读 Kenneth Gergen(1991)所写的《饱和的自我:现代生活中的身份问题》,以及由 Hermans and DiMaggio(2004)以及 Rowan and Cooper(1998)编辑的大量文集。Stiles(1999)所写的文章呈现了一个综合的观点——将自我的各部分看作是"声音"。其他推荐的格式塔治疗指导性书籍有:Joyce and Sills(2001),Mackewn(1997)以及 Woldt and Toman(2005)。

第十一章　多元文化主义作为咨询的一种方法

△ 导言
△ "文化"的内涵是什么？
　　实体的概念
　　对自我的理解
　　道德的建构
　　时间的概念
　　位置的重要性
　　可观察的外在文化因素
△ 多元文化咨询实践
△ 文化依存综合征
△ 咨询师的文化意识训练
△ 采用现有的服务和机构满足来自不同文化背景的来访者的需要
△ 促进多元文化咨询的研究
△ 结论
△ 进一步阅读的建议

导 言

当代世界的重要特征之一就是文化差异性的凸显。在早期,要想作为一个相对独立而且能够自我控制的社会阶级或共同体成员而生活,是具有相当大的可能性的。相对而言,他们意识不到外界存着不同的生活方式,但与此同时,他们也就不会受到那些生活方式的影响。然而近年来,所有的这一切都发生了改变。那些属于所谓"少数民族"的人们变得越来越不愿意被算作受排斥、虚弱以及被剥夺政治权利的那一部分劳动力了。他们要求能够在社会中发表自己的言论,并且拥有自己的权利。与此同时,由于全球化进程,包括全球通信工具的发展,比如卫星电视和国际空中旅行的普及,人们获得其他国家文化信息的渠道极大地增多。其他文化的形象和声音便能够以一种前所未有的方式得以呈现。因此,要否认我们生活在一个多元文化的世界里是很困难的。

随着多元文化趋势的发展,心理咨询也相应地表现出两种发展方向。最初的也是最基础的心理咨询方法,比如心理动力学、以来访者为中心治疗方法和认知-行为治疗,很明显地可以看出它们从实质上来说都属于"一元文化"。它们是在西方工业社会(主要是美国)的背景中诞生,并且投入应用的,因此它们很少涉及文化及文化差异问题。在二十世纪六七十年代,心理咨询和心理治疗学界试图通过发展出一些策略,将对文化问题的意识更多地融进咨询的训练和实践中,以此来应对政治的、立法的以及个人的压力。这些压力主要来自平等机会运动以及种族主义与平等之间的争论。也就是在这个阶段,涌现出了大量有关咨询和心理治疗的"交叉文化的""跨文化的"以及"不同文化之间的"方法的文献,这都体现了人们正在努力将文化课题同化到主流心理咨询实践中。尽管这些努力在"少数"来访者和心理咨询师的经历和需要的合法化中是非常有用的,但这还是不够的。

因此,对意识到文化差异提出的问题的第二个反应是需要努力建构一种咨询方法,这个方法应该是将"文化"这个概念放在"个人形象"的核心位置上,而不是在事情过后才去"添加"文化的概念。这种新的、多元文化方法(Pedersen, 1991)来自这样一个观点,即某种文化或多种文化的成员身份,是个体特征发展的主要影响因素之一,一个人咨询时带来的情绪和行为问题是其所生活的文化对人际关系、道德以及"美好生活"的意义如何理解和界定的反映。彼得森(Pedersen, 1991)认为多元文化观应该被视为心理咨询中除行为主义、精神分析和人本主义心理学之外的第四势力。我们在这章中将对这一重要的、新近发展的新学说的理论和实践进行回顾。

"文化"的内涵是什么?

我们必须避免过于简单地去认识"文化"这一概念,这一点非常重要。从某种意义上,文化可以简单地理解为"一群人的生活方式"。在任何尝试理解"文化"内涵的努力中,我们都必须建立在社会科学做出的贡献之上。这种社会科学就是专门用来描述和理解不同文化的社会人类学。社会人类学研究的传统一直持有这样的观点,即:如果要真实地了解某种文化的复杂性,就需要在某种文化中生活相当长的一段时间,并且需要系统、严格地观察那个文化背景下的人们通过他们的血缘关系、宗教、神话和语言等方式去了解并构造世界的。克利福德·吉尔茨(Clifford Geertz),可能是近年来最有影响的人类学家了,他认为我们可以将文化理解为:

> 一种能够随着历史传承下来的体现在符号中的意义模式,一套以符号形式来表达可继承的观念的系统,此系统是人们交流、永久记忆和发展自己的生活知识和生活态度的途径。

(Geertz, 1973:89)

吉尔茨和其他的人类学家指出,如果我们想真正理解文化的含义或者一群人的生活方式,我们只能尝试透过表面理解问题,理解那些符号化的并在外在行为中表达出来的错综复杂的意义和"继承的观念"。这些外在的行为可以是任何事物,从工作模式到可乐瓶子的设计再到宗教仪式的执行等。在一种文化下生活的人们所做的任何事情都代表着他们所理解的生活的某些方面。这种理解是有历史根源的,是在不断发展中历经很多年形成的。为了获得对于这些的理解,吉尔茨(1973)使用了一个形象化的描绘,即文化是"浓厚的";对文化的理解需要建立在"浓厚的描述"基础上的。

个体所在的文化是非常复杂的,也就是说很难被理解,了解这一点对于咨询师来说具有重要的意义。一位人类学家可能花费数月甚至数年的时间去充分理解事物对于一个在另一文化背景下的人有何意义。但是,同样的效果心理咨询师却试图用更短的时间来达到。而且,心理咨询师在他们自己的文化背景中和来访者相互作用时,也较少有机会观察来访者。也就是说,咨询只是发生在咨询师自己的世界中。基于此,咨询师在决定要多大程度地进入来访者继承的文化实体时,他们必须怀有谨慎和谦虚的态度。有关文化因素和咨询理论与时间之间是如何关联的进一步内容可以在康福思(Cornforth, 2001)和霍希曼德(Hoshmand, 2006a, 2006b)的论述中找到。

因此,多元文化咨询的基础不是单纯地对不同群体人们的文化和标准进行培训,这是不现实的。相反,持多元文化观的咨询师应该能够应用一些概念图解模型,从文化的角度构建来访者个人与人际关系的世界,以及来访者对于"帮助"或者说"治疗"的假定。多元文化咨询的核心是要对不同文化发挥的功能以及其相互作用的可能方式保持敏感,同时也要对其他人的文化经验有真正的好奇(Falicov, 1995)。

对于咨询的目的而言,其任务并不是拥有能够分析来访者客观文化因素的能力,而是要能够理解来访者所持有的文化认同,即:一个人是如何从文化方面看待自己的。李是这样定义文化认同的:

> ……一个个体的文化认同代表了其对于一个文化组织的认同……文化认同可以被看作是一个人的内视力,有关他是如何认定自己作为一个文化集团成员和一个独特的人类所具有的一切。它形成了一个人的信仰核心、社会形态、和人格维度,塑造了迥别的文化显示和世界观。

(Lee, 2006: 179)

从这一角度来说,一个人塑造和维持自己通过咨询寻求问题与解决方案的方式,以及什么是他对一个人和一个人位于人际关系中的既定假设,文化认同在这其中扮演了极为重要的角色。

尽管在同一种文化背景下人们的生活经验是连续且统一的,但区分文化潜在的哲学或者认知方面和社会行为模式中这些信念的表达对清楚地了解文化是有用的。在潜在的信念和假设领域,文化实体的几个重要特征如下:

- 如何理解实体,比如二元论的观点或者整体论的观点;
- 自我的概念(自主的、有边界的、参照性的对社会的、分散的、索引性的);
- 对道德的理解(可选择的对命运注定的,价值观念);
- 时间概念(线性的、片段的、未来导向的、尊敬长辈的);
- 对土地、环境、位置的理解。

外在的可观察的人际关系和社会生活的重要方面包括:

- 非言语行为,比如眼神交流、距离、身体姿势、接触;
- 语言的使用(如反思的、分析的对描述性的、讲故事般的平铺直叙);
- 血缘关系和关系模式(什么才是最重要的关系?);
- 性别关系;
- 情绪表达;
- 医治者的作用和医治理论。

对于多元文化观的咨询师而言,这些特征代表一种心理"核对表",通过此表可以探索来访者的世界,并建立一个适当的、有利的来访者—咨询师相互关系。

实体的概念

对此概念最基本的理解和把握是,不同文化背景的人们对实体的基本性质的理解也是不同的。在西方社会,人们通常对实体持有二元论的观点,即把世界分成两种实体:精神和肉体。精神是脱离肉体的,包括观点、概念和想法。另一方面,物质世界是有形的、可以观察的且在空间中延伸。有些作者认为,正是肉体和精神世界的分离,使得西方工业社会的科学和随之而来的人们生活方式的高技术化的发展成为可能。其中,肉体和精神是分离的观点最早是在 16 世纪由法国哲学家笛卡尔(Descartes)提出的。也正是这种哲学观点限制了宗教和精神体验、信念的作用,因为它认为人们应该使用科学的手法去研究物质世界,因此这些研究就放在了宗教之外。从社会关系的角度而言,二元论也让自我与客体或者自我和他人之间的区别越来越大。"自我"慢慢地和"精神"等同,并和外界世界相对和远离,不管这里的外部世界是事物还是他人的世界。

其他文化背景的人们并不持二元论的观点,相反地,他们认为世界是完整的、统一的。佛教、印度教和其他的宗教派系等哲学体系采取的都是这个观点,即物质、心灵以及精神世界可以理解为是一个统一的实体的不同部分,而不是独立的不同存在。

实体性质的讨论看起来可能是深奥的、晦涩难懂的,仅仅与那些少数进行哲学讨论和辩论的哲学家的兴趣有关。然而事实并非如此。一个人对实体概念的理解贯穿于心理咨询中发生的一切。比如说,西方文化中二元论提出的很多仅仅指心理现象的术语和概念有:压抑、焦虑、内疚。这些术语不会出现在那些对事物持有整体观的文化中。在这些文化中,人们遇到困境时,他们的反应将主要在有关身体的术语中表达出来。比如说,有一个亚洲人如果失去了某些东西,他可能就会去找医生,诉说自己身体上有各种各样的病痛。而一个遭遇同样生活事件的欧洲人则会认为自己心情压抑。咨询的核心要素,一个人用来描述自己苦恼的词语,都反映了其所属文化潜在的、内隐的、哲学的观点。不仅仅如此,一种文化支持的治疗一词的概念也取决于它是二元论的还是整体论的。在西方二元论文化中,谈论问题本身、进行"心理治疗"才是有意义的。而在将肉体、精神和灵魂结合起来视为一个整体的文化背景中,治疗实践要求个人从事所有活动,可能包括沉思、锻炼和饮食。印度瑜伽就是使用了整体论方式进行治疗、学习和启发的一个例子。

对自我的理解

自我对于一个人意味着什么,不同文化对此问题的理解也是不相同。在第二章中,我们曾经提到过,心理咨询和治疗主要是在一定的文化中发展起来的,此文化推崇将人理解为一个自主、独立的个体,有着强烈的边界意识的和"内部的"、私人的经验领域。兰德瑞恩(Landrine, 1992)把这类对自我的定义描述为"参考性的"(referential)。自我是一种"内在"的东西或者经验领域:"西方文化中独立的、封闭的自我……被假定为是发明者、创造者和行为的控制者。"(p.402)兰德瑞恩把这个概念和非西方的或是"社会中心论"文化所提倡的索引性(indexical)自我做了比较:"这些文化中的'自我'不是独立于被解释的关系和背景而存在的实体……自我在交互作用中和背景中不断地在被创造和再创造,且只能通过交互作用和背景而存在。"(Landrine, 1992:406)

在众多的理论家中,桑普森(Sampson, 1988)曾对西方社会主导的自我个体主义思想与作为传统文化和生活方式部分内容的集体主义方法的差异进行了评论。这一显著差别与巴坎(Bakan, 1966)关于机构与交流的概念相似。在集体主义社会中,一个人可能认为自己是家庭、氏族或其他社会群体的一员,并根据这些社会网络关系的需要、价值观和优先权来做决策。诸如自我实现或者真实性(忠实于一个人独特的自我)等概念在集体主义文化中没有很大意义。相反,在现代的个体主义文化中,诸如荣誉、责任和品德等观念都被他们视为陈腐老旧的东西。个体主义文化强调内疚感,即自我批评和自我责备的内在体验。在集体主义文化中的人们更多地谈论羞耻,即在强大的他人心目中他们被认为是不合格的。一个极端的个体主义者和一个极端的集体主义者之间要相互理解可能是非常困难的(Pedersen, 1994)。但是,在实践中,多数的文化和个体都具有个体主义和集体主义两种倾向,比如,一个在极端个体主义文化背景下成长起来的心理咨询师与一个来自较多集体主义文化背景中的来访者共同工作时,应该能够用到一些关于集体行为的个人经验。

Sato(1998)曾建议个体主义文化(比如西方国家的文化)可以尝试利用来自集体主义文化背景下的心理咨询技巧,甚至可以作为一种用于过分强调某种生活方式的交流方式。除此之外,"深度"的个体自我和"广度"的关系自我之间的矛盾对心理咨询师和治疗师来说确实是个挑战。因为训练、选择和个人偏好的原因,多数治疗师都具有强烈的"个体"权力感和不可侵犯感,并寻求在个体水平上发起改变。然而,这种紧张是可以被缓解的,如同20世纪涌现的个体主义流动式治疗(比如:精神动力、人本主义、认知-行为治疗等)也被用于支持集体主义文化的治疗中,比如叙事治疗、女性主义治疗和构成主义方法。

道德的建构

在生活中,做出道德选择、判断是与非是非常重要的。但是道德图景的建构在不同文化中也是截然不同的。现代西方社会道德的关键特征是相信个体的选择、承担个体的责任,乐意接受一些抽象的道德标准例如"公平性"或"诚实"的指导。与之相对,在传统的文化中,道德问题很可能是通过对诸如命数(fate)(比如,因果报应)的操作、故事中体现出来的道德教义和原则,而不是通过对抽象概念等的思考来解决。在很多咨询情境中,选择—命数的区别是很重要的。以人为中心治疗以及其他的心理治疗的目标之一就在于帮助个体发现或发展他们对"自己内心世界的评估"以及根据自己一套独特的价值观做出道德选择的能力。要把这个概念和卡斯曼(Cushman, 1990, 1995)认为当代个体是消费者的形象比喻区分开并不难(见第二章)。多数咨询师都追求能够挑战那些继续将他/她的行为归于命运、否认任何个体责任的来访者。相反地,多数传统的医治者(healer)会认为,那些坚持认为自己的问题是因为个体选择造成的人,不过是无可救药地自我中心,不愿意承认祖先或精神存在决定了自己的生活。

专栏 11.1　摩洛哥人对自我的理解:尼沙的作用

摩洛哥,位于中东……外向的、流动的、积极的、男性化的、不拘小节的,是西部荒野的地方,没有酒吧和牲畜走道,完全是一片混乱境地。我65岁的时候开始在那里工作,工作的地方在一个中等大的镇或者说小城市的中心,这个小城市在阿特拉斯中部(Middle Atlas)的山脚下,距离非斯(Fez)大概有20英里。它是一个古老的城市,可能是在10世纪时建立的,也可能更早。这个小城市有墙壁、大门,狭窄的尖塔伸到经典的穆斯林城镇教徒们做祷告用的平台,从远处任何一个角度看,这都是一个相当美丽的地方。小树林形成一片深海绿色的绿洲,白色碎石呈不规则的椭圆状镶嵌其中,青铜色的、布满岩石的山峰紧挨着绿洲斜立在它的后方。走近一看,尽管让人更加兴奋,但却没有先前景色那样引人入胜:小街和小巷像迷宫似的,它们之中四分之三的路是隐藏起来的,隐藏在围墙般的建筑物和路边商店中,里面有让人赞叹不已的各种各样的突出的人们。有阿拉伯人、柏柏尔人以及犹太人;也有裁缝、牧人和军人;从政府离职的人们,不做买卖的人们,部落之外的人们;有富人,超级富有的人,穷人和超级贫穷的人;当地人,移民,假装法国人的人,固执的中世纪研究家。根据官方1960年进行的人口普查,城镇住宅是顽强的人们最好的收入来源之一。至少我,一个没有工作的犹太空军飞行员,曾遇到这样的事。我们的城镇塞夫劳(Sefrou,这地方的名称)隔壁就是著名的曼哈顿岛,但这里的风景显得十分单调。

(Geertz, 1983:64-5)

这段话生动地描述了一个传统社会,在这个社会里人们对自我的理解应该更多

> 是集体主义的,而不是个体主义。但是吉尔茨认为摩洛哥人对自我的理解既是个体主义的又是集体主义的。在给一个人取名字的时候,阿拉伯语言使用称为尼沙(nisba)的方法。这包括把名词转换成相应的形容词。比如,来自 Sefrou 的人被称为 Sefroui(表明是 Sefrou 本地的子民)。在这个城镇里,人们就会用尼沙来标明自己属于某个特殊的群体,例如丝绸商(Harari)。吉尔茨说他从没有遇到认识或了解到有一个人的尼沙不是这样的。他还指出这种文化体系的作用就是创造了"背景中的人",即人们"不是漂浮着的有界限的精神实体、和他们的背景分离的、独立命名的……他们的个性就是他们从背景中借用的"。吉尔茨说对 Sefroui 的研究说明西方和非西方文化的人们在自我理解方面的差异是多么复杂和微妙。对于一个 Sefroui 来说,事实上人们可以根据自己希望的任何方式来做事,正是因为如此一个人才会有极为顽强而夺目的个性。"如果一个人失去对自己是谁的理解,也无须承担任何的风险。"(p.68)

文化差异的另一方面是道德价值观。个体主义文化倾向于提倡成就、自主、独立和理性。而集体主义文化则更强调社会性、牺牲和统一性。

时间的概念

存在主义哲学家所做出的巨大贡献之一是他们回顾了时间体验方式的重要性。从物理学角度来看,时间可以看作是直线不变的、可以分割成不同单元的,如秒、分、时等。从个人和社会共同体的角度来看,时间是一个元素,通过此元素存在和关联的方式被建构。现代工业社会的一个重要特征之一是它们未来导向的程度如何。过去被遗忘、被摧毁,被再构造。口述的历史、某个家庭或社会在过去取得过什么样成就的故事,仅仅能在最有限的情况下流传下来。过去被重新定义、"打包"起来,并以"遗产"的名义出售。相反,传统的集体主义社会则主要是过去导向的。口述的历史有强烈的连续性,能够呈现给传统文化的成员。想象祖先们在某种意义上是存在的,并能够和现在的人们交流,是很正常的。在现代文化中,进步这一概念被给予了很大价值。以前人们的实践、生活方式和拥有的东西都被看作是"过时的"和"陈旧的"。而传统文化中,"进步"和发展被认为是威胁。交流和储存信息的方式、工作任务的类型,在不同文化背景中对时间的体验都有影响。在前文字文化中,认为每天的生活主要是当前的,集中在此时此刻的任务中,这是有意义的。而在现代技术社会中,有很多的活动包括阅读和看电视,不可避免地将一个人的意识转移到"其他时间其他地点"。具有讽刺意义的是,在20世纪

第十一章 多元文化主义作为咨询的一种方法

中叶,有些人本主义心理咨询师和治疗师曾尝试创造出让人们重新发现现在的方法。

对时间的现代的态度的影响在于它是治疗的核心。在众多心理动力学、人本主义心理咨询和心理治疗实践中,让来访者质疑和拒绝来自他/她的父母的权威,这些做法是内隐的但也常常是外显的。其中父母被认为应该对来访者压抑和生活限制禁令的教诲和行为模式负责。这种看待亲子关系的方式和当今社会普遍的对老年人的歧视,以及资本主义经济高度发展需要鼓励居民消费新的、种类各异的产品,同时采取新的工作模式和生活角色是一致的。但是,在非西方文化背景中父母和祖先都是推崇过去为中心的,在这些文化中现代的态度不是很容易占一席之地的。不同文化背景对时间概念的建构可能会产生实践性的影响。在那些时间是线性的、片段的并以时钟来界定的这种看法为主导的文化中,在每周的同一时间和来访者约一小时的时间进行咨询,这是有意义的。而在其他一些文化中,这些工作则是无意义的,来访者希望在自己感觉恰当的时候就去拜访咨询师,而不是当时钟或者日历表明他们应该去拜访时才去拜访。

位置的重要性

将要讨论的文化的最后一方面是关于文化和物理空间、土地的关系。在当今城市社会中,人与位置的关系已经被极大地切断了。社会的和地理意义上的移动是非常普遍的。人们主要根据教育和工作机会的多少进行移动。运输以及重新定位相对较容易。因此,自己成人时仍生活在和自己成长时相同的邻居或社区的人较少,和自己的父母或者爷爷奶奶生活在同一社区的人更少。现代文化崇尚位置,但这常常是分离的并采取旅游的形式。所有这些就意味着对那些社会化为现代方式的咨询师和治疗师,要理解位置对来自不同于自己文化背景中的人们的意义是非常难的。对此,一些强有力的证据来自对美国原住民社区的研究。比如,拉希特(Lassiter, 1987)报道了纳瓦霍人(Navajo)因为将祖先的土地卖给矿业公司而被迫重新安家,由此造成了普遍的心理损害。

对美国本土文化以及其他一些传统文化的研究表明,位置和空间对人类的情绪和社交有很大的作用。然而,人类体验的这些方面被西方心理学和心理咨询、治疗方法极大地忽视了。无须很多的反思就可以确认,位置对现代的工业城市社会的人们常常极端重要。人们向他们的家、花园以及和乡村的关系投入大量的精力。

专栏 11.2　文化认同的发展

对于任何一位相信文化因素在形成和保持个人问题方面影响的咨询师来说,其中一个挑战就是如何对每位顾客的文化认同拥有一个清晰的理解。这个挑战包括了两方面的内容。首先,现在社会中的很多人来自多重文化的背景,比如:有一个爱尔兰的祖母,一个牙买加的祖父,并在成年人时期对于佛教拥有兴趣(详情请看 Josephs, 2002; Ramirez, 1991)。另一个影响复杂性的因素是人们对于他们文化认同的层次水平是不一样的,有些人从来没有思考过他们的文化根源,而另一些人则将自己的很大一部分时间和精力都用于探索此类问题。文化认同发展的模型被赫尔姆斯(Helms, 1995)、苏等(Sue and Sue, 2003)和其他一些人构建了。一个关于模型的重要方面是他们用尊敬的方式来描述了主要文化和次要文化的发展过程。对于一个位于次要文化组织的人来说,这一阶段使他越来越被他自己所在的组织所定义,而一种强烈排斥主要文化组织的情绪也出现了。而对于一个位于主要文化组织中的人来说,这一阶段则伴随着后悔,对于自身优势地位的质疑,以及对于资深所在文化的诋毁。

在文化认同发展的第一阶段,一个人对于自身作为一个有文化背景的人的认识是有限的。而在之后的阶段,当遇见了来自不同文化背景的其他人之后,他对于文化因素的认识被点醒了。在文化认同发展的最后一个阶段,位于次要文化和主要文化组织中的成员对于文化因素在他们生活中的影响有了一个更加平衡又带有细微差别的观念。他们变得能够同来自其他文化的成员分享一个有意义也愉快的关系了。他们也能够感受到更广阔基于历史和社会政治的因素,这些因素塑造了组织内部矛盾、成见以及漠视。这一模型对于咨询在实践方面的作用巨大。比如,咨询师和来访者间文化倡议的相关性和冲击会因为参与者现在基于的文化认同的不同发展阶段而有着很大的不同。

可观察的外在文化因素

现在转到可以更多直接观察的文化外在方面,显然不同文化"世界观"的潜在认知方面,很多是在人们的行为方式中表达和看到的。已经受到人们相当注意的文化差异,其中可观察的一方面就是非言语的行为。根据人们使用非言语线索的方式如触摸、眼神交流、身体姿势以及接近性可以区分文化。通常,存在于不同文化共同体成员间的交流困难可以通过非言语因素的评定来理解。比如,在西方文化中,直接的眼神接触代表了一个人的诚实和开放,但是在很多其他文化中,直接的眼神接触却被认为是粗鲁和冒犯的。相似地,对于什么样的情况下什么样的人可以触摸,每一种文化都使用复杂的不成文的规则。

重要的文化差别也可以在言语行为模式中观察到。在考察英语社会中工薪阶级和中产阶级亚文化的语言的差异性时,伯恩斯坦(Bernstein, 1972)发现,当要求被试在一系列图片基础上讲述故事时,中产阶级的人们倾向于使用他所谓的"精细编码",他们会对自己所理解的情境背后的假设进行解释。相反,此研究中的工薪阶级被试似乎在使用"有限编码",他们理所当然地认为听者会"知道他们的意思"。兰德瑞恩(1992)指出,来自"参照性自我"文化背景下的人们谈论自己时使用抽象的术语,作为有特征的事物(比如"我是女性、我是母亲、我是中年人、我很高、我是图书管理员"),而那些融入"索引性自我"社会生活的人们就很难做到这一点了。当要求谈论自己时,他们很可能讲述详细而精确的具体事例和片段,并且这些事件的特点是以夸张的方式来表达的。来自不同文化的人们有截然不同的叙述故事的方式。西方社会的人们倾向于讲述非常有条理的、有逻辑性的以及平铺直叙的故事。而那些来自言语上更多基于传统文化共同体的成员则倾向于讲述循环的、看起来不着边的故事。这些仅仅是文化差异在言语方面的很多差异中的一部分。这里关键的一点是,个人谈话的方式、他(她)使用语言的方式都传达了很多关于他/她的文化和个人特征的信息。

人类学家给予很多注意的社会生活的一点是血缘关系模式。关于此主题存在一系列的问题,它是某种文化中成员特性建构的基础:家庭成员的规模和组织方式是什么样的?婚姻是如何调节安排的?谁来照顾小孩?财产是如何代代相传的?从咨询师的观点来看,一个人对这些问题的回答有助于了解这个人期望生活的关系世界图景是哪一种或者说哪一种被认为是标准的关系世界图景。揭示血缘关系连接差异的强有力的方法就是问:你最重要的关系是什么?在西方文化中,人们回答最重要的关系通常是和自己的爱人或另一半的关系。而在一些其他国家中,最密切的关系是父母和孩子之间的关系。

和血缘关系模式联系紧密的问题就是性别关系问题。性别对个人特性的影响是非常大的,一些女权主义理论学家甚至认为性别比文化对理解一个人的思维、感觉和行为模式更为关键。但是,显然性别特性和性别角色在不同文化中的建构也不同。文化压抑、容忍或者赞成同性恋的程度是包含在文化对性别的界定中的。

情绪表达是文化适应的一方面,而文化适应对咨询很重要。不同的文化对于公众场合哪种情绪是可以"接受"并允许表达的有着不同的理解。通过一个人具有的可供描述情绪和情感的词语的范围可以观察一种文化的"情绪规则"的方式。从人类学家和跨文化心理学家进行的研究来看,很明显一个文化中情绪或情感词语或者面部表情不是很容易映射到另外一种文化的语言中去。比如,修纳人(津巴布韦)的语言中术语 kufungisisa(可大致译成"想得太多了")被广泛地用来解释心理问题,但是这在英语里并没有直接对应的词语。法罗克等人(Farooq et al., 1995)和很多其他研究者发现,来自亚洲文化背景的人们倾向于通过身体不适和疾病而不是心理术语来表达压抑和焦虑。马赛利诺(Marcelino, 1990)指出,要理解菲律宾人的情绪词语必须首先理解菲律宾人关系一词的概念。这些例子代表了多元文化咨询中所面对的关键挑战之一。咨询基于有目的的、解决问题式的会话和交谈,这些都是围绕困扰一个人的意义、目标、关系以及情绪开展的。而文化的差异却摧毁了这些努力。一个人能够在何种程度上了解来自另外一种语言的社会成员是如何真实地感受呢?

最后讨论的文化差异的可观察的方面围绕医治的态度和实践。每一种文化都有其自己对健康、疾病及治愈的理解。一种文化的成员提倡的医治理论可能是以科学知识为基础的,如西方工业化的社会,也可能是以超自然信念为基础的。在很多文化中,传统的/精神的以及现代的/科学的医治方法可能会同时存在。比如,在马来西亚群岛——文化和教育体系模仿西方思想的亚洲国家,最新的研究发现这个国家里超过一半的病人把他们生病的原因归于超自然作用、魔力和着魔,并且很可能接受一个传统的医治者(bomoh)的服务,就像到接受西方文化训练的内科医师那里看病一样。普林斯(Prince, 1980)发现了很多超出传统咨询的方法,包括调停、乡村聚会、萨满教的入迷出神以及社会隔离。期望那些把这些仪式视为解决抑郁、焦虑和人际关系冲突方法的人,去接受西方咨询和心理治疗的方法是徒劳的。

对于咨询师,拥有文化特性模型的价值在于咨询师不可能了解所有文化。更为有用的是知道询问正确的问题。想象有可能建立关于文化共同体的综合知识基础,比如通过在训练课程中参加了一个模块或者工作坊,是危险的,因为在那个文化共同体中,肯定存在很多种不同的文化经历。通过工作坊或者相关图书内容对咨询中特殊群体的需要和问题进行训练(例如,见 Ponterotto et al., 1995; Pedersen et al., 1996),一个人最多能获得的是,咨询师对那个群体的结构、语言和传统比较敏感。当咨询师给来自另外一种文化背景的病人进行咨询时,可以通过病人、阅读、来自那种文化的其他成员,或者在那种文化中生活,收集到相关文化经验的信息。

以上呈现的文化特性核对表提供了一种方法,去探索各种各样的文化因素对个体咨询的来访者生活产生的影响。法利科弗(Falicov, 1995)提供了另外一种使得这样一种文化图景结构化的方法,它关注家庭结构和生活周期、来访者的生活环境(生态背景)以及移民和适应文化的个人体验方面。霍夫施塔特(Hofstede, 1980)提出了一种将文化分类的方法,一些咨询师已经发现这种方法是有用的(如 Draguns, 1996; Lago and Thompson, 1996)。他的模型描述了文化间文化差异的四个主要方面:权力距离(Power distance)、不确定的回避(Uncertainty avoidance)、个体主义—集体主义、男性化—女性化。

权力距离是指文化内权力不平等存在的程度。西方工业社会相对民主,权力和威信主要提供给所有公民。而很多崇尚传统文化的国家以及当代实行独裁主义政治体制的国家，权力和利益方面显示出较大的不平等。不确定性的回避能够区别"顺其自然面对每一天"的文化和那些有着绝对规则和价值观的文化。个体主义与集体主义抓住了那些认为人们是作为离散的、自主的个体而存在的文化和那些对家庭、同胞和国家非常忠诚的文化的差异。最后，男性化—女性化不仅反映了传统男女角色在控制方面的差异，而且还反映了成就和金钱(男性化的)或者生活质量和相互依赖(女性化的)支配的程度。

在理解文化的过程中，没有什么是"正确的"或是"错误的"，由这些纲领或者框架所能获得的最好结果是提供了开始理解文化特征巨大复杂性的方法。有效的多元文化咨询不仅包括能够从文化角度"看"人们，同时还应该能够将这种理解应用到帮助人们解决他们自身问题的工作中。

专栏 11.3　　在咨询过程中使用翻译

语言在任何咨询环境下作为交流的工具，它的意义和重要性是非常巨大的，尤其是当咨询师和顾客从使用不同语言的社会团体中成长起来的时候。语言是一个人在他幼年时开始就最有可能简单快速地传递他的真实情感的一种途径。鲍克和理查德斯(Bowker and Richards, 2004)曾采访过一些临床医学家，他们在疗程中有过一些通两种语言并使用非母语来咨询的顾客。此类疗程的中心主题是对于顾客情感距离的感知，以及是否完全了解顾客的表达的不确定性。有一些临床医学家曾经描述过一些案例，案例中的顾客特意选择用非母语来进行治疗，以此来保持自己与那些痛苦回忆的心理距离。

在对难民和移民者的咨询中，当需要翻译介入时，语言的角色就显得尤为尖锐。翻译的介入就会是的咨询关系中出现了另一个人，而翻译的个人风格和态度，以及顾客和咨询师对于翻译的信任程度就成为决定治疗效果的重要因素。米勒等(Miller et al., 2005)及拉瓦和史密斯(Rava and Smith, 2003)就与翻译一起工作的经历采访了一些临床医学家。很显然，治疗过程中有翻译的参与是有着非常大的不同之处的。一些临床医学家把翻译仅仅看作为一个翻译机器，并且渴望越早在服务中去掉翻译越好。比如，一位临床医学家在米勒等人的研究中如此申明：

我的经验法则是让翻译越早离开房间越好……治疗方面有一些细微差别，当我和某人工作一些时间之后，我们对彼此有了一些了解并且拥有了一些基础故事，如果他们能够理解我说的一般内容，我也可以理解他们说的一半内容的时候，那我会请翻译离开。

(Miller et al., 2005: 30)

> 对于其他咨询师来说则正好相反,翻译变成了治疗过程的中心,他既是顾客所讲故事的见证人,也是一个文化咨询师。一位从这个角度进行治疗的临床医学家是这么叙述的:
>
>> 我记得有很多时候当你听到一些令人震惊的消息,它们是那么令人震惊以至于你会想,"我可能在生命中再也不会再听到那么震惊的消息了。"那是会令人的精神非常受伤的……如果有一位翻译在场陪着你,那会是非常令人安慰的,因为你知道你们可以共同面对整个过程。正因为有着如此深刻的暗示,你们可以一起见证某些非常深刻的东西。
>
>> (Miller et al., 2005:33)
>
> 这些申明阐述了通过翻译进行治疗的过程中出现的一些复杂性和挑战。对于这个问题,想要知道一个综合的建议和策略可以从特赖布和法威尔(Tribe and Ravel, 2003)的研究中获得。

多元文化咨询实践

迄今为止,我们主要考虑了如何理解文化这一问题,如何去正确评价一个人体验世界的方式是怎样通过文化影响的多样性建立起来的。现在我们将话题转移,讨论多元文化方法如何在实践中应用。这种方法最具特色的咨询技能和策略有哪些?和多元文化咨询相联系的一些技能涉及具体的、实践性的问题。比如,达尔代纳和马塔尼(d'Ardenne and Mahtani, 1989)论述了必须和来访者检查使用适当的名称和谈话形式,确定是否需要翻译者,协调非言语交流和时间界限方面的差异等事件的意义。在这些切实的问题背后,只有较少的具体因素和咨询师采用的一般的治疗策略或者"心理背景"相关。

雷米瑞泽(Ramirez, 1991)认为在所有多元文化咨询中,共同的主题是面临生活在多元文化社会中的挑战。他提出和来自所有民族共同体的来访者工作时,主要目标应该是发展"文化灵活性"。雷米瑞泽(1991)指出,甚至一个占主导地位的、多数人的文化,其成员也会报告"感觉不同"的体验,即在我们是谁和其他人期待我们是什么样的之间有不匹配的感觉。他所采用的方法涉及咨询师与来访者首次会面时配合来访者的文化和认知风格,然后转到鼓励对不同形式的文化行为进行实验。这种方法显然需要治疗师具有强烈的自我意识和文化灵活性。

多元文化咨询的另一重要策略是集中在个人问题和政治/社会实体之间的关系。

不能单纯地从心理学的角度来认识接受咨询的人,而是应该把他们理解为文化的活跃的一员。来访者的感情、经历及身份应该被视为是由文化环境塑造的。比如,霍兰德(Holland)就对失去和剥夺进行了区分:

> 在我的工作中……我们一遍又一遍地回到了诸如与母亲的分离、与他们都不认识的母亲重聚、离开他们热爱的祖母、处于一个完全不同的人际关系中、受到性虐待、受到关爱等千篇一律的历史:这是所有在此领域工作的临床医生都熟悉的情景。那就是失去,但剥夺是帝国主义和新殖民主义的所为——他们从黑种人那里剥夺了他们所有的一切,从不属于白色的、高等血统的人那里偷走的。
>
> (Holland, 1990: 262)

霍兰德在这里描述了她在英国与工薪阶层的黑人妇女一起工作的情况。东西被强大的他人窃取的经历在一些人的生活中是很普遍的,这些人包括男同性恋者、女同性恋者、异教徒、失业的人以及受到性虐待的人。失去可以通过治疗得以处理和康复,而剥夺只能通过社会行动得以补救。因此,通过自我帮助小组或者政治的介入,个人生活中授权的主题是多元文化咨询的具有特色的本质的成分。

卡里姆(Kareem)曾经讨论过这种链接个人问题和社会历史的无意识层面,她是一位出生在印度,并且在英国工作的精神治疗医师:

> 大多数定居在英国和其他西方国家的黑人以及其他种族的人来自曾经一度被殖民主义国家控制的地区。对于他们,心理治疗不能不考虑关于殖民统治给他们带来的影响……(……)举个例子来说,英国是如何能够殖民统治印度这个更加古老的文明,并且将统治延续了好几代人的呢?我认为在这种情形下,心理统治比起身体上的统治来说更加具有毁灭性,也能够持续更长的时间。它侵蚀了内在自我。所有占领势力都会寻求那些被占领区域内可以从思想上被统治的人。这样一来,殖民统治就可以通过他们的思想而不是身体的压制来传播了。这一过程具有长远的影响,甚至在殖民统治被结束之后仍然在被殖民者的后代间流传。
>
> (Kareem, 2000: 32-3)

卡里姆(2000)的发现将我们的注意力带入了一个被深深掩埋和具有深层次不确定性影响的历史事件中去。我们到底应该如何做才能修复一个文化中被摧毁的"内在自我"呢?

专栏 11.4　如何与来访者解释模型工作

阿瑟·克勒曼(Arthur Kleinman)是一位精神病学家和人类学家,他也是跨文化精神健康领域的主要人物。他的著作《疾病的故事:苦难、治愈与人的境况》(The

> *Illness Narratives*)(1988)在这一领域内是一部经典。这部作品中一个中心主治是帮助健康的专业人员去尊重来自不同文化集体的人对于疾病和健康完全不同的认知。他认为每一位帮助者都很有必要努力通过收集信息去理解顾客或者患者的"解释模型"(Kleinman, 1988; Kleinman and Benson, 2006),具体如下:
> - 如何称呼这个问题?
> - 你认为导致这个问题的原因是什么?
> - 你期望接受怎样的课程?它有多严肃?
> - 你认为这个问题如何影响你的身体和心理?
> - 你在多大程度上对这种状况怀有恐惧?
> - 在日常交往中,最令你害怕的是什么?
>
> 克勒曼认为这些问题能够帮互理解顾客对于什么是最重要的并且能够更好地使治疗师运用他的专业知识帮助那些寻求帮助的人。

戴切和扎亚斯(Dyche and Zayas, 1995)指出,在实践中咨询师与来访者第一次见面时就具有有关来访者综合详尽的文化背景的知识是不可能的。而且,他们也指出任何试图对这样的知识进行编撰的努力可能会有危险,即对来访者的文化产生过于理论化和理性化的理解,而且也可能冒险"把来访者看成是他们的文化,而不是他们本身"。戴切和扎亚斯认为,和每一位来访者合作,形成他们的文化背景对他们作为一个个体意味着什么的理解,把此作为目标,对文化持有单纯的和敬畏的好奇心这样的态度更有用。里德雷和林格尔(Ridley and Lingle, 1996)也提出了相似的观点,但他们主要是根据文化的共情进行的讨论。大卫和艾里克森(David and Erickson, 1990)认为对他人文化世界的好奇或者共情必须建立在对自己文化相似的态度基础上。

戴切和扎亚斯(1995)、霍兰德(Holland, 1990)以及里德雷和林格尔(1996)的工作表明了一点,即多元文化咨询的实践主要受一套原则或信念驱动,而不是基于一套离散的技能或技术。多元文化咨询师可以使用不同的咨询形式,如可以进行个体的、夫妻、家庭或是小组咨询,或者也可以进行特殊干预,比如放松训练、梦的解析或是共情反映。在每一次案例中,咨询师必须考虑所能够提供的咨询形式的文化适当性。多元文化咨询不太容易和任何其他主流咨询方法配合一致,如心理动力学、以人为中心、认知-行为主义或者系统治疗。有一些多元文化咨询师只采用其中的某种方法;而另外一些则必然使用每种方法。多元文化咨询是一种整合的方法,它使用基于文化的个体特征理论作为基础来选择咨询理论和技术。

在有效的多元文化咨询师身上可以观察到一种特别的行为或技能,即"乐意谈论文化"。汤普森和杰内尔(Thompson and Jenal, 1994)进行了一项研究,研究咨询师的"种族回避"干预对咨询过程的影响。换言之,与那些关心种族和文化的来访者一起工作时,这些咨询师的反应是不考虑种族,仅仅叙述和任何一个人都有关的来访者问题的那些方面,而不是回答那些正在讨论的真正种族方面的内容。汤普森和杰内尔(1994)发现这种"种族中立"的反应干扰或者限制了来访者的流畅性,导致来访者有恼怒的迹象或者干脆放弃不再提种族问题,而退让或屈服于咨询师对情境的界定。

2006年,通过那些接受过10次咨询的顾客,汤普森和亚历山大对此的进一步研究发现无论咨询师是回避还是积极融入种族问题,对于咨询都没有影响。然而,汤普森和亚历山大(Thompson and Alexander, 2006)认为他们在研究中运用的测量方法对于咨询风格的影响可能不够敏感。这个研究只是一个小规模的研究,和更多文化问题有关,还需要对其他共同体和来访者、咨询师进行重复研究。但是,此研究的结果从直觉上看是正确的:如果咨询师不愿意或者不能针对文化问题提供一些建议,那么来访者将被迫沉默下来。穆德里(Moodley, 1998)使用"坦白的谈话"(frank talking)一词来描述对这种工作来说必需的开放性。卡德米尔和巴特尔(Cardemil and Battle, 2003)在一次关于咨询师对于积极推进与来访者讨论文化问题意愿的话题中指出,一些顾客可能并不愿意他们的咨询师坚持想要讨论文化问题,而是讨论有关个人的担忧。在这一战略中,把握好清晰度、敏感度以及时间是非常基本且必要的。

相比而言,帕特森(Patterson, 2004)则认为咨询师对于文化方面的不同观念如果持有特别的关注的话是不会对他们和来访者的对话有帮助的。这是因为这么做会导致咨询师不能够以一个人的角色来看待来访者。除此之外,受到汤普森和耶纳尔(1994)、图克威尔(Tuckwell, 2001)以及其他人的影响,越来越多的专业人士认为咨询师主动关注文化世界观的不同对于咨询和维护与来访者的关系是非常必要的。

对于多文化咨询师来说,他们需要能够从来访者所需的文化中提取治疗方法和观点,这是他们能力中很特别的地方。在专栏11.5、专栏11.6和专栏11.7中,我们可以看到这种在特定文化背景下开展咨询的例子。在为丧亲者做咨询的领域中,沃特(Walter, 1996)的作品提供了一个关于多文化意识在构成理论方面的更为综合的例子。沃特指出,大多数西方关于内疚的模型认为,让一个丧亲者通过经历并解决他们失去某人的痛苦,对于形成新的依恋是非常必要的。在这样的丧亲者咨询中,让丧亲者对陌生人诉说能起到促进作用,这个陌生人就是丧亲者的咨询师。沃特通过研究发现,在绍纳(Shona)人的文化总有一种保持逝者灵魂的方法,具体方法是他们会继续在他们的家庭成员或者社会中提及他们,也就是不停地讨论有关他们的事。那些认识逝者的人会尽最大努力向他人讲述关于逝者生前的事迹。当他自己碰到逝去某位亲人时,沃特尝试了这个方法,他发现这样做既能帮助他自己也能够安慰他周围有亲人去世的朋友。在他的文章中,他认为绍纳传统中的一些方法可以融合在西方咨询的实践中。从李(Lee, 2002)用新加坡中文撰写的关于本土和西方治疗融合的作品中,我们可以找到类似的问题。

> **专栏 11.5　中国寺庙里的咨询**
>
> 在中国台湾,处于关键时刻的人们可能会选择去拜寺庙,通过抽签(通过竹签上的图画预测未来)获得一些建议。要抽签的顾客首先要给神供奉并告诉神有关自己的问题,然后拿起装有一套竹签的瓶子进行摇动。其中一个签就会掉出来,它就是被选中的。此后顾客就扔骰子,看她/他是否抽到了正确的签。一旦确定自己选择了正确的竹签,他们就会把竹签带到寺庙里的桌子上,查找与竹签上所刻数字对应的签文。在签文里有一句描写历史事件的经典中国短诗。通常,这个人会咨询一位解释者——一般是老者,这位老者的作用就是根据自己认为会对恳求者有作用的方式解释诗句的含义。
>
> 一个年轻人想询问,对他来说换工作是否会得到"祝福"。这个解释者在做出解释前,会给他读他拿到的签文上的诗句并询问他一些问题,包括他已经在现在的工作上多长时间了、为什么会考虑换工作以及他是否有机会找到新的工作等。年轻人回答他刚刚大学毕业,现在的这份工作只干了一个月左右。他不喜欢这个工作,因为工作时间长且工资低。对于新的工作,他还没有计划,也不知道怎样着手。听了这些以后,解释者说到,对他来说在这种时候换工作不是好事,年轻人应该多付出,而不是多要求,如果他工作足够努力并且工作时间足够长的话,最终会有较多的报酬。
>
> 这段话是引用徐(Hsu, 1976: 211-12)的文章,他发现签能够发挥很多重要的治疗功能:给予希望、消除焦虑、提高自尊以及强化适应性社会行为。徐提出,签咨询特别适合中国文化背景,因为这种文化对顺从权威有高度评价,并且直接表达情绪被认为是不礼貌的。

总之,可以看到多元文化咨询能够采取很多形式。为了满足来自不同文化背景的人们的需要和经历,多元文化咨询师必须具有创造性和适应性。但是,为多元文化咨询实践提供一套指导方针也是可能的,约翰逊和纳德肖(Johnson and Nadirshaw, 1993)以及彼得森(1994)的著作中就曾对此提出了一些建议:

- 对不同的人、不同的情境和不同的文化,不可能有"标准"的单一概念。必须扩展主流心理学中心理健康和疾病的概念,整合宗教的和精神的因素。对其他治疗价值观、信念和传统采取灵活的和敬重的方法很重要:我们每一个人都必须假设我们自己的观点某种程度上是有文化偏向的。

- 个体主义不是看待人类行为的唯一方式,在某些情况下,必须以集体主义作为补充。依赖性不是在所有文化中都不好的特征。
- 承认在来访者的生活中和治疗过程中存在种族主义和歧视的现实,这一点是重要的。在治疗师和来访者之间权力的不平衡可能反映了他们所属的文化社团之间权力的不平衡。
- 语言的使用是重要的——抽象的、针对"中产阶级"的心理治疗谈话可能并不能够被来自其他文化背景的人们所理解。直线性的思维/叙述故事不是普遍的。
- 考虑来访者所属社会的结构是重要的,它能起到激励和支持来访者的作用:自然的支持系统对个体来讲是重要的。对一些来访者来说,传统的治疗方法可能比西方的咨询形式更有效。
- 要理解现在的经验,必须要考虑过去的事情。人们感知的方式不仅仅是对目前正在发生的事情的反应,某种程度上也可以是对发生在以往几辈人身上的丧失和创伤的反应。
- 乐意在咨询室谈论文化、民族的问题和差异。
- 和来访者一起对咨询过程进行检查和调节——积极向来访者学习。
- 花时间对你自己的文化认同进行探索和反馈,结合态度和信仰,探寻这些因素如何影响你和来访者间的关系。

这些原则可以让我们知道多元文化咨询所需能力的构成。比如,苏等(Sue and Sue, 2007)建议咨询师若想胜任多元文化咨询,就需要在知识、技能和对文化信仰的敏感度三方面装备自己。这三方面具体表现在对于他们自身价值观和偏见的察觉、对于来访者世界观的把控以及适当的文化干涉策略。衡量咨询师文化能力的工具已经得到了发展,比如MCI(Multicultural Counseling Inventory, Sodowsky et al., 1994, 1998)。对于多重文化咨询能力的研究可以参考伍廷顿等人(Wotrhington et al., 2007)。

专栏 11.6　内观治疗:一个富有日本特色的治疗

内观治疗结合了日本特色与西方理论治疗,其中包含了传统佛教信仰和宗教仪式(Reynolds, 1980, 1981a; Tanaka-Mastsumi, 2004)。内观治疗对于那些承受巨大压力并被社会孤立的人来说非常有效。来访者几天内会先待在一个疗养中心参与一个持续的治疗过程,这个治疗过程建立在成熟的架构之上,主要关于自我审查和自我反思。咨询师的角色仅仅在每90分钟时简短地看一下他/她是否跟随特定的流程在进行。这一疗程中包括了回忆和检测在他人生中某一特定时间,某一特定人带给他们的"关心和仁慈"。当他能够回想起那些记忆时,来访者会接着被鼓励去回想他们对于那些给他们这些情感的人的回应。这些回应包括那些他们给出的麻烦和困扰。这些问题能够反映他们与他人间的关系基础,比如亲属、朋友、老师、兄弟姐妹、工作伙伴、孩子和伴侣。一个人可以将自身表现在与任何事物的关系上,比如宠物、车子和钢琴。在每一个案例中,目标都是探寻我们对于关系中出现的给予和获取行为的真实观点。这样的治疗过程中,我们经常可以取得人际关系方面的进展,并且可以减轻沮丧程度。村濑(Murase)指出,在佛教哲学中:

> 人类从本质上来说是自私和满怀罪恶的,但与此同时又喜欢来自他人无意中的仁慈。为了更好理解一个人的深层次状态,我们必须持有对自己开放的态度,对待他人的同情心,还有面对自我指责的勇气。
>
> (Murase, 1976: 137)

此外,老年人在日本文化中备受尊重,这在当代欧洲文化中是不常见的——重温老年人的"关怀和仁慈"是在日本文化中成长起来的人消除抑郁和绝望的一剂良药。内观治疗就是一个生动的例子,在这个例子中,欧洲和北美的大多数人都认为这种治疗方法枯燥无用,但在日本的文化背景下,这种方法仍然具有高度的意义和有效性。

文化依存综合征

在不同的文化中存在着不同的心理以及情感问题,学会理解这一点是很重要的。将无论是哪种文化生活中出现问题的结果,看作是落入了思维、情感和行为的广泛模式中似乎也说得通。这些广泛模式包含了恐惧、焦虑、伤心、伤痛、压抑和失去意义(精神病性)的经历。然而,这些反应之所以会出现看上去很明显是因为受到了文化因素的影响。结果出现了大量有区别的精神病学"文化依存综合征",它们在各个不同的文化中被确证了。当我们开始考虑文化遗存综合征这一话题时,把一个相关事实一起考虑进来是非常有用的。这个事实是,当代西方社会中出现心理问题的模式已经不再能够保持稳定了。举例来说,库什曼和吉尔福德(Cushman and Gilford, 1999)讨论了有关美国精神医学学会(American Psychiatric Association)在过去30年中对DSM文化氛围的内容所进行的各方面修改与调整。关于这一情况,最突出的例子是在DSM的内容方面,它在精神疾病中曾经包含同性恋这一分类,之后又删去了这部分。因此,我们就可以发现,对于精神和情感问题的模式没有什么固定的定义,这些观点取决于某一特定时间点在某一特定文化团体或者社会内流行的价值和观念的影响。

其中一个关于文化依存综合征被广泛研究的例子是"焦虑障碍"(在日本,它被称为神经质[shinkeishitsu,神経質])。这是在日本生活的人所反映的一种关于忧虑和功能紊乱的症状。这些人有一些共同特征,包括自我关注、对于健康症状的高度敏感、对自己达到至善至美的高度期待、高成就动机和一个僵化的世界观念。尽管神经质与西方概念中的焦虑障碍有些相似之处,但它还包括了从日本文化方面引起的特有问题,如:循规蹈矩和社交能力。日本喜爱一种强有力且有长久的建立历史的心理治疗实践,其中包含了一种被称作森田治疗(Morita therapy)(Ishiyama, 1986; Reynolds, 1981b)的特殊治疗形式。经过一定的研究,它发展成为针对神经质这种特殊类型问题的专门治疗方式。如果一位咨询师或者心理治疗师正在与一位日本来访者合作,那可能是因为这位来访者已经从神经质的概念中理解了自己出现的问题,并且从已被证明可能对该问题有效果的治疗策略中获得益处。

另一个关于文化依存综合征的例子是波多黎各综合征(ataques de nervios),它在拉丁美洲的一些地区比如波多黎各流行。波多黎各综合征可以被定义为一种失去控制的感觉。患者可能因此喊叫、哭泣、参与口头和肢体的冲突,以及癫痫或者晕厥症状的发作。这些症状经常会在一个人知晓某些关于他家人的噩耗时发作,比如:丧亲之痛或者意外事故。他们一般不会记得自己在受到冲击时做了些什么,并且一般会在一小段时间之后恢复正常(Guarnaccia and Roaler, 1999)。

神经质和波多黎各综合征只是很多文化依存综合征中已经被确证和研究的两种类型。关于这一主题还存在大量的文献可以参考。了解有关文化依存综合征方面的知识对于咨询师来说是很有价值的,他们可以因此掌握文化因素与个人和心理问题之间的相互联系。这一联系单很难仅仅从一个人自己的文化中获得,因为事实上在自己的文化中,精神疾病的类别已经被视作理所当然了。与来自其他文化的来访者进行合作,有关文化依存综合征的相关知识以及对此的好奇心会被视作对于一个个体所在语言、文化和世界观的尊重的表达。并且,这也是一条能够发掘出对于这位来访者来说最为有效、最为合理的治疗策略的潜在途径。

咨询师的文化意识训练

在多元文化咨询运动中,大量的努力都花费在找出如何促进适当的文化意识、知识和技能发展的问题上。最初,大量的工作仅仅集中在种族主义问题上,但最近,培训项目已经涉及更广泛的多元文化议题(Rooney et al., 1998)。在美国,现今有关咨询的培训项目中有百分之九十需要学生完成有关咨询过程中碰到文化问题的课程或者模型(Sammons and Speight, 2008)。

> **专栏 11.7　关于对文化敏感的咨询方法的创伤性丧失案例**
>
> 在1984年萧条期,埃塞俄比亚北部乡村的大约12 000法拉沙人(Falashas,埃塞俄比亚的犹太人)因为饥饿、害怕战争和渴望迁移至以色列的愿望等多种因素影响而被逐出自己的家乡。在他们穿越沙漠的长途行进中以及在避难营中,大约3 000人死亡。最后,以色列政府设法将幸存者空运到安全地,但这仅仅是当家庭成员遭受了巨大创伤和破坏之后。
>
> 大约两年以后,M,一个31岁的埃塞俄比亚女人,已婚,有4个孩子,她仅仅会说阿姆哈拉语(Amharic),被送到耶路撒冷一家精神病单位。尽管很难获得足够的翻译设备,但她逐渐了解到自己曾在沙漠中迷路很长时间,这期间她的婴儿死了。她继续带着已经死去的婴儿身体长达好几天,直至她到达以色列,这时强烈味道的尸体才被拿走并且埋葬。在过去两年里因为"哮喘病"(asthmatic attacks)她多次就医。现在她很激动不安、很害怕、情绪忧郁,并且总是抱怨"腿上有一条蛇"。她被诊断为正在遭受急性精神病发作折磨。精神病所的职员找到一位非常熟悉M的文化和语言的人类学家,事实显露出来了,她感觉自己是不纯的,因为她从没能够经历净化的宗教典礼,而这是她信仰的宗教对那些和人类尸体接触的人们所要求的。她的婆婆不允许她谈论关于丧失亲人的感受:"腿上的蛇"被证明是法拉沙人的习惯用语,指和婆婆或岳母意见不合。M接受了鼓励她谈论婴儿死亡的咨询,并被安排了净化的宗教仪式。在随后的30个月尽管她承认对死去的孩子仍然感到悲伤,但她一直做得很好,并生育了一个新婴儿。
>
> M的案例和它提出的问题,施瑞伯(Schreiber, 1995)描述得更详细。它很好地说明了多元文化方法的优点。尽管在危难中的人表现出生理的、躯体的症状,这些主要通过药物和传统的西方精神病治疗方法来治疗,但此案例中的治疗师则花费功夫考察这些症状的含义,然后才建构帮助的形式,以适应个体的方式将本土的干预和心理治疗干预综合起来。

种族主义是价值观系统和当代社会结构的一部分,对咨询具有极大意义(Thompson and Neville, 1999)。咨询一直主要是"白种人"的职业,相对来说黑人咨询师或者来访者则较少。对咨询师来说,意识到与其他民族共同体有关的他们自己的刻板印象、态度和情感具有重要意义。假使西方工业化社会具有种族主义者和民族主义者的性质,很可能这些态度至少含有排斥的因素。

而来访者,在接受和信任咨询师方面也可能会产生困难。正如达尔代纳和马塔尼所写:

第十一章　多元文化主义作为咨询的一种方法

> 那些一生都遭受文化和种族偏见的来访者将会把这些经历的伤疤带到（治疗）关系中。在极大程度上，咨询师来自多数人的文化，并且和白人种族社会是等同的。因此，来访者把咨询师看成既是问题部分也是解决方法部分。
>
> (d'Ardenne and Mehtani, 1989: 78)

这种对咨询师正反两种情感并存的心理可以从来访者对咨询师的阻抗或移情反应中看出。

许多培训课程和工作坊被用来使咨询师变得对他们自己的偏见更加敏感，对"少数"来访者的需要更好地了解。莱戈(Lago, 2006)所创立的系统种族意识培训就是一例，他指出，这样的课程对参与者来说可能是痛苦的，有可能导致和同事或家庭成员之间的冲突，以及重新审查核心信念和假设。特克卫尔(Tuckwell, 2001)将跨文化治疗和培训的潜在动力，描述为必然包括乐意面对普遍在这种情景中存在的"他人威胁"。

尽管和种族主义以及偏见做斗争是重要的，但是文化差异的很多方面并不与种族主义态度残酷的拒绝特点必然联系在一起，认识到这一点具有重要意义。拉弗兰伯斯和福斯特(LaFramboise and Foster, 1992)描述了四种模型，以供探索更一般的文化意识课程的培训使用。第一个称为"分离课程"(seperate course)模型，指对跨文化问题受训者采取特定的模块或工作坊。第二种就称为"集中领域"(area of concentration)模型，指受训者被布置和一个特定的种族共同体一起工作。第三种叫作"跨学科"(interdisciplinary)模型，指受训者超出课程范围参加外面的学校院系或代理处组织的模块或者工作坊。最后一种称为"整合"模型，它描述了一种情境，在这种情境下跨文化意识在课程的所有部分都被强调，而不是被界定为一种选择或者放在核心课程之外。拉弗兰伯斯和福斯特(1992)发现，尽管整合模型是一种理想，但资源的限制和缺少得到适当训练的职员意味着其他模型被广泛使用。

哈威(Harway, 1979)、弗雷泽和科恩(Frazier and Cohen, 1992)从女性主义的观点出发，建议对现在的咨询师培训课程进行一系列的修改，以便咨询师对女性的咨询需要更加敏感。他们的模型也适合用来提高咨询师对其他"少数"或者弱势来访者群体所需要的各种意识。他们指出培训课程应该：

- 雇用的"少数"职员应是重要的一部分；
- 注册的"少数"学生应是重要的一部分；
- 提供由拉弗兰伯斯和福斯特(1992)总结出的那类培训课程的课程和布置经验；
- 鼓励对有关弱势群体咨询的主题进行研究；
- 提供有关这些领域的图书馆资源；
- 要求对职员和学生进行一段时间的实验，以促进他们对自己的态度和刻板印象的检查；

● 鼓励职员采用有文化意识的语言和教材。

文化意识培训项目的有效性是很难被评估的。现在几乎还没有开设课程,而且关于其对咨询实践的影响也缺乏研究证据。但是,在韦德和伯恩斯坦(Wade and Bernstein, 1991)进行的一项研究中,他们给4个女咨询师提供了(4个小时)文化意识培训,她们由2个白人和2个黑人组成。而另外4个女咨询师没有接受这些培训,作为对照组。这些咨询师的有效性是通过评估他们对80个黑人女性来访者的咨询工作考察的,这80位来访者,都是在咨询机构表现出个人或者职业问题的。结果表明,经过文化意识培训的咨询师和没有接受培训的咨询师相比,他们咨询工作的有效性存在很大差异,前者效果好于后者,他们被来访者认为更加专业、有吸引力、值得信任、有同情心、接纳别人的。有文化意识的咨询师的来访者说自己对接受的咨询更加满意,较少可能过早中断咨询。对于黑人女性来访者来说,培训的影响比种族相似性的效果更为明显;接受过培训的黑人女性咨询师的成功比例要高于没有接受培训的黑人女性咨询师。韦德和伯恩斯坦(1991)的研究说明尽管是很有限的文化意识培训,但这对咨询能力也有很大的效果。此研究结果在其他培训项目和来访者群体中的普遍性还需要在其他研究中加以评估。

在另一项研究中,采访在美国接受过一定数量咨询培训的学生,通过定性研究,得出他们接受过的多文化培训的类型,以及培训对于他们的影响(Sammons and Speight, 2008)。这项研究发现,不同课程所需学习活动的范围是非常广的。包括沉浸式活动、实践训练和角色扮演,还有读书,视频以及讲座。那些参加过这些课程的学生们在接受调查研究时对于多文化培训具有非常积极的态度,他们还特别提到了了解同项目其他成员的文化经历、态度和信仰的重要性。一些被调查者认为这些学习经历对于他们个人的影响是非常深远的。

任何多元文化培训形式都提出了这样的问题,即怎样才可能知道培训是否有效、受训者是否已经掌握了相关技能和能力。对此,苏等人(1992)发表的多元文化咨询能力和标准极大地推动了对多元文化能力有效性的评估。他们提出的多元文化咨询能力和标准在此领域已被广泛接受,并导致大量有关文化意识、信念和技能测量的标准化问卷和评定量表产生(Pope-Davis and Dings, 1995)。此外,科尔曼(Coleman, 1996)则提出业务量评估(portfolio assessment)方法,认为这是评估此种技能和质量的灵敏和灵活的方法。

采用现有的服务和机构满足来自不同文化背景的来访者的需要

民族中心主义的咨询师态度肯定会阻碍咨询师与来自其他文化或社会共同体的来

访者形成良好工作关系，所以咨询师的意识培训是非常重要的。但是，通过这种策略可以获得的东西也是有限的。没有一个咨询师能够获得足够的关于他/她可能遇到的所有来访者的社会世界的有用知识。无论如何，很多来访者都偏爱那些和自己的性取向、社会阶层或性别相同的咨询师，或者他们可能不相信自己能够在机构里找到理解自己背景或者语言的人。基于此，咨询师采用的策略是考虑组织改变的同时也考虑个体的改变。为了满足弱势来访者的需要，他们尝试着调整自己的咨询机构的结构和运行方式。

罗格勒等人(Rogler et al., 1987)和古德瑞茨(Gutierrez, 1992)描述了一系列组织策略，它们已经被咨询和治疗机构使用并用来满足种族上属于少数的来访者的需要，这些策略在其他情境中也是可应用的。他们所描述的一种方法集中在接近问题上。可能会有很多因素(经济的、地理的、态度的)阻碍来访者寻求帮助。但是，咨询机构可以通过不同程度地宣传他们的服务、雇用超出范围的工作者、使用双语的或者双文化的职员、在比较容易到达的地方开放办公室并提供日间托儿所设备来克服障碍。组织适应的第二个水平是使咨询适应目标来访者群体。调整服务以反映一组特殊来访者经历的问题和困惑。完成此任务的方式就是提供一些只对这些人开放的课程或者团体：比如，对年龄较大的女人提供丧失亲人小组，对照顾老人者提供自信小组，或者对那些酗酒的女性提供咨询计划。罗格勒等人(1987)还描述了一种cuento干预，即民间传说治疗，这是一种专门用来针对弱势群体的治疗干预，他们的案主是心理异常的西班牙儿童。此方法以认知-行为主义思想中有关塑造适当行为的观点为依据，只是这里的塑造是通过讲述波多黎各人的民间传说，然后通过讨论和角色扮演完成的。

咨询机构要适应少数来访者需要的下一阶段是，组织的实际结构、哲学或目标要随着越来越多以往被排除的群体成员的纳入而改变。当这些发生的时候，以上提到的那些类型的创设对组织的功能再也不是渺小的，而是被看作组织的核心活动。古德瑞茨(1992：330)指出如果组织没有得到发展，那么"为改变所付出的努力可能多数是符号化的、微不足道的"。

专栏 11.8　西方的咨询观念对生活在信奉伊斯兰教的社会中的人们实用性如何

在很多主要受伊斯兰教影响的社会中，比如沙特阿拉伯、科威特、卡塔尔以及马来群岛，咨询已经变成可接受的健康和社会服务必备的组成部分(Al-Issa, 2000a)。在这些国家，贸易、教育、旅游和全球化的媒体等使他们受到西方思想的影响，而这又导致他们采用来自欧洲和北美的心理咨询和治疗思想。但是，一些主要的伊斯兰心理学家认为,要认识到必须使治疗方法适应那些接受传统伊斯兰教育的人们的需要和世界观,这具有重要意义。艾阿萨(Al-Issa,2000b)指出伊斯兰精神病学和心理治疗有着丰富的历史,它比西方精神病学的产生要早,而且总体上来说比西方更为接受异常行为。结果,来咨询的那些认同伊斯兰教文化的来访者,对医治者的作用、帮助的过程等,总是将截然不同的概念和期望带到咨询中。艾阿卜杜贾巴尔和艾阿萨(Al-Abdul-Jabbar and Al-Issa,2000)也提出"顿悟取向"的治疗方法和包含质疑父母价值观和行为的治疗方法,可能难以被很多伊斯兰来访者接受,因为他们是在主要由家长统治的文化中成长的。他们提供了纳瓦尔(Nawal)的案例过程,纳瓦尔是一个28岁的已婚女性,她抱怨自己总是焦虑、无法控制情绪。治疗中,纳瓦尔透漏她和另外一个男人进入了恋爱关系,对此她感到很愧疚。这种情况下,治疗师主要使用开放式问题帮助来访者探索和反思自己的感受与选择。然而,她的症状恶化,治疗持续了更长时间。艾阿卜杜贾巴尔和艾阿萨写道:

> 在此阶段,治疗师决定,为了解决她所谓的紧迫问题需对她进行直接指导。治疗师现在认为此问题是趋避冲突:她必须在是和她厌恶的丈夫保持关系还是和情人保持关系之间进行选择。尽管是由她做出最后选择,但是治疗师作为族长(如,代表父亲)提出了可供选择的方法,它应和社会要求相容(如,和丈夫在一起)。在治疗师的帮助下,病人做出结论,和自己的丈夫保持稳定的、良好的社会表象比追求肉体需要更有价值。此决断紧接着就是她的症状逐渐消失。

(Al-Abdul-Jabbar and Al-Issa,2000:280-1)

艾阿卜杜贾巴尔和艾阿萨(2000)提出非伊斯兰咨询师和伊斯兰来访者工作的话,需要意识到来访者的信仰和集体主义价值观的重要性。他们强调咨询师的作用必须包括乐意成为自信的、直接的以及劝告的导师:"治疗过程中的学习经验是'老师为基础的'而不是'学生为基础的'。"(p.283)咨询师应该也能够表达他/她自己的情绪和安慰来访者。最后,咨询师应该记住来访者的追求是找到能够加强他们和其他家庭成员的相互依赖的解决方法,而不是促进独立和自我实现:

> 要强调的不是来访者的个体性或者个人信念,而是他们在多大程度上与社会接受的标准相一致……无法期望来访者的行为必须与他们自己的个人信念一致。他们应该表达共同的信念并以社会可以接受的方式做出行为……治疗的结果常常通过来访者扮演社会角色和承担社会责任的能力来评估。来访者的情绪状态更多只是日常作用,家庭对其关注较少。

(Al-Abdul-Jabbar and Al-Issa,2000:283)

> 这段话表达的价值观对任何西方主流治疗方法——心理动力、人本主义、认知行为主义都构成了挑战。在使用西方主流治疗思想和方法的时候，如果一个伊斯兰咨询师想要做的是试图使来访者不考虑他们的个人信念和情绪，而是履行他们的社会责任（如纳瓦尔案例），他们的实践看起来非常不同于西方咨询师想要做的。但同时，艾阿卜杜贾巴尔和艾阿萨（2000）描述的伊斯兰治疗原则和诸如吉恩·贝克·米勒（Jean Baker Miller）、朱迪思·乔丹（Judith Jordan）（见第十二章）等女权主义治疗师强调的"连通性"主题有相似之处。将咨询界定为给来访者提供"更加满意和机智地探索、发现和澄清生活方式"的机会的活动（见第一章），这种定义作为西方方法非常适用于伊斯兰社会。艾阿萨（2000a）回顾的伊斯兰治疗文献可能更多地不被看作是西方思想在不同文化背景中直接应用的例子，而是伊斯兰的个体和群体将其积极挪用，以帮同化到他们的生活方式，从而创造出适用于他们自己的方法。

考虑少数来访者的需求已经成为很多有社会意识的咨询机构采取的另一措施。大批的专家机构已经成长起来，它们给女性、来自不同民族和信仰社会的人们、男女同性恋者等提供咨询。这些服务是建立在很多人愿意选择拜访和他们相似的咨询师的认识基础上的。通常这些机构面对的困难之一就是太小、经常遭遇资金危机。他们可能也发现提供培训和督导有困难。但是，有很多证据表明那些强烈认同特定文化经验的人们经常会选择咨询那些有相同经验的咨询师和心理治疗师。基于此，可以认为保持提供的咨询的多样性，寻找出鼓励有效的专家机构发展的方法，是极其重要的。内托等（Netto et al., 2001）有一项基于在英国的亚洲群体的研究，他发现那些被调查者反映了很多接触咨询机构的障碍。这一项研究中还推荐了机构可以采用的策略，这些策略可以帮助他们更容易接触到亚洲顾客。

我们可以看到，有很多服务于多重文化团体的咨询机构小心谨慎地规划出能够有效回应多重文化团体所需各种服务的相关案例。这里就有一个例子，"小小治疗中心"（the Just Therapy Centre）在新西兰开发了一种咨询时可用的模式，这一模式可以同时与独立的和连锁的他国文化保持一致性。无论是这一社会中存在的毛利人文化、萨摩亚人文化，还是欧洲文化（Waldegrave, 2003）。英国的伯明翰有一项名为 My Time 的咨询服务，这一服务对于多元文化咨询需求的响应是一个非常具有成效的实际例子（Lilley, 2007; Lilley et al., 2005）。无论是 Just Therapy 还是 My Time，他们的成功都具有一个关键因素，即他们作为一个多元文化咨询团队提供一系列服务时，不仅仅包含心理咨询，还提供给实际意义上的帮助。而且，这两个机构对于建立他们工作所基于的理论基础尤其谨慎，进一步开发出了适合他们顾客的理论，并且制定了合适的服务目标。

促进多元文化咨询的研究

在专业文献中,对少数民族的研究相当少(Delgado-Romero et al., 2005; Ponterotto, 1988)。其中最受到瞩目的一个话题是关于来访者与咨询师之间的种族匹配度。如果咨询师与来访者拥有相似的种族背景,来访者是否可以从咨询中获得更多收获呢?调查研究的证据表明寻求"大多数民族所在文化"机构帮助的黑人来访者比白人来访者更快地退出治疗(Sattler, 1977; Abramowitz and Murray, 1983)。汤普森和亚历山大(2006)发现,那些被分到同样种族背景的咨询师那里去治疗的非裔美国来访者比起那些被分配给欧洲地区治疗师的同胞们来说,他们反馈得到了更多的感知利益。也有证据表明在这些情景中黑人来访者更多地被贴上严重的标签,并且比白人更可能被提供药物治疗而不是心理治疗,或者被带到非专业的而不是专业的咨询师那里(Atkinson, 1985)。调查研究也显示来访者倾向于喜欢来自相同种族的咨询师(Harrison, 1975)。在一项研究中,苏等人(Sue et al., 1991)检查了1973年至1988年期间,接受洛杉矶县心理健康部门治疗服务的600 000名来访者的档案。来访者和治疗师之间的种族匹配和在治疗中停留的时长有很大联系(比如,较少有来访者很早就放弃继续进行治疗)。

对那些母语不是英语的来访者,种族的匹配也与较好的治疗结果之间有着联系。希恩等(Shin et al., 2005)曾对10个有关种族匹配问题的研究做了系统回顾,这10项研究都曾以对在美国的非裔美国人与欧裔美国咨询师之间互动的经历为样本。这一次的系统回顾却发现,从总体上来说,来访者与咨询师之间的种族是否匹配,对于最终治疗效果的影响没有差别。这些最终的治疗效果包括来访者提前放弃继续进行治疗,治疗过程中进行的阶段数目,以及治疗最后的综合结果。然而,希恩等(2005)指出学生在方法论方面有着很大的局限性,这就导致他们没有足够能力去识别问题。尤其是当他们需要通过基本理论来提供符合匹配结果的信息时,这一问题显得尤为明显。并且,在他们系统回顾的各项研究中,研究本身的结果差别也是非常大的。其中有一些研究认为与咨询师种族相互匹配的来访者能够做得更好,而另一些也表明与咨询师相互之间不匹配的来访者能够做得更好。由此看来,从总体上来说,对于来访者和咨询师之间种族匹配领域的研究得出了模棱两可的结论。另外,实际上所有的这些研究都是在美国进行的,因此对于种族匹配问题的结果在其他国家中所得的结论仍然不太清楚。

其他有关多元文化过程和方法的研究在本章的前面部分曾描述过(如, Wade and Bernstein, 1991; Thompson and Jenal, 1994)。但是很明显,这些研究的绝大多数涉及的来访者和咨询师都是北美背景下的。在一个研究基础整体上比较弱的领域中,欧洲研究存在明显空白。比如,在穆德利和帕尔默(Moodley and Palmer, 2006)的专著中,有很多章节都对治疗过程中的跨文化间互动进行了有价值的讨论。书中对于这个问题的讨论,通过各自的临床经验来展开,很少有提及与这方面相关的调查研究。

近几年,在有关咨询和心理治疗方面的研究中,其中一个主要驱动力就是对于阐述各种不同咨询方法有效性的需求。这些研究是用于回应那些为研究提供资金支持的政府部门及其他组织机构所提出的循证实践方针。循证实践运动导致了这样的建议,即特殊形式的治疗方法或多或少应该对于特定的问题有着更为有效的结果。然而,在已有的治疗方法中,其中并没有一个拥有证据来支持其有效性。方针制定者因此也就不能判断对于特殊文化组织成员所面临的问题,是否能通过某些治疗方法得到最为有效的结果。甚至,连为那些人从现有的治疗方法中挑选并推荐最为合适的一种也做不到。

最后,值得关注的是,北美研究者们出版了一本相关的书,包含了大多数对于文化因素在心理咨询和治疗中的研究事实,这也算是对于这个被大力关注问题作出的回应。这至少证明了美国的咨询专业人士在他们能力所及范围内,为获得文化和种族间的平等所作出的贡献(可参考:Dalgado-Romero et al., 2005; Neville and Carter, 2005)。通过这两个定性研究所作出的贡献,我们可以根据对于非裔美国来访者以及大众成员的采访从而形成一些有趣的发现(Thompson et al., 2004; Ward, 2005)。在这两项研究中,非裔美国人都给出了一些相同的反馈:他们都认为咨询对于他们有潜在的价值,但是他们相信自己在获得咨询服务的过程中确实存在着障碍,并且咨询师们对于他们这些非裔美国人的经历并不是那么敏感。

结 论

最近几年,人们越来越意识到咨询师和来访者之间的文化差异在咨询中的重要性。这个领域的工作有各种描述:"交叉文化"(Cross-cultural)(Pedersen, 1985)、"不同文化间的"(intercultural)(Kareem and Littlewood, 2000)或者"跨文化"(transcultural)(d'Ardenne and Mahtani, 1989)咨询,或者关注"文化差异"(Sue, 1981)、"少数种族"(Ramirez, 1991)的咨询。这些标签都有着其独特的含义,但是,所有这些方法本质上都是在探索有关文化本体对咨询过程影响的同一套问题。本章中,"多元文化"这个术语用来指广阔的视角,它是以一假设作为出发点的,这一假设是对文化本体和差异的理解,是所有咨询实践的本质。尽管多元文化咨询是新的、才发展起来的方法,但是它已经产生了大量的重要教科书(如,Lago, 2006; Ponterotto et al., 1995; Pedersen et al., 1996; Sue and Sue, 2007)和丰富的文献。

每一种文化共同体都有理解和支持那些有着情绪和心理问题的人们的特有方式。

咨询师在和来访者工作的时候,可以利用这些资源,比如传统的医治者、宗教小组和社会互联网。整合本土的和西方的方法,创建帮助模型并调整该模型以满足特殊来访者群体的需要,这用来扩展和更新咨询实践和专业手段有很大希望。

相对来说,多元文化咨询在研究文献中没有受到足够的重视。此外,很多咨询机构或私人咨询师的来访者大多是来自多数人文化共同体,这使得他们没有动力去发展多元文化工作的技能。当代社会多元文化的性质,大量无依无靠的被放逐者和难民们在经历深刻的绝望和丧失,使得此领域成为将来理论、研究和实践投资越来越重要的领域。

思考与讨论的问题

1. 可以认为咨询的主流方法(心理动力学、以人为中心、认知-行为主义)和西方关于人性的假设内在联系非常紧密,以致这些方法不适应传统的、非西方文化中的人们。你同意这个观点吗?

2. 你怎样描述你自己的文化特征?你的文化特征如何影响你咨询的方法?比如,这是否导致你偏爱使用某些思想和技巧而不是其他的?这是否导致你与某些来访者而不是和其他来访者一起时更加舒服、有效?

3. 彼得森主张多元文化主义应该被认为是"第四势力",他的主张正确吗?

4. 对你所在城镇中的咨询机构运作方式进行思考。适当的话,纠正他们用来宣传自己的服务的任何传单。这些机构对多元文化问题的敏感性如何?他们对多元文化主义的态度对使用其服务的来访者来说,有什么影响?对他们在社会中的形象有什么影响?

5. 种族主义是真正的问题吗?术语"多元文化"是否有分散人们对种族主义意识形态导致的暴力、压抑和被剥夺的经历的注意力的危险?

6. 判断一个你尤其感兴趣的文化依存综合征。感兴趣的原因可能是你接触过这一文化,也可能是为你与来自这一团体的客户工作过。这一综合征本身,以及它与本土治疗间的相互影响,是怎样通过信念和文化价值观反映出来的呢?文化依存综合征是怎样丰富了你对于咨询过程以及自身所在文化集团的理解?

进一步阅读的建议

我要特别推荐两部作品,一部是 Lago(2006)的,另一部是 Sue 和 Sue(2007)的。在这两部作品中,进一步讨论了涵盖有本章主题的内容。关于咨询中的文化问题,有价值的论文已经在Palmer(2002)以及Moodley和Palmer(2006)的专著中被整合。从Tseng(1999)中我们可以找到关于不同文化中的不同咨询种类,以及它们相互之间是如何结合的。数名来自女性主义传统的作者对于多文化咨询作品做出了巨大贡献。其中,Jordan(1997a)的章节起到了尤为重要的作用。关于如何结合本土和文化特有治疗,并将其纳入主流咨询方法中去的作品,成为现在吸引了很多人关注的话题。想要知道更多关于这一类型的工作可以在Gielin等(2004)以及Moodley和Weat(2005)的专著中获得更多吸引人的信息。

第十二章　咨询的新视野：女性主义、哲学、表达性和基于自然的方法

△ 导言
△ 作为哲学和社会行动的女性主义
△ 女性主义心理治疗的理论与实践批判
△ 女性主义咨询的理论与实践
　　女性主义咨询的斯通中心(Stone Center)模型
　　激进的女性主义治疗
　　咨询实践中的女性主义道德发展
△ 总结：女性主义对咨询和心理治疗的贡献
△ 哲学与心理咨询和治疗的相关性
　　哲学分析的类别与范围
　　哲学咨询
△ 总结：哲学咨询的价值
△ 将艺术创作作为一种治疗形式
△ 自然中的治疗：利用户外环境
△ 结论
△ 进一步阅读的建议

导 言

在历史上,咨询和心理治疗的最初发展基于人的心理概念化。弗洛伊德、罗杰斯和认知-行为治疗(CBT)的创始人如沃尔普·贝克(Wolpe Beck)和埃利斯(Ellis)都是心理学家,他们的思想是心理学的学科基础中重要的一部分。他们治疗方法的焦点是识别和改变个体的心理功能。"心理治疗"这个术语有时会被用来描述整个咨询和心理治疗领域,这并非偶然。然而,在心理咨询中,越来越多的人认为纯粹的"心理"观点有很大的局限性。在第十一章中我们看到,实践中的心理框架很难有效地解决文化因素对个人经历过的问题的影响。因此,多元文化的咨询师试图构建这样一种治疗方法,它从人的立场出发,将人视为"文化存在"而不仅仅是"心理存在"。本章介绍了四种其他的治疗方法,它们超越了心理学对人的理解方式。

女性主义治疗将日常生活中性别的根本意义作为出发点。哲学的咨询工作以世界观和基本假设来使人们了解行为和人际关系。表达性艺术治疗将艺术作为一种基本的意义建构和交流的形式。最后,户外治疗强调这样一个事实:人类是更大的生态系统的一部分,并且个人的身份和幸福会受到人与自然关系的强烈影响。这些理论和实践中的"新视野"可以看作是当代实践范畴的拓展和颠覆。它们通过引入大量新的观点和方法来拓展治疗的领域。但它们也通过提出一些令人不安的问题颠覆了我们对治疗的假设:在没有基本的心理模型的情况下,怎样才能进行辅导?如果情感支持和疗愈可以通过其他情境,比如艺术制作或哲学讨论概念来开展,那咨询有多大的必要性?

作为哲学和社会行动的女性主义

在过去的20年中,女性主义观点是最能代表咨询理论与实践重要进步的领域之一。性别在心理咨询和治疗中的作用,成为许多重要的新理论和新研究的源泉。这项工作探讨了三个主要领域:发展女性主义的心理咨询和治疗方法;咨询师与来访者性别匹配(或错配)对咨询过程和结果的影响;创建适合于女性经历特定领域的咨询模式。本节将简要介绍女性主义咨询。首先介绍女性主义哲学中这种咨询取向的起源;其次是如何使用这些观点来批判现有的主流治疗方法。这一批评为讨论女性主义咨询的性质以及回顾这一方法在理论、实践和研究上的意义奠定了基础。

女性主义的基本假设是:在大多数文化中,女性经常被压迫和剥削。豪厄尔(Howell, 1981)将这种情况描述为"女性的文化贬值",其他人则称其为"性别歧视"。

第十二章　咨询的新视野：女性主义、哲学、表达性和基于自然的方法

女性主义者从以下几个方面探讨了性别歧视问题。男性主导的社会秩序及其维护方式受到了批判性分析；已经创造了一种能描述和理解女性经历的语言；最后，为赋予女性权利而开展新的社会行动，创造新的社会制度。然而，众多女性主义的社会和政治方法中，存在着不少零散的思想线索。恩尼斯(Enns, 1992)已经将女性主义中"复杂、交叉和易变的"观点划分为四种主要的女性主义传统：自由的、文化的、激进的和社会主义的。**自由女性主义**可以被看作女性主义传统的"主流"，来源于妇女参政论者争取和获得平等权利的斗争。相比之下，**文化女性主义**更加重视认识和赞美女性的独特体验，通过确认生命的重要性，如合作、和谐、承认直觉和利他性，来促进女性的"社会化"。**激进的女性主义**关注于对男性权利或父权制结构和信念的彻底挑战，并且将社会生活划分为独立的男性和女性领域。最后，**社会主义的女性主义**来自这样一个核心信念：虽然压迫可能受到性别的影响，但它更是由社会阶级和种族决定的。对于社会主义女性主义者来说，只有充分控制了生产、资本和阶级制度等问题，人的潜能才有可能被充分发挥。女性主义运动中的这些群体已经形成了各自的目标、方法和解决方案，并且他们也有各自倾向的问题类别。

必须要承认的是，女性主义是一个复杂的、不断发展的思想体系和社会行动系统。然而，如果能确定一套关于自我和社会的核心观点，广大女性主义咨询师将会为此提供有力支持。在这一方面，卢埃林和奥斯本(Llewelyn and Osborne, 1983)认为，女性主义治疗是建立在女性社会经历的四个基本假设之上的：

1. 女性始终处于臣服于男性的位置上。比如在工作中，女性的权力相对较少，地位相对较低。米勒(J.B. Miller, 1987)观察到，那些主动去追求权力而不是被动接受的女性往往被认为是自私的、有破坏性的以及没女人味儿的。

2. 女性在意他人的感受，为他人尤其是男性提供情感的抚慰。

3. 女性总是希望能与男性有所"关联"，所以获得独立自主是很困难的。

4. 对女性来说，性是一个很大的问题。这一因素来源于这样的社会背景：理想化的女性身体形象被商品化，自信的女性性需求对许多男性构成威胁，对女性的性暴力普遍存在。

可以看到，上面的这些观点为女性主义咨询划定了独特的议程。卢埃林和奥斯本(Llewelyn and Osborne, 1983)所强调的内容并没有在人本或认知行为理论等心理咨询和心理辅导理论方面有所凸显。女性主义启发的咨询议程使咨询界认识到了社会和经济的现实、身体的意义和权利在关系中的中心性，这在心理咨询和治疗世界中是非常独特的。致力于将这一议程付诸实践的女性需要做的第一个任务就是为自己开拓出一个空间，去表明在20世纪60年代到70年代间盛行的治疗方法为什么及怎样不足。

女性主义心理治疗的理论与实践批判

事实上，心理咨询和心理治疗的所有关键性历史人物都是男性，他们总会有意无意地从男性角度来写自己的观点。在心理咨询和治疗领域中广泛致力于相关理论和方法的女性理论学者和从业者，更加注重使理论和方法更符合女性的经历和需求。20 世纪 60 年代的女性主义是社会变革的核心力量。女性主义作家西蒙娜·德·波伏娃（Simone de Beauvoir）、杰梅茵·格里尔（Germaine Greer）和凯特·米利特（Kate Millett）等人的作品鼓舞了女性心理学家和治疗师重新审视这些学科中已有的观点。然而在此之前，女性在心理咨询和治疗领域完全没有发言权，这显然是不对的。随着精神分析运动的发展，梅兰妮·克莱因（Melanie Klein）和卡伦·霍妮（Karen Horney）在强调母亲在儿童发展中的角色方面起到了至关重要的作用。其他女性治疗师如劳拉·珀尔斯（Laura Perls）、泽卡·莫雷诺（Zerka Moreno）和维吉尼亚·亚瑟兰（Virginia Axline），则分别对格式塔治疗、心理剧以及来访者中心治疗有过重要贡献，但却没有从事相同工作的男性们受到的关注多。

心理健康领域有多个女性受到压迫和剥削的例子。有充分的证据表明，女性来访者或患者被迫接受过实验和遭受过性虐待（Masson, 1984; Showalter, 1985）。对女性的心理健康研究表明，心理健康工作者普遍认为女性比男性更神经质且不能适应当前工作（Broverman et al., 1970）。为心理咨询和治疗提供智力和制度背景的精神和心理卫生专业，并没有比其他领域有更少的社会性别歧视。因此有必要认识到，之所以在心理咨询和治疗中会出现父权制和性别歧视的态度及做法，并不仅仅是因为弗洛伊德等个别理论家的错误思想，而是这些态度和做法已经成为大多数精神卫生保健理所当然的背景。

女性主义咨询和心理治疗的演变，从女性主义的视角对理论假设特别是精神分析学派的理论假设重新进行了有力审视。精神分析的两个基本思想尤其受到关注：阴茎嫉妒的概念和儿童性行为的界定。弗洛伊德用阴茎嫉妒的概念来解释女孩女性气质的发展。弗洛伊德认为，当一个小女孩第一次见到阴茎时，她会因此而妒火中烧（Freud, [1905] 1977）。由于这种自卑感，女孩会认识到：

> *在这点上她无法与男孩竞争，所以她最好放弃这种想法。因此，小女孩从解剖的角度对性别间的区别有了认识，这使她远离了男性气概和男性手淫，从而走上了发展女性气质的新路线。*

(Freud, [1924] 1977: 340)

这一"新路线"包括一种弥补失去阴茎吸引力的动机，以及一种由于阉割焦虑的缺

第十二章 咨询的新视野：女性主义、哲学、表达性和基于自然的方法

失而导致的不成熟的道德敏感性倾向，这些在弗洛伊德看来都是男性道德发展中的重要因素。

而从当代的视角来审视阴茎嫉妒，这种假说似乎是可笑、难以置信且令人反感的。然而，这就是弗洛伊德对精神分析运动的统治，使得这一学说在他死后多年仍有一席之地(Howell, 1981)。只有米切尔(Mitchell, 1974)在其著作中对弗洛伊德的这一学说进行了彻底批判。

阴茎嫉妒假说可能是弗洛伊德在理论中对女性缺乏理解的一个例子，是一个有错误构思的观点，我们可以在不动摇整个理论的情况下来重新审视和修正。然而另一位女性主义者的代表人物对精神分析观点的反对则更加直击根本。在精神分析的早期，弗洛伊德曾治疗过许多女性患者，她们记得童年时期曾发生过的痛苦的性经历。弗洛伊德不能对这些记忆给出确切的解释，但他最终却得出了这些女性报告的童年经历都是不可能发生的结论。马森(Masson, 1984)和其他人曾认为，弗洛伊德终究不能相信那些中产阶级、社会上层的令人尊敬的男人能做出这种事。因此，弗洛伊德将这些报告解读为"屏幕记忆"或是为了掩盖发生过的事实真相而产生的幻想，这些都是孩子出于自己的性动机而做出的行为。

以现代视角来看，当越来越多的人知道儿童性虐待的广泛存在以及成人秘密、共谋和怀疑的壁垒后，再用古典弗洛伊德对这一问题的看法来面对儿童受害者，就显然是大错特错。马森(Masson, 1984)是对弗洛伊德这方面理论的主要批评家之一，他将这一系列观点贴上了"对真理的攻击"的标签。像弗洛伊德作品中的许多方面一样，对真实发生于弗洛伊德与这些病人治疗中的真相可以有其他开放性的解释(Esterson, 1998, 2002)。尽管如此，弗洛伊德采取这样立场(将"诱惑的场景"解释为病人的幻想)的后果，彻底地否认了虐待受害者的真实性，这种影响是深远的。

随着时间的推移，许多女性治疗师开始同意泰勒(Taylor, 1991: 96)所说的"阅读弗洛伊德的作品要小心，他彻底否认女性是一个完整的人。"

米切尔(Mitchell, 1974)及艾肯鲍姆和奥巴赫(Eichenbaum and Orbach, 1982)在理论层面上对精神分析进行了女性主义的重新审视后，致力于将女性主义原则与心理治疗(通常是精神分析)实践相结合的作品得以源源不断地出版。这些理论研究涉及对以男性为主导的方法进行系统的批判。对传统性治疗的女性主义批评，引起了对由大多数性治疗师所提出的"女性中心主义"假设的关注(Stock, 1988; Tiefer, 1988)。沃特豪斯(Waterhouse, 1993)对在性暴力受害者中应用个人中心治疗，提出了一个审慎的女性主义批评讨论，他指出罗杰斯强调的个人责任、真实表达情感和移情，对女性生活中的社会和政治现实关注不够，特别是对权利不平等影响的关注不够。克莱因(Klein, 1976)认为，用于评价有效性的方法不能充分反映女性主义价值观和女性经历。

这是一些女性主义学者对以男性为导向的咨询模式进行的全面批判。从这一批判开始,出现了另一种女性主义理论和实践。

女性主义咨询的理论与实践

建构一个女性主义的心理咨询和治疗模式并不是一件容易的事情。假设大多数受女性主义思想影响的咨询师都在咨询机构中工作,那他们就无法提供"纯粹"的女性主义治疗,这可能是有其道理的。这些咨询师可能只会对所有可适用于女性主义模式的来访者开展无差别的咨询工作。这一趋势反映了在当代女性主义心理咨询和治疗的作品中,许多是明显的折中主义或自成一体,借鉴了已经在该领域使用的各种观点和技术。备受推崇的关于女性主义咨询主张的作品,主要来自查普林(Chaplin, 1988)及沃尔和雷默(Worell and Remer, 2002)。例如,沃尔和雷默鼓励读者们通过省察他们目前所使用的理论,也就是在本章前几节讨论过的几类女性主义原则和思想,来发展他们自己的"女性主义兼容"模式。实际上,这种方法建构起了一种女性主义的知情整合主义。

整合的女性主义方法已经成功地确定了女性主义实践的独特目标和特征。例如,许多女性主义者都会同意以下准则(Worell, 1981; Worell and Remer, 2002),这表明女性主义的方法应该包括:

- 建立平等的关系是咨询师与来访者的共同责任,例如,对来访者个人经历的解释持谨慎的态度;
- 使用增强自我意识的方法,例如,区分个人问题和政治或社会问题;
- 帮助女性探索和表达她们的个人力量;
- 帮助女性认识他们内心的性别角色信息和信念,更多用自我增强的自我对话来取代既有的性别角色信念,并发展一套自由选择和不被性别角色刻板印象支配的行为;
- 让女性了解到自己的个人经历与全体女性的经历有共通之处;
- 帮助女性触碰到那些没有表达出来的愤怒;
- 帮助女性定义自己,这个定义要与男性、家庭和孩子之间的关系分开;
- 鼓励女性像照顾他人一样照顾自己;
- 促进自信和就业等方面技能的发展。

伊斯拉埃利和桑托尔(Israeli and Santor, 2000)在分析女性主义治疗的"有效成分"时也发现了类似的原理。

女性主义咨询的斯通中心(Stone Center)模型

沃尔和雷默(Worell and Remer, 2002)提出了建构女性主义治疗的整合主义方法。通往女性主义心理咨询和治疗模式的另一条途径是尝试建立一套独立的思想和方法,这些思想和方法的内在是一致的,不仅可以通过培训传播,也可以成为研究的焦点。在实现这一目标方面最成功的是曼彻斯特剑桥韦尔斯利学院的斯通中心和让-贝克米勒培训机构,这项工作的关键人物包括霍多罗夫(Chodorow, 1978)、吉利根(Gilligan, 1982)和米勒(Miller, 1976)。

米勒和她的同事们所开发的理论框架试图通过对"关联性"和"关系中的自我"这两个核心概念的使用,来理解女性所经历的社会不平等和无力感等心理维度(Miller, 1976)。例如,吉利根(Gilligan, 1982)在对道德推理的性别差异研究中发现,一般来说,男性基于公平和权利的标准做出道德判断,而女性则根据关系中的责任感来评估道德困境。以吉利根(1982)的话来说,男性看待事物的方式是"保持分离",女性看待事物的方式则是"维持联系"。吉利根从这一发现中继续提出,男人和女人使用不同的方式构建社会现实:男人害怕亲密,女人害怕孤独。

米勒(Miller, 1976)、卡普兰(Kaplan, 1987)和其他斯通中心的成员探索了这种"关系"视角在理解儿童期发展模式中的影响。他们得出的结论是,男孩和女孩的社会发展之间存在基本差异。对于女孩来说,她主要的互动是与其主要照料者也就是母亲展开的。两者都是同一性别,都正在从事或者准备从事母亲的养育任务(Chodorow, 1978)。对于男孩来说,只有与母亲分离实现自主,才能发展和成熟。因此,男性被一种独立的、孤立的生活方式所社会化,而在心理咨询中就需要帮助他们去理解和维持人际关系。相比之下,女性的成长岁月中主要是在一个关系和联系的世界里度过的,所以要在咨询中帮助她们获得自主性,同时也要确保对她们关联性的肯定。从乔丹等(Jordan et al., 1991)和乔丹(Jordan, 2000)的一系列核心思想中,可以总结出从人类发展的角度来看的治疗方法:

- 人在一生中都在不断地成长和发展人际关系;
- 朝着亲密关系而不是朝着分离来发展成熟的功能;
- 关系的分化和精细化是成长的特征;
- 相互的共情和相互赋权是成长关系的核心;
- 在促进发展的关系中,所有人都有所贡献、成长或受益;发展不是单向的;
- 特殊的相互作用是治疗关系的一个特点;
- 相互共情是一个改变治疗的工具;

- 真实的参与和治疗的真实性是发展相互共情所必需的。

乔丹的基本假设用以下的术语来概括：

……人对联系的向往和趋向被看作是人们生活中的核心组织因素,而长期孤独或孤立的经历则被看作是痛苦的主要根源……当我们不能在人际关系中真实地表现自己时,当我们的真实经历没有被他人听到或回应时,我们必须伪造、剥离或压制我们的反应……孤立感、固执感、自责感和关系能力发展。这些意义系统和关系图谱的不适当和耗损,会干扰我们的发展和创造人际关系的能力。

(Jordan, 2004: 11)

斯通中心小组最近的工作强调了文化和人际关系方面的"慢性分离"经历,比如种族、工作场所和家庭生活等领域(Jordan et al., 2004)。

斯通中心强调女性发展中的"关系性",这引发了对咨询过程中一些因素的重新审视,如共情、互惠、依赖、关怀。乔丹(Jordan, 1991)指出,男性主导的治疗理论倾向于强调达到发展"自我力量"的目标,它是由自我与他人之间的明确分界而界定的。相比之下,女性主义的"关系自我"概念更多地意味着人与人之间的联系。这种联系是通过对方的共情反应来维持的,因此共情这一概念是斯通中心方法的核心元素。然而,在这种治疗方法中使用共情的独特之处在于,要考虑咨询师和来访者的共情敏感性。在经典的罗杰斯核心条件模型(第六章)中,共情被认为是由咨询师提供的条件,可以促进来访者的理解和自我接纳。在斯通中心理论中,共情被视为女性知悉方式的一个基本特征。因此,来访者在参与中与他人包括咨询师在内的共情,是此类咨询的一个关键方面(Jordan, 1997b)。

女性往往被给予照顾他人、在人际关系中总能付出同情的社会化形象,但这些付出却很难得到相应的回报。因此,互动体验是女性主义咨询模式试图研究的一个方面。就像乔丹(Jordan, 1991: 96)提到的:"在主体间的互动中……我们不仅加大了对彼此的理解,也增强了对自我的认识。"咨询的一个重要目标是使来访者更能参与到以高水平互动为标志的人际关系中。在咨询关系本身也要表现出相互作用性,女性主义咨询师愿意在咨询室中展现"真实"、自我暴露及积极帮助(Jordan, 2000: 1015)。这种相互作用是基于咨询师的意愿来让来访者看到她是怎样被来访者的经历所影响,帮助来访者"培养影响她们对他人和人际关系相关的行为和语言的现实意识"。

斯通中心方法中的关联性主题也应用到了对依赖概念的重新评价。在所有咨询和心理治疗作品中,这种特性都通常被认为能反映出一个人有没有充分掌控自己生活的能力。许多男性认为"依赖"会有损他们的自尊(Stiver, 1991b)。然而从女性主义的角度看,依赖是日常生活经历中的一个基本部分。事实上,它可能被心理卫生专业人员视为另一种病态的父权家长式态度的例子。为了强调依赖能使人快乐满足且有建设性的

第十二章 咨询的新视野：女性主义、哲学、表达性和基于自然的方法

一面，斯蒂弗(Stiver, 1991b: 160)将其定义为："当一个人在遇到某项任务而没有足够的技能、信心、精力和/或时间时，通过依靠他人来获得物理或情感帮助的过程。"她补充说，自我的经历可以"通过依靠别人来获得帮助来增强"。"健康"的依赖可以成为进步和发展的机会。

斯蒂弗(Stiver, 1991a)在讨论照料概念时，提到了斯通中心所使用的共情、互助和健康的依赖这些观念对咨询实践的启示。她认为，传统的心理咨询方法和心理治疗方法为了提高客观性，需要建立在咨询师与来访者之间建立起的关系原则上。斯蒂弗认为这本质上是一个男性模型，它对女性(或一些男性)不适用，建议咨询师应该表达出他们关心来访者的意愿，表达他们愿意"为他人的幸福而做出情感上的付出"(p.265)。

这是对一个复杂而有力的理论模型所做的必要简化。然而可以看出，它指向了一种独特的女性主义咨询方法。斯通中心小组将对心理发展理论的理解置于人本治疗关系之上，但从女性主义的角度重新解读了这些观念，认为治疗就是以男性统治为特征的世界的一部分。关系、联系的自我服务概念是一种有效弥合这些理论鸿沟的方式。斯通中心模型也被用来建构分析女性如何掩饰她们权利和愤怒的方式(Miller, 1991a, 1991b)，并且也被用来建立一个女性抑郁症模型(Stiver and Miller, 1997)。贯穿这一工作的另一个重要主题是认识到女性在工作世界，在难以维系互助、共情、关怀等关系的环境中存在的问题。近年来的研究很少聚焦少数族裔女性和同性恋女性的应用模式(Jordan, 1997a)。最后，重要的是要注意，虽然斯通中心模型主要源于与一些特定的咨询师和心理治疗师的合作，但它也反映了其他女性主义治疗师作品中的许多思想和主题，例如泰勒(Taylor, 1990, 1991, 1995, 1996)及女性主义精神动力学方法代表人物劳伦斯和马奎尔的作品(Lawrence and Maguire, 1997)。

专栏 12.1　女性主义咨询的互动性

当我和一位可怕的女性来访者结束一段短暂而脆弱的咨询关系后，她告诉我她之所以不信任我，是因为她对我的了解很少，而且她问我如果我不愿意像她一样坦露，她凭什么要对我以诚相待？我问她想知道什么，但她不知道。她当时没有回答，但说会考虑的。

有一位来访者很担心父母离世。这种恐惧，连同其他压力源，导致了一种慢性的、周期性的抑郁情绪。在她的父母离世三周后，我的来访者问我是否曾经失去过父亲。我当时克制住了想要问她为什么想知道这点的冲动。经过一番深思熟虑之后，我决定回答而不是问她需要知道什么。我已经知道她的意思了，她其实想知道的是在这种不幸中挺过来的人不仅能活着，而且能好好地活着和成长。我回答她："是的，

我抛开了那些不幸。"

来访者的眼睛里顿时蓄满了泪水,她回答说:"有时候你一定觉得很孤独。"我也泪流满面地回答:"是的。但我学会了不再悲伤,继续前进,并让其他重要的人进入我的生活。"有一段时间,我的来访者打破了丧亲之痛给她带来的孤独感,她由此感受到了她的力量和与我共情的能力。我接着说,"我相信你在未来再遇到这种事时也能学会这样做。"然后我们把关注点重新放到了来访者和她的恐惧上。然而,从那一刻起,我们之间就建立起了一个联盟,让我们在几个星期内取得了比过去几个月还要大的进步。

我根据治疗意图而不是根据个人需要刻意选择某种干预。我让我的来访者看到我的经历,反过来又使得她坦露自己的经历……除了让来访者有机会体验互动,咨询师的自我暴露好像也提升了女性主义治疗的治疗目标,使来访者和治疗师尽可能保持平等的权利维度。

(Nelson, 1996: 343)

激进的女性主义治疗

虽然强调明确的关系,但斯通中心治疗更关注来与自己有直接关系的重要他人而产生的心理过程,比如父母、兄弟姐妹、合作伙伴和同事等。这是一个分享母亲与孩子间精神分析关系的模型,尽管它对二者之间的动力关系有着完全不同的理解。米勒、乔丹和斯蒂弗从亲密关系出发,逐渐扩展到社会领域。相比之下,激进的女性主义治疗主要关注女性生活的社会和物质环境。它从社会开始,反过来认识亲密关系的可能性。

对激进女性主义治疗最明显的解释就是伯斯托(Burstow, 1992)的作品。当伯斯托回顾当代女性的经历时,首先浮现的主题就是暴力。围绕她咨询和治疗的基本假设是基于:

1. 女性被暴力所迫沦为男性所有的肉体,而这些肉体则被进一步侵犯。
2. 暴力是女性经历中不可或缺的一部分。
3. 极端暴力是其他暴力事件发生的背景,并且可以解释其他形式的暴力,而其他形式的暴力间又不可避免地相互作用。
4. 所有女性在一段时间内都会遭受极端暴力,或生活在极端暴力的威胁下。

(Burstow, 1992: xv)

儿童性虐待、强奸和身体虐待都是暴力侵害女性的明显例子。精神治疗是一个不

第十二章 咨询的新视野：女性主义、哲学、表达性和基于自然的方法

太明显的例子。抑郁症、自残、解离/分裂和进食问题可以被视为是女性对暴力的回应。

激进的女性主义治疗将女性社会化理解为一个由男性统治女性、男性对女性的强权以及女性性别化形成的过程。因此，作为一个性别化的对象，女性的身体经历是探索治疗的中心话题。麦金农这样解释激进的女性主义观点：

> 事实上，女性的性别刻板印象就是……性。脆弱表示容易在表面或实际上轻易获得性；被动意味着无力的抵抗，意味着被迫训练身体弱点；柔软意味着被强硬攻击。因为没有能力而寻求帮助就像因脆弱而寻求庇护，因有吸引力而招致性侵犯……在社会上，女性就意味着女子气，这意味着吸引力，意味着男性对性的获得。性别社会化是女性将自己内化为性存在的过程，作为男性存在的存在……包括那些从未适应这种倾向为此而抵抗或抵抗失败的女性在内，比如布莱克（Black）和更下层的女性，如果她们软弱无能就无法生存，那些过分自信的女性、像男性般有野心的女性，都被认为更不像女人。
>
> （MacKinnon，1982：16-17）

这一观点是说，女性的形象是性的化身，"为男性而存在"是女性性别角色的核心，尽管这可能会被某些自由言论所掩盖。

这些观点在激进女性主义实践中的应用是通过各种问题来阐述的，伯斯托建议女性主义者咨询师或治疗师在第一次见到新来访者时问自己这些问题（Burstow，1992：44-45）。例如，伯斯托会观察这个女人看起来是疲惫还是害怕，是用化妆品、穿着高跟鞋和紧身衣，还是非常瘦。这些问题可以提供来访者可能受到了何种程度压迫的信息。例如，一个画着口红、涂着睫毛膏、穿着高跟鞋和紧身衣的女人可以被视为有明显的"性别化"。激进的女性主义治疗的目的是帮助来访者认识到她被压迫的方式，并帮助她带来改变。通常，鼓励来访者追求变化的过程中往往会涉及各种形式的"社区行动"，并且这一过程通常会变得更为"女性认同"。

激进的女性主义治疗也必然会质疑主流治疗会在支持压迫性的态度中起到一定作用。麦克莱伦强有力地表达了这一点：

> 心理治疗机构的从业者需要有独立于主流社会的胆量，而不是主流社会的仆从。把我们自己与主流的态度和文化分开，会使我们能更客观地从社会政治动态角度分析个人痛苦……认识到迷惑和压迫的角色……只有追求诚实和正义成为治疗师工作的中心，情感和心理的健康才有可能实现。
>
> （McLellan，1999：336）

这里的一个关键概念是"神秘化"：那些被掌权者所提倡的思想和信仰被那些没有权力的人同化吸收，让他们否认自己的真实境况。

咨询实践中的女性主义道德发展

女性主义心理咨询或治疗实践中,从业者不仅需要从治疗的立场出发,而且还需要树立一套价值观和政治观。即使像斯通中心主义这样的治疗,也是更多基于女性主义文化,而不是像激进或社会主义等女性主义版本那样有明确的价值观或政治因素在其中。这种倾向,使得大多数女性主义咨询师们强烈地意识到了发生在他们工作中的道德困境。这些困境来自多个方面:

- 女性主义批评家可能会指责女性主义治疗师滥用治疗关系来固化女性主义意识形态或招募女权组织成员。
- 女性主义的政治维度使女性普遍意识到权力的不平等,但具体来说在任何的来访者—咨询师的关系中都存在权力的差异。
- 女性主义咨询师和心理治疗师与其来访者,可能都来自同一个志同道合但范围窄小的女性群体,这样更可能对双方关系产生潜在的破坏性。
- 女性的道德决策往往利用直觉、感觉以及逻辑分析,并考虑道德行为会对人际关系产生怎样影响。因此,一些从男性视角出发制定的道德规则和准则可能并不完全适用于女性主义实践中。
- 女性主义咨询理论中强调咨询师和来访者之间关系的真实和透明,但这可能会模糊了治疗边界。

这些因素映射出了女性主义实践与主流思维之间的显著差异,并在女性主义治疗著作中引起了相当大的争议。

这里要注意的是,女性主义的咨询和心理治疗在很大程度上是与主流的组织及机构环境相分隔的。对于许多女权主义者来说,职业权力和特权的办公楼代表着父权制结构的颠覆和对立。正如伍利所写,女性主义实践者的经历好比是专业上的"被放逐者":

> 我们最基本的价值观和理解力中的许多东西是与"假设"不同的……大多数女性治疗师都有各种各样的恐惧,这些恐惧与她们经常悄悄地、秘密地偏离训练要求和主流心理治疗相关。

(Wooley, 1994: 320 - 321)

泰勒(Taylor, 1995: 109)可能也在写这篇文章时表达了同样的感受:"我达到了作为一名心理治疗师的目的,那就是我不再和我的女性来访者相隔甚远,也不用再装哑巴了。"而女性主义道德困境的核心正是这种不愿意"有距离"。

女性主义心理咨询师和心理治疗师以两种方式解决了这些道德问题。首先,许多

第十二章 咨询的新视野：女性主义、哲学、表达性和基于自然的方法

女性主义咨询的发生有其"集体的"女性主义组织背景，比如女性治疗中心或者强暴危机干预中心。通常，这些组织的成员都清楚地意识到女性主义实践中的道德和伦理困境，就此而建立起了代理审查机制。第二，有一些创设女性主义道德准则的尝试。以下是科罗拉多丹佛女性主义治疗研究所使用的伦理准则的一部分（Rave and Larsen, 1995: 40-41）：

- 一位女性主义治疗师提高了她对各种来访者的可亲度……通过灵活的服务。在适当的情况下，女性主义治疗师会帮助来访者获得其他服务。
- 女性主义治疗师向来访者透露信息有助于治疗的展开。为了来访者的利益而打算或决定自我暴露是治疗师的责任。
- 一位女性主义治疗师要积极参与到她所在的团体。她会因此对信任十分敏感。她认识到自己来访者的关注点和总体幸福感是首要的，她监控自己那些关于公共和私人领域的观点及评论。
- 一位女性主义治疗师要主动质疑在团体中出现的欺凌来访者或咨询师的治疗实践，并在可能的情况下介入其中。
- 一个女性主义治疗师会寻求多种途径来促成变革，这些途径包括公共教育、专业团体内的倡导、游说立法行动和其他适当活动。

这些准则为由专业协会所公布的道德准则提供了有益的补充（详见第十七章）。后者往往主要关注与来访者直接工作的伦理含义，以及这项工作对直系家庭成员和重要他人的影响。相比之下，女性主义强调咨询师要记住他们更广泛的社会责任和社会角色。

总结：女性主义对咨询和心理治疗的贡献

女性主义咨询提供了一系列相对较新的治疗模式。它是一种在社会行动和社会变革的背景下，通过坚定而明确的实践，从根本上改变、颠覆和激化治疗的方法。过去20年来，女性主义咨询和心理治疗的进展令人印象深刻，因为它代表了一种激进的观点，这种观点在男性主导的大学和政府机构中不太可能受到青睐。女性主义方法的新观念、新方法、新书籍、新应用在不同的来访者群体中都迅速增长。女性主义者一直是运动的先锋，他们使咨询更具社会意识更人性化。女性主义理论提供了哲学、历史和社会维度，它使女性主义咨询超越了对人纯粹的心理、个体化的观点。许多咨询师（包括男性咨询师）都受到了这些思想和原则的影响。与此同时，对女性主义心理咨询和治疗的研究却微乎其微。从长远来看，缺乏研究证明可能会使女性主义治疗方法的影响不会被如卫生机构等机构所承认，因为这些机构越来越只支持"循证医学"的相关方法。

哲学与心理咨询和治疗的相关性

在过去10年中，咨询的一个重要发展是心理咨询师和治疗师对与哲学相关的见解和思想的兴趣日益显现。在过去，心理咨询、心理治疗与心理学、社会科学和医学的大多数分支，都与哲学保持着一种"一臂之长"的关系。虽然哲学家的著作可能有助于厘清道德困境，或者能够为理论增添更多智慧的光辉，不过对于绝大多数治疗师来说，哲学分析在与来访者的实际咨询中几乎没有什么实际意义。但这一情况近年来开始有所改变。越来越多的咨询师意识到，实际上，他们的来访者在治疗室中表现出来的个人问题和困境可以用哲学的思想和方法来解决。一种新的方法——哲学咨询，已经有了自己的教科书、期刊、培训项目和专业协会。

为什么会发生这种情况？为什么哲学会突然成为对咨询师有用的资源？对哲学咨询最有力的解释可能是，在过去的时代，哲学确实就已经被应用于日常问题的解决，并被作为一种"治疗"形式而被广泛应用。根据这一论点，哲学只在19和20世纪才变得高度技术化和"学术性"，而且超出了大多数人掌握的范围。相反，在古希腊，哲学家往往在帮助社区成员解决困难的生活问题和冲突上发挥了积极作用。东方的哲学传统，例如禅宗佛教和吠陀学的研究，仍然根植于当地社区团体和普通民众的关注。因此，哲学咨询的发展可以理解为古代价值观和实践的复兴，它源于哲学家急于展示其技能实际效用的热情。

在治疗领域本身的最新发展中，我们可以找到心理咨询师和治疗师对哲学感兴趣的另一种解释。正如本书的前几章所证明的，现在有许多相互竞争的心理治疗模式。这些理论都有效吗？我们如何理解理论之间的异同？回答这样的问题需要反过来把心理学观点放在被分析和被理解的元视角，而哲学就提供了这样的元视角。因此，随着理论多样性和整合性的需求，在哲学上推动治疗本质的争论几乎不可避免。在第八章中讨论过的后现代思想，一直是推动这种元视角建构的最前沿。

影响哲学咨询运动的第三个因素是存在主义方法在心理咨询和治疗领域长时间流行。存在主义治疗从来不是像精神分析和认知-行为治疗这样的主流"品牌"治疗方法。获得过存在主义治疗训练的专科医生数量仍然很少。然而，存在主义治疗师如罗洛·梅(Rollo May)、莱恩(R.D. Laing)、欧文·亚隆(Irvin Yalom)、艾美·万·德意珍(Emmy van Deurzen)和欧内斯托·史宾尼利(Ernesto Spinelli)等的著作已经远远超出了存在主义治疗师和研究者的范围。对于许多咨询师来说，这些人的作品似乎能够捕捉到好治疗发生的本质。因此，即使大多数存在主义治疗师可能希望远离所谓的哲学咨询(他们认为过于折中)，他们的工作也已经使许多咨询师意识到一种睿智的哲学治疗方法的价值。

本章的目的是介绍一些哲学咨询中的主要主题,并为那些不打算使用明确哲学方法的咨询师或治疗师找到一些可能有用的方法。本章还阐述了一些有代表性的哲学咨询对以往咨询和心理治疗方法的真正挑战。

哲学分析的类别与范围

哲学作品类别和范围的宽泛,使得咨询师难以把哲学当作一种资源来加以充分利用。重要的是要认识到,专业哲学家经过多年的学术训练来精通他们掌握的方法,甚至会倾向于在某个特定的领域做专门研究。当然,一些咨询师和心理治疗师,在进入治疗训练之前已经研究过哲学,并且可能有坚实的基础,能在治疗中使用哲学去洞察。对于那些不具备这样背景的咨询师来说,为其提供哲学文献的具体类别和范围则很有帮助,至少这点已经在心理咨询和治疗方面有过探索。总体来说,大致上有四类哲学家的工作被证明是对治疗师有价值的。

古希腊哲学 亚里士多德、苏格拉底和柏拉图等希腊哲学家的思想可以被认为是西方文明的智慧基石。哲学在希腊公民生活中被广泛使用而且备受尊重,而与古典哲学家有关的问题和争论,以及他们用来研究这些问题的方法,仍然与当下相关。

启蒙运动哲学家 大约在 17—18 世纪,欧洲正处于从宗教、封建制度和农业经济的传统社会体系向以城市、文化、民主和科学价值为特征的现代社会体系过渡的进程中。关键人物是笛卡尔、洛克、休谟和康德。这些哲学家的中心问题是探索,在一个不再由不可置疑的宗教和传统偏见支配的世界里,如何获得知识和道德行为。

现代性批判 在 20 世纪,科学合理性被置于一个十分稳固的位置上,因此一些哲学家被吸引到了分析现代生活和思维方式的局限性和矛盾性的方向上。维特根斯坦认为,人类的现实是通过我们的"生活方式"来建构的。海德格尔试图揭示日常生活中生命和存在维度的意义,这可能是当代哲学中比较有主要影响意义的一支。其他质疑现代性假设的哲学家有泰勒(Taylor)、麦金太尔(MacIntyre)、麦克默里(Macmurray)和罗蒂(Rorty)等。这场运动中的一个非常重要的分支群体就是存在主义者们,比如萨特(Sartre)和梅洛-庞蒂(Merleau-Ponty),他们都受到了 19 世纪存在主义先驱克尔凯郭尔(Kierkegaard)的影响。另一个重要分支群体则是由德里达(Derrida)、福柯(Foucault)和利奥塔尔(Lyotard)等组成的后现代思想家们。

非西方哲学传统 对西方的心理咨询和治疗发展有着重要影响的非西方哲学传统主要是佛教。也有一些在治疗观点中应用吠檀多(Vedantic)、苏菲派(Sufi)等其他哲学体系的尝试。

这个总结显然难以窥见丰富多彩的哲学世界的全貌。所罗门(Solomon, 1988)有许多关于哲学思想发展有价值的介绍。霍华德(Howard, 2000)的作品可以作为咨询师阅读的入门书籍,书中介绍了"从毕达哥拉斯到萨特"的多位哲学家的主要思想,并且讨论了这些思想对心理咨询和治疗实践的影响。

哲学咨询

过去30年哲学咨询的出现对主流心理咨询和治疗来说,是彻底的突破。哲学咨询运动的起源通常可归结为德国哲学家格尔德·阿肯巴赫(详见Jongsma, 1995; Lahav, 1995a),他于1981在科隆附近的贝吉施-格拉德巴赫首次进行了哲学咨询实践。德国哲学实践协会成立于1982年。1984年,阿姆斯特丹大学的一群学生开始对哲学在咨询中的应用感兴趣。他们的努力促成了1988年阿姆斯特丹哲学家酒店的建成,并于1989年成立了荷兰哲学实践协会。现在大多数欧洲国家、北美及澳大利亚都有哲学咨询。哲学咨询的发展得到了拉伯(Raabe, 2001)、舒斯特(Schuster, 1999)以及拉哈夫和达·文扎·蒂尔曼斯(Lahav and da Venza Tillmanns, 1995)等学者的著作的支持,也得到了一些培训项目、网站和会议的支持。

目前,将哲学咨询作为一种统一的、连贯的心理咨询和治疗方法是错误的。它是一种新兴的治疗方式,对于应该怎样去理解和运用它则有着激烈的争论。也许这场争论的焦点是,哲学咨询是一种需要在哲学上获得预先训练的帮助形式:已经是哲学家的人可以用这些方法,但没有哲学功底的咨询师却不能很好掌握。哲学治疗的实践中可能有三个主题:世界观阐述的目标、对话的使用和哲学技能的教学。

拉哈夫(Lahav, 1995b)提出可以将哲学咨询作为一种阐明或探索世界观的基本方法来运用到治疗当中。拉哈夫认为,每个人都有自己的"个人哲学"或世界观,代表着他们对自我和世界总的观点。这些概念可以明确地表达,或者可能隐含在人的生活方式中。拉哈夫写道:

> 它可能会帮助我们解释那些日常的问题和困境,例如意义危机、无聊和空虚感、人际关系中的困难以及焦虑等,这些表达了一个人世界观中有问题的一些方面:关于生活应该如何度过的两个概念之间的矛盾或紧张关系、没有检验过的隐藏预设、无法周到考虑的各种观点、笼统的概括、不能真实满足的期望、谬误的解释等。

(Lahav, 1995b: 9)

哲学家们在分析世界的观念方面有着高度发展的技能,因此他们能够很好地帮助人们解释和阐明世界观。重要的是,根据拉哈夫的观点,这种尝试不涉及对人的心理动

第十二章 咨询的新视野：女性主义、哲学、表达性和基于自然的方法

机或机制的解释，但是会帮助人们检验他们建立的"世界"或"现实"的相关基本假设或观念："在心理学家中可能会发现这样一种倾向，即他们应对的是无用的情感而不是无用的观念，是自由的经验而不是自由的概念"(Lahav, 1995b：14，作者强调)。它是通过关注人们使用的概念来理解他/她的生活，从而构建一个更有意义、更加统合的世界观。

最近，拉哈夫(Lahav, 2001)将他最初的哲学咨询又向前迈进了一步，即认为哲学咨询本质上与对世界观的解释有关。拉哈夫(2001)认为，尽管世界观的解释对任何哲学咨询方法来说都是至关重要的，但"它却不足以解释哲学在我们生活中所能发挥的更大潜力"(p.4)。可以实现的"更大的潜力"包括**寻找智慧**、"超越人的旅程"以及超越他/她日常生活中特定的理解范围。对拉哈夫来说，积极参与哲学会使这些成为可能，因为它开启了"与无限的思想网络的对话"。

哲学咨询中的第二个核心活动可以被概括为"进入对话"。对话作为一种探索假设和开拓另类世界观的方式与苏格拉底和许多其他哲学家的工作有几个世纪的密切联系。对话的一个目的就是证明看待一个事件或问题总是有不同的方式。在阿肯巴赫(Achenbach, 1995)的著作中提到，目的是"对一切自己认为是'真的'以至于想要放弃所有深度质疑的事物保持哲学上的怀疑……正是因为这种怀疑的态度，才能培养出'新的兴趣'而不是刻板被动的接受"。

哲学咨询中的第三个关键要素是来访者学习"哲学化"，需要治疗师示范如何质疑假设，也需要阅读咨询师为其选择的哲学作品。当他们在自己的生活中遇到一个特定的问题时，人们可能会发现阅读哲学家所提到过的近似观念(例如萨特关于"情感"的观念)能给自己看待目前境况提供新视角。

不像其他治疗方法会有特定的某些必须使用的技术和方法，哲学咨询的实践者们一直不愿意承认他们支持所有被认为好的"方法"。事实上阿肯巴赫认为，哲学治疗使用的是"超越方法"的方法：

> 如果说哲学有什么特征的话，那就是它不积累对真理的领悟、认识和储备，只有等到需要的时候才会被召唤出来……哲学的反思并不能产生解决方案，它只能提出问题。
>
> (Achenbach, 1995：68)

从这个角度来看，任何声称是哲学咨询"方法"的东西本身都是值得商榷的。舒斯特(Schuster, 1999：96)将她的工作描述为"一种自由的、自发的发展的对话，不存在任何方法"。但这就意味着"没有方法可以存在"，或要求操作"超越方法"？显然，哲学咨询可以被看作是一套原则，比如是世界观的诠释和对话。但是，把这些实践归结为一种确定的方法，就是否认真正哲学探究精神的内在开放性和创造性。对"方法"的否认也可能是哲学咨询与心理咨询和心理治疗存在距离的一部分。可能有一点很重要，那就

是像阿肯巴赫和舒斯特这样的哲学咨询师不说"来访者"(clients)或"患者"(patients)这样的词,而是使用"访客"(visitors)这个词。访客是一个社交活动中的人,而不是一个购买服务或者购买解决他们问题方法的人。

拉贝(Raabe,2001)的工作是尝试将这些不同的思想整合到哲学咨询各个阶段的代表。拉贝在哲学咨询过程中确定了四个阶段:

1. **自由浮动**。咨询师倾听并鼓励来访者交谈,以此作为表达和发现他/她世界观重要因素的一种手段。

2. **即时解决问题**。咨询师与来访者之间渐增的对话,目的是解释来访者表达的"问题"的含义。

3. **有意识地去教**。请来访者去阅读哲学著作,并鼓励他们将其所学运用到对已经探索过的问题的批判分析中。

4. **超越**。这要求来访者培养能系统地反映他/她信仰和价值观的能力:将哲学立场转变为"生活方式"。

专栏12.2是一个关于应用拉贝方法的案例。

专栏 12.2 实践中的哲学咨询:玛戈特的案例

玛戈特(Margot)四十多岁,是一名健康饮食顾问。她获得过人文学科的学位,曾经做过治疗。她是独生子女,有两个儿子。她的主要问题存在于她和她其中一个儿子。她和儿子有许多矛盾,这让他们的关系出现了巨大裂痕,同时也给她造成了很大压力。她也被一些工作中的问题所困扰。在头两次会谈中,玛戈特讲述了她的生活故事,详细地说了她目前的问题。在第三次会谈中,哲学咨询师和玛戈特展开了一场关于亲子关系意义的对话,并让玛戈特在下一次会谈前阅读一篇这一主题下的文章。这次会谈的讨论有所扩展,讨论的是"爱""责任"和"因果"等概念的含义。而后的几次少量会谈和以上的模式差不多,继续探索了玛戈特对与"好的生活"相关的观念(比如她对"完美家庭"的想象)和世界观,了解一些与她生活困境相关的概念是如何使用的。第九次会谈开展的是一个对玛戈特有极大意义的讨论,即一个"成功人士"的标准。她担忧自己是否是"成功人士",也担心她的小儿子是否成功。

她的治疗师在这场对话中考虑的是:

> 我想知道仅仅佛教的建议是不是对于一个人已经足够了。但玛戈特说,她不能简单地当他几乎不存在于现实世界中。我告诉她17世纪的哲学家约翰·洛克说过,所谓的古怪实际上是社会非常重要的一部分,因为它们让我们对其价值产生怀疑,就像成功,我们经常认为它是理所当然的。但是玛戈特说,一个成

第十二章 咨询的新视野：女性主义、哲学、表达性和基于自然的方法

> 功的家庭一定是每个家庭成员都彼此交流的，但是她的儿子们已经彼此不友好、不说话很长一段时间了，因为他们价值观迥异。玛戈特把自己看作失败者，没有建立一个成功的家庭。她告诉我那个"小项目"在小儿子那里失败了，但在大儿子那里是成功的。然而，她对小儿子想要尝试完成的事情感觉到钦佩，尽管小儿子赚的钱不多。所以我们回到了如何衡量成功的问题上来——我们使用的是什么"标尺"？是金钱、幸福、按照社会规范生活，还是其他什么？
>
> (Raabe, 2001: 241)
>
> 在接下来的两次会谈上，玛戈特说她希望继续学习"思考工具"，并与咨询师们围绕"好的论证"和"草率结论"的法则进行合作。她开始将这些技能结合自己的境况加以运用，并且意识到她对自己小儿子以及工作场所问题得出了"草率结论"。因此，玛戈特似乎能够以满意的方式解决这些困难的人际关系问题。第12次和最后一次会谈集中于更概括性的问题上，围绕相对主义和玛戈特所谓的"宇宙真理"，基本上代表了她对哲学技能使用的庆祝和巩固。
>
> 关于这一案例更多详细的解释可具体参见拉贝(Raabe, 2001)的著作。显然，这项工作中的许多方面与一般的咨询工作非常不同：阅读哲学作品，讨论思想而非讨论感觉，学习"好论点原则"。但也有证据表明，在建立信任、合作关系中玛戈特究竟能自由地讨论什么依然困扰着她。也有证据表明，玛戈特获得了理解和自我接纳——任何形式的治疗都以此为核心。

对哲学咨询一些主要思想的简要介绍，只不过是对包含有不同主题、不同声音在内的，一种不断发展的方法的介绍。然而很显然，哲学咨询对于当代理论和实践都有着巨大的意义。对于来访者来说，哲学咨询好像是可以接受也颇为有效的，至少有证据表明它越来越受欢迎。但这怎么可能呢？一个不提出"功能障碍"或"干预"的模型方法，实际上在没有任何涉及心理结构的情况下是如何运作的？是什么使其发挥了作用？

为了像精神分析、个人中心咨询或认知-行为治疗(CBT)那样理解哲学咨询原理，必须要考虑以下关键问题：

1. 在大多数消费者或来访者已经有了治疗期望和理解其运用的时候，哲学咨询就已诞生。因此，来访者(或访客)有能力有意愿去运用任何提供给他们的哲学咨询。从这个角度来看，可能一些围绕主流治疗的"理论"是一种以正统流行方法来说服来访者的活动，甚至是一种使治疗师融入来访者角色的手段。可能是在21世纪初，理论的这些方面是不必要的。

2. 已有研究表明，哲学咨询可能是一种提供经验和活动的更好的方式，它对既定治

疗方法的良好结果负责。例如,哲学咨询师们非常重视合作以及学院式的工作方式,同时将可信度作为与哲学治疗相联系的"权威"。不间断的对话可能使来访者能够将他们的问题"外部化"(见第九章),而不是将问题归为内在的自我意识。哲学家可能比认知治疗师在识别和挑战非理性信念及功能失调(非逻辑)思维过程方面受过更好的训练,因为他们所有的训练都强调了这一技能。最后,它探索来访者世界观的过程与罗杰斯的"共情投入"(empathic engagement)概念类似。因此,即使它没有明确地将自己理解为治疗变化的共同或基本因素(见第三章),事实上哲学咨询也是一种高度敏感的手段,可以为来访者提供有用的经验。

3. 哲学咨询可能具有"附加价值"。哲学咨询可能至少包含两种在其他咨询方法中没有发现的因素。首先,因为回避了心理障碍理论,哲学咨询似乎没有什么能给来访者贴上潜在"缺陷"标签的手段。因此一些来访者可以消除疑虑,安心委托。第二,哲学咨询师可以为来访者介绍以哲学著作为代表的巨大的文化资源。缺乏哲学训练的咨询师无法做到这一点。有很好的证据表明"阅读治疗"对许多来访者都是有用的(见第十八章)。然而,阅读哲学确实可能使来访者远远不止阅读由治疗师所推荐的自助作品。

必须承认哲学咨询是一种新兴的方法,并且可以在多个方向上发展。像精神分析一样,考虑到哲学思维的多样性,这种咨询方法好像不太可能永远都声称自己是单一的理论。然而,朝着专业化哲学咨询的方向迈进——例如,通过设立培训课程——可能会为哲学咨询带来更大程度的一致性。目前,哲学咨询师似乎一直在努力使自己与心理咨询师和心理治疗师分开。但未来可能会有更多的沟通和联合工作跨越这个边界,看看这种合作会产生什么样的新想法也是令人着迷的。

总结:哲学咨询的价值

本节探讨了当代心理咨询和治疗与哲学发展的一些关系。心理咨询有很多种方法,如理性情绪治疗、认知治疗和个人中心治疗,它们都零碎地利用了哲学思维的元素(例如以人本心理咨询的现象学)。哲学咨询师们煞费苦心地指出,他们所研究的不是心理学或心理治疗。他们的目的是为来访者提供参与哲学对话的机会,其特征是对话、质疑假设和使用哲学作品。到目前为止,还没有关于这一方法对人实际效用的研究。另一方面,哲学咨询师的数量逐步增加,在过去的 20 年中,舒斯特(Schuster, 1999)和拉贝(Raabe, 2001)等人的案例研究为此提供了合理结果的合理解释。没有理由认为哲学咨询效果不如其他形式的治疗。从"共同因素"的角度(参见第十三章)看,哲学方法很可能是一种优秀的工具,它能用于传递"非特异性"的治疗要素,如合作关系、希望传递和问题解决技能。

第十二章 咨询的新视野：女性主义、哲学、表达性和基于自然的方法

概念分析的使用可以被看作是一个为了关键性目的而使用哲学视角的例子。随着社会和文化的变化，有必要持续不断地进行治疗。为一代人创造和产生的思想、技术，对于下一代的人来说，很容易变得司空见惯。"情结""为比多"和"共情"等治疗概念，已经被同化为一般用法，失去了它们作为治疗改变催化剂的力量。例如，长期治疗或者患者躺在沙发上，分析师坐在患者头后面这种方法，已经变得不受欢迎或者不为人们所接受，因为他们的生活方式和价值观与这些心理治疗的创始人有很大不同。哲学通过询问正在发生什么、它意味着什么等基本问题，在治疗的重建中显然占有一席之地。哲学可以被看作是一种"新思维"的文化工具。例如，在那些把自己描述为"后现代"的治疗师群体中，这种驱动似乎并没有统合另一种治疗"方法"，而是去思考那些不可思议的事情：治疗还能做什么呢？治疗后会发生什么？有没有"后心理学"的方法？

心理咨询和心理治疗与哲学的相关性不断提高，对培训提出了一些重要的问题。目前，哲学主题和作品在训练课程中几乎没有或根本没有空间。除了霍华德（Howard, 2000）之外，没有任何作品试图在介绍层面上为治疗世界和哲学世界之间架起一座桥梁。在某种程度上，将哲学融入治疗训练的教学大纲，仍是未来的一项重要任务。想要对心理咨询和治疗理论、实践及研究中的哲学问题进行更深入的讨论，可以参考《在信念与不确定性之间：实践中的心理治疗师哲学指南》(*Between Conviction and Uncertainty: Philosophical Guidelines for the Practicing Psychotherapist*, Downing, 2000)一书。由梅斯（Mace, 1999a）编辑的作品集也贡献了一系列令人兴奋的具有深度思考的哲学主题。萨斯（Sass, 1988）为人本主义心理学和治疗学提供了绝佳的哲学批判。由查尔斯·泰勒（Taylor, 1989）所著的《自我的来源：现代身份的塑造》(*Sources of the Self: The Making of Modern Identity*)是一本重要的著作，所有治疗师都应该在职业生涯的某个时刻阅读。然而，这是一部复杂并且要求较高的作品。在鲍迈斯特（Baumeister, 1987）和洛根（Logan, 1987）作品中可以发现一些在同一领域更为精炼的涉猎。

将艺术创作作为一种治疗形式

制作具有"特殊"重要意义的物品和表演是人的本质的内在方面（Dissanayake, 1988, 1992, 2000）。艺术是一种在所有文化中都能表达和交流的艺术形式，任何文化都会使用这种或那种艺术活动来象征文化的核心价值以及它对人类的意义。使用艺术作为处理生活问题的方法由来已久。雪夫（Scheff, 1980）描述了戏剧性表演作为一种治愈情感创伤的方法在古希腊文化当中发挥的作用。霍根（Hogan, 2001）记载了音乐、绘画和建筑在19世纪初英国发展为为了治疗精神病而进行的"道德治疗"，并在其中所起

的作用。在 20 世纪,当咨询和心理治疗开始专业化之际,艺术治疗也随之发展为特定应用领域独立的实践形式。获得了专业认可的主要艺术治疗包括美术治疗、舞蹈治疗、戏剧治疗和音乐治疗。这些治疗方式与专家培训计划有关,并倾向于应用在言语表达困难的来访者——例如,儿童、有学习困难的人以及受过精神创伤或严重的精神病患者(Malchiodi,2004)。

通常,接受过美术、舞蹈、戏剧或音乐治疗训练的治疗师,倾向于与来访者只使用特定的媒介合作。然而最近,人们愈加认识到,"表达"的方法可以有效地融入所有来访者群体的主流"口头"辅导实践中。这种基于艺术技术的广泛使用与娜塔莉·罗杰斯(Natalie Rogers,卡尔·罗杰斯的女儿)的作品相关,并且往往涉及为来访者提供一个利用一系列表达性媒介的机会,这取决于他们的偏好和正在探索的特定问题。可用于咨询的艺术创作实践十分广泛,包括:

- 自传体写作;
- 舞蹈与运动;
- 戏剧表演;
- 电影制作;
- 音乐;
- 绘画;
- 摄影;
- 诗歌创作;
- 沙盘游戏;
- 雕塑黏土或其他材料;
- 写小说;
- 缝纫。

每一种(或其他)艺术形式都可以鼓励人们,通过制作物品和表演的过程来表达他/她的情感、思想、身份认同感和人际关系。用简单的方法和少量的设备即可进行,例如,给来访者提供一张纸和一些彩笔,请他/她画出他们现在的生活。或者可以把已经存在的艺术对象当作人内心生活的模板或启动装置。同样地,也可以简单地请来访者带来一些家庭照片,以此来谈论他们与其他家庭成员的关系(Berman,1993;Weiser,1999)。

专栏 12.3　在咨询中使用表达技术

可以在卡雷尔(Carrell,2001)作品中找到一些将艺术表达技术融入传统语言/会谈咨询的例子。家庭记忆练习包括给来访者一大张纸和一些彩色马克笔。要求来

第十二章 咨询的新视野：女性主义、哲学、表达性和基于自然的方法

访者在纸中间画一条线。他/她被要求在一侧画出一个不愉快的家庭记忆,另一侧则是一个愉快的记忆。卡雷尔(2001)记录了她在阿格妮塔(Agneta)的案例中使用了这种技术,那时的阿格妮塔经历了巨大的人生危机。在不愉快的形象中,阿格妮塔塑造了一个拿着球杆的手杖,手伸向天空中一架飞机的形象。在让阿格妮塔谈论这幅画时,她说这幅画描述了一个孩子的暑假,她和一个欧洲的远亲待了几个星期,那些天她一直看向空中寻找能带她回到美国家中的飞机。这个关于抛弃的主题通过图画创作活动第一次出现,最终成为这个来访者当前困难的关键。卡雷尔(2001)说的另一个例子是她可能会请陷入婚姻困境的来访者购买一次性相机,拍摄一系列照片来捕捉他/她对这种关系的感受。然后请来访者说说他们拍下的图像。这些在咨询中使用艺术制作技术的方式对来访者是具有挑战性的,但也有助于他们在日常生活中创造和使用图像。

有许多治疗过程与艺术表达治疗在咨询中的使用有关。这些技术引发了人们的想象,使他/她能从痛苦的具体情境中脱离出来,同时反思它的意义。许多艺术技术,如绘画、雕塑和舞蹈,都是在没有交谈的情况下进行的,并为前语言的、无意识的、隐含的或隐藏材料的出现提供了机会——这些想法、感觉和幻想可能很难用其他的方式表达出来。创建一个对象,比如图画,它可以为问题带来"外化"的效果,可以让来访者和治疗师一起看,将其视为与来访者略有分离的东西,但是有专业知识围绕着他/她(Rubin, 2005)。艺术创作也将活动和"做"引入治疗过程中,使人能够摆脱消极的心态。艺术品创作也代表了一种仪式,它告诉人们有可能做一些逐步从一种精神或情感状态走向另一种状态的事情。许多艺术创作活动都是高度具体化的,它们帮助人们"走出头脑",在切断负面自我对话来源的意义上,进入了一种更直接的与世界接触的方式。最后,治疗中创造的对象,甚至舞蹈或戏剧会话中的瞬间形象,都能成为个人问题和洞察力的有形提醒及治疗改变的时刻。

表达技术为建立和探索来访者—治疗师关系提供了一个广阔的舞台。决定使用哪种媒介、如何使用、使用多久、出于何种目的的过程,为合作决策开启了一系列机会。来访者可能对自己持有的感觉做出有价值的探索,最终的展示对象就是他们的咨询师。治疗师是被视作苛刻的艺术评论家,还是一个迎接孩子最新努力的慈爱家长？因何会产生这两种感觉,它们意味着什么？治疗师是信任接触还是保有艺术对象？他/她是否足够敏感以至于可以去询问是接触合适还是保有合适？来访者与咨询师间围绕艺术对象的互相作用,让后者有多种方法去提供(或者不提供)接受、共情和和谐的"核心条件"。

因为精神分析是最早的心理治疗形式,因此,第一种方法是"发现"艺术的治疗潜力,而且因为如此多的表现性艺术作品在意识和无意识之间的边界上发生影响,所以许多围绕艺术治疗方法发展的理论本质上是精神分析和心理动力的。荣格对意象的迷恋和创作过程,也意味着在艺术治疗中有着丰富的荣格理论传统。然而,最近,受娜塔莉·罗杰斯(Rogers, 2000)、西尔弗斯通(Silverstone, 1997)等人的著作的影响,出现了一场整合表达技术方法的更为理论化的运动,即从人本主义、格式塔理论和CBT角度借鉴理论观点。同时,当使用艺术治疗时,必须牢记,从心理学的角度来说,永远不可能用纯心理学术语理解正在发生的事情。

自然中的治疗:利用户外环境

很少被提到的一个几乎存在于所有治疗和心理治疗形式的共同因素,就是它们往往发生在室内,通常是在一个很小的房间里。然而,替代方案——户外治疗,已经越来越广泛地得以使用。使用自然环境作为治疗场景有几个优点(以及一些缺点)。户外治疗的主要优点是它提供了一个机会,让人以不同的方式体验自己,而不是他/她的日常生活。在治疗中利用自然的一些支持者也认为,与自然接触具有内在的治愈能力。

自然在治疗中的使用受到了生态学和环境学研究的影响。挪威哲学家阿伦·奈斯(Naess, 1989)发明了"深层生态学"一词,指的是自然世界以及万物之间的生态联系,它是智慧的深刻源泉,而在现代都市中,它被大大忽视、大打折扣。比如《感官的魔咒:人类世界中的感知与语言》(*The Spell of the Sensuous: Perception and Language in a More-than-Human World*, Abram, 1996)、《回归生活:重新将我们的生活与世界实践连接》(*Coming Back to Life: Practices to Reconnect Our Lives, Our World*, Macy and Brown, 1998)等书对在传递许多人生命中缺失的自然世界的可能性,以及通过接触这一维度的经验而触发的疗愈潜能方面,已经产生了巨大的影响。在这些著作中,有一个关于人与自然的关系有道德和伦理方面的重要论断:仅仅使用"自然"是不道德的,尊重动物、植物和栖息地的生存权是一个极为重要的伦理原则。这一观点被各种生态女性主义作家进一步发展,她们认为地球受到的压迫和妇女受到的压迫之间有所关联(Adams, 1993; Plumwood, 1993)。

对自然和户外环境的咨询方法理论发展的另一个有重要影响的来源是"生态心理学"(Roszak et al., 1995)。在生态心理学运动中,作家、理论家和实践者的工作远远超出了咨询和心理学的范畴——生态心理学是对整个心理学的重新聚焦,包括了发展心理学、社会心理学和进化心理学。最初,生态心理学主要采用了一种精神分析方法,例如使用"生态无意识"等术语。最近,生态心理学把自己重新定义为一个广泛的研究领

第十二章 咨询的新视野：女性主义、哲学、表达性和基于自然的方法

域,它没有给任何特定的心理学方法提供任何特定的特权。由于生态心理学、深层生态学和生态女性主义是一种广泛的哲学和理论方法,包含多种跨学科的利益,它们往往没有产生很多具体的治疗方法——户外/自然治疗的实践有多种形式,每种形式都受到生态心理学和其他哲学的不同影响。

在实际应用中,最早使用户外环境进行治疗的方法是冒险治疗和荒野治疗。冒险治疗特别强调身体和心理上的挑战(Ray, 2005; Richards and Smith, 2003)。例如,成功地从悬崖上爬下来、攀登岩壁或穿越一个高的绳梯,可能对一个自卑的人有很高的正面影响,而他/她成功的记忆可能有助于其在日常生活情境中保持这种收获。荒野治疗同样会使用挑战,但在这种情况下,冒险不是由促进者设计或计划的,而是在穿越荒野或划独木舟穿过峡谷的经历中固有的(Greenway, 1995; Plotkin, 2001)。荒野体验的经历是个人人生旅程的隐喻。人离开他/她的日常规范和日常生活,进入一个新的未知的现实。通常情况下,冒险治疗和荒野治疗以小组的形式开展,进而引入团体凝聚力和归属感体验、获得组员支持和反馈等形式的治疗过程。冒险治疗和荒野治疗主要是在教育机构中实施的,有特定的群体,例如吸毒人员和有行为障碍的年轻人,而不会被广泛应用于焦虑、抑郁和人际关系困难的人群。这些方法也在咨询师培训领域中得到了应用(Wheeler et al., 1998)。然而,在这些方法中开发的许多技术已经被同化为有更明确"心理治疗"形式的户外工作。

最近几年已经开发出了几种其他的户外治疗使用方法。由伯恩斯(Burns, 1998)设计的"自然导向"治疗主要基于常规的办公室咨询,但是它鼓励人们反思他/她与自然的关联,并开展一系列户外作业练习,旨在深化自然意义作为个人意义源泉,并将户外活动作为应对情绪问题的一种方式。与之类似的是,格式塔治疗师威廉·卡哈兰(Cahalan, 1995, 1998)主要与他的来访者在办公室开展工作,但会到户外空间探索具体问题,特别是恢复来访者的**联系感**,这是格式塔理论中的一个关键概念。

户外治疗的一种对比方法是将治疗工作与园林和园艺活动结合起来。使用这种方法最好的案例是"伦敦酷刑受害者医疗基金会"所做的工作,那些流亡他乡的人,因酷刑而受到创伤(Linden and Grut, 2002)。在这个项目中,园艺专家和心理治疗师在他/她的故事中与之一起工作。治疗师的角色是让人利用园艺的过程来表达和反思他/她的经历。例如,种植他/她所熟悉的来自他/她国家的植物有很大的意义。从裸露的土地开始,到可以分享和养活家庭的食物结束,这种成长和新生的经历让人开始超越绝望的感觉。照料一座纪念园给我们留下了一种纪念那些被遗弃者的切实的方式。林登和格鲁特(Linden and Grut, 2002)所描述的治疗关键是,自然世界以分配情节的形式,来唤起情绪和记忆,然后(来访者)可以与现场的治疗师分享和讨论。关于园艺治疗的一个更广泛的传统是由西姆森和施特劳斯(Simson and Straus, 1997)描述的。

在治疗中最充分使用自然世界发展框架的,可能是以色列治疗师罗农·伯杰(Ronen Berger)创建的自然治疗(Berger, 2004, 2005, 2008; Berger and McLeod, 2006)。自然治疗是创造性艺术治疗与其他治疗方法如心理动力学、格式塔和荣格等思想的结合。自然治疗中的一个关键概念是来访者、治疗师和自然之间的"三元关系"。这一关系中的每一个参与者都会影响另一方。自然被认为是一种力量,它对人有着自发的影响。例如,在自然治疗期间,一个人可能在强风中上山,感觉寒冷。这种经历可能引发人们对脆弱的想法和幻想。片刻之后,太阳可能会出来,人会感到温暖,这可以唤起安全和抚育的形象。治疗师的角色之一是为小组参与者选择有可能刺激特定类型经历的环境。例如,日落和夜幕降临有可能引起失落的感觉,而潮汐海岸有可能引起意识的周期性变化和更新。自然治疗利用仪式来强化人与自然的接触。鼓励来访者找到一个"自然中的家园",这代表了一种"安全基础"的形式,在其中可以探索棘手的个人问题。

自然治疗已应用于许多人的一系列问题:创伤后应激障碍(PTSD)、儿童学习困难、焦虑、抑郁。自然治疗的过程在两个维度上进行。首先,它为来访者提供了他们在其他治疗中发现的相同治疗经验,比如与治疗师的关系、一个回忆的机会、讲述他们的故事、反思他们的经历以及尝试不同的行为的机会。然而,除此之外,自然治疗产生了一种与自然世界相联系的感觉,即对人类制造的物体和活动之外的事物的认识。这种意识有助于发展更广阔的人生观,在很多情况下都是有价值的。此外,对于一个经历自然治疗的人来说,自然界在他/她的整个生活中更像是一种资源。

户外环境在咨询和心理治疗的应用,代表了一种重要新兴形式的实践。这是一种提出了新挑战的实践形式。很显然,打算与来访者一起户外工作的咨询师需要特定的培训,以培养适当的能力。例如,在将来访者带到可能受伤的荒野地区时,存在安全问题。咨询师进行这种形式的工作也需要其他方面的知识,例如生态学等知识。此外,还需要进一步研究户外治疗在不同来访者群体中的有效性,及其发生的治疗过程。尽管如此,户外和自然的咨询方式似乎在将来会扩大,两者都是为了回应公众对环境意义的日益认识,因为这些方法为人们创造新的方式提供了重要的可能性,从而使他们的生活发生了意义重大的变化。

专栏 12.4　实践中的户外治疗:克服进食障碍

如何运用户外治疗的一个案例来自理查兹(Richards, 2003)及理查兹和皮尔(Richards and Peel, 2005)。在他们的研究中,一组患有顽固性进食障碍的女性使用了冒险治疗,这在以前的常规室内治疗中没有应用过。这些女性花了五天时间参加

第十二章　咨询的新视野：女性主义、哲学、表达性和基于自然的方法

> 了一系列具有挑战性的户外活动,包括划艇、攀登和步行。该计划是由职业户外专家协助咨询师工作,而后请女性对她们在每一个活动中的体验展开讨论。参加该项目的大多数女性报告说,该项目在减轻她们的饮食紊乱症状方面取得了显著的进步。一些女性发现这种经历是跨形式的,并且觉得她们能够以完全不同的方式体验自己,产生更强的自信感。而就帮助者团队重要一员的治疗师观察,参加该项目的女性能够比在传统的治疗关系中更快速、更深入地探索重大的个人问题。
>
> 这项研究的结果说明了一些可以使户外治疗如此有效的过程。寻求帮助的人接触到新的体验,请他们以新的眼光看待自己。请他们展示新的行为和优点。所有这些都是在高挑战性和高群体支持的背景下发生的,远离了那些可能引发以前感觉、思想和行为模式的日常环境。从整体上看,这种经历在情感上和身体上都是强烈的、生动的记忆,可以很容易地成为一个人生活中的转折点或顿悟时刻。

结　论

本章所讨论的四种治疗方法——女性主义、哲学、表达和户外,它们尚未成为当前主流实践的一部分。它们代表了一些不同社会和文化因素对咨询的影响。女性主义者治疗是回应社会行动或政治议程的对咨询进行重新调整的一个例子,与大多数治疗理论和实践的政治中立性质相反。哲学咨询是一个以完全不同的知识学科为基础的治疗实践的例子。在咨询中,表达性艺术治疗方法是一种吸收永恒的文化传统和实践的咨询——在艺术作品中象征经验的能力,创造事物的动机和"特殊"的时刻。最后,户外、冒险、荒野和自然的治疗方法是复杂的,它综合了几个文化来源,包括生态和环境政治。

但愿,本章所提到的这些方法的涵盖范围,足以证明它们每一种方法都对当前主流理论和实践的方法和思路有所助益。似乎是这些创新方法的每一种都为治疗带回了对人类有何意义的一个方面,这些方面在被人们已经在行业中占有一席之地的纯心理意向所掩盖。然而目前,这些方法对实践影响的广度和类型尚不清楚。相反,从女权主义、户外和哲学的角度来看,几乎可以肯定的是,它们都需要进一步的训练和研究,至少对于大多数咨询师来说如此。

思考与讨论的问题

1. 拉哈夫和其他哲学咨询师坚持认为他们不处理心理过程。你相信这可能吗？人们能否在不考虑心理因素的情况下克服他们的问题？

2. 你认为性别问题对来访者—咨询师关系，以及来访者想要解决的问题有多大的重要性？

3. 女性主义思想对男性咨询师和来访者的影响是什么？

4. 女性主义咨询在什么程度上只适用于或有助于已经拥有女性主义信仰的女性？女性主义咨询是否必然意味着转换为女性主义的思维方式？

5. 反思艺术创作在你的生活中所具有的意义。写作、绘画、涂色、音乐制作或其他形式的艺术表达对你有什么"治疗"作用？这些活动对你有什么帮助？

6. 反思户外环境在你的生活中所具有的意义。散步、爬山、园艺或其他与自然有关的方式对你有什么治疗作用？这些活动对你有什么帮助？

7. 在本章中描述的创新方法在多大程度上适用于**所有**类型的呈现问题？对于每种方法，列出两种或三种类型的问题或客户群，对于它们（他们）来说，这种方法可能是**最有用的或最没用的**。

进一步阅读的建议

有三本斯通中心的书籍《联系中的女性成长：斯图中心作品》(*Women's Growth in Connection: Writings from the Stoner Center*, Jordan et al., 1991)、《多样性中的女性成长：来自斯通中心的更多作品》(*Women's Growth in Diversity: More Writings from the Stone Center*, Jordan, 1997a)、《联系的复杂性：来自斯通中心吉恩·贝克·米勒培训机构的著述》(*The Complexity of Connection: Writings from the Stone Center's Jean Baker Miller Training Institute*, Jordan et al., 2004)，它们提出了一个有说服力和连贯性的女性主义实践模式，已经应用到了有一系列不同问题的来访者群体中。乔丹(Jordan, 2000)为这种方法提供给了一种易理解的简介，罗布(Robb, 2006)对其历史发展作了概述。这本《女性与治疗》(*Women and Therapy*)杂志也很值得阅读，因为其中涉及女性主义研究和学术。

哲学代表着一个广阔的、多方面的研究领域。布莱克本(Blackburn, 1999)和霍斯珀斯(Hospers, 1997)提供了对哲学分析方法的入门介绍。马吉(Magee, 1998)的《哲学故事》(*The Story of Philosophy*)通过伟大的哲学家展现了一趟娱乐性的旅程，并且它还有个优点就是有非常华丽的插图。霍华德(Howard, 2000)的书《咨询与心理治疗哲学：毕达哥拉斯的后现代主义》是迄今为止唯一一尝试提供哲学思想及相关治疗实践的概述。霍华德的书一直很有趣，而且非常适合从业者。它可能是目前这个领域唯一

第十二章 咨询的新视野：女性主义、哲学、表达性和基于自然的方法

"必读"的书目。梅塞尔和伍尔福克(Messer and Woolfolk, 1998)写的论文通过使用案例研究的方法，有效地解决了在治疗中应用哲学的一些关键问题。在拉贝(Raabe, 2006)作品中可以发现一个对"无意识"概念的有价值的分析。马里诺夫(Marinoff, 2001)、拉贝(Raabe, 2001)和舒斯特(Schuster, 1999)是最近回顾当前哲学咨询发展和实践的文章，包含了大量有价值的想法、见解及案例说明。一本著名的对哲学与日常问题关联性的介绍是《柏拉图不是百忧解》(Plato not Prozac, Marinoff, 2000)。

想要发展艺术创作对人类生活的意义，需要熟悉艾伦·迪斯纳亚克(Ellen Dissnayake)的思想，比如她的经典著作《审美之源：艺术何去何从》(Homo Aestheticus: Where Art Comes From and Why, Dissanayake, 1992)。马里恩·米尔纳(Marion Milner)是一位精神分析师，她把自己作为艺术家的个人经历写了下来。她的书《关于不能绘画》(On Not Being Able to Paint, Milner, 1957;最初以化名于1950年出版)对传播艺术鉴赏者的艺术鉴赏力有很大影响。描述当代艺术治疗实践的关键书籍是鲁宾(Rubin, 2005)、沃伦(Warren, 2008)和韦纳(Weiner, 2008)的作品。《心理治疗中的艺术》(The Arts in Psychotherapy)是一本有趣的值得一读的杂志，其中有各种形式的表达性艺术治疗的临床和研究文章。

关于自然和户外治疗意义和潜力的有价值的选择，有一本值得一读的经典书籍，它发起了整个生态心理学运动：《生态心理学：恢复心智，治愈地球》(Eco-psychology: Restoring the Mind, Healing the Earth, Roszak et al., 1995)。想要获得发现人类作为自然界的一部分所具有的欣赏魅力的独特品质，没有比大卫·艾布拉姆(Abram, 1996)的《感官的魔咒：人类世界中的感知和语言》(The Spell of the Sensuous: Perception and Language in a More-Than-Human World)更好的书了。

第十三章 不同思想与方法的结合：融合治疗的挑战

△ 导言
△ 治疗理论的内在统一
△ 理论整合运动
　　关于融合与"纯粹"方法优点的争论
△ 实现融合的策略
　　技术折中主义
　　共同因素法
　　理论整合
　　同化整合
　　协作多元主义
△ 结论
△ 进一步阅读的建议

导　言

本章讨论了从不同理论角度所获得的思想与方法的融合所涉及的问题。第四至十二章回顾了当代治疗中使用最广泛的理论和方法,从弗洛伊德的心理治疗开始,到后现代实践的最新发展,这些关于不同方法的章节可以理解为对不同方法的独立描述。理论文献为咨询师提供了丰富的资源。在过去,咨询师倾向于在单一的理论导向下接受培训,并在整个职业生涯中坚持这一套思想和方法。相比之下,近年来,咨询师越来越倾向于在培训中接触各种各样的思想,并在工作中寻求将不同的概念和技术与来访者结合起来的方法。基于治疗理论包含有价值的"真理"这一假设,越来越多的咨询师采取了发展自己个人方法的目标,这与他们的生活经历、文化价值观和工作环境相一致。然而,将理论与实践结合并不简单。每一个离散的理论取向都包含了一系列关于如何治疗的原则和实践。其中一些原则并不容易互相吻合,甚至可能互相矛盾。因此,整合理论的任务对所有的咨询师来说都是一个巨大的挑战。

通过考量贯穿全书的关键思想、关于理论的作用以及在心理咨询和治疗领域相互竞争的"学派"或方法之间的差异,我们可以认识到这一挑战的严峻程度:

- 前面章节中所讨论的每个"纯粹的"理论取向都代表了一种可行的实践结构——在这些方法的支撑下都能很好地进行工作,并且有一些治疗师在他们的整个职业生涯中找到了他们所支持的方向的意义和价值;
- 越来越多的治疗师(可能超过一半)将他们的治疗方法定义为"折中主义"或"融合治疗",而不是某种"纯粹的"理论导向;
- 能够提供一种安全、秘密的关系,提供希望和某种框架来探索和解决生活中的问题,以及与他人的联系比理论更重要;
- 有效的咨询必须有一个连贯的框架来理解咨询师想要达到的目标;
- 在多元文化的民主社会中,相互竞争的价值体系和文化传统将不可避免地产生关于人格和咨询目标的不同看法——某种程度的理论多样性和争论是健康的和必要的;
- 可以说,所有形式的治疗的成功是由于共同因素的核心作用,例如信任和关怀的治疗关系的存在;
- 心理咨询和心理治疗的理论反映了在历史上任何特定时刻最前沿的思想和关注点;治疗理论正在不断地进行重建,以反映当前的社会问题和发展;
- 几乎所有关于治疗有效性的研究都是基于对特定理论方法的评估,而关于融合治疗方法的有效性的研究很少;

- 几乎没有证据表明某种咨询理论比其他理论更有效或更"正确";
- 有许多专业协会和期刊代表着单一理论人群的利益,但是很少有网络或专业团队是建立在融合方法的基础上;
- 咨询中的主流运动是朝着增加理论趋同和共识的方向发展;
- 从来访者的角度来看,无论咨询师采用哪种理论导向,咨询的经验基本是一样的。

这些观点提醒我们,对于咨询师和治疗师而言,任务的复杂性是在不同的主流治疗传统中实现思想和方法之间的有效平衡。本章的目的是探讨心理咨询师和治疗师为有效、安全地将不同理论融入其实践而制定的策略,以保持一种对各种因素和资源开放的连贯有效的实践形式。

治疗理论的内在统一

从心理咨询和心理治疗作为人类主流服务行业的一开始,就有人指出理论方法之间的相似性要比差异性大得多。例如,1940年,心理学家古德温·沃森组织了一次研讨会,会上诸如索尔·罗森茨维格(Saul Rosenzweig)、卡尔·罗杰斯(Carl Rogers)和弗雷德里克·艾伦(Frederick Allen)等知名人士一致认为,良好的来访者—治疗师关系、洞察力和行为变化等因素是所有成功治疗的共同特征(Watson, 1940)。费德勒(Fiedler, 1950)的早期研究发现,不同方向的治疗师对于理想治疗关系的构想持有非常相似的观点。

在这一领域最有影响力的作者或许是杰罗姆·弗兰克(Frank, 1973, 1974),他的著作《劝导与治疗:心理治疗的比较研究》(*Persuasion and Healing: A Comparative Study of Psycho therapy*)([1961]1973)一直是心理治疗领域的重要著作。弗兰克认为,治疗的有效性并不主要由于采用了特定治疗策略(如自由联想、解释、系统脱敏、否认不合理信念、感觉反映),而是由于一些一般性或"非特定"因素的作用。弗兰克(Frank, 1974)将主要的非特定因素确定为支持性关系的产生,来访者可以理解其问题和原理,灌输希望、表达情感,以及来访者和治疗师对治疗过程的参与。

弗兰克(1974: 272)认为,尽管这些因素通过不同的咨询方法以不同的方式传递,但它们都是"通过给它们贴上标签并将它们纳入概念计划,以及提供成功经验,来提高患者对内外部力量的掌控感"。杰罗姆·弗兰克建立的非特定治疗因素模型更加令人信服,因为他的分析不仅基于对西方工业社会心理治疗的研究,而且还包括对所有文化中治疗实践的研究证据。

专栏 13.1 "意志消沉"是治疗中的常见因素

杰罗姆·弗兰克(Jerome Frank, 1910～2005)的伟大贡献之一,是他能够以超越任何一种方法的极限但适用于所有方法的方式来描述治疗过程。这一策略的一个很好的例子,是他使用了意志消沉的概念来解释为什么一个人会将寻求治疗放在首位。弗兰克提出:

> 所有接受心理治疗的患者的主要问题是意志消沉,所有心理治疗学派的有效性取决于恢复病人意志的能力。当然,病人很少会向治疗师抱怨他们情绪低落;相反,他们会寻求缓解各种各样症状和行为障碍的方式,患者和治疗师都将其视为治疗的首要目标。然而,通过临床经验证实,对一般人群的调查表明,只有一小部分有精神病理症状的人来接受治疗;显然,必须增加一些与他们的症状相互作用的其他东西。这种心理状态,可以被称为"意志消沉"(demoralization),是由于长期无法应对来自内部或外部的压力而导致的,而这些压力是患者本人和他亲近的人期望他能够应对的。它的特点是无力感、孤立感和绝望感,并非所有的这些都存在于一个人的身上。一个人的自尊受到了伤害,感到被别人拒绝是因为没有达到他人的期望。心理治疗中最常见的症状——焦虑和抑郁——是意志消沉的直接表现。

(Frank, 1974: 271)

弗兰克在这里使用的意志消沉的概念,不仅解释了被广泛接受的治疗观念(例如来访者的焦虑和抑郁),而且还有助于解释治疗理论普遍忽视的事实(为什么焦虑和抑郁的人很少寻求治疗)。使用"重塑"或"恢复意志"作为治疗的主要目标也同时带来了明显冲突的理论观点:恢复意志不仅包括自尊的恢复,还包括"处理周围人希望他能够应对的内部或外部压力"。

"非特定"假设在该领域引起了广泛的争论(Hill, 1989; Parloff, 1986; Strupp, 1986),因为它直接挑战了大多数咨询师和治疗师的信念,他们自己特定的技术和干预策略确实对来访者产生了积极的影响。这一学术争论的结果之一是,对弗兰克(1974)未提及的一系列非特定因素产生了大量的建议。格林凯威基和诺克罗斯(Grencavage and Norcross, 1990)对非特定或"共同"因素的文献进行了查阅,他们编制了一份清单,列出了查阅到的50篇文章和书籍中至少10%的因素,确定了四大类非特定因素,反映了患者特征、治疗师素质、改变过程和治疗方法。他们发现,在这次对专业意见的回顾中,最大的共识是关于宣泄和情绪放松的机会、新行为的获得和实践、有积极期望的来访者、治疗师对来访者产生积极影响的质量以及为来访者的困难提供理论依据。

第十三章 不同思想与方法的结合：融合治疗的挑战

有三个重要的证据支持非特定假设：

1. 研究结果表明，不同的理论导向、不同的策略，报告的成功率是相似的(Luborsky et al.,1975)；

2. 未接受足够培训、未掌握特定技术的非专业咨询师，似乎与训练有素的专业治疗师一样有效(Hattie et al.,1984)；

3. 对来访者在治疗中的经验的研究——当来访者被问及他们认为最有帮助的是什么(Llewelyn and Hume,1979)时，他们倾向于把非特定的因素评价得比特定的技术更高。

总的来说，对非特定因素的研究已经指出了不同治疗方法之间的巨大共同点(Hubble et al.,1999)。事实上，对特定治疗方法的过程和结果的研究所产生的意想不到的结果之一，就是发现了越来越多不同治疗方法之间的相似点。

然而，强有力的证据证明了非特定因素的关键作用，认为有效的咨询仅仅由这些共同因素组成是对非特定假设的误解。公共因素、特定技术和理论模型之间存在着各种复杂的交互作用。例如，一种特定的CBT技术的激励，如暴露于惊恐事件中，可能有增强普通或非特定因素，比如希望("这会帮助我变得更好")和治疗关系("我的治疗师理解并完全明白我所需要的，并且足够关心从而组织这次针对我需求的干预")的效力的效果，我们应该承认，任何咨询关系的核心，都有一套通用的、共同的流程。因此，理论和方法的多样性可以合理地视为一种共同活动的不同版本，而不是根本不同的活动。

专栏 13.2　非特定因素的作用：非专业咨询师的表现

在一项精心设计和控制的研究中，斯特鲁普和哈德利(Strupp and Hadley,1979)证明了在一定条件下，非专业咨询师可以和训练有素的专业治疗师一样有效。该研究在美国一所大学进行，男性来访者被推荐给专业治疗师或者对学生福利感兴趣的学者。除了斯特鲁普和哈德利(1979)发表的研究报告外，研究团队还完成了密集的案例分析，在这些案例中，他们对比了同一治疗师所见证的成功和失败案例。斯特鲁普对一名参加研究的非专业咨询师的工作进行了分析。H医生是一位四十出头的统计学教授，他最成功的来访者案例是山姆，21岁，轻度抑郁，中度焦虑，性格孤僻，缺乏自信。山姆接受了20个疗程的治疗，在疗程结束和随访治疗中得到了显著的改善。

查看这些咨询记录发现，H医生对这项任务采用了一种非常普遍的方法。他说了很多话，掌握主动权，提供建议和安慰。例如，第一节课结束时，在山姆和他的父亲讨论一些问题的时候，H医生告诉他"在感恩节周末尽量和你父亲相处，试试看，即使不成功这个世界也不会消失。"虽然 H 医生似乎很乐意鼓励山姆谈论日常话题,例如课程、学校足球队或校园政治,但有时也会引导他回到更多的传统治疗主题,比如有关女孩的困惑或与父母有关的困难,这些问题都控制着他的愤怒情绪。然而,山姆经常避免谈论困难的问题,在这些情况下,H 医生似乎没有任何策略或技术让山姆专注于治疗。H 医生通常给山姆一杯茶。咨询期间几乎没有沉默。

因此,在许多方面,H 医生的行为方式并不像一位受过训练的咨询师所期望的那样。斯特鲁普(1980c:834)评论说,从研究小组分析录音带的角度来看,"许多交流最终变得单调乏味,就像在理发店里听到的谈话一样。"然而,山姆的情况依然得到了改善。他从治疗中获得的好处可以归因于各种非特定因素的作用。斯特鲁普对这个案例进行了如下总结:

> (H 医生)表现出一种和蔼、接纳和支持的父亲态度,这种态度延伸到山姆的生活、学术追求和职业选择中。这与山姆和他父母的关系形成了鲜明的对比……治疗师和病人之间建立了友谊,山姆显然很享受。当 H 医生成为山姆的盟友和知己时,治疗师会拒绝山姆让他成为愤世嫉俗的同伴的尝试。
>
> (Strupp, 1980c:834)

H 医生对该案例的看法是:

> 我觉得我马上就明白了他的问题所在,而且这些问题都是非常小的,所以我可以用一点同情心和一种兄弟关系来解决它们。大多数时候我们只是交谈,我鼓励他做一些事情,而不是坐在他的房间里。他对一些建议的反应相当不错。我认为他只是在人生的某个阶段,当他感到孤独的时候,和他的女朋友分手的时候,他有点沮丧……这不免让我回想起自己十八九岁时相似的阶段。
>
> (Strupp, 1980c:837-838)

这个案例中出现的非特定因素是来访者能够进入一段让他得到较高尊重和接受的关系当中。在这段关系里,治疗师充当一个处理社会问题的有效模型,来访者被允许讲述他的故事,而治疗师提供了一个框架(他自己的人生哲学)来理解问题并解决它们。

理论整合运动

从历史上看,心理治疗行业主要围绕着截然不同的、独立的思想或理论模型,每一套都由自己的培训机构或专业协会支持。大多数心理治疗教科书都是围绕逐个理论家

第十三章 不同思想与方法的结合:融合治疗的挑战

的章节来组织的,比如弗洛伊德、罗杰斯、珀尔斯和艾利斯,或者专门研究单一的思想流派。这些特征给人的印象是,咨询师通常是这些分支中的某一个的成员,并且坚持一种特定的方法。然而,咨询师和治疗师们正越来越多地关注理论的纯粹性。20世纪60年代和70年代的一系列研究表明,越来越多的咨询师和治疗师将自己描述为"折中主义"或"融合主义",而不是任何单一模式的追随者。例如,加菲尔德和库尔茨(Garfield and Kurtz,1974)对美国的855名临床心理学家进行了调查,发现55%的人将自己定位为折中主义者,16%的人认为自己是精神分析/精神动力学派,10%的人认为自己是行为主义者,7%的人奉行罗杰斯流派思想、人本主义和存在主义(剩下的12%被划分为其他不同的学派)。

加菲尔德和库尔茨(1977)在他们1974年的研究中,对折中主义的临床心理学家进行了跟踪调查,结果发现49%的人在过去的某个时间坚持单一理论,45%的人一直认为自己是折中的。曾经是单一方法导向的人中,主要的转变是从精神分析和罗杰斯流派到折中主义。普罗查斯卡和诺克罗斯(Prochaska and Norcross,1983)在一项对美国410名心理治疗师的调查中,折中主义者占30%,心理动力学派占18%,精神分析学派占9%,认知主义者占8%,行为主义者占6%,存在主义者占4%,格式塔流派占3%,人本主义者占4%,罗杰斯学派占2%,其他学派占15%。奥沙利文和德莱顿(O'Sullivan and Dryden,1990)发现,英国某地区有32%的临床心理学家将自己定位为折中主义者。

霍兰德斯和麦克劳德(Hollanders and McLeod,1999)对英国300多名心理咨询师和治疗师进行了调查,调查对象来自一些专业协会。参与者被允许以一种尊重其理论影响复杂性的方式描述他们的理论取向。例如,当被问及他们使用的干预技术时,95%的人表现出不同的干预策略组合。根据他们的理论框架,49%的受访者称自己是明确的折中/融合型,另外38%的人是含蓄的折中/融合型(用单一的理论模型来证明自己,但也承认受到其他模型的影响)。在霍兰德斯和麦克劳德(1999)调查中,只有13%的人可以被视为"纯粹"方法的明确追随者。由BACP(英国心理咨询和心理治疗协会)进行的会员调查显示,36%的成员认为自己是人本主义的取向,25%为精神动力,13%为融合型。然而,大多数采用"纯"方法的人也表示,他们受到了其他模型的影响。一项对美国心理学协会第12分部(临床心理学)成员的调查显示,29%的人选择折中/融合型作为他们的主要理论取向(Norcross et al.,2005)。

这些研究提出的一个问题是,很难找到有意义的方法来获得关于咨询师理论方向的信息;有诸多不同的、特殊的方法组合,以至于很难设计一份符合咨询师对自己看法的调查问卷(Poznanski and McLennan,1995)。因此,很难将不同研究的结果与那些支持特定方法的治疗师比例进行比较,或者解释可能发生的历史趋势,研究结果也高度依赖于使用的治疗师的样本。然而,在所有心理咨询师和治疗师的调查中,有一大趋势是,某种形式的折中主义/融合主义要么已经成为最流行的单一方法,要么已经成为在单一模式下运作的治疗师的重要影响力来源。这一职业似乎也在逐渐远离理论的纯粹性,转向折中主义/融合主义。例如,诺克罗斯等人(Norcross et al., 2005)的研究要求受访者指出其理论发展的轨迹。他们发现,在样本中,有一半的折中主义治疗师先前认为自己致力于单一的模式,并逐渐将其他方法和思想加入到他们的原始方法中。

关于融合与"纯粹"方法优点的争论

折中主义和融合主义趋势的根源可以在该领域的一些最早的著作中找到。例如,当行为主义在20世纪三四十年代开始产生影响时,许多作家如多拉德(Dollard)、米勒(Miller)和罗森茨维格(Rosenzweig)开始探索行为分析思想和精神分析方法之间的联系和联系的方式(参见 Marmor and Woods, 1980)。随着20世纪50年代人本主义思想的兴起,它与现有方法之间的共性和分歧得到了广泛的讨论。很可能有人会说,根本就没有所谓的"纯"理论。所有的理论家都受到过去的影响。弗洛伊德的思想可以被看作是哲学、医学、生物学和文学概念的创造性整合。以来访者为中心的模式包含了精神分析、存在主义和现象学哲学以及社会心理学的观点。认知行为方法是两种心理理论整合的公开的例子:行为主义和认知心理学(以及建构主义哲学)。然而,直到19世纪60年代的主流观点仍是,用不同的模型和方法提供与来访者的工作方式是可能的,但是总的来说,理论"纯粹"仍是首选。

许多有影响力的作家仍然相信,任何形式的理论结合都不可避免地会导致混乱和困惑,并且必须坚持一致的方法。反对融合主义趋势的声音还包括艾森克(Eysenck),他断言,遵循理论融合的方向只会导致:

> 理论、程序、治疗的大杂烩,没有合理依据的工作,无法测试或评估。科学和医学需要的是明确的理论,可以使特定类型的病人获得特定的方案。

(Eysenck, 1970: 145)

艾森克(1970)认为,只有行为治疗才能提供他认为必要的那种逻辑一致、科学评估的方法。另一位整合主义的批评者萨斯,这次却从精神分析的角度来看:

> 心理治疗师声称自己的治疗方法灵活多变,能根据病人的需要量身定做,他的做法是扮演各种角色。他可能是一个催眠的魔术师,可能是一个富有同情心的朋友,可能是给病人注射镇静剂的医生,也可能是一个经典的分析学家等。折中主义的心理治疗师通常戴着各种各样的心理治疗口罩扮演各种角色,但并没有精通多种治疗技术,而是经历了埃里克森之后的"职业认同扩散"。总而言之,试图成为所有人的治疗师可能对他自己来说什么都不是,他没有任何特殊的心理治疗。如果

他从事强化心理治疗,他的病人很可能会发现这一点。

(Szasz, 1974: 41)

理论纯粹主义者认为,不同的方法背后存在着相互冲突的哲学假设,任何将它们结合在一起的尝试都可能导致混淆(艾森克)或不真实性(萨斯)。例如,在精神分析中,一个人的行为最终被认为是由受压抑的童年经历所产生的无意识动机所决定的。相比之下,人本主义理论认为人是有选择和自由意志的。可以说,这些是理解人性的不可调和的对立方式,当把它们结合成一种咨询方法时就会产生矛盾(Patterson, 1989)。另一种困惑是通过从背景中获取想法或技巧而产生的。例如,系统脱敏是一种治疗技术,它是在一个行为的视角下发展起来的,在这种情况下,焦虑被理解为一种对刺激的条件性恐惧反应。一个理解焦虑对自我概念的威胁的人本主义咨询师可能会邀请来访者参与一个表面上类似于系统脱敏的疗程,但是这个过程的意义将是完全不同的。折中方法可能导致的最后一种混淆,反映了从不同的理论中掌握概念和方法所涉及的困难。根据这一论点,要在一种方法中成为一名称职的咨询师,而不试图在所有方法中获得深入的理解和经验,是很难的。

如果对折中主义的主要反对意见是它可能导致混乱和误解,那么第二个反对意见是它可能破坏有效的培训、督导和支持。如果理论模型提供了一种语言,通过这种语言与来访者讨论和反思复杂的现实,那么与拥有相同语言的培训人员、主管和同事一起工作肯定是有帮助的。同样,当每个相关的人都能就术语的含义达成一致时,研究和学术就会得到促进。这是一个有力的论据,至少支持理论的高度纯粹性。例如,精神分析方法已有100多年的历史,形成了丰富而广泛的文献,涉及人类心理和文化功能的各个方面。有人认为,只有心理动力方法的专家才能真正有效地利用这些资源。对心理动力理解更为肤浅的融合论者,在这种资料中很难找到自己的出路。

尽管像艾森克和萨斯这样的作家对折中主义和融合主义的批判很有说服力,但值得注意的是,上面的引文可以追溯到20世纪70年代。当代几乎没有人试图对融合主义运动进行如此彻底的谴责。目前普遍一致的意见是,融合在原则上是一个可取的目标,但在实践中仍然难以实现。

因此我们可以看到,心理咨询和治疗领域多年来一直卷入在内部争论,讨论的是相对于融合或折中主义,理论纯粹性的优点。在这场争论的背后,还有一个更大的问题,那就是融合能走多远。即使在原则上,是否有可能创造出一个普遍接受的框架来理解人类的行为?"硬"科学(如物理学和生物学)的经验表明,至少在这些领域中,创造一种主导的"范式"(Kuhn, 1962)具有巨大的优势,有助于系统地积累实践知识。另一方面,在社会生活领域,人们有可能认为,单一框架的理解可能是难以忍受的,因为对人性与社会的基本假设争论的缺失与极权主义和独裁国家有关。从另一个角度来看,西方倾向于将现实划分为竞争性的二元论(例如精神分析和行为主义),而不是设想世界是一个无缝的整体,这也是同样危险的。

在实践中,理论纯粹主义者和融合论者之间的争论正被后者所赢得,因为越来越多的咨询师和治疗师在他们的工作中接受了至少一定程度的整合。然而,对于任何寻求将不同理论和方法结合在一起的治疗师来说,如何实现令人满意和一致的想法仍然是一个关键问题。可以采用几种融合策略,如下文所示。

专栏 13.3 　**区分不同的治疗方式或方法:也许错误才是重要的**

很明显,有一系列不同的咨询理论方法,也有一些被所有(或大多数)咨询师使用的常见的或非特定的策略和干预措施。如何才能确切地知道某一特定的咨询师正在使用什么方法?一些研究人员一直在努力研究方法,以识别和区分咨询师在日常工作中与来访者打交道时所采用的治疗方式。针对这一目标,提出了两种基本的研究策略。首先,一些研究人员制定了问卷,其中包括可能使用的所有干预措施和方法。然后,由咨询师完成这份调查问卷,以表明其使用了哪些干预措施,是针对一般情况还是针对特定的案例或场合。诸如此类的问卷有治疗程序清单(*Therapeutic Procedures Inventory*, McNeilly and Howard, 1991)和综合治疗干预措施评分量表(*Comprehensive Therapeutic Interventions Rating Scale*, Trijsburg et al., 2004)。

另一种方法是创建一个由外部观察者使用的评级标准,该观察者在工作时听一段音频或观看咨询师的视频。这种方法是由恩里科·琼斯以心理治疗 Q 分类技术的形式开发出来的(Ablon and Jones, 1998、2002; Jones and Pulos, 1993)。第一,由这些工具生成的数据表明,所有治疗师实际上都参与了相当广泛的干预措施,包括严格来说不算是方法的方法(如心理动力学治疗师偶尔会使用 CBT 干预,反之亦然)。第二,很容易识别非特定的干预措施,例如特里吉斯堡等人(Trijsburg et al., 2004)描述的一组干预措施是促进性的:对来访者表现出同情和接纳,并建立融洽的关系。大部分时候每个人似乎都在做这些事情。第三,本研究表明,大多数治疗师所做的干预可分为三大类:针对改变当前行为的干预;专注于理解过去经验中问题的来源;关注当前的思维和感觉模式。麦克尼尔和霍华德用以下术语总结了他们的发现:

> 我们的结果表明了治疗干预的三个目标或主题。一是通过帮助患者了解其病理功能的模式和来源来增强患者的功能。二是通过学习其他应对策略,帮助患者获得掌握。三是通过将患者转移到更全面的思想和情感体验中来鼓励自我认知(根据这种经验自我意识,可能会有更多的适应性行为)。
>
> (McNeilly and Howard, 1991: 232)

> 治疗师的工作可以根据三大主题进行分类的结果支持了从费德勒(Fiedler，1950)到戈德弗里德(Goldfried et al.，1998)等人和斯科沃霍尔特、詹宁斯(Skovholt and Jennings，2004)的长期研究成果。而诸如斯科沃霍尔特和詹宁斯这样优秀的治疗师，无论说服力有多强，都倾向于用与来访者相似的方式行事，并且他们所支持的具体方法或方向可能更多地强调问题(关于其中一个主题)，而不是反映任何基本的风格差异。最后，研究治疗师风格得出的最有趣的发现之一是可能更容易识别不同治疗方法的特征或弱点，而不是预期治疗师活动的模式。在一项比较心理动力学和认知-行为治疗师活动的研究中，琼斯和普罗斯(Jones and Pulos，1993)发现，一组经验丰富的心理动力学治疗师具有的强烈特征是，他们被认为是"遥远而冷漠"的。相反，在一组经验丰富的认知-行为治疗师中，最具特色的是治疗师倾向于对相互作用施加过多控制，结果是来访者没有掌握主动权，而是被动的。
>
> 尼尔森等人(Nilsson et al.，2007)的一项研究结果进一步证实了这些发现。该研究要求患者用自己的话描述他们在认知-行为治疗或心理动力治疗中的变化体验。接受过无效认知-行为治疗的患者说，他们的治疗师的方法是客观化的("被视为更像是一个人")，而接受过无效的心理动力治疗的患者则感觉治疗师的中立性和距离感是"沉默的"和"脱离的"。

实现融合的策略

如何将不同的理论和技术结合起来？在心理咨询和治疗行业中，创造一种更广泛、更包罗万象的方法采取了各种形式(Mahrer，1989)。在实践中，对理论与方法相结合感兴趣的咨询师和治疗师形成了多种不同的融合途径：技术折中主义、共同因素法、理论整合、同化整合和协作多元主义。

技术折中主义

折中治疗是指治疗师从各种理论或模型中选择最佳或最合适的技术，以满足每位患者的需求。折中主义在治疗中应用的一个显著特点是，它几乎完全集中于治疗技术或程序的选择，而很少注意这些干预措施的理论框架问题：

> 尝试一种理论上的和解就像试图描绘宇宙的边境一样徒劳。但是，阅读大量

> 关于心理治疗的文献、寻找技术，可以丰富临床、有益治疗。
>
> (Lazarus, 1967: 416)
>
> 不管多么有趣、可信、有吸引力的理论，其实都是技术，而非理论，实际上是作用于人的。因此，对心理治疗效果的研究一直是对技术有效性的研究。
>
> (London, 1964: 33)

折中主义是一种非常实用的治疗方法，它关注的是在实践中起作用的东西，而不是过多纠缠于理论构建的人或系统的潜在形象。

作为一种治疗实践形式，"折中"(eclectic)一词在20世纪60年代很流行，但后来已经失宠。虽然折中主义是一个很有吸引力的想法，有很多直接的意义，但是纯折中主义的缺点是它没有规定技术选择所依据的标准。缺乏对理论的兴趣加剧了这一困难，因为它消除了可能有助于识别适当技术的来源。在没有这样的标准的情况下，医生可能会倾向于根据薄弱的理由来选择干预措施(例如，"我参加了一个关于CBT的周末研讨会，所以我下周的所有来访者都将得到家庭作业")。因此，近年来，未经定义的或"简单"的折中主义被批评家们认为是一种糊涂的方法："折中主义包含了不规范的主观性。"这些心理治疗师中有许多人在虚无主义中游荡，不分青红皂白地尝试新的流行方法。

那些仍然相信折中主义潜在价值的实践者受到这些批评的刺激，去发展一种更系统的方法来选择技术。这种更为严谨的折中主义被称为技术折中主义。技术折中主义的实践基于两个关键原则：

1. 仔细评估病人的问题、个性和治疗目标；
2. 用研究证据来引导有效干预方案的选择，以符合来访者的特征。

在技术折中主义的发展中有两个关键人物，都是美国有影响力的临床心理学家：阿诺德·拉撒路和拉里·贝特勒。由拉撒路构建的方法被称为多模式治疗(Eskapa, 1992; Lazarus, 1989a, 1989b, 2005)。来访者呈现的问题在七个不同的领域进行评估：行为、情感、感觉、意象、认知、人际关系和药物/生物。拉撒路(1989a, 1989b)使用术语BASIC-ID作为这些领域的助记符。治疗师的任务是确定来访者的主要关注点，使用评估访谈和多模态生活历史问卷，然后根据研究结果选择最相关的干预技术。在实践中，拉撒路的技术折中主义主要是在认知-行为治疗中运作的。以色列心理学家穆利·拉哈德以其BASIC Ph框架(信仰、影响、社会、想象力、认知、生理)(Lahad, 1992, 1995, 2002)，在人文主义和创造性领域上开发了一种有所类似的方法。BASIC Ph框架系统在与儿童有关的工作中得到广泛应用，它在研究证据上的严格程度不如多模态治疗模式。

对技术折中主义的另一重大贡献是由贝特勒和其同事开发的系统治疗选择方法

(Beutler, 1983; Beutler and Clarkin, 1990; Beutler et al., 2005)。系统治疗选择中使用的评估矩阵围绕六个关键变量：问题复杂性、慢性、功能性损伤程度、应对方式、抵抗水平和痛苦。对于许多治疗师来说，这种方法的一个吸引人的特点是它对来访者的个性和即时体验高度敏感。例如，倾向于外化问题的来访者会对高结构水平的干预做出更好的反应，而倾向于内化问题的来访者会对促进洞察力和自我意识的干预做出更好的反应。同样地，病人的即时痛苦水平可以作为一个指示器，指示治疗师是否应该提供支持或挑战。这种方法超越了最初在技术折中主义和技术上的强调，并为根据来访者的需要建立来访者—治疗师关系提供了一系列的可能性。值得注意的是，拉里·贝特勒最初接受的培训是以来访者为中心治疗(参见 Beutler, 2001)。

技术折中主义的一个主要优点是，这种关于融合的观点在很大程度上是理论性的，因此避免了关于理论结构兼容性(或其他方面)的无意义争论。另一方面，主要关注技术而非理论是很危险的，这种方法遗漏了部分或全部有价值的、可以为实践提供组织原则的功能理论(见第三章)。技术折中主义的一个关键挑战是，它依赖于关于特定技术与特定来访者的声音而存在。而这样的证据通常是不可用的，这就迫使临床医生依赖其个人经验，而这些经验至少在一定程度上受到理论假设、猜想和其他因素的影响。另一个挑战是，技术折中主义要求治疗师具有高水平的知识和能力，包括评估程序、熟悉研究证据以及有效地提供特定技术。

折中主义为不同治疗传统的思想和方法的结合提供了很多策略(Lazarus et al., 1992)。折中主义收到的"坏消息"可能是由于它是最早被广泛宣传的融合治疗——在很大程度上，其他方法(下文将讨论)的可信度建立在判定它们"比折中主义更好"的基础上。折中主义对心理咨询和治疗业的持久吸引力，可以从提供技术目录书籍的广泛销售中看出，如卡雷尔(Carrell, 2001)、赛瑟尔和沃斯泰尔(Seiser and Wastell, 2002)和亚隆(Yalom, 2002)。

专栏 13.4　基于单一方法治疗的局限性

关于治疗有效性的文献包括大量的研究，证明了"纯粹的"单一理论方法的有效性(参见 Lambert, 2004)。然而，也有证据表明至少有一些来访者对他们所经历的严格定义的治疗方案感到不满意。兰伯特和沃巴特(Lilliengren and Werbart, 2005)在一项研究中对接受心理动力治疗的来访者进行了深度访谈，结果发现，约有 40%的来访者认为他们的治疗中"缺失了一些东西"。虽然这些来访者中的大多数报告说他们已经从治疗师提供的服务中受益，但他们也认为所提供的服务存在内在的局限性，其结果是他们的治疗经历不完整。由非常不满意的来访者撰写并由贝茨(Bates, 2006)

> 编辑的一系列文章提供了不同类型的证据。这些来访者的故事中反复出现的主题是,他们觉得自己受到了治疗的损害,并不一定是他们的治疗师是剥削性的或人格混乱,但他在意识形态上过于僵化——当一种特定的方法或干预线显然不起作用时,他们坚持增加干预的力度,而不是尝试不同的东西。

共同因素法

融合治疗的共同因素与斯科特·米勒、巴里·邓肯和马克·哈勃的工作有关,最近布鲁斯·瓦波德也参与了这项工作。这种融合形式的指导原则来自杰罗姆·弗兰克(Frank, 1974)的著作,指出了在各种心理咨询和治疗中存在的许多治疗元素(或"共同因素"),实际上在全世界的治疗实践中也存在(Miller et al., 1997、2005; Duncan & Miller, 2000; Hubble et al., 1999)。有四个共同因素被认为是特别重要的:治疗外事件(在治疗室外发生的有益体验——例如,病人与支持他们的人成为朋友);治疗关系;对变革的希望和积极期望的灌输;具体的"治疗仪式"(治疗工作的结构,技术的使用)。研究者认为,我们生活在一种文化中,在该文化中,关于什么导致了个人问题,以及如何解决这些问题,存在着许多相互矛盾的、可供选择的理论。因此,有必要将治疗建立在每个个人来访者都信奉的"改变理论"之上:干预应该是对来访者理论的补充。

从共同因素的角度来看,有效治疗的秘密在于,以病人的信念为起点,关注对每个病人有效的东西,然后定期获得病人对治疗过程和结果的反馈。在治疗期间收集反馈("现在什么会有用?""我们刚才的讨论有多大帮助?")在每次治疗开始时,使用会话评定量表(SRS)来评估治疗关系的质量,并使用结果评定量表(ORS)来监测来访者所取得的变化量。这些是简短的量表,只需要几分钟就能完成。目的是给病人一个明确的机会来交流其观点,关于在治疗中什么是有效的,而不是无效的。有证据表明治疗正在发挥作用,那治疗就可以继续。如果出现了暂停和回顾过去的信号,那么治疗就是不起作用的。

尽管共同因素法的核心成员主要受到焦点解决治疗思想的影响(Miller et al., 1996),但不管他们的主要理论取向是什么,他们的方法都可以被任何咨询师或心理治疗师轻易采用。从共同因素法的观点来看,什么都是可以治疗的——关键的标准是它是否对病人产生积极的影响。共同因素法支持者把自己定位为主流治疗的激进批评者;他们将自己所做的事情描述为一种"思考治疗的新方式"(Miller, 2004),并建立了一个网站,试图从共同因素的角度来解释一系列专业问题,在这个网站中,来访者被描绘成一个雄心勃勃的人物,机智地寻求改善自己的生活(Duncan et al., 2004)。

融合治疗的共同因素法在为理论纯粹性的支持者提供一个连贯的反论点方面具有高度的影响力。共同因素的概念已经把许多实践者从最初的单一理论训练中解放出来。然而,直到现在,公共因素模型还没有刺激除米勒、邓肯和哈勃团队以外的专业团队的形成。这可能是因为"共同因素"模型实际上并没有具体规定治疗师在具体的程序和技术方面应该做什么(除了访问来访者的变更理论和使用结果信息之外)。共同因素模型作为一种"元视角"运作,对于那些已经在一系列特定方法中胜任的治疗师来说是有用的。

理论整合

理论整合可以定义为一种新的治疗方法的构建,该方法借鉴已有方法中的概念和方法。实现理论整合的一个关键策略是找到一个中心的理论概念或框架,其中可以包含一些或所有现有的方法。巴克姆(Barkham, 1992)提出,成功实施这一战略需要识别高阶结构,这些结构可以解释任何单一模型级别之外的变化机制。其目的是提出一种认知"地图",使人们能够理解思想和技术之间的联系。有几个咨询和治疗方法的例子有效地采用了高阶或跨级理论结构,以这种方式创造了一种新的理论整合:

伊根的"熟练帮手"模式。跨理论的融合方法在咨询中被广泛使用,伊根(Egan, 2004)构建的"熟练帮手"模型就是一个例子。伊根选择的关键概念是问题管理。伊根建议,来访者在生活中遇到难题向咨询师寻求帮助时,帮助者的首要任务是找到并采取适当的措施来解决这些问题。因此,重点是解决问题的过程,包括三个阶段。首先,帮助来访者描述和探究"当前情景",即来访者目前面临的问题情景。第二阶段是阐明"首选方案",包括未来的目标。第三个阶段是制定和实施从当前场景转移到首选场景的行动策略。伊根在每个阶段中还描述了子阶段,并确定为促进解决问题过程所需的来访者任务和助手技能。伊根模型可以被有效地视为一个"地图",通过它可以定位和评估其他方法的相关元素的有效性。例如,共情的概念取自以来访者为中心的理论,被认为是帮助过程中必不可少的沟通技巧,而一致性的概念被包含在"直接性"中。从心理动力学的角度来看,"洞察"的目标包括了伊根在来访者中识别和挑战"盲点"的目标。

许多咨询师和治疗师将伊根模型作为一个框架,通过它,他们可以从广泛的方法中使用技术和方法:例如,将完形练习作为一种挑战盲点或自信训练的方式,作为一种制定行动策略的方式。英斯基普和约翰斯(Inskipp and Johns, 1984)的一个有价值的案例研究阐明了在熟练帮手模型中包含各种想法的一些方法,而瓦斯吉(Wosket,

2006)回顾了伊根模型在一系列环境中的最新发展和应用。熟练帮手模型的主要优点是它提供了一种非常实用的方法来与人一起工作,并且它适用于各种各样的情况,从个人咨询到团体咨询。作为一种融合主义的方法,它的局限性在于它主要基于认知-行为视角。虽然这个模型明确地通过尊重、直接性和共情等概念包含了人本主义和以人为中心的思想的一些元素,但很少包含心理动力学方法。心理动力学方法的关键概念,如儿童对象关系的影响,防御机制和无意识处理的概念或移情的概念,都是不包含的。

安德鲁斯(Andrews, 1991)自我确认模型。这个模型的核心思想是,个体在世界上的行为重申了其自我概念。自我确认的过程包括一个反馈循环,由许多阶段组成。人的自我概念代表其对自己的态度、感觉状态、在各种情况下的行为方式以及其他方面的看法,即"我是什么"。这种自我感觉产生了特殊需求和期望。例如,一个认为自己"占主导地位"的人可能会有一种需求或动力,希望在人际关系中变得强大和有控制力,并期望其他人听从他的指示。行为模式将会与潜在的需求和期望,甚至更基本的自我概念相一致。这种行为反过来又会被他人感知,其中一些人实际上是与他们有关系的人(如朋友、同事),但有些人是"内化他人"(例如父母或其他重要他人的心理形象)。然后,这个人会感知到其他人的反应,不仅在认知上解释了反应,而且还对它产生了一种感觉或情绪反应。这些内在的经验被融入自我概念中,然后循环这个过程。

自我确认模型的核心是,在所有阶段,人的行为是为了防止不和谐的结果或与其自我概念相冲突的结果。当一个人在反馈回路的一个或多个阶段发生扭曲,以保护自我概念不受来自环境的矛盾信息的影响时,就会出现生活中的问题。因此,心理咨询或治疗的目的是使病人了解自我肯定在他的生活中是如何运作的,并改变在最严重的循环扭曲发生阶段所发生的事情。该模型通过提供一个将所有其他模型的所有问题(自我概念、动机、行为、对象关系等)结合在一起的模型,从而实现对各种治疗概念和策略的融合。

认知分析治疗(CAT)。这是一种在英国被广泛使用的融合治疗。它最初由安东尼·赖尔(Ryle, 1990)开发,并通过一些刊物进一步阐述(Ryle, 1995; Ryle and Cowmeadow, 1992, 2005; Ryle and Kerr, 2002)。支撑CAT的核心概念是一种程序的概念,一种目标导向的行为,包括认知、情绪和社会进程。认知分析治疗是基于认知心理学和认知治疗、心理分析和发展心理学的观点。该模型的认知维度关注的是人们通过一系列的心理参与有意行为的方式。在追求人生目标的过程中,人们会遇到陷阱、困境和障碍。该模型的精神分析维度包括弗洛伊德的将防御机制概念作为认知"编辑"案例的思想,并考虑了早期亲子互动中陷阱、困境和障碍的来源。

在实践中,认知分析治疗是通过简短的(16个疗程)治疗来实现的,首先是对病人的过去生活和当前功能的探索。这导致了对来访者所经历困难的重新描述,在这些困难中,咨询师或治疗师通过图表和治疗师写给来访者的信来确定改变的目标,以一种可见和难忘的形式来定义关键的想法。认知分析治疗的一个重要特征是它在很大程度上仍然开放给进一步的理论影响来源。例如,近年来,CAT 理论家已经融合了关于人类交流的对话本质的观点(Hermans and Dimaggio, 2004; Leiman, 1997)。

这三种综合的方法——伊根的熟练帮手模型、安德鲁斯的自我确认模型和赖尔的认知分析治疗,只是近年来发展起来的许多融合治疗模型中的一部分。这三个模型可以看作是广谱方法,适用于任何类型的来访者。也有一些用于特定来访者的融合模型。这种有针对性的融合方法的例子是由玛莎·莱恩汉和她的同事开发的辩证行为治疗(DBT)(Heard and Linehan, 2005; Linehan, 1993a, b),在世界范围内被广泛采用,以及格森斯等人(Gersons et al., 2000)所开发的创伤性警官的综合治疗,似乎只在一个项目中使用过。诺克罗斯和戈德弗里德(Norcross and Goldfried, 2005 年)为特定来访者构建的融合治疗进行了进一步示例。

理论整合所涉及的基本困难及其潜力可以通过对本节概述方法的反思来加以审查。虽然这三个模型都成功地整合了以往已有的概念,但它们都得出了关于一个总体概念或原则的不同结果。这些融合方法的一个显著特点是,它们汇集了一些想法,但显然拒绝了其他想法;它们是以往理论的部分整合。实际上,伊根、安德鲁斯和赖尔已经接受了新的治疗理论。这样做,可以认为他们不可避免地对心理咨询和治疗的世界作了进一步分割。另一方面,每一种融合治疗都提供了一个完整和详细的治疗说明。这意味着,人们可以接受从零开始的培训,以实施这些干预措施,并且可以对这些干预措施的有效性进行研究(参见 Schottenbauer et al., 2005)。

通过回顾这三种方法的发展历史,说明了基于理论整合的方法的命运。安德鲁斯的自我确认模型很少受到关注,目前似乎也没有使用。伊根模型被广泛使用,特别是在英国的咨询界中,但是在概念上仍然停滞不前,很少产生研究,而且没有专业的网络支持。相比之下,CAT 继续发展其理论和实践,产生了大量的研究,并得到了期刊、会议和追随者的支持。由此似乎可以得到一个教训,一个理论新的融合可能相对容易(这就是为什么在过去的 30 年里出现了如此多的新方法),但要想通过广泛的专业认可的测试,成为一种切实可行的治疗方法,难度要大得多。

对于治疗师和来访者来说,理论整合提供了一条相对直接的途径,通过学习和接受培训,拓宽实践的理论基础,这是一种已经被其他人阐述的综合方法。在个人基础上进行全面的理论整合是很难实现的。更有可能的是,寻求理论融合方向的个体实践者正在参与所谓的同化整合。

> **专栏 13.5** 以症状为导向与以人为导向的治疗方法：错误的二分法？

在心理咨询和心理治疗专业人员中，有一种强烈的抵制来自哪些坚持认为有效的治疗(尤其是成功的短期治疗)需要坚持单一目标的治疗师。奥默(Omer，1993)将治疗师分为相信以症状为导向的人(例如认知-行为治疗专家，他们与来访者一起确定认知或行为目标)以及以人为本的人(例如心理动力和以人为中心的实践者，他们与来访者围绕关系模式进行合作)。奥默(1993)认为，与这些两极化的方法相比，融合的重点并不假定所有其他方法都可以减少任何一个基本层次(即症状或关系层次)，但问题总是可以从各种角度加以理解。他指出，从来访者的角度来看，他们所面临的问题几乎总是有一个症状维度和一个人的维度。奥默(1993)描述了萨拉的案例，她是一名44岁的妇女，有幽闭恐惧症和广场恐惧症的症状，不能进入电梯或飞机，也不能在空旷的地方开车。当萨拉开始探索这些问题时，她发现在她成长的家庭中，人们总是担心潜伏在外部世界的危险和灾难。她还描述了她婚姻中的困难——她的丈夫沉迷于婚外情，并非常责怪她害怕飞行。奥默(1993)给了她以下建议：

> 在你的一生中，你一直希望独立(既不受父母也不受丈夫的约束)，但你也害怕失去表面上看来很安全的围墙，先是你父母的家，现在是你的婚姻。在许多领域，你已经成功地做了你想做的事，这表现在你的开放和好奇心，以及你抚养孩子的自由氛围上。然而，在其他地方，你把自己关在家庭的监狱里，限制自己，避开外面世界的危险。你的生活在独立扩张和独立收缩之间交替，而你现在正处于两者之间的交叉。你的恐惧和你的个人自主性是一个硬币的两面：任何处理恐惧的进展都会导致个人的扩展和自主性，而任何个人的扩展和自主性都会让你更坚强地对抗恐惧。

(Omer，1993：290)

这句话调动了萨拉的积极性，使她走上一条最终能带来更满意生活的道路。奥默(1993)指出，将症状和更广泛的个人关系主题联系在一起的方式对来访者来说很有意义，而且通常仍然存在于他们的脑海中，并作为行动指南。他认为，它还能将治疗师从不必要的约束中解放出来，即拒绝对一个对病人有重大意义的问题(无论症状的哪一面与被忽视的人的极性)给予充分的关注。因此，整合的焦点可以提升治疗师—来访者关系的质量。

同化整合

一种特别有效的理解融合主义的方法可能是将其视为个体咨询师和心理治疗师的

个人过程,这是由于他们在职业生涯中持续的个人和职业发展而产生的。有作家评论说,咨询师的核心任务之一就是发展自己的个人方法。斯梅尔(Smail, 1978)和洛玛斯(Lomas, 1981)一直特别坚持理论和技术必须融入治疗师的人格。洛玛斯(1981: 3)写道,咨询或治疗的本质是"人类创造性品质的表现",而不是技术程序的操作。从这个角度来看,折中主义和融合可以被认为不是抽象的理论练习,而是与咨询师发展过程密切相关的选择。值得注意的是,关于理论整合的文献主要是由成熟的"大师治疗师"撰写的,他们通常持有学术职位,受过广泛的培训,拥有大量的研究时间,能够运用复杂的、高度分化的概念图来理解替代理论和技术之间的相似性和差异性。在咨询领域,这样的人并不占大多数。对于大多数从业者来说,整合是发生在个人和地方层面的事情。

个人层面的整合过程被描述为同化整合(Messer, 1992)。同化整合可以被定义为"一种有利于在任何一种心理治疗系统中建立稳固的基础,但是愿意以一种经过深思熟虑的方式,从其他学派吸收的融合模式"(Messer, 1992: 132)。这种融合形式的关键原则是,治疗师的职业生涯始于接受"纯粹的"单一理论方法的训练(例如,心理动力、以人为中心、认知行为)。当治疗师获得经验和信心时,他会在主要方法之外进行阅读,并可能参加关于其他模型和新技术的培训研讨会和课程。每一个新思想都是根据基本模型来解释的,要么被拒绝,要么在治疗师最初的理解和干预的理论结构中被发现(即被吸收)。因此,同化整合和折中主义之间有一个关键的区别:

> 同化的方法并不是完全折中的,因为治疗师的临床决策继续受到特定理论模型的指导。用一个体育方面的比喻……技术上的折中主义就像组建一支全明星队,从不同的球队中挑选最优秀的球员,可能会牺牲球队的凝聚力。这支队伍由"最优秀的人"组成。另一方面,同化整合就像是获得一个有才能的自由球员来满足团队内部的特定需求,但同时也是对现有团队的补充。
>
> (Ramsay, 2001: 23)

同化整合的驱动力是一种感觉,即只要包含新元素,就可以增强或扩展现有方法,只要这些新元素不破坏治疗师以前的思想和方法的平衡。值得注意的是,与技术折中主义不同,同化整合包括新概念和新技术的结合。

在心理动力治疗师乔治·斯特里克(Stricker, 2006)和杰里·戈尔德(Gold, 2005)的著作中,我们可以找到在行动中融入同化的最好例子。在一个案例中,斯特里克和戈尔德(Stricker and Gold, 2006)描述了一个患有严重焦虑的人的治疗过程。他是一个被严格控制的、有攻击性的人,最初他几乎不愿意去探索他生命中的精神动力主题。因此,治疗师开始了一些认知行为干预,围绕着监控无意识思想和练习放松。这些方法并不是特别有效,因为病人没有遵从,相反,"似乎在寻找方法来潜移默化地诋毁治疗师"(p.235)。为了应对这一僵局,治疗师随后向病人提出了质疑,这导致他越来越意识到自己想要的(症状缓解)与实际行为之间的矛盾。

接着治疗进入下一阶段,在这个阶段,治疗师和病人一起检查治疗是如何重新激活病人与过度要求的父亲的关系的记忆(即移情解释)。反过来,这一成功的心理动力工作使病人能够回到认知-行为治疗(CBT)干预中,并有效地利用这些干预手段来控制他在各种社会环境中的焦虑。然而,当他在治疗的最后阶段练习CBT自我控制技巧时,病人开始对这些活动所引发的记忆和梦境产生兴趣,并与治疗师讨论这些经历。实际上,治疗师基本上是从心理动力学的角度来看待他的工作,但是其中包括一些CBT方法,用来解决一些特定的问题。然而,这些CBT方法已经被治疗师成功地融入到他的工作风格中,因此他能够在指导病人使用放松技巧的同时,保持对发展和关系因素的整体心理动力关注。

同化整合是一个在任何想要扩展自己技能的治疗师的工作生涯中展开的过程。梅瑟(Messer, 1992)指出,在某个点上,同化变成了适应(潜在的理论结构从根本上转变为新的东西)。因此,同化整合的转折点,至少对某些治疗师来说,可能是他们自己的个人理论同化(即构造一种独特的新模式)的起点。

梅瑟(1992)描述的同化整合模型为许多治疗师提供了一个有吸引力的、相关的融合途径。这是一种策略,可以让治疗师在逐渐尝试不同的想法和技术的同时,保持基本的治疗方法,并为评估这些创新提供一套可靠的标准("它们是否与我已经知道的一致?")。

专栏 13.6　后现代世界的融合主义

咨询师和心理治疗师如何在日常生活中使用理论?采取什么策略来保持一种统一的思想立场或融合不同理论模型的思想?波尔金霍恩(Polkinghorne, 1992)采访了洛杉矶的几位治疗师,并对有关治疗实践的书籍进行了分析。他发现,总的来说,以前的临床经验被用作主要的知识来源。而理论被视为有用的模型,"有助于构建认知秩序"(p.158),但没有任何理论能够捕捉到人类生存的复杂性。这些治疗师"对理论的多样性感到满意"(p.158)。一些治疗师认为,他们的理论知识必然是"未完成"的。他们可能能够预测来访者对干预的反应,但总有可能发生一些不同的和意想不到的事情。他们意识到他们的思想是基于具体案例的个人建构或"模板",而不是基于科学思想和证据的体系。衡量一个理论概念价值的主要标准是:它有用吗?波尔金霍恩(1992)认为,实践者运用理论方式的特点与后现代视角是一致的(Kvale, 1992; Lyon, 1994)。科学理论的进步信念、理性信念和终极有效性被视为现代性的特征。波尔金霍恩等哲学和社会学家曾提出,与此相反,当前的后现代时代与一场无

> 基础、碎片化、建构主义和新实用主义的运动有关。波尔金霍恩在当代精神治疗师使用的"实践心理学"中发现了所有这些元素。言外之意是，心理咨询和治疗从现代主义的宏大理论(如弗洛伊德、罗杰斯和伯尔尼)，转向更为分散、局部的或个人主张取消种族隔离或折中的方法构造知识，可以反映出一个更广泛的社会和文化的转变。

协作多元主义

库珀和麦克劳德(Cooper and McLeod, 2007; McLeod, 2007)开发了一个多元化的融合治疗框架，它混合了本章前面讨论过的每个融合策略的元素。这种融合的方法可以被描述为协作多元主义，它基于两个关键原则。首先，假设存在多个变化过程，这些过程至少在某些时候是有效的。其次，改变过程的决定并不仅仅是治疗师的问题，而是通过来访者和治疗师之间的协作对话来实现的。协作多元主义也是基于对某些哲学和道德问题的分析，这些问题可以被认为是治疗实践的关键。从协作多元主义的角度来看，有效的治疗利用对来访者有意义的改变过程，以及他认为最有可能产生期望的结果，在治疗师的能力范围内适当地促进。多元化治疗方法的一个核心重点是为来访者和治疗师之间的对话创造机会，在这些对话中，协作可以围绕构建一套最适合来访者需求的治疗程序展开。我们的想法是为每个来访者创造一种独特的治疗方法。这表明，在治疗方案的设计中，确保合作对话解决一系列中心问题是很有价值的：

- 对生活中的问题有共同的理解，从而导致个体寻求治疗(即，与他们的问题相比，来访者更喜欢的话语或观点是什么?)。
- 来访者的目标——他们在生活中朝着什么方向前进？他们想从治疗中得到什么？与治疗相关的目的和意图是什么？
- 如何将这些目标分解为逐步完成的任务，这将有助于完成每个目标的成就吗？
- 任务可以实现的方法是什么？治疗师和来访者可以参与哪些活动来完成任务？

对这四个领域的关注(问题理解、目标、任务和方法)让来访者和治疗师建立了一种高效的合作关系，使其关系最大化，这是基于来访者的现实构建，以及对来访者现有和持续的解决问题策略的高度调整。

在哲学层面上，协作多元主义利用了有关多元化本质的观点(Downing, 2004; Rescher, 1993)，伊曼纽尔·列维纳斯的伦理立场(Levinas, 1969; Loewenthal and Snell, 2003)，以及各种后现代思维。多元主义的概念可以被定义为"任何实质性问题都可以有各种似是而非相互冲突的回答"(Rescher, 1993: 79)。从多元主义的角度来看,对共识的渴望是在人类事务和社会生活领域中注定要失败的,因为人类总是有一系列的经验,而观点/兴趣点之间的创造性张力是人类生存的本质特征。因此,雷舍尔(Rescher,1993)认为,正常的人类状况是"意见分歧",而不是共识。此外,寻求共识在道德层面上可能存在问题:把人们封闭在其他人最不同、最多样化的事物之外(Levinas,1969)。在心理咨询和心理治疗领域,奥地利的治疗师和哲学家彼得·施密德认为,愿意接受对方独特的不同体验,而不是仅仅试图按照自己的理解方式对对方进行分类,是所有良好治疗的核心(Schmid,2007b)。这一观点与哲学家汉斯·伽达默尔(Gadamer,1975)的观点相似,后者曾将真正的学习描述为"视野的融合"。

在协作多元主义中,治疗师的目的和意图不仅是利用在治疗文献中已经描述和研究的概念、技术、干预措施或心理理论,而且还对更广泛的多元可能性开放。例如,潜在的、有价值的变化机制可以在个人可及的文化资源(McLeod,2005)中找到。文化资源可以包含在大量的学习和治疗机会中;例如,教育课、在农村散步、冥想、参与体育活动、网络支持团体、看电影等。艺术创作(Dissanayake,1998)是一种特别重要的文化资源,与发现生活的意义和与他人的联系有关。协作多元主义也鼓励一种治疗的即兴化态度——利用手边的任何资源。例如,在一些心理咨询和治疗服务中,来访者被要求在每次治疗开始时完成常规的结果监测问卷,如CORE或OQ-45。对于一些来访者来说,花上几分钟完成调查问卷的时间是非常宝贵的,可以让他们把注意力集中在优先事项上("我意识到,我经常给第6项的评分高于第22项"),同时也提供了一种自我监控改变的方法("我注意到,尽管治疗似乎毫无进展,但我对第11项的评分远低于开始时")。如果治疗师认为这些问卷仅仅是研究工具,而不去探究它们对于来访者的意义,那么就失去了利用这一领域让来访者体验的机会。

协作多元主义可以被认为是对其他融合治疗策略中的中心主题的适应和阐述:

- 折中主义认为有很多方法可以进行有效的治疗,最好的方法是选择最适合每个病人的治疗方法。协作多元主义同意这一宽泛的立场,但提倡一套指导方针(围绕问题定义、目标、任务和方法的协作讨论),以确保治疗方案与每个单独的来访者最大相关。
- 技术折中主义认为,存在着可以帮助来访者的广泛的技术,并主张治疗师应该选择那些最适合每个个案的技术。协作多元主义同意有许多有用的技术,但建议技术的选择应该由治疗师和来访者一起做出。协作多元主义还认为,治疗不仅仅涉及技术,如果来访者—治疗师之间的沟通要有效,如果治疗师要真正理解来访者的目标对他/她来说意味着什么,那么对不同概念化问题的敏感性是必要的。
- 共同因素整合强调了一种基于患者参与、治疗关系和对额外治疗事件的利用的治疗实践形式。协作多元主义的方法围绕来访者参与决策的多个领域(目标、任务、方法)进行组织,并且围绕这些领域进行的协作对话可以被看作是"关系工作"的重点。此外,协作多元主义中的"文化资源"概念是围绕治疗事件意义的共同因素的重要延伸。

- 理论整合表明,现有的治疗方法可以根据其组成思想和方法进行分解,重新组合成一个新的整体,形成一种新的治疗形式。协作多元主义同意这一观点,认为现有的方法可以被废除,组成要素可以重新组合,但认为这应该根据每个来访者的情况具体问题具体分析,而不是一个一劳永逸的过程。

- 同化整合认为融合治疗是由治疗师发展驱动的,因为治疗师将新的元素引入理论方法中,而这些理论方法正是他们最初接受的训练。协作多元主义强烈支持有效的治疗师在整个职业生涯中继续学习,并获得新的想法和方法。然而,协作多元主义并不支持最初的培训必须只关注一个模型的观点。与此相反,协作多元主义主张最初的培训应包含三个因素:(a) 在一个或多个"主流"方法上的培训和实践经验,以足够的强度使受训者有信心并能胜任与来访者打交道的方法;(b) 可以作为指导框架的融合模式培训——为持续终生的个人和专业发展而工作;(c) 接触哲学和社会学的元视角,使人们更充分地理解融合治疗所涉及的问题。

由于协作多元主义是最近出现的融合主义方法,它的优点是能够反映出较长期建立的多元化战略的优势和弱点。然而,作为一种最近开发的方法,目前相对缺乏研究和临床实例,或专业网络来支持它的使用。据设想,对协作多元主义方法的研究将采取维基百科/开放资源练习的形式,在该练习中,来访者和治疗师可以就具体任务的具体方法和特定目标的任务结构提供他们的经验描述(Cooper and McLeod, 2007)。

协作多元主义包含两个主题,在其他形式的融合治疗中不是特别突出。首先,它设想,随着心理咨询和治疗越来越深入地嵌入到当代社会生活中,人们会对潜在的学习/治疗/改变的不同过程有更好的了解,并且会对治疗产生更多的质疑和积极的"消费者"。这意味着,尽管在20世纪60年代,试图围绕"你如何理解自己的问题?"或者"你认为我们在这个问题上如何进行最好的合作?"展开讨论未必有必要,但现在对那些寻求治疗的人来说,这些对话越来越有意义。协作多元主义的第二个显著特征是它的灵感并非源于实用主义和工具主义的道德观("它有用吗?"),而是出于对另一种观点的强烈尊重的道德观,以及一种相关联的信念,即这种伦理代表着我们所有人可持续的和谐生活方式的基础。这些主题是否能与整个治疗行业以及治疗的使用者产生共鸣,从而使协作多元主义得到广泛应用,还有待观察。

结 论

应当清楚的是,没有一个"折中"或"融合"的咨询方法。更确切地说,有一种强大的趋势,那就是找到一种方法,把在不同的学派和方法中发展出来的有价值的思想和技术结合起来。然而与此同时,在心理咨询和心理治疗领域中也有强大的力量在维持单一训练机构的纯粹性、职业协会和出版物网络的纯粹性。唯一可能出现的预测是,这种融合与纯粹之间的紧张关系不太可能消失,这将被视为一种迹象,来表明这一领域的研究是多么具有创造性和活力。

本章讨论了一些融合治疗的替代策略。总结这些方法的异同点并非易事。表13.1 列出了各种融合方法之间的主要相同点和不同点。可以看出,尽管这些方法之间有很大的重叠,但它们每一个都可以被看作是一种独特想法和假设的综合。目前,我们不可能精确地确定每一种策略被治疗师所采用的程度——本章早些时候所介绍的研究倾向于要求治疗师将自己认定为"融合主义者"或"纯粹主义者",而不需要更详细地询问每个人所支持的融合形式。另一方面,近年来出版了越来越多的关于融合的书籍,表明目前有许多有经验的治疗师和学员对这个主题感兴趣。

本章对融合治疗进行了部分、不完整和介绍性的概述。由于篇幅有限,有两个有趣的融合方法没有涉及,分别是输送系统的融合和顺序融合。输送系统的融合指的是构建包括不同方式的治疗方案(不只是一对一的治疗,还包括团体治疗、自助阅读的使用、互联网资源等)。关于这种形式融合的一些问题将在第十八章中讨论。顺序融合指的是病人按顺序先接受一种治疗,然后接受另一种治疗。例如,当与年轻人一起工作时,首先进行家庭治疗(处理可能会影响个人经历的家庭问题),然后转向CBT作为针对特定行为变化的干预措施。顺序融合是一项重要的策略,在复杂的公共卫生保健系统中被广泛使用,比如英国的国民保健服务体系(NHS)。然而,在研究上却没有得到足够的重视。此外,本章还对培训、监督和研究等方面的重要问题进行了探讨,但没有对其进行详细的探讨。

目前,有一些基于单一模式的培训方案,而其他方案则围绕着融合原则进行组织。然而,对于这些不同的培训方法如何运作,以及它们是否同样适用于不同的学员群体(例如准专业人士、研究生等),几乎没有研究证据或争论。同样,在导师的主要理论方法的基础上,从监督者那里得到监督是有益还是无益,这一点也不清楚。在研究领域,虽然有一些关于融合主义方法的研究(Schottenbauer et al., 2005),但关于融合方法的运作过程及其有效性仍有许多未解的问题。

第十三章 不同思想与方法的结合：融合治疗的挑战

表 13.1 融合方法的比较

技术折中主义	共同因素法	理论整合	同化整合	协作多元主义
以技术为导向——更多的是经验而非理论	以技术为导向——更多的是经验而非理论	理论和技术——更多的是理论而非经验	理论和技术——理论和经验	理论和技术——理论和经验
发散（关注差异）	聚焦（关注共同点）	聚焦（关注共同点）	聚焦（关注共同点）	发散（关注差异）
从许多中选择	从许多中选择	结合一部分	结合一部分	从许多中选择；即兴创作
用已有的东西	用已有的东西	创造新的东西	创造新的东西	用已有的东西并创造新的东西
治疗师导向（治疗师是想法和决定的主要来源）	来访者导向（来访者是想法和决定的主要来源）	治疗师导向（治疗师是想法和决定的主要来源）	治疗师导向（治疗师是想法和决定的主要来源）	协作（治疗师和来访者都是想法和决定的来源）
现实主义——关注"有用的东西"	现实主义——关注"有用的东西"	理想主义——理论的发展	理想主义——治疗师的发展	现实主义——关注"有用的东西"
接受一切可能性	接受一切可能性	仅从可用范围中选择一些元素	仅从可用范围中选择一些元素	接受一切可能性
主要基于每个治疗师作为个体的综合努力	已经形成了一个围绕"共同因素组"的知识群体	已经基于融合的方法产生了几个知识群体，如CAT	完全基于每个治疗师作为个体的综合努力	主要基于每个治疗师作为个体的综合努力——新生的知识群体
价值基础：实际效用	价值基础：实际效用	价值基础：实际效用和概念优雅	价值基础：实际效用和治疗师个人成就	价值基础：多元主义作为道德规范

本章没有涉及的但会引起读者兴趣的另一个主题，是与融合有关的现有主流方法的"渗透性"。很明显，在本书前几章所介绍的方法中，认知-行为治疗（CBT）在接受其他治疗传统的影响方面具有高度的渗透性。事实上，认知治疗和认知-行为治疗的创始人之一亚伦·贝克曾断言，"如果它有效，那它就是认知-行为治疗"。另一种比较受欢迎的方法是人际沟通分析（Tudor，2002）。相比之下，心理动力和以人为中心的方法不太受其他方法的欢迎，尽管精神分析的概念和罗杰斯对促进性治疗关系质量的理解是众所周知的，并且已经在其他传统中明显地影响了理论家和实践者。

除了当前关于折中主义和整合主义的争论之外，还有一个更广泛的历史视角。心理咨询和心理治疗的思想史并不广泛。精神分析大约有百年历史，人本主义的方法已经建立了 60 年,认知模型在不到 40 年前就出现了。如果一种方法的创始人,以及他们的第一代学生,通常都在努力建立他们创作的独特性,那么随后的几代追随者会变得足够安全,不会因为与其他方法建立联系而感到威胁。当然,这种趋势是复杂的,并且由于治疗界的分裂和派系主义倾向而放缓。但很有可能的是,我们见证了关于心理咨询和心理治疗的目标、概念和方法的共识。然而,只有承认和尊重分歧,才能达成真正的共识。在任何一种职业或学科中,都有一种要求,即在智力上活跃,在社会上对一定程度的创造性张力做出反应。

接下来的章节探讨了咨询理论和实践中两个核心的主题:咨询关系和治疗过程。在每部分内容中都可以发现不同观点的相互作用,以及在本章中讨论的思想和方法的融合。

思考与讨论的问题

1. 非特定因素或共同因素的重要性如何?你认为他们比治疗师实际使用的技术更有影响力吗?这种观点对咨询师与来访者的交往方式有何影响?对咨询师培训有何启示?

2. 在折中主义和融合主义问题上,你的立场是什么?就你目前的咨询工作而言,你觉得坚持一种方法或者结合不同的方法更有用吗?你能想象在什么情况下你的立场可能会发生改变吗?

3. 约翰·诺克罗斯(Dryden, 1991: 13)曾说过,"在我看来,所有精神治疗的单一理论既不可行,也不可取"。你同意吗?

4. 你觉得弗兰克的"意志消沉"概念对解释为什么人们要接受治疗有多大帮助?它适用于所有情况吗?采用弗兰克的观点有什么优点和局限性?

5. 本章研究了融合治疗方法的不同途径。这些融合策略中哪一项与你最相关或最适合你?为什么?

进一步阅读的建议

影响本章的经典著作是杰罗姆·弗兰克的《劝导与治疗:心理治疗的比较研究》(*Persuasion and Healing: A Comparative Study of Psychotherapy*, Jerome Frank, 1973;新版, Frank and Frank, 1991)。这本书很值得一读,而且仍然有很多相关的和令人兴奋的内容。近年来哈勃等人(Hubble et al., 1999)和米勒等人(Miller et al., 1997)所著的两本书,内容丰富,易于阅读,它们呈现了当代关于融合治疗方法的关键性思考。

第十三章 不同思想与方法的结合：融合治疗的挑战

由诺克罗斯和戈德弗里德(Norcross and Goldfried, 2005)编辑的《心理治疗整合手册》(*Handbook of Psychotherapy Integration*)、《心理治疗整合案例集》(*A Casebook of Psychotherapy Integration*, Stricker and Gold, 2006)和《心理治疗整合杂志》，都呈现了当前关于融合治疗观点的全面来源。诺克罗斯(Norcross, 2005)《心理治疗整合手册》的开篇章节进行了一个简洁的论点总结，支持融合主义。特里斯堡等人(Trijsburg et al., 2007)在《牛津心理治疗手册》(*Oxford Handbook of Psychotherapy*)中的一章也涵盖了类似的内容。另一个强烈推荐的是一套深入探讨个人咨询/心理治疗方法所涉及问题的书籍，它们借鉴了作者的个人经验：科里(Corey, 2000)、福尔摩斯和贝特曼(Holmes and Bateman, 2002)、拉普沃斯等人(Lapworth et al., 2001)、奥布莱恩和休斯顿(O'Brien and Houston, 2007)。

将理论应用于咨询实践的最好方法之一，是观察有经验的咨询师和心理治疗师如何处理相同的案例或来访者。拉撒路和梅瑟(Lazarus and Messer, 1988)发表了一项非常有趣的实验。在这个实验中，拉撒路(折中主义者/行为主义者)和梅瑟(精神分析学家和同化整合的创始人)就他们对一个案例的看法进行了对话，拉撒路与一个正在经历各种困难的年轻女人一起工作，她表现出了强迫洗手症和驾车恐惧症的行为问题。拉撒路和梅瑟之间的辩论最吸引人的地方是他们在某些方面的观点一致，而在其他方面的观点却截然相反。他们认为，治疗师在治疗中会遇到"选择点"，在这个点上，他的理论将决定不同的行动路线。莫伊拉·沃克和迈克尔·雅各布斯的系列书籍(Jacobs, 1995a, 1996; Walker, 1995, 1996)围绕着一个来访者的详细案例材料进行介绍，然后由来自不同方向的六名治疗师分别分析。这些治疗师能够与来访者进行进一步的沟通，最终来访者会对他们每个人写的报告的价值做出评价。这一系列书的特别价值在于每位治疗师都能对同一个人给出非常详细和全面的描述。在萨尔茨曼和诺克罗斯(Salzman and Norcross, 1990)的一本书中，来自不同理论背景的治疗师们讨论了一系列的案例。这些资料都反映了咨询师和治疗师越来越愿意进行跨理论的对话，找到共同语言并且达成共识。

第十四章 咨询关系

△ 导言
△ 治疗关系的意象
　　移情的精神分析概念：咨询师是容器
　　为成长创造条件：治疗师是真正的存在
　　治疗师是老师、教练、科学家和哲学家
　　"不知道"的立场：治疗师是编辑
　　综合模型：全能治疗师
△ 关系能力的实用性：如何建立有效的治疗联盟？
　　采用合作的方式：保持一致，使用元信息传递
　　修复联盟中的裂痕
　　关系的体现：过渡客体
△ 边界的概念
△ 衡量治疗关系
△ 金钱在关系中的作用
△ 关系理论对咨询师培训和发展的启示
△ 结论
△ 进一步阅读的建议

导 言

咨询师和寻求帮助的人之间的实际接触是咨询的核心所在。尽管咨询师可以运用理论来理解来访者的困难,并可能有一系列的技术来揭示和克服这些困难,但事实上,理论和技术是通过咨询师作为一个人的存在来传递的:咨询的基本工具是咨询师本身。对咨询关系本质的兴趣是所有心理咨询从业者和理论家的共同关注点。即使不同的咨询方法对来访者—咨询师的关系有不同的理解,但它们都认为有效的咨询取决于这种关系的运作方式,当它出错时会发生什么,以及如何修复它。

对于大多数来访者而言,他们与咨询师之间的关系可能是独一无二的。即使是在短期咨询中,来访者也会面临这样的情况:咨询师会听他/她讲上几个小时,会尽一切努力从来访者的角度看待问题和困境,会极其尊重和保密地对待所讲的内容,并且在这段时间内不会寻求满足自己的任何需求。当然,这样的经历可能很难接受:咨询师真的可信吗?他/她真的对我所说的感兴趣吗?我怎么能花费这么多时间而没有回馈呢?洛特(Lott, 1999)通过访谈女性对她们的咨询师的感受,发现许多来访者能体验到他们与咨询师的关系的强烈程度。瓦赫霍尔茨和斯图尔(Wachholz and Stuhr, 1999)所做的研究也发现,哪怕在咨询结束后的12年,来访者仍然对他们的咨询师以及彼此的关系质量有着清晰的记忆(见专栏14.1)。

专栏 14.1　咨询关系的强度:来访者对咨询师的内化

任何持续超过两到三阶段的咨询都代表着一种情况,即来访者和咨询师之间的紧密关系很可能会发展。自己的信息并且是高度个人化和私密的信息(对于咨询师而言,很大程度上是不为人知的)在同一时间持续一小时成为咨询师的关注焦点,这种经历对大多数人来说几乎是独一无二的。对许多来访者来说,这种经历是一种暴露风险和脆弱的体验。作为来访者,会对咨询师或咨询师说的话高度敏感。咨询师可能说得很少(与来访者的词汇输出相比),所以他/她说的话具有特殊的意义。来访者可能想知道为什么咨询师会以一种特定的方式回答,以及在咨询室之外,咨询师可能是什么样的人。作为一个来访者,当其开始谈论以前可能从未谈到过的事情时,咨询师的声音会被纳入来访者内部的私人谈话。我们中的大多数人都能听到我们的父母、兄弟姐妹、伴侣和孩子的声音。在咨询的过程中,咨询师的声音通常也会出现在来访者内心的声音世界中。

在诺克斯等人(Knox et al., 1999)的一项质性研究中,13名长期接受治疗的人被问及他们咨询师的"内在表征"。这些来访者报告了一系列不同类型的内在表现。一些人描述了他们与咨询师之间生动、详细的内部"对话"。对另一些人来说,他们的内心咨询师被描述得更为梦幻。这些内在意象的出现频率差异很大,有些来访者每天都使用他们的"内心咨询师",有些则是每月使用一次。这项研究的主题之一是,来访者有意使用这种内在意象来继续治疗过程以外的治疗。这种用法的例子包括:

> 有一位来访者会因为堵车而感到焦虑,这时她的脑海中唤起了对心理治疗的真实和完整的重建。她反复告诉自己:她的咨询师告诉她要成为一个善于解决问题的人。这些话使她能够避免全面恐慌,让她能做自己想做的事。
>
> 另一位来访者报告说,当她想要自残时,她想象自己的咨询师向她伸出双臂,恳求她向别人求助。
>
> (Knox et al., 1999: 248)

总的来说,在这项研究中接受采访的来访者认为,咨询师的内在表征是治疗的一个有益方面,尽管有些人担心这可能意味着对咨询师的过度依赖,或者反映了他们生活中没有其他支持的人。这些来访者中很少有人向他们的咨询师提到过这些经历,可能是因为他们认为这种情况不是"正常的"。

诺克斯等人(Knox et al., 1999)的研究以积极的态度展示了来访者对咨询师的内在表征。然而,他们的研究对象是一小部分仍在接受治疗的来访者,他们可能会因为对他们的咨询师以及他们在治疗方面的进展感到满意而自愿参与这项研究。与之相反,瓦赫霍尔茨和斯图尔(Wachholz and Stuhr, 1999, 2001)采访了12年前在汉堡大学医院门诊部完成治疗的50名来访者。其中有一半来访者接受了心理动力学治疗,另一半接受了以来访者为中心的治疗。这当中有一些案例是成功的,而在其他情况下,这种治疗似乎对来访者的益处有限。

瓦赫霍尔茨和斯图尔(1999)发现,在后续采访中出现的"咨询师形象"可以用八种"类型"来分析:

1. 咨询师是"成熟的母亲"。这样一种信任的关系满足了来访者的需求。然而,在治疗过程中,来访者对咨询师的看法会变得更加分化,认为她既有好的一面,也有不好的一面。因此,终止关系既现实又诚实。

2. 咨询师是"共生的母亲"。咨询师完全是一种"好""温暖"的形象,完全满足来访者的需求,从不挑战来访者的态度。

3. 咨询师是"不胜任的母亲"。咨询师不能接纳来访者的需要:"这种永久性的挫折对来访者而言是无法忍受的。"他们的反应是中断治疗,或者随后在无数的额外治疗中寻找更好和更了解自己的母亲(p.334)。

4. 咨询师是"高不可攀的父亲"。在治疗开始的时候,一些女性来访者认为她们的男性咨询师是她们一直渴望的伴侣:爱、理解、接纳。随着治疗的进展,这些来访者变得越来越失望和愤怒,并且"把自己看作是一个他们不理解的晦涩游戏的受害者"(p.334)。

5. 咨询师是"严厉要求的父亲"。咨询师在这位来访者看来的内在意象是一个父亲,他的爱和尊重都是她努力争取的结果。

6. 咨询师是"贬值的对象"。来访者根本不觉得被理解或接受,并且内心对咨询师很挑剔。

7. 咨询师是"压抑的对象"。来访者发现根本不可能重现咨询师的详细意象。

8. 咨询师是"遥不可及的理想对象"。咨询师被描绘成一个无所不知、聪明的人物,他备受崇拜,遥不可及。

类型1和类型2是与咨询师相关的内在意象,这两种意象以建构的方式成为来访者的"母亲",也被来访者描述为"温暖的记忆"和"他们一直在寻找的东西"。而除此之外的其他内在意象,很大程度上对来访者来说是没有帮助的。瓦赫霍尔茨和斯图尔(1999)的研究认为,咨询关系是非常复杂的,来访者内在的咨询师形象与咨询师的风格、来访者的需求以及他们两者之间的互动程度有关。他们的研究也指出了性别和理论取向在治疗中的作用。两种类型的治疗(心理动力学和以来访者为中心)以及来访者和咨询师的性别组合都在以上"意象类型"中被发现,除了两个:"严厉要求的父亲"(类型5)的组合为男性心理动力学咨询师和女性来访者;所有有负面父亲形象的来访者(类型4和5)的组合都是女性来访者和男性咨询师。

许多研究结果都反映了咨询师与来访者关系的重要性。有研究邀请了来访者描述在咨询中对他们有帮助或没有帮助的因素,结果发现:来访者认为关系因素比使用咨询师技术更重要。在来访者的眼中,正是他们与咨询师的关系质量,为他们的治疗价值做出了最大的贡献。另外还有一项研究是在治疗早期评估来访者与咨询师之间的关系,并观察一个强大的治疗联盟是否预示着随后的良好结果。这项研究由库珀(Cooper, 2004,2008)进行了回顾,它反复证明了咨询关系的质量与来访者从咨询中获得的益处存在高度的正相关。这些研究结果被解释为支持非特异性因素在治疗中的作用:来访者和咨询师之间的关系是所有治疗形式中核心的非特异性因素(Hubble et al., 1999)。

为什么咨询关系如此重要?有几种方法可以理解咨询师和来访者之间的关系。有一些咨询师,往往受到认知行为流派的影响,或者受到医学、教学或社会工作等职业中专业来访者关系的影响,他们认为建立"融洽"关系是咨询的第一步,其意义主要在于作为一个平台，可以从这个平台进行结构化的治疗干预。与此相反，精神分析流派中的一些咨询师会把这种关系看作是一个舞台，在这个舞台上，来访者会表现出不正常的关系模式，从而使咨询师能够观察到这些模式并进行矫正。最后，人本主义流派中有一些咨询师，他们认为人与人之间的真实接触或相遇是内在的疗愈。还有一些咨询师会在不同关系中切换，这取决于他们面对的来访者，或者工作的阶段。

本章的目的是探讨心理咨询和心理治疗文献中提出的治疗关系的不同意象，并探讨这些想法在实践中应用的方式。

治疗关系的意象

从意象的角度而不是属性列表或理论模型来思考治疗关系的不同类型或风格是很有用的。通过反思关系的图像，我们可以考虑更广泛的文化意象，这些意象隐藏或融合于不同理论家所倡导的咨询师—来访者关系。例如，咨询师或助手的形象也出现在当代的理论和实践中，但通常以一种含蓄而非明确的方式被提及。"意象"的概念也提醒我们，弗洛伊德、罗杰斯和其他一些人的想法来自他们的想象。两个人之间的任何关系都在不同方面上表现出来：社会、情感、语言、身体等。有的理论阐述了咨询师/治疗师和来访者之间发生的事情，它们只能部分代表治疗关系，因为这只是现实中许多可能的版本之一。重要的是要认识到，移情和共情等观念是描述治疗中正在发生的事情的方式，而不是构成客观事实。最后，"意象"的概念也提醒我们，意象的强度和焦点会有所不同。在短期咨询中，可能没有时间建立一种紧密的关系。在较长期的咨询中，这种关系可能会变得更强、更清晰，但同时也可能会被其他的形象所覆盖，因为咨询师和来访者会以不同的方式相互了解。

移情的精神分析概念：咨询师是容器

弗洛伊德最早提出要尝试理解心理咨询师和来访者之间的关系。弗洛伊德和布鲁尔在19世纪80年代开始他们所谓的"谈话治疗"的实验时，他们意识到他们的来访者经常以强烈的情感反应来回应他们：爱慕、性吸引、愤怒、仇恨。最初，弗洛伊德和布鲁尔很难理解为什么会发生这样的事情：这些情绪反应似乎并不源于治疗本身的任何东西。最终，他们推断这些反应起源于未解决的童年冲突、欲望和情感需求，这些都是多年后在治疗过程中的安全环境下发现的。弗洛伊德最终用"移情"这个词来描述这种现象：

> 这是一种与疾病本身密切相关的现象……被我们称为移情……我们的意思是

把情感转移到医生身上,因为我们不相信治疗会产生这种情感。相反,我们认为对这些情感来自其他地方,他们早已潜伏在来访者身上,并且在咨询治疗中被转移到医生的身上。移情可以表现为对爱的强烈需求……例如对不可分割的友谊的渴求……嫉妒现实生活中所有与医生关系密切的人……我们不可能满足来访者因移情而产生的需求……我们会向病人指出,他的感觉不是来自现在的情况,也并不适用于医生,而是在重复发生在他身上的事情。通过这种方式,我们克服了移情的作用,也能促使他把他的重复变成一种记忆。这样,转移的情感无论是深情的还是敌对的,对治疗构成最大威胁的移情似乎成为最好的工具,人们可以通过移情打开精神生活中最隐秘的部分。

(Freud,[1917]1973:494-496)

弗洛伊德的这一发现,揭示了如何解开"精神生活中最隐秘的部分",成为精神分析的基石,以及后来的心理动力学治疗。根据这种方法,咨询师的核心任务之一是创造一种关系,在这种关系中,移情反应可以被来访者强有力地、持续地展现出来。

弗洛伊德和他的同事随后观察到,这些在病人身上表现出来的感觉经常在分析者中引发相应的反应。例如,如果一个病人对咨询师表现出敌意,咨询师可能发现自己也会生气,或者试图为自己的行为辩解。如果一个病人对这位咨询师的吸引力发表了评论,那咨询师就很自然地感到受宠若惊,或者被诱惑。在精神分析发展的早期,弗洛伊德和那些与他一起工作的人将这些咨询师的反应描述为反移情。尽管匈牙利的分析师——桑德尔·费伦齐(Sandor Ferenczi)在20世纪30年代就曾强烈指出,分析师应该积极地利用他/她对来访者的反移情作用。但是长期以来,精神分析学家倾向于将反移情视为治疗师不受欢迎的偏见来源,并认为充分的个人分析将使治疗师摆脱这些反应,在对来访者的反应上达到绝对中立的状态。直到20世纪50年代,通过海曼(Heimann)和赛明顿(Symington)等英国精神分析家的研究(见第四章),反移情作用才被认为是治疗材料的宝贵来源。

许多精神分析学家、心理治疗师和心理咨询师用来表达他们与来访者建立的关系类型的意象,就是容器。这种关系变成了一个容器,在这个容器里,来访者最痛苦和最具破坏性的情感可以被表达和表现出来,因为他们在那里是安全的。心理动力治疗师也利用边界或框架的意象来描述治疗关系。只有当容器的边界被清楚地定义时,来访者才知道它们在那里。如果这些边界是可渗透的或模糊的,那么来访者将不确定是否能有效控制他们的欲望或愤怒。容器本身的形象会让人联想到养育子女的方方面面:例如,父母要确保蹒跚学步的孩子不会伤害到自己,或者为青少年的性行为和酒精摄入设限。

就像养育子女一样,容器的形象也暗示着,咨询师的功能之一是挫败来访者/孩子。

在治疗空间内,表达任何一种欲望都是可以接受的,但不能达到完美。向治疗师表现愤怒在治疗上是有价值的——例如:开会迟到,但如果治疗师被激怒与来访者发生争执("你每周都迟到,浪费了我的时间"),来访者只是重复着一种破坏性的模式,并失去了洞察这种模式的机会:心理动力治疗的任务是理解行为的意义和起源。因此,治疗师挫败了来访者想要进入战斗的无意识愿望,取而代之的是对他们之间的关系进行了解释。

汉斯·斯特鲁普(Hans Strupp)描述了治疗关系作为情感学习的容器或载体这一概念与对儿童模式的新见解的发展有关联,这是汉斯·斯特鲁普在这篇文章中所描述的:

> 从定义上讲,心理治疗的学习发生在人际关系的背景下,在这个过程中患者通常会将咨询师视作权威和导师……通过识别和模仿来学习可能是治疗影响的最重要的一个方面……患者的学习在很大程度上是基于经验的,但也是基于认知的。然而,当情感被调动起来的时候(最明显的是对咨询师和咨询师与患者互动的感觉),认知学习被认为是最有效的……我相信,解释阻力(即,患者用来防止与咨询师有更开放更紧密的关系)具有重要意义,在促进识别过程中也是非常重要的……对于治疗性学习来说,最重要的前提是患者对咨询师影响的开放性……在某种意义上,患者也获得了咨询师的批准,这成为一种极其重要的杠杆。
>
> (Strupp, 1969: 209 - 210)

在这里,尽管斯特鲁普承认认知学习很重要,但他也暗示了心理动力工作的核心是在与心理治疗师或咨询师的关系中重新体验到与重要他人之间的情感反应。斯特鲁普用"障碍""折磨人"和"痛苦"等词来表达这一过程中所涉及的情感斗争,如果要得出令人满意的结论,这种斗争就必须加以遏制。

容器的图像很可能是心理动力流派的核心,任何在这种方法下工作的从业者都会或多或少地采用这种方式来看待治疗关系。然而,那些相信反移情作用的当代心理动力学咨询师不可避免地会倾向于将这种关系看作是一种互惠的过程,他们的愿望和情感促成了吉尔(Gill, 1994)所称的"两人领域"的创造,如果咨询师积极参与分享他/她的感受,那么这种关系就会变得不那么专注于持有和包容,更适应于相互关系和协作的过程。然而,对于在这一传统中工作的咨询师来说,所创造的是一种从有弹性的遏制中产生的相互关系,而不是一开始就开放的合作。

专栏 14.2　来访者如何看待治疗联盟的形成

贝迪、威廉姆斯和戴维斯(Bedi, Williams and Davis, 2005)进行的一项研究收集了 40 名来访者对他们治疗期间发生的事件的看法,他们认为这有助于与他们的咨询师建立有效的关系。在采访中,来访者很少提及他们自己为促进一段关系所做的事情——他们清楚地认为,建立关系主要是他们的咨询师的责任。一些来访者描述的事件与治疗关系的既定观点相一致。例如,来访者说,他们通过积极的倾听或敏感的非语言交流,或者引入了有效的治疗方法或练习,帮助他们更接近咨询师。但也有许多事件反映了关系建设的方方面面,而这并不是现有理论的一部分。来访者说这种关系因治疗室的环境而得到加强("治疗师用小物件装饰她的办公室"),治疗师的特点("他总是打扮得很好"),治疗师愿意"多走一英里"(治疗师说"随时都可以打电话或随时过来——总会有人在这里,即使我不在这里")。这些发现表明,来访者与咨询师的关系可能会受到无数因素的影响,这些因素远远超出了治疗理论已确定的因素。他们还建议来访者对咨询师真正关心他们的程度做出反应。

为成长创造条件:治疗师是真正的存在

第六章讨论了人本主义心理学的出现和以人为中心的咨询方法的发展。对于 20 世纪 30 年代和 40 年代的卡尔·罗杰斯来说,他形成了以来访者为中心的关键思想。20 世纪 50 年代,对于那些和罗杰斯一起在芝加哥大学工作的人来说,精神分析流派中的关系的意象与他们的价值观和文化经历是格格不入的。罗杰斯是在美国中西部的一个社区长大的,他强调个人的自主权和人与人之间的平等,因此他对精神分析中专家驱动的本质感到不适。因此,尽管以来访者为中心(以人为本)的咨询类似于在信任关系中强调情感和困难经历的心理动力方法,但它已经形成了一种与众不同的关于咨询师和来访者之间关系的意象。

在关于以人为本的心理咨询的著作中,很多重点都放在罗杰斯(1959)所称的"治疗改变的必要和充分条件"上,这些条件后来被称为"核心条件":来访者对足够高水平的治疗提供的接纳、一致和同理心的感知。以人为中心的理论家和研究人员已经投入了大量的精力来澄清这些概念的含义,并确定一致性和共情体验的各个方面(见第六章)。然而,重要的是要认识到,"核心条件"是由罗杰斯(1959)的一项尝试引起的,这是对心理学家西格蒙德·科赫(Sigmund Koch)领导的一项倡议的回应,目的是设计一种科学可验证的治疗方法,这种方法已经成功并被广泛使用。在罗杰斯职业生涯的大部分时间里,他都是在一个以行为方式为基础的心理学术机构的专业环境中工作的。核心条件以及罗杰斯和他的同事们所发表的其他论文,都是以行为刺激反应的语言形式表达的。为了更好理解这种模式的关系的形象,我们有必要围绕以来访者为中心/以人为本的方法来研究文献。

在以来访者为中心的治疗(Rogers,1951)的一节中可以看到以人为本的关系的根本意象,它包含了由罗杰斯的一位同事撰写的冗长的文章。在这篇文章汇总,有人建议"爱……是治疗关系的基本要素"(Rogers,1951:160)。这里的爱不是指与性相关的爱,这种爱体现在一种超越伪装和角色扮演的感情中,在这种感情中我们不会受到对方的威胁,并且理解对方。这包括治疗师对自己在治疗情况下的需求和感觉。罗杰斯受到哲学家马丁·布伯著作的强烈影响(Kirschenbaum and Henderson,1990),布伯提倡真正的相遇取决于是否让自己"遇见"对方。布伯相信"我—你"关系的变革力量,在这种关系中,另一个人没有任何标签或条件。施密德(Schmid,1998)不仅将以人为中心的思想维度与布伯的思想联系在一起,而且还与伊曼纽尔·列维纳斯(Emmanuel Levinas)和其他哲学家的著作联系在一起。

这些想法所暗示的主要关系品质是存在和联系。在当前的时刻,与来访者一起,咨询师能够产生共情、接纳和一致的感觉。对任何咨询师来说,"当下和现在"的承诺是一个持续的挑战,因为在专业和理论的范畴内,很容易回到评估来访者的角度,从而开始思考("什么是可能的结果?""这有用吗?"),或者缺乏对对方诚实回应的勇气。治疗关系在真实存在层面上的独特意象是心理学和心理治疗中人本主义的核心(Mearns and Cooper,2005),这与人本心理学家存在知情治疗,例如布金陶(Bugental,1976)、人本主义实践者采用冥想精神实践(Claxton,1996)以及强调来访者代理的重要性一致(Bohart and Tallmann,1999;Rennie 2000 b,2000)。欧斯金总结了治疗师提供的联系所起的作用:

> 来访者和治疗师之间的联系是一种治疗环境,在这种环境中,来访者会探索他/她的感觉、需求、记忆和观念。当治疗师完全在场时,这种接触是可能的,即与他/她自己的内在过程和外在行为相协调,不断地意识到自我和来访者之间的界限,并敏锐地意识到来访者的心理动力。心理治疗中的联系就像建筑的底层结构:它是看不见的,但它支撑着地面上的一切。联系提供了安全,让来访者可以放弃防御,重新感受,并记忆。

(Erskine,1993:186)

治疗师是老师、教练、科学家和哲学家

在心理咨询的认知和认知行为方法中,治疗师和病人之间的良好关系被认为是有效治疗的必要条件,但这种关系并不是治疗过程的焦点。尽管,心理动力和人本主义的咨询师倾向于把这种关系看作是一种情感表达和治疗的源泉,但认知-行为治疗师对咨

询师和来访者之间发生的事情采取了更加务实的态度。认知-行为治疗的主要目的是通过结构化的练习和干预帮助个体在外部的"真实"世界中改变他们的表现。尽管来访者和咨询师之间的关系得"足够好"才能使这些干预措施得到适当的应用,但认知-行为治疗(CBT)的重点是干预,而不是关系。哥德弗里德和戴维森是这么说的:

> 任何坚持学习原则和社会影响原则的行为治疗师都需要知道,仅仅改变行为是脱离临床现实的。我们已经见过一些治疗师能按照行为方式概念化问题并且熟练地实施各种行为治疗技术,但是他们很难证明这样做的有效性;他们经常难以让他们的来访者接受治疗,更不用说让他们完成行为任务了。

(Goldfried and Davison, 1976:55)

对于哥德弗里德和戴维森(1976)来说,治疗师和来访者之间的关系很重要,因为它有助于让来访者在治疗中保持足够长的时间,以便进行干预。

在认知行为实践中普遍存在的一种形象是:咨询师—来访者关系类似于教练或教师和学生的关系。教练通过展示或示范技能来支持一个人学习新技能,同时也为其取得的成就而喝彩,给予鼓励。一个好的教练也会通过传达他们对学生表现良好的能力的信心来促进学生表现得更好。

此外,一些认知-行为治疗师和许多认知治疗师认为,他们的角色就像一个科学家或哲学家,他们试图挑战来访者所持有的基本的、不正常的信念和认知模式。在这个视角中,家庭作业可以被理解为观察社会情境中新的行为方式的影响的"实验"。认知治疗师和使用理性行为治疗(REBT)的从业者经常使用"苏格拉底式对话"的形象来描述他们的工作方式。咨询师扮演希腊哲学家苏格拉底的角色,参与一个富有挑战的过程,有时用幽默的方式来挑战来访者的焦虑、抑郁状态或者非理性的逻辑模式。

贯穿于认知行为的中心主题是合作关系(Raue and Goldfried, 1994; Sanders and Wills, 2002)。咨询师和来访者一起工作,寻找解决问题的方法。咨询师可能会用一些比喻来解释这种工作方式,那就是治疗是一种"团队合作",或者"两个脑袋比一个脑袋好"。

关于CBT治疗关系的研究有一些有趣的发现。比较研究(例如,将CBT与心理动力学治疗相比较)表明,认知-行为治疗的关系质量与"关系导向"治疗评分一样高,有时甚至明显强于"关系导向"治疗(Raue and Goldfried, 1994)。也有证据表明认知-行为治疗的关系质量与结果有关;那些未能与来访者建立合作关系的CBT咨询师最终的结果是糟糕的(Raue and Goldfried, 1994)。该研究结果与来访者体验认知和认知行为咨询师为他们提供的一种相当舒适的关系的观点是一致的,因为这与他们在生活中可能遇到的其他类型的关系相似。CBT咨询师也在咨询期间为来访者提供相对高层次的结构,并专注于制定解决问题和症状的方案,而不是在很大程度上探索痛苦问题的内在体验。所有这些因素都可能表明,认知-行为治疗的治疗关系总体上比在心理动力和以人为本的治疗中更顺利、更容易预测。

"不知道"的立场:治疗师是编辑

叙事治疗(White and Epston, 1990)的发展伴随着一种与众不同的治疗关系方法。叙事治疗的核心原则之一是,人的自由和个性受到限制,这是与"主导叙事"相一致的结果,后者定义了人在不同情况下的行为方式。叙事治疗的目标是让这个人成为"他们自己故事的作者"。从这个角度来看,任何理论上的观点(如心理动力或以人为本的理论)都可以被看作是一种可以强加于人的占主导地位的叙述。安德森和古利希安(Anderson and Goolishian, 1992)描述了一种与叙事方式相一致的关系,他们把治疗师描述为"治疗谈话的参与者"(p.27)。作为一名治疗师,这种方式的核心是"不知道"的概念:

> 治疗师的兴奋之处在于了解每个来访者的叙述真相的独特性,以及他们传奇生活中连贯的真理……治疗师总是对他们的经历抱有偏见,但是……他们必须以这样一种方式倾听,即他们的预先体验并不能让他们完全理解来访者对他们经历的描述。只有当治疗师在不知情的情况下接近每一份临床经验时,才会发生这种情况。除此之外,寻找规律和共同意义也可能会验证治疗师的理论,但这否定了来访者故事的独特性以及他们的真实身份。
>
> (Anderson and Goolishian, 1992: 30)

"不知道"的立场似乎与以人为本的心理咨询或精神分析学家的"免费关注"中发现的"共情现象"的意图相似。然而,在以人为本的咨询或精神分析中,治疗师的公开倾听被用来收集材料,然后根据各自的理论模型来解释,而在叙事治疗中,目标不是得出"问题"的最终解释,而是"继续理解方法"。这意味着治疗师是"由来访者的专业知识领导",并寻求与来访者合作,以保持对话的开放性,以创造一个更加丰富的故事。

治疗师在这里的作用是提出来访者可能用来解构、重建和重述他/她的故事的策略。这些策略可以包括提问、使用隐喻或写作。治疗师和来访者之间的关系类似于作家和他/她的编辑之间的关系。作者创造并想象这个故事的存在;编辑帮助它成形,并使它得以出版。

综合模型:全能治疗师

到目前为止,所讨论的治疗关系的意象均来自独特的治疗方法。每一种方法都以自己的方式,试图通过指定咨询师和来访者之间的不同质量的关系来最大化自己和其他竞争"品牌"之间的差异。然而,也有一些理论家试图将关于治疗关系中明显对立的观点结合在一起,目的是对这段关系产生一种综合的理解。治疗关系有两个特别有影响力的综合模型:博丁(Bordin, 1979)的治疗联盟模型,以及克拉克森的关系多样性框架(Clarkson, 1990, 1995)。

尽管这为理解治疗关系提供了一个综合框架,但博丁(1979)论文的标题——"治疗联盟精神分析概念的普遍性"——清楚地表明,他的思想根源在于精神分析。博丁基本上做的是对治疗关系进行精神分析并用日常语言重新描述它们。"联盟"的概念在心理动力咨询中具有非常重要的意义:

> 治疗联盟的概念在精神分析流派的发展过程中扮演了重要的角色,因为它为更大的技术灵活性提供了理论依据……通过强调治疗关系中真实的、人性化的重要性,治疗联盟让我们从禁欲和中立的理想主义精神治疗师的立场出发。
>
> (Safran and Muran, 2001:165)

博丁(1979)提出,治疗师和来访者之间的有效治疗联盟包含三个特征:达成一致目标,一项任务或一系列任务的分配,以及纽带的发展。博丁提出,所有形式的治疗都是围绕目标、任务和纽带建立的,即使每个元素的相对权重在不同的方法中有所不同。例如,他认为:"一些基本的信任肯定标志着各种各样的治疗关系,但是当注意力被引导到更受保护的内在体验时,需要和建立更深层的信任和依恋关系"(p.254)。

博丁概述的模型在过去30年的研究和实践中具有很强的适用性。虽然目标、任务和纽带是治疗中相当独立的部分,但也可以肯定的是,它们以复杂和互惠的方式相互连接。例如,一个痛苦的治疗任务能够成功完成的程度可能取决于治疗师和来访者之间的关系的质量,然而,与此同时,成功地完成任务本身可能有助于建立更牢固的纽带。博丁在他的论文中强调咨询师和来访者的挑战有三个关键特性,他推测,咨询师或来访者的个性与他们在治疗中的表现之间的联系是通过他们的个性特征来调节的,因为他们的个性特征可能会影响他们治疗联盟中每个元素的处理方式。例如,他观察到一个人本治疗师可能是一个被自我暴露的治疗任务所吸引的人。这样的治疗师可能对有相似需求的来访者有效,而行为治疗师(低自我暴露者)可能对不愿透露感觉和个人资料的来访者更有帮助。

专栏 14.3　描述治疗关系:环境如何布置?

哲学家和社会评论家保罗·古德曼(Goodman, 1962:157-61)评论了不同的治疗方法应采用不同的座位安排的重要性。例如,他建议经典的弗洛伊德精神分析的房间布局应当是：患者躺在沙发上，分析师坐在沙发顶部的椅子上，并离开患者的视线，这种布局具有"避开"医患实际关系的效果。

> 病人没有看治疗师……任何与治疗师的社交接触，就好像他是一个"人"一样，都是令人不悦的……因此产生了移情，幼稚的关系和治疗很大程度上是对这种移情的管理。

古德曼将这种安排与治疗师和来访者在桌子两旁面对面坐着的情况进行了对比：

> 座位安排的目的是为了让患者能够对人作出反应并将问题摆到桌子上客观讨论。桌子是一个保护屏障，例如，隐藏生殖器。

最后，古德曼（与弗里茨·珀尔斯共同研究格式塔理论的早期发展——参见Perls et al., 1951）还考虑了格式塔治疗的座位安排，其中：

> 座位随着时间的推移而自由改变，并且可能会发生以下任何一种情况：可能看不见治疗师、他可能已经离开房间、来访者和治疗师可能会改变位置、可能有一个小组。

在这种治疗方式中。古德曼建议"既不鼓励也不刻意避免与治疗师或其他来访者发生人际关系，而是在出现时加以利用；希望得到的结果是更紧密联系的社会风格"。

古德曼提出的涉及治疗关系的关键问题很大程度上可以通过咨询师和来访者之间的口头交流来理解（即通过分析记录磁带），或者考虑物理环境调整是否必要。与古德曼观察治疗时期（20世纪50年代后期）相比，当代的治疗模式在很大程度上集中在一种座位安排上，即咨询师和来访者坐在舒适的椅子上，要么面对面，要么稍微倾斜。在这种安排下，物理运动的空间似乎很小（与古德曼描述的格式塔设置不同）。而且，在整个过程中，来访者都是咨询师凝视的对象。对于许多使用心理治疗的人来说，这种情况可能与他们在电视访谈或聊天节目中看到的情况相似。这些因素会对咨询师和来访者之间可能建立的关系意味着什么？

令人感兴趣的是，20世纪70年代中期，当罗杰斯"必要充分条件"理论的研究达到顶峰时，博丁提出了他的治疗联盟模型。然而，他却没有在他1979年的经典论文中提及这一点。这可能有两个原因（Horvath, 2000）：首先，博丁致力于开发一个超越任何具体理论取向的框架，他认为罗杰斯的理论主要与以来访者为中心的治疗有关；其次，他希望强调治疗联盟是真正双向的，同样受到来访者和咨询师的影响，而"核心条件"模型主要集中在治疗师的态度和品质上。

霍华德等人(Howard et al., 1987)提出了尝试构建一种来访者—咨询师一起工作的综合方法。作者做出的重要贡献是：建议治疗师与来访者的关系应该适应当时来访者的需求。他们的模型受到管理中的情境领导研究的影响。霍华德等人(1987)提出，从方向性和支持性两个维度来分析治疗师的行为是有意义的。这些维度结合形成四种治疗关系风格：

1. 高方向/低支持。治疗师负责治疗。当来访者不愿意或不能朝着治疗目标前进时，这种风格是合适的。

2. 高方向/高支持。治疗师对有学习意愿的来访者采取教学/心理教育的角色。这种关系风格常见于CBT方法中。

3. 低方向/高支持。使用这种风格的治疗师实际上是陪伴一个正在进行探索和成长过程的来访者。这是与以人为中心的咨询有关的关系风格。

4. 低方向/低支持。治疗师的作用主要是观察病人的进展。这种关系风格具有传统精神分析的特征。

霍华德等人(1987)建议大多数的来访者在需要他们的治疗师的时候，在不同的方式上与他们有联系。他们还建议，大多数治疗师只对其中一种或两种关系风格感到舒适和自信，而关系风格的扩展代表了培训和监督的一个关键重点。

克拉克森(Clarkson, 1990, 1995)提出了一个综合框架，设想了五个不同类型的治疗关系。这些是：

1. 工作联盟；

2. 移情/反移情关系；

3. 修复/发展需要的关系；

4. 人与人之间的关系；

5. 超个人的关系。

克拉克森的模型中的这些关系类型有发展运动的意义："联盟"被视为沟通的基本功能层面，而"超个人"关系则被视为"更高层次"的联系类型。她的写作具有诗意和创造性，而不是研究性的，并试图在这些不同类型的关系中创造独特的情感环境。在她看来，所有这些关系在任何治疗中都是可能的和隐含的，而培训应该使从业者能够在整个治疗范围内舒适地操作。

上文概述的用于发展有效治疗关系的每个综合框架都围绕着治疗师反应性的假设进行组织。斯蒂尔斯等人(Stiles et al., 1998)提出治疗师和来访者对彼此的反应高度敏感。在治疗过程中每时每刻的互动中，存在着复杂的反馈回路，通过这些反馈回路，一个参与者的行为会影响另一个参与者的行为，并受到另一个参与者行为的影响。斯蒂尔斯等人(1998)认为，所有形式的治疗在疗效上大体相同的原因在于，接受过专业培训、以特定方式与来访者建立联系的治疗师,可以逐渐被来访者拉向其他关系风格。相比之下,效率较低的治疗师往往会继续做同样的事情,不管来访者发出什么信号。寻求构建治疗关系的整合主义方法的理论家,如博丁(1979)、克拉克森(1995)和霍华德等(1987),在本质上主张治疗关系的灵活性,使治疗师能够最大限度地回应来访者的关系需求。

> **专栏 14.4　超越联盟:关系深度的概念**
>
> 　　有效的咨询涉及在来访者和治疗师之间建立联盟,这一观点已被证明是一种非常有用的思考治疗关系的方式。然而,来访者和咨询师作为共同事业的"盟友"的意象也有其局限性,特别是它不能掌握在治疗中发生的强烈的人对人接触的质量。梅恩斯和库珀(Mearns and Cooper, 2005)提出了关系深度的概念。他们将关系深度定义为"两个人之间的深度接触和参与状态,其中每个人与他人都是完全真实的"(p.xii)。治疗师(Cooper, 2005)和来访者(Knox, 2008; McMillan and McLeod, 2006)的关系深度的相关研究进一步阐明了这一概念的维度。在诺克斯(Knox, 2008)的研究中,一位参与者描述了这样一个关系深度的时刻:"我觉得我的咨询师在没有突破边界的情况下超越了专业水平/兴趣——给了我这样一个人性化的、富有同情心的回应,这是我无法定价的……感觉她发自内心地给予"(p.185)。
>
> 　　来访者报告说,这些时刻对他们的治疗有深远而持久的影响。然而,他们也报告说这样的事件很少发生。诺克斯(2008)和麦克米伦、麦克劳德(McMillan and McLeod, 2006)都采访了那些一生中经历过多次治疗的来访者。这些来访者回忆说,他们有过关系深度事件,但与他们共事的治疗师中只有不到一半的人遇到过这种情况。

关系能力的实用性:如何建立有效的治疗联盟?

　　虽然如上所示的治疗关系的意象提供了一系列有价值的不同方式来了解来访者和咨询师之间发生了什么,但咨询师还是不知道究竟怎么做才能与来访者建立一个强大的联盟。最近的一些关于治疗关系的理论和研究集中在可以被咨询师用来建立和维护与来访者的建设性关系的实用策略。

采用合作的方式:保持一致,使用元信息传递

　　关于以人为中心的大部分研究有一个局限性,它几乎被描述为一种神秘的状态或

"存在的方式"(参见 Wyatt, 2001)。我们应该意识到,在即时反馈的基础上,一致性可以用咨询师谈话的方式表达出来。在咨询的大部分时间里,咨询师和来访者都以一种涉及来访者"问题"的主题的方式交谈,有可能在谈话中穿插一连串关于咨询师和来访者关系方面的陈述。

这个"谈论谈话的过程"已经被伦尼(Rennie, 1998)视作元信息传递的技巧:"沟通交流的行为……跨出交流来评估它。"当治疗师出现以下情况,意味着治疗师发起了元信息传递:

- 谈论他/她自己的计划、策略和假设;
- 要求来访者专注于他/她的计划、策略和假设;
- 分享他/她对来访者的想法和意图假设;
- 邀请来访者分享他/她对咨询师的想法或意图假设或幻想;
- 当陷入困境或处于治疗"危机"时,用所有这些方式来审视彼此的关系;
- 探讨来访者对咨询师的影响(来访者行为引起的情感、行为倾向和幻想);
- 探讨咨询师对来访者的影响。

每一种谈话方式都打开了咨询师和来访者之间"未说出口的"或隐含的关系,使参与这一关系的双方都有可能反思他们之间正在发生的事情,并在必要时进行改变。元信息传递的使用代表了莱恩等人(Laing et al., 1966)提出的关系框架在治疗中的应用。

总的来说,咨询师在心理治疗过程中不会在很大程度上进行元信息传递——这是一种被忽视的技巧。基斯勒(Kiesler, 1988)总结道,"在个体心理治疗文献中几乎普遍忽视了包含元信息反馈的治疗师干预措施。"

修复联盟中的裂痕

治疗师和来访者很少会面却能建立良好的工作关系,并可以持续进行多次治疗,也不会对他们之间的关系或他们商定的目标和任务产生任何挑战或干扰,这种"理想"的关系(在治疗方面和生活的其他方面一样)是一个神话。更常见的是,关系和治疗工作一次又一次地"打击缓冲区"。咨询服务的参与者——来访者和咨询师都可能会说他们已经陷入了"僵局",或者他们的关系出现了"破裂"。在这种情况下,咨询师有必要提出"修复"关系的策略。最近大量的理论和研究已经开始解决治疗师或咨询师如何最好地修复或恢复治疗关系的问题。

杰瑞米·萨夫兰(Jeremy Safran)的研究(Safran, 1993a,1993b; Safran and Muran, 1996,2000a,2000b,2001)一直处于研究治疗联盟中"破裂"的过程和影响的前沿。对于萨夫兰来说,在这种情况下,治疗师最重要的策略是元信息传递——有必要回避正在发生的事情,说出问题的名称并讨论问题,然后围绕它进行协商。萨夫兰已经确定了一系列可以在有效修复治疗联盟中观察到的步骤或阶段:首先,治疗师需要对联盟中出现的破裂敏感。通常,来访者会表现出对抗(对治疗师的愤怒或对治疗进展的批评)、退缩(与治疗师或治疗过程脱离)或这两种反应的结合。此时治疗师的任务是让来访者注意到当下和现在的关系中正在发生的事情,例如问"你正在经历什么……"或者"我有一种感觉,你在逃避我,我说的对吗?"治疗师和来访者都承认困难的存在会使修复过程进入下一阶段,这包括帮助来访者描述他们的负面情绪,或者他们认为是什么阻碍了他们、阻碍了进展。治疗师可能需要以一种非防御性的方式承认他/她是如何导致破裂的。最后一个阶段是鼓励来访者去获取他们的主要感受(通常是愤怒或悲伤),并向治疗师表达他们潜在的需求或愿望。在这个阶段,治疗师的任务之一是确认这些需求和愿望的重要性。

成功解决治疗联盟的破裂对来访者有很多好处,它不仅加强了这种关系,并使后续治疗朝有益的方向发展。它也让来访者有机会了解如何解决一般的关系难题,以及如何询问/要求他们在关系中需要什么。最后,对于那些可能更熟悉激烈冲突的关系的人来说,它提供了一种协作性、互动性和相关性的模式。

阿格纽等人(Agnew et al., 1994)发表的一项案例研究探讨了在心理动力学治疗中解决治疗联盟破裂的过程。在该研究中,所有的疗程都被录音和转录,来访者和治疗师都完成了关于过程和结果的几个方面的问卷调查。因此,有可能对破裂的各个阶段进行详细的检查。在这个案例中,来访者和治疗师之间的裂痕出现在第二阶段的最后,当来访者愤怒地面对治疗师时,她对他们的"角色"感到不安,声称治疗师扮演了一个"专家"和"上级"的角色。阿格纽等人(1994)在修复过程中发现了以下阶段:

1. 确认。治疗师确认来访者的感受。
2. 商谈。治疗师和来访者对他们的角色和责任有共同的理解。
3. 探索。来访者和治疗师探索治疗之外的平行情况(例如来访者与父亲的关系)。
4. 共识和重新谈判。治疗师和来访者就来访者不满的来源达成共识,并重新协商他们的工作关系条款。
5. 加强探索。进一步探索治疗之外的平行情况。
6. 相关新风格。治疗师和来访者讨论在这些情况下相关的替代方式。

在萨夫兰的模型中,治疗师愿意承担他在破裂中的责任(阿格纽模型的第二阶段)是克服关系破裂的关键因素。阿格纽等人(1994)强调,在这种情况下,治疗师向来访者解释为什么探究他们目前的困境与她在生活中遇到的其他关系僵局之间的相似性是有用的也是很重要的。

萨夫兰、阿格纽和其他人的研究有助于人们在治疗中能够正视和学习来访者—咨询师关系中的紧张关系。这些模型强化了这一关键理念,即对来访者来说,人际关系治疗领域为了解需求和关系提供了独特的机会,这种方式可以推广到日常生活中。

关系的体现:过渡客体

英国精神分析学家 D.W.温尼科特对幼儿的情绪和社交行为进行了大量的观察。他指出,从大约 6 个月大的时候,一个年幼的孩子可能会有一个喜欢的东西,如泰迪熊、毯子或羊毛,这似乎代表了它的"情感安全"。如果物品丢失或被拿走,孩子会表现出悲伤的反应。温尼科特认为,这个物体代表了母亲乳房的安全性,在孩子被要求离开与母性的共生关系,成为一个更独立的个体的过程中,它起到了防止焦虑的作用。温尼科特提出了"过渡客体"这个词,承认这些客体在孩子不同过渡阶段中的重要作用。温尼科特在他的畅销书《游戏与现实》(*Play and Reality*,Winnicott,1971)中解释了过渡客体的动态。

过渡客体表示关系的物理体现。当另一个人不在时,这个物体会提醒我们他/她的继续存在和品质。有时,当一个接受治疗的来访者与他/她的治疗师建立起牢固的关系时,他/她可能会希望拥有一些能让他们想起治疗师的物品,这也许会在治疗期间带来力量。大多数有经验的治疗师(和来访者)都知道这种现象,但很少有系统的研究。亚瑟和马迪尔(Arthur and Madill,1999)采访了六名经验丰富的治疗师(三名格式塔治疗师和三名心理治疗师),了解他们对过渡客体在与来访者关系中的作用,他们都能回忆起他们的来访者使用过渡客体的例子。

这些治疗师认为,过渡客体对那些经历过间隔焦虑、正在处理痛苦的人际关系问题、需要"内化一种滋养关系的感觉"的来访者尤其有帮助。他们认为这些物品不仅可以提醒来访者在他们的生活中存在安全、恒定的关系,而且还提供一些东西来"玩",从反映物体的意义,并将其用作了解个人需求和关系模式的触发器。

来访者使用什么类型的过渡客体?在这项研究中接受采访的治疗师报告了各种各样的物品,包括贺卡、明信片(治疗师写给来访者的)、正式信件、书籍和钢笔,从软玩具、治疗师的开襟羊毛衫到治疗师的首饰。亚瑟和马迪尔(1999)比较了格式塔治疗师和心理动力治疗师的来访者报告的过渡客体的特征。心理动力过渡客体倾向于口头的(卡片、笔、信息);格式塔的过渡客体往往是柔软的、个性化的或可穿戴的。这三名心理治疗师都表示,他们觉得自己允许来访者保留一件物品"违反了规则"(即违反了治疗界限),但没有一个格式塔治疗师提到违反规则。

值得注意的是,亚瑟和马迪尔(1999)的研究仅涉及治疗师意识到过渡客体已经被创建的实例。毫无疑问,有很多来访者"获得"这样的物品却不让他们的治疗师知道他们这样做了。

亚瑟和马迪尔(1999)得出的一个关键结论是,过渡客体对于来访者和治疗师来说是非常重要的。他们认为,这些客体是体现治疗关系的一种手段,是可以作为支持那些信任关系可能存在问题的来访者的实用手段。

边界的概念

要理解治疗师和来访者之间关系的一个有用的方法是考虑如何创建和维护两个参与者之间的界限。尽管边界的概念并没有被任何治疗的"奠基者"(如弗洛伊德、荣格、罗杰斯)所使用,但近年来它已经被广泛地用于描述治疗关系的重要方面。一般意义而言,边界标志着一个区域的界限,以及一个区域或空间结束的界限和另一个区域开始的界限。在咨询和心理治疗中,"边界"的概念显然是一个隐喻——在治疗室里没有实际的边界标记或线条。在治疗中,边界的概念被定义为:"治疗发生的范围······创造一个安全和可预测的氛围"(Gutheil and Gabbard, 1998: 409-10)。

在治疗情况下,边界可以根据关系的不同维度来确定。例如,边界可以定义为:
- 时间。治疗期的开始和结束。
- 物理空间。来访者和咨询师应该坐得多近(或多远);每个参与者的"个人空间"有多大?
- 信息。来访者应该对咨询师了解多少?
- 亲密程度。咨询师和来访者在情感上应该有多亲密?这种关系中的亲密程度是否延伸到接触,甚至是性接触?
- 社会角色。如果咨询师在另一个环境中遇到来访者,他们会如何回应?咨询师应如何回应来访者在治疗室之外建立关系的要求?

边界的概念也允许讨论治疗关系的其他重要方面。边界可以是刚性的,也可以是渗透性的。咨询师的个人风格各不相同,有些人喜欢严格的界限,有些人则比较灵活。一些咨询师可能会在治疗的后期"放宽"他们的界限。许多不同的行为(来访者迟到或"忘记"支付费用、咨询师触摸来访者)可以被解释为"越界",并且可以与来访者在日常生活中报告的其他边界问题建立联系。

边界概念在当代心理动力和精神分析思维中得到了广泛的应用。精神分析心理治疗师罗伯特·朗斯(Langs, 1988)一直主张将治疗中明确界定边界作为治疗的核心原则。朗斯认为,明确的界限创造了一个强有力的治疗框架,在这个框架内,来访者可以安全地探索痛苦和具有威胁性的个人物品。

许多以人为本的心理咨询师和心理治疗师对"边界"概念在治疗中的使用方式持保

留态度,认为这是一种与来访者关系疏远、独立的立场。例如,赫尔曼松(Hermansson, 1997:135)认为,"咨询过程的本质要求对边界的跨越进行衡量……"咨询师的冷漠,经常被边界的僵化所促进,这本身就是潜在的滥用。我们需要把边界看作是会面的场所,我们需要把安全视为促进关系发展的前提。同样,梅恩斯和索恩写道:

> 当然也有心理动力学的从业者,他们可以毫不费力地界定以人为中心的边界态度和治疗关系……这是不道德的。以人为本的治疗师愿意延长治疗时间,增加治疗频率,允许电话联系,参与家访,以及响应来访者对轻微身体接触的要求(如拥抱),这在其他理论模型中显然是不合适的,会成为过分过度参与的证据。有趣的是,道德挑战是建立在过度参与的基础上的,然而没有任何描述系统治疗师未充分参与的模式。

(Mearns and Thorne, 2000:50)

以人为中心和人本主义治疗的重点明显地体现在咨询师和来访者之间真实的接触或接触的价值上,这就导致了对边界的看法不是作为"保持分离的规则",而是作为接触和"会面"可能发生的地点的指示器。

最近围绕治疗边界概念撰写的一个令人失望的特点是,它在很大程度上集中于越界的问题,特别是与来访者性剥削有关的违法行为。这种形式的越界是极具破坏性的,无疑值得关注。然而,强调性边界违规的后果显然会导致边界问题和伦理问题的混淆。一些边界问题(例如与来访者发生性关系)有明确的伦理取向,但其他的问题(如延长会话市场)则没有。人际"边界"的隐喻潜移默化地为从业者提供了一个强大的概念工具,可以用它来检验与来访者的治疗关系的本质。边界的构建和维护为从业者提供了一系列的选择,这些选择会影响对来访者提供的帮助的质量。毫无疑问,在治疗关系中存在不充分约束的危险和过度约束的危险。但更有趣的问题是:每个特定咨询师—来访者关系的最佳边界是什么,正如哈特曼(Hartmann, 1997)在他的研究中所表明的那样,个体有不同的边界需求或边界"厚度"或"薄度",边界设置可能适合一个来访者(或咨询师)而不适合另一个来访者。

专栏 14.5 区分界限和越界行为

心理咨询和治疗界普遍认为,如果治疗师界定了清晰的界限,使工作能够继续进行,那么对来访者是有帮助的。当这些界限没有得到维持时,人们对于如何更好地理解这些情况的看法就不那么一致了。对于一些从业者来说,任何边界的缺失都被认为是严重的问题,是对治疗空间的一种要么全有要么全无的违反。相比之下,其他从业者则区分了违反边界和越界。格拉斯(Glass, 2003)将边界交叉点定义为"良性的、

> 可讨论的、非渐进性的偏离已建立的治疗框架，这是一种创造性的、认真的尝试，以使治疗适应来访者个体"(p.433)。他描述了一个接受多年治疗的来访者越界的例子。来访者邀请他参加他的第一次诗歌朗诵会，这是他个人发展中的一个重大事件。格拉斯(2003)与来访者讨论了这种情况，并决定接受邀请。治疗师"坐在后排，离开时没有与其他与会者互动或正式问候（来访者），除了目光接触"(p.437)。这个事件不是"渐进的"，它没有导致持续的社会接触的"滑坡"，也没有侵蚀治疗关系的独特性。格拉斯(2003)认为，这个行业应该承认"长期的……治疗关系……几乎总是包含一个边界交叉点的积累，这些交叉点形成了进化的独特关系"(p.438)。

衡量治疗关系

围绕治疗关系这一主题进行了大量的研究。这项研究引起咨询师的兴趣有三个原因。首先，它证实了治疗关系的重要性，它对来访者的治疗成功做出了重要的贡献。其次，用于测量治疗联盟和关系其他方面的调查表中使用的陈述，对治疗关系在实践中的意义提供了简明的总结。第三，研究产生了一些供咨询师用来评估自己工作的工具。

目前已经有问卷可以用来测量治疗关系的维度。这些问卷列出了一系列的陈述；完成量表的人被要求表明他们对每个陈述的认可程度，量表题目的设计通常使用五分制。这些问卷的大部分版本都是为咨询师、来访者和外部观察员编写的。通常情况下，咨询师或来访者应在会议结束后立即填写问卷。使用最广泛的调查问卷是：治疗联盟清单(WAI, Horvath and Greenberg, 1986, 1994)，它衡量博丁的关系、任务和目标维度；巴雷特-伦纳德关系量表(BLRI, Barrett-Lennard, 1986)评估了罗杰斯的核心条件；以及宾州援助同盟量表(HA, Alexander and Luborsky, 1986)，该量表评估了咨询师和来访者之间的工作联盟的整体实力。会话评定量表(SRS, Duncan et al., 2003；Miller et al., 2005)是一个超简洁（四项）视觉模拟量表，易于在常规咨询实践中使用。

来访者—治疗师关系和成效之间的关联已在许多研究中得到证实(Cooper, 2004, 2008)。除了记录治疗联盟的重要性之外，从研究中得出的另一个惊人的发现是，在来访者、咨询师和外部观察者之间，他们对治疗关系契约的评价通常都很低。似乎不同的治疗参与者对相同的事件有不同的解读方式，或者不同的判断标准。研究得出的另一个结论是，所有的治疗关系量表之间以及这些量表中的子因素（即契约、目标和任务）之间有很大的重叠。这里的含义是，来访者可能有一种感觉，他们的关系是"好的"，但对可能构成"好的"的各种维度是模糊的。关于治疗关系研究的优秀综述可以在阿格纽-戴维斯(Agnew-Davies, 1999)中找到。

制定一份有效、可靠的调查问卷既费时又复杂。表14.1给出了问卷维度的示例。

表14.1　定义治疗关系：研究问卷表述

治疗联盟量表

治疗关系

　　我相信我的咨询师是真心关心我的幸福。

　　＊我有一种感觉，如果我说错或做错了什么，我的咨询师将停止与我合作。

治疗任务协议

　　我很清楚我在治疗中的责任。

　　＊我发现我的咨询师在治疗中所做的事与我的担忧无关。

治疗的目标

　　我和我的咨询师正在朝着双方商定的目标努力。

　　由于这些会议，我更清楚自己如何能够改变。

Barrett-Lennard 关系量表

积极关注

　　咨询师关心我。

　　＊我觉得咨询师不赞成我。

同理心

　　咨询师想了解我是如何看待事物的。

　　当我受伤或难过时，咨询师能准确地识别我的感觉，而不会让自己感到不安。

无条件的关注

　　咨询师喜欢或不喜欢我的程度不会因为我告诉他/她关于我自己的任何事情而改变。

　　我可以(或可能)公开批评或感激我的咨询师，不管他/她对我是否有任何不同的感觉。

一致性

　　我觉得我的咨询师对我很真实、真诚。

　　＊我觉得我的咨询师对我们之间的关系感到不太好，可她却不告诉我。

Penn 帮助联盟调查问卷

　　我觉得我正在和我的治疗师共同努力。

　　我相信我们对我的问题本质有相似的看法。

会话评定量表

　　我感到被倾听、理解和尊重。

　　治疗师的方法很适合我。

注：＊负面措辞；与表述的一致意见表明该因素的水平较低。

金钱在关系中的作用

支付问题会对咨询师和来访者之间的关系产生重大影响。当与朋友或家人谈论情绪困难或危机的关系中，支付问题没有出现。当用这种方式对待朋友时，隐含的假设是关系是互惠的：在将来的某个时刻，角色可能被颠倒。显然，咨询不是这样的。虽然被倾听和被鼓励去探索情感的经历可能非常相似，但咨询师不是出于友谊或家庭忠诚，而是因为他／她以这种方式得到报酬。在一些志愿机构和自助团体中，来访者和来访者可能拥有一种"礼物关系"：帮助者之所以"给予"，是因为他／她认为他们为公共利益做出了贡献。在许多(但不是所有)国家，作为献血者是一种纯粹的"礼物关系"的例子。当双方都清楚地理解这种关系时，货币问题可能会退而求其次。但是，即使在许多自助团体和志愿机构中，帮助人员或咨询师可以自由地利用他们的时间，来访者也可能被要求做出"捐赠"以支付组织的运营成本。当然，在大多数咨询情况下，支付问题是非常突出的：咨询师被支付一定的费用或薪水来倾听。因此，我们或许有理由得出这样的结论：支付是大多数咨询关系中一个有意义的维度。

咨询师和来访者之间的财务关系隐藏的本质，最终源于在大多数现代工业化社会中存在的高度的隐秘性和矛盾心理。对大多数人来说，即使是最亲密的朋友和家人，其收入和储蓄也不为人知。然而，与此同时，我们生活的社会高度重视经济上的成功。

在心理咨询和治疗文献中，已经提出了关于支付和费用对治疗关系的影响的若干不同观点(Cerney, 1990; Herron and Sitkowski, 1986)。首先，弗洛伊德和其他精神分析学家一直在争论收费的"牺牲"性质。这里的假设是，作为一种最大化患者治疗动机的手段，并表明他们对治疗的承诺的重要性，应该设置一笔费用，该费用是患者所能负担得起的最高费用。这意味着浮动的费用应该被执行：对一个来访者来说是比较高昂的费用而对于另一个更富有的来访者来说可能是微不足道的。从精神分析的角度来看，它也被认为是一种治疗工具，象征着治疗的严格边界：无论发生什么，费用都必须支付。费用的存在也在治疗和"真实"世界之间架起了一座桥梁，为完成治疗提供了动力，而不是依赖治疗师。因此，从心理动力学的角度来看，来访者直接支付费用的事实对治疗过程有积极的贡献。

然而，也有可能认为直接支付会对治疗关系产生反作用。付费的来访者可能会怀疑咨询师接受治疗的真实性："他／她只是假装重视我，因为他们得到了报酬"(Wills, 1982)。如果咨询师的收入取决于仍在接受治疗的来访者，他／她可能会巧妙地找到延长治疗的方法(Kottler, 1988)。

参与收费是许多治疗师感到困扰的一个角色。有些治疗师会感到"费用内疚感"(Herron and Sitkowski, 1986),起因是想要被视为"帮助者"而从事涉及谋生和盈利的业务。私人诊所的咨询师和心理治疗师经常报告会发生关于谈判和收费的冲突。

如果关于直接付费的"牺牲"角色的精神分析理论是正确的,应该有证据表明,与有第三方支付费用的情况相比,当来访者支付费用时治疗更有效。但目前并没有研究证据表明支付费用和免费服务存在显著性差异(Herron and Sitkowski, 1986)。此外,有大量的证据表明,在工作场所咨询计划(McLeod, 2008)或英国和其他欧洲国家的国营医疗服务(在提供服务时是免费的)中所提供的咨询和心理治疗,与在传统私人诊所中提供的治疗一样有效。

这是否意味着我们应该摒弃关于费用对治疗关系的影响的精神分析观点?一点也不。"牺牲"支付理论预测,来访者在治疗关系上的投资质量将取决于他们支付的费用水平。虽然在某些情况下这一观点可能是有道理的,但它并没有考虑到治疗对许多人的深远意义,在创造有价值的生活方面,或在某些情况下甚至可以作为一种生存手段。通过假设只有直接支付才能使治疗变得有益,治疗的内在意义和价值肯定会被削弱。相反,金钱问题对来访者—咨询师的关系来说很重要,因为它代表了一个潜在的"未说"的重要领域(Cerney, 1990)。在咨询处,来访者直接向咨询师支付费用,他/她可能会问:"我值得吗?""我的幸福和未来值得吗?"

在咨询师的费用或工资由第三方支付的情况下,来访者可能会思考"他/她真的在乎我吗?还是只是一份工作?"或者"如果大学/医院/公司给他/她发工资,他们难道不想知道我有多不安吗?"在这两种情况下,咨询师都可能会怀疑:"真的是否值得我付出什么?"甚至"我能容忍这个人因为这是我的工作吗?"此外,金钱的含义可能与来访者和咨询师的文化或社会阶层背景有关。有些人成长的环境中,自尊和价值与"自食其力"或总是利用经济实力获得"最好的"联系在一起。其他人则是在集体主义文化中成长起来的,以自己的方式帮助他人受到重视,而从另一个人的痛苦中"获利"是值得怀疑的。此外,不同的社会群体认为公开谈论金钱的可接受程度存在很大差异。因此,将有关金钱的潜在问题纳入治疗讨论中,可以成为探索文化认同的有效方法。

有一些证据表明,在支付费用方面,治疗师的态度和行为存在性别差异。拉斯基(Lasky, 1999)发现,女性治疗师比有类似经验的男性同事收取的费用要少,而帕尔文和安德森(Parvin and Anderson, 1999)报告说,女性治疗师在谈判费用时比男性更灵活。拉斯基(1999)还发现,在她采访的治疗师中,男性从业者能够掩盖在费用问题上的潜在内部冲突,而女性从业者则倾向于"敏锐地意识到"这类两难处境,并认为自己陷入了三方冲突:

(1)需要养活自己和家人;(2)在工作之外的时间赚取更多的钱和想要与朋友

和家人共度时间之间感到疲惫;(3)更多地关注来访者的经济需求而不是自己的。

(Lasky,1999:9)

这些研究是基于美国临床医学家的小样本,了解他们在多大程度上推广到其他环境是很有趣的。然而,他们也阐明了男性和女性以不同的方式处理治疗关系的可能性。

金钱的问题对治疗关系来说是一个挑战,因为对金钱未说出口的想法和感觉会阻碍来访者和咨询师的合作。例如,有的来访者认为他们的咨询师始终在管理口袋,因为支付他们工资的人可能(有意识或无意识地)屏蔽了过于敏感的信息,不允许咨询师更深度地了解他们绝望或破坏性行为。对于一些经历过"费用内疚感"的咨询师来说,这是一个特别严峻的挑战。但是,对于所有的咨询师来说,这也是一个难题,因为金钱的社会和文化意义是一个在治疗理论、研究和培训中被忽视的问题。

关系理论对咨询师培训和发展的启示

在咨询和心理治疗文献中有一个实质性的共识,即无论采用何种理论模型,来访者和咨询师之间的关系质量是有效治疗的核心要素。因此,咨询师的培训必须认真对待使学员或学生了解一般关系如何运作的问题,并培养对他们自己的交往风格的欣赏。大多数咨询培训方案通过要求进行个人治疗、参加体验式集体活动和参加整个社区课程的会议来促进这些领域的学生学习。梅恩斯(Mearns,1997)认为,过去的咨询培训课程在促进学员融合和在不同领域学习的过程中做得不够。此外,还缺乏专门针对关系问题的阅读和培训材料。乔塞尔森(Josselson,1996)是少数明确将治疗性学习置于关系环境中的人之一。总的来说,咨询师培训的支持者倾向于将培训课程的经验要素与个人发展或自我意识相结合,而不是从关系或自我关系的角度讨论这些主题。

专栏 14.6　关系的隐藏维度:共情作用

对于许多咨询师来说,始终如一地对来访者产生共情作用是他们寻求提供关系的核心。在心理咨询和治疗文献中,通常根据对来访者使用语言的敏感性来理解共情。咨询师的训练倾向于强调技能的发展,以适当地回应语言暗示。约翰·希林(Shlien,1997)最近的研究揭示了共情相关的其他维度。希林是一名学生,后来是卡尔·罗杰斯的同事,他说自己"有幸成为一名参与观察者,以旁观者和目击者的身份目睹了'二战'后芝加哥大学共情理论的发展"(Shlien,1997:67)。多年来,希林参与了罗杰斯和他的团队对共情和"核心条件"的研究。基于这段经历,他得出了这样的结论:对另一个人作出全面回应不仅需要口头回应,还需要一个"全身"反应:

> 移情作用于诸如嗅觉、视觉和听觉等：令人恐惧的气味；眼泪、脸红、打呵欠；还有节奏、音调、叹息和嚎叫的声音。它在我们可能认为的原始事物——细胞，腺体，嗅觉，化学，电磁，自主，姿势，手势和音乐节奏上运作，而不是词汇。
>
> (Shlien, 1997: 77)

希林认为，最近的共情模式认为"大脑凌驾于身体之上"，对这一现象的正确理解需要对"整个人"的欣赏。对于希林来说，对上面列出的"原始"信号进行协调的经验最好描述为同情，而不是共情。他认为同情包含了对他人的一种道德承诺："只有共情，没有同情，甚至没有理解，可能是有害的"(p.67)。

对于许多咨询师来说，希林的观点将是具有挑衅性和挑战性的。即使只是部分正确，它们也暗示目前心理咨询师和治疗师对治疗关系的理解可能还不够，甚至可能没有帮助。

结　论

本章讨论的理论和研究反映了来访者—咨询师关系在所有治疗方法中的重要性。很明显，接受不同理论模型训练的咨询师采用了不同的方法来理解治疗关系。然而，关于来访者与咨询师的关系，似乎也有一些基本的"真理"，这些真理与所有的咨询方法都相关，在罗杰斯(1957)和博丁(1979)的思想以及弗洛伊德的移情和反移情概念中都有体现。根据来访者的个人经历和需求，有些来访者对某些类型的关系的反应似乎比其他来访者更好。治疗关系在咨询方面起着重要作用——关系的质量已被证明对咨询的最终结果以及帮助陷入困境的人们继续接受咨询的能力做出了重大贡献。因此，对于任何咨询师来说，重要的是要意识到自己在与来访者建立和维护关系方面的优势所在，同时还要努力对来访者可能呈现的各种各样的关系模式做出更积极的反应。治疗关系是复杂的，同时作用于不同的层次。很难从自己的观点中充分地去"中心化"，从而准确地理解一个人在人际关系中是如何表现的。对于任何咨询师来说，通过利用机会(如培训小组或监督)来帮助他们了解自己如何与来访者建立关系，这些机会可以对他们与他人相处的方式提供反馈。

思考与讨论的问题

1. 想想一个曾经帮助你克服或解决生活中的情感问题的人，你如何描述自己和这个人的关系？想想那些你认识但却不愿寻求情感支持的人，你如何描述这种关系？

根据本章介绍的治疗关系的模型和图像,这些个人经历能被很好地解释吗?

2. 本章所提到的研究表明,在咨询的早期阶段,治疗师和来访者之间的良好关系可以很好地预测治疗结束后的良好结果。这一发现是否意味着这段关系是最终结果的原因?你还能如何解释这样一个事实:在第三或第四次治疗中对"治疗联盟"力量给予正面评价的来访者(和治疗师)也在几周后报告治疗成功了?

3. 许多在私人诊所工作的咨询师和心理治疗师都实行"浮动收费"制度,在这种制度下,来访者支付的费用会根据他们的收入和情况进行调整。在某些情况下,来访者可能会建议他们用商品和服务而不是金钱来支付治疗师。例如,一个农场主的来访者可能能够提供比他/她能负担得起的任何现金支付更高价值的产品。建立易货合同对治疗关系的潜在影响是什么?需要解决哪些伦理问题?(进一步阅读这一主题的有用资源是 Hill, 1999。)

4. 萨夫兰和穆兰(Safran and Muran, 2001: 165)认为:治疗联盟中的压力会导致人类生存的根本困境——代理需求与相关性需求之间的紧张关系,以及通过这些应变工作的过程可以提供来访者有宝贵的机会建设性地谈判这两个需求。你发现这种理解关系的方式有多有用?反思你经历过的一段艰难的关系(可能是一种咨询关系,也可能是你生活中另一个领域的关系),在这种关系中,你和对方之间的紧张关系是什么呢?这种紧张关系是通过类似萨夫兰的解决模式来解决的吗?

进一步阅读的建议

一本关于治疗关系的经典书,对于任何对咨询感兴趣的人来说都是必不可少的。它是关于治疗师和来访者之间的关系:迈克尔·卡恩(Kahn, 1997)的《治疗师与来访者之间:新关系》(*Between Therapist and Client: The New Relationship*)。卡恩以一种敏感和可读性强的方式抓住了心理动力学和以人为中心的处理关系的方法的本质,并展示了弗洛伊德和罗杰斯的理念是如何在默顿·吉尔(Merton Gill)和海因茨·科胡特(Heinz Kohut)等作家的作品中融合的。

戴夫·姆恩斯和米克·库珀(Mearns and Cooper, 2005)在《心理咨询与心理治疗的关系深度》(*Working at Relational Depth in Counselling and Psychological*)一书中,对这种关系在治疗中的核心作用提供了独特的见解,并包含了一些令人瞩目的案例。

《我们之间的空间:探索人类关系的维度》(*The Space Between Us: Exploration the Dimensions of Human Relationships*, Josselson, 1996)并不是一本专门关于心理咨

询和治疗的书,而是包含了从治疗中提取的案例,咨询师和咨询使用者都对此很感兴趣。乔塞尔森指出,许多人缺乏理解关系问题的"地图"或概念框架。她的书提供了这样一个框架,基于精神分析理论家埃里克·埃里克森的思想,但不一定从心理动力模型的追随者的角度来写。

诺克罗斯(Norcross,2002)编辑的《有效的心理治疗关系》(*Psychotherapy Relationships that Work*)一书,由该领域的领军人物撰写,对有关治疗关系关键方面的研究提供了简洁而权威的综述。

最后,费尔萨姆(Feltham,1999b)编辑的《理解咨询关系》(*Understanding the Counselling Relationship*)讨论了从广泛的治疗方法中得出的关于治疗关系本质的观点。柯林·费尔萨姆本人在开篇一章中,对"治疗关系"这一概念的历史渊源和发展进行了精彩的概述。任何想知道为什么关于治疗关系的讨论总是如此复杂和密集的人都会发现,费尔萨姆的这一章是一个很有用的工具,可以用来解读这一知识领域的多重话语。

第十五章 咨询的过程

△ **导言**
△ **咨询的过程：开端与结尾**
　　协商期望并为来访者准备咨询服务
　　评估
　　形成个案并签订协议
　　建立工作联盟
　　结束咨询
△ **咨询的中间部分：变革的过程**
　　同化问题的经验
　　改变：过程还是事件？
　　促进变革：响应来访者的议题
　　运用结构化训练和干预
△ **根据咨询师的行为、行为和意图所定义的过程**
△ **治疗师是过程的推动者**
△ **过程的隐性维度：表面之下正在发生什么**
△ **对过程的全面分析：全面组织**
△ **结论**
△ **进一步阅读的建议**

导 言

之前的章节已经介绍了不同的方法(取向)对咨询的阐释,其中一些方法是多元的,它合并或重组了不同的方法。从相互竞争的咨询理论和模式的研究中得出的一个主题是,尽管它们的重点无疑是截然不同的,但事实上却有相当多的共同点。在心理咨询和治疗中实际发生的情况,与其说是取决于特定咨询师的理论取向,不如说是取决于一系列更普遍的咨询情境作为一种特殊类型的帮助关系。这意味着所有形式的咨询可能存在共同的核心,在不断增长的研究和关于咨询过程的理论文献中得到了最充分的表达。

"过程"的概念在文献中以几种不同的方式被定义和理解,这可能导致混乱。"过程"的概念包括四种重要含义。首先,这是一个非常广泛的意义,其中涉及的任何活动变化均可以被描述为一个"过程"。这个术语的含义仅仅是指在咨询中发生的事情不是静态的,而是以某种顺序发生的。"过程"的第二个含义主要是在研究文献中引用了一个非常广泛的因素,这些因素可以促进或抑制来访者的治疗效果。术语"过程"与"结果"的对比:治疗"过程"是促成结果的成分。表 15.1 中列出了研究得出的过程因素。可以看出,研究人员在尽可能广泛地考虑可能被认为是"过程"的列表时并没有缺乏想象力。"过程"的第三个意思主要是站在治疗的人文角度来说的,将"过程"视为人类存在和成为的本质特征。罗杰斯在写作中描述这种"过程"的感觉:

> 生活,在它最好的时候,是一个流动的、不断变化的过程,在这个过程中没有什么是固定的。我发现当生活最富有和最有价值的时候,它是一个流动的过程。体验到这一点既令人着迷又令人恐惧。当我能让我的经历带着我朝一个似乎在前进的方向前进时,我发现我正处于最佳状态……生活……总是在变化的过程中。
>
> (Rogers,1961,p.27)

这种几乎作为一种价值维度理解过程的方式,也被当代叙事社会建构主义治疗师所表达。比如说,安德森和古勒施恩(Anderson and Goolishian, 1992:29)将他们在治疗中的目标描述为"促进一种新的对话过程","新的事物"会在这个过程中发生。这种过程的感觉,就像流动的新奇时刻。"没有什么是固定的"代表了许多治疗师认知"过程"这一概念的重要表现形式。

表 15.1 研究过程中的一些过程变量

一致的目标	
来访者角色准备	来访者、治疗师的个性、年龄、种族和性别匹配
来访者适宜性	治疗师愿意谈论种族和文化

(续表)

治疗师技能	治疗联盟破裂
治疗师坚持使用培训手册的程度	来访者与治疗师之间的僵局
治疗期间关注生活问题和核心人际关系的程度	隐喻的运用
	来访者表达性与开放性
移情解释的准确性	治疗师自我暴露
移情解释频率	来访者对治疗师的尊重
来访者遵守任务指导手册	治疗持续时间
治疗过程的联盟	收费结构

资料来源：Orlinsky et al.，1994。

咨询师和心理治疗师有时会使用的"过程"的第四种含义,描述了接受治疗的患者试图理解或吸收生活中的艰难经历的方式。这个词的使用可以看成一种比喻。来访者和治疗师在从失去、创伤或压力的原始感觉中寻找意义方面所做的工作,可以被视为类似于将原材料转化为可使用的成品的制造过程。例如,格林伯格等人(Greenberg et al.，1993)采用的情感处理模型,认为"做事"正如情绪一样,都要经过3个过程:命名它们,表达它们,反思它们的意义。

试图将"过程"的任何一个定义进行对比找出更有效的定义,这似乎没有什么价值。这不仅是从业者和理论家所使用的过程的所有含义,而且它们都以不同的方式来表示一种潜在的意义,即咨询是关于变化的,而在某种程度上,这种变化是由来访者和咨询师的行动和意图所共同创造的。最后,在这些不同的过程观念中隐含着一个概念,即要成为一名咨询师,不仅要能够以抽象的、概念性的方式去理解正在发生的事情(比如,理解"潜意识""次级改变"),而且要学会处理实务(比如,做出阐释,提供共情反应,商定治疗方案)。

很明显,咨询过程代表着一个巨大的话题。还有一系列不同的视角可以观察到治疗过程。例如,表15.1中列出的任何过程都可以从来访者或治疗师的角度进行研究,或者通过外部观察者的视角进行研究。此外,发生在不同觉知和可见度水平的事情可以同时发生:在每个参与者的意识中,总有一个隐藏的、隐蔽的过程。治疗过程的持续时间也各不相同。艾略特(Elliott，1991)认为以时间为边界,将咨询的流程分解成不同类型的单元是有好处的:

- 轮流说话(交互单元),包括由另一个声音发出点的话语包围的一个声音发出点的响应。这可以看作是一个持续一到两分钟的微过程。
- 插曲,包括围绕一个共同的任务或话题组织的一系列演讲。这个过程单元有时被描述为一种治疗事件,并且可以持续几分钟。

- 会议(场合单元)。
- 治疗(关系单元):治疗关系的整个过程。

艾略特(1991)提出的每个单元代表着看待"咨询"的不同方式。分析微观过程就像通过显微镜观察咨询;检查整个治疗过程就像使用望远镜来查看最远的地平线。

本章介绍了近年来特别有影响力的咨询过程的相关理论和研究资料。这是一个很大的领域,这几位咨询师格林伯格和平素(Greenberg and Pinsof, 1986)、伊尔和兰伯特(Hill and Lambert, 2004)以及沙赫斯和艾略特(Sachse and Elliott, 2002)对此颇有研究,推荐有兴趣学习的读者可以了解一下。第十九章讨论了系统研究咨询过程中涉及的问题,包括如何在不妨碍实际咨询关系的情况下记录、测量或以其他方式观察过程因素的可能问题。

咨询的过程:开端与结尾

首先,通过研究模型来理解治疗过程的整体性是最有意义的,因为在整个过程中,会话、事件或微过程水平上的其他较小规模的过程总是融入在整个咨询过程中的大背景中。许多关于咨询的学者倾向于将治疗过程分为三个阶段。比如,默恩斯和索恩(Mearns and Thorne, 2007)将其分为开端、中间、结尾。伊根(Egan, 1994)的"问题解决"方法围绕三个主要阶段进行:帮助来访者识别和澄清问题情境;制定建设性变革方案;实施目标。

咨询的开始和结束阶段可以分成另外一组离散的组成元素或任务。例如,开始阶段可以包括协商期望、评估咨询的适宜性、形成治疗联盟、同意方案、帮助来访者诉说他们的故事等。最后阶段可能需要谈判结束、转介、处理损失问题、确保将学习转移到现实生活情境、预测和预防复发以及规划后续会议。咨询过程中的每一个方面都提出了理论和实践的关键问题。

协商期望并为来访者准备咨询服务

来访者期望的问题在文献中受到了相当多的关注。对咨询的社会历史渊源的理解(见第二章)表明,许多其他文化中存在可获得的帮助形式,例如精神和宗教指导、医疗干预甚至邻里建议,与心理咨询相比,这些指导更具有指导性和公开性,更带有威权主义色彩。此外,来自非西方文化背景的人可能持有自我的信念,这在咨询模式中很难被纳入。因此,经常需要咨询师和咨询机构把这些因素考虑在内。

> **专栏 15.1　治疗过程中咨询师的形象**
>
> 很显然,有很多不同的方式来理解咨询过程,反映在目前正在使用的咨询理论中。然而,咨询师和治疗师在思考他们的工作时,会使用什么样的图式或隐喻呢? 加维茨(Najavits, 1993)使用了一些不同的理论模型对 29 名在不同的环境下工作的咨询师进行了调查。在这项研究中,咨询师被提供了一个清单,清单上是来自文献回顾的 16 个隐喻,并要求使用五点量表来认可他们认为是最适用或最不适用于他们工作的隐喻,圈出他们自己最喜欢的隐喻,最后写出他们自己使用的附加隐喻。分析结果后确定了 7 组隐喻,加维茨(1993)将其标记为"意义系统"。
>
> (1) 任务导向,专业:咨询过程类似于教学、表演、科学、销售。
> (2) 原始的,幻想的:游戏、精神的追求、处理浪费。
> (3) 承担责任:努力工作、为人父母。
> (4) 治愈艺术:艺术、治愈。
> (5) 知识分子:写小说、写哲学对话。
> (6) 意识的改变:冥想、直觉。
> (7) 旅行:旅行、探索。
>
> 咨询师认可的隐喻与他们的理论导向、工作设置或工作满意度之间没有关系。一般来说,咨询师对他们自己产生的隐喻给予了更高的评价,而不是加维茨(1993)提供的列表中的隐喻。此外,完成调查问卷的人之间存在极端的分歧。例如,一些咨询师认为"艺术""治愈""科学"和"精神探索"是治疗过程中非常恰当的隐喻,而另一些人则认为这些隐喻完全无关紧要。在大多数咨询师看来,唯一合理适用的隐喻是"教学"和"养育"。这些结果表现出的观点多样性似乎暗示了这一点:咨询师倾向于对治疗过程持有相对特殊的观点,他们的意象与他们所使用的理论模型几乎没有明显的联系。当然,这项研究是基于一小部分来自美国的咨询师——了解其他国家的咨询师,或者来自背景更广泛的咨询师是如何"想象"他们的工作是很有趣的。此外,了解来访者对咨询服务的认识也很有价值。有多少来访者认为他们的咨询师是家长或老师? 有多少关于战争经历的咨询?

对咨询期望的研究表明,人们对不同形式的咨询的可信或可取程度存在显著差异(Bragesjo et al., 2004; Galassi et al., 1992; Pistrang and Barker, 1992; Rokke et al., 1990; Shapiro, 1981; Wanigaratne and Barker, 1995)。也有证据表明,接受符合自己所期望的咨询形式的来访者更有可能做得很好,特别是在有时限的咨询中(Hardy et al., 1995; Morrison and Shapiro, 1987)。同样明显的是,人们从各种渠道寻求心理帮助,并可能带着之前治疗的经历和期望进入心理咨询。这是跨文化咨询的一个主要问题，来访者可能曾经咨询过当地的治疗师。特定的来访者群体可能对他们需要的东西有非常明确的期望。比如，利德尔(Liddle, 1997)发现许多同性恋者花了大量的时间和精力去寻找一个"积极的"咨询师或治疗师。

许多潜在的来访者可能不理解咨询工作的方式，因此一些工作人员会开发、评估预咨询信息的方法，如角色引导录像或传单。例如，雷斯和布朗(Reis and Brown, 2006)向来访者展示了一个简短的(12分钟)视频演示，关于什么是治疗，以及如何从治疗中获益。视频的播放成效大，显著减少了过早中断咨询的概率。博伊特勒和克拉金(Beutler and Clarkin, 1990：187-96)对这种向来访者提供相关咨询技术的行为给予了极好的评价。

对来访者咨询前的期望和偏好了解的重要性，总是被咨询师低估。咨询机构——咨询机构和咨询室——的设置对咨询师来说是很熟悉的。咨询师对咨询工作的规则也十分熟悉，而且大多数来访者都把咨询师视为"高级专家"。由于以上这些原因，来访者很可能会被咨询的情况所支配，并且很难明确他们的假设和愿望。通常，来访者和咨询师期望和定义之间的不匹配只会在来访者未能出席会谈时被发现。事实上，每三个咨询协议中就有一个以这种方式结束。在某些情况下，来访者很可能对他/她受到的咨询感到满意。然而，在其他情况下，来访者不再回来，因为没有得到他/她想要的咨询。

评估

咨询的开始也标志着一个评估过程。许多咨询师和咨询机构明确界定评估或与实际咨询完全不同的"接待"会谈。在一些地方，评估是由咨询师以外的其他人进行的。评估可以有各种各样的目的(见表15.2)，包括评估该人是否将受益于可用的咨询，为来访者提供足够的信息来弥补他的想法和同意时间、进度和成本。一些咨询师在评估阶段中采用标准化的心理测试(Anastasi, 1992; Watkins and Campbell, 1990; Whiston, 2000)。这些测试可评估众多的心理变量，如焦虑、抑郁、社会支持和人际功能。还有一些在实际评估面试之前进行开放式问卷(Aveline, 1995; Mace, 1995a)。

评估很大程度上取决于咨询师或咨询机构所使用的理论模型和循证的评估实践(Mace, 1995b; Palmer and McMahon, 1997)。总体而言，心理动力咨询师和精神分析治疗师认为，为了达到心理动力制定的关键特征出现，就必须深入评估来访者的能力。例如，欣谢尔伍德(Hinshelwood, 1991)提出这样一个公式应该了解对象关系的三个主要领域：当前的生活状况、早期生活中的客体关系以及与评估者之间的移情关系。欣谢尔伍德还建议，还可以收集其他有用信息，包括评估者对来访者的反移情反应，对来访者处理一些未揭示材料的"解释"能力的反应。考塔特(Coltart, 1988)认为"心理意识"是进入长期心理动力治疗的重要标准。

表 15.2　正式咨询前评估的想法

建立融洽关系	来访者提问的机会
进行临床诊断	让来访者尝到治疗的甜头
评估来访者的优势和劣势	激励来访者;防止咨询中断
提供信息	安排可能需要的任何进一步的评估(例如医疗)
使来访者能够理解	选择来访者进行治疗
个案的形成和计划	为来访者选择治疗或治疗师
给予希望	给来访者选择是否进入咨询的场地
收集有关文化需求和期望的信息	制定实际的安排(时间、地点、途径)
解释治疗的工作方式;获得知情同意	为研究或审计提供数据

专栏 15.2　心理意识:加入心理动力学治疗的意愿指标

在精神分析和心理动力学治疗师和咨询师中普遍认为,与缺乏意愿或能力来使用心理学术语理解自己的行为的来访者一起有效地工作是困难的,甚至是不可能的。心理意识的建构可用于衡量这种能力。阿佩尔鲍姆(Appelbaum, 1973:36)将心理意识定义为"一个人能够意识思想、感情和行为之间的关系的能力,并带着学习……经验与行为的意义"。麦卡勒姆和派珀(McCallum and Piper, 1990:412)在更明确的心理动力学术语中定义了这种性质:"识别动态(内部)成分的能力,并把它们与自己的困难联系起来。"当进行评估或首次面谈时,心理咨询师的目的是收集有关来访者心理意识的信息,以作为准备从事动态工作的指标。此外,咨询师还开发了一些评估工具来评估来访者的心理意识水平(Conte and Ratto, 1997)。洞察力测试(Tolor and Reznikoff, 1960)给来访者提供了一系列假设情况,描述了各种防御机制的运作情况,要求来访者在四种可能的情况下进行选择。举个例子:

一个非常讨厌同事的人会不厌其烦地称赞这位同事。
1. 这个人并不是真的不喜欢他的同事。
2. 这个人相信他会给别人更好的印象。
3. 这个人过分夸奖别人,以掩盖他不喜欢的真实感觉。
4. 这个人不想伤害任何人的感情。

这是"反向形成"防御机制的一个例子,所以第三个反应代表最有洞察力(或心理上)的反应,而第一个项目代表了最不深刻的解释。

> 麦卡勒姆和派珀(McCallum and Piper, 1997)构建了一个心理意识评估程序,不提供给来访者答案,而是要求他们提供个人反应。要求来访者观看视频中的两个场景,然后要求他们用自己的话解释为什么会这样想观察到的他人行为方式。麦卡勒姆和派珀(1997)根据九种心理定势对人的回答进行评价。麦卡勒姆和派珀(1997)进行的研究表明,在心理动力团体治疗中,心理更为健全的来访者,有意识的受益更多,不太可能过早退出团体。
>
> 虽然心理意识可能是心理动力治疗的重要前提,但它是否也是来访者从其他形式的治疗中获益的因素之一呢?没人知道。当然,从人本主义的视角来看,来访者的感受能力(即参与体验式加工)可能被认为比识别防御能力更重要。另一方面,反映行为模式的基本能力,隐含在心理意识的概念中,可能是所有治疗中的共同因素。

行为主义学派导向的咨询师,反而认为评估是必要的,这样才能确定现实的、可实现的治疗目标(Galassi and Perot, 1992)。最后,人本主义咨询师倾向于回避正式的评估,理由是他们不希望给来访者贴上标签,或者把自己放在一个"专家"的位置上。一些人本主义咨询师采用"定性"的评估方法,来访者会被邀请参加学习/评估练习,并整合到咨询会议本身的流程中。举例来说,这种评估是使用生命历程作为一种手段来引起咨询师对自己发展中的重要节点与重要他人和价值观的关系的感知(Goldman, 1992)。

海尔金和卡朗(Halgin and Caron, 1991)提出了一系列关键问题,咨询师和心理治疗师在考虑是否接受或转介潜在的来访者时应该扪心自问:

- 这个人需要治疗吗?
- 我认识这个人吗?
- 我能胜任这个来访者吗?
- 我对来访者的个人反应是什么?
- 我能处理来访者的情绪吗?
- 来访者对我感到满意吗?
- 来访者能负担我的治疗费用吗?

有时评估访谈的结果是来访者被委托给另一个机构。这个过程可以唤起来访者和评估者强烈的情感(Wood and Wood, 1990)。

具体涉及哪些不同取向的评估方式来评估,会影响咨询师将在何种程度上与来访者分享他的评估结果。一些咨询师和精神治疗专家可以为来访者提供书面的表述(如 Ryle, 1990),或者分析测试的数据(Fischer, 1978)。此外,外部因素可能决定正式评估的使用程度。例如在美国,咨询师和心理治疗者只有当他们首次就确定为"医患关系"时,才能够向医疗保险公司索赔。然后递交一种适合于该诊断类别的治疗形式。

专栏 15.3　诊断在心理咨询和治疗中的作用

　　心理咨询师或治疗师有助于诊断来访者的精神病理学吗?在精神病学和临床心理学中,通常要在评估时附带诊断性访谈,这些学科中的患者统计和研究论文倾向于围绕诊断结果组织下一步工作。目前有两种诊断系统正在使用中。一种是国际疾病分类(ICD)诊断指南,它由世界卫生组织出版,广泛应用于欧洲和许多其他国家。另一种是美国精神病学会(APA, 1994)公布的《精神障碍诊断与统计手册》(DSM),专门用于北美洲,并已被其他地方采用。这两个系统有许多相似之处。DSM-IV(手册第四版)优质的咨询导向叙述可以在惠斯顿作品(Whiston, 2000)中找到。

　　人们就心理咨询和治疗中是否应该使用诊断展开了激烈的争论。那些反对诊断的人认为:

- 有为来访者贴标签的危险;
- 几乎没有证据表明诊断信息在为来访者选择正确治疗方法方面有任何用途;
- 诊断程序引入专家主导的关系,会破坏来访者和治疗师之间的协作工作;
- 将问题定义为"疾病"可能会使来访者更难投入到治疗中,这总是需要积极的参与和对个人的改变负责;
- 诊断的使用站在了医学/生物学的角度,这与咨询的目的和过程不一致。

赞成使用诊断的人认为:

- 它使医疗机构工作的治疗师之间能够有效沟通;
- 越来越多的治疗手册是根据诊断进行分类的,如抑郁、焦虑和边缘型人格障碍;
- 在某些地方(例如美国的托管医疗服务),诊断是接受治疗的必要前提;
- 有助于从业人员清楚自己能力的极限(如:识别来访者可能需要专业转介的情况)。

　　因此,围绕诊断使用的争论是多方面的,这两种立场都有强有力的论据。实际上,来访者参加会谈的咨询次数少于六次,正式诊断会浪费宝贵的治疗时间。在其他设置中,咨询是由志愿者或助手提供的,期望咨询师成为一名合格的诊断师是不现实的。然而,缺乏诊断系统信息的咨询师有可能从医学领域中使用的大量资源并从积累的治疗知识中获取信息。

大量研究证据表明,来访者参与评估有助于治疗的实际效果和结果或其他变量的产生。例如,弗莱恩(Frayn, 1992)对85位申请精神分析或长期精神分析心理治疗的人进行了评估。约四分之一的人后来提早退出治疗,与未治疗的患者相比,提前终止治疗的来访者动机较差,心理素质水平较低,对挫折的容忍度较低。此外,在评估中,治疗师对提前退出治疗的来访者表现出更多消极的态度。这项研究的结果为之前描述的许多评估原则提供了支持,包括咨询师或治疗师持有何种标准,决定了他是否能够充分接受来访者并有效地与他们合作。从评估对后续治疗影响的研究中发现,合作的评估方式对来访者—治疗师间关系的质量,来访者参与治疗都会产生重大影响(Finn and Tonsager, 1997; Hilsenroth and Cromer, 2007)。在评估过程中积极建立治疗联盟,治疗师需要做的活动包括:

- 开展较长时间、深度的评估访谈;
- 采取与来访者合作的立场;
- 使用清晰、具体、接近语言的经验;
- 允许来访者发起重大问题的讨论;
- 积极探索这些问题;
- 澄清痛苦的根源;
- 促进来访者对情感的探索;
- 回顾和探索评估结果的意义(例如问卷评分);
- 为来访者提供新的理解和洞察力;
- 围绕症状和治疗过程提供心理教育解释;
- 协同开发治疗目标和治疗计划。

希尔森罗斯和克罗默(Hilsenroth and Cromer, 2007)指出,这些活动是跨理论的,并且可以在任何治疗方法中轻易地采用。

综上所述,可以看出,关于是否进行评估、评估模式的选择等问题,都存在不少问题。在许多情况下,实际因素可能会影响和限制可执行的评估类型。然而,无论实施的评估多么简短,一定要做出仔细适当的评估,适合于正在提供的治疗模式。来访者和治疗师以有效的方式共同合作会事半功倍。

专栏 15.4　来访者如何评价他们的咨询师

通过研究非洲裔美国工人阶级的来访者在美国的社区精神卫生中心接受咨询的经验,沃德(Ward, 2005)发现所有被采访的来访者都认为自己在最初的会谈中对他们的咨询师有积极的评价。来访者报告他们的评估涵盖了三个主要方面:咨询师是否具有效能、咨询师—来访者关系是否是信任的、安全的。研究参与者的一些陈述包括：

当我在咨询时，我的意思是评估……看看我在跟谁说话，这就是我要找的。我期待着感受到你，我知道我可以通过图片、通过事物感受围绕着人的办公室的一切。所以我想看看你是谁。这就是我要找的。我想看看你是谁，因为我不想和一个我看不见的人分享我自己。所以我期待着看到你，感受你。

……当我与咨询师打交道时，我会问自己跟他们相处得舒服与否？

首先，你知道，我必须看看你的训练，因为你需要一些经验。有时你甚至没有机会问这些问题，你知道，毕竟你接触过的有色人种比较少。

安全感指咨询时的对话就像是和朋友聊天一样。

如果咨询师是白人或黑人，那就没什么区别了，只要是女的就行了。

我真的很喜欢我的咨询师，因为我们有很多共同之处……就好像他去过我的地方一样。

看起来，许多来访者可能不信任法院插手他们的治疗，或被以前的治疗师留下了阴影，这些都会特别影响来访者对现任咨询师的评估。然而，这些来访者所做的陈述似乎捕捉到了自己与治疗师第一次会谈的实质。

形成个案并签订协议

对来访者寻求帮助的问题进行某种初步评估后，确定他的治疗目标。然后进行下一阶段：构建某种病例方案。一个个案的形成可以被视为一个整体框架，可以用来指导来访者和咨询师的活动。通常情况可能包括以下要素：

1. 当前问题/提出问题/陈述目标。
2. 个体潜在的原因/脆弱性（为什么个体有这些问题？）。
3. 维持这些困难的机制/行动/过程是什么？（为什么他们现在还没有消失？什么人没有能力处理这些问题？）这些机制如何连接潜在的和当前的问题？
4. 为什么现在？是什么促使了现在需要帮助？
5. 治疗中的问题如何解决？（治疗计划）

6. 治疗的障碍是什么？来访者的优势是什么？

不同取向的治疗方法对制定个案的作用给予不同程度的重视。在认知—行为治疗和沟通分析的大多数版本中，个案制定是非常严谨的，并且个案的制定需要遵循每种方法规定的特征。相比之下，许多心理动力取向和以人为中心取向的从业者更强调正在进行的治疗过程，并允许随着时间的推移他们对个案的重新解读。然而，即使是心理动力取向从业人员和以人为中心取向的咨询师也很关注个案监管方面的讨论或是他们自己对与来访者工作的个人思考。不同的从业者向来访者阐释个案内容方面也存在差异。一些治疗师，例如认知分析治疗（cognitive analytic therapy, CAT）（Ryle, 2005; Ryle and Kerr, 2002）将提供有关个案的一个书面声明和图表，概述一些细节的制定。其他治疗师可能只是在适当的时候将计划的一些方面引入治疗对话中。想要进一步了解关于实施和使用个案的各种策略的信息可以参见伊尔斯（2007）及约翰斯通和达洛斯（2006）的作品。

特雷西·伊尔斯和他的同事对治疗师在个案描述方面的胜任力进行了一系列的研究（Eells and Lombart, 2003; Eells et al., 2005; Kendjelic and Eells, 2007）。这项研究表明，治疗师经验丰富与否影响个案制定的质量。与经验丰富的同事相比，新手治疗师制定的个案不太详细和连贯，并且没有清晰地指明潜在的冲突或机制，将潜在的冲突与当前呈现的问题联系起来。这项研究还表明，简单的个案训练原则训练可以产生提升制定个案的能力（Kendjelic and Eells, 2007）。

形成对个案的理解并将咨询进行下去，这些都与能够遵循协议中规定的内容相关联。与个案的制定，不同取向的治疗师由于使用协议间有差异，个案制定的过程也存在差异。一些治疗师采用书面合同的形式，让来访者签署协议，而其他治疗师可能在某些时间内仅仅依靠口头协议进行咨询工作。众所周知，与契约的使用有关的伦理问题，协议践行方面涉及伦理道德问题，知情同意权是道德实践的基本原则。与来访者订立协议的问题及协议策略详见西尔斯（Sills, 2006）。

建立工作联盟

咨询师在评估、制定和签约后，最初阶段的主要任务之一是与来访者建立一个生产性工作联盟或治疗联盟。博尔丁（1979）引入了这一概念，他认为在早期阶段，咨询师与来访者签订协议时需要关注三个关键方面。第一，在治疗的目标上达成一致。第二，来访者和治疗师需要达成对任务的相互理解。每一个参与者在治疗过程中要做什么才能成功？第三，在来访者和治疗师之间必须有良好的人际关系。在第五章中，罗杰斯的核心条件理论指出了该模型的起源，有相当多的证据表明在各种治疗中治疗联盟都是治疗成功的基本要素(Orlinsky et al., 1994),甚至行为主义取向治疗也赞同这一说法。萨尔茨曼(Saltzman, 1976)等人的研究发现有必要在第三次会谈中巩固联盟——如果当时没有建立联盟,那么它就不太可能成立。最近的很多的研究机构已经探索了与治疗联盟中的破裂相关的过程(Safran et al., 1990)。另一个类似的研究(Hill, 1996)采用问卷法调查咨询师,当与来访者陷入僵局,咨询师处理僵局的经验。这些研究的结果与梅恩斯(1994)的观点一致,即缺乏治疗进展,或者他所说的"粗暴",往往与参加者的过度或不参与有关。在第十二章中更详细地讨论了在咨询师和来访者之间建立有效的工作关系以及对这个过程的不同观点所涉及的问题。

成功的协商预期、完成评估和形成一个富有成效的工作联盟后便进入了咨询的主要"工作"阶段。要记住,很多来访者第一次不会和咨询师或心理医生见面,而且很多人在结束治疗之前只参加一两个疗程。因此,可以这样说,承诺参加超过四或五次会谈的来访者都有动机去工作,并相信治疗的价值是帮助他们解决他们的问题,并信赖他们目前的治疗师可以帮助自己。为什么在这种情况下,治疗有时会出错?显然,治疗师在应用他们所选择的模型时会出错。宾德和斯特鲁普(1997)的研究确定了由于治疗师而产生的错误。有必要站在来访者的角度,考虑他们认为阻碍治疗的原因或观点,这有助于咨询顺利地进行。在最近的一项研究中,保尔森等(2001)询问来访者认为治疗师做什么会阻碍治疗进展。这些来访者报告了一系列阻碍因素(见表15.3)。这些项目中的一些内容可以被解释为治疗师技术中的错误,但其他项目代表了人类的基本弱点和癖好。

表15.3 来访者发现了哪些内容后会阻碍后续的咨询

关注脆弱性	没有准备好完全敞开心扉
感觉自己就像是一只豚鼠	我没有问合适的问题
担心私密的内容被公开	不喜欢我去咨询的地方
被期望做家庭作业	对咨询的概念不能100%认同
谈论咨询以外的话题	希望得到更多我没有得到的具体信息
被录音或录像	希望咨询师能回答我的问题
缺乏承诺和动机	有时想让咨询师替我做决定
不积极参加会谈	无法让咨询师了解我的感受
不尽快开始咨询	**咨询师消极的行为**
咨询师和我倾向于回避	感觉那个咨询师想尽快从办公室里摆脱我
做我不喜欢的运动	咨询师有太多其他的事情要考虑
咨询师问一个奇怪的问题	感觉咨询师没有时间给我
不确定的预期	认为咨询师并不真正关心
不知道我想从咨询师那里得到什么	咨询师没有打招呼就走了
不知道我应该从咨询师那里得到什么	咨询师并没有真的在听
不知道该从咨询中期待什么	咨询师用那些带有审判意味的词语
不知道我要去哪里咨询	咨询师决定结束咨询

咨询师没有记住上次会谈的细节 要书和资源,却得不到 咨询师试图成为我的朋友,但这似乎不是真的 咨询师在工作时间中不随和 我的咨询师没有跟进以前提出的建议 咨询师太关心费用了 咨询师以为我不再对咨询感兴趣了 咨询师似乎有点封闭 咨询师不太客观 感觉(自己)就像咨询师的另一个统计数据 咨询师想告诉我该做什么 我的咨询师太直接了 交谈几分钟,然后被咨询师打断 咨询师只是不停地推进会谈 **缺乏联系** 咨询师会停止看我,因为我要同时去其他地方会谈 一个糟糕的咨询会谈扰乱了之后会谈 咨询在我准备好之前就结束了 很难与咨询师取得联系 感觉从一次会谈到另一次会谈没有联系 没有足够深入的讨论 没有足够的练习 **很难感到被理解** 被雇来听咨询的人 感觉像是流水线的一部分 接一个咨询师打来的电话,或最初与一个咨询师会谈,最后被分配给其他人 和没有共同文化经验的人交谈	咨询师没有问问副作用 咨询师与我的年龄不相近 我的咨询师不够接地气 关心咨询师的宗教信仰 **咨询的结构** 不定期会谈 一个小时的会谈不够长 会谈之间有很长的间隔 没有足够的咨询服务 我不能在我想要的时候更频繁地进行治疗 对自己的性别感到不自在的咨询师 在有双向镜子的房间里 感觉咨询师正在尝试一种技巧 **咨询师指导性不足** 我有更多的话想说,我的咨询师没有问 我的咨询师对我的要求不够 说点什么,让咨询师用不同的方式总结 谈论同样的事情,但不要继续前进 咨询师并没有做我所期望的事 我的咨询师没有告诉我该做什么 **治疗师缺乏同情** 咨询师被一种模式困扰着,不顾一切地遵循它——而不是根据我的需要量身定做咨询 咨询师无法确定问题所在 咨询师处理的是我所关心的具体问题,而不是其他的问题 咨询师没有在谈话中投入太多的内容 在一个问题上,咨询师没有意识到 咨询师看上去更像一个老师 咨询师没有对很多事情采取立场

资料来源:Paulson et al., 2001。

错误和障碍的存在提醒人们,在许多情况下,咨询的进展并没有遵循一条清晰的路径;有时候,咨询师和来访者不得不重新审视他们关系的"基础"。然而,当咨询工作至少是相当合理的时候,会有一个阶段,来访者和咨询师一起工作,以实现富有成效的学习、洞察力或行为变化。存在一些不同的方式来理解在这个时刻发生的基本变化过程。为了对这个问题足够的公正,下面将用一个单独的部分回顾这些变化模型。让我们把目光转向问题结束,以及治疗完成时发生的过程。

结束咨询

咨询师在结束阶段面临的挑战是利用这一阶段的咨询,最大限度地发挥来访者的利益。这个阶段的目标包括巩固和维护已取得的成就,将学习推广到新的情境中,并利用结束所获得的损失和/或失望的经验来作为新的洞察力,以了解来访者在其他情况下如何处理这种感觉。认知行为取向(见第五章)中设计出了预防复发的模型,这是用于治疗结局最完整的策略,还有对短暂心理动力治疗中的依恋和丧失的严格探索(见第四章)。沃德(1984)探讨了来访者准备结束咨询的困难。德贝里和巴斯金(1989)认为公共部门和私人执业治疗师的终止标准之间存在显著差异。在公共诊所工作的治疗师报告说,完成治疗的最常见的原因可能是由于治疗师的原因或行政因素导致承接过多的个案。相比之下,私人诊所的治疗师几乎都认为,结案是指来访者或治疗师(或两者)相信治疗目标已经实现。产生这种认知的差异可能是许多咨询师和心理医生夸大了对结局的深切关注。很少有人研究来访者如何看待结案,但在福琼等人的一项调查中(1992)发现以前的大多数来访者都很自豪并富有成就感。

然而,在许多咨询实践中,结案是不在计划内或出乎意料的。有时来访者会消失不见,因为他们对治疗的幻想破灭了,也许因为他们得到了他们所需要的或与住房、儿童保育、交通或与工作有关的东西。有时咨询师可以发起结案。比如,咨询师得到其他的工作,在培训轮换时转移到其他地方、被裁员、怀孕、生病、死亡等原因。每一个终止的原因都会在咨询关系中对来访者产生特别的影响(Penn, 1990)。

> **专栏 15.5 咨询师如何很好地理解来访者结束咨询的原因?**
>
> 对于许多咨询师和他们的导师,评估一个来访者的成功治疗的一种方法是审查决定离开咨询的原因。一些咨询机构将来访者完成咨询的原因记录下来,作为对服务质量进行审核的手段。理想情况下,当来访者已经充分解决了他提出的问题,或者至少已经取得了足够的进步,从而能够更好地应对生活时,这时候就终止了咨询。但是咨询师们对来访者可能决定停止咨询的真正原因有多了解呢?亨斯利等(Hunsley et al., 1999)指出,在许多情况下,咨询师在终止时对他们的来访者的心理状态有一种偏向和过度乐观的看法。亨斯利等人(1999)的这项研究基于加拿大一所大学附属的治疗诊所。这所诊所的来访者平均30多岁,在焦虑、抑郁、人际关系和自尊方面遇到困难,使用多种治疗方法平均接受12次咨询。从咨询师的角度出发,根据194名来访者的案卷中的信息确定终止原因。对87名来访者通过电话进行访谈,并要求描

述自己为什么终止咨询。对比了咨询师和来访者对终止治疗的原因的想法。咨询师们认为,因为来访者已经实现了他们的目标,剩下的大部分因为实际的限制而停止,比如搬家、缺少时间和金钱,或者转介到另一个服务。咨询师记录中有不到5%的情况,是来访者因为不满治疗而中断咨询。来访者呈现的内容与他们的治疗师提出的完全不同,与咨询师相比,44%的来访者表示,他们终止咨询,因为他们已经实现了自己的目标,但是更高的比例说明他们不满意。大约三人中有一人告诉采访者:"治疗是行不通的""治疗不适合我的治疗理念",他们"对我的治疗师的能力没有信心"。9%的来访者表示"治疗让事情变得更糟"。

亨斯利等人的(1999)研究与其他研究结果相一致。在一项调查中,戴尔等人(Dale et al.,1998)认为一些来访者甚至报告说,他们害怕离开咨询,因为他们相信如果他们宣布要结束,他们的治疗师会对他们发火。伦尼(Rennie,1994a,1994b)研究了来访者对他们的咨询师顺从的程度,来访者可能会避免说他们认为咨询师可能不想听到的事情,此研究引起了人们的关注。这些研究对实践具有启示意义。随着咨询工作的结束,咨询师应该着重注意:要允许来访者对他们的失望敞开心扉,并庆祝和巩固他们的成就。

一种特殊类型的结案是转介给另一名咨询师或机构。转介可能发生在初步评估后,或可能发生在几次咨询之后。例如,在一些咨询设置中,比如雇员援助计划(Employee Assistance Programmes,EAPs)(见第一章),来访者只允许有限数量的会谈(有时不超过六个),并且一旦达到限制,可能需要被转给另一个治疗师。咨询师和来访者的转介常常是困难的(Wood & Wood,1990)。

咨询的中间部分:变革的过程

本节的目的是提供一个框架,用于思考在咨询的关键"中间"阶段发生什么,在治疗关系和协议已经建立的节点以及在工作结束之前应该做什么。改变是辅导的核心,每一种咨询方法都是围绕一系列关于如何以及为什么发生改变的想法而建立的,咨询师可以做些什么来促进改变。一般认为,治疗改变主要发生在治疗的中期阶段,然后进行加强,并维持在最后阶段。然而,研究表明,在成功的治疗中,可以在最初几次会议中发生显著的变化(Stiles et al.,2003),并且在早期会话中发生的治疗增益有助于留住来访者,并为他提供继续下去的信心。尽管有早期治疗改变的证据,但在大多数情况下,一旦来访者和咨询师达成一种有效的合作方式,来访者从咨询中获得的好处就会大大增加。本书的开篇章节中介绍的每一种辅导方法都与它们对变化过程的独特见解相关联,例如,罗杰斯、简德林和他们的同事提出的七阶段变化模型(第六章)描述了以人为中心方法的概念和假设一致的变化过程模型。与试图回顾与之相关的变化理论涉及的具体治疗方法不同,这一部分提供了与所有的理论方向相关且关于变化过程的综合视角。首先,描述"同化模型"(assimilationmodel),同化模型是变化的综合模型,对许多咨询从业人员来说都很有价值。然后,该部分继续讨论一些咨询方法,以促进患者在治疗中期的改变。

同化问题的经验

这里探究的第一个变化模型是由斯泰尔斯和他的同事设计的同化模型(Barkham et al., 1996; Honos-Webb et al., 1998, 1999; Stiles, 1991, 2001, 2002, 2005, 2006; Stiles et al., 1990, 1992),这个模型背后的关键思想是,个体拥有自己的世界模型,或者一套指导人类行为的认知模式。如果要理解和吸收新的经验,就必须吸收新的经验。不适合的模式或模型的经验可以导致模型本身的变化或适应过程。这一理论基本上是皮亚杰发展心理学的产物,但与大多数治疗模式是一致的。因此,它代表一个跨理论的或综合的模型。

同化模型详细说明了在同化发生时发生的一系列阶段或过程(见表15.4)。在治疗中,最重要的同化过程发生在问题经历中。来访者报告一个痛苦的经历,或者甚至在意识不到的情况下,咨询师或治疗师的任务是帮助来访者"把它带到他们的世界模型中",让它变得熟悉,让一个最初有问题的想法或感觉变得舒服。在这个过程开始时,问题被避开了,来访者没有报告任何强烈的情绪。然而,当问题开始被关注时,出现不需要的想法而导致意识的模糊,来访者可能会有非常强烈的感觉。当这个过程继续进行澄清、洞察和解决时,由问题引发的感觉就会变得更容易处理,也不会那么强烈。

同化模型将几种不同的理论模型结合在一起。问题可以是无意识这一概念反映在"自我克制"阶段的表现。人道主义或人本主义的假设认为,治疗性的改变需要接受感受,并通过情绪起作用,这与模糊的意识阶段是一致的。行为"通过"的重要性也体现在模型的后期阶段。值得注意的是,并非所有来访者在治疗过程中所做的问题都将从0阶段开始,并一直延续到模型中的第7阶段。患者很可能在接受治疗时对自己的困扰有模糊的认识,甚至可能已经能够陈述问题。同样,患者可能在掌握问题本质之前就放弃了治疗,要么是因为治疗时间不够长,要么是因为洞察力的原因,甚至是在生活中陈述问题对他们来说已经足够艰难了。此外,来访者可能正在处理两个或两个以上的问题。同时经历,也许其中一个主题是治疗的主要主题。

表 15.4　咨询阶段的问题经验的同化

0. 阻挡。来访者没意识到问题；有问题的声音是沉默的或游离的。影响可能是最小的，反映了成功的规避。
1. 多余的想法。来访者不愿考虑体验；主题是由治疗师或外部环境提出的。情感包含强烈但不集中的负面情绪；与内容的联系可能不明确。有问题的声音出现是由于治疗师的干预或被压抑或避免的外部环境。
2. 模糊的意识。来访者意识到有问题的经验，但不能清楚地表述问题。情感包括与问题经历相关的急性心理疼痛或恐慌。有问题的声音出现在持续的意识中。
3. 陈述问题。包括对这个问题清晰的陈述，一些内容可能需要些修饰。对立的声音是有区别的，可以相互交谈。情感是消极的，但可以管理，而不是恐慌。
4. 理解与视野。有问题的经历是以某种方式表述和理解的。声音使得彼此互相了解（一个有意义的桥梁）。感情中可能混杂了一些不愉快的认知，但也有惊喜一类。
5. 工作经历。理解是用来解决问题的。人们共同努力解决生活中的问题。情感基调积极、务实、乐观。
6. 问题解决。来访者成功地解决了一个特定的问题。声音可以灵活运用。情感是积极的，满足的，骄傲的成就。
7. 迷思。来访者自动归纳解决方案。声音是完全整合的，以成为新形势下的资源。情感是积极的或中性的（也就是说，这不再是令人兴奋的事情）。

资料来源：Barkham et al., 1996; Stiles, 2002。

　　同化模型如何应用于个别案例的例子可以参见布林加尔等（Brinegar et al., 2008）、戈德史密斯等（Goldsmith et al., 2008）、何诺斯-韦伯等（Honos-Webb et al., 1998, 1999）和斯泰尔斯等（Stiles et al., 1990, 1992）。对于实践者来说，同化模型的吸引力在于，它使他们整体把握并能体会到来访者可能的感觉走向。当来访者停止谈论一个特定的话题时，也有可能理解发生了什么：这可能是因为他已经吸收了这个经验，并且没有必要去讨论它。同化模型是一种有益的刺激，可以促使咨询人员对其促进技能进行反思。有些咨询师可能擅长将一种被压抑的感觉带入日常生活中，但在帮助来访者实现洞察力方面可能没那么有效。

　　与同化模型有关的理论和研究的最新进展导致了"声音"模型的"重新表述"。从这个角度来看，一个被遗忘的经历可以看作是来访者自我中"沉默"的声音。因为这个沉默的声音变得更有能力表达，它在组成来访者的个人现实的"声音社区"中占据一席之地。"声音"公式的一个优点是它鼓励咨询师或心理治疗师对被淹没的、有问题经验的实际生理特征和质量敏感，从而在其出现的早期阶段更能"听到"这个经验。声音的视角也会引起人们注意到潜在冲突的存在（在主导和沉默的声音之间），这通常是决定寻求治疗的首要原因。最后，"声音社区"的概念提醒着咨询师和来访者，治疗的改变并不是那么重要。以此消除或压抑困难的经历（例如"忘记它"），但要得到来访者的许可。

专栏 15.6　运用隐喻深化治疗过程

当一个来访者在处理一个问题的过程中又迈出了一步时,他可能会"语无伦次"。可能只是没有找到以前用过的短语或形象,这能让他们发现自我中的新事物。琳恩·安格斯和布莱恩·拉斯穆森的研究项目对我们理解使用隐喻可以促进治疗过程的一些方式做出了独特的贡献(Angus and Rennie, 1988,1989; Rasmussen, 2000; Rasmussen and Angus, 1996)。在他们的研究中,安格斯和拉斯穆森记录了治疗过程,然后邀请来访者和治疗师听一段录像,在录像中使用生动的隐喻,评论他们在这些事件中的经历。他们发现隐喻的使用加强了咨询师和来访者之间的协作关系,并帮助他们在治疗中找出重要的问题。他们还发现,使用隐喻可以帮助加深来访者在这一过程中的参与度。在安格斯和拉斯穆森(1996:526)介绍的案例中,一个来访者泪流满面地回忆起她曾有过的经历:母亲对她的态度是不屑一顾。咨询师提供了以下的反应:

听起来很紧张的感觉,这就像刀切入了骨头。

在治疗结束后进行的研究访谈中,患者指出,在这个阶段,她一直"感觉完全迷失在情绪的海洋中"。当被要求对咨询师"刀切入了骨头"的隐喻进行评论时,她说:

这是一个很好的表达方式。非常感谢。它真的概括了我现在的感受……说到我心坎上了。

这个治疗师的简单陈述("刀切入了骨头")能够将来访者体验中的几个关键方面(所发生的痛苦、另一个人的痛苦、不打断骨骼本身的话感觉都不复存在……)从而允许来访者在她所探索的问题上形成更加一致的观点。

令人感兴趣的是,这个隐喻,就像治疗中出现的许多其他隐喻一样,是从身体体验领域衍生出来的。生理隐喻的普遍性最初是由精神分析学家夏普(Sharpe, 1940)提出的。

改变:过程还是事件?

治疗过程可以被看作是不可分割的,重叠的,编织在一起的。从这个角度来看,变化可以看作是新意识的逐步展开或新技能和行为的掌握。在卡尔·罗杰斯和其他人本主义的理论家的著作中,有一个最具影响力的"变革"观点,他们利用生物生长的隐喻,治疗师创造的一个环境中可能出现增长,作为他们的治疗风格的基础。然而,相比之下,许多咨询师和治疗师发现,从一系列重大变化事件的角度来看待过程是有帮助的。

这些事件可以被认为是特别强烈、有意义和令人难忘的事件,它们是"某事爆发"的时刻。

到目前为止对变化事件进行的最完整的分析可以在格林伯格等人(Greenberg et al, 1993)的研究中找到,格林伯格等人是人本主义取向的研究者。在第六章中报告了他们的想法,并基于这样的假设：当来访者指出了一种特定类型的问题(例如,进退两难或倾向于自我批评)时,为了治疗师的行动或任务有一个特定的顺序,遵循特定顺序的行动是非常有用和恰当的。马雷尔和他的同事们已经创建了一种理解有益事件的进一步方法,他们试图用"好时机"来理解治疗的价值(Mahrer et al., 1987)。治疗的有益方面(The Helpful Aspects of Therapy, HAT)以患者自我报告表单的形式(Llewelyn, 1998)为患者提供了一种有价值的方法来记录和反思那些在治疗中对他们具有重要意义的事件。越来越多的研究表明,当患者的症状水平被逐段追踪时,应用简短的调查问卷,比如CORE-OM或OQ45可以观察到各种各样的个体"生长曲线"。虽然大多数从治疗中获益的患者似乎都有小幅度的改善,但大约25%的患者表现出完全不同的模式,即在特定疗程后取得显著的改善,随后出现无变化／巩固期(Present et al., 2008; Stiles et al., 2003; Tang and DeRubeis, 1999)。临床证据的支持也可以通过临床医学家对某些来访者"量子变化"的观察得到："突然的、戏剧性的、持久的变化,影响到广泛的个人、认知和情感功能"(Miller, 2004: 453)。

把治疗变化看作是一个小步骤,这似乎是明智的,它是由一个循序渐进的探索和解决个人问题的过程所引起的,这可能偶尔会为一些来访者提供一些更为激烈的事件或时刻,其中会发生一些个人的启示或转变。对于从业人员来说,无论何时发生这些事件都要承认并庆祝这些事件,而不是让他们的来访者在事件不自然出现的情况下实现这样的"好莱坞时刻"——大多数来访者,与大多数治疗师,在没有任何突破的情况下,从治疗中获得有意义和明显的进益。

促进变革：响应来访者的议题

咨询的"中间"阶段的关键特征在于来访者和咨询师有能力一起工作,以加深对来访者咨询的问题的理解,并将这种理解转化为策略和行动,并允许来访者实现他的生活目标。要完成这项富有成效的治疗工作,咨询师必须对来访者的需求、来访者的沟通方式和来访者解决问题的方式作出反应(Stiles et al., 1998)。虽然在给来访者咨询时,每个咨询师技能、干预方法和解释模型都不可避免地有所局限,但是优秀的治疗师总能够适应这些想法和方法,以满足不同来访者的需求。研究人员采访了那些对自己曾接受的治疗感到失望的来访者,研究员发现通常这些不满的来访者背后总有一个不能灵活地找到和来访者的共同点的咨询师,这些咨询师往往坚持一个固定的治疗方法,即使这对来访者来说不是有效的(Lilliengren and Werbart, 2005; Nilsson, 2007)。这些治疗师可能工作效率很高,他们与来访者相当契合,但却不够灵活,不足以满足来访者的不同要求。

在咨询的中间阶段,从治疗"菜单"的选择谈起,思考与来访者合作工作的过程,这是十分必要的。麦克劳德(McLeod, 2007)建议在咨询工作中,要有一组来访者希望完成的核心任务:

- 做出阐释:为了更好地理解事物;
- 理解一个特定的问题的经历;
- 问题解决、规划与决策;
- 行为变化;
- 协商生活转变或发展危机;
- 处理困难的感情和情绪;
- 发现信息,并进行分析、采取行动;
- 消除自我批评增强自我保护;
- 处理困难或痛苦的关系。

一个合格的咨询师是能够以对来访者有意义的形式来回应这些任务的人。

专栏 15.7　咨询师自我暴露对治疗过程的影响

对大多数人来说,似乎很清楚,咨询是来访者进行讲话,咨询师倾听来访者、促进来访者谈话的过程。一般来说,咨询师在治疗室中已经被训练放弃谈论自己,有时甚至不愿意承认他们是已婚还是单身,同性恋还是异性恋。以往有一种倾向是把来访者对咨询师的好奇心当作需要被解释的内容,而让咨询师泄露个人隐私("我母亲也死了,我知道这深深地影响了我")是无益的且背离咨询师角色的,也有可能违反边界。然而,近年来,关于咨询师自我暴露对治疗过程的影响的研究,使我们对治疗师自我暴露的欣赏有了更细致的研究。本研究有助于区分自我卷入陈述和自我暴露陈述。自我卷入的陈述可以被看作是直接性的一种形式。例如,如果一个咨询师说"当你在谈话时,我意识到自己感到困惑,然后感到悲伤……"这里,咨询师指的是此时此地对来访者的个人回应。另一方面,自我暴露指的是咨询师分享个人传记式的信息情况("我结婚了""我是同性恋")。

巴雷特和伯曼(2001)做了一个实验,他们要求18名提供大学生咨询服务的咨询师增加对一个来访者的自我暴露,限制对另一个来访者的自我暴露。与接受有限自

> 我暴露的患者相比,接受了更多咨询师自我暴露的患者表现出更多的症状变化,并表示更喜欢自己的咨询师。这里应该指出的是,即使在高度自我暴露的情况下,咨询师仍然对他们暴露的次数持谨慎态度(每次会谈披露 5 次,而在有限暴露的情况下,每一次会谈暴露 2 次)。汉森(2005)采访了 18 个来访者,询问他们在治疗师自我暴露和不暴露方面的经验(在来访者期望治疗师这样做的时候咨询师拒绝自我暴露)。在这项研究中,来访者描述了暴露对他们有帮助的几种方式——培养合作关系、验证或规范来访者的体验、表达道德团结。他们还描述了不暴露可能没有帮助的方式,例如通过回避特定话题。这些(和其他)研究的结果重新评估咨询师自我暴露的作用,治疗师若能巧妙、敏感和明智地自我暴露,就会提升治疗的价值。进一步讨论这些问题,以及有效使用咨询师自我暴露的指导方针可参考法伯(2006)、伊尔和诺克斯(2001,2003)。

运用结构化训练和干预

无论是研究还是实践经验都表明,在咨询中最有可能促成治疗改变发生的因素是"非特异性的":在一种支持性的具有挑战性的关系中的体验、情感和情感的表达和探索、希望的注入、咨询师是某人寻求与另一个人真诚交往的典范。这些非特定因素在很大程度上是通过咨询师的反应而逐渐形成的,如敏感的、同情心的倾听,寻求澄清,鼓励,表达关怀和解释意义。然而,在咨询过程中,通常(但不总是)在咨询中间过程中:"改变阶段"是有助于使用特定的技术和干预来促进来访者的发展阶段。训练或干预是有助于来访者专注并处理特定问题的最好催化剂。一些干预被高度嵌入到治疗会话的流程中:例如,由来访者自发生成的隐喻的探索(见专栏 15.6)。其他干预包括停止互动的进行,并集中于特定的、结构化的练习。其中一些练习与特定的理论方法有关。理论知识练习的例子包括系统性脱敏方法的认知-行为治疗、格式塔治疗中的"双椅技术"和个性化辅导中的经验聚焦。

其他的练习则更为独特或兼收并蓄,并非正式或在培训课程中由一个治疗师传递给另一个治疗师,或由个别咨询师自己发明。这种练习的例子是使用纽扣或动物图形来代表一个家庭的成员,绘制一条"生命线",反映出重要照片和引导的幻想所唤起的记忆。有几本书包含了广泛应用的治疗练习(e.g. Carrell, 2001)。在某些情况下,练习可能包含家庭作业,这是来访者在课间进行的。家庭作业的例子有:记日记或写日记;每天花点时间做一些有治疗价值的活动,比如安静地聆听伴侣;研究家族史;阅读励志书籍或励志小说或观看"治疗性"电影。

结构性练习的重要性和实用性在很大程度上取决于所涉及的特定来访者和咨询师的偏好。有些咨询师能在不使用这样的"道具"时有效地工作，其他人却发现这些道具是无价之宝。一些来访者欣赏一个练习所提供的结构；其他人却认为它在来访者和他们的咨询师之间创造了距离，并阻止来访者谈论自己真正的想法。

专栏 15.8　解梦：实践中咨询过程的例子

分析来访者所做的梦提供了一个很好的例子，说明不同的治疗过程是如何交织在咨询会议中的。相当一部分来访者相信梦分析的价值，并期待某种形式关于梦的分析工作成为咨询"菜单"的一部分。尽管梦在心理治疗中的应用起源于弗洛伊德和荣格设计的梦的解析的精神分析方法，许多当代咨询师更倾向于采用一种更加协作的工作方式来分析梦，如克拉拉·伊尔(Hill, 1996, 2004)提出的认知实验模型。这个模型描述了一个梦的解释的三个阶段：探索、洞察力和行动。探索阶段开始于向当事人解释程序，然后邀请他在第一人称现在时态中重述梦，就好像正在经历一样。然后，来访者被要求描述与梦境相关的整体感受，被邀请去探究梦中的5到10个主要图像在联想和清醒生活触发方面的意义。然后治疗师总结在探索过程中出现的情况。在顿悟阶段，鼓励来访者分享他对梦的意义的解释，并通过考虑梦与清醒生活触发器的相关性和内在的人格动力来深化这种解释(自我部分之间的冲突)。最后，在行动阶段，要求来访者通过想象一个不同的结局或续集来改变梦，并识别梦的解释可能提出的行为变化。梦的认知—实验模式汇集了广泛的治疗过程，例如提供解释的原理，协作决策，此处—此时体验，共情反映和认知问题解决。伊尔(Hill, 1996, 2004)提供了的关于治疗师如何处理来访者梦境的详细描述，认为特定的治疗干预(在本例中是梦的解释)在很大程度上是由无数的子过程组成的。

根据咨询师的行为、行为和意图所定义的过程

另一种看待咨询过程的方式是关注咨询师的行为，以及这种行为如何对来访者产生影响。显然，如果可能确定那些与良好结果始终相关的咨询行为，那么应该有可能对咨询人员进行培训和监督，以最大限度地提高这些反应的发生频率，并减少无益的互动的频率。克拉拉·伊尔和她的同事们已经设计了广泛使用的咨询师和来访者反应模式列表(见表15.5和表15.6)。

表 15.5 治疗师言语反应的类别

赞同。提供情感支持、认可、安慰或强化。它可能意味着同情或通过减轻来访者问题信息来缓解焦虑。

以数据、事实或资源的形式提供信息。它可能与治疗过程、治疗师的行为或治疗安排有关(时间、费用、地点)。

直接指导。这些都是治疗师建议给来访者的指导或建议,无论这些问题是咨询会谈涉及的还是在会谈结束的问题。

封闭性问题。收集数据或特定信息。来访者响应是有限的、具体的。

开放性问题。来访者澄清或探索的要求。

改述。镜映或总结来访者的口头或非口头沟通。不超越来访者所说的内容,或增加新的视角理解来访者的陈述或为来访者的行为提供任何解释。包括内容的重述、感情的反映、非言语的指称和总结。

阐释。超越来访者已经公开承认的,并提供理由,替代意义或新的框架的感觉,行为或个性。它可以:在看似孤立的语句或事件之间建立联系;解释防御、感觉、抵抗或移情;或指出行为和个性中的主题、模式或因果关系,将当前事件与过去的事件联系起来。

对峙。指出差异或矛盾,但不提供产生差异的原因。这种差异可能是:来访者所说的话语和行为间的差异,来访者和咨询师对来访者所叙述的两件事情间感知的差异。

自我暴露。分享感情或个人经历。

资料来源:Hill, 1989。

表 15.6 来访者口头回应的分类

简单的回应。一个简短的、有限的短语,可以表示同意、承认或认可治疗师所说的话,表示不赞成或不同意,或用特定的信息或事实简短地回答治疗师的问题。

请求。试图获得信息或建议,或把责任问题解决在治疗师身上。

描述。讨论与故事或叙事风格有关的历史、事件或事件。这个人似乎更感兴趣的是所发生的事情,而不是交流情感的反应,理解或解决问题。

体验。有情感地探索关于自我或问题的感觉、行为或反应,但不传达对因果关系的理解探索。

来访者和咨询师的关系。表达和治疗或治疗相关的感觉、反应、态度或行为情况。

洞察力。表示来访者了解或能够在自己的行为或个性,或他人的行为或个性中看到主题、模式或因果关系。通常都有"啊哈"的特点。

讨论计划。指以行动为导向的计划、决定、未来目标和计划可能的结果。来访者表现出解决问题的态度。

沉默。在治疗师和来访者的陈述之间暂停四到五秒,或者在来访者的简单反应后立即停止。

其他。与来访者问题无关的陈述,如闲谈或对天气或事件的评论。

资料来源:Hill, 1986。

伊尔和其他人(Stiles, 1992)在 20 世纪 80 年代提出了治疗师"反应模式"的分类,趋向关注治疗师行为的微观方面。尽管这些列表提供了一种有价值的方法来对治疗过程的各个方面进行分类,但只是对正在发生的事情有了一个大致粗略的了解。为了更仔细地观察治疗师反应的复杂性,一些研究人员创建了更详细的检核表,比如治疗程序检核表(Therapeutic Procedures Inventory, McNeilly and Howard, 1991),综合治疗干预量表(Comprehensive Therapeutic Interventions Rating Scale, Trijsburg et al., 2004)和心理治疗过程Q分类量表(Psychotherapy Process Q-Sort, Jones, 2000)。令人感兴趣的是,尽管这些量表的编制者着手构建全面的方案来分析治疗师对治疗过程的积极贡献,但他们各自给出了不同的列表,这更加反映了整个治疗过程的多面性。在他们对治疗师行为的分析中,麦克尼利和霍华德总结道:

……我们的结果表明了治疗干预的三个目标或主题。一个是通过帮助患者了解他或她的病理模式和来源来增强患者的功能运转。二是帮助患者通过学习掌握替代性应对策略。第三种方法是通过让来访者更充分的体验来促进想法和感受方面的自我认知(基于这种体验自我意识恢复更多适应行为)。

(McNeilly and Howard, 1991: 232)

麦克尼利和霍兰德(1991)所使用的治疗师干预的类别概述在表15.7中。心理治疗过程Q分类量表已被广泛用于比较不同治疗方法相关的治疗过程。琼斯和普罗斯(Jones and Pulos, 1993)发现,方法可以根据与它们相关的特征错误进行区分(比如,认知行为取向的治疗师不够善解人意,心理动力治疗师太冷漠,人本主义的治疗师没有提供足够的结构)。阿布隆和琼斯(Ablon and Jones, 2002)报告说,治疗师经常使用他们不认为他们正在使用的干预手段(因为这一点更有效)。

表15.7 治疗程序清单项目

指令/行为干预:
1. 建议来访者改变行为。
2. 提供明确的指导或建议。
3. 探索解决来访者当前生活问题的可行方案。
4. 面对或挑战来访者的态度或反应。
5. 培训来访者在自信、社交技巧或其他相关不足方面的技能。
6. 直接教导或示范一种新的方式来回应或与他人一起行动。
7. 重新组织来访者提出的问题。
8. 试着平静或面对你的来访者。
9. 帮助来访者解决冲突或不相容的需要、需求或目标。
10. 讨论最近的治疗经验对来访者在治疗之外的行为的影响。
11. 承认来访者在治疗上的收获,或者向他/她保证会有收获。
12. 试着帮助来访者专注于一个特定的主题或问题。
13. 制定具体的任务,以便来访者在会谈之间完成。
14. 在来访者的推理或假设中指出缺陷或错误。

15. 讨论来访者对终止协议的反应和感受。
16. 鼓励来访者在这个过程中识别他/她的情绪反应。
17. 参与有关活动或时事的社交对话。

心理动力学/关注曾经的干预措施：
18. 帮助来访者了解童年经历如何影响他/她目前的生活。
19. 探索来访者的童年经历。
20. 把来访者对他/她现在或过去对父母的反应联系起来。
21. 试着引导来访者注意他/她的经验中的模式或主题。
22. 指出来访者试图避免焦虑的方式(即解释防御)。
23. 鼓励来访者在会议之间记录自己的想法、感受和/或活动。
24. 与来访者讨论精神药物的可取性或效果。
25. 做一个梦的解释。

情感,情绪焦点干预措施：
26. 帮助来访者表达未表达的感情。
27. 试着让来访者更专注于内心的感受和体验。
28. 鼓励来访者检查他/她的思想、行为或感觉的含义。
29. 提醒来访者在之前的会谈中已经讨论过的材料。
30. 积极支持来访者对你的移情。
31. 试着传达一种不带评判的接受感。
32. 探究来访者的幻想的意义。
33. 了解来访者对治疗过程中程序变化的反应。
34. 试着反映来访者的感受。
35. 鼓励来访者在他/她自己的冲突部分之间进行对话。
36. 探究来访者症状的含义或功能。
37. 注意自己的反应,以便更好地了解你的来访者。
38. 积极地与来访者进行非语言交流。
39. 尝试纠正来访者对你的移情体验。
40. 指出来访者干扰治疗工作的行为(如抵抗)。

资料来源：McNeilly and Howard, 1991。

治疗师是过程的推动者

回顾前一节,对咨询师或心理治疗师意图、反应和干预进行了分类,这提供了有价值的资源,可以开始确定任何特定情况下治疗师对过程的贡献。然而,这些分类法的局限性在于,只提供了正在发生的事情的静态图片,没有提供任何关于治疗师的行为对来访者的影响的见解。由德国心理治疗师赖纳·萨克塞(Rainer Sachse)进行的一项重要研究集中在"三元组"的微观分析——治疗者和来访者互动的序列：来访者说话，咨询师回应，然后来访者回应咨询师的干预(Sachse and Elliott, 2002)。他的研究考察了不同类型的治疗师对来访者的反应是如何影响来访者体验的。例如，来访者可能会说："就在昨天我才注意到我很担心，当我告诉别人一个故事而他根本不听我讲时"(例子来自 Sachse and Elliott, 2002: 94)。在这个陈述中，来访者是个人发言，但相对有限地阐述了这类事件的潜在含义，或与之相关的情感。

治疗师可以在三个层次中的任何一个做出反应，每一个都可能对来访者在那个时候继续处理自己经历的方式产生不同的影响。例如：扁平化响应，"那个时候谁和你在一起？"这可能会使来访者转向事实细节，远离对情感和意义的进一步探索。一种保持性的回应，比如"你真的觉得它困扰着你"，可能会把来访者端保持他们的初始谈话的过程上。一种促进深度交流的回答，比如"这对你意味着什么？"在接下来的谈话中，他们倾向于引导来访者考虑自己深刻的体验。一项关于治疗师作为过程推动者研究(Sachse and Elliott, 2002)，研究了治疗师不同类型的回应，发现：

- 治疗师表现出来的处理水平对来访者表现出来的处理能力有一致的影响——大约60％来访者的处理能力与前一个治疗师陈述中所体现的处理水平相匹配；
- 在缺乏治疗师对此类行为(回应)建模的情况下，来访者很少会转向更深入的处理方向；
- 来访者对"扁平化"反应比"深化"反应更敏感。

本研究的意义在于，在试图理解治疗过程时，必须考虑前一个治疗师干预或语言对来访者的影响。证据表明，即使来访者在积极探索自己经历中情感和个人意义的意义上"步入正轨"(Rennie, 1998)，他们也很容易受到过于具体或以事实为导向的治疗师的反应所阻碍。相比之下，如果治疗师以适当的"深化"方式回应来访者，那些似乎只报告日常事件的来访者可以被鼓励去探究这些事件的意义。哈蒙德等(Hammond et al., 2002)讨论了这一观点对咨询师培训的影响。

过程的隐性维度：表面之下正在发生什么

咨询过程中最吸引人的一个方面来自这样的事实：来访者和咨询师都对彼此隐瞒了大量信息。

咨询师通常用来理解过程的基本理论概念，如移情、反移情、抗拒、真实和一致，都基于这样的现实：在很多时候，任何咨询关系的参与者都在监督他们的想法，选择他们想要的，试着控制他们的非语言交流。如果分析过程的目的是为了更全面地了解治疗过程中发生了什么,为了促进它的有效性,最有效的策略之一是注意那些没有说出来的东西。里根和伊尔(Regan and Hill, 1992)进行了一系列研究,他们要求来访者和咨询师在每次会议结束时列出"没有说过的话"。

在他的研究项目中对来访者的咨询经验进行了研究。伦尼(Rennie, 1994a,1994b)发现,来访者选择隐藏自己的想法、感觉和意图的方式有很多。比如,在咨询师误解了他们或问了一个无关的问题的情况下,来访者可能会什么都不说。其他来访者报告给伦尼(Rennie, 1994b)有时他们会公开谈论那些并不那么重要的事情,而秘密地,他们可能正在经历另一个问题,或者权衡他们是否准备介绍痛苦或尴尬的经历和故事。

这些研究的含意是为了加强在任何咨询工作中都存在"幕后"的观念。为了理解过程,因此需要尽可能多地访谈隐藏的内容。在训练或研究情境中,使用人际过程回忆(Interpersonal Process Recall, IPR)方法是很有价值的(Baker et al., 1990; Elliott, 1986; Kagan, 1984; Kagan and Kagan, 1990; Kagan et al., 1963)。这是一个系统的方法,要求两个参与者听(通常分开)一个辅导会议的磁带,并评论他们在最初的互动中所经历的。如果这个任务是在会议的24小时内完成的,参与者能够直接回忆起发生的事情。回忆采访被拖延的时间越长,记住的内容就越少。在日常进行的辅导中,伦理和实际的限制可能妨碍IPR方法的使用。在这些情况下,来访者的秘密过程只有在他们选择在会话中披露和探索时才会恢复。然而,咨询师可以在咨询过程中通过写笔记来检查自己的内心感受,关注自己的感受以及来访者的言行,并与导师探讨这个话题。

对过程的全面分析:全面组织

本章讨论了咨询过程的许多不同方面。很可能,给人的印象是,整个过程是如此复杂和混乱,不值得认真考虑。咨询师的风险可以是在过程中迷失,也可以发现更多的层次或意义,所以治疗行为有其自身的重要意义。然而,也许大多数的咨询师会发现他们将需要进行一个或多个"过程分析"作为培训的一部分。经验丰富和合格的咨询师可能会有意识地更多地理解过程。本节的目的是描述一些原则,从业者可以系统地分析自己的咨询过程。这些原则来自艾略特(Elliott, 1984)提出的综合过程分析方法(Comprehensive Process Analysis, CPA)。

对整个过程进行综合分析的第一步是使用音频或视频记录咨询过程(征得来访者的同意)。尽管有些咨询师能够在会议结束时做非常完整和详细的过程记录,但毫无疑问,即使是最好的记录也可以选择并"平滑"发生的事情的复杂现实,要尽可能地从记录中工作总是更好的。过程分析的下一个阶段通常是将录音或其中的关键部分进行转录,以便更容易对特定的单词、短语和序列进行详细的注意,并对文本中有趣或重要的方面进行记录。最近发明了一种能够将录制的材料传输到个人电脑上的技术,并因此能够录制与语音录音一起存储和保留的笔记,这可能会减少产生转录本的需要,当然这取决于预期的听众。

进行过程分析的第三个任务是扫描会话的磁带或文本,找到一个重要或有趣的事件,需要更充分的解释和分析。存在可以识别事件的多个标准。例如,艾略特(1984)经常会在会议结束时要求来访者提名并描述他认为最有帮助或阻碍的事件。马雷尔等人(1987)选择治疗师认为的事件来代表"美好的时刻"。安格斯和伦尼(1988,1989)对隐喻在治疗中的作用很感兴趣,他们将注意力集中在来访者或咨询师使用新颖或引人注目的隐喻的事件上。艾略特等人(1990)希望探讨认知行为和心理动力咨询的洞察力的意义,并专注于从这两种治疗方式中得出的"顿悟"事件。尽管这些都是来自研究的例子,但令人惊讶的是,当阅读咨询师和治疗师发表的案例研究,或者聆听咨询师在监督下陈述案例时,对一个案例的讨论往往取决于关键时刻或事件的意义。

由于理论或实践、显著或重要的原因,发现了一个事件后,有必要收集尽可能多的关于在此过程中发生的秘密过程的信息,也许可以使用 IPR。虽然原则上来访者和咨询师都可以被邀请分享他们在活动期间的想法和感受,但在这类项目中寻求来访者合作存在明显的伦理敏感性。如果"问询者"是他或她的真正的咨询师,那么就有可能建立起一种无益的"双重关系"(见第十七章),在这种关系中,来访者被夹在研究参与者和治疗帮助接受者"双重关系"之间。然而,可以使用一种工具,例如治疗的有益方面(Llewelyn, 1988)来收集来访者对会话的看法,而不会侵犯他/她的隐私。然而,通常会有大量的秘密材料可以由咨询师添加。举例来说,没有说过的事情,在不同时间点上出现的意象或幻想,经历过的感觉和情绪,以及引导他们的意图的干预和语句。

一旦一个事件被"填满"了"没有说"的内容,就有可能深入分析它的构成意义和过程。这涉及对下列问题的思考:

- 到底发生了什么? 在事件本身期间,咨询师和来访者之间的互动顺序是什么?
- 什么是包含元素或事件的"构建块"的微过程(例如咨询师响应和干预、来访者响应)?
- 在整个会谈的情境中,事件在什么地方适合,在变化过程中的阶段,还是整体治疗? 是什么导致了这一事件,其后果是什么?
- 这个事件的意义是什么? 这与来访者的整体治疗目标有什么关系? 如何从理论的角度来理解这个事件?
- 通过对这一事件的分析可以得出什么结论? 已经学到了什么? 分析的含义是什么(例如,治疗师对这种类型的来访者进行治疗)? 这次事件突出的治疗原则是什么?

一旦确定了这些关键过程问题的答案,预先存在的理论框架将有助于将所发现的不同方面汇集在一起。换言之,在分析过程中,区分**观察和解释**通常是有用的。第一步是尽可能详细地描述所发生的事情。尽管任何描述或观察在某种程度上都是由观察者的基本理论假设或概念语言形成和指导的,但同样重要的是,努力"排除"假设并查看其中有什么仍然是有价值的。

在实践中,有两种技术可以帮助组织过程分析生成的材料。第一步是对事件发生过程——事件的详细"故事"——做一个总结,然后在另一个部分对事件进行分析和解释。第二种方法是将页面划分为几列,左边列是抄本或描述性内容,右边列是评论或回答的分类。使用这种方法,它可以有助于梳理,以便以后的任何分析或解释都可以参考摘抄本的特定点上所说的话。使用这些原则进行的过程分析的例子可以在艾略特(1983)及艾略特和夏皮罗(1992)的作品中找到。值得注意的是,这些已发表的研究比典型的学生或从业者所能接受的过程分析类型更有野心,也更耗时。然而,同样的原则也适用于小规模的过程分析。

结　论

咨询过程实际上是关于治疗过程中发生的事件流。大多数这种事件流可能是任何一方都无法有意识控制的,要么是因为它发生得如此之快,要么是因为它是如此多维和复杂。然而,咨询师必须在这种环境中工作。这没有什么好处(除非你是一个传统的家庭治疗师),让来访者在你离开房间的时候等上一分钟,问问你的同事下一步该做什么,或者把录像带放回去,检查一下你说了什么或做了什么。理解过程的价值在于,它能让咨询师了解可能发生的事情。艾维(Ivey, 1995)将咨询描述为一种有意的活动。我们所有人可能都在不经意间学会了一些帮助他人的方法。要想成为一名好的咨询师,需要在必要的时候扩展这门技能,要知道什么时候应该更努力地工作以获得同理心,什么时候应该转向协作解决问题的模式。过程的理论和模型,以及全面的过程分析,都是一种减缓和停止过程进行的方法,以便了解与来访者有关的不同的意图行为过程中涉及的内容。

思考与讨论的问题

1. 回顾自己作为来访者的经历,或者在非正式情况下得到他人帮助的经历,你能找出一些有帮助或阻碍的事件吗?这些事件的主要特点是什么?

2. 在你看来,系统地评估来访者是必要的还是有用的?评估可能对来访者参与咨询的动机产生哪些影响?

3. 反思结束咨询对来访者的不同含义。来访者对结局的感觉如何？随着最后一节的临近他们的行为会如何随之改变？咨询师的行为和感觉如何？可能没有说的内容是什么？把"未说的"加入对话中会有多大帮助？

4. 在何种程度上，同化模式可以应用于所有类型的咨询？它是一种最适合于以洞察力为导向、探索性的咨询方法的模式吗？比如心理动力和以人为中心是吗？或者它与 CBT 或家庭治疗同样相关吗？

5. 来访者的期望如何影响他们在咨询中的行为？咨询师如何与来访者协商期望？

进一步阅读的建议

在 20 世纪 50 年代和 60 年代卡尔·罗杰斯关于咨询的过程几乎没有什么可说的。大多数人阅读"心理治疗的过程概念"在《论人的成长》(*On Becoming a Person*, Rogers, 1961)。最好是阅读《来访者中心治疗》(*Client-centered Therapy*, Rogers, 1951)。倾情推荐托克曼人和伦尼(Toukmanian and Rennie, 1992)的《心理治疗过程研究：范式与叙事方法》(*Psychotherapy Process Research: Paradigmatic and Narrative Approaches*)。克拉拉·希尔已经开发了一种从业者友好的、研究知情的方法来指导咨询过程。尤其推荐希尔和奥布赖恩(Hill and O'Brien, 1999)、希尔(2001)以及希尔和威廉姆斯(Hill and Williams, 2000)的作品。对于当前过程的思考，最好的单一来源是欧林斯基等的作品(Orlinsky et al., 2004)。在概念化和研究治疗过程中应用的经典作品是《心理治疗过程：一本研究手册》(*The Psychotherapeutic Process: A Research Handbook*, Greenberg and Pinsof, 1986)。关于过程研究方法的更多信息可以在希尔和兰伯特(Hill and Lambert, 2004)及斯蒂尔斯等人(Stiles et al., 1999)的作品中找到。

第十六章　咨询实践中的权力与多样性问题

△ 导言
△ 社会权力和人际权力的本质
　　权力的制度化和心理咨询中的压迫
　　心理咨询的语言和概念
　　心理咨询师作为社会控制的代理
　　对空间、区域、时间的控制
　　寻求服务的途径的差异化
　　友谊的腐败
△ 经济困难人群的心理咨询
△ 女同性恋、男同性恋、双性恋和跨性别者的心理咨询问题
△ 残障人士的心理咨询
△ 长期使用精神治疗服务的人群的心理咨询
△ 心理咨询与宗教信仰
△ 弱势群体和边缘文化人群心理咨询的主题
△ 心理咨询中反压迫实践的原则
　　发展主流的评论、"多数"理论和实践
△ 将重视赋予权力和解放作为心理咨询的目标
　　发展一种用户友好型的心理咨询方式
△ 结论
△ 进一步阅读的建议

导 言

贯穿本章节所有覆盖主题的关键问题是关于咨询关系中权力的性质,以及对多样性的接受、理解与尊重。心理咨询师和治疗师通常被认为是享有声望、地位和被尊重的社会阶层的成员。大多数情况下,咨询通常会在由咨询师定义与主导的某个能让精神放松的空间进行:治疗师是那个了解"游戏规则"的人。同时,来访者被定义为身处困境、脆弱易受伤害的人群。若来访者是受压迫群体中的一员或属于"少数"群体,这种脆弱性色彩就会更重了。因此,心理咨询的环境常常以双方存在潜在的巨大权力差异为特征。然而,对于许多从业人员和咨询机构来说,赋予来访者权力这一目标一直是心理咨询机构的核心。如何解决这种显而易见的矛盾?如何将来访者与咨询师之间的这种权力不平衡变成一种优势并为咨询师所用?在咨询室中,权力之间相互作用的方式又是什么?

从历史上看,心理咨询方式的第一次潮流(如心理动力学、人本主义和认知行为理论)并没有关注咨询活动中的权力问题。相比而言,第二次潮流中的主要咨询方式(系统的、女权主义的、多元文化和叙述性的方法)促进了人们对心理咨询的社会角色的理解。关于咨询中的伦理和道德问题的文献日益增多(见第十七章),也反映出咨询业自身和外部法律制度在约束和控制心理咨询潜在的压迫性方面做出的努力。因此,咨询中的权力问题,以及咨询是一种社会和政治行为的概念,可以被理解为本书的亮点问题和主题,在本书的其他章节中也会有所涉及。

本章节首先将探讨社会权力的本质。接下来,我们探讨压迫与控制在咨询活动中的运作方式,尤其关注社会阶层、性取向、宗教取向,精神疾病和残障。本章节的最后,回顾总结了心理咨询师和治疗师已经采用的一些减轻压迫和控制的方法。

社会权力和人际权力的本质

理解人际和社会权力的本质并非易事。"权力"这一概念含义众多,使用方法也因作者而异。尽管如此,如果把权力的三个主要方面作为社会生活中的一种现象也许是有用的:

1. 权力差异是普遍存在的;
2. 权力是具有社会性的;
3. 权力是一种个体与结构性因素的结合体。

在提请注意权力的这些要素时,关注已经存在的有关这一主题的广泛的社会科学领域的文献是非常重要的。想要进一步深入探究这一问题,最好的参考是道丁(Dowding,1996)的观点。

权力的差异是人类社会组织的普遍特征,且这一观点已经得到了许多不同领域研究成果的支持。许多行为学研究成果表明,动物群体中确实存在身份等级或"长幼强弱秩序"。由于人类社会交往更为复杂,要观察弄清其等级制度的结构十分困难。然而,对人类社会心理的研究仍然有利支持了权力差异是人类社会生活不可避免的特征这一观点。

尽管如此,大多数情况下,我们在动物世界中观察到的身份等级秩序是由十分简单的遗传学或生物学机制(如体型和力量)所决定的,但在人类群体中,权力显然是以更为复杂的方式在社会中构建起来的。一个人在某种境况下可以发挥的力量,往往取决于他们的性别、社会阶层、种族、年龄或角色,或者是这些因素的结合。特定社会属性赋予个体权力的程度取决于该社会团体相关的历史。例如,对于欧洲和北美黑人的压迫(剥夺权力)只能理解为是几个世纪以来种族主义的产物。与此同时,这种种族主义也转而只能用西方社会的宗教信仰和经济结构来解释。同样地,对于同性恋者、老年人或身体残障人士的压迫也都是基于他们各自的历史而产生的。

压迫的社会和历史构建给予我们的一个重要提示是让我们意识到权力的差异不仅仅是个体态度的问题,而是牢牢植根于真实的社会和制度结构及实践活动中。权力的差异不仅存在于"你的大脑"中,也存在于大脑之外。这一事实对于单单以心理学为基础的咨询方式来说是个大问题。心理学上对于权力和压迫的观点试图从态度、感知和个体精神病理学等因素的角度来解释种族主义、性别歧视和年龄歧视。而相反,在前来寻求咨询的人们的真实生活中,种族歧视、性别歧视和年龄歧视的遭遇就是他们日常生活的有形组成部分。它真实地发生。人际关系的力量有它生理性的一面。被压迫可能牵涉到暴力、恐惧和饥饿,或是受到这些事物的威胁。

力量和控制的历史及社会构成是权威权力的根基。一个人有权力去按照某种方式行事,是因为他/她在社会体系中拥有权威。日常生活中的大多数的人际权力都属于这种类型。相反,在心理咨询和治疗过程中,权力和控制的问题因为个体力量概念的引入而得到解决。卡尔·罗杰斯在后来的一些著作中对个体权力的观点进行了最为清晰的表述。他认为,个人权力是权威权力的反面。首先,在诸如心理咨询和治疗这样的人际关系中,治疗师放弃了他基于社会构成和权威的影响力和控制力:"以来访者为中心的治疗法的原则是,治疗师有意识地放弃或避免对来访者的控制,不代替来访者做任何决定。这是来访者对自主权自我促成的过程……它原则上是以来访者为中心的。"(Rogers,1978:14)其次,个人权力牵涉到发展一套使用联系的具体价值观和风格:"这些新人们相信自己的个人经验并且对一切外部权威都深表怀疑"(p.274)。换句话说,个人力量是由内而来,而并非从其外部的角色和身份地位中获得。个人力量取决于其是否保有真实、真诚和共情的能力。罗杰斯和许多其他的咨询师们把自己称作"安静的革命者",并认为自己的工作具有相当程度的革命性和解放性。他们认为,他们的工作就是为来访者提供发展自主权的机会,让他们自己做决定,树立自己的个人权威和表达自己的心声。最终,这是一种基于爱而并非恐惧的力量。

毫无疑问,个人力量的概念中蕴含着一个深刻的真理。然而,这其中也蕴含着一个巨大的矛盾。卡尔·罗杰斯在他75岁时撰写了《个人力量》(On Personal Power)。他可能是当时还在世的世界上最有名的心理学家。在他的职业生涯中,他几乎获得了美国学术系统能授予他的所有荣誉。他的著作销量超百万。无论他何时公开露面,都会受到大家的尊敬。罗杰斯的个人风度有口皆碑,他对于知道他的那些人产生了积极和促进性的影响。他也是一个拥有巨大权威力量的人。这种权威力量的来源是能够在社会体系中被清楚确认的。他领导着一个大型的专业团队。他可以得到作为一个成功科学家的地位。出版行业不断提升和推销他的名誉和声望。然而,这些因素并不包含在他对自己作为一个普通人的自身力量的理解范围之内。罗杰斯可以说在许多方面都拥有理想的位置让他来回想这些事情,但是他没办法认识到他的权威和影响力的社会基础。事实上,他很难去理解人际关系力量变化的社会性和个体性。这一点恰恰为我们探究这个问题提供了机会。

权力的制度化和心理咨询中的压迫

罗杰斯将心理咨询(或至少人本主义的心理咨询)描述为一种让来访者掌控自己生活的颠覆性活动。这种尝试提供了一套许多咨询师都想要立志成为的有吸引力的形象的价值观。然而,也许有人会说,有许许多多的社会机制都建立在社会盛行的咨询实践形式上,这些形式既不具有解放性,也并未增加任何自主权。这些机制包括:

- 心理咨询的语言和概念;
- 表现为社会控制的原动力;
- 对空间、区域和时间的控制;
- 接触服务途径的差异化;
- 友谊的腐败。

在第十七章中,我们会举例讨论在心理咨询环境中可能出现的压迫和虐待事件的具体类型,如对来访者的性或经济剥削,抑或身体上的暴力行为。这些现象的发生可以被看作是基于更为普遍的权力的相互作用方式。道德规范和准则往往能在特定的实例中减少对来访者施虐。但是这些更普遍的问题超出了职业道德规范的控制范围,而被更为正确地看作是过去 50 年中发展起来的心理咨询的内在本质。

心理咨询的语言和概念

格根(Gergen,1990)认为,心理咨询师和治疗师们谈论来访者的方式,可以被看作是在构成"一种来描述精神缺陷的专业化的语言"。他介绍了一些被广泛运用的治疗理念,如被看作是"通往虚弱的请束"的"冲动性人格""自尊心低下"和"公共空间恐惧",因为它们的功能便是被人们在定义自己的"问题"时用到。因此,治疗的语言适用于:

> 为来访者提供一堂有关自卑情绪的课程。来访者被间接地告知,他/她是无知的、不敏感的、在情感层面上无法认清现实。相反,治疗师被塑造成一个无所不知、充满智慧、让来访者心生向往的理想模型。之所以会出现这种令人失望的状况,是因为治疗师们为了占据主导地位而不想展露自己的弱点。治疗师几乎不会暴露身上的任何脆弱。他们仿佛没有任何个人的疑惑,怪癖或失败之处能被发现。来访者们被迫面对的是人类似乎能够拥有的那种原本只能在戏剧神话中才能达到的万能状态……每一种现代主义的治疗方式都会伴随着一种所谓的对于全面完善的好的个体的形象;这种形象就像时尚样片一样被当作是检验治疗结果的指导模型。
> (Gergen,1990:210)

格根的观点认为,同一种语言,一部分人定义它为一种"问题",而另一部分人则认为它"毫无问题",这种现象恰恰能够真实反映出人与人之间的准确关系。心理咨询语言表现出来的这种不平等性在咨询实践活动中扮演着"指导性模型"的角色。

柯克伍德(Kirkwood,1990)则认为,"来访者"一词的使用加重了这种力量上的不平衡性。虽然他是在对社会实践活动进行论述,选择使用"需求"一词来代替"问题",在称呼某人为"来访者"这件事上,他的文字为我们提供了一些政治性和社会性的线索:

> 当我们需要确认一个需求的时候……我们必须引入两个端点;一个是有需求的人(那个需要被确认和满足的对象),和一个来确认和满足这种需求的人。毫无疑问,前者是被动的而后者拥有主动权;前者被了解,而后者去了解;前者有能力而后者无能为力;前者被帮助而后者提供帮助;前者接受,后者提供……这种被孤立的人类个体、这种接受者和毫无用处的需求被命名为来访者……来访者的这种被动形象渐渐明晰起来……来访者被这些专业人士用他们定义的价值和行为来控制。
> (Kirkwood,1990:160-1)

在柯克伍德看来,成为一个"来访者"意味着让自己成为一个"被动的目标",被专业人员来审视和定义。从某种意义上来说,这个词并不是用它原本全面的含义来表示一个人,而是用来形容一个"需求"或者"问题"的集合。通过其他许多例子我们也不难发现,心理学理论常常起着压迫性的功能,是一种"充满欠缺的语言"。例如,斯托克(Stock,1988)和迪福(Tiefer,1988)认为,主流的性别治疗从根本上都是"以男性为中心"的,把男性刻画为积极主动的,而女性被描述为消极被动的形象。本章节后面,会举例说明工薪阶层、同性恋者和有宗教信仰的群体都是如何在心理咨询和治疗方面的文献中被采用"剥夺权力"的方式描述的。

心理咨询的语言为处于高层位置的专业团队提供了一个可以让他们用来操控服务对象的途径。这里需要注意的是,我们所说的心理咨询师和治疗师们使用的心理咨询语言并不是能在教科书中找到的那种技术性的词汇和概念,而是指在日常的心理咨询活动中,咨询师们与来访者交谈的一种不同的方式。许多有关心理治疗学的论文(例如:Davis,1986;Madill and Barkham,1997;Madill and Doherty,1994)都提示了治疗师是如何巧妙地主导和形成治疗性的对话。

心理咨询师作为社会控制的代理

心理咨询师们向来访者施加力量的手段之一就是在他们面前扮演社会控制的代理机构的角色。更理想的是,多数情况下,他们努力尽可能"以来访者为中心",表现出一切皆为来访者着想的姿态。然而,在一些心理咨询环境中,咨询师使用的方法和他们对待来访者的态度是由外部需求来定义和控制的。比如,它们可能包含:

- 对象可能是法院转介来的有吸毒或者酗酒问题的人员,并且明确的目的就是能够让他们戒掉这些成瘾问题;
- 对性犯罪者进行心理咨询,使其不再重犯;
- 在高校中对学生进行心理咨询,心理咨询师有最大程度地留住学生的压力;
- 在一个工作组织中对受到压力以后想要离职的人员进行心理咨询;
- 帮助因为健康问题离开工作岗位的人员尽快重返工作岗位的职场心理咨询。

这些例子中,那些为咨询师们支付薪水的人们通常都会希望咨询师按照他们的意愿将来访者引导至他们期望的方向。这种情况下,这些压力往往是公开而明确的。然而,在另外一些情况下,咨询师们往往受到的是更微妙而变化的社会压力。在本章节后面,我们会讨论一些围绕对工薪阶层、男同性恋者、女同性恋者、深度宗教信仰人士心理咨询的问题。心理咨询理论和咨询师培训往往都是以社会普遍对这类人群的不接受的态度为基础的。如果心理咨询师不能准确掌握来访者所经历的压迫,那么事实上反而是在强化社会对他们排斥的准则。

心理咨询与精神病学的关系能够最清晰地证明咨询师作为社会控制代理的情况。

当被怀疑其对自身或者他人具有威胁时,心理治疗师是有权力对来访者采取强制性的监管措施的。从医学的角度来讲,这种措施在疾病和危急关头是非常有帮助的。从社会学的角度来说,这也可以被看作是一种控制的方法。会招惹麻烦的人被关起来或者被迫服用药物来控制他们的行为。那些把病人转交给精神科医生的咨询师就是一个系统的代理人。在极端情况下,这个系统可以运用国家权力(法律、警察)来将人进行控制。

激进派的精神分析学家托马斯·萨斯(Szasz, 1961, 1971, 1974, 1978)认为,任何在社会控制机构(对他来说可能包括医疗系统和社会服务系统)中进行的有心理咨询师和治疗师介入的治疗都是没有意义的。萨斯主张,只有在来访者心甘情愿为治疗付费并出于完全自愿主动而参与的治疗才是真正有效的。这是一种非常极端的方式。它无法解释为什么治疗师们在私下的实践中可以将社会规范和价值观(例如同性恋爱)灌输给他们的来访者,甚至不需要任何制度化控制的参与。我们需要明确的是,任何心理咨询活动中多少都会带有一些社会控制的因素。我们需要做的是接受它的发生并且寻找方法去避免它们对咨询过程产生破坏性的影响。例如,由莱莫斯和特雷彻(Reimers and Treacher, 1995, pp.494－5)提出的"用户友好型"原则就是达到这一目标的一种途径。

对空间、区域、时间的控制

还有一个具有重大意义但很少被提到的心理咨询的观点关系到典型的心理咨询面谈的实用性:在何时何地发生,持续多长时间。心理咨询通常在咨询师的领地中(也就是他的办公室)进行。咨询师或接待员通常会先在等待区域与来访者碰面,随后引导他们进入咨询室。咨询通常是每两到三周进行一次,每次持续50分钟至1小时。这些所有的安排都是为了方便咨询师或咨询机构,而并没有给来访者任何选择权或真的根据他们的需求来决定。比如:电话和邮件心理咨询(见第十八章)对许多人来讲都十分有吸引力,因为他们可以按照他们自己的意愿选择联系咨询师和寻求咨询服务的时间,也可以在他们自己认为已经足够的时候自主选择结束心理咨询。需要接受心理咨询的次数往往也是由咨询机构来决定的。一些机构把咨询限制为六期或者八期,并不会去考虑来访者的需求和喜好。而另外一些机构则会在前期评估阶段就向来访者表明,除非他们愿意签订最少一年的长期心理咨询合约,否则将不会接受他们的来访。

寻求服务的途径的差异化

一个咨询机构或咨询师的服务对象如果只局限于社会中比较有特权集团的成员,

即便他们能够在咨询实践中严格遵守赋予来访者权力或无压迫的原则,他们的工作仍然可能成为促成政治不公的因素。很显然,接触心理咨询的途径与社会权力和地位等因素密切相关。关于对学习障碍、身体残疾、老年人或者被贴上严重精神疾病标签的人群的心理咨询方面的文献和培训机会都是极度缺乏的。虽然近几年来,针对少数族群、男女同性恋者、宗教信仰人群的心理咨询服务有很大进步,但是实际上大部分主流的心理咨询机构仍然多是由白人、中产阶级、异性恋者和健全人士来任职。他们以相同的社会特征来吸引来访者。在一篇关于寻求心理咨询服务途径的研究报告中,科鲁昂(Crouan, 1994)对使用位于英国某一低收入区域的无偿心理咨询机构的97名来访者从种族、地域、性别、经济条件等方面进行了追踪调查。她发现,虽然这个咨询机构位于城市中的贫困区域,它的主要任务是满足弱势群体的需求,但是这个机构的大部分来访者仍然是富裕的白人妇女。另外,使用这间咨询机构的黑人和华人来访者往往会在最初的几次咨询后就放弃继续进行心理咨询。

友谊的腐败

马松(Masson, 1984,1988,1992)的研究展示了一张关于部分权威专业心理治疗团队成员使用压迫和虐待进行咨询实践的例子清单。马松(1988:24)通过这些证据总结,"心理治疗的基本概念便是错误的",并进一步阐述到,"所谓精神治疗的结构就是,无论一个人有多么善良,当这个人成为一个治疗师以后,他/她都会开始无视前来寻求帮助的来访者的尊严、自主权和自由。"马松认为,心理治疗(也包含心理咨询)的错误在于,他们试图让来访者认为他们之间建立起来的关系是一种友谊,在这段关系中,来访者被鼓励分享他们内心的秘密和最私密的感受。但事实上这是一种错误的友谊关系。马松指出,咨询师和来访者之间其实是一种在权力上不平等的非常专业化的关系。在这种情况下试图维持一种类似友谊的关系,最终会是一种错误,并且对咨询师和来访者双方都会产生破坏性的影响。他提议,"我们需要的是更友好的朋友,更少的是专业人士"(Masson, 1988:30)。

不幸的是,马松观点的高调,随着他的论战风格中偶尔发生的夸大其词,使他的观点渐渐变得简单而模糊(例如 Owen, 1995)。关于心理咨询和治疗理论中友谊的腐败,基辛格和佩金斯(Kitzinger and Perkins, 1993)给出了更通俗易懂的解释。尽管他们是从女同性恋者的角度出发,也将受众定位为女同性恋读者,但是他们的论点放在整个心理咨询领域也是同样有意义的:

在寻求来自治疗师的假冒的友谊的过程中,我们冒着毁掉我们寻找真诚的同性之间友谊能力的风险。心理治疗为我们提供了一个放松条款。随着治疗的制度化,我们停止了处理彼此之间困难的期待:它被放置到心理治疗的私密领域。这剥夺了我们共同分享的体验,剥夺了我们彼此间相互扶持的力量和能力,也妨碍我们弄清我们内心痛苦的背景和意义。心理治疗使我们的痛苦私有化,切断了我们相互之间的联系,用治疗师和来访者之间的私人关系来替代我们组织内部的友谊。

(Kitzinger and Perkins, 1993:88)

从这个观点来说,心理治疗往往会使来访者迷惑,让他们弄不清自身麻烦的真实性质,弄不清他们自己真正的需要。心理治疗将事实上是产生在社会当中的人与人之间的冲突进行了个人化,将其归于病态,用心理学来解释分析。

我们这里讨论的心理学事务有四个关键的要素:语言、时间与空间的控制、途径、神秘化。综合起来看,这些讨论对心理咨询和咨询师的权威正直发起了严肃又意义深远的挑战。我们对工薪阶层、男女同性恋者、身体残障人士、长期患有精神疾病的人士和宗教人士这五类来访者进行了相关的理论和实践的考察。结果表明,对心理咨询活动中的不平等待遇和歧视的担忧绝不只是空想。

经济困难人群的心理咨询

布罗姆利(Bromley, 1983)和加菲尔德(Garfield, 1986)在美国的研究发现,心理咨询和治疗服务在具有中高收入人群和中高层社会集团中被更广泛地利用。其他阶层人群要么不会寻求治疗,要么当他们寻求治疗的时候,往往被拒绝或者被使用药物治疗。早期研究还发现,来自社会低阶层的来访者往往在心理咨询还不够完善的时候中途放弃。这一观点在近期的研究中再度得到了印证。例如,一项由塞尔福等人(Self et al., 2005)开展的关于英格兰北部某地区的国家健康服务诊所中患者就诊模式的研究表明,与居住在更加富裕地区的来访者相比,居住在贫困区域附近的来访者往往都不会参加他们的第一次治疗预约,也更容易在前五次内放弃治疗。另一方面,塞尔福也发现,在坚持参加五次以上治疗的工薪阶层和中产阶级人群中,并不存在出勤率和收获反馈的差异。他们的研究也许证明了与经济困难人群心理咨询相关的核心问题:尽管心理治疗具有非常好的效果,但是在治疗过程中仍然存在许多壁垒。

在美国和英国的研究同时表明,我们有充分的理由相信,社会阶层和精神健康之间有着十分密切的关联。组织研究发现,处于社会底层的人群更加容易因为精神疾病被送医治疗,表现出来的症状也更为严重(Cochrane, 1983; Rogers and Pilgrim, 2003)。对社会阶层和精神健康感兴趣的社会学家使用了两个替代模型来解释这些不同。一个是被称作"社会因果关系"假说,用来观察工薪阶层中因为贫穷、流离失所和其他环境因素造成深度精神障碍的人群。虽然社会因果关系理论貌似很有道理,但是仍然有大量的证据可以用来反驳它。许多研究(例如：Goldberg and Morrison, 1963)已经发现,虽然来自社会低阶层的精神疾病患者占比很高,这些患者父母的社会阶层分布则更加广泛。这种结果推进了所谓"社会选择"和"流动"猜想的发展。这还表明,下层社会人群的大部分心理失常是因为他们的无能为力。他们因为患病而无法继续维持原生家庭的社会阶层和收入水平。在这种模型中,我们可以将这种向下的"流动"的产生看作至少一部分来自遗传学的因素。

为了检验这些假说,我们做了大量的努力,但最终都没有得到一个明确的答案(见Cochrane, 1983; Lorion and Felner, 1986)。这些研究对心理咨询的意义在于,它们直接关系到咨询工作的目的和咨询师对低阶层来访者的态度。从社会选择的观点来看,由于缺乏人际关系资源和来访者过去所遭受的失败经历,心理咨询和治疗对低阶层人民的效用是非常有限的。相反,从社会因果关系的观点来看,心理咨询可以为来访者充权,从而让他们能够更好地适应现状并调动他们的潜能。

关于社会阶层与精神疾病的讨论很好地描述了潜于这个领域的研究和实践中的政治思想体系。大部分的心理咨询师和治疗师都出身于中产阶级,并且接受了许多年的专业教育与培训。他们的世界观、个人价值观以及说话方式都与来自工薪阶层的来访者有很大的区别。巴尔弗斯(Balmforth, 2006)对接触过上层或者中层阶级治疗师的工薪阶层来访者进行了采访。这些来访者中的许多人都表示,他们感到了不舒服、自卑或者被误解,无法与他们的治疗师建立起有效的关系,也无法正常谈论这些困难。同样地,艾萨克(Isaac, 2006)也认为,阶层差异会渗透到治疗师与来访者的关系之中,这一点需要直接由治疗师来处理。

也许,对于不同社会阶层人群之间诊断和治疗的各种不同的模式最好的解释就是"守门员"理论了。那些专业的心理咨询和治疗的提供者们自身来自中层社会,所以他们感觉与拥有相同社会背景的来访者和患者一起工作会来得更加意气相投。中产阶级和受过良好教育的来访者可能寻求心理咨询时表现得更加善于表达和坚定自信,从而也能从中获得更好的效果。最后,类似请假、交通和请人照看小孩之类的定期接受心理咨询和治疗所需要的额外开支(即便在心理咨询本身是免费的情况下),也许就已经超出了低收入人群的承受范围。

这些都是阻碍工薪阶层寻求心理咨询的因素。工薪阶层看待心理咨询过程的态度以及他们的期望值也受到了一些关注。通常,我们认为诸如精神分析这样的活动,常常更容易被受过高等教育的知识分子和有艺术天赋的来访者所接受。而来自低阶层的或者未受过良好教育的群体,更倾向于接受那种更加直接的、有系统安排的和直接给出建议的咨询方式。社会阶层与心理咨询的关系中至关重要的一个方面是,工薪阶层的来访者总是发现他们自己面对的是来自中产阶级的咨询师。作为是一个职业群体,咨询师大部分都来自中产阶级。即便是出身于工薪阶层原生家庭的咨询师,也是通过接受更高等的教育和训练来进入心理咨询行业的,例如护士、教会、教育或者社会工作。这些都使心理咨询师们很难关注到来自工薪阶层的来访者们的需求和渴望(例如,比起个人成就感更倾向于经济担保)。

很少有人尝试去发展一套用于理解来自低阶层人群的来访者相关问题的理论。皮尔格林(Pilgrim, 1992; Rogers and Pilgrim, 2003)将这种状况的产生归因于心理咨询师和治疗师们对政治问题的回避。而安森妮(Arsenian, 1948)认为,治疗师们抓住"困难的"和"容易的"文化之间的区别是非常必要的。在"困难"的社会环境中,人们用于满足自己需求的选项是非常少的;即便可以得到选项也并不一定能产生让人渴望的结果。行为与结果之间的联系也很难被明确定义。生活在这种文化环境中,很容易让人产生挫败感,自尊程度也很低。困难环境使人们缺乏对未来的正面积极的向往,崇尚个人行为的效能。这些状况都使心理咨询变得更加困难。梅尔泽(Meltzer, 1978)已经表明,心理治疗当中社会阶层的差别主要应该归因于语言学的因素。伯恩斯坦(Bernstein, 1972)的研究发现,在工薪阶层文化中的交流是通过"受限制的"准则来进行的。这种限制是他们只会表述实实在在的、眼下发生的事件多过讨论反身的、抽象性的思想。这种语言学的理论对心理咨询的主要影响是,工薪阶层的语言很难导向具有洞察力的、具有探索性的治疗。所以这些来访者更适合采取行为治疗或者家庭治疗(Bromley, 1983)。

分析工薪阶层人格特征和交流方式需要相当谨慎。这种被解释为工薪阶层文化缺陷的特征有时候也是有价值的。比如,在"简单"文化环境下长大的中产阶级人群很容易变得自恋和固执己见。同样,中产阶级通常喜欢把事物抽象化、理智化,而不是去直接描述自己实实在在的经历。咨询师们认为这一点会妨碍他们进行有效的咨询工作。我们可以把这种理论认为是在暗示咨询师和来访者被错误匹配的潜在可能性。从这个角度来说,值得注意的是,莱纳(Lener, 1972)在她的著作《贫民窟的心理治疗》(Therapy in the Ghetto)中发现了来访者的进步与对他们的治疗师维持"民主的态度"之间有很强的关联性。在这个研究中,能够取得有效成果的是那些能够跨越等级差异、接纳他们的来访者的那些心理治疗师。

专栏 16.1　无家可归作为一种心理咨询问题

本特利(Bentley, 1994, 1997)已经对无家可归的经历和心理咨询之间的潜在关系进行了深入的考察。在对伦敦的无家可归人群的一系列采访中,本特利(1997)发现了一些反复出现的主题。这些无家可归的人群将自己视作局外人,是隐形的、被无视的,是"城市街道上一场怪异的演出"。维持生存是一场持久的斗争。日夜担心财务遭到盗窃、难以得到足够的食物、如何寻找一个安静又安全的地方睡觉,是关键问题。他们心中还有很强的无助感和绝望感。本特利(1994)认为,这些因素都使无家可归的人群很难有精力去寻求心理咨询。她还讲述了一个关于本的故事。本曾经是一个无家可归的人,还有酗酒和暴力倾向。如今他已经被重新安置了。他接受心理咨询援助的理由是,"否则,我可能从这周结束一直到下一周,也不会跟任何人说上话"。本特利写道:

> 他时常用诸如"我敢说你已经很厌烦我了吧"或"你没必要一直听我说的,你想让我现在离开吗?"之类的句子来打断自己的话。他还会用自嘲的方法来掩饰自己的脆弱。在我们第四次见面时,他看上去精力充沛又情绪饱满。他宣布他选择放弃,他又开始喝酒了……他已经感觉他的生活不再被压力所控制。他说我以后不会再见到他。
>
> (Bentley, 1994: 134)

然而,从这个咨询师的陈述中可以看出,她希望再见到他的这种意愿对他产生了很深刻的影响,她让他知道这个世界上还有人重视他。几周以后,他又重新开始了心理咨询。

本特利(1994,1997)建议,对无家可归人士进行有效的心理咨询,要求在此之前先为其找到一个妥善的住处,或者首先在收容机构或社会服务机构工作人员的协助下与他们建立起"治疗前"的关系。

霍兰德(Holland, 1979, 1990)的对关于伦敦贫困区域的心理咨询中心的报道得出了不少对于这种咨询方式的有价值的结论。霍兰德说,许多来访者倾向于先接受一到两次的咨询,然后停止一段时间,然后再来寻求更多的帮助,而不是直接加入一个连续的长期的咨询服务。一部分来访者不会想要签订正式的心理咨询协议,虽然一旦有非正式的机会,他们就会详尽地向工作人员讲述他们自己和自己的问题。观察这两种情况的共同之处有助于帮助我们保持对心理咨询关系的良好控制。工薪阶层的来访者在他们与社会福利机构和政府部门打交道时,通常都处于接受的那一端,或者被当作"事件"并代替他们做决定。不难理解,其结果就是使他们变得迫不及待要将自己交到专业"帮手"的手中。

在这个领域中,失业的冲击也是一个会对咨询产生影响的因素。大量的证据表明,失去工作会对人的精神健康和幸福感产生极为负面的影响。对失业的人来说,获得工作可以减轻焦虑症和抑郁症的症状(Allen, 1999; Fryer and Fagan, 2003; Murphy and Athanasou, 1999)。莫非和阿斯纳森(Murphy and Athanasou, 1999)关于失业的心理影响的研究认为,对于失业的人来说,重新获得一份工作远远比接受心理治疗来得更为有效。有证据显示,心理治疗对于失业人员的作用远远低于有低收入工作的人员的作用(McLeod et al.,2000; Saxon et al.,2008)。这可能是因为,工作可以给人提供练习新的行为方式的机会(比如学会与伙伴合作)。

实践证明,没有哪一种合乎逻辑的心理治疗法的理论体系可以把工薪阶层的积极一面和消极一面全部有效结合在一起。这些消极因素包括经济匮乏、居住条件差或者无家可归、从事不安全或者不满意的工作、无力感。积极因素包含如独立、直截了当的语言、家庭凝聚力强。咨询师和治疗师们往往认为工薪阶层的来访者需要的是一些实际的帮助,比如社会工作、法律建议或者债务咨询。按照马斯洛的理论,心理治疗是为那些已经有了足够的安全感的人准备的。我们很难从道德和实用主义的角度去评价何种观点。艾伦(Allen, 1999)、弗莱雷等人(Freire et al., 2006)、汉农等人(Hannon et al., 2001),霍兰德(1979,1990)、卡尼(Kearney, 1996)以及其他很多人的文献中都能找到对阶层敏感的心理咨询模式的种子。这个集团是时候将他们整合成合乎逻辑的模型来服务与来访者的心理咨询活动了。

女同性恋、男同性恋、双性恋和跨性别者的心理咨询问题

心理咨询得以发展的过去这一个世纪的社会,是一个具有高度同性恋恐惧色彩的世界。许多的工业社会仍然在推行法律来严格禁止同性恋行为,或给其定罪。尽管事实是接近10%的人口是同性恋者,同性关系的污名仍然被广泛传播。虽然同性恋者在心理咨询中寻求帮助的范围与其他大众没有什么区别,如自卑感或者精神压力,但是我们也应该发现这个群里中的来访者独特的问题。这包括在承认自己性取向的过程中所感到的窘迫感和焦虑,以及接受自己作为同性恋者的身份。另外,一些附加的问题时,身为异性恋者的咨询师也许无法意识到自己可能存在同性恋恐惧症倾向,或者在理解同性恋独有的文化和语言上遇到困难。

有许多专门为男女同性恋者设立的心理咨询机构,他们提供通过电话或者是面对面的咨询,也建立起自我帮助的支持网络。这种潮流是由精神健康行业对同性恋的敌意催生出来的。直到1974年,同性恋才不再被美国精神病学会定义为一种精神失常(Bayer, 1987)。这一改变遭到了来自精神分析学家、精神治疗师和"医学模式"的精神科医生的强烈反对。合理情绪治疗法的创始人阿尔伯特·艾利斯(Albert Ellis)在20世纪50年代也认为,同性恋是一种神经性障碍,这种障碍可以通过精神治疗来得到解决(Bayer, 1987)。主流的心理咨询研究、培训和实践都很大程度上忽略了非异性恋来访者需求的存在。

例如,比尔克等人(Buhrke et al., 1992)对1978年至1989年期间发表在六种被广

泛阅读的权威心理学杂志上的文章进行了调研。结果显示,总共6 661篇文章中仅有43篇(0.65%)是研究关于男女同性恋相关问题的。这些文章大部分都是基于理论上的讨论或者是对文献的回顾,很少涉及以实验为依据的对心理咨询过程和效果的研究。这12年间刊登的文章中,有超过三分之一出现在《心理咨询与发展》杂志(*Journal of Counseling and Development*, Dworkin and Gutierrez, 1989)。这表明,即便是公开发行的科研文章也可以出现反同性恋的态度。直到1991年,美国心理学会发现有必要出版一套关于在科研工作中避免"异性恋偏见"的指导方针(Herek et al., 1991)。

与男女同性恋者和双性恋者一起工作的咨询师们对来访者呈现的问题逐渐形成了"肯定的"(Hall and Fradkin, 1992; Davies, 1996)立场,受到了以人为中心的咨询方法和价值观和实践的影响(Lemoire and Chen, 2006)。这种方式的关键点在于接受同性恋行为和同性关系,并且去承认这种同性之间可能产生关系的可能性。为了进一步完善,我们时常需要去挑战性别歧视的态度,理解来访者已经在适应社会的过程中实现了内化。提供准确的有关同性恋爱的信息通常是这个过程的一部分,甚至来访者可以在决定公开自己同性恋身份以后,在咨询师面前进行向他人公开身份的彩排练习。不少处理同性恋来访者的咨询师都采取发展性的方式,把见证"公开同性恋身份"作为其中一个发展性的任务。科尔曼(Coleman, 1982)构建的公开模式已经被广泛运用到心理咨询中。科尔曼假设了五个发展性的步骤:公开前、公开、探究、第一段关系和结合。男女同性恋来访者的心理咨询问题还包括:遭遇性别歧视态度、行为或暴力时的精神创伤;同性恋恐惧症的内化;家庭矛盾;有关性的问题;对年龄增长的态度;应对艾滋病。

这类文献的重要主题是,有效的心理治疗除开对个体的治疗以外,还需要社会性的充权(Savage et al., 2005)。科特(Kort, 2008)和兰丽奇(Langdridge, 2007)对同性恋来访者的心理咨询进行了研究和实践,在理论上进行了讨论。"同性恋正义"运动的结果是,出现了一批能够让咨询师在服务同性恋来访者时更有成效的文献。这与20世纪六七十年代以将他们归为病态为目的的研究和理论形成了鲜明的对比。有证据显示,在一生中,男女同性恋者、双性恋者和跨性别者比异性恋人群寻求心理咨询的可能性更大(Eubanks-Carter et al., 2005)。

与性别相关的心理咨询和治疗领域与过去将同性恋作为一种疾病来治疗的时代相比,有了明显的进步。然而,利德尔(Liddle, 1995, 1996, 1997)的一系列研究表明,出现这种进步的同时,也同样存在着许许多多的问题。通过这些在美国进行的研究,她发现,一个心理咨询培训小组的成员们在展示案件片段时,将一个不确定是异性恋还是女同性恋的来访者描述成了后者(Liddle, 1995)。经过长期对男女同性恋来访者的跟踪调查,她发现在接受问卷调查的来访者当中,大多数人对自己接受的心理治疗效果表示满意,即便这种治疗是来自异性恋的治疗师(Liddle, 1996)。与作为参照的异性恋来访者相比,男女同性恋来访者坚持咨询的时间更长。

这些研究结果说明,心理咨询行业已经克服了他们早期对同性恋的偏见,得到了来自同性恋来访者更多的信任。尽管如此,利德尔收集到的其他数据(1995,1996,1997)显示,个别的问题仍然是存在的。在利德尔(1995)研究中,她将接受心理咨询培训的人员按照性别分成两个小组,发现女性学员对女同性恋来访者给予了比异性恋来访者更多的喜爱和尊敬。而男性学员中的结果正好相反:他们对女同性恋来访者的接受度更低。在利德尔(1996)的研究中,大部分有咨询经历的男女同性恋者的体验都是积极正面的,但仍有少部分人表示,他们的治疗师强迫他们放弃同性恋或者在他们透露自己的性取向之后终止治疗。利德尔(1997)发现,63%的同性恋者希望在他们接受治疗之前能够获得治疗师们"同性恋正义"的态度,大部分人都表示希望能接受跟自己性取向相同的治疗师的治疗。巴克尔和高福莱德、琼斯等人(Burckell and Goldfried, 2006; Jones et al., 2003)也对男女同性恋者对心理治疗的偏好进行了研究。这些研究强调了咨询师正面立场的价值,以及治疗师们基于病理学的态度和实践的破坏性影响。

由安斯利和科伊尔(Annesley and Coyle, 1998)、利德尔(Liddle, 1995, 1996, 1997)、赖登和乐文塔尔(Ryden and Loewenthal, 2001)进行的研究提示,男女同性恋者们已经意识到,在他们选择治疗师时要格外小心。在异性恋的心理咨询和治疗师中,和心理咨询和治疗培训过程中,仍然大量存在着反对同性恋的意识和行为(Coyle et al., 1999)。尤班克斯-卡特等人(Eubanks-Carter et al., 2005)确信,虽然近年来由专业组织和 LGBT 团体组织的社会活动大大减少了对这类来访者的歧视,但在一部分咨询师中仍然存在着一些微妙的对非异性恋者的歧视感觉和行为(p.11)。一部分咨询机构中也仍然存在对非异性恋者的偏见(Matthews et al., 2005)。当前与 LGBT 人群心理咨询研究与实践相关的指导方针可以在帕沙基斯和戈德弗莱德(Pachankis and Goldfried, 2004)、尤班克斯-卡特等人(2005)的研究中找到。推荐刚刚接触这一主题的人员对"粉色治疗"三部曲(Davies and Neal, 1996, 2000; Neal and Davies, 2000)进行扩展阅读。当然我们也不能假设所有 LGBT 人群都有相同的经历,也不能认为他们都有相同的需求。即便是相同的性取向、相同的性别,他们的需求也会因为种族、社会阶层、年龄、个人成长环境等因素的影响而出现变化。

专栏 16.2　男女同性恋者的心理治疗经历

美国精神病学会(以下简称 APA)已经从它的成员中获得主动权来参与到维护男女同性恋者、双性恋者的权利的社会活动中。例如,APA 已经多次在法庭公开场合提供法律证明同性恋并不是一种疾病(Herek et al., 1991)。1984 年,APA 发起了一项对男女同性恋者的心理咨询过程中的歧视行为的强制调查。调查组查到了大量的在咨询实践中出现的偏见行为。调查对象们被要求描述他们自己经历的事件,或者是由来访者转述给他们的事件,例如反对同性恋的态度、抑或治疗师们对同性恋的肯定的行为。这项调查揭示了从业人员对待同性恋的各种不同的态度(Garnets et al., 1991)。比如,其中一个治疗师这样写道:

> 我被劝说道同性恋实际上是一种真正的人格混乱,而不单单是一种不同的生活方式。我所接触过的每一个来访者在精神层面上都是一团糟的。我认为他们只是简单的有自恋型人格障碍的问题(参考 DSM-Ⅲ 的描述)那就是他们所有人看上去和做出来的样子。
>
> (Garnets et al., 1991: 966)

还有一些回答是叙述他们从来访者那里听来的故事:

> 一个来访者(女同性恋者)告诉我,她的第一任治疗师鼓励她与男性约会,放弃选择女性作为亲密伴侣的想法和感受。
>
> 一个与自己的性别特征做斗争的女同性恋者受到了来自治疗师的挑衅,"如果你有子宫,你认为你该使用它吗?"
>
> 一对男同性恋情侣因为其中一方在性欲方面的问题来寻求支援……得到的回复是,他们其中一方有可能并不是同性恋者,最好的解决办法就是结束这段关系。
>
> (Garnets et al., 1991: 967)

这里还有一些发生在同僚之间的歧视行为:

> 我的一个同事告诉我,当一名男性来访者承认自己是同性恋的时候,她真的没办法掩饰自己的惊讶和厌恶。当一个临床心理学的学生被发现是男同性恋的时候,他的教授要求他进行厌恶治疗才能继续留在他的项目中。
>
> (Garnets et al., 1991: 967, 968)

这项研究收到了不少好的实践案例的同时,也反映出这一切都是思想中对压迫和权力的错误使用造成的。这些回复和调查来自一个接受了高度训练的专业团队。那么在这个团队之外,又有多少偏见发生在心理咨询和治疗行业中呢?

专栏 16.3　基于精神分析的心理治疗师对待男女同性恋来访者的态度

有关同性恋的心理咨询的文献的一个中心主题是,当同性恋者们决定进入心理治疗时,找到一个积极地支持和肯定他们的性意识的治疗师是非常重要的。一项在英国基于精神分析的心理治疗师当中展开的调查(Bartlett et al., 2001; Phillips et al., 2001)采用了问卷调查与深度面谈相结合的方式来研究有过同性恋心理咨询经验并高度具有心理咨询资格的咨询师们的态度。调查问卷被邮寄给从英国心理治疗师联盟(BCP)中随机抽选出的400名成员,收到了218份(55%)完整回复。问卷询问了他们是否愿意接受采访,有33名表示愿意参加,其中的15人最终被访问。

收集到的量化数据显示,治疗师们在接受同性恋来访者的经历中多少都会碰到一些问题。在218个完成了调查问卷的受访者中,有18人拒绝回答有关自己性取向的问题。只有30%的受访者赞成同性恋来访者应该拥有选择同性恋治疗师的权利。调查问卷上的开放性问题和面谈记录更加详细地描绘了这些困难。例如,当一个咨询师被问到为什么他会选择使用"同性恋者"(homosexual)而不是"男同性恋"(gay)这个词时,他表示:

> 我一生中从来没有使用过男同性恋这个词,我会使用女同性恋一词,但绝不会使用男同性恋一词。我没追究过其中的原因,这也不是我该做的事。但是有一点让我非常好奇,对于一般的同性恋者而言,将他们的同性之间的爱理解为"基"(GAY)意味着什么。我想这正是一种新的转变,同性恋者们表现得好像他们有选择权,并且主动选择了同性恋爱的生活方式。

当被问到在培训机构中的男女同性恋者的最低数量时,这名治疗师回答:

> 同性恋爱关系的结果就是最终会没有人坐在培训机构的教室中。每个人都是发生在男女之间的异性恋爱的结果,因为女人会怀孕……在我看来,没有一个同性恋者是不嫉妒这一过程的,因为同性之间的爱情产生不了任何具有创造性的东西……同性恋爱应该被理解为一种"精神失常";当它被展现成一种自主的选择时,那只是一种妄想,一种对正常异性恋世界的模仿,模仿异性恋者正常思考的能力。

(Phillips et al., 2001: 79)

从这些表述中我们可以看出,异性恋的性取向被看作是正常和成熟的,男女同性恋被定义为一种中止的发展形式和简陋的存在。

许多受访的治疗师们确信,培训结构是不会让男女同性恋者来接受培训的,所以组织成员当中的同性恋者们会选择隐藏他们的性取向:

> 我常常在想,就培训机构而论,他们最担心的应该是被曝光或者被吊销执照或免职。我越来越怀疑是否能被作为一个同僚而被尊重。
>
> 恐怖、害怕。我相信在培训中有许多人是拒绝同性恋人群的。

受访的大部分咨询师都表示他们认识一些同僚,其实是适合参加培训的,但是因为性取向问题遭到拒绝。然而,也有一部分受访者认为应该将同性恋者排除在接受心理

治疗培训的范围之外:

> 我们不应该串通一气来玩这个把粪便和垃圾正常化的游戏。
>
> 这与不把毒品犯罪的人交给警察有什么区别。

这些叙述的基础都是因为他们缺乏对同性恋个体成为有效的精神分析心理治疗师的能力的认可,无论他们已经取得了怎样的成就,或者在心理治疗、社会工作、临床心理学、护理和教育等方面多么有能力(成为 BCP 的一员)。

这种类型的研究最重要的一点就是小心不要被少数调查对象的偏见影响对结果的总结。菲利普为了尝试给他们的发现找一些平衡,他们写道:

> 有一些来自女性和年轻的治疗师们的观点认为,同性恋者也是社会中非常有价值的成员之一,他们也有权利被当作治疗师来接受培训,而不应该在精神分析上被归为病态。然而,所有的咨询师们的态度都显得模棱两可,对这个问题感到不适。受访的精神分析学家们感到很难接受同性恋作为人类形态的一个变式。虽然他们当中很多人对同性恋者表示同情,认为他们有平等的权利来接受培训,但是当假设一个异性恋的来访者发现他的治疗师是一名男同性恋这种情况时,大部分人都感到难以接受。并且,他们对于同性恋来访者应该选择同样同性恋的治疗师这一建议感到不适。

(Phillips et al., 2001: 82-3)

菲利普等人(2001)进一步得出结论:在他们看来,这种全面消极的方法并不能帮助同性恋来访者们积极地调整应对他们的生活现状。

这项调查对心理咨询可能产生怎样的影响呢?其实有许多的同性恋者们不仅参加了心理咨询课程,还成了受人尊敬的课程培训师甚至行业中的资深从业人员。菲利普等人(2001)的研究中提到的基于精神分析的心理治疗师们表现出消极的同性恋恐惧态度可能会导致他们被要求离开心理咨询培训课程。另一方面,在实际的心理咨询环境中,并没有类似的研究出现。这也许是因为存在于心理咨询过程中的类似的偏见是以一种更加沉默的方式出现的。事实上,的确有很多人会把基于精神分析的心理咨询师,比如作为 BCP 的成员,看作是治疗师行业的精英,来自这样的同僚的文献、监管和治疗都被看作是有更高价值的。

残障人士的心理咨询

"残障"这一概念包含着非常广泛的人类经验的谱系。从字面上来讲,残障是指缺乏进行那些被大部分人理所当然认定为人类的基本活动和功能的能力,如看、听、说、记忆、学习、行走、进食和拿东西。反而，我们需要注意的是，在进行任何关于残障的讨论时，我们应该清楚这个概念可以用完全不同的方式去理解和诠释。每一种方式都会反映是截然不同的政治立场和提供帮助的方式(Smart and Smart, 2006)。残障的生物医学上的模式取决于当今社会机制对待残障人士的方式。生物医学对残障的主要关注点是引起残障的生物学原因，从医学和生理的角度来寻求解决方案。这种方式有一种认为残障人士不正常、残障人士身上有什么地方"不对"的潜在含义。另外，在保险制度中，残障是被当作一种疾病，可以享受相关福利。相反，从功能性角度出发的模式更多强调人在世界上起作用的方式，对残障的成因并不关心。大部分进行残障人士来访者咨询的咨询师都或含蓄或直截了当地采取了功能性的模式，探究那些来访者目标，并考虑如何达成目标。不同于生物医学上对残障一词全盘否定，认为它是一种缺陷，功能性角度出发的方式认为，人们可以从他们的残障经历中得到积极的学习和成长。

　　最后，社会学角度的观点认为，残障人士的困难并不是残障人士本身的障碍，而是周遭人对待残障人士的方式(Reeve, 2006)。比如，一个有学习障碍的人如果生活在一个人人都是靠种地为生的传统农业社会，那么他在就职问题上并不会遇到太大的阻碍。同样的人如果生活在一个就职对读写能力有要求的社会，那么他有可能永远找不到工作。社会学角度的观点是，对于残障人士有效的帮助不能仅仅局限于个人的、停留在表面的，还应该有社会行为的支持。残障人士在日常生活中同时遭遇着这三种不同的观点，在不同的状况下，会认为不同的观点是有价值的。所以，咨询师们能够通过这些清晰的网络诠释残障人士的经历这一点是非常必要的。

　　当咨询师做与残障人士相关的工作时，有两点必须首先明确。第一，拥有身体残障的人，如盲人或瘫痪者，在寻求心理咨询时，并不一定愿意或者需要与治疗师谈论他们的残障。这一点无论是有情绪或人际关系问题、进食障碍，还是丧亲之痛，对所有残障人士来说都是一样的。第二，先天残障的人和经历几年"正常"生活以后才残障是有很大区别的。后者可能在被确诊以后情绪上会受到巨大打击，会有一个重新调整人际关系、职业生涯和自我意识的过程。

　　对残障人士来访者进行有效心理咨询的一个关键挑战是：当咨询师面对一个生理上"与众不同"的来访者时表现出的态度和情绪反应。在坎普和玛林科德(Kemp and Mallinckrodt, 1996)的研究中，他们让两组富有经验的咨询师观看一位来访者谈论自己因为遭受性虐待而出现的问题的视频。在一个场景中，来访者坐在轮椅上；在另一个场景中，又能看到来访者走向自己的座位。观看结束以后，咨询师们被要求完成一份关于如何进行治疗的问卷。把来访者当作残障人士来看待的咨询师很少提到这个来访者需要解决她性行为方面的问题。许多研究咨询师对待残障人士来访者态度的研究都是以自我报告问卷的方式来进行的，如"对待残障人士的态度的等级体系"(Attitudes

Toward Disabled Persons Scale, ATDP, Yuker et al., 1960)和"残障人士来访者心理咨询等级体系"(the Counseling Clients with Disabilities Scale, CCDS, Strike et al., 2004)。这些研究表明,虽然在处理与残障人士相关问题时咨询师们具有很好的自我意识,但他们并不认为自己知道具体在实践中应该怎么服务残障人士来访者(Strike et al., 2004)。

采用自我报告式问卷调查的局限在于,咨询师们容易认为他们"应该"对残障人士保持积极和接纳的态度,于是容易在回答问卷时刻意呈现出给人留下好印象的答案。为了排除这样的偏差,普吕特和陈(Pruett and Chan, 2006)发展了一套非语言的态度测试,评估咨询师对假设的残障人士形象的反应速度。这种技术看上去是评估咨询师态度的一种有前途的方式。值得注意的是,这些研究新方案都是在这样的背景下进行的:残障人士来访者们认为在他们拜访咨询师的时候感受到被接纳、被理解的程度相当低。利夫曾说过:

> 咨询师与社会上的其他人一样,都对残障人士抱有相同的负面印象和模式化的观念……当来访者是残障人士时,咨询师对待残障人士的态度和偏见会直接对咨访关系的本质造成影响——咨询室中往往存在着压迫。

(Reeve, 2002: 11)

当来访者是残障人士,交流和互动的很多方面都需要被考虑到。这包括脑部受伤或有疾病的人士在组织语言时遇到的困难;缺乏诸如视觉、听觉和手势等沟通渠道;确保房间和建筑物里有合适的特定物理设备。当残障人士来访者长期生活在一个周围都是同样的残障人士的社区或者在康复中心待了相当长的一段时间,咨询师采取多元文化的观点就非常有意义(见第十二章)。例如,威廉姆斯和埃伯利(Williams and Abeles, 2004)指出,耳聋的人有他们自己的语言,他们常常就读于专门的聋哑人学校,出身于聋哑人家庭,拥有聋哑人的友谊关系网。咨询师在进行咨询工作的过程中应该对这些文化维度保持高度的敏感和好奇。

残障的经历往往伴随着一些心理方面的问题。因为他们可能需要通过他人的帮助才能完成某些任务,所以有时候他们会经历一个被"幼稚化"的过程,此时他们不会被当作一个具有选择能力的成年人来对待(Segal, 1996)。这种对幼稚化的反应会有意识或无意识地出现,这些反应包括消极被动接受、抑郁或者发怒,这些反应都会出现在咨询室中。同时,也许还有一些与幼稚化相关联的、围绕性的问题:认为残障人士不会有性需求。还有,身体健全的人往往认为残障人士应该会有丧失感,而实际上在残障人士的情感议程中,它并没有占很高的比例(Reeve, 2002)。

另外一个关键的情绪问题与实现人生目标的能力相关。由艾略特等人(Elliott et al., 2000)进行的一个调查项目对人生目标在残障人士自我调节过程中扮演的角色进行了研究。研究发现,面对身体残障带来的各种挑战,与依然能保持目标意识的人相比,没有稳定目标(如在维持和追求友谊的目标时遇到困难)的人有更严重的心理问题。无论是对于遭受突然变故而成为残障(例如运动中出现意外导致脊柱受伤导致)的人,还是经历了一个漫长过程的残障人士,这个调查的结果都是一致的。对于很多残障人士来说,如何维持生活或成为劳动者中的一员,是另一个严重的问题。摩尔(Moore, 2005)对因为严重的残障而无法进行工作的女性进行了以采访为基础的研究。她发现研究对象试图通过"成为比自己更大的团体中的一部分"来让生活变得有意义。比如,通过教育、宗教、无偿工作和参与家庭生活来让自己与他人产生联系。

对残障人士来访者心理咨询的效果的研究是非常有限的。有很好的证据显示,基于行为学和认知学的方法对一部分有轻度学习障碍的人,甚至一些有严重的学习障碍的人都是有效果的(Willner, 2005);心理动力治疗学对残障人士也是非常有用的(Beail et al., 2005)。虽然如此,总体而言,残障人士心理咨询和治疗的研究是很缺乏的。如果想要进获取关于咨询和残障人士这一主题的信息,推荐对奥尔金(Olkin, 1999)的作品进行拓展阅读。

长期使用精神治疗服务的人群的心理咨询

如果从功能性的角度来定义残障,那么那些经历着"严重而持续的"精神健康问题,如慢性抑郁症、精神分裂症、双相情感障碍的人,可以被归类为更严重的残障。虽然用"疾病"的概念来描述这些问题的正确性和有用性还值得商榷(可见:Szasz, 1961),但是我们不能否认,这些问题确实对工作能力,保持令人满意的人际关系,甚至对基本的生活自理都会产生很大的影响。心理咨询和心理咨询机构对这一类人群来说,是一种具有强化作用的治疗,因为他们认为,这类人群的问题复杂又根深蒂固,需要用更为密集形式的干预。这些形式包括在一个精神病学单位中进行住院治疗、来自辅助工作人员或精神健康护士的常规家访等。相反,一些长期使用精神健康服务的人认为心理咨询是一种对药物治疗和住院治疗的替代性和补充性的方式(例如:Glass and Arnkoff, 2000; Rogers et al., 1993)。例如,罗杰斯(Rogers, 1993)等人的报告中显示,精神健康服务使用者对心理咨询的评价高于他们接受过的其他治疗方式,并有33%的使用者表示他们想要进行(但还没有办法进行)心理咨询。

大量证据显示,对长期接受精神医学服务的人采取标准的心理咨询和治疗是可能的(Coursey et al., 1997)。卡恰和沃森(Caccia and Watson, 1987)将一个主动要求参加心理咨询服务的患者与其他在精神科门诊治疗(均在伦敦)患者的统计学和临床医学档案进行比对。他们发现,"接受心理咨询的精神疾病发病率与精神科门诊治疗的参与者在程度上是相似的。"(p.184)阿切尔等人(Archer et al., 2000)对接受相同心理咨询服务的人进行的跟踪研究指出,来访者在精神幸福感上有非常明显的改善。结果显示,重点关注人际关系和自我意识的短期治疗作为恢复治疗的一个环节,对严重长期的精神健康问题的治疗的确是有效的(Coursey et al., 1997; Lysaker and France, 1999),这样也可以减少精神健康服务的高频使用者在健康服务方面的开支(Davenport et al., 2000; Guthrie et al., 1999)。索莫贝克(Sommerbeck, 2003)对被诊断为严重精神健康问题的来访者进行人本主义的心理咨询的有效利用进行了讨论。

我们应该注意到一点,对患有长期精神健康问题的来访者进行心理咨询是非常困难的:如果一个人长期被一个问题困扰,那说明他在过去已经尝试了很多失败的方法。而且,几乎所有的有长期精神健康问题的人的共同特点是很难与他人建立联系,这也使得他们很难与咨询师和治疗师建立起关系。心理治疗对长期接受精神健康服务的人有效的一个重要因素是因为咨询给他们提供了重新审视和重构他们个人生活的机会,这样他们就可以确立与他们生活的社会产生新的联系的新身份(Corin, 1998; Davidson and Strauss, 1992)。在很多时候,当他们的一些经历(如感情强烈、幻听、被虐待的记忆)一贯被社会无视,无法表达的时候(例如他们对此保持沉默),有长期精神健康问题的人会转而进行正式的心理咨询。

治疗的目的,是让一个人能够确立社会归属感,以对他们来说有意义的方式来重新与社会产生联系(McLeod, 1999a),从而形成更为合乎逻辑的生活故事(Lysaker et al., 2003; Roe and Davidson, 2006)。我们的目的并不是要去"治愈"精神分裂症、双相情感障碍等状况,我们只是为努力"恢复"的过程做一点努力——伴随着其他形式的帮助,如药物、专业治疗和自我救助(Davidson et al., 2005, 2006; Ridgway, 2001)。吕萨克和弗朗斯(Lysaker and France, 1999)的著作给我们提供了一个很好的范例,来说明心理治疗时怎样很好地与其他干预手段共同展开的(这里指一个支持性的就职计划)。具有精神问题的来访者的心理咨询和治疗的另外一个重要主题是他们对"丧失"的经历。也许因为疾病,他们失去了好几年的生活,许许多多的个人希望和人生目标。当他们遭到专业的护工或者家庭成员带有压迫性和虐待性的对待时,这种丧失感就会越发严重。这些人并没有努力尝试去做到最好,他们的干预都是带有控制性和十分冷漠的。生活中这样的部分会让一个长期忍受精神疾病的人变得对环境十分敏感,人际关系变得非常紧张,从而更愿意选择自我帮助的策略。许多在生活中有过这种经历的人在同类人的互助组织中找到了支援和真正的价值,这就促成了"康复运动"的出现。

> **专栏 16.4　对"无法治愈"的精神分裂症的心理治疗**
>
> 　　电子杂志《精神治疗实用主义案例分析》(*Pragmatic Case Studies in Psychotherapy*)是咨询师们非常有价值的信息来源,因为刊登的都是非常系统的、以浅显易懂的方式进行的高质量的案例分析。该杂志近期收录的案例之一就是一篇关于"X先生"的案例(Karon, 2008)。在进入心理动力治疗之前,X先生长达数年的精神门诊和住院对精神分裂症的治疗都宣告失败了。他被归类为"无法治愈",不进食也无法入睡,还会持续出现幻觉。案例报告描述了他接受专门针对他具体需求的精神治疗的过程。治疗师在第一周见了X先生七次,第二周六次,并且在接下来的几个月坚持每周见他五次。治疗师安排X先生的妻子和朋友对他进行24小时陪伴,以确保他的安全。卡隆(Karon, 2008)介绍了这次治疗的基本原则:
>
> > 治疗师必须展现出明确愿意提供帮助、足够忍耐包容、忍受不理解、保持真正的乐观,以此来建立起一个令人精神放松的治疗同盟。患者常常对你想让他们变好而做出的努力感到惊讶……他们对你缺乏信任,因为他们中的很多人都被专业的医生告知,他们得的是一种遗传学的疾病,他们从生物学角度讲是有缺陷的,并且是无法被治愈的。治疗师必须表现出强烈的力量,表明你愿意并能够为他们做任何事,如果患者有需要,不管多可怕,你都愿意为了他们去任何地方。
> >
> > (Karon, 2008: 4-5)
>
> 通过心理治疗解决的问题包括进食(害怕被下毒),经历幻觉(被埋在地狱),性罪恶感,婚姻问题及儿童情感虐待。虽然在完成最初的6个月的治疗之后,患者已经能够重新回到工作岗位,但是这个治疗持续了长达14年。这个案例分析呈现了对一个被诊断为无法治愈的精神分裂症患者的心理治疗过程细节,以及采用的治疗方式的基本原理。它为心理治疗对长期遭受严重精神健康问题的患者的有效性提供了有力的证据。

心理咨询与宗教信仰

　　宗教常常代表了一个少数民族群体独特社会特征的核心元素。换句话说,许多少数民族团体根据宗教信仰的不同又被划分为多个分支或派别,也有一些世界性的宗教将许多不同的种族和少数民族群体结合到一起。总体而言,心理咨询机构和咨询师都不太情愿明确表示出自己对宗教的关心。在第二章中,我们已经提出,许多心理咨询的价值观和实践方法都是从宗教传统衍生而来的。这些影响都被用咨询理论中的科学的、人本主义的、非宗教的体系进行了伪装。阅读主流的心理咨询和治疗文献时,你几乎找不到任何关于宗教和灵性信仰的内容。许多治疗师好像也都把灵性领域排除在外了。有些治疗师甚至宣称,来访者如果向他们讲述自己的灵性或神秘主义的经历时,他们为认为来访者是精神出了问题。逐步地,这种反宗教的情绪开始发生转移。虽然20世纪60至70年代的研究显示,心理咨询师和治疗师中参与宗教信仰和活动的比例低于普通人群(Bergin, 1980; Henry et al., 1971),但最近的调查发现,这种对宗教、灵性价值、灵性信仰的兴趣和参与出现了上升的趋势,已经被证明,这个比例与普通大众相同。(Bergin and Jensen, 1990; Shafranske and Malony, 1990)

一部分作者和从业人员已经提出疑问:如何让现有的心理咨询技术和方法满足来自特殊宗教群体的来访者的需求。这些方法是否努力尝试理解有这些背景的来访者的信仰和生活方式,进而促进对来访者表现出的症状的理解。

另外一些作者探究了一种可能性:那就是能否在对拥有特殊宗教价值体系和宗教行为的来访者进行心理咨询时,对已经确立的咨询原则可否做一些相应的调整修改。(Stern, 1985)另外一种策略是,尝试将宗教和心理咨询两方面的思想进行融合,发展一种全新的、更为有效的方法。这种方向的一个实例就是基督教心理咨询运动。强森和莱德利(Johnson and Ridley, 1992)已经确认了来访者可以从这种基督教信仰和心理咨询实践相互融合的方式中获益的四种来源。

1. 在已经确立的心理咨询技术和方法中为基督教信仰和价值观找到了落脚点。在普洛普斯特等人(Propst et al., 1992)的研究中,我们能找到这种策略的实际案例。在案例中,患有抑郁症的来访者被实施了宗教性的认知-行为治疗(CBT),因为这些来访者都声称自己是活跃的基督教徒。这种心理治疗干预是一种标准的由认知学的治疗法(Beck et al., 1979)和理性情绪治疗(RET, Ellis, 1962)融合而成的方式。在这当中,还加入了一些宗教争论,用来反驳那些不合理的思想和宗教性的形象,最终促进正向的改变。作为对比的另外一组来访者也被进行了同样的基于认知行为学的治疗,但是不添加任何的宗教意象和基本原理。尽管报告显示,两组来访者最终都从治疗中获益良多,但是那些接受了宗教治疗的来访者显示出略高一些的进步。普洛普斯特等人(1992)的研究的另外一个有趣之处在于,即便是没有宗教信仰的治疗师也能够使用宗教性的方式来取得很好的治疗效果。这种调和策略的另外一个例子是,在使用心理动力学的方式的牧师心理咨询中,来访者讲述的故事被以宗教故事和教义的内容来重新诠释(Foskett and Jacobs, 1989; Foskett and Lyall, 1988)。

2. 调动希望。亚隆(1980, 1986)认为,希望可以促使来访者进入和坚持进行心理咨询,并且能够提升对心理治疗干预的适应程度。基督教的信仰和实践,如祷告,都是未来希望的重要来源。

3. 使用圣经中的真理。基督教徒咨询师和来访者相信,圣经可以为我们提供行为准则,也能给我们的问题找到合理的解释。

4. 通过神的代理人来进行干预。一些基督教的心理咨询方法是通过对神的代理(比如主、耶稣或者圣灵)的接纳来促进内心的康复。

明确的宗教性质的心理咨询方式的构建,可以提供"无信仰的人无法得到的精神健康和幸福感的资源"(Jeske, 1984)。如果说非宗教性的心理咨询的效果取决于咨询师或来访者所能提供的资源,那么宗教性的心理咨询则可以引入第三种资源:一个外部的、超然的力量。从理论的角度来看,这种想法似乎很难进入主流的咨询方式队伍中;它与心理动力学、人本主义或认知行为理论中蕴含的"人的形象"这一点不相符。但是这种差异可以通过从宗教的角度去重新诠释常见的咨询概念来得到克服。例如,马龙尼(Malony, 1983:275)写道:"当共情式的理解、治疗一致性、接纳、宽容和无条件的尊重都同时存在治疗过程中时,神就出现在那里了。"同时,我们也能够从心理学的角度来重新诠释宗教性的陈述。例如,酗酒者互助协会采用的促成改变的"十二个步骤"计划就包含了认为酗酒者的行为时受到更高级的力量的控制的观点。麦克(Mack, 1981)认为,这种"认知重构"的作用是给那些无法控制自己喝酒的人一个"支配自我"的方法,这种方法不依赖于人的意志和社会约束。

目前为止,我们讨论的重点都集中在心理咨询中使用基督教的方法。用英语发表的文献中,很少有系统性的尝试从伊斯兰教、印度教、锡克教的角度来研究心理咨询。出乎意料的是,与普通大众相比,有犹太教背景的咨询师和治疗师数量不少(Bergin and Jensen, 1990; Henry et al., 1971; Shafranske and Malony, 1990),但是研究犹太教背景心理咨询的出版物却非常少。然而,对于佛教和西方心理治疗和咨询关系的感兴趣的人不少(Suzuki et al., 1970),但是这种尝试往往只是把从佛教中得到想法和技术零散运用到针对非佛教徒来访者的咨询活动中,而并没有尝试发展一种专门为有这种宗教信仰的来访者服务的方式。

宗教与心理咨询之间关系的另外一个维度是,一些从业人员和治疗师们坚持认为,如果不能将人类存在的灵性层面纳入考虑,那么心理咨询本身就是不完善的。贝金(Bergin, 1980)对灵性和笃信宗教做了有用的区分。前者是个人对超然事物的追求,而后者是指参与有组织的宗教机构。承认灵性维度的存在已经成为现代心理咨询和治疗的重要主题。例如,反对多元文化主义的运动(第十一章)迫使许多咨询师开始严肃考虑来自其他文化背景的人群的宗教信仰和实践的心理学意义。

史密斯(Smith et al., 2007)和沃辛顿(Worthington et al., 1996)等人研究了宗教性的和灵性治疗方法的有效性。在近期的研究中史密斯等(2007)通过31次研究来确认对基督教徒和穆斯林进行灵性和宗教性心理咨询干预的有效性。在这项研究中使用到的灵性和宗教性的手段包括：为来访者做私人祷告、传授宗教性和灵性的概念、鼓励原谅、精神冥想、集体祷告。结果表明，宗教性和灵性的技术对解决来访者广泛范围的问题都有一定的效果。研究还发现，有虔诚的宗教信仰的来访者更愿意接触和信任跟自己有相同宗教信仰和价值观的治疗师。这些研究对那些主动将宗教性的和灵性的思路和方法融合到他们的实践中的咨询师和治疗师的效率进行了考察。安卡拉（Ankrah, 2002）的研究恰恰与之相反，主要针对那些在接受常规治疗（比如，那些在尊重灵性问题方面缺乏受过特殊训练的专业知识的人）时向咨询师展现出"灵性危机"的来访者的咨询经历。安卡拉研究的大部分参与者都表示，咨询师和治疗师没能帮助他们解决他们灵性上的危机。

过去的十年是关于心理咨询与宗教之间关系和解的时代，并且还伴随着针对这一主题的有价值的文本的大量出版（Kelly, 1995b; Lines, 2006; Miller, 1999; Nielsen et al., 2001; Richards and Bergin, 2000, 2004, 2005; Shafranske, 1996; Sperry and Shafranske, 2005; West, 2000, 2004）。然而，这并不表示所有公开了自己宗教性的、灵性或者神秘信仰或经历的来访者都能够被他们咨询师所理解或者很好地接受。这里似乎仍然存在着某种"超越"心理咨询的课题。譬如，很多人尝试着去构建一种测验的"核心动力"可以用来评估咨询和治疗的结果（第十九章），然而其实并不存在任何可以对灵性功能进行测量的办法。很少有心理咨询的培训课程会涉及宗教性或者灵性的问题。就像心理咨询在其他领域的应用一样，在这个邻域中，我们能找到不少摆脱了偏见的、解放性的实践案例，但有宗教信仰的来访者向某个咨询师寻求帮助的时候，不排除有遭遇困难的可能性。虽然已经有大量证据显示，灵性信仰和实践在咨询和治疗过程中可以发挥积极正面的作用，但我们应该注意到，这些研究的大多数都是在美国进行的。所以这些研究结果并不能反映在欧洲和其他非宗教文化区域中宗教/灵性与寻求帮助之间的关系。

弱势群体和边缘文化人群心理咨询的主题

由于篇幅限制，在这里我们不能把讨论范围扩大到其他受压迫或者被边缘化的社会群体中心理咨询的作用。可以说，这些群体中最主要的就是老年人群体。关于心理咨询和老年人，奈特（Knight, 1986）、汉利（Hanley）和吉尔胡利（Gilhooley, 1986）给我们提供了非常有用的信息来源。

通过对贫困人口、性取向少数人群或残障人士、有宗教信仰的人群，抑或是精神疾病的幸存者来访者的心理咨询讨论，我们可以确认出一组关键主题：
- 一直以来，来自这些群体的来访者普遍遭到咨询师和心理治疗专业人员的回避；
- 许多咨询师表示他们面对弱势群体来访者时会感觉不适，也不确定咨询应该如何进行；
- 弱势群体的成员表示，他们在接触心理咨询服务上存在困难；
- 这些群体的成员表示，他们接受的心理咨询往往并没有什么帮助，因为治疗师并没有尊重他们的经历；
- 从历史的角度讲，一直有一种制度倾向来给这些群体中的成员贴上否定的标签，认为他们或有精神疾病，或不具备使用心理咨询的能力；
- 无论是临床还是理论上，与这些群体相关的文献都是极少的；
- 想要在这一领域的专门知识方面寻求发展的咨询师和治疗师没有合适的培训机会；
- 关于弱势群体心理咨询和治疗的研究是非常缺乏的；
- 由于不存在有利的研究证据，健康政策制定者和管理者们不愿意分配资源来为这些人提供心理咨询。

伴随着这些负面的因素，也有一些领域展现出好的实践案例。一些存在潜在被压迫可能性的群体开始寻求心理咨询和治疗行业来发展有效和无障碍服务。尽管如此，从整体来看，我们可以合理的得出结论：对于咨询行业来说，建立反压迫的实践并不是件容易的事。导致这种失败的可能有两方面的原因。第一，咨询师和治疗师满脑子都是来访者的个体"心理"，对这些问题会不会造成一个"无法运转的社会"这一点，没有能够给予足够的注意。第二，咨询师和治疗师很容易产生一种倾向，认为在他们接触来访者时，他们才是那个最能够接纳、"以人为中心"的那一方，参与分类和社会控制是其他行业（例如精神医学、工作和教育）应该做的。这种倾向会阻碍咨询师们批判性地检验自己实践活动的差异性和多样性。

心理咨询中反压迫实践的原则

对男女同性恋、精神病、残障人士、工薪阶层、宗教人士经历的讨论展现了某个群体在心理咨询上是否被边缘化时的程度。心理咨询是基于一套价值观和假设建立起来的，可以直接反应创立者的世界观。咨询创立者几乎都是白人、异性恋者、健全人，从事着专业的科学性的工作(Katz, 1985)。虽然如此，我们前面讨论的那些例子也证明，已经存在一些运动开始意识到心理咨询中存在的不公平的问题，并有意愿着手为此做些什么。在努力达成一种反压迫的实践形式时，我们也有不少策略可以采用：
- 对压迫性的常规进行批判；
- 将重视赋予权力和解放作为心理咨询的目标；
- 创作一种"用户友好型"方式。

这些策略将在接下来的章节来做讨论。

发展主流的评论、"多数"理论和实践

通常我们想要开始一种变革时,第一步不是直接采取行动,而是制造一种框架来弄清发生了什么以及情况可以如何变化。那些对弱势群体成员持开放态度的咨询师和治疗师们已经参与了致力于改变他们行业组织内部普遍存在的风气的活动。这些活动包括,发表评论来重新诠释理论、针对某一个特殊的来访者群体的需求和问题展开研究、在研讨会或专业杂志上安排讨论、给委员会施加压力,让其对带有歧视性的制度和程序进行修改。这样的例子你们可以在反对将同性恋归于病态的斗争中找到(Bayer, 1987)。还有发表了关于跨文化心理咨询经典文献的苏(Sue, 1981)以及抨击弗洛伊德理论的女权主义者(Howell, 1981)。

在推行改变的这一阶段,也许会给参与者们带来危险,会因为拥护不受欢迎的理论而让他们的名誉和失业担上风险。也有可能出了发现问题,再无更多收获的情况。如果评论对来访者有作用,那么合适的行动也必须跟上。然而,引进新方法新服务存在着一套看似有理的基本原理。这一领域中的一些人必须为自己的理论进行辩护和捍卫,这些基本对他们来说有着巨大的价值。

将重视赋予权力和解放作为心理咨询的目标

充权这一概念在基于人本主义(第六章)、女权主义(第十二章)和多元文化主义的心理咨询方式都起着非常重要的作用。然而,将充权这一目标摆放在他们工作模型的中心位置的咨询师和治疗师将并不少见。其中最著名的充权理论支持者就是艾维(Ivey, 1995),他将自己的方法称作"释放心理治疗法"。与其他人的对来访者"起作用"的做法不同,他主张咨询师应该将工作集中在陪伴"来访者同伴",增进他们与他们居住的社会之间的相互理解。治疗的目的是让"来访者同伴"结合社会和历史环境来认识自己的问题。这个过程中的关键步骤是,确定他们的抵抗力、表达遭受压迫的经历和抵抗这种压迫的途径。事实上,艾维的方法与第八章中提到的怀特和爱普生(White and Epston, 1990)的角度有很多相似之处。

赋予权力的另外一种模式是由霍兰德(Holland, 1990)提出的社会行为治疗。这种方式与艾维的理论一致但又更加具体和完善。这一模式的关键在于它是基于社会的。个人从业人员无法在对独立的个体来访者进行咨询时使用这种方法,而需要结合社会和邻里之间的环境,让更多的人以不同的身份、不同的程度在不同的阶段参与其中。

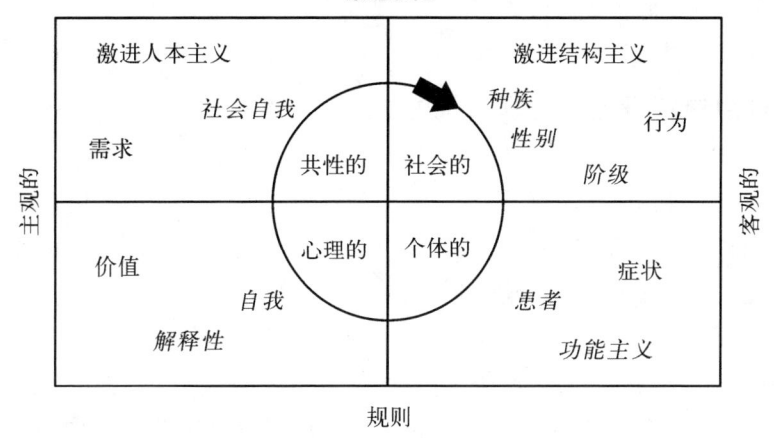

图 16.1 治疗的社会行为模型
资料来源：Holland, 1990。

社会行动治疗的主要理念可以用图 16.1 来总结。在社会上受到压迫的人群通常会被贴上患者的标签，会被归类为需要用诸如行为治疗、精神药物学治疗来治疗。这些治疗从本质上都是属于社会控制范畴，带有"实用主义"色彩。霍兰德(1990)指出，我们必须帮助这些人转变到接受自我的位置上，认识到自己其实是有价值的，他们生活中发生的一切都是有意义的。这些可以通过个人心理咨询和治疗来实现。霍兰德认为，在这一阶段，如果把它看作是"一种行动的工具而不是一种结果"，演绎性的、心理动力学的咨询则是非常有用的(p.256)。个人心理咨询的缺陷在于它无法给研究社会政治性的问题提供足够的空间。因此霍兰德的方式还包含了让用户参与团体活动的机会。在那里，他们可以创造共同的集体回忆，也可以让自己的个人经历在社会和文化背景下变得更有意义。这一个阶段基于彻底的人本主义的，它鼓励人们相互交流，释放自己的能量和欲望。最后，是一个完全的结构主义的阶段。霍兰德(1990：266)认为，当完成改变具有重大意义时，向社会机构提出要求，改变社会和组织结构就非常有必要。成员们共同努力实践政治性变革、争取获得资源的经历将会改变他们每一个人的生活。

对于这种形式的解放性或者释放性的咨询，我们可以做一些评论。艾维(1995)、霍兰德(1990)以及其他具有政治敏感的治疗师，如柯克伍德(Kirkwood, 1990)，很明显都受到了政治学家、教育活动家保罗·弗莱雷(Freire, 1972)的著作的影响。弗莱雷创立的模式被称为"觉悟启蒙"。充权理论是一个需要跨学科的客观判断力的主题。同时，社会心理学领域内部，特别是以预防为中心的领域，也有了相应的发展(Orford, 1992；Rappaport, 1987；Zimmerman, 1995)。也许是时候让咨询师和社会心理学家来一次对话了。最后，与大部分支持基于几小时的个人单位条件下的有限充权的心理咨询师形成对比的是,那些将充权摆在他们行动纲领更高位置的咨询师们发现参与团体内的直接的政治性行动变得非常必要。

发展一种用户友好型的心理咨询方式

本章探讨的证据显示,我们很难提供一种能让所有的来访者都能增强自主自立感受的心理咨询方式。有一些弱势群体的成员是被现有的心理咨询组成方式排除在外的。即便是没有公开受到社会态度和社会构成压迫的人也会被心理咨询的机制吓到。在这个机制中,咨询师可以对接下来发生的事情进行定性和限制。马森(Masson,1988)的著作以及他针对心理咨询和治疗的评论致力于寻找一种实践模式。这种模式可以反映出得到大多数咨询师拥护的尊重和人本主义(这里理解为它最广泛的意义)的价值。瑞米尔斯和特雷彻(Reimers and Treacher, 1995)一直工作在认真对待治疗对象的运动的最前沿。虽然他们自己的实践活动是以家庭治疗的方式为基础的,但是他们的建议适用于心理咨询的任何方向。他们建立了一套好的实践活动的基本原则,可以供任何想要采用"用户友好型"操作的咨询师和咨询机构使用。这些原则包含了下列关键思路。他们提议,用户友好型的方式应该:

1. 基于一种核心假设:咨询师必须接受,对于心理治疗来说,伦理问题是最为重要的。心理治疗本质上是一种人与人的邂逅,参与者们首先作为自然人来碰面,然后才是咨询师和来访者的身份。咨询师和来访者之间关键性的权力差异就是困难的主要来源。意识不到这种差异就为虐待性的实践活动敞开了一扇门。

2. 还基于一种假设:建立来访者(们)与治疗师(们)之间的令人精神放松的治疗同盟对完成成功的治疗和来访者对治疗效果满足都是至关重要的。

3. 意识到治疗师通常都无法理解来访者所经历过的精神压力和痛苦,特别是当来访者是第一次接触一个咨询机构的时候。

4. 不能把来访者当作他们好像完全相同一样统一对待。如果想要进行成功的心理治疗,阶层、性别、性取向、权力、年龄、残疾、种族血缘、宗教信仰和社会文化背景这些明显的差异都需要被纳入考虑。

5. 是各方面密切协调统一的治疗模式。可以为来访者提供最适合他们的方案。

6. 坚信治疗师必须拥有一定的自我弹性。他们必须接受,如果他们自己遇到困难,他们愿意向跟自己有相同治疗模式的治疗师寻求帮助。

7. 理论研究对促进理论和实践的发展有至关重要的作用。这其实是一个道德伦理问题,因为越是缺乏研究数据来支持其提高效率的治疗法越是有评论价值。来访者接受治疗的经历和他们对治疗效果的满意度必须,也必然,是评估任何一种咨询或治疗方式的至关重要的部分。

8. 强调培训和进修在影响咨询师的态度方面的重要性。就像治疗需要是用户友好型一样，治疗师培训也必须是学员友好型的。

9. 认识到心理治疗对于来访者的帮助是相当有限的。一些人需要他们的咨询师或治疗师帮助他们去接近能让他们感到幸福的物质资源。

10. 不简单地以来访者为中心。适当的时候，咨询师有必要质疑来访者的态度和行为。

这些原则意味着对现行的许多心理咨询实践的质疑。目前还没有多少咨询师和咨询机构选择完全按照这种框架来发展运作风格。

结　论

本章主要针对社会中的权力不平衡转移到心理咨询室中的方式展开了仔细研究。我们生活的这个社会把某种行为方式定义为"正常"，那些不符合这种模式的人就会被降格到可怕的"他者"的地位，并且不会被当作一个完整的人来对待。资源掌控的差异是这个社会典型的特征。心理咨询的基础，是接受和肯定每个人作为个体的价值的道德思想。所以，最理想的是，咨询师不应该将任何来访者看作是那"他者"。而实际上，作为心理咨询师的我们常常将我们自己的社会属性带入咨询关系之中，比如我们的模式化观念、偏见和社会阶级地位。

作为一个来访者，在咨询过程中我们必须谈论我们的个人事物、害怕的领域，暴露自己的弱点和秘密。这就将咨询师推到了比较有利的位置。我们向咨询师讲述的很多内容都是我们在日常生活中不会对他人说起的那部分想法和愿望，因为如果这样做，我们可能会遭遇尴尬、羞愧或者拒绝。接受心理咨询的人好像将自己对咨询师完全开放，无论是情感上还是心理上都允许咨询师触碰。这是一种对其他人不可能有的方式。这个过程赋予了咨询师巨大的权力，对来访者造成影响。有没有更好的方式去掌控某人的思想和信念，而不需要他们对他们的思想进行细节性的描述，并且允许一个带着强烈看法的人来对其重新诠释和再造？来访者们经常说，他们需要信任咨询师的能力，需要确信咨询师不会滥用他们的权力。

心理咨询冲突的结构又在加强了咨询师的权力。一切对于咨询师来说都是恰到好处的界限或者具有安全感的框架：时间限制、一间办公室、专业的培训、咨询结束后或两次咨询之间不进行接触，这些功能也正是社会中强者的组成部分。咨询师在社会上被赋予了一定的权威去处理一些问题。但究竟心理咨询为什么而存在？为什么高校和健康护理系统这样的社会机构要投入资源给心理咨询？也许，一部分的目的是为了让利用这项服务的人能够健康幸福。但除此之外,也为了让它成为一种社会调控的手段。

一方面,罗杰斯(1978)认为我们必须要求咨询师本身拥有较强的个人力量;另一方面,我们又担心咨询师会变得有压迫性,为了符合一定的标准和价值观,对来访者造成无形的压力。在心理咨询中,这两者有一种微妙的平衡。如果咨询师不具备对你的生活产生巨大影响的潜力,那寻求心理咨询的意义有何在?本章节探讨的一系列领域,都是全力问题、控制和多样性问题比较突出的领域。无论哪一个领域,我们都能看出咨询行业都是朝着赋予对方权力的方向而不是压迫的方向前进。然而,要保持增进势头,要求我们保持持续的警觉性,无论是个人层面还是集体层面。

思考与讨论的问题

1. 针对心理咨询和治疗的评论认为,对于个人问题,心理治疗往往过度专注于个体的反应,而忽略了带来这些问题的社会根源和社会状况(Furedi, 2004; Pilgrim, 1992; Smail, 1991)。你是否同意这一观点?选择任何一个你熟悉的心理咨询领域(学生、婚姻、职场等)。该领域的心理咨询实践在何种程度上忽略了潜在的社会因素?如果对社会因素增加关注,咨询是否会变得更加有效?

2. 讨论对弱势群体和边缘化群体进行心理咨询时,各种理论取向的优点与弱点。你发现最适合或最不适合这种背景的一个理论角度或者若干角度的结合是什么?

3. 回想一下你工作的咨询机构(或者你曾经作为来访者使用过的咨询机构),当你在那里时,你有什么样的感受?你是否感觉自己有力量并且能掌控?或者你是否有一种被别人攥在手里的感觉?有没有什么物理线索(比如通知、传单、布局、家居、装饰等)或行为给你一种被赋予了权力或者受到压迫的感觉?你是否认为属于不同文化集团的人会对他的咨询机构有不同的感受?

4. 斯特普(Strupp, 1972: 275)从心理动力学的角度论述道:"心理治疗(事实上几乎所有的人际关系)的根本问题在于:掌控局面的人是谁。虽然弗洛伊德常用不同的措辞来表述自己的操作,但他也逐步发展了一种十分巧妙的技术,表面上好像是让患者来掌控治疗师,实际上又为后者创造了一个具有强大力量的位置。对这种力量审慎而明智的运用是现代心理治疗师最独特的定义,也是他们专业知识的重要组成部分。无论治疗师具体运用的是哪一种技巧,他/她多多少少都会调动自己人际交往的力量到任何形式的心理治疗当中。换言之,如果一种症状、信念、人际交往策略,或其他任何东西想要改变,一定程度的外部力量的加入是必须的。"你是否同意这一观点?最后,心理咨询是否是一种能给改变加入"一定程度外部力量"的方式?

进一步阅读的建议

杰弗里·马森(Jeffery Masson)将心理咨询和治疗中的权力和滥用问题提上议程。他的著作《反对精神治疗：情绪暴政和心理治疗神话》(*Against Therapy: Emotional Tyranny and the Myth of Psychological Healing*, 1988)仍然很有必要阅读。斯皮内里(Spinelli, 1994)的作品有对马森的思想的深刻回应。《心理学、心理咨询和治疗评论》(*The Journal of Critical Psychology, Counselling and Psychotherapy*)杂志上经常会刊登有关心理治疗中权力问题的文章，并尝试推进来访者视角。美国精神病学会的心理咨询治疗分支通过他们的杂志《心理咨询治疗师》(*The Counseling Psychologist*)维护心理咨询的社会正义使命。另外还有两本合著书籍的广泛章节都涉及了本章所讨论的主题和话题。它们是：由吉莉安·普罗科德(Gillian Proctor)等人编辑的《让人本治疗方式政治化：社会变革的行动纲领》(*Politicizing the Person-centred Approach: An Agenda for Social Change*, 2006)，和由苏·惠勒(Sue Wheeler)编辑的《心理咨询中的差异性与多样性：当代精神动力学方式》(*Difference and Diversity in Counselling: Contemporary Psychodynamic Approaches*, 2006)。

第十七章　咨询实践中的美德、价值观和道德感

- △ 导言
- △ 咨询中的价值观
- △ 道德准则及其道德推理基础
    - 个人直觉
    - 由专业组织定制的伦理原则
    - 伦理原则
    - 一般道德理论
- △ 应用道德原则与伦理规范：从理论到实践
    - 咨询师是谁的代理人？
    - 协商知情同意书
    - 应该把来访者推向或引导到多远的程度？劝说、建议和挑战的使用
    - 双重关系
    - 对来访者的性剥削
    - 触摸中包含的伦理问题
    - 咨询研究中的伦理问题
    - 维护伦理标准的策略
- △ 结论
- △ 进一步阅读的建议

导 言

咨询是具有强烈的道德与伦理倾向的。很显然,已经建立起的心理咨询和治疗的社会群体,核心特征之一就是生活在一个很难知道什么是"正确"生活方式的世界中。在一个日益世俗化的社会里,人们对传统和权威可能有很多质疑或排斥,在不同的道德或宗教准则并存的情况下,个人需要在道德问题上做出选择,这在前几代人中是未明确的。在第二章,人们认为,对心理治疗的需求是基于这样一个事实,即在现代社会,道德控制大部分是内化的而不是外化的。因为我们不是生活在单一、全面的道德规范内,所以人们必须拥有决定是非对错的手段,以及如果他们违反了这些规则会采取的惩罚手段,如感到内疚。

许多,甚至大多数寻求咨询的人面对道德决定时都有过"挣扎"。我应该完成我的学业还是停止求学?我应该继续维持让我不快乐的婚姻吗?我应该接受这个孩子还是安排一次堕胎?我应该站出来并承认我是个同性恋吗?我应该自杀吗?对人们来说,这些或其他许多的咨询问题都是令人头疼的,因为它们包含非常基本的是非对错的道德决定。

大多数咨询方法的基本原则之一是,咨询师必须对来访者采取接受或非判断性的立场态度。总的来说,大多数咨询师认同咨询的目的是帮助人们达成对他们有利的事情,而不是试图从外部强加一个解决问题的方案。然而,与此同时,咨询是一个影响的过程。最后,从咨询中受益的来访者会反思,会看到咨询过程发生了变化,并且这影响了他/她的生命历程。咨询师要面对的困境是,在不对别人强加自己的道德价值和选择的时候让自己变得强大和有影响力。因此,好的咨询师需要充分了解咨询工作中出现的道德及伦理问题的不同表现方式。

在大多数社会中,道德和伦理思想的主要来源是有组织的宗教。历史上,治疗与宗教之间存在着密切的联系(在第二章中讨论过)。然而,虽然基督教关于道德的观点在咨询界中有影响力,但很明显,至少有一些进入咨询界的人先前是具备宗教背景的,他们之所以这样选择是因为他们拒绝了传统宗教思想的元素,或者一直在寻求超越这些传统的元素。同样,对非宗教道德哲学的心理咨询和治疗也产生了持续的影响,尤其是存在主义、政治与社会运动(如,女权主义)。最后,人们对非西方宗教思想,尤其是佛教的兴趣也日渐提升。

咨询师需要了解他们来访者所面临的道德困境,以及他们为自己实践设定的道德或伦理假设。然而,作为被社会认可的专业人士,咨询师与易受伤害、急需帮助和缺乏信息的来访者打交道时,需要采用道德的方式。因此,在两个广泛的领域内,伦理和道德考量与咨询密切相关。第一个领域根植于真实的咨询过程中。来访者可能需要帮助,以此来解决生活危机中的道德问题或者导致他们前去咨询的问题。咨询师也必须敏锐地意识到自己的道德立场及其与来访者价值体系的相互作用。第二领域根植于以道德和负责任的方式对待来访者的过程中。

心理咨询和治疗专业似乎花了很长时间才正视治疗实践的伦理和道德层面。罗森鲍姆可能是第一位写到有关心理治疗伦理问题的综合性文章的作者,书中写到了他完成这本书的经历:

> 许多专业人士根本没有想到心理治疗实践中会涉及更大的问题。当我邀请心理学和精神病学领域重要的朋友和同事参与我的项目时,这一点就"浮现"出来了。他们的反应多是焦虑和困惑。这些载誉满身的人在意识到他们所认为的是正确还是错误的时候,很难以一种让其他专业人员也从他们的经历中受益的形式来解决这个问题。

(Rosenbaum,1982:IX)

专栏17.1中报道的观察结果以及在文献边缘可以找到的类似轶事记录,都表明了对职业内部道德问题缺乏关注。例如,马森(Masson, 1991:161)引用著名心理分析师马苏·可汗的话说:"我从不与其他咨询师的患者睡在一起,除了我自己的患者"。可汗与之前的一名病人住在一起,同时继续分析她的丈夫,并且显然对这些家庭安排的伦理影响并不关心。只有当消费者运动和妇女运动在20世纪80年代取得了成功时,心理咨询和治疗专业,以及其他领域的专业协会才开始认识到需要制定道德标准和程序。美国的来访者和患者倾向于在法庭上寻求赔偿,这更增加了事态发展的迫切性。此外,许多治疗师遇到了和道德困境相关的重大压力。奥斯汀等(Austin et al., 2005)已经记录了精神卫生工作者的"道德压力",这种压力主要是在其道德完整性受到体制要求及与同事在伦理问题上产生分歧的情境下产生的。

专栏 17.1　训练环境下的虐待

可能存在滥用心理咨询和治疗的情况,这些情况并不是简单地涉及一个人虐待另一个人,而是发生在一个复杂的网络中:社会与机构的压力及动力相互交织。人类学家麦克莱恩(McLean, 1986)研究了20世纪70年代和80年代盛行的培训研讨会,众所周知的家庭治疗专家在观众面前对真实家庭进行了"现场"治疗。这不仅对家庭来说是有利的,因为它得到了一位知名专家的治疗。此外,许多治疗师和学员也能够在第一时间学习到一位"高级治疗师"如何将他/她的想法付诸实践。由家属签署的知情同意书以及由录像带录制的事实都包含了伦理问题,并在两或三分钟后呈现给观众。

麦克莱恩在其中一个研讨会上介绍了两位国际知名的家庭系统治疗师的事迹：

> 第一天早上，一位治疗师诊治了一个家庭。下午，第二位治疗师诊治了另一个家庭。第二天，他们交换了家庭，虽然两位治疗师都在每个家庭同时出现……在被鼓励参与的情况下，无疑，这些家庭了解到他们获得家庭治疗的这一难得机会来自两个该领域最受认可的专家。他们需要提供书面的"知情同意"，同意将他们的治疗会谈记录用于未来的专业和培训。然而，为了各种实际目的，他们并不知道他们的治疗会谈将会有几百人进行"现场"观察……中场休息时或每次会议结束时，治疗师都会离开房间来与观众讨论"案例"。这些家庭仍然在诊所，并不知道他们正在被大量通过付费前来观察的观众进行"研究"。这个事件被其中一个家庭知道了，当有几个观众涌进一间休息室讨论早上的事情时，竟然发现一些家庭成员也在那里。第二天，其中一位治疗师在评估一个家庭的情况时，发现母亲在该家庭中享有强有力的控制地位。他轻率地说道，如果儿子是因精神分裂而得到服务的话，其母亲将不得不"疯狂"，他的父亲最终也会如此。然后他继续为这个家庭提供治疗，成功地让这位母亲变得歇斯底里。这个愤怒的女人对她受到侮辱方式的反应是可以理解的。她大声咆哮，坚持要求治疗师解释对她的行为。他自鸣得意地回答道，"我是医生，我不必解释自己"，他立即和在场的另一位治疗师一起离开，无疑，加剧了这位母亲的愤怒。他们的离开受到了全场观众的支持，现场热烈的掌声显然证明了这点。
>
> (McLean, 1986: 180)

麦克莱恩讨论了社会和经济因素，导致了一个家庭的需要作为一种"商品"。她总结说，这类研讨会对于患者和治疗师都是非人性化的。可能需要补充的是，最终，观众也同样参与到非人性化的行动中。但没有人反对，也没人阻止它。可能大多数参加这些研讨会的治疗师都认为所发生的事是正确的。

咨询中的价值观

咨询中的伦理和道德问题与价值观问题密切相关。马斯洛和罗杰斯等人本主义心理学奠基人做出的重要贡献之一就是强调价值概念的重要性。"价值"是一个持久的信念，即特定的终极状态或行为模式是可取的。罗克奇(Rokeach, 1973)区分了"工具性"和"终极的"价值。后者指的是理想的终极状态，如智慧、欣慰、和平或自由。工具性价值观与实现这些目标的手段相一致：例如，通过能力、真诚或抱负。罗克奇(1973)指出,大多数人会赞成诸如"平等"这样的价值观,发现指导个人行为的个人价值体系的最佳方式是询问他/她的价值偏好。例如,一个人可能会认为平等高于自由,而另一个人可能会以另一种顺序看待这两者。因此,研究价值观是一件复杂的事情。然而,一些研究表明,咨询师的价值观影响着客户的价值观。然而,一些研究表明,咨询师的价值影响来访者的价值观。大多数研究都表明这样一个趋势,即来访者与咨询师的价值观相一致(Kelly, 1989)。这一发现为实际咨询提出了问题。难道是咨询师将自己的价值观强加给来访者?是否应该将咨询视为融入特定价值观的一种社会化形式?

  本书第二章讨论借助宗教形式来帮助人们和意义建构的心理咨询与治疗的文化起源。伯金(Bergin, 1980)指出,对具有科学的信仰与态度的心理学的拥护与对宗教价值观的排斥密切相关。他的观点是,因许多大众都对宗教观点深信不疑,导致治疗被置于一种"危险"的境地,即被视为无关紧要甚至是有害的。伯金(1980)对他所宣称的"神话"和"临床—人文"价值体系之间的差异进行了系统分析(见表17.1)。伯金提出的对比强调了分歧而不是承认可能的相似点和趋同点,他的观点受到了布拉默(Brammer et al., 1989)、埃利斯(Ellis, 1980)和沃尔斯(Walls, 1980)等人的批判。尽管如此,他所做的使人们对"什么是对的"或"好的"可能有完全不同的看法。在以"临床—人文"价值观为导向的机构受过培训的咨询师,可能在价值观上失去与来访者的联系。咨询情境中不平衡的影响可能导致来访者无法确定他/她的价值,除非是决定不表现出来。价值观差异问题与多元文化咨询(第十一章)尤为相关,甚至涉及该来访者是男同性恋或女同性恋(第十六章)。有一点很重要,那就是这些团体中的许多来访者都故意寻找他们知道的有相似背景和价值观的咨询师。

  在美国开展的一项调查中,凯利(Kelly, 1995a)发现,与整体人口相比,咨询师在仁慈(关心他人的福利)、自我决定、自主和自我表达方面的价值感很高,但在权力(对社会地位和权威的渴望)和传统(接受和尊重习俗)方面要低得多。几乎90%的咨询师都表现出某种程度的宗教或精神倾向。

表17.1 宗教与治疗价值体系的比较

宗教/有神论的	临床—人文主义的
上帝至高无上;谦卑和服从上帝旨意是美德	人类至高无上;自治和拒绝权威是美德
与上帝的关系定义为自我价值	与他人的关系定义为自我价值
严格的道德;普遍的伦理	灵活的道德;情景化的伦理
服务和自我牺牲是个人成长的核心	自我满足是个人成长的核心
对挑起痛苦的他人的宽恕,完成了自我的修复	对指责的接受和表达就足够了
意义和目的源于精神视角	意义和目的源于理性和智慧

资料来源:Bergin, 1980。

最终,对他人的信仰和性取向能够极大地包容和理解,表明咨询师能够很好地区分他们自己和来访者的价值取向。咨询师们在接受这份调查问卷时意见高度一致。正如伯金(1980)所提出的,这可能表明存在一个独特的"临床—人文主义"价值观,或者它可能是政治正确性的结果,导致问卷中设置的选项具有"正确"的倾向。然而,凯利(1995a)发现的"临床—人文"价值模式包含了一个强烈的宗教性质的维度,即便对许多咨询师来说,这个维度是通过精神价值而不是通过传统的宗教信仰来表达的。研究表明,咨询师不是以权力为导向的,而是会质疑传统道德的人,这又辅证了第二章中提出的观点,即咨询代表了一套道德价值观,这些价值观存在于西方资本主义社会的主流之外,并相信心理咨询和治疗可能的一个影响是:来访者被社会化为这套价值观体系的一员。

对治疗从业者的独特道德价值观进行的研究,以及他们的价值观与许多来访者的价值观之间的差异,主要是通过问卷调查治疗师和来访者而获得的。然而,通过使用诸如话语分析和会话分析等研究方法,还可以探讨治疗师和来访者在实际治疗期就道德问题协商的过程。贾尔·沃尔斯杜姆(Jarl Wahlstrom)和他的同事们的工作,研究了治疗师如何帮助他们的来访者反思他们生活中问题事件的道德立场。例如,库里和沃尔斯杜姆(Kurri and Wahlstrom, 2005)分析了夫妻咨询案例中道德责任的归因问题。他们发现每对配偶最初都采取了一个固定的形式来唤起对方的疑虑,从而引发正在讨论的问题。在治疗谈话中,治疗师总是根据库里和沃尔斯杜姆所描述的关系自治原则来重新思考这对夫妇所说的话,在该原则中,每个配偶都要对自己的行为负责,同时承认他/她在做什么是发生在其另一半已经做了或说了什么的前提下。这种新的道德立场使得这对夫妇创造了一个道德空间,他们可以开始寻找改变行为的方式,而不是陷入相互责备的循环之中。

在另一个案例中,霍尔马等人(Holma et al., 2006)分析了参加家庭暴力施暴者治疗小组的男性在道德推理方面的变化。最初,男性不会承担袭击他们妻子或伴侣的责任,声称发生的事情超出了他们的控制范围,是由于酒精、遗传学、妻子的情绪唠叨等因素导致的。换句话说,他们是受害者。相反,治疗师帮助这个团体"摆正观点",认识到这些人要对他们所做的事负全责。治疗师使用两种策略来鼓励这些男性承担责任。首先,他们创造了一个群体环境,这个群体中的男性都能够以一种开放、诚实的方式分享自己的经历。这样就达到将负罪感释放出来的效果。第二个策略就是,邀请男性详细描述导致攻击的具体时间,并对这些时刻作出的决定进行反思。

有关治疗中道德推理的研究表明,道德责任问题是大多数咨询会议的"主题",对从业者而言,了解这个过程并拥有解决道德困境的策略是十分重要的。库什曼(1995)指出,道德问题,以围绕如何过上美好生活这一问题和决定的形式表现出来,是所有治疗实践的固有内容,但大多数从业人员都忽视这些问题或从心理学角度重新诠释它们。

> **专栏 17.2** 拒绝向女同性恋来访者提供咨询暗含的法律和道德意义
>
> 在美国发生的一个关于咨询师的信仰和价值观对治疗过程产生影响的法律案件引发了重要问题。赫尔曼和赫利希（Hermann and Herlihy, 2006）详细描述了这个案件，该案件聚焦于一名咨询师的行为，该咨询师曾受雇于一项员工援助计划（Employee Assistance Programme, EAP），职责是为当地企业的员工提供治疗。几次会谈后，一名女性来访者请这位咨询师协助她改善她与同性伴侣间的关系。咨询师拒绝了，其理由是同性恋不符合她的宗教信仰。该女来访者就投诉了，事件转由EAP的副总裁审查，他同意将她转移到另一个不太可能发生价值观冲突的岗位。但是，没有找到这样合适的岗位，所以咨询师丢失了她的工作。接着咨询师就以该公司未能满足她的宗教信仰为由起诉了她的雇主——以人权问题。
>
> 由陪审团进行的初步听证得到了咨询师的支持，但随后的上诉扭转了这些调查结果并支持雇主采取行动。上诉法院的判决指出，雇主只需为员工的宗教信仰作出合理安排，并且引入评估程序以确保该咨询师永远不需要处理与其宗教信仰不符的来访者问题，这对咨询机构和她的同事们来说是一个不合理的负担。上诉法院还裁定拒绝在某些问题上为来访者提供咨询可能会对来访者产生负面影响。虽然这个案件并没有引起咨询师附属的专业机构的投诉，但赫尔曼和赫利希（2006）从职业道德守则层面进行考虑，认为任何此类转诊都会对咨询师产生负面结果。

道德准则及其道德推理基础

本章剩下的部分将重点讨论伦理实践问题。和其他专业一样，人们要求并期望咨询师以符合最高伦理准则的方式来对待来访者。为了自己的利益而利用来访者显然是错误的，比如通过操纵来访者在他/她康复后很长时间后继续治疗，以便继续收取费用。同样，继续实施对来访者明显不利的治疗干预显然也是错误的。然而，这些都是相对简单的伦理情境的例子，对大多数人来说，采取正确的行动方式是显而易见的。在实践中，治疗工作的复杂性可能会导致道德困境的出现，而这种困境通常是很模糊的。在伦理有效行为不太明显的情况下，一个参与者如何决定该怎么做呢？在回应他们工作中出现的道德和伦理问题时，咨询师可以参考各种不同层次的道德智慧或知识。基奇纳（Kitchener, 1984）已经确定了咨询师提出的四种不同层次的道德推理：个人直觉；由专业组织制定的伦理准则；伦理原则；最后是道德行为的一般理论。这些道德推理的来源将会在后面的章节中讨论。本章接着考虑如何在实践中应用这些道德原则。

个人直觉

人们通常能够觉察出在任何情况下都正确的事。这种个人的道德或伦理反应最好理解为直觉，因为它是隐含的而非明确的，并且被认为是理所当然的而不是系统地规定出来的。大多数时候，特别是在实际咨询过程中，咨询师依靠的是他们直觉的"感觉正确"的道德判断，而不是任何其他的更清晰的指导方针。然而，仅仅依靠这种对道德选择作出反应的方式存在许多限制或危险。第一个困难是这种直觉的反应至少有一部分是通过经验积累起来的，新手咨询师可能需要具备另外一些处理道德问题的方式：如参照监督或职业道德规范。甚至对于有经验的咨询师来说，总会有一种感觉，即他们的个人直觉并不全面，特别是在不寻常的或无法预料的情况下。其他的困难出现在当来访者个人的道德信念或选择超出了咨询师的个人经验时：如，一个基督徒的咨询师为一个信仰伊斯兰教的来访者提供咨询时。最后，必须认识到，个人直觉会导致不道德或不道德的行为，当然也会导致更令人满意的行为。例如，私人诊所的咨询师可能会说服自己，一个付了高价的来访者会从另外10次的治疗中受益。

尽管个人的、直觉的道德推理存在局限性，但它的存在对咨询师来说绝对是必要的。评估前来参加咨询师培训的候选人的训练者或辅导人员，他们担心他们所选择的值得信赖的人已经为自己树立了坚定的道德地位，并且具有尊重边界的能力。咨询是一个从外部监测道德行为极其困难的职业，因此很大程度上取决于个人道德品质。

由专业组织定制的伦理原则

大多数国家的咨询工作越来越受到专业机构的管制。英国心理咨询协会(British Association for Counselling and Psychotherapy, BACP)或英国心理学会(British Psychological Society)等专业组织的职能之一是确保实践的伦理标准并实现这一目标，既为从业人员制定了道德准则，又伴随着处理不道德行为的投诉程序。在美国，美国精神病协会(American Psychiatric Association)、美国婚姻与家庭治疗协会(American Association for Marital and Family Therapy)和美国心理咨询与发展协会(American Association for Counseling and Development, AACD)联合发表了伦理指南。除此之外，美国一些州的立法机构已经制定了道德规范，许多其他专业团体和机构也纷纷效仿。所有受训的和胜任的咨询师，都应该能够向他们的来访者说明他们所崇尚的具体的伦理准则。截止到2001年秋，BACP操作的一套咨询师的道德准则和实践准则，本质上涵盖了咨询、责任、能力、工作管理、保密和广告。BACP用心理辅导与心理治疗良好实践的伦理框架(Ethical Framework for Good Practice in Counselling and Psychotherapy)取代了这一准则,同时也更注重积极的美德和价值观。

毫无疑问,尽管这些准则有助于对咨询中的许多伦理困境作出一致的看法,但它们绝不是明确的。表17.2列出了英国咨询协会(BAC)、BACP和AACD道德准则中关于保密性的主要陈述。很明显,每个准则强调(并省略)不同的问题类型,反映了一个事实,即制定一个可以涵盖所有可能事件的伦理准则是非常困难的。

值得注意的是,这些道德准则不仅是为了保护来访者免遭咨询师的虐待或渎职,而且是为了保护咨询行业免受国家干预,并加强其对特定专业知识领域的控制权。伦理委员会和实务守则有助于向外界证明咨询机构是有序的,是可以依靠咨询师来提供专业服务的。

表17.2　三个道德准则的保密指南

英国咨询协会(1984)
1. 咨询师对待来访者的个人信息都会保密,不管是通过直接还是间接地推理获得而来。这些信息包括姓名、地址、传记细节以及对其他可能导致来访者身份泄露的生活和环境的描述。
2. "保密处理"意味着不向任何他人或通过任何公共媒介披露上述信息,除了对咨询工作负责任的咨询师(在机构或组织环境下工作的那些人)或支持并监督咨询师的那些人。
3. 尽管有上述部分,如果咨询师认为来访者可能对他人造成危险,咨询师会告知来访者:他们可能会打破秘密,并采取适当措施警告个人或当局。
4. 有关特定来访者的信息仅仅在征得来访者同意的情况下在适当的期刊或会议上发表,当来访者发言时也保持匿名性。
5. 咨询师与专业同仁的讨论应该有目的性,而不是琐碎的。

英国心理咨询与治疗协会(2001a)
1. 咨询依赖于获得和尊重来访者的信任。保持信任要求做到以下几点:
   - 注意倾听的质量且尊重来访者;
   - 文明礼貌的沟通方式;
   - 尊重隐私和尊严;
   - 高度关注来访者的同意和保密
2. 来访者对自己或其他人造成严重伤害的情况,对咨询从业者来说尤其具有挑战性。这些情形下,从业者应该对其来访者、其他可能受到重大影响的人和社会之间发生责任冲突的可能性保持警惕。解决冲突责任可能需要对提供服务的背景有足够的考虑。在所有情形下,目标应该是确保为来访者提供良好的护理质量,即情况允许的条件下,尊重来访者自我决定的能力。
3. 尊重来访者的隐私是保持信任的基本要求。专业的机密管理涉及保护个人可识别和敏感的信息免于未经授权的披露。披露可以由来访者的同意或法律的授权。任何披露都应该以最好的方式来保护来访者的信任。从业者应该乐意对其来访者负责,并乐意从事保密工作的管理,特别是对未经来访者同意的情况下做出的任何披露。

4. 如果来访者需要被观察、记录或他们的个人可识别的信息会被用于培训,则需要来事先征得来访者的同意。

美国咨询与发展协会(1988)
1. 会员为存储和废弃记录制定保密规定,并遵循既定的记录保留和处置政策。咨询关系和由此产生的信息必须保密,符合作为一名专业人员应该承担的义务。在团体咨询的情况下,咨询师必须对所有参与者的信息披露保密。
2. 如果一个人已经与另一专业人员有咨询关系,在没有接触和获得专业人士的批准的情况下,该成员不进入咨询关系。如果在咨询关系开始后,会员发现来访者还处于另一段咨询关系中,除非来访者选择终止与其他的(咨询)关系,否则会员要么必须得到其他专业人士的同意要么终止关系。
3. 当来访者的情况表明来访者或其他人遇到明确的、紧急的危险时,成员必须采取合理的个人行动或通知负责人的主管。在可能的情况下,必须与其他专业人士协商。只有在经过慎重考虑的情况下才能对来访者的行为承担责任。来访者也必须尽快地恢复责任。
4. 咨询关系的记录,包括面试记录、测试数据、信件、磁带录音、电子数据存储和其他在咨询中将要使用的专业信息,而且除非国家法规或规章规定,否则它们不应被认为是咨询师所在机构或单位的记录的一部分。向他人透露咨询材料必要时要征得委托人的同意。
5. 鉴于计算机的海量数据存储和处理能力,成员必须确保计算机上保存的数据是:(a) 仅限于所提供的服务的适当且必要的信息;(b) 在确定信息不再有任何服务价值后就销毁掉;(c) 在能够使用最好的计算机安全方法的情况下,限制与提供服务的适当工作人员的接触。
6. 使用从咨询关系中获得的用来培训咨询师或研究的数据应仅限于"掩盖"的内容上,以确保完全保护主体来访者的身份。

伦理原则

当个人直觉和伦理编码都不能为道德或伦理问题提供解决方案时,咨询师需要参考更普遍的哲学或伦理原则。还有一些支持和解释个人与职业准则的想法或更一般的道德禁令。基奇纳(1984)已经确定了五条道德原则,贯穿大多数关于伦理问题的思考:自主性、非恶意性、慈善性、正义性和忠诚性。

西方文化中最根本的一条道德原则是个人的**自治**。只要追求这些自由不干扰他人的自由,人们就拥有行动自由和选择自由的权利。"自治人"是一个比较理想的概念,显然,在许多社会中,强迫和控制是很普遍的。然而,在一个心理咨询和治疗已经建立的社会里,个人的自由和权利通常被法律所重视。自治的概念在咨询中占有中心地位使得许多咨询师断言,除非来访者已经可以自由地选择参与了,否则咨询无法进行。"自治"概念中涉及的咨询的含义源于知情同意的概念:除非来访者了解所包含的事项并允许继续进行,否则开始进行咨询或发起相应的咨询干预是不道德的。

来访者看似是能够自由思考和行动的自主人,虽然这点在道德上是可取的,但在许多咨询情境下,自治的概念是有问题的。理论上来看,崇尚精神分析或激进的行为立场的咨询师们会质疑个体自治的可能性,他们认为很多时候,个体的行为是由强大的外部或内部力量控制的。受女性主义或家庭治疗影响的咨询师们则会认为,在许多情况下,自治可能不是理想的,来访者往往需要朝着更密切或相互依赖的方向前进。

来访者的选择和行动自由也同样受到各种实际情况的限制。例如,很少有人会认为年幼的孩子能够决定在提供咨询帮助方面的知情同意,但很难确定一个年轻人在什么样的年纪能够行使这样的权利。即便是成年来访者,也很难解释咨询中涉及什么,这是一个以第一手体验式学习为中心的活动。此外,至少对于某些咨询师来说,当来访者成为"精神病患者"、想自杀或对他人有危险时,来访者自治的限度可能会受限。在这些情况下,咨询师可以代表来访者作出决定。

总而言之,选择和行动的自由原则是许多咨询的核心。然而,也很明显,个人自治的概念不是简单的,当然也不足以作为在任何情况下采取行动和良好做法的指南。

不伤害原则是指对所有帮助者或治疗师的指示,他们必须"首先不伤害他人"。善行是指提高人类福利的禁令。这两个想法在实践守则中都被强调出来,咨询师应该确保以下几点:他们被训练以达到适当的能力水平;他们必须通过监督、咨询和培训来监管和维护他们的能力;并且他们必须在他们能力范围内工作。

不伤害原则产生的一个领域之一是治疗技术的危险性或危害性。在咨询过程中,来访者通常会感受到不安的焦虑或遗弃感,如果这会带来有益的结果,那么通常是可以接受的。但在什么情况下,不舒适足以让干预变得不道德?咨询的一些方法主张鼓励来访者在尝试新的行为方式时冒险。自治原则可能意味着,如果来访者对即将进行的干预是知情同意的,那么他/她就有责任承担后果。然而,在实践中,很难明确地同意治疗过程中的每一步。鉴于缺乏对实践以及从业者受影响的频率的多方面研究,咨询师或治疗师可能不是非常了解一种技术的潜在风险。研究也倾向于关注什么是有效的,而不是什么是不起作用的,也很少关注那些严重错误的程序。

善行的道德困境往往是通过诉诸功利主义的观念来解决的。哲学家约翰·斯图尔特·密尔(John Stuart Mill)把道德行为定义为"最大化的最大好处"。例如,把一个高度社交焦虑的来访者交给咨询小组是否有道德这一问题,可能取决于是否可以预测到这种治疗的好处超过了成本和风险。除了不知道治疗干预是否会有效果还是在其他特定情况下有效的这一不确定性外,功利观点的运用可能会与来访者的自主权相冲突,或可能导致家长作风。

公正原则主要指公平分配资源、服务,前提是人是平等的,除非给出区别对待他们的让人可接受的理由。在咨询领域里,公正原则与获取服务有特别的关联。如果进一个咨询机构需要一段漫长的"排队等候",对某些来访者提供长期咨询,而对其他人不提供帮助,这公平吗?如果该机构引入一个评估面试系统来确定最需要紧急咨询的来访者,那么可以保证它决策的理由是公平的而不是歧视性的吗?这难道仅仅是一个咨询机构在用一种不吸引少数群体或弱势群体的来访者的方式在运作吗?基钦纳(1984:50)指出公正在书面形式的咨询中的特殊意义是:心理学家应该有一种超越普通人的"公平"的承诺。在我们同意提升每个人的价值和尊严的程度上,我们需要关心所有人的平等待遇。这里要指出的是,信任和尊重是咨询师——来访者关系的基础,但很容易被不公正行为所破坏。

忠诚原则与诚信、可靠性、可信性、善意行动相关。说谎、欺骗和剥削都是典型违反忠诚的例子。咨询中的保密规则也反映了忠诚的重要性。体现咨询忠诚性的一个方面就是协议的维持。接受来访者咨询的从业者,要么明确地要么隐含地,签订一份协议,与来访者保持联系,并尽自己最大努力做好这个案件。因疾病、工作变动或其他咨询师因素而未能完成协议的情况,需要小心地处理,以防止违反忠诚。

对道德原则自治、不伤害、善行、公平、以及忠诚的探讨提供了几点论证:虽然这些道德观念可能总是相关的,但在任何特定情况下,它们也可能彼此冲突。波尚和柴尔德里斯(Beauchamp and Childress, 1979)认为,按照法律术语,这些原则应被视为初步的约束力。换言之,必须遵守这些原则,除非它们与其他原则冲突,或者有可减轻的情况。但是,当他们发生冲突时,或当这种特殊情况确实存在时,该怎么办?

一般道德理论

基奇纳(1984)回顾了一些道德哲学的一般理论,声称它们可以解决复杂的伦理困境。功利主义,一个与善行相关的理论观点,在这方面可能是有用的。就事件中每个参与者(如,来访者、来访者的家庭、参与进来的其他人和咨询师)的成本和利益而言,应用功利主义的方法可能被认为是伦理决策。另一个核心的哲学方法来源于康德的著作,他提出伦理决策应该是普遍化的。换言之,如果在这种情况下违反机密是正确的,那么在今后所有类似的情况下,这样做一定也是对的。

斯塔德勒(Stadler, 1986)提出了运用康德普遍性原则解决心理咨询中伦理问题的实践途径。她提倡任何伦理决策都应该受到"普遍性""公开性"和"公正性"的检验。决策者应对以下几个问题进行反思:

1. 我会向处在有类似情况中的其他人推荐这个行动方案吗?我会宽恕我在其他人身上的行为吗?(普遍性)

2. 我会告诉咨询师我的意图吗?我是否愿意在当地报纸的头版或晚间新闻上刊登自己的行动和理由?(公开性)

3. 我会以区别的方式对待另一位处在相同情况下的来访者吗?如果这个人是一位

著名的政治领袖,我会对他或她有所不同吗?(公平性)

在道德哲学中发展出来的另一个立场认为,它不可能确定任何以抽象的道德标准或原则为基础的行为。例如,在堕胎争论中,一些人支持未出生胎儿权利的道德优先权,而另一些人则主张女人有选择的权利。像麦金太尔(MacIntyre,1981)这样的哲学家认为辩论从来都不能通过诉诸抽象原则来解决。麦金太尔(1981)坚持认为,在他们的社会和历史背景下看待道德问题总是更有帮助的。诸如"权利"或"自治"这样的道德概念只与它们所处的文化传统有关。麦金太尔认为传统可以看作是一场正在进行的辩论或对话,人们在其中发展对当时的他们有意义的道德立场,只有随着社会和文化环境的变化,这些立场才会消失和改变。在任何文化传统中,总有些美德被认定为极其能代表社会的价值。例如,在许多咨询界,真实性被认为是首要的美德。相反,在学术界,核心的美德是逻辑的严谨性或合理性。

从"美德"的角度看道德决策,重要的是保持谈话的畅通,而不是假设道德问题有一个最终有效的、固定的答案。杜克和赖默尔(Dueck and Reimer, 2003)、米拉等(Meara et al., 1996)以及王(Wong, 2006)更详细地探讨了采用美德观点的咨询意义。BACP(2001a:4)良好实践伦理框架(Ethical Framework for Good Practice)通过确定一组所有从业人员都应该具备的个人品质,明确地标识出"美德"的观点。这个品质包括:

- 共情:从别人的角度来理解别人的经历的能力。
- 真诚:一个人的所说和所做之间的一致性承诺。
- 诚信:个人率直,诚实守信。
- 抗逆力:在不受个人影响的情况下解决来访者棘手之事的能力。
- 尊重:尊重他人,理解他人。
- 谦卑:准确评估和承认自己长处和短处的能力。
- 能力:有效地调动所需要做之事的技能和知识。
- 公平:使用对决策和行动有借鉴意义的一致性准则。
- 智慧:拥有为实践提供借鉴的正确判断力。
- 勇气:尽管已知恐惧、风险和不确定性,但仍然行动的能力。

BACP(2001a)伦理框架另外指出这些品质应该"深深植根于个人,并基于个人承诺而非个人权威的要求"来培养(p.4)。

最后,也许值得注意的是,在抽象、广义的道德体系(如功利主义或康德的伦理学)与道德调查的现代传统"美德"方法之间的道德哲学领域的张力反映在男性和女性道德决策模式差异的争论中。乔多罗(Chodorow,1978)和其他女权主义作家认为,男性渴望在抽象原则的基础上做出道德决定,而女性是基于考虑不同的决策对女性生活关系网络的影响而做出道德决策的(见第十二章)。在多元文化主义的争论中,也可以发现不同道德思想体系的影响。某种程度上，可以说，西方道德和法律体系是建立在功利主义或其他关于道德规则的观念上的，以抽象的理论术语被人们所熟知，大多数非西方文化从道德品德投入到人的素质的角度来对待道德。那么接着就可以知道，关于如何理解道德问题的争论事实上支撑或隐藏在心理咨询和治疗领域许多其他的争论和问题中。

应用道德原则与伦理规范：从理论到实践

若能够理所当然地认为一名咨询师必然是一个正直诚实的人，并且按照完美的道德准则行事，那将是令人放心的。然而事实远非如此。有充分证据表明，咨询师和精神治疗师存在道德缺陷。奥斯丁等（1990）指出，1985年，美国心理协会签约给心理学家提供专业保险的保险公司支付了1 720万美元的索赔。表17.3表明这些索赔的一半以上是由于不道德行为造成的，如对来访者的性侵犯和违反保密原则，而不是技术上的无能。由纽克鲁格（Neukrug et al., 2001）开展的一项对美国各州注册咨询师的道德投诉调查，发现24%的投诉是不恰当的双重关系、17%是不称职、8%是虚假陈述资格、7%是与来访者发生性关系以及5%是违反保密性。这些统计数据在马松（Masson, 1988, 1991, 1992）生动描述了治疗师虐待来访者的许多案例中，以及辛格和拉利希（Singer and Lalich, 1996）发表的关于"疯狂"治疗的调查中，都可以得到印证。咨询实践的伦理基础问题不仅仅是个理论争论的话题，而是一个许多咨询师、来访者和咨询机构管理者都很关心的问题。为了以伦理上可以接受的方式运作，咨询师需要考虑的一系列关键问题：

- 问责制清晰；
- 协商同意；
- 说服的界限；
- 双重关系；
- 咨询师和来访者之间的性吸引；
- 触摸。

表 17.3 美国医疗事故费用的条款，1976—1986

投诉原因	保险总额支付百分比	投诉原因	保险总额支付百分比
性接触	44.8	违反保密性	2.8
诊断失误	13.9	警告或保护失败	2.7
病人死亡/其他	10.9	身体伤害	2.4
错误诊断	7.9	费用纠纷	2.2
评估缺失	3.2	攻击和殴打	1.8

资料来源：Pope, 1986。

伦理实践要求咨询师和咨询机构需要了解与这些领域相关的伦理挑战的种类并制定策略，以便在它们发生的时候能够应对。

咨询师是谁的代理人？

在日常咨询实践中可能出现的一个关键伦理问题就是咨询师问责制。咨询师代表谁工作？咨询师仅仅是委托人的代理人，只代表委托人行事吗？或者还有其他人对咨询师的忠诚有合法的要求？传统上，许多咨询师试图拥护严格的"以来访者为中心"的精神。然而，许多情况下，绝对的来访者中心可能不是道德和伦理上正确的行动准则。例如，一个 HIV 阳性的来访者可能从事不安全的性行为，使其伴侣或家人处于危险之中。一个由公司支付的咨询师可能面临着在压力下与来访者达成特定类型的结果。与青少年一起合作的咨询师可能会发现家长会给出建议或来寻求信息。代理往往是关系或婚姻咨询中的一个问题。一些从业者和研究者会认为配偶中的一方正在治疗中，很可能导致对方的疏离感和排斥感，最终导致分离和离婚。即使是与夫妻双方一同合作，婚姻中的子女的利益也可以成为一个核心考虑因素。

对来访者的忠诚和对咨询师的其他要求之间的冲突也可能发生在"第三方"咨询环境中，如员工咨询或员工援助计划(Wise, 1988)。在这些情况下，咨询师可以是由组织支付或雇用，并且实际上可以被组织视为对其主要负责而不是委托人(Bond, 1992)。披露来访者的信息，或确保咨询达到预定的结果（例如，一个麻烦的员工被"劝告"提前退休），咨询师可能会公开和微妙地披露有关来访者的信息。休格曼(Sugarman, 1992)就工作场所中咨询的维护道德标准提出了若干建议：

- 通过提供咨询服务来发现组织正试图实现的目标；
- 鉴别咨询条款可能以牺牲个人利益为代价为组织服务；
- 鉴别组织超越其权利来控制员工行为；
- 与组织就"保密"所理解的内容进行协商，以及它能或不能被维持的条件；
- 发现分配给咨询的资源是否足以利大于弊；
- 制定有关组织内提供咨询的书面政策声明。

关于进一步讨论职场咨询中的问责制问题可以在卡罗尔(Carroll, 1996)、谢亚和邦德(Shea and Bond, 1997)的作品中找到答案。

咨询的另一个领域与围绕问责制和机构的重大困境有关，是与已经或正在遭受性虐待的人一起工作的领域(Daniluk and Haverkamp, 1993)。在许多国家，咨询师有必要向适当的法律部门报告儿童性虐待的实例。如果一个来访者告诉咨询师，他或她在儿童时已经被虐待，或者他/她的孩子正在被虐待，咨询师必须作出艰难的决定：何时以及如何向相关部门报告这些信息。任何这种类型的偏移显然会对来访者和咨询师之间的关系有着深刻的影响。它也有助于咨询师和咨询机构开展工作。例如,在咨询开始时,有必要通知来访者,咨询师在这些情况下需要违反保密规定。莱文和杜克(Levine and Doueck,1995)深入研究了"授权报告"对美国咨询实践的影响。他们的书对这类工作所涉及的问题作了全面的分析。他们发现咨询师采取许多不同的策略,试图在报告时维护治疗关系,包括:匿名报告、向上级、儿童保护机构或法律移交责任、鼓励来访者自我报告。肯尼尔和阿格雷斯蒂(Kennel and Agresti,1995)发现,女性比男性更不愿意报告。

专栏 17.3　"保护与警告义务":塔里索胡案件引发的伦理困境

1969年8月,普罗·森吉特(Prosenjit Poddar)是加利福尼亚州伯克利大学保健服务中心的一名自愿门诊病人,接受了劳伦斯·穆尔博士(Lawrence Moore)的治疗。普罗已经将自己的企图告诉他的治疗师,他将要在他女朋友塔蒂亚娜·塔里索胡(Tatiana Tarasoff)从巴西回来的时候杀了她。穆尔博士与两位精神科医生同事商量,建议将普罗送到医院进行观察。这个决定被精神病院主任否决了。普罗搬进了塔蒂亚娜兄弟的公寓,就在她父母住的地方附近。穆尔博士写信给警察局长,要求他限制普罗并口头要求校园保安如果看见他的时候就拘留他。他们确实这样做了。普罗向校园保安保证他没有恶意,于是他们释放了他。随后,普罗杀害了自己的女朋友塔蒂亚娜·塔里索胡。没有对受害者或她的家人发出任何警告。精神病学主任要求警察归还穆尔博士写的信,并指示要销毁信件和病历。加利福尼亚大学被塔蒂亚娜·塔里索胡的父母起诉,理由是学校应该通知他们:他们的女儿有危险。辩护人说,在普罗与警方有牵连后,他断绝了与医院的所有联系,不再是他们的一个病人。下级法院驳回了这一案件,但上诉法院向其父母提出了上诉。

这件案例的结果显然对咨询师和心理治疗者有一定的影响。当他人的安全处于危险中时,咨询师需要能够违反来访者—治疗师保密性原则。咨询师需要做一切可能的事来"警告和保护"那些处于危险中的来访者。美国的许多州颁布了法律,不予保护犯罪行为(Austin et al.,1990;Fulero,1988)。咨询师应能够准确、可靠地评估来访者的潜在危险。最后,咨询机构必须制定具体的政策和程序来处理此类个案。

塔里索胡的案例展示了咨询中伦理决策中的一些复杂性,以及伦理决策会如何影响咨询工作本身。来访者普罗·森吉特的权利、尊重他的自主权、咨询师对其保密的权利与保护生命的基本义务相抵触。他将杀害女友的意图与他的治疗师分享,因为他们有很强的治疗关系,但是这种关系被试图阻止暴力而采取的行动破坏了。治

> 疗师自己面临着来自专业同事的矛盾建议和指导。这种情况使他不得不与警方保持联系,这是他没有受过有效训练的行动过程。
>
> 许多来访者在咨询会上对他人表达愤怒和怨恨。从某些理论角度来说,这样的情节可以被解释为"通便药"并且是有益的。另一方面,正如塔里索胡案件以及许多其他类似案件(见[Austin et al., 1990]描述的法庭审理的 17 起在美国法庭 1975～1986 年发生的类似案例)所揭示的一样,来访者的意图有时会变成行动。
>
> 塔里索胡案件和随后的关于"保护和警告义务"的讨论是与代理问题有关的更广泛的伦理问题的一部分。咨询师是否只是来访者的代理人,还是他/她需对来访者所感兴趣的人负责任?

在问责制中,一些关于问责制的最令人痛苦和困难的困境与咨询师的"警告和保护义务"有关,因为他们的来访者威胁要对另一个人施暴。这种情况导致的困难在著名的塔里索胡案件中(专栏 17.3)中得到了说明。

艾滋病咨询中也碰到与咨询师的"警告义务"有关的问题,主要是关于向患者的性伴侣披露 HIV 状况的问题。麦奎尔等(McGuire et al., 1995)的研究发现,在这个领域工作的咨询师事实上很可能去警告来访者的伴侣,在某些情况下,甚至还可以在实际情况下拘留那些拒绝合作的来访者。科斯塔和阿尔特克鲁斯(1994)已经编制了一套有价值的职责纲要来警告在 HIV/AIDS 领域工作的咨询师。

咨询师的问责制可以延伸到与即时治疗有关的情况之外。2008 年,心理学家肯尼思·蒲伯(Kenneth Pope),一位国际领先的研究者负责研究治疗中的伦理问题,他从 APA 辞职,以此抗议他认为在关塔那摩湾拘留营和阿布格莱布监狱的心理学家对拘留者审讯的不充分的反应(见 www.kspope.com/interrogation/index.php)。蒲伯以及其他人认为,担心美国国防部的心理研究合同以及美国情报部门聘请心理学家的风险,APA 没有充分直接地抗议在审讯中使用心理方法(Bond, 2008)。美国心理共同体在这个问题上发生的争论,肯尼思·蒲伯采取的行动提醒我们,在专业团队中,除了个别成员的个人责任之外,还存在一定程度的集体责任。

总之,明白这点很重要,即在大多数咨询理论中有一种隐含的假设:在整个咨询过程中,治疗师仅充当来访者的代理人而已。在本章节中讨论的例子表明,这种观点过于简化了一种情况,即实践总是发生在社会与组织的环境中。因此,所有咨询师的一项重要任务就是了解这些关系和系统,并且愿意去探索,有时捍卫适当的边界。然而,在某些场合中,咨询师对更广泛的社会公益负有责任,并且除了打破与来访者个人的责任界限外,别无选择。

协商知情同意书

使用**知情同意书**是确保伦理原则在实践中得以体现的主要策略之一。知情同意包括为来访者提供关于他们正在接受的治疗的准确和充分的信息,以及其他可能的治疗方法。紧接着,这个人被允许有足够的时间来补充自己的想法、提供一个提问的机会,并且不受任何强制压力,作出决定,在他/她自己和治疗师之间签订一份合同或有约束力的协议。在美国,奥谢罗夫(Osheroff)法律诉讼的结果强调了在心理咨询与治疗领域中使用知情同意书的重要性。奥谢罗夫在私立精神病院接受了不成功的住院精神动力学治疗,并随后起诉了该中心,理由是尚未得到他所提供的治疗同意,具体地说,他没有被给予对药物治疗进行选择的权利。

实际中,完成一项令人满意的工作有许多困难(Barnett et al., 2007; Beahrs and Gutheil, 2001),包括:

- 以来访者能够理解的方式提供信息;
- 用时间来治疗;
- 提供涵盖治疗中每一种可能的信息(如,可能使用的所有不同的技术或治疗策略);
- 收集关于替代治疗的最新准确信息:(a) 原则上可用,(b) 可在当地使用;
- 以公平的方式传递关于备选方案的信息,而不是以治疗师倾向的方法指导来访者;
- 知道来访者是否真的同意,还只是遵从他们所认为的专家治疗师的卓越智慧。

与这些问题相关的一个有价值的原则是采取**过程同意**的策略:而不是假定知情同意只是在治疗开始时才要处理的问题,执业医师经常对来访者进行定期检查,以确定他/她是否掌握足够的消息,并对治疗过程中正在采取的行动感到满意。例如,玛丽莉(Marzillier, 1993)已经指出,知情同意应被视为一个过程或对话,延伸到一次会谈以外,并在正在进行的治疗的后期进行审查。波梅朗茨(Pomerantz, 2005)对美国的精神病学家进行了一项调查,要求他们指出通常讨论一系列双方认同问题的治疗时间节点。这些治疗师反映,他们通常会讨论合同/业务问题,如在第一次会谈上与来访者付款、错过会议安排及违反保密性进行协商过,将会在第二次会议上协商大多数其他同意的问题。但至少在第三次会议结束之前,不会确定治疗时间的长短。

知情同意是一种很难在现实中实现的理想。对有些来访者而言,进入咨询关系并不容易,还有一种危险是,一些人可能会因为在与咨询师初次见面或结束时因收到大量的信息而被吓倒。一些来访者可能太紧张或受到创伤而无法吸收知情同意信息。其他来访者可能不明白这意味着什么。许多咨询师和咨询机构为来访者提供宣传册以此来解释他们的治疗原则、概述实际的安排，并告知他们投诉程序。汉德尔斯曼和高尔文（Handelsman and Galvin, 1988）以及波梅兰茨和汉德尔斯曼（Pomerantz and Handelsman, 2004）提出，治疗师和治疗机构应该给来访者一个他们应该会询问他们治疗师的问题清单，并留出时间讨论这些问题（见表 17.4）。巴拉滕等（Braaten et al., 1993）进行了一项研究，邀请大众写下他们想请教治疗师的问题。有一半的被试要求自发地做出回应；另一半的被试则提供给他们表 17.4 中的系列问题。两组中的人们都想知道治疗是如何起作用的，以及治疗师的个人特征（如，价值观、之前的经验）。为被试提供一系列问题的主要区别在于激发更多的关于保密和费用的询问。

表 17.4　你有权知道的信息

　　当你前来治疗，你其实就在购买服务。因此，你需要信息来做个正确的决定。下面是一些你可能要询问的问题。我们已经讨论了其中的一些。如果你想知道的话，你有资格问我这些问题。如果你不懂我的回答，那就再问我一次。

Ⅰ．治疗
- 你的治疗方法的名称是什么？
- 你是怎么知道这个治疗方法的？从哪里知道的？
- 你的治疗方法与其他的治疗方法相比如何？
- 你的治疗方法是如何起作用的？
- 可能的风险是什么？（如，离婚、沮丧）
- 来访者情况改善的比例是多少？用什么方法？你是如何得知的？（如，发表的研究？你自己的经验？和你同事的讨论？）
- 来访者情况恶化的比例是多少？你是如何得知的？
- 如果没有这种治疗，来访者改善或恶化的比例是多少？你是如何得知的？
- 大约需要多长时间？
- 如果我觉得这种治疗无效该怎么办？
- 我必须要参加什么考试吗？什么样的？
- 你遵循有预定步骤的治疗手册吗？
- 你通过手机治疗吗？会通过互联网吗？

Ⅱ．选择
- 对我的问题还有什么其他的治疗或帮助？（正如，支持团体）
- 他们多久工作一次？你是如何得知的？
- 这些其他的方法的风险和收益是什么？不治疗的风险和收益又是什么？
- 你的治疗方法和其他治疗方法有什么不同？
- 你开药吗？你和其他开药的人一起工作吗？
- （如果我服用药物）你会和给我开药的医生一起工作吗？你对我服用的药物了解多少？

Ⅲ．会谈
- 如何安排会谈？
- 会谈多长时间？我必须为超时而花更多的钱吗？

(续表)

- 我怎样才能在紧急情况下联系到你?
- 如果你不在,我可以找谁谈谈?
- 如果天气不好,或者我生病了怎么办?

Ⅳ. 保密性

- 你保存了什么样的记录?谁能接近它们?(保险公司、督导等)
- 在什么样的条件下,你可以告诉别人我们讨论的事情?(自杀或杀人威胁、虐待儿童、法庭案件、保险公司、督导等)
- 我的家庭其他成员或团体有渠道获得信息吗?
- 政府规章对你处理我记录的保密性有何影响?
- 根据这些规定,是否所有类型的信息有同等保密性?

Ⅴ. 金钱

- 你的费用是多少?
- 我要怎么付款?按会谈次数还是按月?
- 我需要为错过的会谈付费吗?
- 我需要付电话费、信件费或电子邮件费吗?
- 你提高费用的依据是什么?(比如,在过去的两年里,你涨了几次价?)
- 如果我失去了收入来源,我的费用会降低吗?
- 如果不付我的费用,你会采取诉诸法律或收回欠款等行动吗?在什么情况下会这样做?

Ⅵ. 一般性

- 你的培训和经历是什么?你有国家执照吗?督导呢?有公会认可的资格执照吗?
- 你是心理学家?精神病医生?家庭治疗师?咨询师?你的资历有哪些优点和缺点?
- 如果我抱怨我们不能解决的治疗,我该找谁理论去?

我已经给了你一些书面材料。这包括一份合同、隐私声明、小册子和/或同意书。我们还谈到了我们一起工作的一些方面。这些信息处理掉了大部分问题。我会很乐意去解释它们,并回答你的其他问题。这将有助于你做出一个好的决定。你可以保留这些信息。请在家里仔细阅读。我们也会不时地审查以上问题。

资料来源:Handelsman and Galvin, 1988; Pomerantz and Handelsman, 2004。

专栏 17.4　知情同意的行动

知情同意是除了咨询之外,医疗保健、商业和许多其他生活领域的道德最佳实践的基本原则之一。知情同意的相关文献强调了建构有意义的知情同意书的关键原则。但是实践中又会发生什么呢?治疗人员实际上怎么处理知情同意的过程?奥尼尔(O'Neill, 1998)在加拿大采访了许多治疗师和来访者,关于他们协商同意的经历。他发现了这是一系列很宽泛的实践。例如,在进食障碍领域,一位治疗师似乎把她的整个方法建立在一种合作协商的立场上:

我协商。我听到了他们的故事,然后我从听到的故事中向他们解释。接着

> 我问他们期望什么或者他们想从治疗中得到什么——他们想要从治疗中得到什么。然后我与他们交流,或告诉他们我的想法,我将如何解决他们的问题。即使当他们同意时,而且大多数人也同意,也没留下什么印记。我也不知道它是否会起作用……重要的是要知道,如果它不起作用也不算是个失败。你可以提出一些建议,如果它不起作用,我们会尝试一些别的东西。
>
> (O'Neill, 1998:58)
>
> 相反,另外的治疗师为患有进食障碍的人开展一个以团体为基础的居家方案:
>
> 这是一个团体治疗计划,每个人都必须吃同样的东西。否则,没有人会吃。因此他们必须吃掉医院菜单规定的食物,这意味着他们必须吃肉……我们要求人们在恢复他们正常的饮食之前不要锻炼,因为……我们无法知道他们的锻炼起了多少作用,以及是什么起了作用。
>
> (O'Neill, 1998:74)
>
> 奥尼尔(1998)采访的绝大多数来访者都希望更多的选择、更多的信息,以及更大程度地参与到关于什么样的治疗对他们最好的这一决定过程中。其中一位来访者表示:
>
> 我们知道我们自己,而且我们应该能够弄清楚什么对我们是最好的。就像你走进一家服装店一样——你知道哪些衣服你穿着会感到舒服以及你喜欢什么。我认为治疗也是一样的。
>
> (O'Neill, 1998:68)
>
> 另一位来访者观察到:
>
> 一位治疗师应该只说"这就是我提供的",而不说"这些都是可能的吗"?看来这真的是为治疗师服务……看起来这可能是治疗师留住来访者一种的方式,而不是提及替代方案。
>
> (O'Neill, 1998:68)
>
> 奥尼尔(1998)的研究提供了有关知情同意在实践当中的复杂性的丰富解释和讨论。总体而言,他的研究结果表明,大多数治疗师没有充分处理好知情同意问题,因此,有相当数量的来访者要么不满意所接受的治疗,要么放弃治疗。

应该把来访者推向或引导到多远的程度?劝说、建议和挑战的使用

心理咨询和治疗领域中的基本紧张关系之一来自对治疗师角色的定义和理解。以来访者为中心/以人为中心和心理动力传统,通常认为治疗师的角色是要有反思精神和

耐心的,总的来说,允许来访者花些时间来达到他/她自己的理解和见解。还有另一种传统的格式塔治疗,即"身体治疗"和"认知治疗"——行为的方法,通过使用干预措施来加速改变的步伐或突破,治疗师可以采取更加积极的立场。不夸大这些立场之间的两分性很重要:以来访者为中心的咨询师对来访者提出挑战,而格式塔治疗师参与共情倾听。然而,许多人(Lakin, 1988)都认为在治疗中使用对抗性和操纵性策略已经引发了许多伦理问题。

这里,一个核心的伦理问题就是知情同意的原则。自治的伦理价值意味着来访者应该有治疗方式的选择权。选择的概念取决于人们以理性的方式对信息作出反应。相反,对抗技术的目的是打破来访者建立的合理化和智能化防御。要确切地告诉来访者将要发生什么事会抵消干预的有效性。此外,某些技术,如"矛盾"的方法,需要给来访者提供矛盾的信息;例如,让失眠症患者每晚每隔一小时就检查下闹钟的时间。

这些技术同样对"善行"也提出了问题。很少有研究证据支持高度对抗的方法的有效性。事实上,在他们有关交友小组(encounter group)的严格控制的研究中,利伯曼等人(Lieberman et al., 1973)发现由敢于挑战和宣泄的领导人带领的团队会有更多的样本脱落。莱金(Lakin, 1988: 3)认为,有时执行对抗是要满足治疗师的需求而不是来访者的需求:"积极、进取的会谈可能是基于想证明自己能力的自私愿望"。

马松(Masson, 1988)在解释由精神病学家约翰·罗森开创的"直接精神分析"这段历史时,举了一个高度活跃的治疗侮辱的极端例子,它超越了任何可接受的限度,成为公开虐待。其中包括使用身体暴力、言语攻击、欺骗和监禁。莱金(Lakin, 1988)描述了一个与情感治疗中心有关的类似案例,治疗师再次使用身体和言语暴力,并且导致了正接受治疗的夫妻发生了婚外情。这些机构的负责人都被病人起诉,并被禁止执业。虽然在这些案例中,对来访者的残忍和虐待程度似乎是无耻的,但值得注意的是,正如马松(1988)和莱金(1988)都指出的那样,这些治疗的创始人都是高水平的、训练有素的,并因发表了大量自己的作品得到了业内领袖的赞扬。

这些对抗和挑战的例子阐述了控制来访者并改变他们观念和行为的直接公开的企图。在儿童性虐待的**错误记忆**问题上,隐含着一种更微妙的控制方式。大多数治疗师都熟悉与来访者合作的经历,他好像突然想起过去的事件,如,多年来一直隐藏的虐待或羞辱的记忆。鉴于被回忆的事件发生在遥远的过去,并且关于它们是否真的发生了很可能没有独立或客观的证据,这些记忆是真实的还是虚假的、制造出来的,这常常是一个问题。一些想要否认儿童性虐待普遍存在的人,或是在特定案件中为指控辩护的人认为,一些咨询师和治疗师过于急切地向他们的来访者表明他们已经被虐待了。据说这些咨询师,太容易把童年的情感和形象解读为虐待的迹象。

这里不是一个回顾大量关于童年记忆真实性或其他方面的文献的板块。建议有兴趣的读者翻阅恩斯(Enns et al., 1995)和斯宾塞(Spence, 1994)等人的著作。问题是，这里包含着大量的道德问题。如果一个治疗师真的种植了错误记忆，那么他/她最终会成为对个人和家庭造成巨大伤害的煽动者。如果，从另一方面来讲，一位治疗师避免得出有关虐待的结论，或冠以虐待之名，那么给来访者造成的影响同样非常巨大。在这件案例中，使用咨询技术及其道德后果之间的联系是非常清晰的。咨询师应该如何积极地解释来访者的经验？咨询师是否应该等到有压倒性的证据来支撑时再解释？在什么情况下，临床直觉和"预感"是被允许的？

双重关系

在心理咨询和治疗领域，当治疗师同样与另一位明显不同的来访者产生交际时，双重关系(dual relationships)也就发生了(Syme, 2003)。双重关系的例子包括：成为邻居、朋友或生意伙伴的咨询师；以服务的形式接受来访者的付款(如照料孩子)；或成为来访者的业主。波普(Pope, 1991)指出了双重关系与有效治疗冲突的四种主要方式。

首先，双重关系损害了关系的专业性。咨询依赖于创造一个情感安全的环境，其中一部分就是通过建立可靠的职业界限来实现的。双重关系的存在使得这些界限变得模糊起来。其次，双重关系导致了利益冲突。咨询师不仅仅是为来访者服务。第三，咨询师不能平等地进入业务或其他非治疗关系，因为来访者暴露出来了个人资料和移情反应的可能性，如依赖性。最后，如果咨询师在咨询结束后参与双重关系是可以接受的，那么不道德的从业者利用他们的职业角色来建立满足他们需要的关系也是可能的。有关双重关系流行率的研究(Lamb and Catanzaro, 1998; Pope, 1991; Salisbury and Kinnier, 1996)已经表明大约三分之一的治疗师在某段时间内与当前或以前的来访者建立了与性无关的非治疗关系。兰姆和卡坦扎罗(Lamb and Catanzaro, 1998)发现在他们的调查中，有超过一半的治疗师已经参与了"参加某个来访者的特殊活动"(如，婚礼、家庭成员的葬礼、艺术表演等)。

双重关系对开展有效治疗的能力产生严重破坏性影响的可能性，已经导致许多咨询师和精神治疗师采取一种立场，即如果存在双重关系，那么治疗就不可能进行。对这些从业者而言，在治疗室之外与来访者建立的任何一种关系都是"不可言说的"(Gabriel, 2005)。另一方面，许多情况下双重关系也是不可避免的。邦德(1992)指出，许多学校的咨询师和同事也同样被聘为教师或导师，因此明确这些角色之间的界限非常重要。多伊尔(Doyle, 1997)指出当从成瘾困境中康复过来的咨询师正在与有同一问题的来访者合作时，双重关系的困境就产生了。例如，咨询师和来访者可能在"十二步"治疗会上见面。斯克和斯科沃霍尔特(Schank and Skovholt, 1997)采访了在农村生活和工作的咨询师,他们在超市或社交活动中无法避免遇到他们的来访者。这些从业者描述了一些他们之前为保持适当的职业界限同时也与来访者进行日常社交互动而制定的策略。布朗(Brown, 2005)已经描述了她作为所在城市中最有经验的女性主义者治疗师的经历,而年轻的同事则必然会以个人治疗的方式接近她。拉扎鲁斯(Lazarus, 1994: 260)强烈主张,禁止任何形式的双重关系已经导致了治疗缺乏同情和常识:"最恶劣的职业或道德违规行为之一就是允许当前的风险管理原则优于人道主义干预策略。"

认识到在双重关系过程中实施伦理而有效的治疗是可行的,已经导致了近年来重新评价对这类实践绝对禁止的做法(Lazarus and Zur, 2002; Moleski and Kiselica, 2005; Zur, 2007)。莫莱斯基和基西莉卡(Moleski and Kiselica, 2005)已经找到一个有用的概念来形容一段**连续**的双重/复杂的来访者—咨询师关系,包括从治疗演变到破坏。加布里埃尔(Gabriel, 2005)以及莫莱斯基和基西莉卡(Moleski and Kiselica, 2005)为监测和评估双重关系的功能提供了有价值的指导方针。

对来访者的性剥削

对美国心理学家和心理治疗学家开展的大量调查已经发现,尽管已经被该国所有专业协会明确禁止,但治疗师和他们的来访者之间的性接触仍频繁发生。霍尔罗德和布罗茨基(Holroyd and Brodsky, 1977)在对1 000名心理学家的调查中发现,有8.1%的男性治疗师和1%的女性治疗师与来访者发生过性行为。其中4%的样本认为,与来访者的性接触可能在某些情况下对来访者的治疗有益处。波普(Pope et al., 1979)对1 000名心理治疗师进行了类似的匿名问卷调查,结果发现有7%的人反映与来访者发生过性关系。最后,波普等(Pope et al., 1986)在另一项对美国从业人员的大规模调查中发现,有9.4%的男性和2.5%的女性治疗师都透露了与来访者的性接触。

这些数字的含义是可以解释的。由于许多因素会导致被调查者隐瞒或不报告他们的参与,因此必须将所引用的调查视为代表治疗师性虐待发生率的最低估计。贝茨和布洛茨基(Bates and Brodsky, 1989)详细描述了一例对来访者性剥削的案例(见专栏17.5)。这个案例以及其他被深入研究的案例佐证了以下关于这些实践的一般结论:

专栏 17.5　一个"职业乱伦"案例

卡洛琳·贝茨(Carolyn Bates)是一位心理治疗的来访者,她在几个月的时间里被她的治疗师性虐待。她的故事在《治疗时间中的性》(*Sex in the Therapy Hour*,

Bates and Brodsky,1989)一书中被发表,与心理学家安妮特·布罗茨基(Annette Brodsky)合著。他们的描述提供了一个有关方法的独特视角,即治疗方法可能变成一种不道德和破坏性的性虐待。

卡洛琳·贝茨是一个害羞、肥胖的少女,她的父亲在生了很长时间的病后就去世了,那一年她15岁。为让自己从悲痛和失落中走出来,她沉浸在一个教会团体中。在离家进入大学后,她遇到了越南战争老兵史提夫,他成为她的男朋友和第一个性伴侣。她依赖于他,"以驱除那种几乎要吞噬她的抑郁情绪"。与此同时,因违背了她教会的教义,她又对婚前性行为深恶痛绝。她不再去教堂了。情感压力的累积,使得她与母亲的关系急剧恶化:

> 随着我和史提夫之间微妙关系在第一年中的发展,我对这些新出现的、不稳定的情绪的控制开始崩溃。我沉浸在幻灭、愤怒、沮丧之中,总的来说,就是一种广泛的绝望感。我对史提夫结束我们关系的任何暗示都有强烈的反应,以至于事后看来,我知道它们和我对与父亲生死两隔的持续悲痛有关。
> (Bates and Brodsky,1989:18)

在持续这种情况两年后,随着大学成绩的下降,卡洛琳·贝茨被她的一位朋友推荐接受了一位心理学家X博士的治疗。

在治疗的前五个月里,卡洛琳感受到了一种"希望和安全感",逐渐打开并探索了她对父亲死亡的感受以及她和史提夫的关系。在那一刻,她与治疗师的关系是密切的:

> 我毫不怀疑我对父亲的信任和爱是指向X博士的,因为我认为他既有智慧又无条件地关心我的健康。当时我还没有意识到这种情感的传递正在发生,但我确实是把他当成一个父母的形象。所以我变得很依赖他,在治疗中很配合,渴望得到他的认可和表扬,相信他是我唯一的肯定来源。
> (Bates and Brodsky,1989:24)

然而,随着时间的推移,X博士开始越来越多地关注治疗过程中的性问题,鼓励卡洛琳谈论自己的性行为,并解释他对随意性交的积极态度。他给出了一个解释:也许是卡洛琳压抑了对他的性感觉。后来她将其描述为"治疗关系的性关系化"。他开始在治疗结束时拥抱她,然后与她吻别。在一次治疗中,他指出,她否定被他吸引表明了她是同性恋。

在治疗的第九个月里,X博士介绍了放松运动,其中包括让卡洛琳躺倒在办公室的地板上。在一次治疗过程中,他强奸了她。她提到了"恐怖""解离"和"羞辱"。在接下来的十二个月中,继续进行了八或十次的性交。在治疗过程中,X博士开始更多

> 地谈论他自己的问题。最后,在接受治疗的两年后,卡洛琳·贝茨能够战胜她的依赖和麻木,最后离开了。
>
> 接下来的几个月是"无希望的沮丧和困惑"时期:"我带着一个黑暗的秘密——我认为我自己在治疗上失败了……并为所发生的事责备自己"(Bates and Brodsky,1989:41)。她做过噩梦和涌现过自杀的念头。当卡洛琳开始接受另一治疗师的诊治时,她开始能够面对所发生的事,并向 X 博士提起诉讼。尽管 X 博士的其他六位女性来访者前来证明她们曾是类似性侵犯的受害者,但花了近五年的时间才在庭外和解了民事法庭的案件。法庭出庭包含详细的盘问,当然这极其令人感到羞辱和痛苦。国家许可委员会在考虑是否撤销 X 博士的专业认证之前,还伴随因浮出水面导致的其他痛苦经历。对这一从业者开展一定范围的纠正过程也引来了媒体关注。最后,他重新申请并获得了执业执照。

1. 有效的治疗可以包括来访者高度依赖咨询师的阶段,以及这类的建议或操作方式。

2. 在咨询关系的秘密、保密环境中,咨询师有可能从事不道德行为,而很少被发现。

3. 咨询的重点聚焦于来访者的个性和内心生活,这很容易导致来访者责怪自己,责怪自己的能力不足以解决所发生之事。

4. 被职业人员虐待的来访者很难缓解。

这些原则使我们理解来访者的性剥削是可能发生的,以及它为什么没有被报道。

对来访者造成的此类伤害已在许多研究中得到证实。例如,在杜尔(Durre,1980:242)的研究中:

> 许多例子都是关于自杀企图、严重抑郁症(持续几个月)、精神病住院治疗、休克治疗、与丈夫分开或离婚的……据报道,女性被解雇或被迫离职,是因为她们的压力和由于抑郁、不明原因哭泣、愤怒和焦虑导致的无效的工作习惯。
>
> (Durre,1980:242)

治疗师认为这是不可避免的,如果不幸,治疗中将会发生高度亲密性和自我暴露的后果。这种方法的一个例子可以在埃尔德维茨和布罗德斯基(Edelwich and Brodsky,1991)的著作中找到,他们把与来访者发生性关系看成是治疗师应该通过接受培训来应对的专业问题。他们采取一种鼓励从业者将来访者的感觉视为正常的立场:"任何服务于别人需要的人,都必然会经历一些超出专业礼仪范围的情绪波动。这些逆流源自正常的、普遍的人类情感。"(Edelwich and Brodsky,1991:13)困难的是,不是因为咨询师有这些感觉,而是因为他们对待这些情感的方式不恰当。

第十七章 咨询实践中的美德、价值观和道德感

埃尔德维茨和布罗茨基从他们自己和来访者的身上指出了一些辨别诱惑力的指导方法,并提出一些道德上处理吸引问题的策略。

- 承认你自己的感觉;
- 将你的个人情感与你治疗的来访者分开;
- 避免过度识别,来访者的问题不是你自己的问题;
- 不要把你的问题强加给来访者;
- 与别人谈论正在发生的事情(如同事或督导);
- 设定限制的同时,也为来访者提供一个安全的自我表达空间;
- 不要拒绝;
- 表达与性无关的关怀;
- 避免给出"双重信息"。

他们还同样还指出,大多数性行为都是从"侵犯他人的边界"开始的,如触摸来访者、社会化地来看待他/她,又或举止不当的咨询师向来访者自我暴露,他们建议要极大地尊重这些明显不太重要的边界。

另一种关于性行为不当的观点来自一个"荣格—女性主义"的观点。几乎所有的治疗师—来访者的性行为都发生在男性治疗师和女性来访者之间,而被男性统治的专业组织使得女性很难将肇事者绳之以法。在《禁区中的性爱》(*Sex in the Forbidden Zone*)一书中,拉特(Rutter, 1989)同意了艾尔维奇和布罗茨基(1991)提出的许多实际指导原则,但与他们对潜在原因的分析存在很大分歧。拉特认为职业男性(不仅仅是治疗师和咨询师,还有神职人员、教师、医生和管理者)与权力或权威光环下的女性之间的性关系,是由深层次的有关男女性意味的文化神话导致的。根据拉特所说,许多男性压抑和否认自己的情感痛苦和脆弱,但坚持幻想他们可以通过与一个可理解和接受的女人融合而变得完整。因此,与女性来访者的性体验是潜意识中寻求治愈和完整的一部分。当然,这只是解决男性困境的一种临时手段,很快性关系就会变得虚假,而女性也将会被拒绝。

这种对治疗师性行为动力学的解释与霍尔茨曼(Holtzman, 1984)的研究结果一致,他们采访了那些与治疗师发生性关系的女性。这些女性中有几位谈到会照顾治疗师,意识到需要满足他的情感需求。瑟尔斯(Searles, 1975)已经将这个过程理解为来访者无意识地充当了治疗师的"治疗师"。

根据拉特(1989)的观点,这种情况下的女性,其自尊心将会受到一辈子的打击,她们会被认为做得不够好,尤其是她们的父亲。对女人来说,与一个有能力的男人在一起工作的经历是一个潜在的愈合机会,这个男人欣赏她们的能力和品质,并试图帮助她们实现成就。因此,性剥削所带来的对亲密和希望的背叛,伤害是极大的。切斯勒

(Chesler，1972)采访了10位曾与治疗师发生性关系的女性。所有人都表示缺乏安全感和有自卑感，并且都在为所发生的事自责。波普和布霍索思(Pope and Bouhoutsos，1986)指出，受到治疗师性剥削风险特别高的女性是那些在先前生活中经历过乱伦或性虐待的。这种观点被曼恩(Mann，1989)进一步证实了。

鲁特(Rutter，1989)更简单地强调了男性倾向于将两性关系性关系化，而这种性关系化是以高度信任和亲密为特征的。他进一步关注男性同事在面对不当性行为时的普遍沉默，这是普遍存在潜在神话的证据：

> 虽然大多数持信任立场的男人表现出具有道德性，即他们永远不会与一个在他们的关怀下的女性发生性关系。然而，他们仍然希望有一天它真的会发生……没做过禁区性行为的男性，会通过男性的剥削来间接参与。从部落的意义上讲，就好像违反禁区的人是部落里其余人的指定代理人。

(Rutter，1989：62)

那么对拉特来说，治疗师—来访者性接触的存在不仅仅是一个需要在培训计划和专业协会的界限内加以解决的专业问题，而且是由于西方文化中性别关系的根本问题导致的。因此，我们可以从中学习到一些东西，它可以给所有男性和女性之间的治疗遭遇提供借鉴。

对来访者的性虐待问题进行了一些研究已证明，咨询中的伦理问题不仅仅是偶然的极端事件，如塔拉索夫谋杀案一样，将从业者置于一个道德要求与现实困境相互纠结的网络中。在每个咨询室中、每一个治疗过程中都存在道德、伦理和价值问题。不管咨询师做什么，或不做什么，都是一种价值观的表现。

触摸中包含的伦理问题

在回顾了精神分析师关于触摸治疗的观点时，米茨(Mintz，1969)援引了一位著名的分析家的话，"身体接触是违反规则的……是分析师不胜任或犯罪的无情的证据"。这种强烈的拒绝触摸来访者的可能性遍及全部的治疗文献；即使是那些真的触摸了来访者的治疗师也很难承认这种做法(Tune，2001)。主要的潜在恐惧好像是触摸会导致来访者或治疗师的性满足感，或两者兼有的满足感。另一个伦理问题是，来访者可能觉得受到侵犯，并接受违背他/她自己真实愿望的行为。例如，一个遭受身体或性虐待的人可能非常害怕被触碰，但可能很少或根本没有能力维护自己的需要。其他人可能会受到禁止被陌生人或异性触摸的文化或宗教的禁令。

对一些咨询师而言，他们额外的担忧源于害怕被来访者指控过于亲密或侵犯。这会导致采取一种从不提供舒适姿态或身体接触的防御对策。与所有这些关于触摸的担忧相反，还需要承认触摸是人类关怀和同情的基本表达，他们的治疗师不愿意与他们拥抱甚至握手，他们可以感受到冷漠和疏远。因此，显然有许多与使用触摸相关的合法伦理问题。

> **专栏 17.6　受损害专业人士或性虐待者？**
>
> 　　专业文献中，有关治疗师性剥削来访者的讨论往往集中在理解和防止这种不道德行为，并尽可能让那些参与其中的人恢复（例如，需要进一步的培训或监督）。皮尔格林和吉南盖尔(Pilgrim and Guinan, 1999)早已提出，采用"有损专业"的框架可以分散对被称为性剥削的活动本身的注意力。皮尔格林和吉南盖尔(Pilgrim and Guinan, 1999)对10名英国精神卫生专业人员（护士、精神病医师、心理学家和催眠治疗师）的案件进行了调查，发现他们因性行为不当而被判有罪。这些专业人员中曾犯过多次虐待的大多数都是他们组织的高级成员，并选择与病人中的弱势群体一起工作。皮尔格林和吉南盖尔表明这些精神卫生专业人员的概况与性犯罪者相似，其行为的后果与性虐待受害者所遭遇的后果相似。然而，皮尔格林和吉南盖尔发现，处理这些案件的专业协会应用了一种"对同事的移情容忍思想"，并允许他们中的一些人继续做下去。他们指出：
>
> > 康复……恋童癖者充其量只能在社区重新融合而不重新犯罪。它并不旨在恢复或鼓励他们与儿童的继续接触。……相比之下，TSA（治疗师性虐待）的康复重点旨在恢复治疗师的角色，并在与病人接触中再次将他们放回原位。在这方面最常见的情况是暂停从业，而不是把他们从专业机构驱逐出去。
>
> > (Pilgrim and Guinan, 1999: 163)
>
> 　　对皮尔格林和吉南盖尔而言，重要的是要认识到专业团体倾向于进行集体自我保护，这可能导致性剥削的同事被视为"要被理解的病人"，并被宽大处理。他们质疑这样的做法是否公平。

　　与治疗中的触摸伦理有关，航特和斯特鲁夫(Hunter and Struve, 1998)的书为这些困境提供了一条明智的道路。航特和斯特鲁夫(1998)根据生理学、触摸在人类中的意义以及在治疗中触摸的历史来进行全面的论述分析。他们提出了一些建议，总结如下。
　　临床上恰当的触摸是这样的：
- 来访者想要触摸或被触摸
- 触摸的目的非常明确
- 触摸显然是为了来访者的利益；
- 来访者了解允许的概念并展示了在治疗中使用这些概念的能力；

- 治疗师具备有关使用触摸的临床效应的扎实知识基础；
- 来访者和治疗师都清楚地理解了使用触摸的界限；
- 在治疗过程中留有足够的时间来处理触摸互动；
- 治疗师—来访者的关系得到充分发展；
- 触摸是可以提供给各类来访者的；
- 咨询或督导是可供使用的；
- 触摸让治疗师感到舒适。

临床上不建议使用触摸的情形：
- 治疗的重点是触摸之前的性内容；
- 存在暴力危险；
- 触摸是秘密发生的；
- 治疗师怀疑来访者拒绝的能力；
- 治疗师被操纵或被强迫接触；
- 使用触摸在临床上是不合适的；
- 使用触摸来代替言语治疗；
- 来访者不想触摸或不愿意被触摸；
- 触摸让治疗师感到不舒服。

这些准则提供了一个有用的框架以评估在咨询的情境下使用触摸。然而，很显然，使用触摸与否很大程度上取决于治疗师的正直性，以及他/她亲自探索触摸意义的程度，当然，事实上，他已经接受了他/她的具体化。关于使用触摸，从业者之间可能存在极端的分歧，如专栏17.7所示的情况。

专栏 17.7　触摸还是不触摸？B女士的案例

著名的英国精神分析学家帕特里克·凯斯蒙特(Patrick Casement)写了关于他的一个病人"B女士"的文章(Casement, 1982, 1985, 2000)。下面的这段话是他总结了这一案例的关键特征：

该病人……她11个月大时就被严重烫伤了。在第17个月的时候，她在局部麻醉下进行手术以为周围皮肤消除疤痕。在这个过程中，病人的母亲一直握着她的手直到她晕倒。在又一次体验这一经历的时候，她母亲不在现场，她需要单独留在外科医生那里继续手术。病人请求，后来直接要求，如果焦虑变得难以忍受就握住分析师的手。如果没有这种可能性，她觉得她必须终止分析。在考虑这一需求时，分析师认为在她昏厥后如果没有母亲的手可以握，这将意味着

> 是避免原始创伤的中心环节。继续分析"握手",如果没有任何身体接触,以及在这次分析中对"近妄想性移情"的最终解决方法进行了详细的审查。从病人后来的反移情反应和在描述的临床治疗期间分析师的投射性认同压力可看出,该解释最终证明了恢复与病人愿意继续进行分析的接触是有效的。
>
> (Casement, 1982: 279)
>
> 在难以忍受的痛苦的经历中,有那么一瞬间心理痛苦是极其剧烈的,来访者请求她的治疗师握住她的手。你会怎么做?帕特里克·凯斯蒙特决定不接受她的要求,很显然,他认为自己采取了正确的方案。B 女士的案例已经成为《精神分析杂志》专刊关注的焦点,该杂志邀请了 10 名经验丰富的分析师对案件的理解发表评论。其中的一位评论员,布雷肯里奇(Breckenridge, 2000),成功地在专业话语的约束下传达她对凯斯蒙特所采取的立场的蔑视。她评论说,他所推崇的"成功解释"是对"他拒绝了她"给出的一个骇人听闻的反驳理由。她得出以下结论:
>
> > 在道德、文化和常识约束范围内使用,肢体接触传达出一种微妙的和言语无法传达的信息。不要触摸……也不要去沟通,然而,我恐怕沟通若是不用就会变得僵化甚至更糟。
>
> (Breckenridge, 2000: 10)
>
> B 女士的案例提出了两个心理咨询和治疗领域中的有关触摸伦理的问题。首先,在什么情况下,不触摸来访者是不道德的?在什么情况下(即使不是 B 女士的案例),拒绝触摸在道义上是错误的?第二,应用治疗理论和技术与坚持最高道德价值之间的界限在哪里?很难说,在 B 女士的案例中,凯斯蒙特在技术上是错误的。但是,即使作为一个称职的分析师,他在**道德**上是错误的吗?

咨询研究中的伦理问题

越来越多的咨询师和咨询机构正在对治疗的过程和结果进行研究,以此作为提高实践有效性的方式,作为对所有实践都要负责的期望的回应。研究训练总是包括高度强调伦理,诸如 BACP 和 APA 等专业机构已经出版了专门针对心理咨询和治疗研究领域中可能出现的各种问题的伦理指南。其中可能会出现的一些伦理困境包括:

- 来访者同意参与研究是因为他/她担心缺乏合作将会危及他们的治疗;
- 来访者完成调查问卷并用它传递信息,但还没有向治疗师透露(如,自杀的念头)——来访者确信治疗师会收到信息吗?

- 在每次疗程前后完成问卷会干扰正常的治疗过程而对治疗过程产生负面影响，或者完成问卷会产生积极的影响，给了来访者一个机会来思考重要问题并跟踪他们的目标进展；
- 来访者读了几年前看过的治疗师写的一本书，并在其中的一个案例描述中找到了他/她自己；
- 来访者同意参与治疗的研究，随后发现自己被随机分进对照组，直到6个月的等待期过后才接受治疗；
- 一项研究包括记录治疗过程——尽管来访者同意这样做，但还是对治疗师说的话持怀疑；
- 治疗师获得了来访者的同意，允许他们的工作记录作为一个案例研究——该治疗师特别感兴趣的是梦在治疗中的作用，并且始终如一地鼓励该来访者回忆梦的素材。

如同良好道德实践的其他领域，解决这些伦理困境涉及应用有关知情同意、保密和避免伤害的原则和程序。然而，介绍研究数据的收集和分析以及最终公布的结果，将道德复杂性的另一个维度引入到人们情绪上容易受到伤害并易于操纵的情形中。有关咨询研究中的伦理问题在麦克劳德(McLeod, 2003)作品中有更详细的讨论。

维护伦理标准的策略

近年来，专业组织越来越重视维护和执行伦理标准。在某种程度上，这些努力是有动力的，特别是在美国，其他国家也有进行，因为认识到媒体对不当行为案件的报道正在降低公众的信心，导致政府机构实施法律惩罚，从而降低了职业自主权。所有专业组织都要求其认证的成员遵守一个正式的道德准则，并强制执行惩戒违反这些准则的成员的程序。然而，越来越多的关于执行咨询标准的方面正由法院接管。反过来，一些心理咨询师和治疗师已经开始拓展一个研究领域，称为"治疗法理学"，其重点在于法律对治疗的影响(Wexler, 1990)。治疗专业和法律之间的关系似乎越来越重要(Jenkins, 1997)。然而，一些咨询师认为，在某些情况下，法律思考的介入会干扰富有成效的治疗关系的产生(见专栏17.8)。

专栏 17.8　咨询师是否应该有职业赔偿保险？

保证咨询与法律关系有形的一种方式就是通过专业赔付保险来解决。许多咨询师缴纳保险费，能够抵掉他们因职业过失而需赔偿的民事诉讼费用。一些国家的咨

第十七章　咨询实践中的美德、价值观和道德感

询师,如美国,他们的专业协会要求他们缴纳这样的保险费。在其他国家,如英国,对咨询师来说,目前赔付保险是可以选择的。梅恩斯(Mearns, 1993)强烈反对推广赔偿保险。他指出保险公司坚持认为如果咨询师被来访者提出异议,那么他应拒绝承担责任。梅恩斯(1993:163)指出,这种欺诈行为很可能会疏远来访者,最坏的情况是,可能会给来访者曾经经历过的虐待增添些神秘感。此外,他还强调赔偿保险的概念起源于法律和医学等专业,其中公认的是从业者是解决来访者问题的专家,而在咨询中,从业者扮演促进者的角色。因此,保险可能会威胁到咨询关系中责任的本质。虽然梅恩斯支持道德规范和程序在咨询中的价值,但他认为在制度监管的方向上可能会"走得太远";赔偿金覆盖的广阔范围证实了这点。

即使在美国,职业保险是强制性的,一些从业人员也有梅恩斯的疑虑。威尔伯特与富勒罗(Wilbert and Fulero, 1988)在俄亥俄州开展了一项对心理学家的调查(临床和咨询),邀请他们填写一份调查问卷,调查他们对医疗事故诉讼的看法及其对工作的影响。许多治疗师提到了医疗事故诉讼的威胁,这激励了他们改进某些领域的实践:例如,通过采用知情同意程序和发布信息表,保存更好的记录,评估自杀意图的证据和更多地利用督导。然而,在其他方面,他们认为医疗事故诉讼的威胁削弱了他们的做法。他们中的一些人说,他们会排除那些看起来会起诉的来访者,或者把他们的实践局限于一个专门的临床领域。大约每三个人中就有一个人同意这样的说法:"很多时候,在我的实践中我所做的更多的是出于法律上保护自己的需要,而不是我认为是自己在临床上的好实践。"

伦理准则最多只能提供广泛的行动准则。总是会有"灰色地带",以及不同伦理规则可能会发生冲突的情况。因此,咨询师需要更广泛地理解伦理、道德和价值考虑,这些信息是以正式的准则来传递和加强的。大多数咨询课程对道德问题的认识给予了相当多的关注,借鉴诸如邦德(Bond, 2000),科里等(Corey et al., 1993)及蒲坡和瓦斯克斯(Pope and Vasquez, 2007)、巴什等(Bashe et al., 2007)描述了基于使用道德自传的伦理问题训练的创新方法,它邀请受训者反思他们在生活中不同时期遇到的伦理和道德问题,以及他们用来解决这些问题的策略。此外,在向有经验的从业人员提供持续专业发展培训的方向上也出现了一些运动,旨在使他们能够重新审视伦理问题。该领域还提供了越来越多的有关伦理问题的研究(Lakin, 1988; Miller and Thelen, 1987; O'Neill, 1998)。该领域的另一个发展是构建了道德规范,旨在反映从业者在方法内工作的道德担忧,如多元文化和女性主义咨询,引入可能在主流伦理规范中没有得到充分解决的道德立场和困境。同样,在实践领域中也有相当多的关注,例如与艾滋病患者合

作,这使得当前的从业者处在高度复杂和具有挑战性的道德情境中。

在本章前面已经提到的解决咨询实践中的伦理问题的一个主要技术就是使用**知情同意书**。有效的知情同意可以将在诸如向第三方透露机密信息、费用和取消安排、双重关系的风险和治疗的情感或实际需求等问题上出现的困难最小化。

一些咨询师在发展帮助来访者方式上作出了贡献,这些来访者都是医治不当事故的受害者。这项工作主要集中于被治疗师性剥削的来访者的需要,包括宣传服务、建立自助小组和为受害者提供治疗(Pope and Bouhoutsos, 1986)。这里有一个严肃的建议:防止治疗师性虐待来访者的最佳方法是所有女性都由女性治疗师来进行治疗(Chesler, 1972)。也许更现实和可行的方法是:确保所有的来访者都了解自己的权利,并且当他们试图投诉时,他们的意见将得到尊重并迅速采取行动。

关于心理咨询师与治疗师医疗事故的研究证据表明,那些行为不当的治疗师很可能会做多种不当行为(Gabbard, 1989)。很难对咨询师和精神疾病治疗者提出职业行为的指控,甚至更难将这些指控推到使肇事者被迫退出行业的地步。因此,专业人员可以建立一种康复的方法,通过这种方法,受伤害的和有伤害行为的咨询师都可以解决他们的问题,并以安全和有促进意义的方式继续从事职业。斯特兰(Strean, 1993)给出了一些他与治疗师工作(男性和女性)的有趣案例,他们都曾性剥削过他们的来访者。这种干预也可以为道德不端行为的根源提供有价值的见解。赫瑟林顿(Hetherington, 2000)认为,虐待来访者的治疗师不仅遭受未解决的性别认同问题,而且还对"心理治疗实践"深恶痛绝。

要接受这样的想法并不容易,即利用和羞辱来访者的心理咨询师和精神治疗师可以逃脱惩罚,甚至他们可能得到改造。这是咨询的本质,特别是长期咨询,从业者会不时地对他/她的来访者产生强烈的感情——爱、欲望、愤怒以及绝望。在给来访者提供服务过程中使用这些情感对任何咨询师来说都是一个持续的挑战。不善于运用这些情感,但却在与来访者的关系中表现出来的咨询师会激起同事们的愤怒和彻底的拒绝,这点不足为奇。

结 论

本章有关咨询中的道德、伦理和价值层面的讨论需要在本书的其他章节的背景下阅读:道德问题与治疗的所有方面相关。在咨询行业的早期,道德和伦理问题在很大程度上被认为是理所当然的。现在,关于伦理观念和困境的文献正在蓬勃发展,这在日常咨询实践中正日益得到重视。心理咨询的历史表明,心理咨询的发展填补了宗教在大多数世俗、科学的现代世界中侵蚀留下的真空。现在需要的是将道德思维重新融入治疗,麦金太尔(MacIntyre, 1981)或米拉等人(Meara et al., 1996)将之视为"美德"的重新发现。

伦理咨询是更有效的咨询。例如,伍兹和麦克纳马拉(Woods and McNamara, 1980)的一项研究表明,如果人们确信这些信息可以被信任地听到,那么他们对自己所说的话会更加开放和诚实。有许多领域的咨询实践,将从伦理的角度来进行进一步的检查。关于咨询师使用的理论、研究的种类以及咨询师的培训和监督方式等,存在很多重要的道德和伦理问题,这些都需要弄清楚。同样还需要进一步研究解决不同道德困境的策略的有效性。咨询中的道德和伦理不仅仅是决定是否邀请来访者出去约会这样的不道德问题。大多数时候,这类问题的回答是显而易见的。更重要的是,也是在咨询行业中开始出现的是,所有的咨询在根本上都是关于竞争和对比的道德观之间的对话(Christopher, 1996; Cushman, 1995)。

思考与讨论的问题

1. 思考从英国咨询协会伦理守则(Ethics Code of the British Association for Counselling, 1984)、最近的英国辅导和心理治疗协会(British Association for Counselling and Psychotherapy, 2001a)的良好实践框架以及美国咨询与发展协会的伦理标准(Ethical Standards of the American Association for Counseling and Development, 1988)中提取的保密性声明,这些陈述的主要区别是什么?如何理解这三类标准的不同风格和重点?在这些指导方针中你能识别出什么含糊不清的地方——你能想象到在什么情况下,这些准则中的一个或全部不能为你提供明确的行动建议?你有什么建议来改进这些规则?

2. 请你想象在什么样的咨询情况下,你的价值观会与来访者的价值观冲突?在这种情况下你会怎么做?

3. 你对BACP所认同的"个人美德"清单有何反应(p.513)?这些品质对你有意义吗?你想增加更多的优点吗?

进一步阅读的建议

最广泛使用的探索道德和伦理问题细节的著作来自邦德(Bond, 2000)、科里等(Corey et al., 1993)、波普和巴斯克斯(Pope and Vasquez, 2007)。琼斯等(Jones et al., 2000)所著的是一本有用的书,围绕着一些经验丰富的从业者讨论特定的道德困境,代表着不同的理论传统。目前许多关于道德哲学的争论以及它与咨询和心理治疗的关系都可以在米拉等(Meara et al., 1996)的评论文章中找到,它发表在《咨询心理学家》(*Counseling Psychologist*)的一个专著中,其中包括来自该领域其他主要作者的评论。艾伦·杰尔特维特的作品(Alan Tjeltveit, 2000, 2004)象征着一个重要的开始,任何人都有兴趣探索治疗道德和伦理问题超越道德规范的地方。《伦理学与行为杂志》(*Ethics and Behavior*)发表了一系列关于当前治疗中的伦理问题的研究论文和评论文章。

第十八章 提供咨询服务的不同形式

△ 导言
△ 传统一对一咨询的变体
　　限时咨询
　　非专业咨询师
　　间歇性咨询
△ 远程咨询
　　电话咨询
　　网络咨询
△ 自助
　　写作治疗的用途
　　阅读治疗：使用自助书籍
　　自助互联网套餐
　　自助小组
　　反思自救
△ 一人以上的治疗方法
　　团体咨询和治疗
　　夫妻咨询
　　与家庭一起工作
　　预防性干预
△ 利用室外环境作为咨询场所
△ 使用富有表现力的艺术形式进行咨询
△ 可供使用的技术
△ 分阶段调节：为最终的结果,提供最有效的方式
△ 结论
△ 进一步阅读的建议

导　言

自弗洛伊德以来，在大众甚至专业人士的印象里，心理咨询一直便是咨询师在其自己的诊室中，与来访者或病人进行一对一的交谈。然而，在如今的现实情况中，咨询可以在任何地方、以任意的方式发生。核心治疗原则及方法已被确认且细化，这些过程可以通过许多渠道传递是很清楚的。本章中使用了一个略显笨拙的短语"递送模式"，指的是咨询可以采取的许多不同的形式及方法，包括一对一辅导、小组辅导、电话咨询、与夫妻合作、使用互联网和自主行为。本章还考虑了将不同的递送模式进行整合，进而实现连贯的服务递送系统的策略，例如使用阶梯式护理。进行面对面个人咨询工作的咨询师所面临的主要挑战之一是学会接受替代性的递送模式的可能性，这将使咨询的益处在社会中有更广泛的影响。

传统一对一咨询的变体

通常情况下，咨询被认为是受过训练的专业咨询师及来访者之间通过多次会谈进行的，咨询协议或单次治疗的长短可以由治疗师和来访者共同商议决定。这种模式的主要变体是限制会话次数，使用最低限度接收培训的志愿者而不是专业从业者，并鼓励来访者在需要时与他们的治疗师断断续续地接触，而不是将治疗视为一个单次的行为。这些传统个人治疗的变体在以下各节中进行讨论。

限时咨询

大量的研究证据表明，大多数咨询和治疗都是在数量有限的会谈中进行的，且来访者似乎在前几次的会谈中的受益要多于后期（Howard et al., 1986）。即便是在开放式结果的合同中，来访者所得到的会谈平均次数也在 6 至 8 次。这些发现以及其他理论和实际的考虑，导致了对发展"简短治疗"或"限时咨询"的兴趣的增长，从一开始便确定了来访者可用的会谈次数。在心理咨询、认知行为和个人中心的所有主要咨询方向中，均已开发了简短治疗的方法（Budman and Gurman, 1988）。比德曼和古尔曼（Budman and Gurman, 1988）认为，采用限时而非开放式的与来访者合作的方法，反映了咨询师或治疗师价值观的转变（详见表 18.1）。

表 18.1 长期与短期咨询的价值比较

长期治疗师	短期治疗师
寻求基本性格的变化	务实,不相信"治愈"的概念
将呈现的问题视为潜在病理学的标志	强调来访者的优势和资源
希望在来访者有重大改变的时候出现	接受治疗终止后会发生许多变化,并且不会被治疗师观察到
病人会愿意等待改变吗?	不接受某些方法的"永恒性"
无意识地认识到维护长期来访者的经济便利性	经济问题常常被治疗师工作的组织本质所掩盖
将治疗看作永远是良性和有用的	把治疗看作时而有用时而有害
参与治疗是来访者生活中最重要的一部分	生活本身远比治疗更重要

资料来源: Budman and Gurman, 1988。

一些研究者和实践者已经解决了进行有效咨询需要至少几次会谈的问题。简短咨询的吸引力在于它的实施可以免除长时间的等候。此外,来访者也会被能够快速进步的假设给予希望与鼓舞。研究非常简短的治疗包括验证"2+1"模型的功效。这种方式会提供给来访者一周之内两次的分别会谈,三个月后会有一次后续会谈(Barkham, Shapiro, 1989,1990a,1990b; Dryden, Barkham, 1990)。研究的目的之一是确定最有可能受益于这种方法的来访者类型。最初的研究结果是基于白领工作人员对工作压力和人际关系困难的咨询,结果表明,在六个月的跟踪调查中,约60%的来访者表现出显著效果(Barkham and Shapiro, 1990a)。

罗森鲍姆对更短的咨询的研究主要集中在向来访者提供单次咨询的影响上。第一次治疗一开始,来访者就被告知:

我们发现大量的来访者可以从这里的第一次访谈中获益。当然,如果你需要更多的治疗,我们也乐于提供。但我想让您知道,我愿意与您一起努力,帮助您尽快解决问题,也许就在这次访谈中,只要您准备好今天就拼尽全力。您愿意这样做吗?

(Rosenbaum, 1994:252)

在咨询结束时(允许延长到90到120分钟),来访者会被问及是否需要进一步的咨询。58%的来访者选择了只进行这一次就够了。在进行为期一年的跟踪调查时,88%的来访者认为他们的问题得到了改善或极大的改善。罗森鲍姆(1994)方法的重要特征是通过让来访者自主选择会谈次数来给予他们力量,初始阶段的介绍性陈述传递了积极的期待与希望,并为来访者的问题设置了一个强烈的探索场景。有关于单次治疗可能性的进一步探讨可以在塔尔蒙(Talmon, 1990)作品中找到。

限时咨询的另一个变体是"前置式"会谈,即在第一周的时候安排3次会谈,第二周1次,最后一次在一个月后进行(Zhu and Pierce, 1995)。上文中提到的"2+1"模式便用到了这种策略。特纳等(Turner et al., 1996)在学生咨询服务中报告了一次成功的实验,他们保留了相同的会谈次数,但将每次会谈的长度减少到30分钟。他们发现来访者在这些更短的会谈中收获是一样多的。

围绕时限制定咨询的实践对咨询师提出了特殊要求,需要认真的培训和督导。咨询师和咨询机构采用限时的方法也需要对自己有良好的组织进而能够有效且敏锐地选择来访者,并适当地将需要长期咨询的来访者转介出去。从广泛的理论研究到简短的治疗,一些限时咨询的核心原则已经出现。包括:

- 来访者对短期工作准备的初步评估;
- 调动来访者积极参与及合作,例如通过布置家庭作业或行为实验;
- 寻找治疗的具体焦点,而不是寻求解决潜在的人格问题;
- 咨询师积极主动,为来访者提供新的视角和经验;
- 按步骤或阶段构建治疗过程;
- 策略性运用治疗结局巩固收益,整合失败经验。

有关限时咨询的更多信息可以进一步从一些优秀的作品来源中获得(Bor and Miller, 2003; Budman and Gurman, 2002; Elton-Wilson, 1996; Feltham and Dryden, 2006; Steenberger, 1992)。

与限时咨询有关的一个关键问题是:多少才算足够?为应对等待名单和资金限制,许多咨询服务采取了一个将会谈限制在6次甚至3次的策略。对于大多数来访者来说,这些会谈不太可能带来充分有意义的收益。汉森等人(Hansen et al., 2002)回顾了大量的研究,跟踪达到临床显著变化的50%的来访者需要的会谈次数。他们发现,对于问题严重程度中等的人,平均需要10到20次会谈。对于问题更严重的来访者(例如早期创伤或多发性诊断),需要20次以上的会谈才能确保有意义且持久的临床效果。汉森等人(2002)在这些发现的基础上总结到,一些治疗提供者会给出能够提供有效帮助的希望,可能会对来访者造成伤害,但随后却无法提供足够的会谈来实现帮助。这里存在着复杂的伦理和道德问题。在实践中,允许一些来访者长期治疗的后果可能是不断加长等待名单,使得潜在来访者和他们的家人感到痛苦。此外,长期治疗可能对于治疗师来讲更为舒适(而且在私人实践中,更为有利可图)——短期治疗则更为困难。

对于咨询师和服务管理者来说,要了解采用短期治疗模式的原因是很重要的。简短治疗看起来最合适的地方是:咨询机构主要负责与生活事件相关的来访者;评估或摄入程序以确定需要长期治疗接触的来访者;咨询师本身接受了简短治疗的训练,并且在思想上与这种方法相适应;该机构力求保持来访者的快速流动,避免长时间等待(例如,供来访者使用的诊疗资源有限)。仅仅由于资源因素而进行限时咨询并不是明智或高效的选择。西塞尼克(Csiernik, 2005)查阅了加拿大大量工作场所咨询和员工援助提供者关于分配给来访者的咨询次数上限的政策。他发现,在有会话限制的提供者中,会话的平均数量(约5次)没有差异,而那些来访者和咨询师可以自由地协商治疗的长度。西塞尼克(2005)结果的含义之一是引入会话限制,有些来访者可能会倾向于进行多于其需要的会话;对来访者而言,有益的变化发生于头两次的会谈中,但如果他们被告知这是6次为一组的系列咨询,他们可能会继续参加那些实际上并不必要的会谈。

非专业咨询师

近年来,继卡尔斯鲁厄(Karlsruher, 1974)和杜尔拉克(Durlak, 1979)发表的评估非专业帮助者的治疗效果的研究之后,非专业、助理、兼职咨询师在一对一工作中的使用引起了极大的争议。杜尔拉克(1979)在回顾了42项研究后写到,研究证实,兼职或非专业咨询师往往比训练有素的业界专家更有效。这一结论,毫无意外,在业内引起了强烈的反响(Durlak, 1981; Nietzel and Fisher, 1981)。然而,深入的研究进一步证实了杜尔拉克(1979)最初的观点。在近期的两篇文献综述中,哈蒂等人(Hattie et al., 1984)总结到,助理咨询师比训练有素的咨询师更有效,伯曼和诺顿(Berman and Norton, 1985),使用更严格的标准来进行严谨而充分的研究,得出的结论是在专业和非专业治疗师之间没有有效性的总体差异。

根据伯曼和诺顿(1985)的综述,进一步的研究(Burlingame and Barlow, 1996; Bright et al., 1999)和评论(Christensen and Jacobson, 1994; den Boer et al., 2005; Faust and Zlotnick, 1995)均证实了相同的结论。斯坦和兰伯特(Stein and Lambert, 1995)的综述中提到,培训确实对效果有影响,但他们所研究的主要是观察不同级别的心理医生的有效性水平,而不是比较助理咨询师与专业咨询师。总的来说,研究证据似乎证实了非专业/助理咨询师在帮助来访者从咨询中获益的程度上与训练有素的专家是相同的。

虽然这些研究的总体趋势并不能证实大多数人所做的预测,但多年的专业培训理应带来积极的优势,因此在解释这一结果时需要谨慎。研究涵盖了广泛的来访者群体,包括精神病患者、社区精神分裂症患者、危机中的人、有学习问题的学生和行为困难的儿童。非专业帮助者包括成人志愿者、儿童家长和大学生。治疗方式包括一对一和小组咨询、行为治疗和电话咨询。因此,即便非专业人士的一般有效性得以证实,在特殊领域也没有足够的研究可以证实志愿者对特殊来访者群体也有显著的效果。此外,当考虑到与有效的非专业咨询相关的因素时,一些有趣的结果出现了。经验丰富、接受更多培训的非专业人员取得的效果更好(Hattie et al., 1984)。非专业人士在长期咨询中做得更好(超过12周),相比之下专业人士在短期咨询中做得更好(1~2个4周)(Berman and Norton, 1985)。

专栏 18.1　助理咨询师的有效性研究:范德比尔特研究

比较专业和非专业咨询师的最详细的研究可能是由斯特鲁普和哈德利(Strupp and Hadley, 1979)在范德堡大学进行的。在这项研究中,男性大学生寻求咨询使用标准化人格问卷进行评估。那些表现出抑郁、孤立和社交焦虑特征的人被随机分配给有经验的治疗师或未经咨询训练却因为温暖、值得信赖以及对学生热情而被挑选上来的大学教授(Strupp and Hadley, 1979:1126)。对照组是由需要等待治疗的潜在来访者形成的。咨询的有效性(每周两次,最多25小时)是使用标准问卷和依据入院、终止和一年随访的评分进行评价。此外,会话会通过视频或音频录音。

两组治疗组均比对照组有更大的改善,但经验丰富的治疗师和未经培训的大学教师对患者的咨询之间的结果没有差异。非专业咨询师被证明与他们的专业同事一样有帮助。然而,两类帮助者的咨询风格存在显著差异。非专业人士更愿意给出建议、讨论事件而非感情或冲突,并用尽相关材料去探索(Gomes-Schwartz and Schwartz, 1978)。

在一项由大学教师来进行详细咨询的测试研究中,斯特鲁普(1980c)展示了一位真正关心他的来访者的统计学教授的图景,他提供了高度的鼓励与接纳,并表达了真诚相信他们有能力做出更好的改变。对一个准备尝试新行为的来访者,他被证明是一个高效的治疗师。他的一位难度较大的来访者,一个年轻人,由于他与父亲的关系而产生了根深蒂固的困难,因为咨询师无法理解或挑战高水平的来访者抵抗和消极移情,治疗中断了。从这项研究中可以得出的总体结论是,志愿者、非专业咨询师可以通过"良性人际关系的治愈效应"来获得巨大的成就(Strupp and Hadley, 1979:1135),但在处理一些困难情景或特殊问题时的表现欠佳。

为什么非专业人士,如志愿咨询师,会取得如此好的成绩?对这个问题的讨论已经产生了一些有关因素的建议:

- 来访者感知更真实;

- 不太可能向来访者表现出专业标签；
- 限制自己采取直接、安全的干预措施；
- 来访者会把成功和进步归功于自我,而不是治疗师的专长；
- 能够将疑难病例提交给专业人员；
- 有限的个案负荷；
- 强烈的助人动机；
- 更有可能与来访者来自相同的文化背景；
- 能给来访者更多的时间。

该列表来源于杜尔拉克(1979)和威尔斯(Wills, 1982)的著作,表明非专业人士在地位和相对缺乏经验方面的优势,平衡了专业权威、经验和高级培训所赋予的优势。专业同时也伴随着劣势,例如由于过度工作而产生的职业倦怠的危险,以及由于专业的发展与来访者疏远或疏离。对非专业咨询师有效性的一种可能解释可能是他们是从共同体中一群天生有才华、没有受过训练的听众、帮助者中挑选出来的。巴克和皮斯特朗(Barker and Pistrang, 2002)认为心理治疗帮助可以被视为存在于一个连续体上,一头是受过高度训练的专业治疗师,另一头是家人与朋友的支持,助理帮助者处于中间位置。

在一项特别的研究中,托宾(Towbin, 1978)在当地报纸的个人专栏里登了一则广告,寻找非专业的"知己"。以"人们信任你吗?"为开始,托宾采访了17位回复者。这些人自信、开朗,深受孩子们的爱戴。根据与信任他们的人的交往关系,他们自认为值得信赖,能够充分代表这种情况。另一个至少在一些辅助咨询中有意义的因素是,咨询师与他们所接触的来访者来自同一个社会文化群体,因此更容易理解来访者所面临的挑战,所提供的可能的解决方案也是可行的。此类咨询师—来访者的社会匹配是著名的范德比尔特研究的一个关键因素(Strupp and Hadley, 1979)。这对于巴基斯坦卡拉奇的一个抑郁妇女项目取得成功也至关重要,该项目由同一社区受过最低限度训练的志愿者提供咨询(Ali et al., 2003)。

需要进一步研究的一个重要领域是专家和志愿咨询师之间的关系。例如,在斯特鲁普和哈德利(1979)的研究中,作为顾问的大学教师都是由专业治疗师精心挑选的,并有权让来访者接收大学咨询服务。显然,专业人士在自愿咨询计划中通过提供训练及督导高度参与,为困难超出自身能力的来访者提供咨询服务。

不幸的是,很少有人知道志愿者咨询师中的不同培训和督导需求或技能和意识的发展。另一个有用的咨询领域涉及志愿咨询的理论基础。非专业人士缺少参加课程或探索文献的时间,往往缺乏一致的理论取向,即使他们可能拥有良好的咨询技能,当需要提供技术复杂的协议驱动的干预时可能会很纠结(Bright et al., 1999)。重要的是,在志愿者培训课程中使用的理论模型,例如伊根(Egan, 1994)的技术助手模型,本质上是广泛整合的和面向行动的,而不是探索性的(Culley, 1992)。

间歇性咨询

告知给大多数心理咨询和治疗实践的一个假设是,咨询的目的是为每个来访者提供一个完整的治疗"插曲",以求完全解决这个人所需要帮助的问题的根本。美国心理治疗师尼古拉斯·卡明斯(Nicholas Cummings)多年来一直认为这种假设在大多数情况下是错误的。相反,他认为,更现实的观点是,一个有问题的人会在不同的时间,根据他们的生活状况和在那个特定时刻的变化机会,以片段式的方式来解决困难的各个方面(Cummings, 2007a, 2007b; Cummings and Sayama, 1995)。这种方法在整个治疗生命周期中被描述为短暂的间歇性治疗,基于"中断,而不是终止"的概念——从一开始,来访者被告知,当他/她相信他们已经有足够的收获来继续他们的生活时,治疗会暂停,但只要他们愿意继续,随时欢迎回来。卡明斯和萨亚马(Cummings and Sayama, 1995)描述了治疗疗程之间长达20年的病例。虽然卡明斯(2007a, 2007b)开发的间歇治疗采用一种非常积极的方法来治疗变化,但史密斯(Smith, 2005)根据行为学实验写了一篇关于一种间歇治疗的描述,它借鉴了心理动力学原理。

看来间歇性治疗至少有两个显著的优点。首先,来访者处于一个具有权利的人的位置,有权做出有关于自己的重要决定。其次,诊疗经历的未完成性,以及患者知道他们日后还可以回来找治疗师,会帮助他们更好地记住在治疗时学到了什么,并在日常的基础上使用这种学习成果,而非将其封存起来当作是一件已经过去或者结束了的事情。间歇性治疗的实践对从业人员有许多启示。显然,任何一位治疗师都不可能承诺在他/她的整个职业生涯中持续在同一个地方工作,因此,需要实施一种记录保存的形式,使同一个机构的同事在人事调动时进一步治疗或与来访者接洽是可行的。事实上,间歇性治疗的模式使得咨询师和精神治疗师更像全科医生或家庭医生,而不是外科医生;换句话说,围绕能够与人们一生中不同的阶段持续保持联系的假设来构建其实践。

远程咨询

传统上,咨询的主要方式基于面对面接触,咨询师和来访者(或来访者们)共处同一房间。然而,有一些涉及人与人之间的关系的咨询形式,是远距离发生的,如电话咨询和电子邮件咨询。

电话咨询

就每年接触的来访者数量而言,电话咨询机构,如撒玛利亚人(Samaritans)、儿童热线(Childline)、夜线(Nightline)和同性恋交换机(Gay Switchboard)比任何其他类型的咨询机构都会处理更多的咨询服务。例如,儿童热线每天要回1 000通电话。尽管电话咨询作为一种满足公众对情感支持的需求的手段是极其重要的,但在这方面的理论和研究却相对较少。通过电话提供咨询服务的任务提出了几个基本问题。咨询技术和方法在哪些方面需要相应调整？电话咨询员有不同的培训和支持需求吗？用户从电话咨询中受益多少？哪些问题适合于电话咨询,哪些需要与咨询师进行面对面的接触？

电话咨询使得评估来电者所获得的益处变得困难。在询问过来电者的研究中,无论是在通话结束时还是后续的跟踪调查,评估他们对服务的满意度时,三分之二的来访者表示高度满意(Stein and Lambert, 1984)。来电者认为有帮助的咨询师的行为类型包括理解、关心、倾听、提供反馈、态度积极、接受、关注问题且能够给出建议(Slaikeu and Willis, 1978; Young, 1989)。这些咨询师的行为类似于面对面咨询的有效咨询干预。在一个重要的、精心设计的电话咨询有效性研究中,瑞茜等人(Reese et al., 2002, 2006)对雇员帮助计划(EAP)中接受电话咨询的来访者中进行了体验调查。他们发现80%的来访者报告说他们咨询的具体问题已经得到改善,68%的人对他们收到的电话咨询感到"非常满意"或"完全满意"。原始问题最严重的人所得到的帮助比原始问题较轻的人少。在接受调查的186名参与者中,96%的人愿意再次寻求电话咨询(相比之下,只有63%的人愿意再次接受面对面咨询);在对那些同时接受了电话咨询与面对面咨询的人的调查中,有58%的来访者更喜欢电话咨询。此外,电话咨询被认为是专业和值得信赖的,并且来访者也提到与他们的咨询师形成了紧密的联系。

瑞茜等人(2006)对顾客电话咨询价值的感知进行了因素分析。三大主要因素显现了出来：**控制感**(例如:"我认为我可以在我不喜欢的时候随时挂断电话""我喜欢咨询师看不见我");**方便性**(例如:"我喜欢我想什么时候打电话就什么时候打");**没有约束性**的影响(例如:"我喜欢电话咨询是免费的")。瑞茜等人开发的方法论在研究咨询模式的过程和结果的其他研究中被率先使用(Kenny and McEacharn, 2004)。马伦等人(Mallen et al., 2005)提供了一个有关电话咨询的十分有价值的简短综述。

然而,似乎有一个重要的过程维度电话咨询不同于面对面的工作。李斯特(Lester, 1974)认为电话咨询是使得来电者增加了积极移情的一种情境。见不到面的帮助者很容易被认为是"理想"的某位,并且可以被想象为呼叫者需要或想要的任何一位。格吕梅(Grumet, 1979)指出电话采访的元素有助于增进亲密感：视觉隐私,说话人的嘴唇在某种意义上距离听众的耳朵只有数英尺,以及对局势的高度控制。罗森鲍姆(1974)写道:"电话铃声象征着婴儿的哭声,一种即时的反应,即我的声音本身相当于母亲的即时反应。"

在电话咨询中发现的积极移情的一个结果似乎是来电者对待咨询师的错误更加宽容。德尔芬(Delfin, 1978)记录了来访者对不同类型的电话咨询的回应方式。结果发现,来访者似乎对那些专业观察者看起来是陈词滥调或者不准确的咨询给了了积极的回应。

朱等人(Zhu et al., 1996)描述了一次发生在加利福尼亚的帮助人们戒烟的电话咨询。他们发现在电话咨询的服务类型中存在许多优点,而非传统的一对一或小组咨询形式。电话联系使得咨询师能够特别关注每位来访者的需求,这在群体戒烟计划中是很困难的。其次,他们注意到,与其他咨询一样,电话的匿名性使来访者非常坦诚,因此加快了咨询过程。第三,他们注意到电话咨询的形式本身使得咨询更易按照规范的形式进行,开始时依据来访者,之后咨询师可以进行补充。协议或手册的存在是确保咨询能力和服务质量的有效途径。最后,他们觉得电话使得咨询师更加主动。

> 电话使我们有可能进行主动的咨询。一旦吸烟者采取了寻求帮助的步骤,所有后续的联系都可以由咨询师发起。咨询师为每一通电话进行预约并随后按照约定时间通话的事实培养责任感与支撑感。这一主动出击的方式同样降低了中断率,因为咨询师不像来访者一样对按计划完成会话抱有疑虑。
>
> (Zhu et al., 1996: 94)

这种主动性的因素显然是吸烟者咨询的一个主要优势,其中保持动机的改变是需要首先考虑的问题。

大多数的电话咨询机构的员工都是仅接受过有限训练的兼职志愿者,尽管商业性电话热线的数量越来越多:例如,前一段中描述的加利福尼亚吸烟者热线,或由EAP提供者运行的热线。从已有的研究证据看来,在电话工作中,咨询师的个人素质和表现比技术技能更重要。大多数来访者与任何一位咨询师仅会有一次接触,所以一些其他形式的咨询,如行动规划、克服对改变的抵制和建立治疗联盟的复杂性,都是不存在的。另一方面,电话顾问需要快速工作,灵活、直观,并能够应对沉默。恶作剧电话和性骚扰引出了面对面咨询中较少使用的技能。电话咨询需要进入危机中的个人世界,从而暴露在强烈的情绪中。他们可能成为自杀的远程参与者。电话咨询师不仅要参与一项可能很原始、很痛苦的工作,他们也不太容易收到他们工作成果的反馈。事实上,他们可能永远不知道一个来电者是否自杀,或者逃离了虐待他们的家庭环境。因此,电话咨询机构的离职率和职业倦怠率,以及提供适当的支持和督导,是需要进一步研究的课题。

从来电者或来访者的角度来看,电话咨询比面对面治疗有两大优势:接近和控制。

拿起电话,直接和咨询师通话比预约下周某个时候去咨询机构要容易得多。因此,电话咨询对那些不愿意申请其他形式的帮助或困难尚未达到高级阶段的人提供服务方面具有重要预防作用。此外,大多数人对寻求心理问题的帮助都很矛盾。电话使来访者处于权力和控制的位置,能够进行联系,并按照自己的意愿终止。

显然,本节只提供了与电话咨询相关问题的简要介绍。这是一种传递模式,往往被来访者高度重视,他们欣赏其灵活性、匿名性和可访问性。有兴趣阅读更多关于电话咨询的读者,推荐阅读罗森菲尔德(Rosenfield, 1997)的优秀书籍。

网络咨询

在过去十年中,咨询服务增长最快的模式之一是使用互联网。有很多咨询师在各种不同类型的网页上做广告,任何国家的来访者都有可能在白天或晚上的任何时间访问世界各地的咨询师。墨菲和米切尔(Murphy and Mitchell, 1998)提出了邮件咨询的一些优势:

- 有整个咨询过程的永久记录(对来访者、咨询师及咨询督导均有用处);
- 打字是使问题具体化的有效手段;
- 写作行为有助于人们反思自己的经历;
- 权力失衡减少了——互联网是一种极度平等的媒介;
- 来访者可以在"此刻"表达他们的感受;他们可以在抑郁或恐慌发作的时候写电子邮件,而不是等待下一个咨询会议的到来。

即使是互联网上最简短的搜索也会找到出各种各样的电子邮件咨询服务和聊天室。安东尼(Anthony, 2003)、芬克(Fink, 1999)、克劳斯(Kraus et al., 2004)、马伦和沃格尔(Mallen and Vogel, 2005)、马伦(Mallen et al., 2005)和罗克伦等(Rochlen et al., 2004)综述了治疗目的网络咨询的多样性和创造性。

切谢尔和斯多夫(Chechele and Stofle, 2003)提出了在互联网上进行个体治疗的两种主要技术手段——**电子邮件治疗**,它涉及异步的(例如:延时)通信,以及治疗师和来访者端之间的互联网中继聊天(Internet Relay Chat, IRC),它是实时的同步接触。互联网治疗的过程需要咨询师对不同的互联网服务提供者的技术要求有所了解,有评估适合在线治疗的来访者的技能,对计算机媒体的影响的评价,以及评估计算机中介通信对情感表达和关系形成的影响。

与在线咨询相关的伦理问题有很多:

- 来访者评估咨询师职业地位和资格的能力,或如果出现违反保密或其他道德问题,提出申诉的能力;

- 如果来访者有自杀或自残的风险,咨询师的反应能力;
- 确保书面材料的安全性和机密性——如果电子邮件丢失,或陌生人进入聊天室会发生什么?
- 如果互联网链接被中断,请保持联系。

肖(Shaw and Shaw, 2006)对2002年88个咨询网站的伦理程序进行了调查,发现88%的站点提供了咨询师的全名,其中75%提供了咨询师的资格。然而,只有49%使用了进入/评估程序,27%使用了安全站点或加密软件。作者将这些结果描述为"令人震惊"。然而,这项研究仅仅考虑了网络咨询提供者的伦理政策和意图——目前缺乏关于此类服务带来的实际道德投诉的数量信息。

目前,关于在线咨询的过程或结果的研究相对较少(Rochlen et al., 2004)。巴拉克(Barak et al., 2008)对在线治疗有效性的研究综述中回顾了92项研究。总体而言,这些研究报告的结果与面对面治疗研究中发现的结果大致相当。证据表明,在线治疗心理问题,如焦虑、惊恐和创伤后应激障碍(PTSD)的结果比心身疾病更积极。此外,还有一些证据表明,年轻来访者从在线干预中获益比老年来访者更多。巴拉克等人(2008)找到了14项研究,其中来访者被随机分配接受在线或面对面咨询,并调查两种情况下的效果。另一种重要的研究方向是考虑那些喜欢在线咨询的来访者的特征。一项研究中,栗冈(Kurioka et al., 2001)研究了日本制造公司员工的电子邮件咨询的可接受性和使用情况。员工通过电子邮件、电话、普通邮件或面对面的接触来获得健康咨询。邮件咨询特别受年轻员工和有心理健康问题的员工的欢迎。与其他方法相比,电子邮件协商更有可能涉及预防问题。

有趣的是,要知道这些发现是否意味着有一个独特的来访者群体被吸引到在线治疗中,这可以推广到其他咨询设置和文化背景中。目前缺乏对在线治疗的研究似乎很可能在不久的将来得到解决:似乎目前正在进行许多研究,这种治疗形式的研究基础将在未来显著扩大。

自 助

在过去十年中,在没有专业治疗师的情况下,人们可以主动参与治疗活动的想法在咨询和心理治疗文献中得到了强调。随着治疗在现代工业社会中被越来越广泛地接受,心理治疗概念和方法已经不可避免地以不同形式重新包装和销售,如书籍、网站和视频。在当代的咨询和心理治疗中也有一种重要的力量,以博哈特和托尔曼(Bohart and Tallman, 1999)的"主动来访者端"为代表,它认为任何类型的治疗的有效性都取决于人的自愈能力。此外,还有一部分人对专业的帮助者表示谨慎,他们更愿意单独解决困难,或者与那些直接分担他们所面临的挑战的人一起解决困难。近年来,通过这些力量的凝聚,政府和卫生服务提供者希望提供低成本的治疗,不负担专业训练治疗师的工资。自助文献包含所有这些主题,并反映了围绕当代咨询实践的一些关键的辩论领域。以下部分探讨了自助的主要领域:治疗性写作、自助书籍和手册、互联网套餐和自助小组。还讨论了阶梯式护理的概念,该概念已被提议作为在医疗保健系统内整合自助和专业帮助的模型。

写作治疗的用途

许多人发现通过个人写作(有时被称为"文字治疗")探索感受和经历可能对他们有所帮助——写日记是一个古老的传统。一些治疗师会鼓励来访者进行特定主题的写作(如 Maultsby, 1971; McKinney, 1976)。其他人建议使用持续不断的日记或日志,如由亚当斯(Adams, 1990)、尼贝克(Pennebaker, 2004a)、普罗夫(Progoff, 1975)、雷纳(Rainer, 1978,1997)、卢金斯基(Lukinsky, 1990)和汤普森(Thompson, 2004)设计的结构与技术回顾了不同日记写作技巧的价值。进一步的写作治疗工作模式包括诗歌写作和自传(Greening, 1977)。兰格(Lange, 1994,1996)对信件写作在创伤与悲伤的解决运用给出了十分有力的案例。在他的工作中,来访者被要求写一些信给已经去世的人,表达和探索未说出和未解决的主题。尼贝克和他的同事(Pennebaker, 1993,1997a, 1997b,2004b),在一系列研究中令人信服地证明了写作治疗媒介的基本功效,其中他要求经历过损失或创伤的人写下不多于四五天的感受,每次 20 分钟。这些研究的结果发现,即使是这种极少的干预也会产生极大的心理和健康益处。

书写自己的问题的行为可以激活许多重要的康复过程。因为它是一种私人活动,所以用写作来表达情感以及可耻或令人不安的思想是相对安全的。一旦付诸纸端,这些想法和感受都可以反思——人们能够更好地将他们与其生活中的其他事件联系起来。书面文件可成为一个人对生活中出现问题的见解、策略和解决方案的临时或永久记录。因此,人们可能更容易参考这些见解,并在日常生活中实际使用它们,而不是在与咨询师的对话中产生见解随后便遗忘。最后,治疗性写作可以在来访者选择的时间和地点进行,这样他/她就可以在感受到情绪时写下情感,并在发生时立即记录想法或梦境。这可以产生生动而复杂的记录,这些记录通常表达极为流畅,并且在几天后口头报告给治疗师时不那么引人注目。当来访者参与治疗性写作时,咨询师必须敏感地协商书面材料的使用方式。一些来访者喜欢将他们的写作保密,而另外一些人则会在治疗师似乎不愿意阅读他们所作的内容时感到别扭。这可能会给咨询师带来困扰,例如,当来访者每周发来许多日记或每天收到好几封电子邮件时。究竟是在治疗疗程中邀请来访者大声朗读出他们的日记,还是由治疗师自行阅读来访者在一旁观看更好,有些进退两难。后一种做法可能会扰乱治疗期的流程,但一些来访者可能会认为大声朗读很尴尬。

在治疗中除了来访者写作外,还有许多咨询师和心理治疗师向来访者写信的例子。向来访者写信的做法在叙事治疗(White & Epson, 1990)和认知分析治疗(CAT)(Ryle & Kerr, 2002)中起着重要作用,这些治疗方法中的从业者已经建立了丰富的专业知识,诸如何时以及如何写给来访者,以及如何构建和撰写治疗信件等问题。证据是,来访者倾向于报告治疗师来信在具体化一个会谈关键点方面非常有帮助,也是治疗师对他们感觉的关心深度的指标。治疗师的信件和邮件也通过突出来访者达到他们目标的动机传递了希望。

阅读治疗:使用自助书籍

"阅读治疗"是指阅读书籍的治疗效果。近年来,自助书在咨询和心理治疗中的潜在作用引起了人们的兴趣(Norcross, 2006)。这种兴趣的部分基础在于公众对学习心理学和心理治疗主题的巨大兴趣——2003年出版了超过3 500种新的英语自助书(Menchola et al., 2007),并且由美国奥普拉·温弗瑞(Oprah Winfrey)、英国朱迪·芬尼根(Judy Finnegan)和理查德·马德利(Richard Madeley)等公众人物推荐的大众媒体小说的激发下,出现了数千种阅读兴趣小组。关注自助阅读材料的另一个重要方面是心理咨询和治疗专业人员和决策者认识到,自助书可能代表对治疗等待名单增加了一种高收益反应。

斯塔克(Starker, 1988)对美国的心理学家进行了问卷调查,向他们询问他们在治疗中自助书籍的使用情况。这些治疗师中约有69%的人表示这些书籍"真正帮助"到了他们的一些来访者。超过一半的从业者至少偶尔会推荐自助书来补充治疗。与其他方向的治疗师相比,心理动力学治疗师使用阅读治疗的可能性更小。斯塔克(1988)调查中提到的最受欢迎的阅读治疗书籍涉及育儿、自信、个人成长、人际关系、性和压力等方面。

一般来说,有三类书籍适用于阅读治疗。第一类包括明确的自助手册,旨在使人们能够理解和解决他们生活中的特定困难领域。自助书籍通常包含练习和行动建议,通常以认知-行为理论为导向。然而,罗斯玛丽·索思盖特和约翰·兰德尔(Southgate and Randall, 1978)具有里程碑意义的《非专业心理分析手册》(*Barefoot Psychoanalyst booklet*)表明,甚至可以在自助模式中使用克莱恩学派(Kleinian)和里奇治疗(Reichian)的想法。广泛使用的自助心理健康书籍的例子有:

- 伯恩斯(Burns, 2000)的《好心情手册》(*The Feeling Good Handbook*)
- 芬内尔(Fennell, 1999)的《克服低自尊：使用认知-行为技术的自助指南》(*Overcoming Low Self-esteem: A Self-help Guide Using Cognitive-behavioural Techniques*)。
- 格林伯格和帕德斯基(Greenberger and Padesky, 1995)的《注意情绪：通过改变你的思维方式来改变你的感受》(*Mind Over Mood: Change How You Feel by Changing the Way You Think*)。
- 英厄姆(Ingham, 2000)的《恐惧来袭：他们是什么，他们为什么发生，以及你能做些什么》(*Panic Attacks: What They Are, Why They Happen, and What You Can Do About Them*)。
- 杰弗斯(Jeffers, 2007)的《感受到恐惧并无论如何都要去做：如何将你的恐惧和犹豫不决变成信心和行动》(*Feel the Fear and Do it Anyway: How to Turn Your Fear and Indecision into Confidence and Action*)。
- 梅森和克雷格(Mason and Kreger, 1998)的《停止走在蛋壳上：当你关心的人出现边缘人格障碍时过回你自己的生活》(*Stop Walking on Eggshells: Taking Your Life Back When Someone You Care About has Borderline Personality Disorder*)。
- 罗威(Rowe, 2003)的《抑郁：走出自己的监狱》(*Depression: The Way Out of Your Prison*)。
- 威廉姆斯、蒂斯代尔、西格尔和卡巴特-津恩(Williams, Teasdale, Segal and Kabat-Zinn, 2007)的《走出抑郁的有意识方式：让自己从长期的不快乐中解脱出来》(*The Mindful Way Through Depression: Freeing Yourself from Chronic Unhappiness*)。

还有一些书籍讨论了基本的想法和经验，而不是明确地面向行为改变。这些可能最初是为专业读者编写的，但可以被普通大众接受或达到"信奉"的地位。已经被纳入自助领域的这类书籍的例子有：斯科特·佩克(Peck, 1978)的《少有人走的路：新的爱情心理学、传统价值观与精神成长》(*The Road Less Traveled: A New Psychology of Love, Traditional Values and Spiritual Growth*)和爱丽丝·米勒(Miller, 1987)的《一个孩子的戏剧和寻找真实的自我》(*The Drama of Being a Child and the Search for the True Self*)。在诺克罗斯(Norcross et al., 2003)的文章中可以找到心理健康自助书(和其他自助材料)的综述。除了由商业出版社出版的自助书籍外，还有大量由个人治疗师和咨询机构制作的小册子、彩页和工作簿。

第二类阅读治疗内容的类别包括经历过特定心理健康问题的人的自传或传记作

品。受特殊问题困扰的个人可能通常能够体会到遭遇类似挑战的其他人的生活和感受,从而获得大量支持、洞察力和希望。此类中有影响力的书有:凯·贾米森(Kay Jamison)的《躁郁之心》(*An Unquiet Mind*),它描述了情绪障碍的经历,约翰·贝利(John Bayley)的《鸢尾挽歌》(*Elegy for Iris*),讲述了照顾患有阿尔茨海默病的配偶的经历,以及戴夫·佩尔泽(Dave Pelzer)《一个名叫戴夫的男人》(*A Man Named Dave by Dave Pelzer*)(幸存的受虐待儿童)。在索默(Sommer, 2003)的概述中可以找到在心理治疗中使用自传所涉及的问题。

最后,第三类阅读治疗的类别作品包括虚构小说,例如描绘生活故事、行为模式、选择和应对策略的小说,可能与正在接受治疗的人相关,例如希尔维亚·普拉斯(Sylvia Plath)的《钟形罩》(*The Bell Jar*)或珍妮丝·加洛韦(Janice Galloway)的《诀窍在于保持呼吸》(*The Trick is to Keep Breathing*)。相似地,有许多电影提供了有关心理困难的有价值的虚构描述,例如《普通人》(*Ordinary People*)(自杀/死亡和悲伤)和《美丽心灵》(*A Beautiful Mind*)(精神分裂症)。赫斯利(Hesley and Hesley, 2001)以及韦丁和尼米克(Wedding and Niemiec, 2003)更充分地讨论了电影在治疗中的运用。

尽管图书馆和书店在公共领域中存在大量的书面自助材料,但是寻求利用这种资源的咨询师和心理治疗师仍然存在一些具有挑战性的问题。使用自助手册和书籍引发了许多理论问题(Craighead et al., 1984)。咨询中的许多理论和研究强调治疗关系的重要性,但在阅读治疗中没有直接的人物联系。自助手册还假设相同的技术对于遇到特定问题的所有人都有效,而不是针对不同的来访者开展个性化干预。最后,有人担心自助阅读可能会造成伤害。

富勒曼(Fuhriman et al., 1989)坎贝尔和史密斯(Campbell and Smith, 2003)以及诺克罗斯(Norcross, 2006)已经准备了将自助融入咨询的富有成效的指南。这些作者建议,寻求利用自助资源的治疗师应该:

- 在向来访者推荐之前,请先熟悉相关的自助书籍;
- 使用自助材料为来访者提供切实的支持和鼓励;
- 根据来访者的个人需求量身定制他们的建议;注重阅读水平和兴趣;
- 尽可能使用有研究证据支持的自助书籍;
- 考虑自助书与来访者已达到的治疗阶段的相关性;
- 防止"将自助书智能化作为治疗转向"(Campbell and Smith, 2003:182)。

然而,很明显很多人在没有咨询专业咨询师或心理治疗师的情况下使用自助书籍。因此,至少有些来访者会不喜欢他们的治疗师讨论其正在阅读的书籍——他们更希望将自己的阅读作为一种私人的、独立的治疗策略。越来越多的研究关注了阅读治疗的有效性。在一项研究中,奥格尔斯(Ogles et al., 1991)为最近经历过离婚或分手关系的

64 人提供了自助书籍以应对他们的失落。在阅读之前和之后评估其抑郁和精神症状的水平。大多数参与者表示阅读在临床上具有显著的益处。他还发现,那些最初对该书的帮助具有积极期望的读者获得了更大的收益,这可能意味着根据治疗师的建议收到的书籍或自助手册可能特别有价值。有些项目将自助手册的方案与电话咨询相结合,咨询师使用电话热线,可以定期打电话或致电来访者,鼓励他们使用手册(Orleans et al., 1991; Ossip-Klein et al., 1991)。克雷格德(Craighead et al., 1984)发现尽管完全使用手册来自我管理可能对某些人有效,但大多数来访者希望或需要与帮助者进行一些额外的个人联系。

斯科金等人(Scogin et al., 1990)的研究认为,对于年龄较长、受过高等教育的来访者来说,阅读治疗似乎更有效。有一些对自助阅读的有效性进行了元分析的文献。其中,登布尔等(den Boer et al., 2004)、平井和克拉姆(Hirai and Clum, 2006)、梅因和斯科金(Main and Scogin, 2003)以及门可拉(Menchola et al., 2007)对此进行了最为全面的评论,已经找到了令人信服的证据,证明自助阅读对大多数有问题的人都有适度的帮助,同时也存在各种各样的困难。然而,自助式不如咨询或治疗师的治疗有效,或者由帮助者为来访者提供使用自助材料的最少接触的帮助和鼓励的"引导型自助"一样有效。

专栏 18.2　阅读自助书:治疗过程是什么?

尽管已经对阅读治疗进行了大量研究,但这些研究大多集中在治疗性阅读的有效性上,并且很少关注情绪和关系学习以及可能发生变化的过程。更全面地了解自助阅读过程非常重要,因为它可以让从业者了解如何与积极自助的来访者开展最好的合作。科恩(Cohen, 1994)发表的文章是少数关于阅读治疗过程的研究之一。这项研究在没有治疗师干预或支持的情况下,对 8 名受益于自我阅读的人进行了开放式访谈。采访使用了现象学分析,从而产生了许多关键的主题。这些读者的核心因素是**认识自我**的过程。例如,参与者说道:

这感觉就像这个人已经经历过了我正在经历的,并把我的感觉精炼到了这篇文章里,而且这些就好像正是我所感受到的。

你会感到这个人就是你、你的姐妹或者你最好的朋友。

另一种被证实与感觉有关的核心主题是,感觉好像是一种困难或耻辱的生活体验是可以接受的:

(阅读)让我觉得自己不是一个人。它验证了我的感受。它验证了整个体验……这让我感觉好像它能够感受到我做了什么……

> 从分析中得出的其他重要主题是舒适、希望、灵感、宣泄、信息收集和获得理解。研究中的所有参与者都说自己会有极大的目的性和坚定性来开始他们的阅读,会经常反复阅读书中的某个部分,并迫使自己有意去记住关键段落。阅读的经验被视为一个孤独的过程,它很难向另一个人解释或分享。最后,参与者说,他们有脱离自我的感觉,阅读使他们暂离当下生活中的困难,把他们被带到别处。科恩(1994)研究中的局限性也需要加以注意,该研究的样本量小,他们都报告了自助阅读的积极体验。尽管如此,该研究的结果对于自助书籍的编写和结构方式以及治疗师与同时使用自助材料的来访者进行互动的方式具有重要价值。例如,这些读者所描述的实际上是他们与所阅读书籍之间的强烈情感联系。他们被吸引到那些使用人物和案例的书籍中去,这样会促进这种关系。

尽管研究证据为使用自助提供了积极的支持,但重要的是要意识到自助的价值在很大程度上取决于自助的背景。关于自助阅读有效性的最令人鼓舞的证据来自使用志愿参与者的研究,他们积极寻求自助资源。相比之下,在英国国家健康服务中心开展的两项研究表明,患者对面对面的个人治疗有所期待,但结果并不令人满意。在控制良好的研究中,参与者被分配到自助状态,米德等人(Mead et al., 2006)和萨尔科夫斯基斯(Salkovskis et al., 2006)发现,患者对提供自助护理有抗拒性,往往没有积极使用所提供的文本,并且与未接受自我护理的对照组患者相比,仅显示出边缘症状的改善,即便工作手册是为他们量身定做的(Salkovskis et al., 2006),或者他们对这些材料的使用得到了精神卫生工作者的帮助也是如此(Mead et al., 2006)。这些研究的结果表明,自助阅读的**意义**可能是其有用性的内在因素。那些积极从图书馆或书店寻找自助书籍,或被治疗师鼓励使用此类书籍的人,可以从他们的阅读中加强主导感或自我效能感(Bohart and Tallman, 1999)。相比之下,那些在没有得到更为理想和可信的治疗方法的情况下被动使用"制度化"自助材料的来访者可能会认为,他们获得的是一种被"甩货"的以次充好的帮助形式,这种形式的帮助只是为了削减成本而已。

自助互联网套餐

与自助书籍和手册相比,互联网套餐在交互性的使用方面具有更大的灵活性,可以最大限度地提升来访者参与的活跃度,而视频材料可以通过屏幕上描绘的真实生活叙事来增强来访者的认同感。已经有许多倡议建立旨在在线提供治疗的网站,通常采用认知-行为治疗(CBT)原则。随着技术的进步,卡瓦纳等人(Cavanagh et al., 2003)讨论了越来越复杂的计算机化心理治疗方案的发展历程。目前广泛使用的自助套餐是**战胜抑郁**(Beating the Blues),其中包括 CBT 治疗抑郁症的结构化课程,它们会被授权给全科医生和家庭医生用于他们的诊疗,其中包括人物塑造的创新性使用(努力克服抑郁的人的故事),以及更传统的自助练习。卡瓦纳等人(2003)详细说明了战胜抑郁设计的思路是可行的。

一系列研究已经确定了战胜抑郁在轻度和中度抑郁症干预中的有效性(Cavanagh and Shapiro, 2004; Cavanagh et al., 2006; Grime, 2004; McCrone et al., 2004; Proudfoot et al., 2004)。类似的用于治疗焦虑的套餐是"恐惧战士"(Gega et al., 2004; Schneider et al., 2005)。战胜抑郁和恐惧战士都被英国国家健康与临床卓越研究所(NICE, 2006)批准为有效的治疗方法。相比之下,MindGym 网站则是由不拘一格的自助练习组成,旨在促进心理健康,并使用户能够处理问题。DipEX 是一个结构性较差,并非明显"心理类"的互联网资源网站,它已被开发为记录来访者自传,为经历各种健康问题(如抑郁症等)的人们所用。最后,有许多治疗和心理健康网站,如约翰·格罗霍(John Grohol)的 psychcentral.com,会提供信息、来源和链接。

可以将自助互联网套餐分为三类。首先,有一些网站,如战胜抑郁和恐惧战士,只有通过卫生行业的门槛才能进入,但是来访者无须任何专业支持即可使用。第二,互联网套餐会提供一定程度的自助活动,但基本上只作为治疗师所提供的治疗的辅助手段。这类互联网资源已在有关在线咨询的部分进行了讨论(参见第 551 页)。最后一类是完全自助型网站,任何连接到互联网的人都可以访问。令人感兴趣的是,目前资源丰富的网站,例如战胜抑郁和恐惧战士仅适用于相对较小的人群,毫无疑问,因为创建这些软件包需要大量开发成本以及由此产生的需求通过商业许可的成本。相比之下,免费提供的心理健康网站非常受欢迎——安德森等人在 2003 年进行了一项调查(Anderson et al., 2004),一些应对焦虑的信息网站每月有约 600 万的点击量。这种水平的需求量意味着线上心理治疗套餐面临着提供更复杂的心理治疗软件包,使得它们更易被获得的压力。毫无疑问,一般人群将变得越来越"有治疗意识",并且作为传统面对面治疗的消费者更加目光敏锐。

咨询师和心理治疗师与在线资源相关的一个基本困境是,互联网上的质量控制很少,而且来访者可能正在利用那些给他们提供不良信息和误导或偏见建议的网站。因此,治疗师必须意识到出现在他们所工作的来访者群体周围的网上事物,并准备引导来访者到最有用的网站。有关互联网自助资源的宝贵指导,以及如何将其纳入咨询,可在格罗霍(Grohol, 2004)和朱克曼(Zuckerman, 2003)的文献中找到。

> **专栏 18.3** 治疗：PTSD 在线治疗的结构化方法
>
> 由阿尔弗雷德·兰格及其同事在荷兰开发的治疗创伤后应激障碍的治疗方案代表了与治疗师互动的创新组合，以及结构化互联网学习计划的应用。潜在来访者可以访问网站，该网站提供有关治疗方案的信息、治疗的基本原理，并筛选参与者以确定该特定治疗是否适合他们。然后，邀请进行治疗的来访者制定强化治疗性写作任务的时间表（五周内完成十个 45 分钟的写作课程），组织围绕三个阶段的治疗：**自我对抗、认知重新评估**和**与他人分享**。自我对抗写作任务涉及详细描述创伤事件，并写下他们对事件的想法和恐惧。治疗师会在每次写作后 24 小时内提供简要反馈，例如：
>
> > 我希望你能从车祸事件中选择一个更具体的时刻；这一刻可能对你来说非常艰难和可怕，你可能不太愿意考虑它。正如我之前提到的，这可能是你偶尔会在脑海中闪回的东西，会引起情绪和身体反应，如出汗、手冷或呼吸困难。例如，当你看到车辆燃烧的火焰时，或者你在医院里向约翰道别时，它们都是可以的。在接下来的两篇文章中，我希望你能写下这个时刻。
> >
> > (Lange et al., 2003: 902)
>
> 为了促进自我对抗，鼓励来访者使用第一人称的写作来尽可能详细地描述他们在创伤事件时所经历的感官认知，而不需担心写作、风格、语法或拼写。远程治疗的**认知再评价**阶段，来访者接受认知重构原则的教学，并被邀请通过写作来应用这些原则，好像他们是在"为经历类似创伤事件的假想中的朋友提供鼓励性建议"。最后，在治疗的第三阶段，要求来访者通过写一封信（可能会也可能不会发送）给重要他人分享他们新的学习收获，概述创伤事件是怎样改变了他们，以及他们如何学会应对。在远程治疗的随机对照试验中，兰格等（Lange et al., 2003）发现接受这种治疗的来访者比相匹配的等候治疗对照组的来访者有更多的受益。完成远程治疗的患者中约有 50% 经历了显著的临床变化，并在随访中得以保持。考虑到本研究招募的来访者最初的高创伤后应激障碍水平，这是一项引人注目且令人鼓舞的结果。但是，兰格等（2003）也发现了有 30% 的来访者脱落，要么是因为他们遇到了系统的技术困难，更喜欢面对面接触，要么就是报告写作任务太危险了。

自助小组

在当代社会中发生的大量小组辅导是在自助小组中进行的，这些小组由具有类似问题的人组成，他们在没有专业领导的帮助下聚在一起。可以看出自助运动的吸引力取决于两个主要因素。首先,在缺乏专业资源的情况下创建自助小组,从而可以超越卫生和福利机构的预算限制。第二,参与自助小组的人们喜欢与其他人交谈经历,这些人知道酗酒、在交通事故中失去孩子或照顾着年迈的父母"是什么感觉"。

自助小组对各种来访者群体的有效性已得到充分记录。在酒精依赖领域,甚至有证据表明,匿名戒酒会比专业专家提供的个人或团体咨询更有效(Emrick, 1981)。然而,许多心理健康专业人士仍然对自助小组的价值持怀疑态度,并将其视为社交,或充其量是情感支持的机会,而不是严肃治疗工作的场所(Salzer et al., 1999)。

导致自助小组工作困难的一个问题是建立无益或不适当的群体文化。例如,这个群体可能被一两个人所主导,这些隐蔽的人不需要改变,他们创建了一个群体,在那里人们相互勾结以保持广场恐惧症、超重或酗酒问题。另一个困难可能是该群体没有明确的边界和发展规范,因此群体是经历风险而不是分享感情的安全场所。安泽(Antze, 1976)认为,最有效的自助小组是那些发展和应用明确的基本规则或"意识形态"的群体。例如,女性意识培养小组可以借鉴广泛的文献,详细阐述女性主义帮助方法的哲学和实践。匿名戒毒会使用具有明确界定的"12步"规则手册。

由戴维森等人(Davidson et al., 2000)进行的研究表明最广泛使用的自助小组是那些受到周遭环境歧视的人形成的自助小组,例如阿尔茨海默病、酗酒、艾滋病、乳腺癌和前列腺癌。似乎这种倾向背后的因素之一是,自助小组可能使一个人能够在生命危机期间发展一种新的自我叙述和身份认同感,在此期间他们会感觉到他们以前的身份被无可救药地摧毁(Rappaport, 1993)。自助小组为一个人提供了多个例子或者榜样,这些人已经适应了痛苦或衰弱的疾病或病症,因此这些例子可以作为希望、实际支持和应对策略的来源。在挣扎于严重和持久的心理健康困难的人们的世界中,存在着大量高效的自助团体,如倾听网(Hearing Voices network)(Romme and Escher, 2000)和全球复苏运动(the global recovery movement)(Davidson et al., 2005, 2006; Stricker, 2000)。

除了简单地鼓励来访者利用他们可以获得的自助小组,并在必要时提供信息之外,专业咨询师可以通过在其组织内发挥主动作用或通过在自己的组织中发挥主动作用来帮助自助小组入门,因为小组中的人们寻求在哪里见面以及如何进行的指导。例如,学生咨询师可以鼓励成人学生或海外学生组建自助小组。医院的咨询师可以与患有工作压力的护理人员结成的自助小组或患有癌症的患者一起工作。"专家"与小组之间的关系需要敏感的处理,咨询师可以担任外部专家,而不是进入其中并为其负责(Powell, 1994; Robinson, 1980)。

反思自救

自助活动的使用在咨询和心理治疗专业中受到了极大的关注,因为它代表了一种非常重要的,也是潜在的高收益便利型学习治疗和护理的应用方式。可能需要将这些发展置于更广阔的文化视角中。所有文化的一个核心特征是,它倾向于提供人们学会使用的一系列自助补救措施来处理每天的痛苦和不适,并且能在出现更极端的情况下有寻求专家帮助的打算。乔尔姆等人(Jorm et al., 2004)进行的一项调查表明了当代社会中这种自我保健策略的组织。在澳大利亚堪培拉地区,调查的参与者被要求完成一个简短的抑郁量表和一份调查问卷,邀请他们写出他们目前使用的一系列自助消息来源。调查结果显示,具有低或轻度抑郁症的个体使用了非常广泛的自我护理程序。例如,以下行为得到10%以上的轻度抑郁症患者的认可:芳香治疗、避免摄入咖啡因、养宠物、减少酒精、运动、服用维生素和舞蹈。然而,那些患有严重抑郁症的患者使用这些活动的频率低于轻中度患者。较为苦恼的调查受访者更倾向于向全科医生、咨询师或心理学家寻求专业帮助。这些发现需要在其他人群中得到证实。但是,如果它们有效,乔尔姆等人(2004)认为,这项研究的结果意味着有三个不同的"行动波"与心理困扰相关。

在第一波中,有轻度问题的人会利用已投入日常使用的策略,例如运动、音乐以及与家人和朋友的互动。随着痛苦变得更加严重,这些日常策略的使用会减少,因为个人会寻找特定的补救措施,例如自助书和辅助治疗。最后,如果问题变得更加麻烦,那么该人会寻求专业帮助。该模型表明,在不同的痛苦程度下,自助的意义会有所不同。具体来说,至少有一些麻烦不足以求助于专业治疗师的人可能会把阅读自助书作为他们尝试过的策略,而这种策略对他们来说是失败的,因此这些人可能会抵抗能够自助的"处方"。这个模型还解释了为什么"志愿者"(Main and Scogin, 2003)阅读的自助书似乎比医疗保健专业人员推荐的受益更大(Mead et al., 2006; Salkovskis et al., 2006)。

将自助书籍,团体和网站视为广泛的"文化资源"(McLeod, 2005)的一部分可能是有价值的,个人可以通过各种方式进行治疗。从这个角度来看,总是要鼓励自助和自我照料,但如果个人试图过上健康的生活并防止出现问题,但有应对低水平的困难,或正处于重大"崩溃"的阵痛中,处于其生命的治疗后恢复阶段,那么可以理解为个人以不同的方式吸引这些资源。把寻求适当的自助活动作为正式治疗的辅助手段,咨询师和心理治疗师会冒这样的风险:个人可能会认为这些策略在某种意义上是由专业人士"拥有"的,因此他们不像以往那样公开地接触咨询师和心理治疗师。他们希望可以参与自由尝试的护理活动。另一种看待这个领域的方法是,与心理和情感困难相关的自助和自我护理是一个仅部分受专业治疗师和治疗影响的领域,它更多地受到了受害者(例如嗜酒者)自愿网络、商业出版公司以及个人努力寻求分享经验的掌握。

自助活动广泛用于一般人群;乔尔姆等人(2004)的研究中,超过20%的人说他们经常使用自助书籍或冥想来使他们能够应对情绪问题。这种现象的一个含义是,咨询和心理治疗培训必须使从业人员了解各种形式的自助材料和活动的利弊,并且建立一个信息提供处,以便在适当时方便来访者使用这些资源。

一人以上的治疗方法

尽管有各种不同的方法可用于一对一咨询(心理动力学、人本主义、CBT 等),但这些方法的一个不可避免的局限性是治疗师仅限于在单一的人际关系中观察来访者背景,即与自己的关系。在团体、夫妻或家庭中进行的治疗具有以下优点:每个来访者和他/她生活中的其他人之间的相互作用可以在作用发生时得到见证。此外,婚姻成员、其他夫妻关系、家庭或治疗团体相互支持的能力可以在会谈期内得到鼓励和实践。伴随着这些治疗机会,夫妻和家庭工作带来了某些挑战——例如,多重关系的复杂性和现实的多重定义。许多仅接受过个人治疗培训的咨询师发现很难适应与小组合作的需求,而克拉戈(Crago, 2005)认为,这种实践形式需要特定的技能。

团体咨询和治疗

团体咨询和治疗是一个理论、研究和实践的主要领域。这里的目的仅仅是确定提供这种咨询帮助的方式所产生的一些可能性和问题,而不是试图对这一专业领域进行全面检视。有兴趣的读者如果想了解更多,建议参考一些关于团体咨询的优秀介绍性文章(Brabender et al., 2004; Corey, 2008; Corey and Corey, 2006; Corey et al., 2004; DeLucia-Waack et al., 2004; Jacobs et al., 2006; Paleg and Jongsma, 2005; Yalom, 2005b),以及关于群体动力学理论背景的文献(Forsyth, 2005; Poole and Hollingshead, 2004)。在著名的小组治疗师欧文·亚隆(Irvin Yalom, 2005a)撰写的小说《叔本华的眼泪》(*The Schopenhauer Cure*)中可以找到对治疗小组中可能发生的过程以及他作为团体治疗师体验的有趣见解。

团体治疗的起源有几个平行的历史来源。雅各布·莫雷诺(Jacob Moreno)的心理剧,库尔特·勒温(Kurt Lewin)的"T 小组"和威尔弗雷德·比昂(Wilfred Bion)的精神分析小组开创了早期形式的群体工作。这些不同的举措在 20 世纪 40 年代末和 50 年代初期汇集在一起,形成了各种助人行业分支的强大传统。基于团队的方法可用于咨询、心理治疗、社会工作和组织发展。咨询的三个主要理论取向——心理动力学、人本主义和认知行为学——都表现在与群体合作的理论和实践的独特方法中。

第一个系统的心理动力学群体理论由比昂、福克斯和雅克提出,最初是在第二次世界大战期间通过在伯明翰北部医院和后来在伦敦塔维斯托克研究所与心理障碍和创伤后士兵一起工作而总结的。心理动力学小组工作的关键思想是将重点放在"团队是一个整体"上。比昂(Bion, 1961)认为,就像精神分析中的个体患者表现出对现实的防御一样,群体也是如此。他创造了"基本假设"一词来描述这些防御和回避的集体模式。"基本假设"的核心是一种共同的、无意识的信念,即该组织的行为"假设"某种想象的事态是真实的。例如,一个团体可以"假设"领导者是全知全能的(依赖性),"假设"团体中唯一的选择是与他人发生冲突(战或逃),或者"假设"该组的主要目的是形成两人友谊或性关系(配对)。小组组长的角色类似于个人精神分析中的分析师的角色,说得很少,因此他可以作为一个空白的屏幕,成员把自己的幻想投射到上面。

从这类群体中得到治疗的好处在于,通过参加一个正在学习理解有关权威、边界、性欲和攻击性问题的群体而获得个人洞察力,因为这些问题是在群体整体文化中产生的。惠特曼和斯托克(Whitman and Stock, 1958)引入了"群体焦点冲突"的概念,以此来理解群体过程与个体学习之间的联系。如果小组变得情绪化,比如,成员能否接受在会谈之外见面的问题,那么这个问题将在小组的每个成员中产生共鸣,因为它类似于自己生活中的其他问题。一个成员可能会对背叛产生强烈的感情,另一个成员可能会被父母控制,等等。心理动力学小组的过程需要时间,并且有可能看到小组生活中的不同阶段。本尼斯和谢巴德(Bennis and Shepard, 1956)构建了一个模型,设想了一个群体生活中的两个一般阶段。第一阶段涉及控制和权威问题,第二阶段涉及亲密和相互依赖问题。在第一阶段,团体成员按照先前学会的应对权威的方式行事:一些人可能是顺从者,另一些人则是反叛者。在团体作为一个实体厘清如何调和这些紧张关系的过程中,个体的洞察力和治疗改变是有机会的。在运行咨询小组方面,关于群体动力学这些观点的实际意义在阿加扎利亚和彼得斯(Agazarian and Peters, 1981)以及惠特克(Whitaker, 1985)的文章中得到了充分的探讨,贝尔和赫斯特(Behr and Hearst, 2005)、皮内斯(Pines, 1983)和罗伯茨与皮内斯(Roberts and Pines, 1991)讨论了这种方法在当前的理论和应用中存在的问题。

人本主义的团体咨询方法特别关注对于成长和遭遇的看法。这种方法的主要目的是团队成员的个人发展或自我实现,传统上,从业者采用了两种截然不同的方法。一些小组协调员在他们的小组中利用高度的结构化,为团队提供练习和任务以促进探索和成长。这种传统起源于心理剧和 T 小组或敏感训练小组活动。另一个传统是提供非常少的结构,并且促进者努力创造一个以尊重、同理心和一致性为特征的群体环境。后一种传统与罗杰斯(Rogers, 1969)的工作和人本主义的方法有关。以人本思维为基础的大量群体工作的核心目标是创建一个"文化岛",人们可以在不同的行为中尝试,分享经验,并在日常生活之外的环境中接受他人的反馈,从而获得更大的自由(Corey, 2008)。

第三种群体咨询方法已经从认知-行为传统发展而来,主要关注的是以群体形式提供 CBT 以促进来访者的行为改变（Bieling et al., 2006；Free, 2007；Heimberg and Becker, 2002；Sharry, 2007；White and Freeman, 2000）。这类团体工作的例子包括社交技能小组（Trower et al., 1978）、自信训练和短期小组，这些小组关注于特定的问题行为，如酗酒、饮食、社交焦虑或攻击。这种形式的团体咨询通常包含一种强有力的教学方法，由团体领导提供信息，并教导和建构适当的技能模型。小组成员通过练习、模拟和角色扮演来练习技能，并且通常会分配家庭作业，以鼓励将技能泛化到日常生活情境中。它的重点在于行动和行为改变而不是反思和遭遇，而且对群体动态的关注相对较少（例如群体成员之间的关系）。

与治疗实践的其他领域一样，在理论整合的方面，团体咨询领域也发生了重大变化。结合心理动力学、人本主义和 CBT 方法的团体干预的两个显著例子是由巴克罗伊德和罗瑟（Buckroyd and Rother, 2007）开发的肥胖妇女的结构化团体治疗和斯皮拉、里德（Spira and Reed, 2002）倡导的乳腺癌妇女的团体治疗。

如上所述，与团队合作的三种主要方法中的每一种都有不同的目标，其一端是洞察力和个人发展，另一端是行为改变。设立的团体形式也将反映来访者及其所在机构或组织的需求；阿贾扎里安和彼得斯（Agazarian and Peters, 1981）根据来访者的需求，提出了将助人群体分为三个层次挑战的分类。但是，组织因素也可能对团队实践产生影响。例如，心理动力学、塔维斯托克导向的群体和罗杰斯式会心团体通常需要花费数小时才能满足群体的动态发展。如果该机构只能分配 10 或 20 个小时的工作时间来运行一个小组，那么可能会选择更多的行为导向的经验。

大多数咨询师最初接受过培训，可以与个人来访者合作，而团体咨询则需要学习新技能。团队咨询师必须监督其自己与团队成员的关系，以及团队成员之间的关系。主持人还需要了解整个系统对整个团队的影响。咨询师从小组中吸收的情感需求或移情有时可能比个人咨询更加激烈。例如，本尼斯和谢巴德（Bennis and Shepard, 1956）将团队生活中的"气压事件"确定为所有群体成员联合起来拒绝领导者权威的时刻。小组工作中存在独特的案例管理问题：例如，设计和组建小组，选择成员，组合小组和个人咨询的结合，在团队开始时介绍新成员以及处理离开团队人员的流程（Whitaker, 1985）。群体中存在着独特的伦理问题，主要涉及可能对个人施加的一致性压力以及保持机密性的困难（Lakin, 1988）。最后，通常的做法是在小组工作进行时与共同领导者或共同主持人合作，以此作为处理任务的一些复杂性的方式。因此，有效的团队领导有独特的知识基础和一系列要求。遗憾的是，很少有正式的培训课程让人们成为小组协调员。大多数与小组合作的从业者通过成为小组成员并作为助理或学徒的共同促进者角色获得了他们的小组合作能力。

小组提供了一些帮助来访者的方法，这些咨询在个人咨询中是不容易得到的。小组提供了一个平台,在这个平台上,来访者可以展现出比在与咨询师一对一关系中直接观察到的行为更广泛的人际行为。在个人咨询中,来访者可以告诉男性咨询师他与女性沟通方面的问题。而在小组中,这些问题可以通过他与小组中女性的关系直接暴露出来。奥特利(Oatley,1980,1984)将这个过程描述为"角色扮演"。因此,小组咨询向咨询师提供了关于来访者的不同质量的信息,以及不同机会的即时性和与此时此地的合作。此外,在小组中,来访者有机会通过澄清、挑战和支持互相帮助。这不仅有助于提供更多帮助,而且还有助于帮助他人的来访者在增强自尊方面受益。小组环境可以被视为类似于戏剧,其中小组成员之间的互动是表达个人和集体问题的手段(McLeod,1984)。在这部剧中,并非所有参与者都同时处于中央舞台。有些人将扮演受众的角色,但这种能够观察其他人如何处理事物的能力本身就是一种强大的学习资源。

近年来,团体咨询和治疗研究最为丰富的领域之一是从亚隆(Yalom,2005b)的研究中发现和定义了"医疗"或"治疗"的因素。由于他的团体中发生的事情的复杂性,亚隆着手查阅文献,目的在于将关于助人的因素或过程的观点汇集到一起。他得出了12个因素:

- 群体凝聚力;
- 希望灌注;
- 普遍性;
- 宣泄;
- 利他主义;
- 指导;
- 自我暴露;
- 反馈;
- 自我了解;
- 认同;
- 家庭重现;
- 存在意识。

这些因素在一个群体中的存在可以通过问卷调查或亚隆等人设计的Q分类(一种结构化访谈)技术来评估。布洛赫等(Bloch et al.,1981)基于每个小组会议结束时要求小组成员简要地写下他们认为有用的内容,制定了类似的方法。许多小组促进者对"治疗因素"研究特别感兴趣,因为它建立在来访者认为什么有帮助或其他方面看法的基础之上,并且因为它提供了有关如何运行小组的宝贵指导。

而亚隆(Yalom,2005b)和布洛赫等人(Bloch et al.,1981)的工作侧重于团体中有用的东西,但考虑可能有害或破坏团体过程也是有用的。在一项针对斯坦福大学学生

20个会心团体(encounter group)的大规模全面研究中,利伯曼等人(Lieberman et al., 1973)发现参与这些团体的人中约有10%最终可归类为"受害人员"。加入这个群体对这些人造成的伤害弊大于利。这一证据引起了诸多文献的激烈讨论,一些批评者声称斯坦福研究中有些方面会夸大受害预测。然而,公平地说,利伯曼等人(1973)的研究确实引起了对团队方法的一些可能令人担忧的方面的关注。

在团体中可能出现这样的情况,即个别成员是受到压力才自我暴露或参与练习中的,尽管他们本身可能对此持抵抗或防御的态度。这个群体中其他成员的反应可能是破坏性的,而不是建设性的:例如,当一个群体成员分享他对"出柜"成为同性恋的恐惧时,会遇到其他人的同性恋恐惧反应。随后的痛苦可能是隐藏的或难以察觉的。这些是导致团队领导在为团队选择人员时要小心,并且经常为团队成员在团队会议之外提供支持安排(例如个人咨询)的原因。这也有助于促进者督导自己。

夫妻咨询

相当多的人以夫妻的名义前来咨询,因为他们认识到,二人的问题根本是他们的关系,而不是其中某个人的问题。许多国家已经建立了专门与夫妇或个人就夫妻关系问题开展工作的咨询机构。其中许多机构,如英国的 RELATE,由于担心婚姻生活的神圣性而开始存在,并且在早年主要是"挽救婚姻"的组织。然而,近年来,婚姻和家庭生活模式变化的现实影响了这些机构,使它们的工作更广泛地建立在一般关系咨询的基础上。

夫妻咨询领域主要有三种方法:心理动力学、认知行为学和情绪学。心理动力学方法旨在帮助夫妻深入了解他们婚姻选择的无意识根源,以及他们当前关系中投射和否认的运作。心理动力学夫妇咨询的基本假设之一是,每个伴侣都为这段关系带来了一套强有力的关于成为配偶和成为父母的想法,这些想法源于他/她的家庭。每对夫妇也会为这段关系带来一系列由幼儿经历所塑造的人际关系需求。例如,在童年的关键期经历母亲去世的人可能需要他人接纳,但不敢让自己对他人产生信任感。在童年时期遭受性虐待的人可能通过性关系表达对亲密关系的需求。咨询师的工作就像在个人工作中一样,帮助这对夫妇深入洞察他们行为的无意识根源,并学会表达被压抑的情感。

婚姻或夫妻工作中的心理动力学咨询也为这项任务带来了一系列关于关系的想法。俄狄浦斯情境的动态,孩子、同性父母和异性父母的三角关系配置,可以作为理解这对夫妇目前经历的困难的模式,例如丈夫、妻子和妻子的母亲,或丈夫、妻子和第一个孩子。夫妻工作中的另一种三角模式是由丈夫、妻子和其中一人的外遇对象组成。许多咨询师发现客体关系理论(第四章)在解开夫妻工作中可能发生的嫉妒、依恋、丧失和竞争的过程中是有价值的。

婚姻"选择"和婚姻"契合"的概念有助于理解夫妻间感情纽带的基础。根据心理动力学理论,一对夫妇会互相选择,因为至少部分地,每个人的无意识需求将由另一个人满足。因此,例如,一个生气的男人可能会找到一个脾气暴躁的伴侣。然而,这种婚姻契合可能变得越来越不舒服,因为一方或双方会一直以这样的方式发展,即要求将无意识的领土交还给另一方。有些夫妇能够在发生这种变化时重新就他们关系的基础进行协商。其他人则无法这样做,并且经过一段时间后,由于压力变得太大而导致爆炸,原始的关系模式在暴力危机、分裂或正在发生的婚外情中被撕裂。如果经常出现这样的危机,这对夫妇会来寻求帮助。

心理动力学的观点为夫妻提供了一个复杂的人格发展模型。许多来咨询的夫妇的冲突和异议背后,是基本的发展问题。一个16岁结婚的女人会发现自己在女儿达到同龄时尝试新的伴侣和出入夜总会。一个25岁左右的男人对父母身份的过渡感到害怕:他的妻子现在准备好生孩子了。在《教育丽塔》(*Educating Rita*)的情景中,一个女性的婚姻冲突来源于错过了发挥自己在学习或工作领域的潜能的机会,这个情况并不少见。

心理动力夫妻工作的技巧要用到与个人咨询相同的仔细聆听和探索。一些夫妻咨询师建议咨询由一对顾问,即一男一女提供,以促进不同类型的移情,但这是一种资源充足的咨询中心才有可能提供的选择。总的来说,以这种方式工作的咨询师必须比在个人来访者情况下更积极、有更多干预,以保持夫妻关注治疗工作,而不是在咨询室中进行辩论。关于夫妻心理动力学工作的理论和实践的进一步信息可参见克劳罗(Clulow, 2000)、克劳罗和马丁森(Clulow and Mattinson, 1989)、克劳利和格兰特(Crawley and Grant, 2007)以及斯凯纳和克里斯(Skynner and Cleese, 1993)的作品。

夫妻咨询的认知-行为方法则完全不同。其理论上的包袱相对较少,对过去的探索很少,而且主要强调寻找改变行为的途径。这种方法的核心假设是,亲密关系中的人们可以作为彼此积极强化的来源。在第一次见面时,通过求爱,通常会有很高程度的积极强化或与关系相关的奖励。后来,由于这对夫妇可能生活在一起,共同工作或抚养孩子,奖励接触的机会减少,关系、妥协和压力的成本增加。结果,"奖励—成本比"降低,并且失去了满足感。与此同时,这对夫妇可能在沟通、解决问题和性行为等方面遇到困难。在认知-行为模式中,对这些问题的补救措施是应用行为原则来启动改变,例如配偶之间签订协议。认知行为方法在性治疗领域的夫妻工作中特别成功。关于CBT导向夫妻治疗的更多信息可以在爱泼斯坦和鲍姆(Epstein and Baucom, 2002)的作品中找到。

与夫妻进行咨询的第三种主要的现代方法是以情绪为中心的夫妻治疗(EFT)(Greenberg and Johnson, 1988),它采用经验主义方法和依恋理论。约翰逊等人(Johnson et al., 1999)提供了这种方法的研究和实践的有用的回顾和总结,并且关于夫妻的EFT临床实践的进一步信息可以在格林伯格和戈德曼(Greenberg and Goldman, 2008)、约翰逊(Johnson, 2004)的作品中找到。

与夫妻合作的其他方法包括基于家庭治疗理论和实践的模型(Bobes and Rothman, 2002)、人本主义方法(O'Leary, 1999)和叙事治疗(Percy, 2007)。哈威(Harway, 2005)概述了夫妻咨询中的问题和方法。

无论采用何种理论模型,夫妻咨询中的中心争论之一是关于与伴侣一方单独合作还是将他们视为夫妻。很多时候,这个决定是由来访者做出的,当时只有夫妻一方愿意见咨询师。然而,即使在这些情况下,也存在缺席伴侣或配偶涉及多少的问题(Bennun, 1985)。还有一些值得注意的困境需与夫妇一起解决,诸如应对家庭暴力、调整实践以满足同性伴侣的需求以及对性别角色和婚姻的不同文化假设等问题。这里对夫妻咨询的简要介绍仅能提供这个工作领域产生的一些想法、方法和主题的初步计划。有兴趣了解更多信息的读者建议阅读哈威(2005)的作品,以了解当前关于夫妻咨询的主题的权威性概述,并探讨与斯卡夫(Scarf, 1987)、斯凯纳和克里斯(Skynner and Cleese, 1993)提供的夫妻合作过程的见解。

与家庭一起工作

对于大多数转向咨询或心理治疗以帮助解决生活问题的人来说,他们寻求帮助以解决的困难以某种方式与他们的家庭生活经历联系在一起。当来访者是儿童或年轻人时,咨询问题的家庭背景尤其引人注目——在这些情况下,几乎不可能将个别儿童或青少年面临的困难从家庭信念网络和他们生活中的关系中脱离出来。由于这些原因,最古老的咨询实践传统之一是与家庭而不是个人来访者的合作。家庭咨询为咨询师提出了一系列独特的挑战,家庭治疗领域出现了丰富的理论和方法。关于这种提供咨询方式的进一步信息和讨论见第七章。

预防性干预

总的来说,人们总是在问题出现后才进行咨询,并且等到已经变得足够严重,才向专业人士或组织寻求帮助。对于许多观察者来说,很长一段时间内,非常明显的是,找到有效预防心理和情绪问题的方法会带来巨大的好处,而不仅仅是在问题得到确定后进行干预。与卫生保健有关的预防原则在基本层面上得到所有社会的支持,关于饮用水纯度、污水处理标准和商店出售食品销售日期的规定是与医疗保健相关的预防原则——这些是公共卫生领域使用的基本预防准则。

在心理健康领域,卡普兰(Caplan, 1964)确定了三个级别的预防:

1. 一级预防。旨在减少未来问题发生率的干预措施。例如:学校的社会教育,旨在制定应对策略,减少未来的社会关系和婚姻问题。

2. 二级预防。对那些面临风险的人,或者已经开始出现问题的早期迹象进行干预。示例:为面临"文化冲击"的国际学生提供大学入学和迎新活动。

3. 三级预防。旨在最大限度地减少现有疾病或问题的负面影响的干预措施。示例:附属于事故和急诊部门的医疗人员、处理有家庭虐待迹象的咨询团队。

在实践中,可能难以在这三个预防水平之间进行明确区分。例如,三级预防(为已经遇到问题的人设计)可以帮助面临风险的人,而知晓该预防方法其实也是一级预防。

预防概念对咨询专业提出了重大挑战。多年来,阿尔比(Albee, 1999),罗马诺和哈格(Romano and Hage, 2000)以及哈格等人(Hage et al., 2007)发表主题演讲促使人们的注意(a)鼓励在咨询专业内良好的预防做法的例子,(b)整个行业对预防普遍缺乏关注。在考虑预防性计划时,必须仔细考虑干预"自然"应对和支持系统可能产生的意外后果。例如,施特勒贝等人(Stroebe et al., 2005)发现,那些被遗弃的人早期接触的"扩展服务"举措可能是有害的(对比那些受到丧亲之痛困扰的人积极寻求帮助的服务,他们发现这些服务通常非常有效)。

罗斯等人(Rose et al., 2003)回顾了近些年的研究,他们发现某些关键事件对人造成了重大创伤,例如经历了车祸或武装抢劫等创伤事件。他们发现虽然情况对应为二级预防干预措施,目的是帮助那些罹患创伤后应激障碍的人,但在许多情况下,它的工作效果相反,实际上增加了未来出现创伤后应激障碍的可能性。在丧亲和谅解的例子中,医护人员或心理学家过度热情的早期干预似乎至少会在某些情况下削弱和破坏自然发生的心理机制(例如,避免考虑发生的事情)以及社会支持网络(例如依靠家人和亲人)。经验教训似乎是设计有效和适当的预防性干预需要考虑背景因素。仅向更多人提供咨询或尽早提供咨询是不够的。有效的预防需要仔细分析可能对个人或团体有帮助的内容。在这方面,最好的预防措施可能是那些利用社区心理学领域的模型和见解的方法(Prilleltensky and Nelson, 2005)。

利用室外环境作为咨询场所

到目前为止,本章描述的每种提供咨询的方式都是基于某种形式的室内环境——

办公室、团体治疗室、带电话或个人电脑的办公桌等。有些心理治疗师认为过度依赖仅在建筑环境中进行的治疗几乎消除了个人成长和发展的最强大来源——一个人与他所居住的自然世界之间的关系。越来越多的治疗方法已经建立在与自然界相关的可能性的基础上：冒险治疗、园艺治疗、荒野治疗、自然治疗和生态心理学。有关这些方法的更多信息，请参见第十二章。

使用富有表现力的艺术形式进行咨询

自从弗洛伊德和他的同事约瑟夫·布鲁尔(Joseph Breuer)将心理治疗描述为"谈话治疗"以来，就有一种隐含的假设，即咨询和心理治疗中的主要交流方式和自我表达方式就是对话。然而，有许多治疗实践的例子主要基于非言语表达方式，并且将谈话用作次要交流渠道。舞蹈、运动和艺术治疗都是建立在行动的过程中，而不是说话。戏剧治疗更基于语言，但也强调动作、行为和空间的使用。这些治疗方法有时被归类为"富有表现力"的艺术方法，代表了一种独特的咨询方式，与主流言语治疗有明显区别。此外，许多不是主要表达艺术治疗师的咨询师，仍会将绘画、雕刻和声音融入他们与来访者的主要语言工作中。有关这种咨询方式的更多信息，请参阅第十二章。

可供使用的技术

本章概述的许多咨询方式都采用了各种形式的技术。这些技术中的一些已经很成熟，例如阅读、绘画、艺术甚至电话。治疗师使用的其他技术，例如计算机和互联网，是最近兴起的。除了已经提到的技术之外，还有一系列其他技术系统和设备也被纳入了治疗实践：

- **通过视频连接进行通信**。一些咨询师，特别是在农村或岛屿地区，求助者可能需要长途跋涉才能看到治疗师，他们采用了与求助者视频的方式进行联系(Simpson, 2003)。
- **基于计算机和在线评估**。用于评估的问卷和其他量表可以在屏幕上传送，而不是通过传统的纸笔形式(Emmelkamp, 2005)。
- **掌上电脑**。小型便携式个人计算机(掌上设备)已经提供给来访者，使他们能够监控自己的行为和认知，收集评估数据，同时参与日常活动，并提供行为改变指导(Anderson, 2004; Przeworski and Newman, 2004)。
- **虚拟现实系统**。在认知-行为方法中，终极治疗目标是使人能够体验其之前发现的引起焦虑的情况(暴露原则)。该治疗策略的局限之一是治疗师很难在治疗室中复制唤起来访者焦虑情绪的情境。而如果来访者在现实世界中进行暴露实验,则治疗师可能无法监控来访者面临的威胁的严重程度。通常通过 VR 提供的虚拟现实环境可用于创建虚拟世界,使来访者沉浸在可引发特定恐惧反应的场景中。这项技术已被广泛用于 CBT 干预和治疗性功能失调、进食障碍和成瘾(Anderson, 2004; Emmelkamp, 2005)。

毫无疑问,许多其他技术未来将用于治疗过程。例如,实时脑部扫描和情绪唤醒监测设备可以提供与来访者高度相关的信息,或者可以允许来访者操作用于社会问题解决的不同策略的计算机游戏。然而,当先进技术用于治疗时会出现许多问题。最常出现的一个难题是成本,掌上电脑和虚拟现实眼镜是昂贵的物品,大多数咨询机构都不太可能负担得起。虽然有些来访者可能会接受某种特定的技术,并发现它很容易融入他们的工作当中,但总会有其他人认为同样的设备(甚至是笔或书)对他们来说是不可接受的。甚至可能存在与技术相关的意外副作用。安德森等(Anderson et al., 2004)指出一些来访者可能会使用现代技术以回避人际关系和情感,这种方式类似于以牺牲友谊和家庭生活为代价而沉迷于电脑游戏的方式。最后,一些治疗师担心过度依赖技术可能会破坏咨询双方的关系。与往常一样,这些问题可以通过培训、研究、督导和实践反思来解决。

分阶段调节:为最终的结果,提供最有效的方式

阶梯式护理的概念是指用于组织提供医疗保健的模型,其中来访者或患者首先进行自我调节,而咨询师在后期进行详细的调节。如果前期治疗无效,就只提供更复杂或更密集的干预措施(Davison, 2000; Haaga, 2000)。阶梯式护理原则在英国和其他国家的精神卫生专业人员中得到广泛接受。例如,在英国,国家健康与发展卓越研究所(NICE, 2006)基于阶梯式护理方法发布了一套有影响力的抑郁症治疗指南。原则上,阶梯式护理可涉及各种不同的治疗。然而,在实践中,并非所有治疗方法都可能在一个地方进行,已开发的真实世界阶梯式护理系统往往基于以下结构:

第 1 步:学习材料,如书籍、手册、传单和网站。
第 2 步:了解心理治疗的一般性质。
第 3 步:长期进行专项心理治疗,通常基于实践操作的治疗形式。
第 4 步:住院治疗,包括由精神科医生监督的药物治疗。
通常,步骤 2 和 3 可以伴随全科医生或家庭医生处方药物,例如抗抑郁药。

对于政策制定者和服务管理者来说,分级护理是一个很有吸引力的选择,因为它似乎解决了需要大规模心理护理而无法雇用足够数量的专业治疗师的挑战。从本质上

讲,阶梯式护理为大量患者提供了低强度治疗(例如由受过最低限度训练的辅助专业人员提供的引导式自助),同时为最需要的人保留更昂贵的专业形式的帮助。

尽管近年来政策制定者对服务提供的自我护理模式表现出兴趣,但由于成功地将不同的综合因素联系在一起十分困难,所以目前正在运行的有效阶梯式护理心理健康/心理治疗系统的例子很少。鲍尔和吉尔博蒂(Bower and Gilbody, 2005)充分讨论了该系统所涉及的问题,包括:

- 制定强有力的评估方法,确保每个来访者每次在适当的时间进行"升级";
- 识别适合其阶段护理的来访者群体。例如,鲍尔和吉尔博蒂(2005)认为,在进食障碍领域,相比厌食阶梯式护理可能更适合暴食,初始阶段的"失败"可能会产生相对较小的后果,而厌食症早期治疗失败可能会危及生命;
- 评估服务使用者和健康专业人员的阶梯式护理的可接受性,其中许多人可能会立即获得有完整资格的专业咨询师或心理治疗师作为基本权利。

已发表的最彻底的阶梯式护理试验包括在智利圣地亚哥开展的一项研究,在低收入女性抑郁症患者中,照常由初级保健医生或具有心理教育团体经验的人提供治疗(步骤1),必要时服用药物(步骤2)(Araya et al., 2006)。这项研究的结果是,与常规护理相比,阶梯式护理更有效,而且仅略贵。重要的是要清楚这项研究的意义。接受中度护理的女性获得了比接受正常治疗的女性更多的关心——在项目期间雇用了另外三名小组工作者。但是,这些额外费用可以由药物成本降低相抵。有必要说明,阿拉亚的研究是为(Araya, 2006)替代卫生资源稀缺而在城市贫困环境中进行的一项单独研究。尽管如此,它确实表明可以利用精心设计的阶梯式护理包来提高抑郁症治疗的质量和效果。

在逐步护理系统中操作的咨询师存在一个关键的道德问题。逐步护理包要求来访者必须一步一步地完成该计划,而由医疗专业人员做出"加强"的决定这一事实都会给任何治疗师的立场带来困境。例如,如果分配给来访者指导性自助服务,需要立即访问专业治疗师吗? 原则上,可以设想围绕每个阶段的协作决策制定的阶梯式护理系统。但是,迄今为止还没有公布这种系统的例子。

从更广泛的社会学角度考虑阶梯式护理的发展是有用的。一方面,阶梯式关怀是没有一个单一的"真理"这一后现代认识的产物,即存在多个标准,每个真理都对特定的人群具有意义和可信度。在心理治疗和心理健康领域,阶梯式护理反映了本章的基本主题,即提供"咨询"有许多不同的模式,每种模式都有其独特的优点和缺点。然而,阶梯式护理代表了对多样性和娱乐性的一种特定反应,即在各州或(在美国)由大规模医疗保健控制的集中"自上而下"的官僚制度中寻求控制多样性的方式。阶梯式护理的风险之一是构建冗杂的心理治疗/心理健康官僚机构,这可能会破坏咨询师和来访者之间关系的质量。

相比之下,有可能想象一下如何促进来访者主导的逐步护理途径,在这些途径中,寻求帮助的人获得了他们做出最佳选择所必需的信息,与治疗的模式和强度有关,这可能是最有效的。由乔尔姆等人(Jorm et al.,2004)进行的研究,以及博哈特和塔尔曼(Bohart and Tallmann,1999)描述的案例,表明许多人已经采用了这种策略,很可能远远超过从正式的阶梯式护理中获益的人数。来访者主导的阶梯护理的缺点是做出这种个人选择涉及的财务成本,以及目前寻求治疗的个人获取有关提供的各种治疗方法的可靠信息并不容易。尽管存在这些障碍,但显然很大一部分人已经采用了多种自我护理策略(Elkins,2005;Jorm,2004)。

最后,很明显,阶梯式护理可以采取创造性的局部组织干预的形式,而不是总是一定要有大规模的医疗保健"管理"系统。在苏格兰,"改善抑郁症"倡议(Scottish Executive,2006)由七个当地组织的项目组成,每个项目都涉及根据当地资源提供不同形式的自助式自助。在德国,高卡拉奈等(Golkaramnay et al.,2007)报道了一个项目,在该项目中,接受限时团体治疗的来访者通过互联网聊天室获得持续支持和联系。他们的研究发现,与单独接受团体治疗的患者相比,在12个月的随访中聊天室患者病情恶化的比例显著较低。这些项目的存在,以及来访者主导的护理包的普遍现实,表明阶梯式护理不必总是被解释为暗示强制采用外部定义的基于证据的协议,也可以代表更广泛的原则,即不假设任何单一干预足够了。相反,许多人似乎发现以最能满足个人需求的方式结合多种递送方式的帮助是有帮助的,并且当治疗师为他们创造以这种方式运作的机会时,他们会积极响应。

结 论

对有需要的人提供咨询帮助的替代模式的回顾表明,有各种各样的治疗形式可供使用。随着新技术的出现,以及治疗师创造性地设计新的工作方式,似乎咨询服务的提供方式逐年扩大。因此,咨询师和咨询机构在治疗资源和方式的使用方面有着广阔的发展空间——很明显,面对面的个体治疗只是提供治疗体验的众多可能方式之一。此外,似乎本章所述的方法有可能吸引那些可能不愿意寻求传统的一对一咨询或治疗的人。例如,电子邮件和基于互联网的服务允许来访者高度匿名和控制,他们可能对治疗感到恐惧或羞耻。阶梯式护理的原则提供了一个框架,用于理解如何组合不同的交付模式。然而,很明显,来访者能够构建他们自己的治疗经验集合,以反映他们自己的个人偏好和情况——当然,需要了解更多关于如何最有效地将不同的咨询模式结合在一起。

第十八章 提供咨询服务的不同形式

本章讨论的每种递送方式都要求进行培训,以确认它需要从业人员具备特定的技能和知识。关于将面对面工作与其他治疗模式相结合的潜在问题也存在。有关个体治疗如何与团体治疗联系起来、如何将阅读治疗纳入面对面的工作的文献是有价值的,但是还有许多其他形式的排列组合看起来没有被严格验证过。最后,缺乏与替代递送模式相关的治疗过程、它们的有效性以及它们如何组合在一起的研究。心理治疗中以证据为基础的实践(见第十九章)几乎完全基于对个体、面对面工作的研究——关于其他方式或阶梯式护理结合的有效性的证据相对较少。

> **思考与讨论的问题**
>
> 1. 反思你熟悉的面对面咨询机构的工作。如何通过介绍本章讨论的其他提供咨询服务的方式来加强该机构提供的服务?
>
> 2. 不同的咨询方式(如团体、阅读治疗、电话咨询、个人面对面工作)会对来访者产生不同的结果吗?来访者的学习过程是否使用同样的干预方式,每种方式都有改变的原理吗?
>
> 3. 讨论传统个人咨询的替代方案在多大程度上代表了在帮助者—被帮助者关系中处理权力问题上的尝试?这些替代方法在赋予来访者权力方面有多成功?
>
> 4. 你被要求开设培训课程,旨在使面对面环境中与个人来访者合作的咨询员能够进行电话咨询、小组工作或夫妻咨询。你会在课程中涵盖什么?
>
> 5. 反思阅读自助书的经验,最好是你前一段时间咨询过的书。你为什么决定使用这本书?你有没有与其他人讨论过,还是仅靠自己解决这个问题?这本书对你有什么影响,无论是短期的还是更持久的?你觉得这本书最有帮助的是什么呢?
>
> 6. 其他表达方式是否会带来新的道德困境?这些可能是什么,如何解决?
>
> 7. 贯穿咨询文献的一个重要主题,当然对于许多有经验的咨询师来说是显而易见的,男性和女性使用咨询的不同方式。是否有特定的表达方式可能对男性或女性更具吸引力或更合适?
>
> 8. 你有日记或日志吗?你从中获得了什么治疗效果?在一个小组中或通过与你认识的其他人的讨论,建立一个关于日记写作如何帮助的描述,以及它作为一种咨询形式的局限性。

进一步阅读的建议

本章讨论了一系列不同的主题,建议有兴趣学习更多知识的读者跟进本章特定章节中引用的来源。值得注意的是,目前似乎没有任何统一的模式来说明不同的咨询方式的优缺点。

诺克罗斯等人(Norcross et al., 2003)的一本书《心理健康自助资源权威指南》(*Authoritative Guide to Self-help Resources in Mental Health*)提供了有价值的信息,分析和讨论了书籍、电影和互联网资源。治疗性写作是一种广泛使用的、灵活的替代治疗——博尔顿等人(Bolton et al., 2004)的《写作治疗:咨询和心理治疗写作入门手册》(*An Introductory Handbook of Writing in Counselling and Psychotherapy*)概述了这种方法的优越性。可以在戈斯和安东尼(Goss and Anthony, 2003)的书《咨询和心理治疗技术:实践者指南》(*Technology in Counselling and Psychotherapy: A Practitioner's Guide*)中找到许多技术可以被纳入治疗的易于理解的讨论。

英国咨询和心理治疗协会(British Association for Counselling and Psychotherapy, BACP),美国心理学会(APA)和其他专业机构的期刊和网站会定期验证自助资源。本书网站上提供了心理治疗和心理健康网站链接列表:www.openup.co.uk/mcleod。

第十九章　研究在咨询和心理治疗中的作用

△ 导言
△ 结果和评估研究
△ 过程研究
　　从来访者中心的角度研究过程
　　从心理动力学的角度研究过程
　　"事件范式"
　　来访者体验过程
△ 案例研究
△ 咨询研究中的伦理困境
△ 研究对来访者的影响
△ 研究对从业者的相关性
△ 治疗研究中的人的形象
△ 结论
△ 进一步阅读的建议

导 言

咨询和心理治疗领域开展了大量的研究,特别是在过去的40年中。这一研究主体的存在似乎意味着一个悖论:咨询关系是私密和保密的,而研究过程涉及外部信息的获取。但是,正是咨询研究的隐秘性才凸显其重要性。良好的研究应该最终让人们更好地理解咨询师和来访者经历的事件和过程,从而使从业者能够相互学习。研究还可以促进从业者的批判和质疑态度,帮助他们提高为来访者提供的服务质量。研究可以让来访者和服务使用者的意见得到倾听,并影响组织和提供治疗的方式。研究是一项国际活动,研究期刊由世界读者阅读。参与这样一个国际社会的学者团体可以让咨询师对他们的工作有一个更广泛的视角。

一些可以激励人们在这个领域进行研究的因素是:

- 检验理论的正确性;
- 评估不同方法或技术的有效性;
- 向第三方资助机构(例如政府部门、保险公司、私营公司)证实咨询或心理治疗的成本效益;
- 使个体从业者能够监控他/她的工作;
- 允许个体从业者解决"热点问题";
- 获得硕士学位或博士学位;
- 让同事了解特别有趣的案例或创新;
- 建立咨询作为一门大学学科的学术可信度;
- 提高咨询师相较其他专业群体的职业地位。

可以看出,研究有很多不同的原因。一些研究受到从业者实际关注的启发。其他研究则从一群人共同工作的一组观点或理论出发。还有一些研究是为了满足外部需求而设立的。通常,可以有多个因素来激励研究。

总的来说,在社会科学范畴内,关于什么构成有效研究的问题已经有相当多的争论。这场辩论产生了很多的文献,这部分可以被描述为定量方法的拥护者和赞成定性研究方法的人之间的争论。定量研究涉及对变量的仔细测量,研究人员是独立的客观角色。相比之下,定性研究的目的在于描述和解释事物对人的意义,为了实现这一目标,研究人员必须与研究资料提供者或共同参与者建立关系。定量和定性研究传统之间的差异显示在表19.1中。这两种研究方法在咨询和心理治疗研究领域都有很多可资借鉴之处,并且可以有效结合(参见 Hill, 1989; Stiles, 1991; Stiles et al., 1990)。尽管如此,定性和定量方法的分化对整个领域而言仍然很重要,并且仍然是冲突和紧张的根源。对咨询产生最强专业及机构影响力的学科一直是心理学和精神病学。这些都是与"硬"定量研究相关的学科。另一方面,持定性研究传统的人的价值观与哲学非常接近于大多数心理咨询和治疗从业人员的价值观(Frommer and Rennie, 2001; McLeod, 2001, 2002b)。

表 19.1　定性和定量研究方法之间的对比

定 性 分 析	定 量 分 析
含义的描述和解释	变量的测量和分析
研究者与重要的被调查者之间的关系质量	旨在建立中立、客观的关系
研究人员有自我意识和反思的必要性	以价值中立的研究者为目标
使用访谈、参与观察、日记	使用测试、评定量表、问卷调查
研究人员解释数据	数据统计分析
强烈的社会学、社会人类学、神学和艺术色彩	强烈的精神病学和心理学色彩
许多类似精神分析和人本主义治疗的想法	许多类似行为和认知治疗的想法

心理咨询和治疗研究的广度和范围是巨大的,仅在本章不可能对所有方面都做到有意义的讨论。因此,这里将特别关注至关重要的三类研究:成果研究、过程研究和案例研究。有兴趣追求咨询研究的其他方面,或更深入探讨本章所涉及的主题的读者,建议阅读库珀(Cooper, 2008)、兰伯特(Lambert, 2004)和蒂穆拉克(Timulak, 2008)的作品,每一个都在广泛的主题上提供了一个权威的审查结果。有兴趣了解更多研究设计和开展研究实践的读者应阅读巴克等人(Barker et al., 2002)和麦克劳德(McLeod, 1999c, 2003)的作品。研究中方法学问题的更先进讨论可以在艾夫琳和夏皮罗(Aveline and Shapiro, 1995)、伊尔和兰伯特(Hill and Lambert, 2004)、柯斯丁(Kazdin, 2003)、肯德尔等(Kendall et al., 2004)和兰伯特等人(Lambert et al., 2004)的作品中找到。

结果和评估研究

结果和评估研究的主要目的是找出特定的咨询或治疗干预措施对来访者有多大帮助。最早对咨询和治疗的系统研究完全集中在这个问题上。在20世纪30年代和40年代,有几项对精神分析影响的研究。这些调查的结果表明,总体而言,大约三分之二的精神分析患者随访得到改善,三分之一的患者在治疗后保持不变或恶化。

这些研究结果对于精神分析以及其所代表的其他形式"谈话治疗"而言非常令人鼓舞。然而,在1952年,艾森克对这一早期研究发表了毁灭性的批评。艾森克指出,未接受过治疗但经过一段时间随访的神经症患者也有约60%的改善率。他认为,如果精神分析产生与根本没进行治疗相同的益处,那么它就不是有效的。艾森克认为,存在一种"自发缓解"的过程,即随着时间的推移,心理问题逐渐变得不那么严重。因为社区中有非专业的帮助来源,或者因为这个人已经学会应对导致崩溃的危机情况。

心理治疗世界对艾森克的批评反应强烈,但主要是他的攻击效果迫使研究人员设计更充分的研究。特别是,研究应包括一组对照组,即未接受治疗的来访者,从而可以将咨询或治疗的影响与自发缓解带来的改善水平进行比较。创建这种比较组的常用方法是使用已经申请治疗但在一段时间内未获得首次预约的"等待名单"组的来访者,并在开始和结束时进行评估,以发现在没有专业帮助的情况下发生的变化。

结果研究的一个很好的例子是斯隆(Sloane)等人在1975年的研究,它比较了心理动力学治疗与行为治疗的有效性。该研究在大学精神病门诊进行,通过排除那些受到太大伤害或需要其他形式帮助的人来对申请治疗的人进行筛选。94名来访者被随机分配到行为治疗、心理动力学治疗或等候名单组。等候名单上的人被承诺在四个月内接受治疗,并定期通过电话联系。来访者按比例付费接受治疗,并在四个月内平均接受14次治疗。在治疗开始之前,对每位来访者进行了访谈并进行了一系列测试。此外,来访者确定了三种目标症状,并评估了每种症状的当前强度。施测者和来访者的亲属朋友也对调整水平进行了评级。在治疗结束时重复这些步骤,并进行为期一年和两年的随访。每五次治疗都进行了录音,并按照治疗师素质的过程测量进行评分,例如共情、一致性和接纳度。还从这些录像带分析了治疗师和来访者的言语模式。

斯隆等人在1975年的研究表明,总体而言,超过80%的来访者在治疗结束时有所改善或恢复,这些成果在随访中得以维持。两个治疗组的改善程度均高于等待名单组。治疗师—来访者关系的质量与两种治疗方式的结果密切相关。行为治疗师整体上比心理动力学治疗师更具一致性、共情和易接纳,并且没有症状替代的迹象。

许多其他研究也沿着与斯隆等人类似的方式进行。大多数人都得出了关于不同方法的相对有效性的类似结论。为了确定整个研究文献中是否确认了方法的明显等价性,已有若干文献对此进行了梳理。第一个对此进行全面系统的文献综述是由史密斯等人进行的"元分析"(meta-analysis, Smith, 1980)。元分析涉及计算每个单独研究中每种方法报告的来访者变化的平均数量,然后将这些变化分数相加,以总体估计特定方法的影响(例如精神分析,来访者中心治疗或行为治疗),包含大量来访者的一系列研究的收益率。在史密斯等人的报告中(1980)得出结论,他们没有找到一致的证据表明哪种咨询或治疗方法比任何其他方法更有效。

最近发表了关于治疗结果研究的最新元分析有艾略特等(Elliott et al., 2004)、兰伯特和奥格尔斯(Lambert and Ogles, 2004)、罗斯和福纳吉(Roth and Fonagy, 2005)以及许多其他作者。总的来说,这些分析表明,心理咨询和治疗作为一个整体是非常有效的,接受治疗报告的来访者比等待名单或其他控制条件下的来访者受益更大。与特定疾病或问题领域相关的结果模式更为复杂。有强有力的证据证明认知-行为治疗(CBT)对大多数心理问题有疗效,但这是因为对 CBT 干预进行的结果研究比其他方法更多。在进行相关结果研究的情况下,对于治疗的心理动力学和以人/经验为中心方法的功效也往往有充分的证据。研究结果和元分析结果可以参见库珀(Cooper, 2008)的文献。

发展结果研究的故事可能表明,关于咨询和治疗的有效性还有待进一步了解。情况远非如此。斯隆等人研究的重要方面之一(Sloane et al., 1975),是因为它们难以组织且实施起来花费昂贵,因此倾向于在"精英"治疗机构中进行这类研究,例如大学精神病学或咨询诊所。这些研究中的治疗师通常经验丰富,训练有素,并根据"治疗手册"进行治疗,这些治疗手册严格规定了他们应如何与来访者合作,作为监测他们对所评估的治疗模型依从性的一种手段。所有这些因素都意味着对治疗效果的对照研究(即在理想情况下它的表现如何)常常被批评为没有日常实践的代表性(Westen et al., 2004)。因此,有必要对资源不足的机构所做工作的有效性进行更多的研究,这些机构可能为那些提出更广泛问题或咨询成熟度较低的来访者提供服务。这类自然主义研究相对较少,已完成的研究未能使用对照组或跟进大量来访者。

结果研究文献中的另一个缺陷源于许多研究缺乏特异性。保罗(Paul, 1967: 111)已经指出研究应该能够确定"对于具有该特定问题的个人,在哪种情况下,对他来说最有效的治疗方法"。目前,研究证据不足以回答这些问题。有许多来访者和许多治疗方法尚未在有效性研究方面进行研究。

专栏 19.1　研究人员自己的治疗效忠:结果研究的一个因素

任何研究心理学的人都熟悉"实验者效应"的概念。在实验室进行的心理学实验中,研究人员对他/她相信实验所表现出来的期望可以巧妙地传达给受试者,并影响他们对刺激或任务的反应(Rosnow and Rosenthal, 1997)。"实验者效应"的影响是通过扭曲结果,以便实验者的假设得到证实。因此,要求实验室研究人员对受试者的指令和回答谨慎和标准化。实验者效果是否适用于心理治疗结果研究? 这似乎不太可能,因为治疗是一种"现实世界"的情况,并且客户有强烈的动机从治疗中获得他们所需要的东西,而不是试图"重新猜测"运行该研究的人或团队的期望。众所周知的治疗研究员莱斯特·鲁波斯基和一群同事(Luborsky et al., 1999)决定试图找出研究人员在心理治疗结果研究中的预期和偏见的程度。他们回顾了 29 项研究,其中比较了两种治疗形式的相对有效性。然后,他们对进行研究的研究人员的治疗忠诚度进行了艰苦的分析。他们发现忠诚与结果之间存在显著的正相关关系。例如,在心

> 理动力学研究人员进行的一项研究中,比较认知行为和心理动力学治疗,几乎可以肯定结果将有利于心理动力学方法。在一项由关注认知行为的研究人员进行的研究中,CBT可能成为最有效的治疗方法。鲁波斯基等(Luborsky et al., 1999)认为研究人员的忠诚会严重扭曲结果研究的结果,并提出一些消除这种可能的偏见来源的建议。

迄今为止提到的结果和评估研究都包括对接受多名从业者咨询或治疗的来访者群体的变化进行评估。学者们已经注意到这些研究复杂、昂贵且难以安排。相比之下,有几位作者提倡个人咨询师以系统的方式监督或评估自己的工作。巴洛等人(Barlow et al., 1984)呼吁咨询师和治疗师站在"科学家-从业者"的立场上,定期通过研究来帮助他们反思与来访者的合作。他们指出,心理测试或问卷等研究工具可以为临床医生提供可用于治疗的宝贵信息。"科学家-从业者"方法的使用通常涉及在咨询开始之前收集来访者问题行为水平的基线信息,然后在整个咨询过程中继续监测该行为的水平,并进行随访。

可以用于结果和评估研究使用的许多不同类型的评估工具示例:

- 使用笔记本或日记自我监控问题行为(例如,进食、吸烟、发生偏执或强迫观念);
- 情绪或感受的自我评价。例如:评定量表,评估紧张、疼痛、悲伤或焦虑的程度或强度;
- 一般心理调适问卷调查。例如:一般健康问卷(General Health Questionnaire, GHQ)、明尼苏达多相人格问卷(Minnesota Multiphasic Personality Inventory, MMPI)、90项症状清单(Symptom Checklist 90, SCL-90)、临床结果常规评估结果测量(Clinical Outcome Routine Evaluation Outcome Measure, CORE-OM)、45项结果问卷(Outcome Questionnaire 45, OQ45);
- 特定变量的问卷调查。例如:贝克抑郁症量表(Beck Depression Inventory, BDI)、斯皮尔伯格状态-特质焦虑量表(Spielberger State-Trait Anxiety Inventory, STAI);
- 来访者定义变量。例如:个人问卷(Personal Questionnaire, Phillips, 1986)、来访者目标症状评级(client ratings of target symptoms, Sloane et al., 1975);
- 来访者满意度调查表(Berger, 1983);
- 直接观察来访者。例如:计算在咨询期间口吃或消极自我陈述的频率,观察角色扮演期间的社交技能表现,测量失眠者的睡眠持续时间;
- 治疗后来访者、治疗师或朋友和家庭成员的结果评分。

学者们采用了各种各样的措施和技术,反映了各种目标、来访者群体和理论基础。关于这些技术的进一步信息可以在鲍林(Bowling, 2001, 2004)、兰伯特等人(Lambert et al.，1983)、麦克道尔(McDowell，2006)、纳尔逊(Nelson，1981)和奥格尔斯(Ogles，2002)的作品中找到。

在评估领域可以进行的最后一类研究涉及对咨询机构或组织提供的服务质量进行评估。在这种研究中，除了研究咨询对来访者个人的影响之外，还研究许多其他因素。麦克斯韦(Maxwell，1984)提出了评估服务提供的六个标准：相关性/适当性、公平性、可及性、可接受性、有效性和效率。可接受性问题引入了消费者对服务的看法和判断。效率问题带来了成本效益和成本效益分析的思考(Miller and Magruder，1999；Tolley and Rowland，1995)。例如，在初级保健咨询(家庭医学)领域，研究已经检查了咨询与常规GP护理相比的相对成本和收益(Friedli et al.，2000)。

> **专栏 19.2　所有咨询师都同样有效吗？**
>
> 大多数关于咨询和心理治疗有效性的研究都会考察参与研究的一组治疗师的总体或平均效果。研究人员很少公布对个体治疗师的不同成功率的分析。有时这可能是因为每个咨询师看到的来访者数量都很少，因此成功率的差异可能是由于一个或两个"好"来访者随机分配给一名咨询师，一两个"困难"来访者分配给另一名咨询师。然而，研究咨询师的个人成功率还存在政治甚至道德阻碍：谁愿意自愿成为这样一项研究的咨询师？尽管存在这些问题，但已经有许多研究关注了咨询师个体和治疗师的相对有效性。
>
> 麦克莱伦等人(McLellan et al.，1988)分析了四名咨询师在一项减少虐待康复研究项目中的相对有效性，并发现了显著和一致的结果差异。一名咨询师的来访者表现出了吸毒率、逮捕率和失业率显著下降。相比之下，另一位咨询师看到的来访者报告说，尽管他们的培训、经验水平、监督和来访者档案是相同的，但吸毒率和犯罪率更高。通过检查研究中每位咨询师保存的笔记和记录，麦克莱伦等人(1988)得出的结论是，有效的咨询师是那些更有动力，关心来访者，组织良好，并且倾向于预测未来问题而不仅仅是对危机作出反应的人。
>
> 布拉特等人(Blatt et al.，1996)进行了类似的研究，这次是在抑郁症患者心理治疗领域。参与这项研究的28名治疗师可以在各种有效率范围内进行治疗。最成功的治疗师看到来访者报告了临床上显著的改善；最不成功的从业者看到来访者报告同样多的临床恶化。越成功的治疗师越有更高比例的来访者完成治疗。成功和不太成功的治疗师群体之间的主要区别在于，前者对抑郁症有更为心理学(而不是生物学)的观点，并且更善于与来访者建立温暖、共情的关系。更有效的治疗师也倾向于女性居多。

冈崎等(Okiishi et al., 2003)报道了美国一系列治疗机构咨询师效率的大规模调查,结果显示这些研究机构在日常实践环境中工作,而不是在对照研究的一些人为设置环境中工作。他们发现,最不成功的咨询师的来访者平均而言往往会变得更糟,而最有效的治疗师80%以上的来访者在治疗结束时完全康复。卢茨等人进行的一项研究结果(Lutz, 2007)利用类似的样本,结果报告了支持冈崎等人的结论(Okiishi et al., 2003)。

"治疗师效应"的研究结果对咨询和心理治疗专业产生了重大影响。例如,华波尔德(Wampold, 2001)认为这些研究结果表明,治疗方法(例如心理动力学、人本主义、CBT)之间的结果差异与个体治疗师之间的差异相比是微不足道的,并且整个治疗结果研究领域在理解促进有效治疗的因素方面一直追求错误的策略。其他评论家不同意,并声称数据可以用不同的方式解释(Cris-Christoph and Gallop, 2006; Elkin, 1999; Elkin et al., 2006; Kim et al., 2006; Luborsky et al., 1997)。争论中各方都同意需要进行更多的研究。很明显,这个问题的最终解决将对咨询和心理治疗理论研究和实践产生重大影响。

专栏 19.3　核心成果衡量标准——一项重要的评估工具

执业医师所面临的重大困难是评估他们自己的实践结果。以前的研究人员使用了大量不同的问卷,很难确定哪种问卷最合适。此外,大多数成果量表的版权归出版公司所有,其结果是购买成本可能很高,或者这些问卷的使用权可能仅限于完成特定培训课程的人员。为了解决这些障碍,英国心理健康基金会委托利兹大学心理治疗研究中心的一个团队制作了一份新的结果调查问卷,该调查问卷体现了现有规模的"最佳实践",可以广泛实施,从业者和研究人员都可以使用。临床结果常规评估(Clinical Outcomes Routine Evaluation, CORE)量表是一个34项自我报告调查问卷,用四个方面衡量客户的痛苦:幸福感、症状、功能和风险(Evans et al., 2000; Mellor-Clark et al., 1999)。它可以免费复制,并提供低成本的软件包以方便数据分析。CORE调查问卷已被咨询、心理治疗和临床心理学服务提供者广泛采用,是CORE小组开发的一系列测量和信息管理工具的一部分(见 www.coreims.co.uk)。CORE量表已被广泛用于收集有关来访者在一系列环境中治疗进展的自然数据,并建立数据集和规范,使"标准化"的基准在不同环境下生效(Barkham et al., 2001; Mellor-Clark and Barkham, 2006a; Mellor-Clark et al., 2001)。该项目取得的成就之一是斯蒂尔斯等人发表的两项研究(Stiles, 2006, 2008)。该研究是关于在英国国家卫生服务中心接受咨询的数千名来访者的大型数据集,表现出高水平的有效性,在该设置中使用的三种主要治疗方法——CBT、精神动力治疗和人本治疗有效性相当。关于使用 CORE 的更多详细信息可参见《咨询和心理治疗研究》(Counselling and Psychotherapy Research, Mellor-Clark, 2006)、《欧洲心理治疗杂志》(European Journal of Psychotherapy)以及《咨询和健康》(Counselling and Health)杂志(Mellor-Clark and Barkham, 2006b)的特刊。

过程研究

结果研究主要探究咨询前后来访者的差异,不考虑会谈期间实际发生的情况,而过程研究采取相反的方法。在一项过程研究中,研究人员尝试识别或测量与变化相关的治疗要素。根据史密斯等评论者的结论(Smith, 1980),咨询和心理治疗总体上是有效的,许多研究人员的精力更多地集中在过程问题上。在确定该治疗"有效"后,他们正在努力了解它是**如何**起作用的。

从来访者中心的角度研究过程

罗杰斯和罗伯特提出了以来访者为中心的咨询和治疗方法。他的同事们(Rogers, 1942, 1951, 1961)都一致强调来访者的变化过程,以及来访者—咨询师关系的过程。罗杰斯和他在俄亥俄大学的同事(1940-5)是最早开展治疗记录的研究者,也是最早以系统的方式研究过程的研究者。在以来访者为中心的框架内,最早的研究通过分析咨询会谈的记录,探讨了来访者在治疗的不同阶段提到自我的方式的变化以及咨询师陈述的"指导性"。在此期间的其他研究侧重于来访者在咨询方面的经验,例如研究来访者保存的日记(Lipkin, 1948; Rogers, 1951)。

在芝加哥大学进行的一项重大研究中,罗杰斯和戴蒙德(Rogersb and Dymond, 1954)及其同事研究了治疗期间和治疗后来访者自我概念变化的不同方面。自我接纳(self-acceptance)是罗杰里亚理论中的一个重要概念,其使用一种称为"Q 分类"的技术进行评估,其中来访者安排了一系列自我陈述来描述"我现在如何看待自己"以及"我理想中的样子"(实际和理想自我之间的差异被视为自我接受的衡量标准)。在一组 29 名来访者中,他们在治疗前的访谈中定期进行 Q 分类和一系列其他测试,并在整个治疗期间和随访中持续开展。结果显示,自我认知的变化与良好的结果密切相关。这一阶段研究的主要成就之一是证明可以进行符合现象学的研究,尊重来访者的经验,同时严谨和量化。这是第一次在一个疗程中测量和追踪自我接受的变化。罗杰斯和戴蒙德(Rogers and Dymond, 1954)报告对失败和中断案例的系统分析也值得参考。

在芝加哥逗留期间,罗杰斯将以来访者为中心的治疗咨询的研究和实践成果整合到两篇关键论文中:一篇有关"必要且充分"的关系条件,包括共情、一致性和无条件的积极关注(Rogers, 1957),另一篇关于治疗变化的过程(Rogers, 1961)。这些论文在第六章中进行了更全面的讨论。在他们的下一个主要研究中,罗杰斯和他的合作者开始在精神分裂症患者中进行以来访者为中心的治疗研究以验证这些想法(Rogers et al., 1967)。他设计评定量表以衡量治疗师在与来访者的会话记录中观察到的无条件积极关注、一致性、共情和体验水平的水平。巴雷特-伦纳德(Barrett-Lennard)制定了一份问卷,即关系清单,用于评估来访者,咨询师或外部观察者所感知的这些"核心条件"。尽管由于难以测量来访者的实质性变化,精神分裂症研究的结果含糊不清,但项目期间制定的关系清单和各种评级量表仍然是过程研究的标准工具(Greenberg and Pinsof, 1986)。

研究团队在威斯康星州的研究之后,随着罗杰斯搬到加利福尼亚解散了,但罗杰斯的假设认为,足够的接纳、共情和一致性的"核心条件",不仅是必要的而且是代表来访者积极人格改变的充分条件,来访者一旦认识到这些,研究就会更进一步。尽管在充分验证他的模型方面存在严重的实践困难,但是对这一重要理论主张的研究(Cramer, 1992; Patterson, 1984; Watson, 1984)表明罗杰斯基本上是正确的。目前,以来访者为中心的流程模型中最活跃的研究是关注来访者和咨询师的"体验深度"。

从以下几个方面看,罗杰斯及其合作者开展的过程研究为该领域做出了重大贡献。首先,它表明咨询关系的现象和过程不是神秘和难以捉摸的,而是可以对其进行适当且有效的开放式外部审查和研究。其次,它代表了在咨询和治疗中可能仍然最成功的尝试,即利用研究来检验理论假设,并发展新的概念和模型。第三,它提供了一个研究与实践富有成效的结合的例子,因为所有参与研究的人都是从业者和研究人员。最后,罗杰斯和他的同事表明,给予来访者发言权以及探索来访者在治疗中的经验和感知是可能的,也是有益的。

从心理动力学的角度研究过程

心理动力学理论包含有关治疗过程的很多观点。例如,心理动力学工作中的咨询过程可能包括自由联想、解释、移情、反移情的实例,分析梦和幻想素材以及阻抗事件。研究可以帮助从业者更全面地了解这些因素的运作模式,这将具有实质性的实用价值。

然而,与精神分析的基本哲学假设一致的研究提出了许多独特的方法论问题。从精神分析的角度来看,来访者声明的含义,或来访者与咨询师之间的互动,都只能在语境中理解,并且只能由能够胜任心理动力学方法的人解释。因此,与其他过程研究一样,依赖于访谈片段录音的过程研究,或使用由研究助理管理的标准化评定量表是不够的。心理动力学过程研究需要由专业的、训练有素的从业者进行,基于对整个病例的调查。

心理动力学过程研究的最好例子之一是使用鲁波斯基等人开发的核心冲突关系主题(core conflictual relationship theme,CCRT)方法(Luborsky, 1986)作为探索移情的技术。在这种技术中,许多专家评委首先阅读整个流程。然后要求他们关注来访者所提到与关系相关的文字记录,对每个片段的陈述有三个部分:来访者对他人的意愿或意图;对方的回应;来访者自己的反应。总而言之,这些组成部分构成了来访者在其生活中经历的那种冲突关系或移情模式的图景。不同专家对表述进行相互检查,以达成共识。

CCRT方法已被用于研究治疗中移情过程的许多假设。例如,鲁波斯基等人(Luborsky et al., 1986)比较了向其他人展示的移情主题和与治疗师有关的移情主题。结果提供了有力的证据证实弗洛伊德的假设,即与治疗师的移情关系反映了来访者在日常生活中与他人的关系。柯莱特斯-克里斯托夫等人(Crits-Christoph et al., 1988),也使用CCRT技术,表明通过比较CCRT与治疗师对关系问题的解释来评估的解释准确性,它与来访者在治疗中的获益正相关。卡谢尔(Kachele, 1992)、马伦(Malan, 1976)和西尔伯沙茨(Silberschatz, 1986)等人已经进行了类似的研究,专家读者已识别出了会话记录中的心理动力学主题。

咨询中的心理动力学传统产生了大量的研究活动,本节中讨论的例子仅代表一小部分。米勒等人(Miller et al., 1993)和珀森等(Person et al., 2005)的研究是关于精神分析和心理动力学过程和结果研究的进一步参考。

"事件范式"

近年来,以来访者为中心的观点进行的以过程为导向的研究变得不那么流行,因为各种因素导致人们对美国人本主义方法的兴趣减少。目前,探索治疗过程的研究人员更有可能在所谓的"事件范式"中发挥作用(Rice and Greenberg, 1984a)。这种方法集中于在治疗期间找到变化事件,并确定治疗师或咨询师的行动或策略,使这些事件发生。这与以来访者为中心的过程观点截然不同,过程的重点不在于离散事件,而在于一般条件或创建治疗环境。

事件研究的关键人物之一是位于格拉斯哥斯特拉斯克莱德大学的罗伯特·埃利奥

特(Robert Elliott),他调整了人际过程回忆(interpersonal process recall,IPR)方法以用于研究(Kagan,1984;Kagan et al.,1963)。在这种方法中,治疗会话的视频或录音带被播放给治疗师或来访者,目的是激发他们回忆起在会话中的体验,并收集关于他们的评估或感知的信息。使用这种方法的早期研究着眼于过程要素,例如来访者对有用的看法和治疗师意图的维度(Elliott,1986)。然而,后来的研究侧重于识别和分析实际事件,目的是描述"特定类型的重大变化事件的性质和展开"(Elliott,1986:507)。马勒等人已经发展了另一种研究重大事件的方法(Mahrer et al.,1987)。在这些研究中,马勒和他的合作研究人员听取了治疗会议的录音带,以确定来访者表现出运动、进步、流程改进或变化的"效果瞬间"。这些在会谈期间分布的瞬间,以及治疗师促进来访者行为的良好时刻已经被探索过。在另一系列关于事件的研究中,赖斯和格林伯格研究了治疗师必须执行的任务,以促进不同情况下的变化。

值得注意的是,与理论明确告知的罗杰主义研究不同,事件研究本质上是非理论性的,迄今致力于描述变化事件和过程而不是开发理论框架去了解它们。

来访者体验过程

在心理咨询和心理治疗的研究中,一个基本的问题是谁在观察正在发生的事情。罗杰斯和戴蒙德(Rogers and Dymond,1954)指出,根据是否采用了从来访者的角度出发,是否采取治疗师或外部观察者的观点,可以得出关于过程和结果的不同结论。大多数研究都依赖于治疗师的观点或外部观察者的观点,因为涉及来访者可能会侵入他/她的治疗,或导致痛苦。大多数涉及收集来访者数据的研究都使用了标准化问卷或评级量表。在这些研究中,来访者的经验通过研究人员强加的类别和维度进行过滤。关于来访者对其定义的咨询过程的体验的研究相对较少(McLeod,1990)。

马鲁西奥(Maluccio,1979)对完成咨询的来访者进行了密集访谈。这项研究邀请人们回顾性地谈论他们整个咨询经历所固有的困难。马鲁西奥采访的来访者提供了大量难以解释的复杂材料。马鲁西奥发现,来访者通过他们的咨询,经历了不同的阶段。这项研究的另一个重要发现是,来访者通常将心理和情绪健康的变化归因于治疗师所做的任何事情,而不是外部事件,如找工作或搬家。这一发现表明了来访者和治疗师的咨询经验之间有一个重要区别。来访者将咨询作为生活的一个方面,可能包含许多其他关系;咨询师没有亲身参与这些其他关系,仅限于他/她对实际会谈的体验。因此,两种类型的经验具有完全不同的视野。

马鲁西奥(Maluccio,1979)以及其他研究人员如蒂姆斯和布朗皮耶(Timms and Blampied,1985)已经研究了来访者在会谈时间外的经历,这段时间可能跨越几个月的咨询。很明显,在治疗过程中可能会发生很多事情,而这种研究无法在瞬间获得来访者细微的体验。在一系列研究中,伦尼(Rennie, 1990)专注于来访者在单一阶段中的经历。伦尼使用了一种人际过程回忆技术(Kagan, 1984),使来访者能够重温或重新体验他们在那期间的想法和感受。音频或视频磁带由会话构成,并且在会话结束后,来访者在研究人员在场的情况下回顾磁带内容,每当他/她表示记得正在播放的内容时停止磁带。然后,研究人员对调查访谈的记录进行分类,以确定主题和经验类别。

由伦尼及其同事进行的来访者体验研究(Angus and Rennie, 1988, 1989; Rennie, 1990, 1992)开辟了研究咨询过程中通常无法进行咨询的领域,并取得了一些惊人的成果。伦尼得出的结论之一是来访者在不同层面对咨询师作出回应。他们可能会告诉咨询师他们生活中的某些事件,但在这个叙述下面可能正在考虑是否冒险谈论一些以前秘密的信息。他们可能同意咨询师的解释或干预,同时知道这是不准确或不恰当的。

马鲁西奥(Maluccio, 1979)和伦尼(Rennie, 1990)开创了对来访者世界的探索,需要研究人员和来访者之间敏感、有伦理意识的联系,以及分类和解释来自访谈记录的主题的大量艰苦工作。这类工作的目的是产生"扎根理论"(Glaser, 1978; Glaser and Strauss, 1967; Rennie et al., 1988),或明确植根于实际经验而不是研究者强加的概括和模型。伦尼(Rennie, 2002)回顾了这类研究对于了解来访者在治疗中积极反思参与者的程度所做的实质性贡献。

专栏 19.4 利用过程研究产生实践原则

在莱维特等人的研究中可以找到一个用于研究实践的好例子(Levitt et al, 2006)。在这项研究中,26 名最近完成治疗的患者(平均治疗时间长达 16 个月)接受了深入访谈,了解了他们在治疗方面的重要意义。这些访谈的记录报告是根据可能为治疗师提供实用指导的紧急治疗原则进行仔细分析的。该研究中确定的一些原则包括以下内容:
- 最初,来访者可能会进入治疗,期望或担心治疗工作违背他们的参与。如果对承诺的治疗结果没有进展,指导来访者坦率地讨论他们的羞耻或害怕检查威胁主题或检验咨访相互关系可能会有所帮助。
- 治疗环境经验丰富,反映了治疗师的关怀,可以用更轻松的方式促进来访者的相关关系。
- 最初在治疗中,对治疗师越来越依赖似乎允许来访者从重要他人来实现个性化,然后随着来访者变得更加自立而逐渐减少。

- 仔细检查治疗师所展现的关怀后,特别是在出现脆弱问题时,来访者往往会建立信任。治疗师可以通过表现真实,表达对来访者的尊重,以及在治疗过程中以展示信念和专业知识的方式来传达关怀。

虽然这些原则的最终有效性需要通过与不同来访群体的进一步研究来评估,但值得注意的是,莱维特等人(Levitt et al., 2006)的研究为来访者提供了与治疗师专业社区"交谈"的机会,并告诉他们所发现的有用的东西。令人惊讶的是,至少在这项研究中,来访者所重视的治疗各个方面往往在主流治疗理论中并不突出——治疗师作为提供关心的人,治疗场所的重要性,以及对治疗师经验的依赖感。

案例研究

传统上,案例研究一直是心理动力学方法咨询和心理治疗研究及理论建构的主要工具。例如,弗洛伊德出版的许多案例已被其他治疗师和理论家广泛讨论和重新解释,并代表了精神分析知识和训练的一些基本构建模块。找到一位训练有素、经验丰富的心理动力学咨询师或治疗师,不太可能不仔细阅读多拉(Freud, [1901]1979),拉特·曼(Freud, [1909] 1979)或施莱伯(Freud, [1910] 1979)的案例。

然而,从研究的角度来看,弗洛伊德及其同事进行案例研究的方式引发了许多方法论问题。弗洛伊德每天接待几个病人,并在晚间写下他的咨询记录。其中一些笔记随后被以提交给会议或在书籍和期刊上发表论文的方式进行处理。在这个案例研究过程的每个阶段,都没有可能检查弗洛伊德得出的结论的有效性,或者他回忆或选择证据时的任何偏见。批评者可以提出弗洛伊德歪曲证据以适应他的理论的论点。例如,斯宾塞(Spence, 1989)认为,在一个典型的精神分析案例研究中,作者倾向于"抚平"数据(即忽略相互矛盾的证据)以使其符合理论。由于他们的案例研究已经开展,精神分析师几乎无法对抗这项指控。

在这个关于案例研究的争论中显而易见的困境是,一方面,对个别案例的详细审查对于理论和实践的发展是非常宝贵的,但另一方面,找到一种严格且无偏见的观察和实践方式来分析个别案例很困难。多年来,系统案例研究方法的构建一直是人格领域研究人员反复关注的问题(DeWaele and Harré, 1976; Murray, 1938; Rabin et al., 1981, 1990)。在咨询和心理治疗研究领域,系统案例研究有五种不同的方法:"N=1"研究、理论建构案例研究、准司法案例分析、叙事案例研究和实用案例研究。

行为案例研究有时被称为"N=1"研究,并且与本章前面讨论的"科学家-从业者"

模式有关。这些案例研究集中于跟踪预测因咨询而改变的有限数量关键变量的变化：例如，在抑郁量表中学习或评分所花费的时间。这项研究的主要目的是证明特定类型的干预对特定类别来访者的有效性；通常不考虑更广泛的流程问题。莫利（Morley，2007）详细介绍了此类案例研究中涉及的程序。"N = 1"案例研究或"单一主题"设计在CBT的发展中发挥了核心作用，为从业者提供了在进行大规模研究之前记录和分析创新干预措施有效性的手段。

其他案例研究的研究人员在理论发展中使用了案例研究（Stiles，2007）。这种类型工作的一个有力例子是希尔（Hill，1989）对抑郁女性来访者进行简短治疗的八个案例研究系列，目的是确定非特异性因素和治疗师技术对结果的相对贡献。本研究在每个案例中收集了详尽而全面的信息，这是独一无二的（见表19.2）。比尔·斯蒂尔斯及其同事在治疗变化的同化模型开发中使用了案例数据的系统分析（Stiles，2005，2006）。最近还发表了一些其他案例研究，其中特别令人感兴趣的案例是从大规模广泛调查中挑选出来的。例如，斯特鲁普（Strupp，1980a，1980b，1980c，1980d）提出了从斯特鲁普和哈德利（Strupp and Hadley，1979）中抽取的四组比较案例（一个成功案例和一个失败案例），以便全面了解与好与坏结果的相关的因素。

表 19.2　密集案例研究方法

治疗前、终止和随访 明尼苏达州多相人格问卷 霍普金斯症状检查表（SCL－90－R） 田纳西州自我概念量表 目标抱怨 汉密尔顿抑郁症和焦虑量表 访谈 **每次会议后研究人员评定** 咨询师言语反应模式 咨询师活动水平	来访者在会谈期间的反应 来访者体验水平 **来访者和治疗师完成会谈** 会后问卷调查或访谈 工作联盟问卷 会谈评估问卷 **来访者和治疗师分开** 观看会谈视频，以回忆每个咨询师陈述的情感和速率

资料来源：由希尔（Hill，1989）汇总。

准司法案例研究代表了引入法律制度的思想，将严谨性引入案例数据分析的尝试。在法庭案件中，对犯罪事件的真实解释取决于提出起诉和辩护的理由，最终决定由法官或陪审团作出。以类似的方式，在心理治疗案例研究中，埃利奥特（Elliott，2002）雇用了两组研究人员，其中一组的任务是争辩说案件的结果是由于所提供的治疗，而另一组则认为任何发生的变化都是由于额外的治疗因素。埃利奥特（Elliott，2002）认为，与传统的临床病例研究相比，通过这种判断过程得出的最终结论特别可信。

叙事案例研究使用定性调查方法,允许来访者和/或咨询师讲述他/她参与治疗的故事。埃瑟林顿(Etherington, 2000)提供了这种类型的案例研究的一个例子。如果仔细和严格地进行,自传体的第一人称写作也可以适用于这一类别。在这类案例研究中探讨的问题是"在他/她的整个生活中,治疗对来访者或治疗师意味着什么?"或者"我们如何理解特定案例的丰富程度?"。

范式案例研究代表了咨询和心理治疗案例研究的另一种方法。菲什曼(Fishman, 1999)的一本有影响力的著作认为,案例研究是治疗师的一种基本形式的实践知识,因为治疗工作不可避免地涉及个人生活。菲什曼(Fishman, 1999)提出,从业者可以以标准化的方式编写案例经验,并在一个数据库中收集这些案例,从而创建一个研究知识范式体系。现在已经建立了在线开放期刊《心理治疗的实用案例研究》,以便创建这样的数据库,并发布了一系列详细的案例分析,为治疗师提供了宝贵的资源。

近年来,对心理咨询和治疗的案例研究的兴趣重新抬头。尽管基于案例的证据的潜在价值一直在咨询专业中得到认可,但有一种感觉,案例研究经常被用作作者寻求推销新治疗方法的推广工具,而不是认真地贡献研究文献。人们还担心,即使案例研究本身提供了令人信服和可信的证据,也不可能从单个例子中概括出来。使用准司法、时间序列和理论建构方法开发系统案例分析的新方法,建立一系列案例研究数据库,已经大大有助于缓解这些问题。

专栏 19.5　关于治疗意义的日常生活观点

咨询和心理治疗研究的局限之一在于它主要是"以治疗师为中心",意在集中于治疗室内发生的事情,并将治疗过程视为来访者生活中变化的主要来源。德雷尔(Dreier, 2000, 2008)和麦克里尔(Mackrill, 2007, 2008a, 2008b)在丹麦进行的一些最近的研究从观察来访者日常生活的角度来看待治疗,使视角发生了180度的转变。这项研究已经确定了"日常"或"额外治疗"学习与咨询会谈中发生的事情相互作用的一些复杂方式。在一个引人注目的例子中,麦克里尔(Mackrill, 2008a)描述了一位男性来访者,他报告说他的治疗的主要结果是发展了一种参与"积极思考"的能力。在进一步的调查中,发现积极思考的问题仅在12个疗程中被提及过一次,并且来访者从他在学校时参加的讲座中获得了这个想法。然而,他根据这种结构解释了他与治疗师的谈话,这对他来说是他治疗和日常生活之间的桥梁。这个例子,以及该研究计划中记录的许多其他观察,描绘了来访者作为治疗的积极消费者的图景,他们选择性地利用他们的治疗师提供的其他策略来应对他们从无数其他来源中获得的应对和变化。

咨询研究中的伦理困境

咨询的目的是帮助人们，或者增强他们自助的能力，而咨询过程往往需要披露私密信息、痛苦记忆和情绪的经验，以及做出影响他人的决定。咨询师会非常谨慎地确保这个有时冒险的过程不会给来访者带来伤害。很容易看出，对咨询的研究引入了额外伤害的可能性。研究可能会导致有关来访者的信息被披露，痛苦感受被重新激发或与治疗师的信任关系受到损害。

大多数形式的咨询研究都存在道德风险。例如，在有"等待名单"来访者的控制组的结果研究中，决定立即向某些人提供帮助，但拒绝向其他人提供帮助。在对新型咨询干预的研究中，来访者可能会接触到有害的治疗方法。如果研究人员联系来访者要求他/她参与研究，则该人是来访者的信息将被传送到咨询师或代理机构之外。如果咨询师要求来访者参与研究，来访者可能不愿意这样做，但可能仍然遵守，因为害怕对抗他/她感到情绪依赖的人。在之前的来访者接受关于他们治疗经验访谈的研究中，访谈本身可能唤醒了对进一步咨询的需求。

出于这些原因，在政府机构(如医院或社会服务部门)进行的咨询和心理治疗研究，或提交给慈善信托基金的资助，通常需要由伦理委员会进行评估，并需要详细记录其处理伦理问题的程序。但是，所有研究的设计都应考虑到伦理因素，咨询师和治疗师的研究训练应强调对伦理因素的认识。

专栏 19.6 《消费者报告》研究

《消费者报告》是美国一本受欢迎的消费者事务杂志，它定期向其广大读者分发调查问卷，以评估他们对一系列产品和服务的看法。1994年，该杂志在调查中提出了一系列问题，涉及咨询和心理治疗的使用，以及读者从他们所参与的所有治疗中获得的益处。著名的美国心理学家马丁塞利格曼(Seligman, 1995)发表了该治疗调查结果的摘要。在这篇文章中，他认为调查人们对他们所接受的现实生活治疗的感受，相对随机对照试验的人工情境，更提供了有关治疗如何在日常情况下起作用的有价值证据。调查的主要结果是：

- 超过80%的接受过治疗的人变得更好(比对照研究中的比例高得多)；
- 不同治疗方法的有效性无差异；
- 接受过长期治疗的患者明显优于接受短期治疗的患者；
- 外部强制限制会话数量与较差的结果相关；

- 那些向神职人员、家庭医生或匿名戒酒会寻求心理帮助的人报告了与正规心理治疗大致相当的结果。

《消费者报告》研究的发表引发了一场争议风暴。总的来说,心理治疗研究机构对这种试图缩短他们已经开发的缜密研究程序感到震惊。尼尔森等人所发表文章的引言部分总结了批判性争论的各个方面(Nielsen, 2004)。批评者抱怨说,《消费者报告》调查使用了一份未经适当验证的调查问卷,招募了一个有偏见的样本(即那些对他们收到的治疗特别满意的人),并且参与者的回答不可避免地不准确,因为他们被要求回顾性地报告几个月或几年前发生的治疗。后来,在德国进行了使用相同问题的平行研究,得到了类似的结果(Hartmann and Zepf, 2003)。霍华德等人(Howard, 2001)的一项研究将一些《消费者报告》数据与其控制结果研究中的来访者给出相同或类似问题的答案进行了比较,发现两个数据集之间存在很大程度的一致性。范登波斯(VandenBos, 1996)和霍华德等(Howard et al., 2001)提出的分析表明了《消费者报告》样本反映了整个美国的治疗用户。然而,在一项特别重要的后续研究中,尼尔森等人(Nielsen et al., 2004)询问了大量之前完成了治疗前和治疗后的调查问卷的来访者,在治疗结束六个月后填写了整个《消费者报告》调查问卷。尼尔森等人(Nielsen et al., 2004)发现《消费者报告》研究中问题的措辞似乎导致人们过高估计他们的治疗前的痛苦,并高估了他们在治疗后的受益,从而产生治疗效果的过度积极的图景。关于《消费者报告》研究的争论说明了三件事。首先,对治疗有效性的估计取决于所使用的方法。其次,研究是一项累积性和集体性的努力——可能需要数年才能澄清一组研究结果的真实含义。第三,研究界不愿意相信来访者的意见。

研究对来访者的影响

咨询研究中的反应性问题与伦理问题相关,但也与其不同。当研究过程干扰或改变咨询中发生的事情时,就会发生反应性或研究对来访者或治疗师的影响。例如,在希尔(Hill, 1989)的研究中,来访者被要求参加许多涉及自我探索和学习的活动(例如观看治疗期的视频),但不是实际治疗的一部分。希尔(Hill, 1989: 330)承认,"这项研究可能影响了所有八个案例的结果……[研究活动]可能是治疗本身"。在谢菲尔德心理治疗研究项目(Firth et al., 1986)中,该项目比较了简短的"探索"或"规定性"治疗,所有问卷调查和其他数据收集都由诊所秘书或独立于治疗师的访调员进行。然而,尽管他们知道这一点,但很多来访者都对问卷写了评论,好像他们希望他们的治疗师阅读它们一样。有些人还承认,当他们对咨询师产生敌意时,会随意填写调查问卷来破坏研究。

安德森和斯特鲁普(Anderson and Strupp, 1996)采访了参与随机研究的来访者。一些认为自己被分配到"控制组"或不太希望接受的处理的来访者说他们已经知道研究如何影响他们接受的治疗,并且对此感到不满。马歇尔等人(Marshall et al., 2001)使用调查问卷收集来访者对他们参与的一系列研究数据收集程序的看法,包括填写调查问卷、接受访谈以及记录他们的治疗过程。他发现,整体上,来访者很快就适应了录音带来的治疗过程中的干扰,并倾向于通过为他们提供以新方式思考和反思自己的机会来描述访谈和调查问卷。这些研究的意义似乎是,一般来说,来访者对参与研究的经历非常积极,如果他们被问到的问题对他们有意义,还会作为自我反思的刺激。

治疗研究中的来访者也如同参与其他形式的社会健康研究的人,他们对任何为共同利益做出贡献的机会感到满意。然而,似乎涉及操纵来访者的研究设计(例如随机对照试验)可能导致负面反应。在解释研究参与对来访者影响的这些研究时,必须记住,上述发现是根据平均或总体反应来制定的,并且个人的反应可能完全不同。例如,即使研究中95%的来访者对完成问卷调查感到满意,也可能有5%的人对这些程序感到受到威胁或困惑。良好的伦理操守显然需要考虑到这一少数群体的需求。

反应性的另一个方面是研究对咨询师的影响。许多咨询师可能会担心将自己的工作暴露给同事,也许会冒着批评或指责的风险。例如,在过程研究中,治疗会话的转录本可以由许多评委阅读和评定。研究表明,咨询师和治疗师之间的有效性水平可能存在很大差异,因此这些担忧存在实际的基础。在一些研究中,研究设计要求咨询师或治疗师提供标准化治疗,并遵守治疗手册的指导,或为来访者提供有限数量的疗程。有时,这些约束可能会与咨询师对如何进行或来访者可能需要多少次会谈的专业判断相冲突。因此,在研究的背景下调查治疗时,医生可能会受到抑制,影响他/她能够为其服务对象提供的服务质量。

同时,研究人员和治疗师们的共识是,数据收集程序,如问卷调查和访谈,有可能提高治疗的有效性。近年来,研究者已经进行了各种尝试以将研究更充分地整合到常规实践中。这一发展领域最值得注意的例子是迈克尔·兰伯特(Michael Lambert)及其同事在美国进行的"来访者跟踪"研究,随后是世界各地其他研究中心的研究人员(Lambert, 2007)。在这些项目中,来访者在每个会话中完成一份结果调查问卷,结果反馈给治疗师或者同时反馈给治疗师和他/她的来访者,以图表或者表格形式显示进步或预警(例如,红旗表示来访者正在恶化,绿旗表示来访者正在取得良好进展)。当这些"反馈"来访者的进展与未收到反馈的比较组的结果对比,有证据表明对治疗结果的影响很小但有意义。具体而言,使用这种反馈可以显著减少观察到的不良结果病例的比例。换句话说,反馈给治疗师(可能还有来访者)一个明确的信号,即治疗工作"卡住",并提供触发器来反馈正在发生的事情并进行必要的调整。使用来访者跟踪工具提供反馈以告知治疗过程的另一个例子可以在巴里·邓肯、斯科特·米勒及其同事的研究中找到(Duncan et al., 2004; Miller et al., 2005)。

研究对从业者的相关性

尽管可能正在进行大量研究,但该研究对从业者的相关性或实用性已被广泛质疑。在一项针对美国心理治疗师的研究中,尽管有 279 名治疗师的样本中有 88% 拥有博士学位(这意味着他们接受过广泛的研究培训,并进行了研究),但 24% 的人表示从未阅读过文章或者有关研究的书籍,45% 的人报告说他们读过的研究文章都没有对他们与来访者合作的方式产生重大影响(Morrow-Bradley and Elliott, 1986)。在具有较少学术导向培训计划的国家或在独立机构而不是在大学部门接受过培训的治疗师中,从业人员群体很可能会报告更低水平的研究利用率。

许多咨询和心理治疗研究因被认为缺乏相关性被称为"研究者与实践者的差距",并且将其归因于研究人员和临床医生的不同角色、专业兴趣和价值观。咨询师和治疗师通常认为研究没有提供关于治疗方法的足够信息,查看的是来访者群体而不是个体,并根据统计学而非实际或临床标准评估治疗组之间的差异(Cohen et al., 1986; Morrow-Bradley and Elliott, 1986)。此外,许多从业者可能无法访问研究图书馆或设施。

在研究—实践差距的背后,可以发现关于咨询知识性质的更基本问题。正如本章开头所提到的,咨询和治疗研究主要是从主流心理学和精神病学中借鉴的定量方法和假设,尽管定性研究的许多观点和假设可能更适合咨询师。在咨询有更明确的跨学科方法之前,这种情况不会得到解决,而不是继续将自己定义为心理学的分支学科。

专栏 19.7　关于循证实践的辩论

近年来在咨询和心理治疗研究中出现的最重要的问题集中在,哪种治疗类型问题上由研究证据支持,哪种不是。北美和欧洲的专业协会和政府机构试图将治疗培训和实践仅限于那些"以证据为基础"或(在北美)"经验证实"的定量的随机对照试验(RCTs)。在英国,国家健康与临床卓越研究所(NICE)是一个独立的组织,负责向政府推荐是否应通过国家卫生服务部门提供特定的卫生干预措施(包括针对特定疾病

> 的治疗方法）。NICE 采用了一种"等级"证据，对随机对照研究的结果给予最高权重，给予斯蒂尔斯等人发表的大规模自然有效性研究的权重最小(Stiles, 2006, 2008)。这场争论有几个重要问题：
> - "受控"，定量研究是评估治疗效果的最佳方法还是唯一方法？
> - 对照实验如何充分反映日常治疗实践(Westen et al., 2004)？
> - 缺乏积极的研究证据是否意味着治疗方法无效，或仅仅是那些实践治疗的人无法获得进行严格研究所需的资源？
> - 无论研究证据如何，来访者是否应该选择他们想看到哪种治疗师？
> - 在本次争论的背景下，许多重要的研究证据表明，来访者与治疗师之间的关系质量比提供的治疗类型更能预测良好的结果(Wampold, 2001)？
>
> 在现在的社会和政治环境中，所有形式的医疗、护理和社会护理都需要"以证据为基础"，咨询和心理治疗应当完全负责无疑是合理的。但是，所作出的决定将影响治疗师的生计和来访者的选择，这是对所进行的研究的可信度和价值的关键检验。关于这个关键问题的进一步阅读的一个很好的来源是罗兰和戈斯(Rowland and Goss, 2000)编辑的书，以及埃利奥特(Elliott, 1998)的《心理治疗研究》特刊。

另一个基本问题涉及研究与理论和实践的整合。例如，在1941年到1965年，以来访者为中心的咨询和治疗集中在由罗杰斯领导的一群人身上，他们都积极地约见来访者，带教学生，进行研究和发展理论(McLeod, 2002)。这些活动的整合使他们的研究具有高度的连贯性和影响力。最近，专业角色的分散程度越来越大，创造这种研究环境的机会也越来越少。

治疗研究中的人的形象

回到第一章中介绍的一些主题和问题，可以认为大多数关于咨询和治疗的研究都是基于人的医学/生物学形象。咨询或治疗被视为对来访者施用的"治疗"，就像在医院中对患者施用药物一样。咨询过程的各个方面，例如共情或解释，可以被视为药物的成分，而过程研究成为寻找最佳混合成分的过程。霍华德等人(1986)写了关于"剂量—效应"的关系，意味着会话数量(剂量)和来访者情况改善之间的联系。斯蒂尔斯和夏皮罗(Stiles and Shapiro, 1989)在研究中批评了他们所谓的"滥用药物隐喻"。他们认为，咨询和治疗涉及来访者的积极性，是否有意参与，而不是被动和自动地响应摄入药物。治疗的成分，例如共情反射，不是固定的和惰性的，而是由人们之间协商的意义组成。这些是不适合药物模型治疗的重要方面。

斯蒂尔斯和夏皮罗(1989)进一步观察到,即使药物隐喻被接受,它在治疗研究中的应用也不像药理学研究那么微妙。在对真实药物的研究中,并未假设"越多越好":某些药物在小剂量或某些参数范围内最有效。类似的效果可能适用于咨询和治疗。例如,咨询师的一点点自我暴露可能是有益的,但过多就会造成妨碍。斯蒂尔斯和夏皮罗(1989)提出的各种问题促使许多人在咨询和治疗研究领域感到需要通过替代隐喻和人物形象来构建研究。

结 论

本章的目的不是试图全面介绍咨询和心理治疗中基于研究的知识状况。前几章已经充分参考了与所讨论的特定主题相关的研究证据。相反,本章的目的是概述咨询研究中的一些主要主题和方法论问题。在探索咨询研究文献时,必须牢记它处在更广泛的学术和探究环境中。这一更广泛的背景有两个方面特别相关。首先,存在大量的研究文献,这对咨询师有帮助,咨询师不关心咨询过程和结果本身,而是关注问题和问题的性质以及人们带来的问题。例如,许多咨询来访者将他们的问题描述为"抑郁症",对抑郁症的不同治疗方法的有效性进行了大量研究。但也有大量关于抑郁症、不同抑郁症模式和抑郁症原因的研究。作为一名研究型知识从业者,他们愿意利用从这种"背景"研究中获得的宝贵见解,这种研究在使咨询师了解可能与来访者带来的问题相关的因素的复杂性方面发挥着关键作用。

咨询研究运作的第二个背景是关于研究方法的文献。获取有关咨询等方面的有效知识绝非易事。任何可能被调查的问题都有许多方面,并且在如何处理该主题,收集何种数据以及如何在收集数据时对其进行分析方面做出了艰难的选择。本章试图说明当前咨询和心理治疗研究中的一些方法论争论,例如关于定性研究(故事)与定量研究(数字)的作用,或关于评估结果的最佳方法。对于方法论问题,从来没有一个明确的确定答案——每一种"认识"方式都有它的位置。这是一个能够理解所有研究方法的优势和局限性的问题,并且意识到可靠的知识不是通过开放的对话得到,其中所有的观点都应该得到尊重,同时也可以接受挑战。

我们正处于咨询和心理治疗史上比以往任何时候都更有意义的时刻。直到最近,治疗研究都作为一种虚拟的"研发"(R&D)部门或治疗行业的智囊团。研究人员测试了想法和"治疗产品",他们的研究结果缓慢而渐进地过滤到实践中。在过去十年左右的时间里,这一切都发生了变化。各国政府和其他大型医疗服务提供者(如保险公司)面临的情况是,新药和其他物理治疗形式的新卫生干预措施不断扩大,同时也是扩大的人口老龄化带来的患者需求。因此,卫生服务提供者迫切需要优先提供显示有效的治疗方法,这些方法在证据确凿方面具有依据。这项政策适用于咨询和心理治疗,这意味着政策制定者在咨询和心理治疗结果文献中已经研究很长时间。他们发现有很多关于CBT的研究,因为CBT已经在一个研究环境中发展,并且有很多关于限时治疗有效性的研究(因为开展短期治疗的研究比开放研究更容易结束治疗)。因此,他们不可避免地决定投资有时间限制的CBT,并限制其他形式治疗的可用性。在以证据为基础的医疗保健组织方式的背景下,这些决定很有意义。但对于许多咨询师来说,并没有多大意义,他们知道(但不能用研究表明)许多形式的治疗可能会有所帮助,而且有些来访者只会从长期工作中受益。近年来出现的是关于研究在咨询和心理治疗中的作用的真正的紧迫感和危机感。

思考与讨论的问题

1. 想象一下,咨询机构(例如大学的学生咨询服务,员工咨询部门,RELATE夫妻咨询部门)已经要求你进行一项研究,了解来访者从咨询中获得了多少益处。你会怎么做？他们要花多少钱？需要多少的时间？需要考虑哪些伦理问题？在你的研究设计中如何处理这些伦理问题？

2. 你希望进行哪些研究？列出三个你特别感兴趣的研究问题。考虑如何从定性和定量的角度研究这些问题。

3. 在你作为咨询师的工作中,你的咨询与研究的相关性如何,或者你认为在未来的咨询生涯中可能有多相关？你认为研究以何种方式对你的实践产生积极影响,或者你认为哪种方式可能导致混乱和不良实践？

4. 阅读一篇研究期刊上发表的研究论文。这项研究的优点和缺点是什么？作者是否得出了证据完全合理的结论,或者你是否可以想到作者未考虑到的数据的其他似是而非的解释？这项研究在告知或指导咨询实践方面有多大价值？

进一步阅读的建议

关于咨询和心理治疗研究的所有事项的权威指南是《心理治疗和行为改变手册》(*Handbook of Psychotherapy and Behavior Change*, Lambert, 2004)。这是一卷庞大而令人生畏的书目。可能已经完整阅读了它的人是不存在的。然而,它是一本拥有丰富样本反馈的书。我自己的研究书籍(McLeod, 1999c, 2001, 2003)提供了本章介绍的所有主题的扩展说明。在咨询和心理治疗方面有几种优秀的研究期刊。高质量研究文章最一致的来源是：《咨询心理学杂志》(*Journal of Counseling Psychology*)、《临床心理学杂志》(*Journal of Clinical Psychology*)、《心理治疗》(*Psychotherapy*)和《心理学和心理治疗》(*Psychology and Psychotherapy*)。《咨询和心理治疗研究》(*Counselling and Psychotherapy Research*)是一本促进以实践者为导向的研究的期刊。强烈向希望继续阅读本章以进一步了解研究并且可以对实践做出贡献的读者推荐最近的两本书：《咨询和心理治疗的基本研究结果：事实是友好的》(*Essential Research Findings in Counselling and Psychotherapy: The Facts are Friendly*, Cooper, 2008)和《咨询和心理治疗研究》(*Research in Counselling and Psychotherapy*, Timulak, 2008)。

第二十章 作为及成为一名咨询师

△ 导言
△ 作为一名咨询师——核心能力
△ 咨询师的旅程：一种咨询师能力的发展模型
△ 大师级治疗师的特质
△ 成为一名咨询师：培训的关键要素
　　获得理论框架
△ 提升咨询技能
　　对自我进行咨询治疗
　　学习处理专业化的问题
　　运用研究来影响实践
△ 咨询培训中的问题和两难困境
　　对实习者的挑选
　　咨询师能力的评估
△ 个人治疗在咨询师发展中的作用
△ 在组织中工作对咨询师的影响
△ 处理咨询角色的个人影响
△ 督导的本质
△ 结论
△ 进一步阅读的建议

导 言

前面的章节提到了一些关于咨询理论和实践的基本问题。可是最终，咨询是一项由人实现的活动。理论上的觉悟或研究结果只能通过咨询师的行为表达出来。本章的目的是探究作为及成为一名咨询师需要具备什么。咨询师的角色是多面性的，需要具备很多不同的技能和知识。本章开头概述了有效咨询需要的主要个人品质，然后会讲到成为一名咨询师的过程以及必要的训练类型。最后，本章会谈到在咨询角色中保证咨询有效性，以及应对工作压力时的挑战。

作为一名咨询师——核心能力

能力的概念是指在一个特定的职业中一个称职的人所表现出来的任何一种技能或品质。近几年中，有越来越多的研究想总结出心理咨询和心理治疗中实现成功需要的能力。例如，拉森等人（Larson et al., 1992）已经构造了一种模型，将咨询师的能力（他们称之为"咨询师的自我效能"）分成五个领域：微技能、过程、处理有难度的来访者行为、文化性能力以及价值观意识。在一篇对此文献的评论中，布特勒等人（Beutler et al., 1986）指出了一些经研究后发现与能力有关的"治疗师变量"的类别：人格、情感健康、态度和价值观、对人际关系的态度（比如，共情、热情、一致）、社会影响品质（比如，专业性、信任感、吸引力、可信性和说服力）、期望、专业背景、干预类型，对技术流程以及理论性基本原理的掌握。最近，罗斯和皮林（Roth and Pilling, 2007）发表了一个专家咨询组的研究结果，确定了认知-行为治疗师需要具备的能力，而英国心理咨询及心理治疗协会已经推广了一套基于能力培养的咨询培训课程。

将这些想法融入由七种截然不同的咨询师能力领域构成的复合模型是完全有可能的：

1. 人际关系技能。有能力的咨询师具备适当的倾听、沟通、共情、存在感、对非言语交流的意识、对音质的敏感、对情感表达的回应、轮换、建构时间及语言使用的能力。

2. 个人的信念和态度。接纳他人的能力，相信变化的潜能，对伦理和道德选择的意识。对来访者及自身价值观的敏感。

3. 概念性能力。理解和评定来访者问题的能力，预见行动的未来结果的能力，明白一种更为广泛的概念/理论性方案的快速流程的能力，记住来访者信息并构想案例的能力。认知的灵活性以及解决问题的技能。

4. 个人的"健康"。没有对咨询关系具有破坏性的个人需要或无理的信念，自信，忍受与来访者之间强烈或不自在的情绪的能力,维护个人界限以及成为一个来访者的能力。不带有社会偏见、民族优越感和独裁主义。

5. 精通技术。知道什么时候及如何实行特殊的干预,评估干预有效性的能力,理解技术背后的基本原理,具备足够的干预才能或方法。

6. 理解社会系统以及能够在其中工作的能力。包括对来访者的家庭和工作关系的认识,咨询机构对来访者造成的影响的认识,利用辅助网络和监督的能力。对来自不同性别、种族、性取向或年龄群体的来访者所处的社群的敏感性。

7. 愿意学习和询问的态度。对来访者的背景和问题怀有好奇心。愿意接收新知识。用研究来支持实践。

这一能力列表包括一系列主要在咨询培训开始之前形成的特征,这些特征是由实习从业者在决定担任咨询角色之前的生活经验产生的。因此,必须将咨询师的能力视为一个发展过程。

咨询师的旅程：一种咨询师能力的发展模型

许多咨询师发现了"咨询师旅程"这一隐喻的意义(Goldberg, 1988),这个意象使得他们能够追溯其咨询角色到最早的起源,同时也明白了在成为一名咨询师的道路上所遇到的不同领域和障碍的意义。咨询师所遵循的个人化且专业化的道路可以被分成五个截然不同又相互重叠的阶段：

1. 童年时期形成的角色、关系模式和感情需要;
2. 成为一位咨询师的决定;
3. 培训经验;
4. 妥善处理实践中的危险;
5. 在咨询角色中表现出创新。

尽管有证据表明在英国治疗师间所进行的小规模研究中也有一些类似的发现(Norcross and Guy, 1989; Spurling and Dryden, 1989),但这个模型主要是根据美国精神治疗师所进行的研究得出的(Burton, 1970; Henry, 1966, 1977; Skovholdt and Ronnestadt, 1992)。有必要注意的是,这些研究都是对全职且专业的治疗师进行的,缺乏动机性模式和非专业或义务性咨询师的发展过程的研究。

对治疗师的童年和家庭生活进行的研究中(Burton, 1970; Henry, 1966; Spurling and Dryden, 1989)已经发现许多与将来职业选择有关的因素。心理治疗师常常是来自少数群体(例如,大量的犹太人心理治疗师),在另一个国家已经生活了一段时间,或者他们的父母是被流放者或移民。正如亨利(Henry, 1977: 49)所提出的,许多治疗师在童年时"已经接触到不止一种文化影响"。作为一个孩子,许多人曾经历过疾病、孤独(可能因为是独生子或身在他乡)或亲人的丧亡。家庭生活中的冲突频繁发生,而治疗师孩提时便充当了调解者或代父母的角色。治疗师通常反馈,与这种角色相一致的是,他们在家庭中是最有权的兄弟姐妹。

这些类型的童年经历可以看作是为从事治疗师这一职业创造了条件。正如布瑞特曼(Brightman, 1984:295)所写,"治疗师这一角色本身就可以看作是一种早期情境的再演,在这种早期的情境中,一位特别敏感和共情的孩子已经被强行要求理解和照顾一位父母亲的形象(通常是抑郁的母亲)。"在此情境中,孩子在一种照顾他人的需要中成长起来。由于家庭事件中最多涉及的就是那些兄弟姐妹,所以他/她不能脱离照顾的责任。作为一名社会"旁观者"的经历则形成了学习和理解人际关系和互动的另一动机。正如亨利(Henry, 1977)所说的,以照顾自己为动机更有可能引向社会性工作的职业生涯,而治疗需要一种对弄清来访者内心世界的强烈兴趣。童年时期对孤独或孤立的接触提供了一种探究内心世界的能力。

治疗师童年经历的另一个方面与被称为"受伤的治疗者"的理论有关(Guggenbuhl-Craig, 1971; Rippere and Williams, 1985)。这种观点认为,治疗者的力量(牧师或原始社会中的巫师,现代社会中的治疗师)来自他/她内心痛苦、失败或苦难的经历。治疗者心中"创伤"的存在为他/她理解和共情来访者的创伤打造了一个非常好的基础。存在的危险是治疗者的创伤会因那些被帮助者的要求而恶化,治疗者为了他们的利益而做出了牺牲。受伤的治疗者这一概念帮助了我们理解"对整体和融合的寻找"(Spurling and Dryden, 1989),这种寻找以许多咨询师和临床治疗师的生活为特征,同时又能把消极的生活经历中的痛苦转变成一种帮助他人的资源。

对于每个心理治疗师来说,其童年经历的模式都是独一无二的,但是,如果这种经历包含以上所描述的一些成分,那么就会带来入行咨询的动机。马斯顿(Marston, 1984)认为,成为一名心理治疗师的动机包括联系、帮助他人、探索、社会地位、权力和影响、自我治疗和窥视行为。显然,保证动机的适当平衡是很必要的。因为,或许对大多数咨询师来说,随着时间的变迁他们渐渐走上咨询行业的道路。人们普遍会选择诸如护理、社会工作以及教育等行业,然后却发现他们越来越被工作中的咨询部分所吸引并参与其中。像一名来访者一样接受个人治疗或咨询常常是他们决定参加咨询培训的一种催化剂。和治疗师或教员这些有影响力的模范会见的经历也是一个因素。参加基础技能课程也能够激励一个人决定成为一名咨询师。成为一名咨询师并不是人们轻易做出的决定,承认这一点是很重要的。其本身就形成了一个重要的发展阶段。许多很有天赋的咨询师没有完成这一阶段便参加了训练,直到在他们步入中年。

一旦某个人决定成为一名咨询师,他/她就进入了正式训练的阶段。通过训练,咨询师需要对这些问题得出答案"我足够好吗?""足够好"到去帮助那些被生活摧残的人,就是要对一个人的心智、知识和能力做出有力的陈述。特别是在训练初期,当来访者不能够回答或呈现出令人难以置信的难题和惊恐时,所有问题的证据都是不充分的。另一方面,在专业文献资料和流行文化中,存在着"一种刻板印象,认为精神治疗师是无所不知的、博爱的,是致力与人类灵魂中的黑暗势力做斗争的艺术家和科学家的一种结合"(Brightman,1984:295)。在训练中咨询师可能会感觉自己是脆弱的,不称职的,但是,他们知道他们应当有志成为来访者心目中的一个"强大的"榜样(Egan,1986:28)。

为了缓解内心对胜任的期望和对不能胜任的恐惧之间的紧张,一些治疗师进一步发展了布赖特曼(Brightman,1984)所谓的"夸大的专业化自我"。这些咨询师和心理治疗师通过将自己看作一位无所不知、全能且博爱的治疗师,来处理因其角色所带来的担心和焦虑。欧内斯特·琼斯(Ernest Jones)是最早观察到这一现象的人,他是一位精神分析学者,也是弗洛伊德的学生和传记作者。琼斯(1951)写道,一些分析者保持孤立,神秘,好像什么事都知道,从不会承认犯错。他用"上帝情结"这一术语来描述这些心理治疗师。马莫(Marmor,1953)把这种模式描述为一种"至高无上的优越感",同时评论道,这常常会因来访者将他们的分析师理想化的倾向而被强化。沙拉夫和莱文森(Sharaf and Levinson,1964)认为,新心理治疗师被赋予巨大的责任和压力,因此才不顾一切地寻求其职业角色中的所有光环。艾伦(Allen,1990)对如何看待"夸大"治疗的结果进行了论述,艾伦描述了她去看治疗师的一次失败经历,这名治疗师神情冷淡,坐在一张比她的椅子高二英寸的椅子上,最后诊断认为她需要进入医院治疗。

通过适当的监督和个人治疗,这一"夸大"阶段就能更快得到解决(Brightman,1984)。通常,当自我评价变得更为实际,治疗师可能会感到沮丧或一丝悲哀,因为他们已经撤弃了那个理想化的状态。

下一个阶段是处理实践中的危险性问题,这一阶段对能力提出了一系列新的挑战。在第十六章中已经阐述了因高强度的工作以及帮助能力和来访者要求之间不断增加的矛盾所引起的职业倦怠的可能性。倦怠和相似状态的"幻灭"(Burton,1970)可以看作是未解决的"夸大"遗留的后果,治疗师完成了培训且开始承担起咨询工作却仍然觉得自己是万能的。实践中还有其他的危险。梅尔(Mair,1989:281)曾把咨询和治疗描绘成一桩秘密的交易:

> 心理治疗师在社会中拥有重要的地位。我们每天都有机会知道我们来访者的秘密,因此,我们有机会了解我们和他们共处的这个社会。我们是秘密的代理人,被告知他人试图隐藏的东西……我们的形象是模棱两可的,容易被许多平凡人猜疑。

(Mair,1989:281)

考瓦克斯(Kovacs, 1976)也提出了相似的看法,认为治疗师仅仅是"从一个方面"参与了生活,并没有冒真正接触之险而只是作为"观察者"或"目击者"。在心理咨询师历程中,紧接着培训后,可能甚至包含了训练的最后阶段,一个对心理咨询师能力的主要威胁就是,因倦怠、超然或疏远而失去帮助的动机。卢波斯凯等人(Luborsky et al., 1985)在一个关于个体咨询师之间有效性差异的研究中发现,想要帮助的动机是区别有效与无效咨询从业者的主要因素之一。麦克卡利(McCarley, 1975)和艾夫琳(Aveline, 1986)两人都指出了那些经验丰富的治疗师拥有"自新"(self-renewal)机会的重要性。

心理咨询师旅程的最后阶段是拥有与来访者进行创新治疗工作的能力。在这个阶段中,咨询师已经不再仅仅是一个应用某种特殊理论方法的技师:

> 最后,每个心理咨询师都会形成他/她自身的治疗风格,"理论取向"已不再重要。而仍然重要的是把艺术性和技巧结合起来的一种独特的人格。在这个方面,一位优秀的治疗师很像一位画家、小说家或作曲家。正如在所有艺术和科学领域,很少有人达到这种最高的境界。

(Strupp, 1978: 31)

心理咨询师能力的发展模型引起了人们对许多问题的关注。每一个阶段都代表了咨询师所面临的一系列特别的能力挑战。对于考虑入行的咨询师来说,关键的任务包括检验童年经历的稳定适用性以及平衡动机的意识。在挑选人员参加咨询训练课程时,通常的一个最为关键的问题是,这个人是否准备好去帮助他人,还是他/她实际上是为了他/她自己寻求治疗。在训练中,一个主要的挑战是承认弱点并接受不能全知的"消极能力"。作为一名够格的心理咨询从业者,其能力取决于在工作中定期的恢复更新和对个人意义的重新发现,同时还取决于建立充分的辅助关系以避免倦怠。

正如在任何一种发展模型中一样,在某一阶段,不能够解决问题或完成学习任务将牵涉后续的阶段。例如,某个对其童年"创伤"没有觉悟的人将会发现,他很难获得成为一名"足够好的"咨询师的感觉。那些疲于满足来访者每天的要求的咨询师将没有时间和精力通过他/她的工作进入一种创造性的自我表现的阶段。

大师级治疗师的特质

在过去的十年中,一系列调查研究已经查验出高级治疗师和"大师级治疗师"——由同侪推选出的"佼佼者中的佼佼者"——会推荐家人去咨询的治疗师的特征。这些研究的价值在于通过更广阔的角度看待那些经历了从业中的危险然后茁壮成长的成功从业者,以这种方式突出咨询和心理治疗领域中达到卓越需要的态度和策略。

有几项调查研究表示不同的治疗师在效果层次上有很大的不同。例如,由欧奇希等人(Okiishi et al., 2003)近期进行的一项调查就是这类研究的一个例子——在他们的样本中,那些最普通的咨询师的来访者总体情况越来越糟糕,而最有效的治疗师的来访者中,超过80%的人都在治疗结束时完全得到恢复。这不禁让很多人开始思考那些最有成效的从业者所具备的特质。罗杰斯的工作总是作为一个有效治疗师的典范,受到广泛关注和分析(Farber et al., 1996)。詹宁斯、斯科夫霍尔特和龙内斯塔德通过采访大师级治疗师和富有经验的实践者,将此主题进一步深入,以发现到底是什么造就了一位优秀的治疗师。詹宁斯和斯科夫霍尔特(Jennings and Skovholt, 1999)采访了10位大师级治疗师(3男7女),年龄在50到72岁之间不等,代表了很大范围的理论取向。所有这些治疗师都是全职做私人咨询的。研究得出结论,大师级治疗师是:

- 如饥似渴的好学者;
- 对认知复杂性和个人情况的模糊不清敏感并重视;
- 情感上善于接受,自知,懂得反省,没有防卫,愿意接受反馈;
- 精神健康并成熟的个体,注意自身的情感健康;
- 意识到他们的情感健康是如何影响他们工作质量的;
- 有很强的人际关系技能;
- 相信治疗变化是以强大的工作同盟为基础的;
- 在治疗中使用其卓越的人际关系技能的专家;
- 能够将他们累积的生活及专业经历作为工作的主要资源。

在进一步的研究中,龙内斯塔德和斯科夫霍尔特(Ronnestad and Skovholt, 2001)采访了12位资深治疗师,平均年龄在74岁,有38年的工作经验。从数据中可以提取四个主要主题:

1. 早期生活经历的影响;
2. 专业经验的累积影响;
3. 年长的专业人士的影响;
4. 成人生活中的个人经历。

结合在一起看,这些研究表明"大师级"治疗师有一些普遍的特质。他们是不受限于一种方法或一套假设的实践者。即使他们名义上始终忠于一种特别的治疗方式,但是他们会广泛阅读,对新的学习和影响的新来源保持开放的心态。大师级治疗师对他人感兴趣,并且能自如地以开放、无防卫的方式理解他人。最后,大师级治疗师会在情感上照看好自己,花精力弄清他们个人的生活经历。

由戈德弗赖德等人(Goldfried et al., 1998)进行的研究证实了这些调查结果中的许多方面。戈德费赖德等人(1998)邀请了那些由同行推选的大师级治疗师(认知-行为治疗和心理动力领域的),提供一盒与一位治疗中的来访者洽谈的录音,以此显示谈话中尤为重要的部分。录音通过一个代码系统对治疗师干预进行了分析,开发该系统是为了区分不同的治疗师。研究者将治疗师的干预编成了代码,比如鼓励,对情感的关注,自我暴露等(超过40种不同的方面),然后对比认知-行为治疗和心理动力治疗师,谈话中的特殊部分与常规部分,大师级治疗师的表现与先前对"普通"治疗师的精心调查的结果。他们发现,认知-行为治疗师和心理动力治疗师的差异很少,且与对照组的"普通"治疗师相比,大师级治疗师彼此间很相似。最后经分析,结果显示大师级治疗师的两个分组在谈话的重要环节最为相似,在谈话的"常规"部分最为不同。这些发现为大师级治疗师由截然不同的理论取向决定的类型集合提供了一些证据,并支持了詹宁斯和斯科夫霍尔特(1999)的结论:治疗的专业技能主要是通用的人际交往技能和个人品质,而不是某些具体技术的应用。

斯科夫霍尔特和詹宁斯(2004)以及奥多诺休(O'Donohue et al., 2006)讨论了研究那些我们想要发现和学习的大师级治疗师的含义。

成为一名咨询师:培训的关键要素

心理治疗,尤其是精神分析的培训历史,向我们提供了培训课程学习中普遍受到阻碍的线索。精神分析师培训的主要方法就是练习分析。在精神分析协会中,实习生会与协会中的高级成员一起进行分析。在培训期间,他们可能会以这种方式与两位或两位以上分析师一起进行分析培训。尽管在许多协会中,理论研讨会、案例讨论以及对儿童观察的研究最终也被加入精神分析的培训项目中,但是练习分析被认为是唯一一种能让分析师真正明白精神分析的方式。评估一位候选人是否合适作精神分析师主要是由培训分析师决定的。这些安排是私密隐蔽的,不允许公开讨论培训的问题;候选人是否合适单单依照专业的评判,完全没有商量的可能。马森(Masson, 1988)已经证明了这种培训的潜在压迫性。

在20世纪40年代到50年代,以来访者为中心的治疗的出现为如何培训咨询师带来了一系列全新的观点。罗杰斯和他的同事让学生作为合作治疗师来对来访者进行咨询。学生之间相互练习咨询技能。咨询师培训中采用"T小组"或个人成长小组的形式,也就是实习生加入有经验的小组中进行培训。学生观看了有关咨询的电影,并对有关咨询的录音带和记录内容进行分析。咨询师训练方法发展的这一阶段的特征是一种更开放的、多方面的学习技术的方法,也引入了促进自我意识的其他方法(例如,面对面小组),而不仅仅相信个人治疗。随着学生自我评估在职员评审方面的应用,在培训过程中也出现了一定程度的民主化。

在20世纪60年代到70年代期间,心理咨询师培训方面的主要革新是结构化技能训练方法的引入。这些方法不仅被用于咨询师培训课程之中,而且也用于为其他帮助性或公共服务行业的人所设计的短期技能课程之中,诸如教学、看护和管理行业。这些结构化方法中的第一种方法是卡克胡夫(Carkhuff, 1969)所提出的人力资源发展模型。其他本质上与之类似的模型是微技能模型(Ivey and Galvin, 1984)、技能娴熟的辅助模型(Egan, 1984)、SASHA录音(Goodman, 1984)以及人际关系过程回忆(Kagan et al., 1963)。尽管这些模型和方法在某些方面有所不同,但是,它们在印刷品、练习和视频或电影展示这些形式中都包含仔细构造的培训素材,可以让实习生通过一套标准化程序学习特定的咨询技能。

最近,咨询师培训的重大发展包括对督导和个人治疗在培训程序中作用的加大关注(Mearns, 1997; Thorne and Dryden, 1991)。目前,对于培训课程中需要包括的内容好像已经达成了广泛的共识(Dryden and Thorne, 1991; Dryden et al., 1995; Mearns, 1997)。不同的课程可能会强调其中的一些活动而忽略了其他,但是所有的课程都有可能包括以下每个标题下所列出的一些内容。

专栏 20.1　心理咨询和心理治疗培训的悖论

　　一般来说,要成为一名专业的咨询师和心理治疗师需要至少三年的培训。治疗师培训的要求通常都是很高的,除了学术学习和研究,还需要大量与来访者及个人治疗的指导经验。因此,令人感到惊讶矛盾的是,很少有证据表明培训对来访者治疗的有效性有很大影响。一些研究将辅助性专业咨询师的治疗有效性与完全经过培训的专业治疗师进行对比,或探究专业治疗师在训练的不同时期得到的结果。总的来说,这些研究显示训练等级在有效性上只有少量差异。在博伊特勒等人(Beutler et al., 2004),兰伯特和奥格尔斯(Lambert and Ogles, 2004)以及龙内斯塔德和拉达尼(Ronnestad and Ladany, 2006)的文章中可以找到近期对该研究体系的回顾和讨论。唯一不变的有利于受训治疗师的结果是他们的来访者中提早放弃治疗的更少。

　　我们可以通过许多不同的方式理解这些研究结果的意义。最合适的解释是所有有效的治疗都需要准备一套基本要素的供应(比如一段温暖的人际关系和希望的灌输),这些要素依靠的是相对来说不会受培训影响的基本人品。另一方面,在专业领域里有很多评论员质疑这些研究的合理性。这些批判者认为在难以处理的来访者案件中,一个受过正规训练的治疗师总比一个没受过多少训练的志愿者做得更好。但是,能证实这一情况的具体研究还从未被发布。重点是,无论如何,目前遵行的培训实践必定是好的:对于治疗实习生如何通过培训实现最大潜力,还有很多可以学习的。

获得理论框架

广为接受的一种观点是，咨询师需要具备一种理论观点，通过这种理论观点能够理解他们对来访者的咨询工作。咨询培训课程中的理论内容可能包括咨询模型，涉及发展心理学、人际关系行为和群体动力学等领域的基本心理学理论，精神病学术语的引入，与社会等级、种族和性别有关的社会学。因此，咨询课程有可能会广泛涵盖不同的理论问题，尤其是当涉及心理咨询中的专业领域，诸如婚姻和夫妻咨询或丧亲咨询时，这些领域都有与其自身密切相关的理论模型。当人们普遍意识到学生不能光明白理论，还要能够把理论应用于实践中时，咨询中的理论学习就更具挑战了。目的是能够积极地利用理论来理解来访者以及咨询师对这些来访者所做出的反应。

在咨询培训领域中会出现的问题之一是，使学生更深入一种理论取向，还是让他们接触到多种理论模型（Beutler et al., 1987; Halgin, 1985; Norcross et al., 1986）。在某种程度上，这个问题与这个组织的本意有关，也就是培训提供的内容。独立机构常常是由某种特定理论方法的支持者所创建的，所以在这些机构中学生培训时必定会被教导那套理念。高等教育机构，诸如学院和大学中，开设的课程可能会受到关于不同理论间的必要争论带来的学术价值的影响，因此，通常会以一种综合主义者或多元观点的角度来教授咨询理论。

争论的另一个方面解决了这样一个问题，即应当以什么顺序来做出适当的理论选择。是不是围绕广泛的多重观点或单一观点组织初级的咨询师培训，然后当他们有稳定的选择基础时，再鼓励咨询师在将来他们的工作上以某一特定方法为专长更有助于他们呢？还是以一个连贯的方法开始全面基础的培训更合适呢？在英国和其他地区，最近的趋势则是围绕某一核心理论模型来建构最初的咨询培训。然而，费尔泰姆（Feltham, 1997）则中肯地认为，这种方法会引起沉闷的对话、争论和创新的危险，因为它使咨询师在交际中以狭隘的方式来理解他们的来访者和他们自己的角色。反对整合一体化的培训，针对以核心模型为基础的培训相关优点的辩论，反映了针对第十三章中讨论的整合主义更广阔的争论。

提升咨询技能

比起咨询中的心理动力学方法，咨询技能的培训更多是与以人为中心以及认知行为主义的咨询方法有关。技能这一概念是指咨询师针对来访者的活动或行为所实施的一系列活动或行为。技能这一观点中暗含的一个假设是，咨询师的角色有必要被分解成个别的活动或行为,而这个假设很难以与精神分析师的思维方式调和。

正如前面提及的,许多咨询技能培训的模型已经得到了发展。即使这些模型的内容并没有全部被采纳到培训课程之中,但这些模型中所包含的观点和程序却常常会被应用到咨询服务当中。因此,这些方法中有三种应用更广泛的方法,其主要特征值得在此叙述。

人力资源发展模型(HRD,Carkhuff,1972; Cash,1984)最初是建立在罗杰斯的共情、无条件的积极关注及一致的"核心条件"基础之上的。这种方法后来的发展增加了"行动"技能,诸如具体化、面质、直接、使用全部技能,以及把这些技能放入一个帮助过程的三阶段模型之中。这三个阶段分别是自我探究、理解和行动。在HRD培训程序中,实习者会依次接触到每一种技能。在帮助性的关系中使用技能会用到一个基本原理,同时有关于这些技能在实际咨询中应用的例子或录像带作为示范。实习者也可以参加小组活动,其设计目的是给实习者提供一个亲自体验核心条件影响作用的机会。

同时微心理咨询或微技能培训方法(Ivey & Galvin,1984)也把咨询任务分解成了一些单独的技能:

- 贯注行为;
- 来访者观察技能;
- 开放式和封闭式问题;
- 鼓励、释义和总结;
- 情感和意义反映;
- 聚焦于问题;
- 影响技能;
- 面质;
- 结构化会谈;
- 整合技能。

同时向实习者提供关于每种技能的正反面书面案例,让他们观看录像中专家所示范的技能,然后再以其他实习者为来访者让他们进行录像的技能实践。提供反馈后,实习者将再次尝试这种技能。这个过程将反复进行,直到实习者大致达到了这种技能的能力水平为止。微技能方法的主要目的之一是,使咨询师能够以一种"意向性"方式而不是"直觉的"方式来进行咨询活动,也就是说,使咨询师能够从全部技能中来选取一种合适的反应,而不是仅仅局限于沟通和干预的一两种模型。另一个强调的重点是确认与特定文化背景相一致的技能(Ivey et al., 1987)。(艾维关于微技能的著作《心理咨询的技巧和策略》(第八版)也已收录本套丛书中出版,见本书后勒口。——编者注。)

人际关系过程回忆(IPR, Kagan, 1984; Kagan & Kagan, 1990)建立在发现学习基

础上,这点不同于 HRD 和微技能方法。实习者最初是观看咨询师针对来访者所使用的有益技能,然后针对录像带中"引发性的"片段来简要地对这些技能进行练习。下一阶段,即影响力模拟,包括实习者要对参与者直接对着镜头表达强烈而痛苦的情感的片段做出自己的反应。最后一个阶段则是对一次咨询过程进行录像,然后在一位"调查者"的帮助之下立即观看这一录像,调查者会鼓励实习者回忆他在咨询中体验的任何想法、情感或者意象。"刺激性回忆"是 IPR 中独有的,它是建立在这样一种假设基础之上的,即所有的帮助者,甚至是刚开始的实习者,具备给出帮助性回应的全部技能,但是由于焦虑或社会性限制而使他们自身不能够这样做。

由此可见,尽管这些方法之间存在着一些差异,但是它们都包括了同一系列学习活动中的许多内容:

- 从一套通用技能开始,而不是以一种理论模型作为开始;
- 接受对技能的描述和有关技能的基本原理;
- 观察专家对技能的示范;
- 学习区分有关技能的有效和无效的例子;
- 与来访者或同事一起练习技能;
- 实习者对他/她运用技能的绩效进行回顾;
- 从其他实习者和指导教师那里获得反馈;
- 对帮助者的焦虑水平进行系统脱敏,尤其是与来访者有关的情绪表达;
- 进一步练习技能;
- 将技能融入咨询角色之中。

贝克等人(Baker et al.,1990)及希尔和伦特(Hill and Lent,2006)回顾了这些方法在咨询培训中的有效性研究。

对自我进行咨询治疗

对许多主流理论方法而言,咨询师的自我知识和自我意识非常重要。即使是基本以技能为基础的培训方法,比如以上描述的人力资源发展和人际关系过程回忆模型,也把相当大的重点放在了自我意识上。例如,在心理动力学咨询工作中,咨询师必须能够在来访者移情所引起的反移情反应和未解决的个人冲突所投射的反移情反应之间进行区分。在以人为中心咨询工作中,咨询师的一致性——他/她意识到个人情绪并适当处理个人情绪的能力——被看作是创造有效治疗环境的一个核心条件。

在更为一般的意义上,自我意识也是有必要的,它使咨询师能够继续工作下去,而不会因为承受和分担来访者的痛苦、恐惧和失望感到筋疲力尽。对于来访者所求助的大多数普通人而言,他们会拒绝来访者呈现在他们面前的深度情感痛苦,或者会把他们自己的反应也加于来访者的情感痛苦之上。有效的咨询师不会设下这些防御,而是必须找到与来访者一同经受痛苦的方法。最后,对于咨询师来说,投身于这类工作时意识到他们自身的动机和得到的报酬是有必要的,以防止不同类型的对来访者的剥削或虐待。

一般来说,心理动力学咨询中的培训课程或受心理动力学方法影响的培训课程坚持认为,培训中的咨询师在培训期间经历了个人治疗。关于治疗次数的规定各种各样,在长达几年的治疗中,治疗次数从十次到每周两次不等。治疗的基本原理不仅是为了促进个人发展,而且也是给学生一些扮演来访者角色的经验,以使他们能够亲身对治疗师的治疗活动进行观察。在一些培训课程中,另一个目标则是能够对实习者的潜能进行评估。

对于个人治疗的要求,已经在以下几个方面遭受到了批评。第一,这个安排并不允许来访者有选择地参加治疗,而这通常被认为是有效治疗不可缺少的。尤其是当实习者最近已经完成了一门治疗课程,在参加培训之前,他不希望或不需要重新开始对个人问题的治疗时,对治疗进行选择就特别重要。第二,如果治疗揭露了一些麻烦的情绪问题,那么实习者可能就不能够有效地参加课程中其他部分的学习,诸如技能培训或有督导安置。第三,如果治疗进行得不顺利——例如,如果治疗师和来访者之间存在着配合不当——那么,实习者可能会觉得为了完成课程中所必需的内容,即使冒着情感受伤的风险也必须把治疗继续进行下去。第四,考虑到那些处于真实危机之中的人们缺乏得到咨询的机会,要向实习者证明资历高深的从业者花费大量时间为实习者提供个人心理治疗训练是很困难的。最后,个人治疗的费用使那些来自社会劣势群体的人们更难参与咨询师培训。

这些反对个人治疗的争论没有一个是总结性的。例如,如果个人治疗导致实习者遭受个人危机,那么,有人会认为那总比对他/她自己的一个来访者进行治疗工作所致要好。从任何一种培训课程中抽出时间去重新评估个人优先权,是非常有价值的。关于在咨询培训中继续进行个人治疗的一种强烈的争论是,可能个人治疗有助于确保对来访者角色接纳的向心性:咨询不是一系列应用于他人的技术,而是一个来访者和咨询师共同参与的学习过程。在培训中包含一些个人治疗经验的另一个原因是,咨询师有必要知道他们自己什么时候需要帮助,同时认识到寻求这种帮助是正确的,而不是在一种受损的情形中仍然坚持对来访者进行治疗工作。在某些方面,对于实习的咨询师来说,完成个人治疗就代表一种专业通过仪式,进入专业角色的入口。

关于个人治疗对咨询师和心理治疗师后续咨询有效性的影响已经进行了相当多的研究(见后文)。这种研究的结果存在矛盾,并没有清楚陈述个人治疗的益处。然而,应当注意的是,个人治疗仅仅是培训程序中的一个部分,将其从课程或许同时发生的其他内容中独立出来再确定其独特影响是很困难的。

许多咨询课程中所包括的对自我进行咨询治疗的另一种方法是,以小组的方式进行实验性的工作。这些小组可能被称为治疗小组、T 小组或会心小组。外界的顾问人员或指导者、课程指导教师,甚至在一个自助或无领导的基础上,都可以运作这些小组。这种小组工作方式的目的类似于个人治疗的目的,其所增加的一个方面是,小组中提升的人际关系的质量或支持的发展将有助于整个课程中其他领域的学习。这种小组合作也使咨询师能够确认和澄清他们对来访者使用的治疗方法的价值。遗憾的是,没有关于咨询师培训中小组工作作用的研究,因为其中有许多需要系统性研究的问题和两难的局面。例如,研究具有高度支持性和凝聚力的小组,与那些支离破碎且关系紧张的小组相比,是否更加有助于咨询师的学习是很有意思的。但关于是否能接受在其余培训课程中谈论小组所引发的话题,常常在保密性界线上会出现两难的窘境。

许多培训课程都会应用个人学习日记和日志来促进个人学习和记录学习在实践中的应用(Pates and Knasel, 1989)。关于写个人学习日记方法的指导方针可以在普洛高弗(Progoff, 1975)和雷纳(Rainer, 1980)的文献中找到。日记或日志尤其有助于将学习和领悟转换成实习者个人及职业生活中的一部分。然而,对于培训者和指导教师来说,阅读和评论日记或日志材料是一件很费时的工作。

在咨询培训课程中,通过打造一种适宜的实际环境,常常能够促进个人探究和学习的质量和深度。培训小组可以利用住宅,通常是远离平常培训场所,处于乡村环境中的住所来建构一种"文化孤岛",在这个文化孤岛上,人际关系得以加强且可以尝试新的行为模式。对于许多实习者而言,进行咨询师培训的个人意义是,它是一个强烈的自我探究和改变的过程(Battye, 1991; Johns, 1998),这种自我探究和改变对于他们的伙伴、家庭和工作角色拥有一定的意义。

约翰斯(Johns, 1995)和威尔金斯(Wilkins, 1997)对咨询师培训中个人发展领域所引发的问题进行了回顾,两个人对在这里所介绍的问题做了更为详细的探究。佩恩(Payne, 1999)则对咨询师培训中个人发展小组作用的研究进行了回顾。

学习处理专业化的问题

培训课程应当包括对一系列专业问题的认真思考。在培训课程中,伦理性实践原理通常是通过案例讨论被给予大量关注。其他包含的专业性问题有:咨询中的权力和歧视,尤其是关于种族、性别、残疾以及性取向的问题;案例管理和送交;界线问题;职业责任和保险；跨专业的工作；咨询机构的组织和管理。邦德(Bond, 1993)对这些领域进行了一种非常完整的讨论。金和莱昂斯(Kim and Lyons, 2003)对培训问题与跨文化能力做出了很有价值的讨论。

在培训中的某个时候，参加咨询培训的学生将开始对真正的来访者进行咨询工作，而不是与同学一起实践。参加培训课程的人参与一些有督导的实践，向他们提供可用于课程中其他部分的材料，同时给他们使用技能和概念的机会一般被认为是很有必要的。本章的后面部分介绍了对督导实质的一种更广泛的讨论，但是在这里要提的是，对实习者进行督导既可以是一般的与督导一对一的会见，也可以通过小组督导来实现。对于想学习成为咨询师的人来说，督导的质量和频率非常重要。然而，培训中的某些方面却给有效督导的实现造成了难度。其中第一个因素是大多数人在第一次面对来访者时，产生焦虑和依赖性所致。在本章的后续部分中，对咨询师发展中的这一阶段进行了更为详细的探究。第二个问题是关于督导和主要培训者或指导教师之间的关系。对于督导而言，他们希望以一种与课程目标和理念相一致的方式来与他们的被指导者工作。另一方面，对于实习者来说，也有必要知道他/她能够坦率地与督导在一起进行工作，无须担心他们所暴露出来的问题将会反馈到那些决定谁将通过或不能通过该课程的决定者那里。与培训课程相关的督导角色面临着一种挑战，即在对课程的投入和学生服务的自主性之间达到一种适当的平衡。

运用研究来影响实践

在许多咨询培训课程中都包括了探求研究对理解咨询过程的贡献。这可以表现为研究意识、阅读研究论文并从中得出合理结论的能力，这些可以通过对研究方法、最终设计和实施研究的培训而实现。大多数从事咨询实践的咨询师和心理治疗师对研究结果的使用关注较少，这表明，过去培训课程中灌输研究兴趣的努力并没有取得任何重大成就。

专栏 20.2　培训对咨询师身份的影响

咨询师培训过程能够对参与者造成深刻影响。通常，上培训课的人被要求根据他们正在学习的治疗方式框架，以一种不同的角度审视他们的身份。这可能会是一次激动人心、释放自我的经历，但也可能被认为是对这个人原有自我感基础的威胁。后来成为跨文化治疗运动带头人物之一的卡里姆(Kareem, 2000：32)，用以下文字描述了他的培训经历：

> ……当我在研究(我的治疗方法)时,我发现对我来说最难的事情之一就是深刻挖掘自我,认识到我是从何时何地开始的,并且再次审视我的分析、培训过程以及获得新技能的过程是怎样影响我的……高强度的培训就好比思想的殖民化,我必须不断在内心斗争以保持头脑清醒,每时每刻都提醒自己我是谁,我的职业是什么。为了不去想别人教导我要想的,不去做别人告诉我要做的,不去挑战别人说不能挑战的,同时又不离开我的根源和基本自我,我要做出痛苦而艰难的斗争……为了获取这"全新的知识",我几乎要失去了我的真知。
>
> 许多经过培训的人说明了"根源和基本自我"与"新知识"间的矛盾关系,他们称这对培训者与他们的同伴、朋友和其他家庭成员的关系造成重大影响。哈丁-戴维斯等人(Harding-Davies et al., 2004)对心理咨询和心理治疗做出了更多说明。

咨询培训中的问题和两难困境

尽管可以说在咨询培训的广阔形式和轮廓中存在着明显的一致看法,但是,这种表面的一致性不能够掩盖咨询培训中存在着一系列待解决的两难困境和问题的事实。根据因所开课程的实用性所造成问题来看,两个最为普遍的困境是平衡和时间。要强调某些课程内容而省略其他,总是很困难的。无论一门课程的时间有多长,其可利用的时间可能全部用于教授理论,或者全部被实践所占用。另一个主要的两难问题是与时间有关。咨询师发展的过程花费了大量的时间。那些受训将要成为咨询师的人需要把咨询的理论和技能与他们自己相关联的方式进行同化。对于大多数人来说,可能需要花费至少四年的时间才具备作为一名咨询师的能力,但很少有课程会允许这么多的时间。需要处理的其他问题还包括对实习者的挑选、对咨询师能力以及课程理念的评估。

对实习者的挑选

已发表的研究中极少有关于挑选申请人参加咨询和心理治疗培训课程的研究。许多课程仅仅是对申请者进行访谈以及提供介绍信。考虑到关于访谈挑选申请者的有效性的证据极少,尤其是当工作标准的定义不清晰以及访谈本身并非紧密策划过的情况下,我们根本不可能认为这种挑选方法本身是适当的。当前最好的做法往往是,花一到两天的时间来让申请者通过一个"评估中心"程序,这个程序类似于工业、民用服务业以及武装部队在挑选高级管理人员时所用的评估程序(见 Bray, 1982)。在这种评估程序中,不同的评选者针对不同的话题对申请者进行访谈,同时观察他们在小组讨论以及角色扮演情形中的表现,并且让申请者完成有关人格、智力和咨询天赋方面的测验。这种程序向评选者提供了一系列关于咨询潜能的指标,同时期望这种多方面来源的信息(可能包含组里其他候选人的同侪评定)比"一次性的"访谈更可信有效。

咨询师能力的评估

对以一名咨询师的身份进行实践的能力评估会产生另一系列的难题。目前,专业团体鉴定咨询师是否合格或者许可其进入咨询行业的方法,非常看重其是否完成了可接受的咨询培训课程。因此,培训课程中用于评估咨询师能力的方法不仅对于咨询专业在整体上有重要意义,而且对于来访者所接受到的咨询服务质量也有重要意义。

目前培训课程中所使用的评估信息,来自广泛的评估判断和技术来源。有关咨询师能力的信息可以从指导教师或培训师、督导或外部检查者或顾问那里收集得到。独立的评判专门小组可用于评估实习者所递交的咨询工作样本,或作为个案资料的一种口头评估(Stevenson and Norcross, 1987)。在许多课程中,也利用了同侪及自我评估的方法。从实际的来访者那儿几乎不可能获得对实习者能力的等级评定,然而在课程中常常是同学之间相互充当来访者,所以来访者角度这种形式成了同伴评价的一个部分。所有这些不同的评估资料都有助于做出评估,同时也都拥有局限性。例如,指导教师和培训者或许是咨询师技能的绝佳观察者,但是,实习者可能进行"印象管理",仅仅把他们最好的成就呈现给指导教师和培训者。与指导教师相比,除实习者的成就之外,其同伴小组中的成员更有可能对实习者的弱点有一个全面的认识。

收集有关咨询技能和能力的信息有许多不同方式。其中使用最为广泛的是:
- 问卷和等级评定量表;
- 对来访者进行咨询工作的录像或录音(真实的或角色扮演的来访者);
- 学习日志或日记;
- 检查和测验;
- 计算机模拟。

而且,这些方式中每一种都有其优点也有其不足。许多可用的问卷和等级评定量表(例如,Linden et al., 1965; Carkhuff, 1969; Myrick and Kelly, 1971)不是主要被用于研究,就是缺乏足够的最新标准。也就是说,尽管这些问卷看起来是测量了有关咨询师的特征,诸如共情,但是,仍然缺乏关于取舍点以及多高的分数才是"足够好"的有效数据。另外,咨询师学习的某些方面在问卷和等级量表中并没有涉及。

在咨询师的评估中,使用录音带也有一些问题,包括:录音时实习者的自我意识;缺乏有关内心过程的信息;以及简短的录音是否能够代表咨询师的常用方法。学习日志或日记常常被用作一种评估实习者进展以及学以致用的方式(Pates and Knasel, 1989)。但是,日志只能代表学生的看法,同时应当注意的是,一些学生或实习者可能缺乏写作技能,所以不能够通过这种沟通方式充分发挥他们自己的能力。

检查和测验被用于许多课程之中,特别是那些建立在理论基础之上的课程。显然,这种技术仅仅评估了学生的认知性知识,可能有或没有与咨询的有效性相关联。最后,针对来访者问题模式的计算机模拟也被用于评估咨询师的临床决策以及案例构想技能(Berven and Scofield, 1980; Berven, 1987)。

尽管关于如何评估咨询师能力的观点相当多,但其中大多数技术的有效性和可信性还有待进一步证明(Scofield and Yoxheimer, 1983)。在切诺恩和洛索维勒(Chevron and Rounsaville, 1983)所进行的一个研究中,他们是通过各种各样的方式来对心理治疗师的临床技能进行评估。这些技术之间的一致性水平普遍较低,尽管这个研究中的评定人和指导者都受过专门的训练且非常有经验。

在对咨询师能力评估中,另一个重要的问题是评估所用的来源和方式的敏感性。戴维斯(Davis, 1989)认为,尽管可以对咨询师的过失做出更为准确和可靠的评判,但是在更高水平技能之间进行区分就更困难了:例如,在"适当的"和"优秀的"咨询之间进行区别。萨克斯(Sachs, 1983)提出,研究结果表明咨询师不犯错是来访者良好咨询结果的预兆。因此,将对能力的评估仅仅划分为合格—不合格是有利的。

正如浦顿(Purton, 1991)所发现的,培训课程中所利用的评估模型反映了课程的理念或理论定向。例如,在他的研究中,他发现,以人为中心课程强调了以学生为中心的同伴评估,心理综合法课程则强调在评估中运用直觉,在心理动力学培训课程中则更关注于可能会妨碍来访者咨询治疗的无意识人格特征的评估。培训课程的文化背景对做出评估决定的方法也有重要意义。泰勒和维(Tyler and Weaver, 1981)认为,关于评估学生记录的政策或向学生提供反馈的方式严重影响了所收集到的评估资料的有效性。培训者对评估程序和标准的开放程度也是一个重要因素。图克曼尼恩等人(Toukmanian et al., 1978)对参加相同咨询培训课程的两组学生进行了研究,指导教师向其中一组学生提供了有关所使用的评估标准的信息,另外一组则没有得到关于评估标准的信息。第一组学生所取得的课程分数明显高于另一组。

培训课程中要求的能力评判有着重要的意义。雇主和来访者常常把成功完成培训课程看作是受训者被授予了咨询许可证。但是考虑到这一领域的研究极少,评估的来源和方式还是应当谨慎地使用。聪明的做法是尽可能结合多种来源和方式,同时利用大量相关行为的样例以实现多角度的评估。建议有兴趣探究咨询师评估相关问题的读者参考一下惠勒(Wheeler，1996)的著作，其中提供了有关这一问题的权威性讨论。在第十一章中对多文化能力评估的重要问题进行了回顾。

> **专栏 20.3　强化咨询师处理难题的能力**
>
> 对咨询师培训的研究中，大部分往往专注于调查整体培训项目的有效性，而不是专注于和具体能力有关的训练。除了这种普遍趋势外，也有一些研究评估了专门设计为克服咨询师难题的独立领域的训练所带来的影响。其中有两个是克赖茨-克里斯托夫等人(Crits-Christoph et al., 2006)针对提升治疗师提供有效治疗联结能力的调查，而埃斯等(Hess et al., 2006)的研究调查了训练怎样回应愤怒的来访者的价值。在克赖茨-克里斯托夫等人(2006)的研究中，一群治疗师参加了一个研讨会，讨论关于加强他们与来访者的治疗联结的方法，然后每周进行督导以强化研讨会的中心主题。这些治疗师的有效性评估与他们先前见过的来访者和后续培训流程有关。调查发现，培训课程提升了治疗联结的等级，同时来访者的总体结果也更好。
>
> 在埃斯等人(2006)的研究中，一组心理咨询师被要求对三段描绘愤怒来访者的视频片段做出回应(比如，由于治疗师在治疗过程中睡着了，所以来访者表现出了愤怒的情绪)。在每一段视频展示后，咨询师会进行一种不同的培训模式：(a) 单独与一位督导面谈，讨论应对来访者愤怒情绪的计策；(b) 自己学习应对来访者愤怒情绪的书面指导；(c) 独自进行自我反省。正如所料，大多数参与者都认为由督导传授的培训是最有效的。然而，这三种培训方式对咨询师应对愤怒情绪的能力都有积极的作用，只是在赞同督导这一条件上有些许不同。这些研究为一个实际上很重要的领域，即研究向已经具备基本技能的咨询师进一步提供针对性培训做了一个很好的典范。

> **专栏 20.4　个人治疗如何影响心理治疗师的实践**
>
> 可利用的证据可靠性限制了关于个人治疗在心理咨询和心理治疗训练中作用的争论。许多治疗师和训练者采取个人治疗的时机往往大部分建立在他们的个人经验基础之上，即治疗对于他们本人，或者是对同事来说是否有效。这种"证明书"式的证据是重要的，但是却不能够作为系统分析或取样的基础。研究证据大部分来自对临床治疗师的问卷调查，其中问询了他们对个人治疗的运用以及对这种治疗的态度。然而，问卷调查不能够深层地、细致地探究到事件或经验的意义。意识到这些问题后，麦克兰等人(Macran et al., 1999)在英国对七名经验丰富的治疗师进行了深度会谈，分别使用了不同的方法(心理动力学治疗，以人为中心治疗，身体导向治疗，折中

主义治疗)。他们的研究试图设法把参与者的真实声明与这些被调查者必说的内容的严格分析过程结合起来。

  这些会谈总结了个人治疗影响这些治疗师日常治疗实践的很多方式。在对这种会谈资料的分析中,确认了三个主要主题,即定向于治疗师(人性、权威、界线)、定向于来访者(信任、尊重、耐心)以及用第三只耳朵倾听。麦克兰等人(1999)的报告对这些发现进行了详细的阐述,同时引用会谈内容来举例说明。这些临床治疗师描述了许多个人治疗对他们意识和实践影响的例子:

> 我认为一些临床治疗师……要理解某人表现出严重的生理痛苦实际上是源于其他的事情非常困难。因为说实话,如果这不曾发生在我自己身上的话,我从不会相信这。

> 拥有更强大的信任以能够运用移情……以及它的重要性……我认为,直到我理解了转换我自己的方式以及我在治疗师那所经历的事情,我才真正明白。

> 对你自己进行治疗的意义是,让你记起你是一个人,你的来访者也是一个人,你们两者之间唯一的区别是你们在这种特殊互动中的角色。

> 我认为,我的很多治疗对我的帮助就是在与其他人相处的方式中变得更加平常。就像……我不必装出那么多嘴脸或一个面具或一个职业化的角色,你明白我的意思吗?就像我……能够相信我自己。

> 我认为来访者会有所好转,来访者知道你的进展。在潜意识层面,他们知道你是否是那种能够承受他们的愤怒,敌意,诱导力的人……除非你了解你自己的诱导力、愤怒和憎恨以及其他什么感情,否则与某些会激起你那些情感的来访者坐在一起是相当困难的。

> 我已经在性的方面被卷入了一对来访者夫妇的关系中。不是实际地打破了界线的意思,而是渐渐变得激动、色情、不自在……我变得困惑……不能够真正地抽身而出,见树不见林……[治疗]帮助我认清什么是我的什么是他们的,同时真正凭我自己的力量去处理我自己的感情和我自己的需要,而不是尝试在治疗中满足我的需要。

麦克兰等人(1999)认为,治疗师应当把他们作为来访者的经验转化成他们实践的"语言"。在这样做时,他们不仅利用对他们个人经验的观察(作为一名来访者),而且也利用了对他们的治疗师是如何操作的观察。显然,被会谈的人不仅仅是在模仿或模拟他们的治疗师——他们从消极例子中学得的与从积极例子中学得的一样多。学习的一个重要来源是领会如何避免在对他们的来访者的工作中犯错误,就像是他们的治疗师对他们所犯的错误一样。

> 这个研究有趣的一个方面在于这些治疗师没有说出的内容。麦克兰等人(1999)的论文中对此报告极少,这些人中的任一个人参加治疗的目的是解决讨厌且痛苦的"生活问题"。关于从个人治疗中学习如何解决或忍受来访者在日常治疗中(而不是"个人"治疗)所表现出的问题(抑郁、惊恐发作、饮食紊乱、依然存在的滥用等)并没有相关的评论。麦克兰等人(1999)把个人治疗的画面看作是一种有深远指导和帮助的学习经验,这种经验非常有助于提高对治疗过程以及来访者和治疗师的角色和经历的意识。但是,他们的研究也暗示了"个人"治疗与"日常"治疗之间存在着一种差异。后者通常会更关注于依然存在的问题而不是正在发展的问题。当然,有许多治疗师已经经历了"日常"治疗:例如,在他们生活的一个时期,他们优先考虑的是作为一个心理咨询师或者心理治疗师受训。弄清楚他们从治疗中学得的与麦克兰等人(1999)所报告的学习主题相似还是不同是很有趣的。

个人治疗在咨询师发展中的作用

当一位咨询师或心理治疗师作为一位来访者参与治疗,来促进他/她个人的发展和健康状况以及解决个人问题时,个人治疗成了一种学习治疗过程的特殊方式。个人治疗能够了解来访者的角色,并且有助于整体加强实习者和经验丰富的实践者的自我意识。个人治疗可以作为缓解咨询师角色压力的一种很有用的方法。心理咨询和心理治疗职业整体中对个人治疗的价值有着普遍的共识。回顾几项关于咨询师和心理治疗师使用个人治疗的调查,我们发现美国有75%的治疗师(Norcross and Guy, 2005)在他们职业生涯中的某个阶段进行了个人治疗。在这些案例中,理论导向存在不同,但几乎所有心理动力从业者都在某阶段进行了治疗,大约50%的行为主义治疗师,以及其他方式的从业者汇报的普遍发生率处于这些数据之间。近期一项国际调查发现,在所有心理治疗专业发展成熟的国家都能看到这样的模式(Orlinsky et al., 2005)。总的来说,个人治疗的最多使用出现在培训阶段,一旦取得资质,就只有约半数的治疗师会再次进行治疗(Norcross and Guy, 2005)。这些调查中,治疗师对第一次寻求治疗所给出的理由有:培训需要、个人成长以及处理个人问题,这些理由的占比分布均等。

许多培训项目和职业协会都要求实习者在培训期间持续进行个人治疗。但是,在这种实践中存在一些根本问题。首先,这种情况下来访者被强制要求参与,而不是自愿参加。这可能会导致实习者/来访者对参与治疗流程产生紧张的情绪。第二,如果实习者深陷于治疗工作中,她对来访者的情感作用就被削弱了。第三,在传统的心理分析培训机构,个人治疗师是一位培训人员,他不仅要汇报实习者在治疗中的进展,另外,如果实习者完成了项目,治疗师便会成为原先这位来访者的同事。这种情况可能会产生界限和双方关系的难题。但是现在,将个人治疗用作评估培训的一部分的做法已经没有以前那么流行了。在不同的理论性传统方式中已经发明了培训中使用个人治疗的比较方法,比如精神分析(Lasky, 2005)、荣格(Kirsch, 2005),人本主义(Elliott and Partyka, 2005)、认知-行为(Laireiter and Willutzki, 2005)和系统/家庭治疗(Lebow, 2005)。

个人治疗对治疗实践有什么影响?人们有理由认为咨询师更好的能力与个人治疗有关(比如对来访者的经历更加敏感),但也有理由持相反的看法(比如治疗师太关注于自己的问题)。关于个人治疗的研究反映了两种观点的平衡。例如,尽管巴克利等人(Buckley et al., 1981)发现,他们案例中90%的治疗师表明个人治疗对他们的个人及职业发展有积极的作用,诺克罗斯等人(Norcross et al., 1988b)发现21%的人表示,个人治疗在某些方面对他们有害。皮布尔斯(Peebles, 1980)表示个人治疗与治疗师更高层次的共情、一致和接纳有关,而加菲尔德和伯金(Garfield and Bergin, 1971)从小规模研究中总结,没有接受过个人治疗的治疗师不如接受过个人治疗的治疗师有效。

近期一项关于瑞典心理分析咨询师的调查中,桑德尔等人(Sandell et al., 2000)比较了治疗师的个人特征和培训、督导和个人治疗,这些治疗师在与来访者的咨询工作中或多或少都是临床上有效的。该研究发现有效性欠佳的治疗师比他们那些更有效的同事接受了更多个人治疗。桑德尔等人(2000)认为这种结果暗示了一种可能性,那些认为自己与来访者工作进展不佳的治疗师可能会接受个人治疗,作为增强他们敏感性和工作效果的方式。麦克兰和夏皮罗(Macran and Shapiro, 1998)和奥尔林斯基等人(Orlinsky et al., 2005)进行的关于个人治疗结果的调查回顾发现,绝大多数治疗师都相信他们接受的个人治疗对他们是非常有价值的,只有一小部分(大约2%)的治疗师认为其有害。有研究考察个人治疗对治疗师与来访者咨询工作中的真实效果的影响,其结果证明个人治疗对更高层次的共情与更坚固的治疗关系有所贡献。但是,个人治疗对来访者结果的影响的证明是不确定的。

尽管有关心理治疗师的调查发现大约四分之三的治疗师至少接受过一次个人治疗课程,但不存在证据证明个人治疗在咨询师中的影响范围。尤其对非专业的咨询师,个人治疗的费用和情感代价可能很难与更少的工作量和更受限的培训持平。目前没有研究证明可以解决以下问题,即对实习者或从业者来说,建议或需要进行多少次个人治疗。同时,这样的治疗什么时候进行(培训前、培训中或培训后),或是不同理论导向的个人治疗模型的相关有效性问题也缺乏证明。目前,职业协会和发证机构规定的个人治疗要求建立在惯例、实践和临床知识的基础上的,而不是研究证明。考虑到个人治疗对培训和咨询师的持续职业发展有潜在重要性,而且价格极高,制定政策缺少研究基础是不恰当的。

专栏 20.5　个人治疗经历的多样性

咨询师和心理治疗师是治疗中有眼力的消费者。尤其是经验更丰富的治疗师，更有能力区分在他们职业生涯中不同阶段接受的不同治疗经历的价值。由盖勒、诺克罗斯和奥尔林斯基(Geller, Norcross and Orlinsky, 2005)编写的《心理治疗师自身的心理治疗：患者和临床医师的观点》(*The Psychotherapist's Own Psychotherapy: Patient and Clinician Perspectives*)一书中，包含了一些著名治疗师所写的，对他们职业中使用个人治疗的第一人称视角诠释。德勒登(Dryden, 2005)描述了一系列短期治疗经历，从大学生的心理动力小组治疗，到中年人的荣格治疗。尽管他发现在解决某些个人问题方面，大多数治疗都是无用的，但是他也很清楚从这一系列治疗中他学到了很多关于作为一个治疗师什么该做，什么不该做。相较而言，希尔(Hill, 2005)写下了在28年内几段治疗经历中总共接受同一位治疗师580次治疗。过了很长一段时间后，想起最近一次探访，那时她的治疗师已经退休不做全职了，希尔写道：

> 我想见她……确保在我需要她的时候她还在……见到她，告诉她其间所发生的事真好。让我震惊的是她对这些年在我身上发生的所有事情的记忆。知道她记得我许多过去的事情并且能提醒我为什么我会郁闷焦虑真的让我很受安慰（比如，她总是记得我还是孩子的时候，躲在厨房中间那张桌子底下的画面）。她的肯定和关怀让我很安心。

(Hill, 2005: 136)

平索夫(Pinsof, 2005)谈到当他13岁的时候是怎样接触心理动力治疗的："……我的家人在我出生前就已经接受精神分析了，弗洛伊德的著作占据了我家藏书的中心地位"(p.146)。治疗并没有起效，直到15年后几次家庭治疗中多了他的妻子和父母的参与，才使得他在生活中得以突破。选择家庭治疗是先前那一导向培训，并在他自己患者身上使用的结果，而不是他培训中包含这一治疗——好像他需要在自己身上尝试前先看看对别人是怎样起效的。由德勒登、希尔和平索夫，以及其他人贡献给本书的治疗经历的自传式解释，都在提醒我们个人治疗的价值，其对参与治疗者的意义并不是直接明确的。要理解认识这些人是怎样从治疗中学习，并从治疗中学到了什么，就有必要在他们整个生活的背景下看待他们的治疗经历。

在组织中工作对咨询师的影响

将咨询纯粹看作一个发生在帮助者和来访者之间直接面谈的过程是不充分的。当一位咨询师和一位来访者在一起,他们不仅仅是两个个体,实际上是两个彼此交织的社交圈。两种不同的期望、设想、价值观、标准、礼仪和说话的方式必须相互包容。通常,来访者去到咨询师的房间或办公室时就必须进入咨询师的社交圈。这个进行咨询的物理和心理环境为整个咨询流程提供了情境。

咨询组织可以给他们的来访者和职员都带来很大影响。机构的类型或设定,其组织和管理的方式,可能对咨询的许多方面都有影响,包括:
- 来访者进行咨询的次数、时长和频率;
- 来访者在第一次预约咨询前等待的时长;
- 来访者为接触到咨询师必须越过的障碍;
- 所使用的咨询方法;
- 提供给咨询师足够的监督和培训;
- 对咨询师的鼓舞和激励;
- 咨询师的性别、年龄和种族;
- 咨询室的布置;
- 来访者对咨询师的感觉;
- 保密信息不被透露;
- 来访者进行咨询的开销。

这部分探讨了一些理解组织因素是如何影响咨询师工作的观点。

组织研究领域中出现的最有价值的概念之一就是"开放体系"的观念(Hatch and Cunliffe, 2006; Robbins and Judge, 2007)。从这一角度来看,一个组织被看作由一些重叠、相互连接的部分组成,它们共同构成了一个组织体系。这体系中任何部分或环节发生了改变,就会影响体系中其他部分的进展。另外,这个体系存在于一个环境中,也会受外部因素的影响。这个组织体系的目的是为了创造"产量":"原材料"输入后,经过处理加工,从这个体系"输出"。但是,一个典型的咨询机构可能是被看作一个由来访者、咨询师、督导、经理和主管、接待者和筹款人组成的体系。接待过的来访者数量就呈现了机构的产量,而外在的环境可能包括基金机构、职业机构和群众。在提供框架为刚开始理解体系中的其他部分可能影响来访者—咨询师关系的方式这一方面,体系观点有很大帮助。比如,成功的宣传推广工作会增加申请咨询的来访者数量。然后可能会产生一个很长的等候名单,这便会带来限制来访者咨询次数的压力。一些咨询师可能不能接受这种政策,便离开了。这个非常简洁明了(但不是虚构)的例子让我们看到了一个组织体系运作的方式。

另外,两个有助于理解咨询中的组织因素的是组织架构和文化(Morgan, 2006)。组织架构指的是其包含不同部分的方式以及这些部分是如何相互联系的。比如,一些机构有一个正式的等级架构,董事长持有很大权力,从上级领导到底层员工有着清楚的控制监督界限。另外,等级制架构可能包括将劳动力细分至下层群组或部门,相应地,每一群组或部门都由一位经理掌管。一般来说,大型组织都是以正式的等级架构运作,每位员工的职责都由书面协议规定。大多数咨询机构,也必然是那些不止在一个办公室或诊所提供过服务的机构,都是以等级制架构的。一个对照的组织架构形式是那些称自己为"集体企业"的治疗机构。在集体企业中,他们采用的是一个"扁平的"等级,由所有员工在开放性会议上一致通过决定和程序。经理或董事的角色更倾向于是一种给外界的参照点,而不是小组内高高在上的权力来源。许多咨询机构刚开始都是小型集团企业,有些由于理念原因仍然保持集体架构。新西兰只是治疗(Just Therapy)中心就是一个例子,它是以集体架构运作的建立已久的中心(Waldegrave et al., 2003)。

一个组织的架构可以轻松快速地用一个图表或决策图表展现出来,但是组织文化理念所涉及的方面就不太容易刻画了(Schein, 2004)。一个组织的文化(或"气候")可以由机构的"感觉"定义,即在那里的感受如何。任何人群的文化都是由各种不同的方式呈现的:人们和彼此交谈的方式,接触、幽默和情绪的使用,空间的实际"外观"(以及人们的"外观"——他们穿什么)。构成这些文化方面的基础的是一套对组织目标深信不疑的信念,一般通过集团建立的故事和传言以及其历史上发生的标志性事件传递。任何组织的文化都是由其领导深刻定义的,由不同的"文化传承者"支持着,他们引荐给新成员集体中这些非正式的规则并坚持重要的文化仪式("当一位同事生病了,他总会寄出一张名片让大家签名")。

对于"这里应该开展些什么"的设想也是由机构的文化传递的。比如,克兰德尔和艾伦(Crandall and Allen, 1981)在一次研究中发现,不同的毒瘾治疗机构对来访者变化表现出不同层次的需求。在一些机构,他们强烈期望来访者的行为通过基本的途径就会发生改变。其他机构对来访者的治疗要求很少。"优秀文化"的推广可以由组织文化的不同方面来体现,比如奖励和表扬的分配,可得到培训及支持和资源的供应。组织的文化是由组织内部使用的语言反映的。比如,在正式的等级制组织中,人们用头衔或姓氏称呼彼此;在非正式的、"扁平"组织中,人们可能更多会使用名字。机构或集体在表达组织文化观时可能会有共同的观念:机构可能是一个"家",一个"团队",一艘"正在下沉的船"。

人们通常会有意识地察觉到使用这些语言的意义。但是,一些组织的作者认为,一个团体或组织的文化很大程度上是在无意识的层面上运作的。这些理论学家借鉴了弗洛伊德的观点,人们最强大的动力被深深隐藏,只有在行为模式及幻想和梦境中才会间接出现的。组织的成员可能对组织中的其他人或团体,或是他们的来访者持有很大的幻想。根据这个理论,组织文化中最主要的成分是无意识的,并且只有通过幻想、玩笑和其他无意识的过程揭露。

咨询机构的架构和文化可以对来访者和治疗师都产生很大影响。比如,一个非常正式的架构可能在对新来访者的首次"纳入"或评估流程中反映出来,或者咨询师在他/她与来访者进行咨询的方式上缺少灵活性,或能够提供的咨询次数。一些咨询机构传达的是希望和积极期望的文化("决定来到这里是你人生中积极的一步"),而另一些机构传达的是失败的信息("和我们预约咨询就预示着你的情况有多糟糕")。一个机构的文化也会通过机构对新想法的开放程度反映出来。比如,黑梅尔加恩和格利森(Hemmelgarn and Glisson, 2006)将组织文化视为治疗机构采用以证明为基础的实践的能力因素来进行讨论。

体系、架构和文化的概念为将咨询组织视为其内在的一部分带来了很大帮助。但是,任何组织都存在于一个更大的社会环境中,而且也收到更广泛的社会因素的影响。哈森菲尔德(Hasenfeld, 1992)进行了两次与社会环境高度有关的观测,咨询机构被要求在这样的社会环境中运作。他认为理解这些组织的本质必须考虑到它们涉及"道德"工作和"性别化"工作。咨询组织最终存在是因为假设某部分人群值得获得帮助和资源。一个抑郁的人或者一个在吸毒的人,有权利得到治疗师的时间。咨询机构的建立是为了向这样的来访者提供咨询,这就暗示了一个价值定位。但是,其他人可能不认同这种价值定位,他们可能会站在另一种道德层面上争论说这些问题不值得享有公共资源。实际上咨询机构可能需要在外界团体的眼中建立其合法性,比如,基金组织和群众。

从历史上看,照看人的任务一直都是女性的工作。在咨询和其他人性服务组织,尽管男性在管理职位上占比更多,但女性在前线服务职位上占据了主导地位。这种模式在义务性咨询机构中更加明显,男性咨询师寥寥无几。总的来看,女性职业比男性职业的地位低,收入少,在咨询领域中也可以看到这种趋势(Philipson, 1993)。另一个由咨询的性别化本质导致的问题是女权主义价值观对咨询组织的影响。泰勒(Taylor, 1983: 445)认为由女性主导的组织更拥护诸如"平等主义、合作、培养、和平,而不是等级制、竞争、坚定的个人主义和矛盾的价值观"。这样的价值观是与整个咨询的价值观相称的,当咨询机构想提升等级制架构,或在包含不同信念的主办组织中运作时,可能会产生误解、紧张或麻烦。

最后一个理解咨询组织工作经历的角度是机构防御机制的理论。在无意识流程中对组织化生命的分析起初是由精神分析师兼组织咨询师孟席斯-莱思和她在塔维斯托克研究所的同事提出的(Menzies, 1959; Menzies Lyth, 1988, 1989; Obholzer and Roberts, 1994)。第一次对组织中无意识流程的研究是由几组医院护士进行的。护士工作最基本的实质包括与患者的亲密接触,通过接触身体和通常私密的身体性功能,以及疼痛、焦虑和死亡。孟席斯认为这种接触在情感上对护士来说可能是很危险的，在一个集体或小组的基础上，他们发展了组织防御机制，来解决他们工作中的情绪反应。这些集体的防御包括"物化"患者，否认他/她的人性（例，"14号病床的附录"），将他们的软弱投射到其他同事身上。孟席斯发现，比如，更有资历的护士往往认为实习护士是不负责的、不可靠的，从而将他们对自己应对能力的无意识的恐惧投射到这个小组的人身上。

这两个过程——物化患者和责怪同事最为普遍，也能够在许多咨询机构中发现，而不是承认自己感到软弱。咨询中对来访者接纳、尊重和共情的根本价值已回应了繁忙的护理职业者们逐渐失去将来访者视为一个特别的个体而不是一类问题的代表者的观念的趋势。在咨询机构中也可以发现责怪或不信任同事的过程。

孟席斯（1959）的方法中最根本的关键想法是一组人可以共同提出一套防御措施，解决应对来访者的情绪上的挑战。这个根本想法通过"平行过程"的概念已经被扩展并具体应用到咨询和心理治疗机构中（McNeill and Worthen, 1989）。平行过程的想法起初是作为一种理解监督中发生的事情的方式被提出的，比如当咨询师在一次咨询中向他/她的督导呈现了来访者早先表现出的一些行为和情绪。另一种平行过程是咨询师以督导对待他们的行为方式对待来访者。

克兰德尔和艾伦（Crandall and Allen, 1981）认为咨询问题和组织问题间通常会有重要的平行关系，并且平行过程在组织层面发生。换句话说，咨询师和来访者间发生的事会被咨询师和机构之间发生的事影响，反之亦然。比如，在一家与夫妻进行多次咨询的婚姻咨询机构，咨询师通常要面对一位理智的、非感性的配偶和情绪敏感、感性、非理性的另一半。这种理性与感性的分别在机构内部也可能原来就存在，也许咨询师将经理和主管看作是非感性、不敏感的官僚主义者，而主管们认为咨询师毫无组织，不愿意做出决定。这种平行过程也可能以另一种方向发生——从机构到来访者。比如，在独裁主义和指示性管理风格的机构中，咨询师往往被命令要做什么，他们会发现自己与来访者进行工作时也变得更加系统化，指示性更强。

这部分的目的是为了探索组织因素可能影响咨询师工作有效性，以及他们对自己的所思所感的一些方式。在运作良好的组织背后，实际上付出了大量的努力，不论以支持架构、团建还是其他活动的方式，都是为了保证组织尽可能良好运作。不能解决这些问题的后果就是不能向来访者提供优质的服务，员工流失率高并且给员工带来压力。

处理咨询角色的个人影响

和在所有组织中一样，在心理咨询机构工作会影响职员的身心健康。针对许多不同类型组织的研究显示压力及生理心理上的不适可能是过劳工作、突发变化和工作环境不佳造成的。人力服务组织中,明确了一种特别的压力类型,叫作过度劳累(Farber, 1983b; Freudenberger, 1974; Leiter and Maslach, 2005; Maslach and Jackson, 1984; Maslach and Leiter, 1997)。当一个人从事了一种人力服务职业(比如社会工作,护理,警察或咨询),对他们能够帮助他人的程度抱有太高不切实际的期望时,便会出现过度劳累的症状。在很多事例中,能够提供的帮助或干预的有效性是有限的。而且通常有太多的来访者需要他们以最理想化的方式替他们解决问题。结果,帮助者被陷在努力实现他/她自己的高标准和不可能实现这些标准的状态中,不久便没有能力维持在如此高标准下运作的精力。这就是过度劳累的状态。

马斯拉克和杰克逊(Maslach and Jackson, 1984)确定了过度劳累症状的三个主要方面。经历了过度劳累的人反映他们有情绪上的耗竭,持续的疲惫感以及志气低迷的状态。他们也会有人格解体的状况,逐渐将他们的来访者看作"案例"或诊断类别的代表,而不是有个人问题的特殊个体。最后,过度疲劳与缺乏个人成就感或无力感有关。在不同人力服务人员群体进行的研究发现,预防过度劳累可以通过同事的支持帮助、实际工作量、对工作角色及需求、工作细则的多样性和创造性,以及从来访者和管理层得到的认可和积极反馈解决(Leiter and Maslach, 2005)。

一些关于咨询师治疗师过度劳累的研究已经实行了。法伯和海费茨(Farber and Heifetz, 1982)采访了60位心理咨询师关于他们在工作中承担压力的经历。这些咨询师表示压力的主要来源是"缺乏成功治疗"。其他引起过度劳累的因素包括过劳工作,与谈及个人问题和孤独的来访者进行咨询。虽然男性治疗师说他们在被影响前可以接待很多来访者,不过大多数采访者说,他们在精力耗尽前,一天只能接待四至六位。这项研究中的治疗师还觉得当他们在家里有压力的时候更容易过度劳累。赫尔曼和莫里森(Hellman and Morrison, 1987)向参与治疗的心理学家发放了一份有350项问题的压力问卷,他们发现与心理失常更加严重的来访者进行咨询的心理学家更容易对职业产生怀疑,更容易筋疲力尽。咨询师表示在机构中工作比组织性因素更有压力,而在个人实践中比应对问题麻烦的来访者更有压力。贾普和沙乌尔(Jupp and Shaul, 1991)调查了澳大利亚83位大学咨询师的抗压经历,发现经验更丰富的咨询师比经验较少的同事有更多过度劳累的症状。在所有这些研究中,少量的压力和过劳与有效的社会支持群体脱不了干系。

一些咨询师经历的另一种职业压力是间接受创(Neumann and Gamble, 1995; Pearlman and McIan, 1995),有时被称为二次受创(Morrissette, 2004)。当咨询师与遭受过极端创伤的来访者进行咨询时可能会发生:比如,遭受过性侵或虐待的人,遭受过折磨的幸存者,灾难后的幸存者或大屠杀幸存者。在这些领域工作的咨询师通常会发现他们开始经历与来访者所描述的场景有关的侵入式画面,以及其他创伤后应激障碍(PTSD)的症状:比如,在一个安全的环境中失去信任。这个领域中,咨询师所做的工作与其对他们个人生活的影响之间有着清楚的联系。在机构向这些来访者提供服务时,意识到间接受创的危险,并提供给员工适当辅助是很重要的(Sexton, 1999)。

咨询工作中过度劳累的潜在危险是很大的。咨询师长期与那些陷在极大痛苦中的来访者接触,他们的问题又不能通过治疗干预完全解决。在治疗文献中有很多参考可以提供给那些和特定的来访者工作时深陷于他们个人问题的治疗师(比如 Hobson, 1985)。精神科医师更有可能与心理严重失常的来访者接触,因此在一些研究中呈现出极高的自杀率(Farber, 1983a)。许多咨询机构有很长的等候名单,并且在持续资金问题上背负着外界压力。有时对咨询有效性的反馈极少。

因此,在组织中实施措施预先制止过度劳累非常重要。有一类组织策略已被设计防止压力和过度劳累。定期有效的监督是有必要的。咨询师职业发展的机会,通过拓展在培训、监督、协作和调查方面的兴趣,同样也是有所帮助的。同伴支持,不论是在机构内(Scully, 1983),还是通过培训工作室和会议,也有助于预防过劳。彻尼斯和克兰茨(Cherniss and Krantz, 1983)认为过度劳累是缺少对工作的奉献和道德目标导致的。这种意义感的缺失可以被建立由一群怀有共同信念和价值观的同事组成的"理论社群"所抵消。博伊和派因(Boy and Pine, 1980)也推崇与全心投入的、关心社会的同事联结的益处。

要估计过劳在咨询师和治疗师中的整体发生率是很难的。不知道多少受训的咨询师离开了这个职业或转向教学和管理而不是一线治疗(Warnath and Shelton, 1976)。虽然法伯和海费茨(Farber and Heifetz, 1981)认为大多数实践者将治疗工作看作是提供特别的建立个人肯定和成就感的机会,但是咨询师过劳的问题需要进行更多的调查,在减少对健康和社会服务机构的投资,增加工作量和工作动荡时更应如此。

咨询师能力的核心就是应对来自来访者工作和组织生活的压力的能力。近年来,有大量书籍出版,为咨询师提供了应对工作压力的指导方针。其中最好的是科特勒(Kottler, 1998),罗思柴尔德(Rothschild, 2006)和斯科夫霍尔特(Skovholt, 2008)所写的书。

专栏 20.6　治疗师们如何改变

以咨询师的身份对其他人生活中的痛苦和烦扰作出回应对从业者有着深远的影响。科特勒和卡尔森(Kottler and Carlson, 2005)访谈了几位著名的治疗师关于他们对"改变了我的来访者"的回忆。罗伯特·奈迈耶描述了当他遇到卡罗尔,这个"在状态外""内心空洞""呆若木鸡的女人"时他是怎样做一个认知-行为治疗师的。卡罗尔从不交谈,她用拳头和手臂捶椅子导致严重擦伤。原来她7岁时第一次被她的父亲性侵,然后当她逃跑寻找庇护时被一个宗教组织的领袖们性侵。很快奈迈耶发现,他的认知-行为治疗技能对帮助他与这位来访者建立联系,或深入她问题的核心没有什么用处。渐渐地,他知道了要做什么。卡罗尔与他通过她的日记进行交流。奈迈耶开始意识到深入卡罗尔经历的方式就是倾听她的隐喻和意象,相信他自己的直觉。在采访中,他说与这位来访者进行的工作就是其治疗师发展过程中的一个转折点,更转向一个建构主义者和哲学导向。

阿兰·马拉特在遇见蒂娜,一个有婚姻问题、严重酒瘾问题的抑郁患者时,已经是酗酒咨询领域一个出名的人物了。几个月的治疗中,经历了几次复发后,马拉特建议蒂娜可以尝试一种他个人很熟悉的冥想。去了几次精神康复中心后,她最终选择接受自己的饮酒问题,决定过一种不一样的人生。马拉特回忆,这个案例就是他深入研究佛教心理学,以及治疗中正念冥想的作用的原因。现在他称自己为"佛教心理学家",在推广接受精神层面经历和治疗理论及实践的价值上非常有名。科特勒和卡尔森(2005)发现对治疗师关于"改变了我的来访者"的访谈中有一些重复出现的主题:超过了他们能力和常规实践的极限,"共情超越"的时刻,成为深远变化的见证者,参与了一段长时间的看护关系。所有治疗师都承认这些来访者改变了他们,作为人而不是专业人士。德赖登(Dryden, 1987),戈德弗雷德(Goldfried, 2001)以及卡恩和弗罗姆(Kahn and Fromm, 2000)的著作中可以找到更多实践所致的治疗师变化的例子。在阅读这些案例时,一定要记得这些治疗师是被要求关注那些具体的、戏剧性的、和来访者工作时被改变的事例。在这些案例背后,是咨询师通过他们的工作自我学习常规工作方式的故事。

督导的本质

不仅在培训期间,而且在咨询师的整个职业生涯,利用督导是咨询师发展中的一个重要内容。大多数专业机构都要求其认可的咨询师必须定期接受一位具有咨询资格的人员的督导。有必要强调的是,在这种情境下的督导有着不同于其他工作情境中督导的意义。咨询中的督导不是以管理的角色为主——在这种管理角色中,指导者是向被指导者给予指示和分配任务,咨询中的督导是以帮助咨询师尽可能有效地对来访者进行咨询治疗为目的的(Carroll, 1988)。督导在咨询中的角色类似于指导教师或顾问的角色。霍金斯和肖赫特(Hawkins and Shohet, 2007)已经确定了督导在咨询中的三种主要功能。第一是教育方面,目的是给咨询师提供定期收到反馈的机会,同时产生新的理解并接收有关的信息。第二个方面是督导的支持性作用,通过这个角色,咨询师能够说出其困境,使得他/她的工作表现被认可,并处理由来访者所引起的悲痛或反移情。最后,在管理方面,督导保证了咨询工作的质量,并能帮助咨询师计划工作、利用资源。

提供督导可能有许多不同的形式(Hawkins and Shohet, 2007)。或许最为普遍的一种形式是在一段时间内,在个人咨询中与同一个人签订协议。这种方法的一个变式是,让不同的顾问人员来探究具体的问题:例如,找家庭领域的咨询专家讨论有家庭问题的来访者案例,向心理健康咨询师请教一位抑郁来访者的问题(Kaslow, 1986)。另一种可能的形式是小组督导,一位督导照应一小组的受督导者。个案讨论小组是一种尤其关注来访者人格或家庭动态的小组督导。朋辈督导小组则是一组咨询师聚在一起相互督导,不存在一个指定的领导者或顾问人员。最后,督导网络(Houston, 1990)则由一群同事组成,他们可以在一对一,或者是一个小组的基础上进行相互督导或同伴督导。

这些督导模式皆有利弊。定期的个人督导能促进督导和受督导者之间良好工作关系的发展。另一方面,特定的顾问人员在具体领域中将获得一种更为深刻的经验。小组或朋辈小组指导能够使咨询师从其同事所呈现的个案和问题中得以学习。然而,在这些督导情境中,在保持保密性和处理小组动力方面可能会存在问题。对督导模式的选择取决于许多因素,这些因素包括个人偏好、花费、可用性、机构政策和组织形式以及咨询的价值体系。

督导过程很大程度上取决于受督导者向督导情境提供的信息质量。最普遍的情况是,受督导者将会报告他/她之前和来访者做了什么,他们用心理咨询结束后所做的笔记来强化对心理咨询过程的回忆。德瑞登和桑恩(Dryden and Thorne, 1991)认为,如果督导的重点是咨询师所应用的技能,那么,督导需要咨询治疗的"准确数据"。这些资料可以通过以下方式获得:如在治疗之后立即写下有关过程的详细记录,对咨询治疗进行录像或录音。在一些情境中,督导甚至能够实时观察受督导者对来访者所进行的咨询治疗过程。

督导的主要难题之一是确定讨论什么话题才是真正有益的。从潜在的一面上看,受督导者或许需要探究他/她对来访者的理解、他/她与来访者互动时所带有的情绪、各种不同干预或方法的适用性以及许多其他的问题。霍金斯和肖赫特(2007)建构了一种督导过程模型,这种模型有助于澄清其中的一些问题。他们认为,在督导的任何时间,都存在着六个层面:

1. 对咨询疗程内容的思考。这里主要关注的是来访者,来访者正在讲述的,来访者生活的不同方面是如何结合在一起的,以及来访者想从咨询中得到什么。

2. 对咨询师所运用的技术和策略的探究。这一层面涉及咨询师的治疗意图以及他/她正在采取的帮助来访者的方法。

3. 对治疗关系的探究。这一层面的目的是检验来访者和咨询师互动的方式,看他们是否已经建立了一种有效的工作联盟。

4. 咨询师对于来访者的情绪。在这个督导领域,目的在于确认和了解咨询师的反移情反应,或咨询师通过与来访者的接触而再次受到刺激的个人问题。

5. 此时此地督导和受督导者之间发生的事情。在督导过程中,督导和受督导者之间的关系或许会表现出类似咨询师和来访者之间关系的特征。注意这种"并行过程"(McNeill and Worthen,1989)能够给你一些有价值的远见。

6. 督导的反移情。在回应受督导者时,督导的情绪或许也提供了一种审视案例的方法指南,这些案例未被督导或受督导者有意地表达清楚,同时也有助于理解督导和受督导者之间关系的质量。

霍金斯和肖赫特(1989,2000)认为,良好的督导将包括以上所有层面之间的转化。督导往往会有一种个人的督导风格,在这种风格中,他们主要是坚持特定的一个层面,并且这种模式对于督导和受督导者来说,可以用作一个框架,来反映他们的合作,并且如果有必要,可以商讨改变。霍金斯和肖赫特模式已经被广泛应用于咨询培训,但是仍然没有进行相关研究。

一种可以补充霍金斯和肖赫特模型框架的方法是佩奇和沃斯克特(Page and Wosket,2001)所发展的"循环模型"。循环模型特别关注"思考空间"的创建,在这种思考空间中,受督导者能够对由他/她的工作所造成的两难问题以及在咨询实践中应用督导洞察力的重要任务进行探究。佩奇和沃斯克特(2001)认为,指导工作可以被分成五个阶段:

阶段1:建立契约。咨询师和督导就诸如基本准则、界线、责任、相互期望以及他们关系的实质进行协商。

阶段2:就关注点达成一致。确定要探究的问题,明确咨询师的目标以及与该问题有关的优先次序。

阶段3:创造一个空间。围绕所关注的问题,进行一个反省、探索、理解和顿悟的过程。

阶段4:"桥梁"——在督导和实践之间建立联结。加强巩固、设置目标、计划行动,来决定如何能够把所学得的知识应用到咨询中。

阶段5:回顾和评估。督导和咨询师对他们所做工作的有效性进行评估,然后进入再次建立契约的阶段。

佩奇和沃斯克特(2001)强调指出这一系列阶段是循环的,每完成一次循环就使得咨询师—督导关系得到加强,然后以对新契约的协商作结。正如霍金斯和肖赫特(1989,2000)所说,理解不同层面下可能发生的对督导的学习,这能够给咨询师和督导在这种循环的所有阶段中带来觉悟。

霍金斯和肖赫特(1989,2000)以及佩奇和沃斯克特(2001)模型主要关注的是在某一单独的督导情境中会发生什么。督导会经历一个更长的时间跨度,与咨询师的发展阶段对咨询过程的影响作用有关。具有不同经验及成熟度的咨询师具有不同的督导需要,同时大量的模型已被设计用于描绘这一发展轨迹(见 Hess, 1980 或 Stoltenberg and Delworth, 1987 对这些观点的回顾)。其中一种模型是弗里德曼和凯斯洛(Friedman and Kaslow, 1986)所建构的职业身份认同发展的六阶段模型。这些阶段可能需要花几年时间才能够完成,对于这些阶段的描述如下:

1. 激动和预想的焦虑。这一阶段描述了咨询师在见到他/她的来访者之前的时期。督导的任务是提供安全感和指导。

2. 依赖和认同。一旦咨询师开始与来访者进行咨询治疗工作,第二阶段就开始了。咨询师信心、技能和知识的缺乏会导致对督导产生一种高度依赖性,咨询师会认为督导知道所有问题的答案。在这一阶段,实习的咨询师将会把督导当作一个模范。然而,认为自己不能胜任的焦虑可能会导致受督导者向督导隐瞒信息。这一阶段的督导最普遍的关注点在于来访者的人格和心理动力,而不是治疗关系或反移情,这反映出在探究自身对治疗过程的影响作用中,咨询师缺乏信心和意识。

3. 行动和持续依赖。当咨询师意识到他/她真正地改变了来访者,便会引起这一阶段的发展。这种认识能够使咨询师对来访者更积极主动,同时尝试使用不同的策略和技术。咨询师开始对他/她的来访者的情绪回应持更为开放的态度,同时,作为一种"泄漏情感"(spilling affect)的方式,咨询师可能会与同事及家庭成员讨论心理咨询的问题(Friedman and Kaslow, 1986:38)。在这种迸发的治疗热情中,咨询师可能通过对家庭成员和朋友应用治疗技能和理论来进行试验。在这一阶段中,督导的主要任务是不仅能够接纳积极的自主性的需要,而且还要能接纳依赖性的需要,并且允许咨询师去探索不同的选择。

4. 成长和负责。弗里德曼和凯斯洛(1986:40)写道:"当实习者认识到他/她真的是一位治疗师,便会进入第四个发展阶段。"在获得了大量来访者咨询治疗的经验,对该领域进行了广泛地学习,以及可能已经着手个人治疗之后,咨询师积极地将理论和实践联系起来,并且开始确认一种理论观点而不是对各种观点和系统进行尝试。在督导中,存在着一种探究反移情问题和对理论模型进行探讨的意愿。咨询师在督导中不再需要如此多的热情与支持,而是准备好迎接更高程度的挑战。对督导的依赖渐渐减少时,咨询师更多是把督导看作一位顾问而不是一位教师。

5. 认同和独立。这个阶段被称为"专业的青春期"。当开始设想不再有督导的保护和指导的生活时,咨询师变得更乐意且更能够表达出观点的不同。在这一发展阶段中,咨询师常常会被吸引,与处于相似阶段的同事进行朋辈督导。这时,被指导者被内化为一种评估来访者咨询工作的一种参考框架,同时在这个时候,受督导者也能够对督导的意见或建议进行取舍。咨询师可能会意识到他/她的专业水平已经超过了督导。对于这一阶段的督导而言,有必要仍然与咨询师保持联系,并接纳他们的独立。

6. 平静和共同负责。到这个阶段为止,咨询师已经获得了一种对其职业身份认同感以及对他/她自身能力的坚定信念。咨询师能够对各种不同治疗方法的优缺点持一种平衡的看法,并且能够"从一种同事间相互真诚尊重的精神出发",把同事和督导当作自己的顾问(Friedman and Kaslow, 1986: 45)。到这一阶段,咨询师开始对承担督导这一角色感兴趣。

职业身份认同的形成中所包含的过程会产生这样一种推论,即在不同的阶段,督导的关注点存在着本质的不同。无论是对于督导还是受督导者来说,意识到这种发展序列发生的可能性,并且相应地调整他们的行为和期望对他们是有帮助的。

通过这种对督导过程的描述,可以看到,督导和受督导者之间的关系质量是极为重要(Shohet and Wilmot, 1991)。沙农(Charny, 1986: 20)写道:"督导中成长的最大可能性……[在于]坦率地利用治疗师在内心、精神以及身体上对所给案例的反应。"他继续说道,对于他而言,督导中最有价值的问题是:"这个案例真正让我担心的是什么?"为了进行这种与来访者有关的开放性自我探索,督导需要像提供给来访者一样提供咨询师同等的情绪安全感和"核心条件"。正如在咨询中,能自由选择一位适当的帮助者一样,自由决定终止也很重要。在许多有效的督导中关系问题的敏感度也会导致偏离界线的危险,这种界线可以把督导与实际的治疗分别开来。因此,在咨询师的培训和后续发展中,督导的角色与如何及何时去建构咨询师的个人治疗或对自我的咨询治疗紧密相关。

目前有越来越多的人认为,尽管咨询督导主要是由督导和一位咨询师(或一组咨询师)之间的安全而可信的关系组成,督导的组织背景对于所发生事情的性质和实质有着深远的影响作用。比如,督导有责任向咨询机构管理层汇报咨询师的能力或有效性,或是确保咨询师遵守了咨询指导机构所提供的有关危险评估或咨询次数的规定。对于这一问题的进一步讨论,即关于在督导、咨询师和雇用(和管理)他们两者的组织之间的相互影响的问题,可以参考霍金斯和肖赫特(2007)和科普兰德(Copeland, 2000)的著作。

在英国,承诺提供优质治疗服务的前提之一就是参加定期督导。在其他国家,培训期间的督导可能是强制性的,培训结束后必须参加定期"咨询"。尽管在不同的国家以及不同的专业群体中,特定的督导制度可能有所不同,但不可否认的是,目前治疗职业中投入了大量时间和精力在督导方面。然而,近期产生了越来越多有关强制督导的价值的问题。评论家认为,在某些情境中,督导可能会产生相反效果(参见专栏 20.7)。针对这些批评的声音,仍然有大量的研究可以证明督导在加强咨询师有效性和健康状况方面的价值(Wheeler and Richards, 2008)。

专栏 20.7　督导的价值：批评的声音

最广为采纳的一种督导形式是建立在咨询师向某一督导,或向朋辈小组或督导小组描述他/她对来访者的咨询治疗工作的基础之上。很明显,这种方法本身存在着许多可能很严重的局限性。一些研究表明,受督导者一般是有选择地在督导中呈现他们的咨询资料(Ladany et al., 1996; Webb, 2000),他们可能并不会透露那些他们觉得可能会反映自己缺乏能力的信息。其他的研究表明,受督导者常常报告说,他们的督导起到了相反效果(Gray et al., 2001; Lawton, 2000),或者他们甚至觉得自己已经被限制在一种充满冲突(Nelson and Friedlander, 2001)甚至是虐待的(Kaberry, 2000)督导关系之中。相反,并没有证据支持那些提倡强制督导的人的说法,即定期督导要么改善了来访者的咨询效果,要么使从业者违反伦理情况被控制在更低的水平。

作为对其所称的"强制动力"的回应,费尔泰姆(Feltham, 2000)界定了督导目前在英国心理咨询中的地位。他认为：

> 定期进行强制督导的逻辑是,随着不断上涨的培训费用、个人治疗、会员费、资格鉴定、注册报到、不断的专业发展和保险,心理咨询专业对一切都表示封闭,唯独对相较丰富的……督导本身的强制动力学开放[也要求]受督导者必须定期参加督导,无论他/她是否能经常从中受益。如果受督导者总是认为督导并没有用处,那么就意味着,受督导者存在着某些问题,因为显然督导在普遍情况下总是有益的。

(Feltham, 2000: 10)

费尔泰姆(2000: 21)所关注的中心是,"当前少有证据,而多是情绪性的巧辩在支持督导的价值或澄清督导的目的"。因此,可以把进行定期督导——对于咨询师而言,这是一种强制性的要求——看作是实现一些重要目标的首选方法,诸如确保向来访者提供的治疗是有效的,尽最大可能坚持道德标准以及防止咨询师"耗竭"。还有许多其他能够促进这些目标的方法。例如,在家庭治疗中(见第七章),存在着一种"反思小组"的传统,在这种小组中,同事可以对治疗师的工作进行观察,并即时向他/她反馈他们的看法(通常也向来访者给予反馈)。在以人为中心咨询的早期阶段,实习的咨询师会参与更富经验的同事的治疗个案,并且对来访者逐渐扮演起一个更为积极的角色,像一名真正的治疗师那样(Rogers, 1951)。与传统的督导相比,这些方法都提供了一种更直接的咨询形式,或许通过定期让来访者完成诸如CORE结果测量(参见第十九章)等调查问卷,可以更好地监控治疗有效性。信息技术的运用使数据得以被分析,心理咨询师可以在随后的咨询疗程开始之前就接触到这些数据,并且也使得咨询师能够比较来访者的"进步"速度与有相似问题的其他来访者所报告的"进步"速度。

在这些批评的声音中,没有任何人表示,有机会在一段支持性的关系中向经验丰富的同事反映对来访者的咨询工作是毫无帮助的。过去几年中出现的争论是关于这种机会可以实现的方式,以及围绕某一特定方式采用一种强制的专业规章系统的智慧。如果督导系统是强制性的,那么就会存在其退化成一种官僚主义仪式的危险,这种仪式可能会引起抵抗,而且这种系统缺乏对个体需要的敏感性。另一方面,如果督导系统完全是自愿的,那么就可能会否认所有实践中的真实危险,陷入通过自己的努力就能做好每一件事情的宏伟幻象。

结 论

咨询师是一个不寻常的工作,包含了高度的个人责任感并结合了外在督导或管理。有时来访者在倾诉他们的情感痛苦时,咨询师也会大量接触到令人伤心欲绝的故事。梅尔(Mair, 1989)将咨询师和心理治疗师称为听取接收小组成员秘密的外人。本章节讲到了一些与从事咨询领域工作及当咨询师有关的问题。有些人的人生经历使得他们具备有效地与问题人群形成疗愈关系的潜力,这点看似是合情合理的。在培训中,这些人只需要被指引正确的方向,快速掌握他们需要知道的,然后在他们的职业生涯中对新的知识保持好奇和开放的态度。还有一些被咨询职业吸引的人,他们可能有更强的能力和素养,但他们的性格使他们容易陷入与一些来访者的无益的人际冲突,或者他们的个人风格可能与来访者不和。这些人可能在对那些和他们性格"相合"的来访者治疗上很成功,但多数情况下并没有效果。很难说培训和个人治疗是否足以弥补后面这一类型人的缺陷——他们就是选错了职业。

任何从事咨询培训的人都有必要意识到咨询的角色对塑造其中参与者的生活及关系有着很大的影响。咨询实践可能会压力很大,甚至使精神受创,比如当一位来访者分享其受到性侵犯、精神折磨,或深度无助的绝望经历时。但是,即使是更关注关系和人生选择的日常问题的心理咨询也会加固与人相处的某种特定方式,这种方式以对个人的密切关注为基础。对许多咨询师来说，撇弃这种方式，参与一般或表面的关系和活动中可能很困难。如果从业者情愿他／她自己与社会分离开，那可能会产生个人的代价。在某些方面，心理咨询和治疗中主导的专业理念很大程度上基于对一个人的个人印象，通过让治疗师们相信他们工作的压力是由未解决的个人问题所致，便可以加重独立的倾向。

做咨询师可以是一件非常令人满足并且有意义的事。这份工作永远都是振奋人心的，因为每一位来访者都是不同的，代表着一个全新的挑战。总有需要学习的东西；可能三分之二的时间咨询师都会感到满足，因为他们实实在在地改变了某个人的生活，可能还有他们的家人、朋友和同事的生活。有时，他们甚至会发现自己挽救了一条生命。但是在这些背后，实际上每位来访者都会讲述他们个人对爱、死亡、自主权、责任和关系永久的本质的挣扎。当他们有勇气有智谋想要解决他们生活中最艰难的问题时，能站在他们身边是一种极大的荣幸。咨询师能从每一次咨询中学习到更多关于他／她自己的生活，以及我们共通的人性的本质。

思考与讨论的问题

1. 你的早期生活经历在多大程度上，以何种方式使你逐渐对心理咨询感兴趣？这些童年及青年阶段的事情和经历有没有影响你对理论方向的选择，或是承诺与特殊来访者群体开展工作？

2. 咨询师的"旅途"这一隐喻是否可以应用于你的生活？你现在在旅途中的哪个地方？旅途的下一阶段会有什么？有没有其他意象或隐喻能更准确捕捉你作为咨询师的成长？

3. 瑟斯曼(Sussman, 1992：19)所说的"在实践心理治疗的愿望背后是希望治愈某个人内心创伤和未解决的冲突的需求"这句话在多大程度上是有道理的？这句话对咨询师培训的意义是什么？

4. 你如何判断某人是否是一位有能力的咨询师？

5. 想想你熟悉的一个咨询或心理治疗机构或实际工作。组织化因素是以什么方式影响提供治疗的时长和类型的，以及对来访者的欢迎程度。

6. 在你选择督导时最重要的影响因素是什么？

进一步阅读的建议

科特勒的几本书探索了咨询师角色的"内在经历"，刚开始可以读《成为治疗师》

(*Being a Therapist*)(Kottler,2003)。在咨询培训领域中,一本真正权威的书是霍金斯和肖霍特(2007)的《帮助性职业中的督导》(*Supervision in the Helping Professions*),这本书完全改变了人们对督导和培训的思考方式。关于咨询师的个人治疗价值的问题和证明可以从盖勒等人(Geller et al., 2005)的《心理治疗师的自我心理治疗:从病人和临床医生的角度出发》(*The Psychotherapist's Own Psychotherapy: Patient and Clinician Perspectives*)一书中获得更多信息。

第二十一章　心理咨询中的关键问题

△ 导言
△ 全球变暖与自然环境的破坏
△ 应对技术进步
△ 精神性的地位
△ 理论与实践向融合转变 vs 保留不同"学派"的理论
△ 咨询是一种社会活动区别于心理治疗
△ 建立合适的实践知识基础,进行恰当的咨询服务方式
△ 心理咨询的"根本隐喻"：干预或学习？
△ 建立优势或消除病理？
△ 将来访者/用户在服务的设计与实行中的参与最大化
△ 心理咨询造成危害的可能性
△ 结论

导 言

本书中的先前章节已经大致介绍了当代咨询实践的主要理念。读者可以清晰地了解到咨询是一项复杂的社会活动,也是一个多层面的职业。它包含了许多难以调和甚至相互冲突的理论学说以及多种形式的实践。不难理解,这些张力是在不可避免地顺应社会变迁和文化压力下发展形成的。本章节的目的在于梳理并指出现阶段咨询领域中值得探讨的根本性关键问题,阐明这些亟待解决的问题如何塑造咨询理论与实践的未来以及问题自身在社会活动中的地位。

在本章节中,我尽量减少参考用语,用直白的术语呈现关键问题。每个讨论到的问题均能在本书的其他章节中找到相关材料。希望读者通过思考最后这些提问和主题,加深对已学内容的理解,帮助你将不同的片段和章节融会贯通。接下来将讨论到的关键问题可以作为个人反思的激发问题,也可以在小组讨论或研讨会中探索。问题的排列顺序是按照其社会优先权或重要程度。首先从咨询职业广阔的社会展望问题引入,然后再移步职业本身的困境。我会尽可能地将问题一个接一个地导出。仍需注意的是,这些关键性问题在多种层面上互联互通,也就是说,那些影响发展方向的问题的解答能被应用到其余所有问题上。

全球变暖与自然环境的破坏

本书最初的章节指出心理咨询与治疗已演变为应对社会情况转变的心理支柱与治愈术。不同文化群体间交流时,不可避免会产生一些问题,因此每个社会都会提供一些方式来帮助个体适应。而在我们生活的社会里,相互竞争的高级资本主义市场经济带来了巨大的情绪挑战,这些挑战引发了"创造",宣传了心理咨询与治疗是 20 世纪初以来广泛用于治愈心理问题的方式。实施治疗是为了最大程度上给予那些面对着特定社会文化挑战的人们精神支持,因而治疗措施的形成与社会因素有关,这正是分析心理咨询发展的关键。到了现代与后现代文化,面临接连不断的巨大变化,维持有意义的关系以及自我安全感成了大难题,例如劳动与消费模式的变化、两性关系的变化、家庭生活的变化、社会流动性的变化、全球通信的变化,还有精神与宗教活动的变化。当代的文化经历过多次转变,其中一次便关乎这些变化的本质,它被库什曼(Cushman, 1990)称为"自发的、以自身为限的"兴起。正是对内在自我或者心理学图景的感知才使得治疗康复有了与众不同的形式,也就是我们熟知的心理咨询与治疗。

进入 21 世纪,不同种类的社会与文化挑战显然迫近了,不论规模和特性都与以往的挑战不同。20世纪的人们的情绪任务是学习如何处理几代人在公共生活中建立起来的交际模式被不断地打乱。而21世纪的情绪任务将围绕着学习处理这个星球、这片我们脚踩的土地可能因为人类活动的影响而不能维持我们已经习惯的生活方式。这幅全新的情绪与关系的图景正在一点点变得清晰起来。许多人一致否认问题的存在。在一些人看来,愤怒的火苗已经产生,并且他们确信会越变越大。通过许多不同的方式,我们可能会发现情感表达下暗潮涌动着失落与内疚("有魔法的世界再也不会回来""我们做了什么?")。

一个关于"社会上可取的行为表现的变化"的完整的议程正浮现在人们眼前。在现代的产业世界里,通过表现愤怒与暴力、暴食或是抽烟来抑制情绪上的痛苦已经不适用了,人们想通过治疗来解决。这个世界正面临着全球变暖问题,几乎全社会的人都想少开车、不吃肉、关心自然环境、采纳卓越的精神价值源头来作为消费主义的解毒剂,并且不再乘飞机去遥远的度假地,而是安居在当地。咨询在创造最能应对这些日常变化的人,以及更频繁的行星式危机(飓风、洪水、农作物损失)的可能性方面,是否有作用?似乎不可避免的是,适应这个新世界的过程需要强有力地回归到更集体的生活方式,远离个人消费主义和成就取向。这可以通过咨询来促进的吗?如果可以,那应该是什么形式的咨询?

在咨询行业中,已经开始有了对这些困境的应对。在所有形式的治疗中,人们越来越强调建立以关系为基础的目标,而不是关注个人的自我力量或个人成长。有许多治疗实践的例子是基于户外的,或者突出了人与自然之间的关系。在心理咨询和治疗专业中,有一个强有力的运动,旨在将精神体验的意识融入治疗过程。有趣的是,在写这本书的时候,认知-行为治疗(CBT),这种针对个人功能的终极治疗,还在主导着治疗世界。但CBT自身最具影响力的新发展整合了正念训练,这是一种完全符合后个人主义生活方式的治疗实践。

思考与讨论的问题

1. 在未来20年内,咨询理论和实践会以何种方式改变,以应对全球变暖和环境破坏的挑战?

2. 在情感层面上,人类很难接受因果序列的活动,从人类现在的行为到还未近在眼前的未来的后果。例如,抽烟的人在认知上可能会接受他们最终会生病,经历痛苦、折磨和早逝,但通常不会表现得好像这些事情真的会发生在他们身上。在应对当前行为与未来环境变化之间的关系方面,咨询师有什么策略能解决这个问题?

应对技术进步

我们生活在这样一个社会中：商业公司和医疗保健提供者对科学发现的促进和利用，导致了技术创新和变革的步伐加快。心理咨询和治疗最初是在这个技术进步时代的初期发展起来的，其结果却是主流实践很少使用技术，或很少关注技术在塑造自我意识中的作用。在大多数情况下，咨询技术的使用仅限于来访者在评估过程中完成纸笔调查问卷（现在有时显示在笔记本电脑上）或投射技术，或用会议记录以辅助监督和培训。然而，近年来，可用于咨询的潜在技术应用清单在稳步变长。治疗可以通过电话、互联网或短信进行。自助工具有书籍、练习手册、DVD和网站。来访者每周填写的问卷数据可以立即以图表的形式反馈给咨询师和来访者自己，显示治疗是否"有进展"。来访者不需要想象可怕的情况，但他们可以通过虚拟现实来体验。

越来越多的咨询师会让客户同时服用用于改变情绪的处方药和草本药。通过脑部扫描检查分析神经运作和情绪运转，以及通过基因筛查获取心理问题的脆弱点也已经有了实现的可能。这些技术都可以辅助心理咨询，甚至代替它。在今后的几十年里，更先进的技术创新毫无疑问会对咨询产生冲击。但人们尚且不能判断这些技术会带来帮助还是其他影响，也不知道它们会在多大程度上融入日常生活。有效咨询的核心在于加强各种关系的维系，这些仪器的合并能做到什么程度呢？冒着风险给出不带个人情感的远程帮助，又能帮到多少？

技术的冲击一时半会儿还影响不到咨询室。无论咨询师是否使用现有的技术，许多来访者的生活都会在这方面受到当时社会的深远影响。有的人一出生就要接受复杂多样的治疗手术。有的人通过手术和药物处理改变了性别。有的人在虚拟网络世界"重获新生"受人追捧。有的人在家工作，每年和他们同事面对面接触的次数屈指可数。一边听着歌和讲话声一边走在街上对人们来说是普通而司空见惯的事。只要有互联网的连接和一张信用卡，任何人都能在五分钟内获取到暴力场景的情色素材。有的人的"身份"被盗用了。这些只是现有的先进技术对人们自我意识和身份意识呈现出的新挑战，对人类维持联系和关系的能力的新挑战，也是对人们表达与管理情绪的新挑战。当弗洛伊德、罗杰斯和其他心理治疗开拓者最初展开他们的观点——没有一个来访者讲述这样的问题时，这些可能性都不复存在了。

迄今为止，人类文化中充斥的巨大的可塑性和容纳性意味着人们总有办法将技术的先进融入生活方式。但人们只处理技术，不代表技术没有影响。心理咨询和治疗很有可能要扮演一个描绘技术对个人生活冲击的重要角色。因为治疗是为数不多的让人感到安全的竞技场，人们在其中能安心探讨新技术带来的困惑。但只有咨询师对这样的经历感到好奇,认识到它们的潜在重要性,并鼓励来访者讨论这个问题,这个角色才能发挥作用。

> **思考与讨论的问题**
>
> 1. 发现一个你父母和你同样大时没有的,而现在已成为你生活一部分的现代技术。这个技术的出现如何让你的生活不同于父母?你如何与他人产生联系?仔细思考并表达你的感受。
>
> 2. 设想两个另类的心理咨询与治疗场景。一个场景中,技术正面地增加了治愈和改变的可能性。另一个场景中,破坏了心理治疗关系中的精神和本质。每个场景是怎样的?整个咨询行业和个体行医者需要做什么来为倾向的场景创造条件,而避免不想看到的场景?
>
> 3. 回想你在治疗实例中使用的理论概念和模式(如果你是学生,回想对你最有意义的理论概念和模式)。以上描述的各种技术冲击如何以理论的语言理解?这个理论分析合适吗?治疗理论需要以何种方式延伸,以达到在治疗过程中使技术这个角色在人们生活中更有意义?
>
> 4. 咨询有多值得去描绘一个致力于面对面交流经验的"外部技术"?

精神性的地位

一个 2000 年发表的调查显示:75%的英国成年人称他们注意到了生活中的精神性方面(Hay and Hunt, 2000)。另一个十年前的调查显示 48%的回应者对相似问题给出了肯定的回答(Hay and Hunt, 1987)。这些结果表明精神性对许多人都很重要,人们对精神的认识和认知正在增加(或者调查采访者更倾向于承认)。在此将精神性与宗教信仰做出区分十分重要。在实施这些调查的时候,英国教堂的出席人数正在减少。组织宗教信仰确实给许多人提供了精神感受的焦点,然而有很大一部分甚至更多的人的精神性显然是通过不那么正式的手段表达的。宗教信仰除了围绕将精神经历仪式化,还围绕一个组织的全体成员,以及采纳一系列道德规范、信念和价值观念。与之相对的,精神性指的是对超然的意义和/或某种神圣的存在的直接认知,而无关一个人是否拥护宗教信仰制度。精神性暗指一种从属的观念体系——一个人与某些事物有着超越自我和本性的关联,这导致他会认为超越个人需求和目标是有意义的。

因而对于很多人而言,精神性对他们之所以为人类的感知至关重要。除此以外,在本书甚至咨询业中对精神性的报道非常之少。如何解释这种缺失呢?通过分析心理咨询与治疗的历史,我们发现在19世纪末到20世纪初这段时间中,这些实践兴起于基于宗教形式的帮助和治愈,后来一部分被取代。尽管涌现出的许多心理治疗运动的领袖人物也有自己的宗教信仰背景,但他们决心将"心理治疗"作为一个新的"进步"运动的一部分,并将它与非宗教的科学价值观念结合。自此,精神性和宗教信仰被早期理论学家从他们提出的人性组成中抹去了。精神性和宗教信仰被描述为一种精神病理学,从宗教角度看,可能译为精神错乱的妄想,和其他人一同浮现的感觉则被视为自我边界模糊的证据。

过了几年,精神性不出意料地又慢慢回到了心理治疗的实践中。一些心理咨询师在工作中遇到来自传统文化群,还有那些精神性传统十分活跃的西方亚文化群的来访者,受到这些来访者的影响,他们开始认识到在进入来访者的情感世界的过程中,以及与来访者洽谈康复和变化的假设时,都需要他们有意识地密切关注来访者可能想谈论的精神感受。与此同时,那些充分明白精神性的重要性的心理治疗师开始大量改进心理治疗方法,其中包括荣格心理学治疗、精神综合法、超个人治疗和各种启迪自佛教的方法(Boorstein, 1996; Lines, 2006; Rowan, 2005; West, 2000, 2004)。但是这些心理治疗形式并没有得到广泛使用,因为那些精神性占据了生活大部分的来访者想通过心理治疗来增强他们精神的感知与发展,而大部分人的精神性仅是生活中次要的一部分,接受心理治疗的人不如前者那么多。以精神为本的心理治疗,更像是日益扩张的心理治疗世界中一块被包围的兴旺的飞地,而不是贯穿整个行业的影响源。人们广泛地将佛教正念冥想融入心理治疗实践中,可能标志着更多的人接受了心理咨询与治疗中的精神感受。而实际上"正念"的起源已经被掩盖了,人们将它重新定义和包装,因此那些没有精神性倾向的来访者才没有排斥。

那么咨询理论和实践必将迎来这样的趋势:越来越多的人了解到精神感受在生活中所扮演的角色。但这种发展会以何种形式发生,当下尚不明了。可能是精神实践中的"好点子"逐渐渗入咨询之中,例如正念技能或瑜伽中的放松方法。也可能是更加根本地在理论层面"友好建交"。可以确定的是,加强精神性方面很可能使本章中讨论的其他问题得到最终解决。比如在咨询中采纳更加以优势为本的立场,构建使人们能够解决他们与自然的联系问题的形式的实践。

思考与讨论的问题

1. 咨询职业同来访者的精神需求有效而连续的妥协有多重要?和其他问题相比,你会给这个任务赋予多少优先权?

2. 心理咨询培训需要怎样改变才可能使咨询师重视精神性?

3. 为了建立和评估精神性在咨询中的地位，什么方面的研究是有价值的？
4. 关于你自己的咨询实践，提出重要精神性问题的来访者占比多少？
5. 在你身为咨询师的进程中，将精神性的概念与方法融入实践时，你面临过什么挑战，你又是如何克服它们的？

理论与实践向融合转变 vs 保留不同"学派"的理论

在本书以及类似的心理咨询与治疗的教科书中，各章节的标题证明了不同取向的心理治疗方法存在弹性，例如心理动力学、认知-行为治疗、以人为本的治疗法和人际沟通分析（TA）。每个方法都为实践提供了条理清晰的理论框架、组织有序的训练项目，还有供学术研究和调查的实质性主体。每个方法也是灵活的，不同风格的从业者都能适应，其本身也能充分容纳新观点，即使过了100年，也可以（在精神分析方面）保持活力和相关性。毫无疑问，数百万的人从业者提供的特定理论方法中得到了有效帮助，上千名心理治疗师在这终身的服务中也发现了这些方法中的意义和学问。但同时，咨询理论向不同"学派"的分裂成为值得人们思考的严肃而基本的问题。

第一，存在有力的证据表明，这些干预所激活的治疗性过程都可以通过一系列普遍因素或"共性因素"来理解（例如灌输希望的理念为个人问题和治疗惯例的参与提供了基本原理），而不用通过某个特定方法的过程。从这个角度看，不兼容的方法之间存在的明显差异是名不副实的——仅仅是表现"共性因素"的方式不同。第二，每个方法都可被看作是强调一种"变化机制"（或治疗惯例）的形式，而非其他。那么举个例子，认知-行为治疗就强调了一个有条理的方法，这个方法能帮助人们发现并改变那些自我挫败的想法和行为。而以人为中心的心理咨询则强调利用与心理治疗师的关系，通过条理性相对较弱的勘查来使人们进一步接受自己的感受、经历和潜能。但假如接受认知-行为治疗的来访者主要想寻找（或需要）一段具有高度接纳特点的关系呢？又或者一名接受着以人为本治疗的来访者想寻找一个有条理的解决问题的方法呢？

尽管有些证据表明，在职的心理治疗师是高度敏感的（Stiles et al., 1998），他们会尽最大的努力改编他们的方法，以满足来访者的需求，但是将心理咨询划分为分立的方法无疑要承担风险，因为这可能导致咨询师拒绝让来访者获得改变机制，而改变机制可能对他们的病情最灵验。第三是关于分立理论的存在方向问题，不同方法之间的竞争可能将很快导致业内人士之间的斗争，相应地，人们对社会真正需求的关注将减少。举个例子，在英国出版这本书的期间，政府做出承诺加大对心理咨询与治疗的投资，同时制定充分的法令来规范从业者。然而,不同学派的理论支持者就"哪个学派是最好的并应该得到工作",以及"需要对每个主流方法建立分别的能力框架"产生了争论,因而在执行这些方案时遭遇了阻碍。并且,所有的这些争论中,方法的价值还没有建立好,来访者人群(例如少数族群,赞同女同性恋、男同性恋,双性或变性者性取向的人)的需求还十分迷惘。

从长远来看,我们很难得知"品牌"治疗术的存续如何被正名。现在我们需要认可的是,当下所有广泛使用的方法都潜在地提供着一些东西,而我们要寻找一些方法来将这些观点和方法中最佳的部分融为单个综合的方法。当然,这也是公众所期望的,咨询职业人员——他们咨询的从业者也能够给予他们需要的帮助,或者假使他们没能力提供所需,他们也能给来访者推荐一个具备相关技能和知识的同事。同时,在训练、调研和实践方面,我们很难消除受主流方法的影响。如果没有训练项目,没有调研期刊及文章,也没有基于"单一方向"概念的优良的实践草案,咨询行业会变成什么样?

分立理论和综合方法之间的张力因而代表了现在咨询行业面临的关键困境和选择点之一。延伸方向取决于整个行业和个体从业者,这会对咨询服务的未来塑造带来深远的影响。

> **思考与讨论的问题**
>
> 1. 对于综合方法相较于人们日益依赖的单一理论方法,你的立场是什么?
> 2. 未来 20 年,在以下两种情况中,咨询行业和咨询服务可能为公众提供什么?
> (a) 理论分裂持续占主导地位;
> (b) 未来三四年人们广泛认识到综合理论方法对于理论与实践的优点。
> 3. 根据你的经历,来访者期望他们的咨询师具有什么样的技术或理论方法?来访者观点在单一理论和综合主义两方面分别有多重要?

咨询是一种社会活动区别于心理治疗

心理咨询和心理治疗以及这个范畴下的分支之间一直存在着模糊不定的关联。最近几年英国政府卫生部门用"心理治疗术"这一术语模糊了心理咨询和心理治疗的区别。第一章中已经谈论了一些人们感知到的关于心理咨询和心理治疗之间异同的观点。这些社会活动显然存在许多重合的地方,同时存在着一些不同之处,这也是为什么很多人难以接受它们本质上是同一种东西。第一章中,有人认为在这一范围内实现一定程度上辨析的方法将会凌驾于对心理咨询和心理治疗真正性质的历史讨论之上。人们转而专注于未来行业中会如何使用这些术语来描述最贴切的情况。使用"心理咨询"这一术语时,建议用于指代一种以社区为基础、社会导向的、灵活、综合以及以优势为基础的实践形式,这样说有很多好处,这不仅涵盖了狭义的"正规"心理咨询,还说明了心理咨询还萌生于其他角色和场景(例如:护理、教学,McLeod,2007)。

在这一情况下,"心理治疗"可以更清晰地定义为一种特定干预(例如:心理动力学、认知-行为治疗、以人为本的治疗方法和人际沟通分析),医疗服务人员可以将其作为治疗手段为特殊问题的病人开方(例如具有焦虑症、抑郁症和PTSD)。若个人、夫妇或家人想寻找一种特殊的治疗体验,也可以为私人采用。这个区别有助于划分咨询师和心理治疗医师扮演的角色和知识基础的不同。咨询师更趋近前线工作者,他们寻求来访者建立合作关系,以此来解决生活中的问题。心理咨询的知识基础中最明显的区别是灵活综合的工作方式、对组织和社会上因素的理解,还有将来访者以社会术语归类的体制(例如:一个早期遭他人虐待的人,而不是"边缘型人格障碍")。心理治疗医师则是二线工作者,接收咨询师、普通科医师和精神病医师的指引,然后将其应用到个体上,专门从事"品牌"治疗法的传递。他们对社会大环境的关注相对较少。

> **思考与讨论的问题**
>
> 1. 你如何看待辨明"心理咨询"和"心理治疗"的重要性?
> 2. 执行上述情况后,"心理咨询"和"心里治疗"可能导致的结果分别是什么?
> 3. 以下情况中,咨询师和心理咨询的优劣分别是什么?
> (a) 心理咨询仍为"心理治疗的妹妹"。
> (b) 心理咨询发展出更易区别的特性。
> 4. 关于这些论点,考虑到公众可能有权预期服务的种类和质量,公众面临什么风险?

建立合适的实践知识基础,进行恰当的咨询服务方式

在人生的任何阶段,人们都对所接收的货物和服务有高质量要求,以保证他们的目的可以实现,并且价格合理。在专业服务领域中,人们期望行业中的成员拥有特定的专门知识,而这些知识是外行人不容易获取的。另外,当代社会中行业需要透明化和责任明确化,例如公布治疗成功率、客户满意度数据和行为不当的例子等信息。因而让心理咨询形成和保留合乎其目的价值的知识和证据这一点显然变得至关重要。然而打造这样的知识基础并不是一件容易的事。多种多样的利益相关者和压力集团对于本质的需

求差异很大,关于"什么是质量的依据才是有说服力"的也有分歧。一个利益相关者集团由咨询师自己组成。大部分咨询师依靠他们亲身经历作为依据就满足了——若再次遇到来访者时看上去有所好转,那这就足够了。当然,没几个医师会通过阅读研究文章来改变他们的做法。

另一个利益相关者集团由调研兴趣浓厚的医师、有学术地位的咨询师,以及为获硕士或博士学历而从事研究的学生组成。最近几年,心理咨询(和心理治疗)研究员成功研发了范围更广的方法论,开发了种类宽泛的知识。一些心理咨询研究者改进了系统探索他们个人经历方法。另一些研究员执行了对结果精密控制的研究,他们随机给来访者分配不同的治疗方法。但仍有其他研究员继续寻找探索来访者的经历和观点的最优方法,例如使用采访和日记。尽管研究的这部分可能会因其碎片性和拼凑感被诟病,但它对于未来构建心理咨询中富饶而多样的知识基础可能是有帮助的。

还有一个与心理咨询知识相关的利益相关者集团,即委托第三方提供咨询服务并付薪资的组织机构——主要是政府和私人健康保险公司。这些利益相关者高度明确且密切地关注着心理咨询的依据。他们的关注点是:"什么东西为谁服务?"和"对哪些问题来说,效益最好的干预是什么?"目前这个利益相关者集团极其青睐的方法正向医学模型研究靠拢,特别是随机变量控制试验/随机临床试验(RCTs)的使用,该实验用于评估不同情况下不同方法对治疗的影响。随机变量控制试验方法与心理咨询在很多方法下不能良好地兼容(详见第十九章关于该论点的深入讨论)。然而,尽管这个方法有局限性,政府施加了越来越多的压力去仅仅承认并支持那些经过随机变量控制试验证明与认知-行为治疗效果相当的治疗方法,这在英国国家健康与临床优化研究所代表了有效治疗法的"金标准"。

最后一个利益相关者集团由咨询服务的用户组成。到目前为止,非常少的咨询研究中主动提到来访者可能遇到的疑问,几乎没有咨询研究是服务来访者这个群体自己实施的。这样一来,来访者的声音很大一部分都被心理咨询的知识基础遗漏了。公众的看法显然可能与消息灵通的行业观点产生分歧,因为两者在精神健康治疗方面的依据基础的地位就不同。举个例子,尽管医学行业中大多数人认为抗抑郁药物可以有效治疗抑郁症,总人口中相当大一部分人对这类药物持怀疑态度,并且使用谨慎。这会对咨询行业产生相反的效果,在已经激发多种可能有帮助的治疗方法(心理动力学、认知-行为治疗、以人为本的治疗法和人际沟通分析、叙事治疗等)的情况下,会陷入一种窘境,那就是依据研究证据要求只有一种方法(比如:认知-行为治疗)是合法的。这最终会导致公众的抵制(与抵制抗抑郁药物类似),因为行业是在尝试将治疗方法强加给公众,而没有充分关注普通人自己的能力,他们需要自己思考什么才是对他们有帮助的。咨询研究的故事以及辅助政策和实践而创造的知识库,代表了心理咨询这一社会活动已经被社会压力所塑形了。绝大多数对研究怀有真正兴趣的人及投身于知识追求事业的人，都明白很重要的一点，那就是不管什么形式的可靠依据都必须要有贡献价值。然而，管理并控制医疗体系的人手握的经济实力意味着知识"等级制度"已经产生，在这一制度中，人们十分信任随机试验给出的依据，而几乎不关注服务用户提出的观点。

思考与讨论的问题

1. 你认为什么类型的研究应该予以优先？哪种调研应该着手进行？依你的观点，当代研究文献中哪里存在空缺？

2. 大多数医者在研究发现方面兴趣寡淡会造成多大的影响？这个情况是否不可避免，是否代表行业中的危机？

3. 如果研究依据的"等级制度"取消了，所有的调查一视同仁，那么像英国国家健康与临床优化研究所这样的政策主体提出的建议会以何种方式转变？

4. 假如付出更多的努力，收集了来访者和服务用户接受治疗的经历，以及治疗如何对他们起到帮助的观点，你预期他们会说什么？

心理咨询的"根本隐喻"：干预或学习？

本书的一个潜在想传达的主题是我们关于心理咨询的思考受隐藏含蓄的隐喻引导的。那些隐喻将我们尝试去实现的根本假想具象化（Lakoff and Johnson, 1980, 1999; Pepper, 1970）。心理咨询的文献夹杂着丰富多样的隐喻。举个例子，来访者的问题可以看作是由有机成长困难、机制故障或信息处理错误所引起的。然而，有两个"根本隐喻"与心理咨询本质的当下及未来争论点密切相关。心理咨询是最好的干预吗？还是将它视为一种学习形式更有帮助？干预的形成与医学观点有关，也与咨询师的观念有关，因为咨询师能够通过执行强有力的技术来消除症状并使人恢复健康。干预隐喻巩固所有基于随机临床试验的研究，那"试验"本身就是对干预强度的测试。干预隐喻将来访者置于干预的客体。心理咨询理论在很大程度上倾向于采纳更稳固或更温和的干预隐喻，迄今为止这些咨询理论将心理咨询表现为一个人对另一个人（通过给予应用治疗概念和技术的形式）所做的事。

与之相反的是，学习隐喻将来访者定位为会积极尝试理解他/她的世界，以及弄清他/她面对的困境的人。这里的咨询师被视为学习的引导者，相当于老师、教练、支持者、向导或监督者的角色。干预和学习之间有一个有趣的不同，前者暗指可能治愈病情以及终结那些困扰着来访者的事情，而后者暗指了需要不间断地或用一生的时间去追求才能理解。另一个区别与有效研究的政策重要性密切相关,已经有数量庞大的研究根据干预的功效评估了心理咨询和心理治疗,却鲜有研究关注来访者学到了什么。

这两种隐喻不一定会让治疗产生不同方法。举个例子,认知-行为治疗中的系统脱敏法可被视为一种旨在改变行为的干预,或是一次学习如何有效控制焦虑的机会。格式塔治疗下的双椅研究或情感焦点治疗法可以看作用于解决或修正来访者的性格极端或分裂的一种干预,或者是一次学习如何通过划分特定情绪和想法来避免它们的机会。但潜在地引导治疗师行为的隐喻也会改变咨询师和来访者之间的关系,影响治疗过程中的片段在文献中的描述、分析和研究。

> **思考与讨论的问题**
>
> 1. 从心理咨询领袖人物——罗杰斯、贝克、伯恩、怀特等人的著作中取样,其中所暗示的描述他们对于心理咨询和心理治疗观点的根本隐喻是什么?
> 2. 如果将心理咨询对来访者描述为"一种旨在改变你的思考感知方式的干预"或是"一次深入了解你自己,学习处理好生活的机会"有什么不同?
> 3. 你如何将研究以学习形式在心理咨询中执行?你预期这样的研究会揭露什么?

建立优势或消除病理?

心理治疗早期是以精神分析的形式发展的,根植于病理学。由于弗洛伊德受到医学训练的影响,他认为对于一个幼年遭遇事件的人而言,识别并诊断出受事件影响而产生的、人格的心理情感结构中最原始的损伤是至关重要的。弗洛伊德认为心理问题与枪伤或骨折类似,虽然部分痊愈了,但在有机体中仍然是瑕疵和弱点,受到压力时还是会出问题。病理学模型目前在许多治疗方案中出现,用于描述如何应对精神失调,如抑郁症、焦虑症和身心失调情况。这些治疗方案的开头往往是一份关于个人基础病理的症状评估。与此相反的是,一些同时代的心理咨询与心理治疗的治疗方法,诸如焦点解决治疗和叙事治疗,将重心放在了来访者能够做的事情上,而不是他/她不能做的事情。这些"优势基准"法批判"病理基准"法使人陷入"语言逆差",从而可能导致无尽的治疗日程。

另一方面,优势基准法也有值得批判的地方,它采纳的过于乐观的观点否认了生活中伴随着心理和情绪问题的确实存在的痛苦和无能。以人为本治疗法/以来访者为本治疗法、格式塔治疗和人际沟通分析等代表了治疗中的人本主义传统,最初试图通过强调创造性概念、隐私和对生活的不断感悟容纳病理学观点和优势观点,然而实际上这些治疗形式主要关注的是来访者的问题,例如创造性和隐私等还停留在实现的可能性上,不像治疗对话可以挖掘出具体的日常经历。

病理学和优势理论的社会意义差距相当大。发现"问题"和"疾病"是证明精神健康问题扩大的一种方法。关于就业前景,在任何永久消除焦虑症或抑郁症的方面,心理学和咨询行业的优势都非常小,所有的事情都要通过找寻深层次的早先隐藏的这些失调证明来获取。有趣的是,咨询行业中很少用病理学语言谈及自身:培训项目和资格认证程序是以积极的语言设计的,而不是谈论消除从业者的消极趋势。

> **思考与讨论的问题**
>
> 1. 在你自身的咨询实践中,来访者谈论个人问题、痛苦和失败的时间占比、谈论他/她对这些问题的解决方法的时间占比、谈论他/她的成功,以及谈论超越或满足时刻的时间占比分别为多少?如果把时间占比显著地正向转变或反向转变,对来访者有什么不同?
> 2. 专业文献中存在几个健全的病理评估体系(例如DSM)。你能找到几个个人优势评估体系?
> 3. 采纳病理学观点或优势观点会如何影响咨询师和来访者间产生的关系?

将来访者/用户在服务的设计与实行中的参与最大化

最近十年心理咨询中最重大的发展是博哈特和托曼(Bohart and Tallman, 1996),德雷尔(Dreier, 2008)等人的著作,该作品让我们对心理咨询转变的理解"去中心化"。这些理论学家指出当下几乎所有心理咨询的理论研究文献都是以从业者的立场写的,在来访者——"他人"身上实行干预。然而这个观点发生了180度的转变:治疗的过程和结果可以从求助人的有利位置来看。站在以用户为导向的立场上,结果就大有不同了。举个例子,来访者成为治疗法转变的活跃参与者与共同创造者,方法本身也没那么重要了,在一个人复杂多样的日常生活中仅占一小时和一种情形。心理咨询的理论去中心化转变与医疗体系的发展相匹配,人们越来越多地转而强调病人是个体,他们的偏好、选择和自我护理的付出都会对健康有重要影响。

而实际上几乎没有调动来访者参与设计和进行心理咨询和心理治疗的服务。围绕心理咨询的保密精神使得大多数咨询机构不情愿邀请用户参与小组讨论和协商活动,因为这些活动的目的是引出用户可能偏好什么类型的咨询。尽管很多代理利用调查问卷收集用户反馈,但是在简短的调查问卷中,用户能够传达的信息深度十分有限——为了充分理解来访者对于如何改善服务的观点,通常需要建立一种情形以便进行探查性的对话。相似地,在规划研究或发展理论时,很少会将消费者和服务用户的观点纳入考虑范围。

生活中,人们在其他方面往往想做知情的消费者。举个例子,如果要在不熟悉的城市选择旅馆,许多人会参考网上的客户评论以及旅馆网站上刊登的设施描述和地理位置。当需要一个新厨房时,大多数人希望店家提供咨询服务,例如设计、价位和布局该如何选择。没有人希望走进家具店后被售货员告知"我们只有一种厨房模式,下周发货"。但是这在心理咨询与心理治疗的场景下时常发生——治疗师或代理只有一种标准产品,来访者要么接受要么离开。这样看来,心理咨询与心理治疗的服务用户用不了多久就会询问代理为什么不能提供成功率信息,或者问他们为什么不能自己选择治疗师,这是不可避免的。至于公立的服务,更关注可能发生的事的用户则会提出这样的问题:专家进食失调服务在哪?为什么我不能得到一个有经验的并且受过跨文化治疗训练的治疗师?为什么心理咨询限制六次?这不可能满足我的需求。

随时可以获取的自助书本、媒体上关于治疗问题的广泛报道,事实上还有很多人在学校、学院和大学学习心理学,这些条件意味着来访者已经越来越了解这个行业,他们也越来越有能力成为活跃的参与者。他们以整体角度来帮助设计服务,也以个人的角度与咨询师合作设计最适合他们的"临床治疗包"。我们的社会中,心理咨询被视为一种健康干预,也是一种文化支持的护理形式。但它也是一个服务产业,未来几年从业者和代理应更多地关注将由这次转变引起的对理论和实践的冲击,这一点十分重要。

> **思考与讨论的问题**
>
> 1. 想一想你知道的一个心理咨询代理或者你工作的地方。有什么关于来访者的反馈或想法改变了代理运行方式的例子?
>
> 2. 想一想你社区里由国家或地区公司运行的心理咨询与心理治疗服务,例如英国的国家健康服务或其他国家的健康保险/维护组织。这些提供服务的人极有可能制定了公正清晰的政策,明确规定了提供的治疗类型和来访者能够得到治疗课程的次数。他们怎么知道这些政策能否反映来访者或服务用户的实际需求?来访者的声音和偏好该以什么方式纳入政策制定时的考虑?
>
> 3. 思考任意一个治疗中的主要方法。回想一下主要观点在此方法下的发展过程(例如书本、文章和案例研究的出版,研究成果的使用)。公众成员或服务用户在哪个时间点以何种方式参与讨论了这些观点是否对他们有意义?

第二十一章　心理咨询中的关键问题

心理咨询造成危害的可能性

　　近几年心理咨询与心理治疗文献的一个显著特征是越来越趋向于展现治疗效果非常正面和上升的形象。这类治疗"营销"似乎不可避免，因为这世上有很多人否认实际存在的心理问题和情感折磨，这当然就更加需要去说服人们心理治疗的有效性，有机会同一个独立于他们生活情况之外的人交流他们的个人问题对他们有帮助。用正面的术语像灌注希望一样向来访者描述心理咨询也是有意义的。但也存在许多过分吹嘘治疗的情况，一些人不切实际地宣称治疗的功效。

　　也许有人会说政府和医疗保险公司为了证明治疗的功效，给心理咨询与心理治疗行业施加压力，而忽视了心理咨询可能带来的危害。第十七章中详细记录了一种危害方法，那检验了心理咨询中的道德伦理问题。在该章节里着重关注了治疗师对来访者的性剥削，以及这类行为会导致的极大危害。治疗师性剥削这一话题在最近30年已经被充分研究及分析，这使得咨询师培训、道德监管和实践中发生了可见的转变。这个例子表明了对负面结果和伤害来访者议题的关注如何实际改善咨询行业。这样看来很有可能还有其他危害源引出相近的审查。例如，多少来访者因向治疗师敞开心扉而受到负面影响，而后由于强制的治疗课程次数的限制被迫停止？多少来访者遭到私人治疗师的侵害，以长期治疗的名义留住他们来维持收入？多少有严重及复杂问题的来访者在见过咨询师后病情恶化，只因咨询师不知道他们的能力不足以处理？不止这些个体伤害方面，治疗还可能对集体施以伤害。比如：丧亲心理咨询的存在是否严重破坏了传统悼念仪式的功能？饮食失调治疗法的存在是否减轻了媒体上公众对于瘦弱的批评？

　　现有的研究方法对于侦查负面结果的案例还不那么灵敏。因为来访者如果感觉在治疗中受到了伤害，通常他们只是放弃了治疗，因而从记录中被抹去了。另一些来访者可能一开始真诚地相信他们接受的治疗是有帮助的，直到几个月后才意识到他们陷入了串通好的虚假"治愈"。还有技术原因（"上限效应"——来访者的问题得分一开始往往非常高，以后都不会超越这个得分）解释为什么调查研究中典型的问卷调查形式不容易登记到恶化的例子。因而进行研究时有必要特别聚焦在来访者受侵害的问题上。

　　未来几年中势必会激化的争论之一围绕心理咨询/心理治疗和药物治疗的相对优点，药物治疗指的是一种处理情绪问题的方法，例如焦虑症和抑郁症，以及处理严重精神问题如双相情感障碍或精神分裂症。常常有矛头指向药物干预的支持者，称就算药物有功效，也会带来副作用。这个论点对两方都适用。如果心理咨询/心理治疗是有效的，它当然也会有副作用？而目前，人们还没有信心说出这些副作用是什么、多大的概率出现以及如何减轻。

> **思考与讨论的问题**
>
> 1. 回想你在治疗中作为来访者的亲身经历,你朋友和家人接受治疗的经历。他们或你自己在那段经历中怎样以及多大程度受到侵害?
> 2. 你能否设计出来访者在心理咨询/心理治疗中受侵害的模式?所有治疗中会出现的不同类型的侵害是什么?这些不同形式的侵害的来源和导火索分别是什么?
> 3. 在治疗一开始就告诉来访者可能带来的副作用,或者将副作用印刷在传单上,对来访者可能产生什么影响?

结 论

本章节中讨论的一系列关键问题仅代表心理咨询中的一部分。任何一个有活力的实践共同体内,重要的是作者和思考者一同努力,寻求超越当下观点和正统说法的东西。心理咨询和心理治疗领域范围内,还有以下这些业内评论家的声音:费尔特姆(Feltham,1999a),米勒(Miller,2004),司莱夫等人(Slife et al.,2001)以及斯梅尔(Smail,1984,1991,2001,2005)。来自行业外关键评论性发言包括道斯(Dawes,1997)和弗莱迪(Furedi,2004)。这些评论家提出的问题不是"什么是心理咨询?"而是"心理咨询应该成为什么?"所有此类评论性发言对本书的每个读者而言代表了挑战、机遇和责任。入门心理咨询以后,你就需要决定你和心理咨询的关系要怎么变化;你的职业生涯过程中,你在塑造心理咨询这方面要扮演什么角色?但愿这最后一章的观点和提问能够帮助你重新评价先前章节的素材,将讨论过的多种多样的理论、研究和实践联系起来。

索　引

A－B－C理论 142
抛弃 142－3
埃伯利，N. 483
亚伯拉罕，D. 349
提取,……的等级 49
阿布格莱布监狱 518
虐待
　　儿童虐待 2－3
　　性 516,523－524
　　在训练情境中 501－502
接纳 172,176,192
　　请参阅无条件积极关注
接纳承诺治疗（ACT）145－146
可获得服务 315,511
　　有差别的 468－469
问责制 515－518
阿肯巴克，G. 339,340－341
动作 150－152
主动的来访者方法 553
适应，人格 259
成瘾 15,256
阿德勒，A. 34,89－90
成人依恋访谈（AAI）108－9
成人式自我心态 252－254
冒险治疗 350,352
肯定 7－8
非洲裔美国人 318,319
阿加扎利亚，Y. 568
服务机构,咨询详见咨询机构
服务机构 273－274
　　伦理问题 515－518
阿格纽，R.M. 409－410
阿格雷斯蒂，A.A. 516
艾滋病患者咨询 517－518
目标
　　咨询 16－17
　　存在主义治疗 277

精神分析 96－97
　　心理动力-人际关系治疗 122
安斯沃思，M. 107－108
阿尔-阿卜杜勒-贾巴尔，J. 316－17
阿尔-伊萨，I. 315－17
阿尔比，G.W. 22
酒精成瘾 15
匿名戒酒会 9,488,562,563
亚力山大，F. 111,113－114,116
亚力山大，H. 305,318
阿里，B.S. 546
全明星才艺秀 245
艾伦，F. 358
艾伦，L. 616
艾伦，R. 639－640,642
同盟,治疗请参见治疗同盟
阿尔特克鲁斯，M. 518
美国咨询与发展协会（AACD）507,508－509
美国婚姻家庭治疗协会 507
美国梦 29
美国人事指导协会（APGA）（后美国心理咨询协会,ACA）38
美国精神病学协会 475,507
美国心理学协会（APA）30,475,477－478,507,514,518
肛门期人格 52
肛门期 83－4
分析心理学 90－91
安德森，G. 418
安德森，H. 241,402,425
安德森，P. 560
安德森，T. 604
安德鲁斯自我认定模型 374,375,376
愤怒
　　应对愤怒的来访者 632
愤怒管理 43
安格斯，L. 445－446,457

对异性的吸引力 25
动物隐喻 43
安克拉,L. 489
厌食症 240-241
人类学 289,290
反厌食/暴食联盟 240-241,244
抗抑郁药物 665-666
反压迫实践 491-495
 主流理论与实践评论 491-492
 赋权与解放 492-494
 人性化方法 494-495
安泽,P. 563
焦虑 277,379
 绩效相关 137
阿佩尔鲍姆,A. 431
应用心理学 29
方法 49-51,55
阿拉亚,R. 577-578
阿彻,R. 484
原型 91
阿根廷 34
阿盖尔,M. 156
阿吉里斯,C. 61
亚里士多德 338
阿米利乌斯,B.A. 99-100
发展停滞 102
阿森内恩,J. 472
阿森内恩,J.M. 472
阿瑟恩,J. 410-411
以艺术为基础的咨询 18,89,243-245,322,346-
 349,353,574-575
亚洲文化 299,306-307,308-309,310
自信心确立训练法 156
评估 575
 评估会谈与短期治疗 114
 认知-行为治疗 148,150-152
 咨询过程 429-436
 咨询师能力 629-631
 成果和评估研究中使用的工具 589
"评估中心"程序 629
改变吸收模型 443-445
同化整合 377-379,383,386
庇护 23-24
1845年庇护法案 23
神经质崩溃 310

阿塔纳苏,J.A. 474
依恋理论 84,104-110
态度 613
残障人士态度量表 482
阿特伍德,G. 71
奥斯丁,K.M. 514
奥斯丁,W. 501
真实性,17,274-275
 把治疗师当作真威相 398-400
职权 464
自传 556
自动思维 138
 ……的修正 161
有自主权的,有界限的自我 656
自主权 269-270,277,509-510
阿维林,M.O. 617
回避 134-135
亚瑟兰,V. 325
爱龙,T. 131
阿兹林,N.H. 131

巴赫,S. 63-65
巴坎,D. 136
巴赫金,M. 224
巴尔茅斯,J. 471
班杜拉,A. 136
班尼斯特,D. 225
巴拉克,A. 552
巴伯,J.P. 148-149
巴克,C. 546
巴克姆,M. 373,541-542
巴洛,D.H. 588
气压事件 568
巴雷特,M.S. 449
巴雷特-伦纳德,G.T. 34,171,173,185-186,188,
 593
巴雷特-伦纳德关系量表(BLRI)414,415-416,593
巴特利特,F.C. 135
巴舍,A. 536
基本假设 566
基本需要 175
BASIC Ph系统 370
巴斯金,D. 440-441
贝茨,C.M. 526-527
贝茨,Y. 45,371

索引

贝特森,G. 209,211
巴特尔,C.L. 305
贝利,J. 556
战胜抑郁 560
波尚,T.L. 511
《美丽心灵》,A 556
贝克,A. 29,137-139,322,387
　抑郁症认知治疗 161
　与……相称的 177-178
贝迪,R.P. 397-398
行为
　评估 150-152
　改变 16
　实验 155
　修正 130-133
行为激活 161
行为方法 130-136
　局限性 135-136
　请参见认知-行为治疗
行为案例研究(N = 1研究) 144,599
行为心理学 29-30,129-130
行为自我控制 132
独处/与他人相处 269-270,277
信念 613
　认知治疗 142
　不合理的 140
仁慈 509,510-511
本杰明,L.S. 259
班尼特-利维,G. 155,164
本尼斯,W. 566,568
班农,I. 572
宾利,A. 473
丧亲咨询 4,9,306,573-574
　文化敏感方法 311-312
伯格,I.K. 228,232
伯杰,R. 351
柏金,A.E. 489,503,636
伯曼,E. 34-35
伯曼,J.S. 449,544,545
伯尔尼,E. 29,30,249-250,260,263,265,266
　游戏 255,256
　生活脚本 257
伯恩斯坦,B. 298,472
伯恩斯坦,B.L. 313-314
拜尔陶隆菲,L.冯 209

贝瑟姆医院,伦敦 24
贝特海姆,B. 89
贝特勒,L.E. 370,429,612
阅读治疗 29,69,157-158,265,344,555-559
比林,P.J. 153
宾德,J.L. 117,438
宾斯旺格,L. 276
传记 556
残疾的生物医学模式 481
比昂,W. 566
双性恋来访者 474-481,490-491
布拉特,S.J. 590
布洛赫,S. 569
布卢姆茨伯里派 27
博尔,A. 244
苏格兰教会社会责任委员会 39
身体
　存在主义的体现 274,277,283
　身心二元论 291
博哈特,A.C. 186,553,559,578,669
邦德,T. 525
联系 200,403,437
书,自助 29,69,157-158,265,344,555-559
边缘来访者 102
边缘型人格障碍 145
博丁,E.S. 200,402,403-405,406,437
博里尔,J. 149-150
博斯,M. 276
博特,D. 213
布霍索斯,J.C. 529
博尔德模式(科学家—实践者模式)144,588-589
边界 396,411-414
跨越边界 413-414
违反边界 413-414
　对来访者的性剥削 525-530,531,537,671
鲍尔,P. 577
鲍克,P. 301
鲍尔比,J. 84,104-107
布恩,O. 399
博伊,A.V. 203,644
博扎思,J. 186
巴拉滕,E.B. 519-520
支架 278
布雷吉索,M. 69-70
品牌治疗 68-69,661-663

布雷肯里奇,K. 533
布雷格,L. 135
布鲁尔,J. 394-395
短期治疗 234,541-544
　　心理动力学 110-117
　　焦点解决治疗 228-234
布赖特,J.I. 547
布莱曼,B.K. 614,615,616
辉煌怀疑论(偏执狂)人格调适 259
布林克,D.C. 183-185
英国咨询协会(BAC) 12,38,507,508
英国心理咨询与治疗协会(BACP) 5-6,12,41,363,507
　　良好实践的伦理框架 507,508,513
英国心理治疗师联合会(BCP) 478-481
英国无党派人士 98-99
英国精神分析学会 98
英国心理学会 507
布罗茨基,A. 525,526-527,528-529
布朗,L.G. 429
布朗,L.S. 182,525
布朗,M. 260
布朗,M.Y. 349
布鲁纳,J. 221
布伯,M. 186,399
巴克利,P. 635
佛教 18,338,488-489
　　佛教启发治疗 660
比德曼,S. 114-115,541
布根塔尔,J. 169,276
布勒,C. 169
布尔克,R.A. 475
贪食症 132-133,240-241
伯克斯,H.M. 5,6
倦怠 616,642-623,644
伯恩斯,D.D. 555
伯恩斯,G.A. 350
伯斯托,B. 332,333

卡西亚,J. 484
卡哈兰,W. 350
坎贝尔,L.F. 557
资本主义 22-23,27,69
卡普兰,G. 573
卡德米尔,E.V. 305

凯里,T.A. 154,165
护理行业 12,40
(773)
卡可夫,R.R. 173,183
卡尔森,J. 645
卡伦,M. 432
卡雷尔,S.E. 347
案例讨论小组 646
案例解析 58-59,436-437
　　认知-行为方法 148,152-153
案例研究 598-601
凯斯门特,P. 532-533
卡什丹 S. 93,95-96
卡坦扎罗 S.J. 524
宣泄 86
精神集中发泄学会 261
情绪治疗中心 523
塞佩达,L.M. 203
挑战 522-524
陈,F. 482
改变
　　行为 16
　　认知 16
　　咨询过程 442-451
　　咨询师被来访者改变 645
　　情绪变化瞬间的改变 197
　　促进 447-448
　　集中于 230
　　过程 vs 事件 446-447
　　七阶段模型 191-192,443
　　社会 15,205-206
　　系统 16,211
沙尔科,J.M. 25-26,82
魅力—操纵者(反社会)人格调适 259
沙尔尼,I.W. 650
切谢尔,P.J. 551-552
谢尼斯,C. 644
契斯勒,P. 529
舍夫龙,E. 630-631
芝加哥精神分析研究所 111
芝加哥大学 170-171
钱式咨询 306-307
虐待儿童 2-3
　　性虐待 516,523-524
儿童期自我状态 252-154

索　引

童年
　情感问题的根源 82,83-85
　性生活 83-85,325-326
　治疗师的经历 614-615
儿童热线 548
儿童
　观察 92-93
　一起工作 88-89
奇尔德里斯,J.F. 511
智利 34
中国文化 306-307
乔多罗,N. 328,513
选择 VS 命运 293-294
基督教咨询运动 487-488
循环性 211
克拉金,J.F. 429
克拉克森,P. 402,406
经典条件作用 133-135
古希腊哲学 338
TA 古典学派 260
来访者
　评估咨询师 435-436
　危害咨询能力 671-672
　言语反应范畴 452
　咨询理论的来访者视角 69-70
　在咨询中实现的核心任务 448
　心理咨询的期望与准备 427-429
　阻碍因素 438-440
　研究的影响 603-605
　心理咨询关系的形成感知 397-398
　经历的过程 596-597
　结束咨询的原因 441-442
　服务使用者与知识库 665-556
　性剥削 525-530,531,537,671
　理论与赋予意义 58
　用户友好型方法 494-495
　用户参与服务设计与交付 669-671
　与客户的解释模型一起工作 304
以来访者为中心的方法参见个人中心治疗
来访者—咨询师的种族匹配 318-319
来访者—咨询师的社会匹配 546
来访者参与 434
来访者体验研究 596-597
来访者跟踪研究 605
临床—人本价值体系 503-504

封闭系统 96-97
训练 9
　作为教练的治疗师 400
科克伦,J.L. 203
认知 135,150-152
认知分析治疗(CAT) 375,376
认知-行为治疗 30,36,69,128-167,387,587,610,657,665
　评价 162-165
　咨询中的行为方法 130-137
　与建构主义治疗比较 224,225
　夫妻咨询 571-572
　认知-行为治疗的发展 143-144
　认知方法的产生 137-143
　团体咨询 567
　关键原则 143
　起源与发展 128-130
　实践 147-162
　　评估 148,150-152
　　案例解析 148,152-153
　　干预策略 153-158
　　追踪 148,158-160
　　复发的预防 148,160
　　治疗关系 148,148-150,401
　认知和行为因素的相对重要性 161-162
　第三次浪潮 144-147
　相互作用分析 261
认知变化 16
认知扭曲 138-139,140-141
认知—经历模型 450-451
认知再评价 561
认知革命 135
认知图式 142-143,161
科恩,B.B. 313
科恩,L.J. 558-559
科尔曼,E. 475
科尔曼,H.L.K. 314
协作 148,401,407-408
合作的多元性 380-384,386
协同治疗 241-243
集体女权组织 335
集体无意识 91
集体 639
集体主义—个人主义的维度 292-293,300
殖民统治 303

科尔塔特,N. 430
初入社交界 475
共同因素 69,71,164,358-362,393,449,662
共同因素整合 371-373,383,386
团体
　　自我共同体 122,272
　　共同发出声音 200,445
　　知识团体 50,60-61
　　语言团体 49-50,60
　　……的实践 54
　　科学团体 54
社区心理学 494
社区资源 240-241,242
能力,咨询师 513
　　……的评估 629-631
　　核心胜任力 612-613
　　发展模式 614-617
竞技运动表现焦虑 137
互补型沟通 255
综合过程分析(CPA) 456-459
综合治疗干预评定量表 367,453
基于计算机的评估 575
计算机隐喻 43
计算机模拟 630
概念,一套 613
概念分析 62-66,345
有条件的批准 176
条件反射 156
　　经典 133-135
　　操作性 130-131,134-135
价值条件 176
罪孽忏悔 22
保密性 7
　　违反 516-517
　　伦理规范 507,508-509
构造 199
汇流 282
面质 522-524
匹配 172,187-190,192,407-408
　　不匹配 176
连通性 328-331
良心(超我) 85
觉悟启蒙(运动) 494
意识,分类 104
同意,知情 509,518-522,536

建构主义 146-147,222-223
　　接近理论 75-76
建构主义治疗 146-147,224-228
　　焦点解决治疗 228-234
　　隐喻在创伤后应激障碍治疗中的应用 227-228
消费者报告研究 264,602-603
消费主义 27-28,35,36
接触 282,399-400
　　预备治疗 179-181
接触禁区 282-283
容器,治疗师作为 394-397
双/复关系连续体 525
收缩 260,437
控制
　　社会的 22-23,44,467-468
　　空间、地域和时间 468
控制组 585-586
会谈,理论作为 57
会谈方法 221-248
　　协同治疗 241-243
　　建构主义治疗见建构主义治疗
　　叙事治疗参见叙事治疗
　　激进哲学立场 222-224
　　激进戏剧传统 243-245
　　焦点解决治疗 212,228-234
会谈模式(后心理动力-人际模式)120-124
库珀,M. 200,276,285,380,383,406-407
核心能力 612-613
核心条件模型 171,178-181,200,398-399,593
核心冲突关系主题(CCRT) 118-120,594
CORE量表(临床结果常规评价量表) 591-592
科里,G. 567
矫正情绪体验 116
友谊理论的变体 469-470
科西利亚,V. 234
科尔西尼,R.J. 14
科斯塔,L. 518
咨询 1-20
　　……的目的 16-17
　　危害能力 671-672
　　定义 4-9
　　要求…… 12-14
　　心理治疗的独特性 48,663-664
　　理论与实践的多样性 14-15
　　涌现…… 37-42

索　引

　　作为跨学科实践 17-18
　　与心理治疗的关系 9-11
　　理论的作用 76-77
　　作为一种社会制度 12-14
咨询机构 14-15,40
　　适应不同文化背景的来访者需求 314-318
　　服务质量评估 585
　　对组织中咨询师工作的影响 638-642
残疾咨询来访者量表 482
咨询过程 424-461
　　评估 429-436
　　案例解析与订约 436-437
　　变化过程 442-451
　　问题经历的吸收 443-446
　　变化事件 446-447
　　促进变革 447-449
　　结构化练习与干预 449-450
　　咨询师的行为、举动和意图 451-454
　　隐蔽的方面 455-456,457-458
　　结束咨询 116,440-442
　　建立工作同盟 437-440
　　期望与准备 427-429
　　个人中心治疗 191-193
　　作为过程促进者的治疗师 454-455
　　全面分析 456-459
咨询心理学家 9
咨询关系 6,7,26,390-423
　　边界概念 411-414
　　认知-行为方法 148,148-150,401
　　咨询师培训与发展 419
　　隐藏的方面 419-420
　　……的形象 394-407
　　综合模型 402-406
　　……的强度 390,391-393
　　衡量 414-416
　　"不知道"立场 236,401-402
　　个人中心治疗 168,178-181
　　关系深度 200-201,406-407
　　金钱的作用 416-419
　　破裂 408-410,437-438
　　治疗同盟参看治疗治疗同盟
　　评估和建立过程中的治疗师活动 434
　　治疗师作为真实存在 398-400
　　作为教师、教练、科学家和哲学家的治疗师 400-401

　　移情见移情
咨询服务
　　适应不同文化来访者群体的需求 314-318
　　来访者群体 14-15,77
　　也见咨询机构;服务提供
咨询师/治疗师 7,612-654,665
　　评估过程中影响治疗同盟强度的活动 434
　　万能治疗师 402-406
　　作为社会控制的主体 467-468
　　作为真实存在 398-400
　　行为、行动和意图 451-454
　　言语反应分类 451-452
　　被来访者改变 645
　　选择理论 74
　　来访者终止的原因 441-442
　　匹配 172,187-190,192
　　作为容器 394-397
　　应对压力 642-644
　　核心能力 612-613
　　反移情见反移情
　　文化意识的培养 311-314
　　作为编辑 401-402
　　研究效果 604-605
　　组织中的工作效应 638-642
　　咨询过程中的形象 428
　　培训对身份的影响 628
　　内化 391-393
　　旅行 614-617
　　个人治疗 620,625,632-637
　　作为过程促进者 454-455
　　职业认同 616,648-650
　　主要治疗师的素质 617-619
　　关系风格 405
　　相对有效率 590-591
　　研究的相关性 605-607
　　响应 183-185,451-452,454-455
　　响应性 406,447-448
　　短期治疗的作用 116-117
　　自我暴露 331,448-449
　　加强处理困难问题的能力 632
　　督导 385-387,620,627,646-652
　　作为教师、教练、科学家和哲学家 400-1
　　治疗风格 100,367-368
　　培训见培训
咨询师中心定义下的咨询 5-6

反移情 98-100,122,395-396
    反移情源 99-100
夫妻咨询 9,504,570-572
勇气 513
隐藏的过程 419-420,455-456,457-458
科伊尔,A. 477
克雷格德,L.W. 557
克雷格德,W.E. 161
克兰德尔,R. 639-640,642
创造性-白日梦(精神分裂症)人格调适 259
创造力 617
克赖顿皇家医院,邓弗里斯 41
危机事件应激晤谈 574
关键问题 655-673
    咨询危害能力 671-672
    心理治疗咨询的显著性 663-664
    全球变暖与环境破坏 656-657
    整合 VS 单一理论方法 661-663
    实践与服务提供的知识库 664-666
    病理与优势 668-669
    心理咨询的"根隐喻" 666-668
    灵性 659-661
    技术进步 657-659
    用户参与服务设计与提供 669-671
批判视角 45
克里特斯-克里斯托夫,P. 117,118,120,594,632
克罗默,T.D. 434
交叉型沟通 255
克鲁昂,M. 468-469
西塞尼克,R. 543
西西恩特米哈利,M. 166
神话(民俗治疗) 315
卡伦,C. 133
文化意识培养 311-314
文化共情 304
文化女性主义 323
文化灵活性 302
文化认同 290-301
    发展 297
    外部可观察维度 291,298-301
    特点 290-291,291-297
文化岛 567,626
文化资源 8,236,382,564
文化 288-289
    文化环境

咨询 8
    心理治疗 35-36
文化的独特性
    个人中心咨询 198
    理论 76
伦理 513
意义 289-301
    现实概念 291,291-292
    时间观念 291,295-296
    道德建设 291,293-295
    外部可观测维度 291,298-301
    自我意识 291,292-293,294-295
    场所意义 291,296-297
    组织的 639-640
    从现代性转向后现代性 37
    也见多元文化咨询
受文化制约的综合征 309-311
卡明斯,N. 547
治疗因素 569
牧师职责 22
好奇心,恭敬的 304
库什曼,P. 26,27-28,31-32,294,310,505,656
督导的周期模型 648

达·威飒·蒂尔曼斯,M. 339
丹尼卢克,J.C. 516
达尔登,P. 302,312
达凡洛,H. 111,117
达文波特,D.S. 203
大卫,A.B. 304
戴维森,K.P. 563
戴维斯,J. 631
戴维斯,M.D. 397-398
戴维森,G.C. 400
德·波伏娃,S. 324
德·沙泽尔,S. 212,228-229,232-233,246
聋人 483
德伯里,S. 440-441
TA 的决策方法 260
深层生态学 349-350
深化反应 455
防御机制
    由来已久的 641-642
    个人的 85-86,86-87,88,94-96
缺陷,语言 36

索　引

歪曲 283
德尔芬,P.E. 549
咨询需求 12-14
民主 34-35
士气消沉 358-369
拒绝 86
从属物 330
去个性化 276
抑郁 65,161
德里达,J. 338
笛卡尔,R. 291,338
描述 278
渴望 104
审讯拘留者 518
发展 83-84,126
　　阻碍 102
　　自我心理学 101
　　性别差异 328
　　荣格 91
　　克莱因 92-93
　　个人中心模型 176-177
　　心理性别 83-84
　　心理社会 84
咨询师能力发展模型 614-617
诊断 153,163-164,433-434
《诊断和统计手册》(DSM) 310,433
辩证行为治疗 (DBT) 145,375
对话 247
　　格式塔治疗 282
　　开放对话法 241-243
　　哲学咨询 340,344
　　心理动力—人际模式 121
　　苏格拉底 154,401
　　被压迫者剧场 244-245
　　也见会话方法
日记/日志 626,630
非好即坏的思维 139,141
迪克森,W. 39
差异,尊重 7
困难过程,概念 201-202
DipEx 网站 560
直接精神分析 523
指向性 405
残疾,人 481-484,490-491
解雇范畴 109

取代 87
分开过程 201
远距离的咨询 548-553
　　互联网 551-553
　　电话 548-551
多样性 14-15,41,462-498
　　反压迫实践 491-495
　　经济不利 470-474,490-491
　　区分服务访问 468-469
　　同性恋来访者 474-481,490-491
　　精神科长期服务使用者 484-486,490-491
　　残障人士 481-484,490-491
　　宗教承诺 486-490,490-491
　　来访者的主题从
　　　　弱势群体和文化边缘群体 490-491
　　理论 66-70
多布森,J.K.S. 143
抑郁情况改善新方案 579
多兰,Y. 228
多拉德,J. 364
家庭暴力 3,504-505
剂量—效果关系 607
杜克,H.J. 516
多伊尔,K. 525
佐佐,D.J.A. 143
戏剧三角 256
梦境 450-451
　　庆祝 21
　　心理动力咨询 88
德雷尔,O. 601,669
迁移假说 471
驱动程序 258
药物成瘾 15
药物隐喻 66,607-608
药物治疗 665-666,672
德莱顿,W. 5,6,18,363,637,647
双重关系 458,524-525
二元论 291-292
达德利,R. 152-153
邓肯,B. 371,372,605
杜尔拉克,J.A. 544,546
杜雷,L. 528
荷兰哲学实践协会 339
警告和保护义务 516-518
戴奇,L. 304

戴蒙德,R.F. 171,592-593,596

进食障碍 132-133,240-241,352
折中主义 369,382
　　技术的 369-371,378,382-383,386
　　也见整合
生态女性主义 349-350
治疗的生态学方法 216-217
经济弱势群体 470-474,490-491
生态心理学 349-350
埃德威奇,J. 528-529
编辑,作为治疗者 401-402
伊尔斯,T. 437
有效性
　　认知行为方法 162-5
　　成果与评价研究 585-92
　　精神分析与心理动力理论 105-6
　　TA理论 263-5
伊根,G. 427,616
　　熟练助手模型 373-4,375,376,620
自我 63-5,85-6
自我心理学 101
自我状态 252-4
自我中心 93,141
自我协调过程 202
艾肯鲍姆,L. 326
精细编码 298
精英治疗机构 587
埃利奥特,R. 163,194,426,454-5,457,595,600,605
埃利奥特,T.E. 483
埃利斯,A. 29,30,71,73,137,164,322,475
　　A-B-C理论 142
　　童年 72,139
　　不合理信念 140
电子邮件咨询 551-553
解放 492-494
嵌入式咨询 9,40
具体化 274,277,283
爱默生,J. 263-264
梅尔坎浦,P. 575
情绪聚焦治疗(EFT) 194-197,203,284
　　夫妻咨询 572
情绪过程模型 197,426
　　认知-行为方法评估 150-152

亲身经历 274
　　认知-行为方法与情绪表达 164
　　文化认同与表达 291,299
共情 513
　　文化的 304
　　个人中心治疗 172,182-186,192
　　希林 419-420
　　斯通中心模型 329
共情循环模型 185-186
员工援助计划(EAPs) 13,39,442,505,549
赋权 16,44,303
　　咨询目标 492-494
埃姆里克,C. 562
"空虚的自我" 27-28
大便失禁 239-240
激励 7
末期咨询 116,440-442
吞食 276
启发 16
启蒙运动哲学家 338
恩斯,C.Z. 323
热情-过度反应(表演)人格调适 259
创业精神 41
以环境为基础的治疗参见户外治疗
环境破坏 656-657
爱普斯顿,D. 212,235,236,237-138,239-140,240-241
埃里克森,C.A. 304
埃里克森,M.H. 211,229,229-230
埃里克松,E. 29,69,84,126,249
厄斯金,R.G. 258,399-400
信奉的理论,61-62
埃瑟林顿,K. 600
伦理 499-539
　　道德规范与伦理规范的运用 514-533
　　　　咨询师问责制与代理 515-518
　　　　双重关系 524-525
　　　　协商知情同意 518-522
　　　　说服、建议与挑战 522-524
　　　　对来访者的性剥削 525-530
　　　　使用触摸 530-533
　　文化与道德建设 291,293-295
　　伦理规范 335,465,507-509,535,536
　　伦理原则 509-511
　　女权主义者 333-335

一般道德理论 512-513
研究中的问题 534,601-603
和在线咨询 552
个人直觉 506-507
维护伦理标准的策略 535-537
咨询价值 502-505
伦理自传 536
埃塞俄比亚犹太人 311-312
种族匹配 318-319
尤邦克斯-卡特,C. 476,477
欧洲传统 103-104
评价研究 585-592
事件
　改变 446-447
　CPA 457
　事件范式 595
日常生活视角 601
循证实践 144,319,606-607
唤起展开 196-197
检验 630
异常发现 230
执行力训练 9
练习,结构化的 449-450
存在主义 268-287,338
　咨询中的存在主义问题 269-276
　　机构 273-274
　　独处/与他人相处 269-270,277
　　具体化 274,277,283
　　生活在当下 272-273,276-277
　　多重自我 270-272
　　真实与可靠性 274-275
　存在治疗 276-280,337
　存在试金石 285
　格式塔治疗 280-284
预期 427-429
近经验立场 75
经历
深度 172,191-192
　感觉 60-61
　个人中心治疗 168,172,174-175,191-192
　经历阐释 60-61
经历聚焦 193-194,195-196
实验性神经官能症 130
实验者效应 588
解释,作为理论 55-57

解释模型,来访者的 304
暴露技术 156
表达艺术治疗 18,89,243-245,322,346-349,353,574-575
征用 303
问题外化 236-40
目光接触 298
艾森克,H.J. 364-365,585

费尔贝恩,R. 96-97
公平 513
神话故事 257
法拉萨(埃塞俄比亚犹太人) 311-312
法利科夫,C.J. 300
错误记忆 523-524
虚假与真实自我 103
家庭塑像 212,215-216
家庭系统治疗 208-220,572-573
　训练情境中的滥用 501-502
　分析和处理 211-216
　社会生态位概念 216-218
　理解人类系统 209-211
想象 88
法伯,B.A. 183-185,643,644
法鲁克,S. 299
命运 293-294
恐飞症 149-150
恐怖战士 560
费德恩,P. 249
内疚费 417
反馈 210,605
情感语言 61,121,124
费用 416-419
感觉 60-61,193
费尔萨姆,C. 5,6,622,651-652
女性气质—男性气质维度 300
女性主义咨询 322,323-336,353
　女性主义对咨询和物理治疗的贡献 335-336
　作为哲学和社会行动的女性主义 323-324
　女性主义心理治疗批判 324-326
　理论与实践 327-335
　　女性主义伦理学的发展 333-335
　　相互依存 328,329-330,331
　　激进女性主义治疗 332-333
　　斯通中心模型 328-331

女性主义治疗研究所 335
芬内尔,M. 555
费伦齐,S. 29,89-90,110,395-396
　　康复 111-113
梦境的庆祝 21
虚构 556
忠诚度 509,511
菲德勒,F.E. 358
菲什曼,D.B. 57,600
固定角色治疗 225
扁平化反应 455
飞机,恐惧 149-150
集中 114-115
　　经历聚焦 193-194,195-196
　　关注变化 230
大众心理学 223
食物成瘾 15
福尔曼,E.I. 149-150
构想,案例见构想
福琼,A.E. 441
福斯特,S.L. 312-313
福柯,M. 25,235,338
福克斯,S.H. 566
脆弱的过程 201
自我分裂 31-32,199-200,270-272
弗朗斯,C.M. 485
法国 103,104
弗兰克,J. 358-359,372
弗兰克尔,V. 276
弗兰塞拉,F. 225
弗莱恩,D.H. 434
弗雷泽,P.A. 313
自由联想 82,83,88
自由浮动 341
弗雷雷,P. 494
弗兰斯,T.M. 111,113-114,116
弗洛伊德,A. 86-87,98
弗洛伊德,S. 17,34,35,54-55,56,75,177,322,668
　　案例研究 598
　　与追随者意见不合 89-90
　　　　荣格 89,90-91
　　心理治疗的出现 26-27
　　女性主义批评 325-326
　　费伦齐 111,112
　　弗洛伊德氏家族基因图 213-214

马勒 110
自恋 101-102
心理动力咨询的起源 81,82-89
　　情绪问题的童年起源 83-85
　　无意识的重要性 85-86
　　治疗技术 86-89
自我与本我 64
发展阶段 83-84,126
治疗关系 394-395
思考 141
USA 29
弗里德曼,D. 648-650
友情,变质 469-470
弗卢姆,E. 29,69
挫折感 102,396
富勒曼,A. 557
富雷罗,S.M. 536
充分发挥作用的人 177
功能分析 133
残疾功能模型 481
功能主义咨询 492-493
基本假设 225
佛雷迪,F. 45
面向未来的文化 295
加巴德,G.O. 112
加达默尔,H.G. 382
加洛韦,J. 556
高尔文,M. 519,520-521,623
游戏 255-256
园艺 350-1
加菲尔德,S.L. 113,362-363,636
加内特斯,L. 477-478
加斯纳,J.J. 25
守门人理论 471
同性恋肯定运动 476
　　也见同性恋
同性恋热线 548
格尔茨,C. 289,294-295
盖勒,J. 637
盖勒,S. 189-190
性别
　　和道德决策 513
　　关系与文化 291,299
　　对来访者关系和性剥削 529-530
　　治疗师和费用 418

性别社会化 332-333
"性别工作" 640-641
根德林, E.T. 60-61, 172, 173, 187-188, 191, 193
一般道德理论 512-513
普通化 134
生成性 17
基因图谱 212, 213-215
格根, K.J. 36, 235, 241, 465-466
德国哲学实践学会 339
德国 34, 103-104, 579
格尔森, R. 213-215
格森斯, B.P.R. 375
格式塔治疗 72-73, 280-284
赠与关系 416
吉尔博蒂, S. 577
吉尔福德, P. 31-32, 310
吉尔, M. 52, 397
吉利根, C. 328
格拉斯, L.L. 414
格里森, C. 640
全球变暖 36, 656-657
目标
　　人生目标 483-484
　　工作同盟模型 200, 403, 437
上帝情结 616
戈夫曼, E. 255
戈尔德, J. 379
哥德堡, C. 614
哥德堡, D. 13
哥德弗里德, M.R. 74, 203, 400, 619
高卡拉奈, V. 579
"足够好"的养育 83, 101, 103
古德曼, G. 273
古德曼, P. 280, 282, 404-405
古利希安, H. 402, 425
戈登, J.R. 160
戈登, T. 173
古尔丁, M. 260
古尔丁, R. 260
政府 665
格拉法纳基, S. 189
宏大叙事 37
浮夸的职业自我 616
格雷, H. 39
希腊哲学家 338

格林伯格, L.S. 189-190, 194, 197, 284, 426, 446, 572, 593, 595
格林伯格, D. 555
格林, G. 264
格里尔, G. 324
格瑞恩卡威治, L.M. 359-360
格罗霍, J. 560
扎根理论 597
团体
　　焦点冲突 566
　　团体咨询与治疗 565-570
　　团体督导 646
　　咨询师培训中的小组工作 626
　　自助团体 416, 562-563
成长隐喻 43
格吕梅, G.W. 549
格鲁特, S. 350-351
关塔那摩湾拘留营 518
瓜伊, S. 158, 159-160
桂南, P. 531
古尔曼, A. 114-115, 541
格斯里, E. 123-124
格斯里, E.R. 129
古铁雷斯, L.M. 314-315
古特曼, H.A. 209
盖, J.D. 635

哈拉坎加, K. 243
哈德利, S.W. 361, 545, 546, 547, 600
黑利, J. 211, 230
海尔金, R.P. 432
哈勒姆, R.S. 66
哈尔莫斯, P. 32
汉德尔斯曼, M.M. 519, 520-521
汉森, N.B. 543
汉生, J. 449
哈加登, H. 261, 265
伤害, 咨询能力 671-672
哈特曼, E. 413
哈威, M. 313
哈森菲尔德, Y. 640
哈蒂, J.A. 544
哈夫坎普, B.E. 516
哈维兰-琼斯, J. 71-73
霍金斯, P. 646, 647-648

617

霍索恩种植 39
海,D.659
海亚希,S. 198
海因斯,A.M. 203
海因斯,S. 144-145,145-146
希尔德,G. 659
康复 291,299-300
医疗保健 14,31
听觉语音网络 563
赫费林,R. 280
海德格尔,M. 269,276,277,338
海菲茨,L.J. 643,644
海曼,P. 99,396
赫尔曼,I.D. 643
赫尔姆斯,J. 297
治疗的有效方面(HAT)自我报告形式 446-447,458
赫尔梅根,A.L. 640
亨利,W.E. 614-615
赫利希,B.R. 505
赫尔曼,M.A. 505
赫尔曼松,G. 412
海洛因成瘾 15
赫伦,W.G. 417
赫斯,S.A. 632
赫瑟林顿,A. 537
希尔,C.E. 437,450-451,451-452,456,599,603-604,637
希尔森罗斯,M.L. 434
阻碍因素 438-40
欣谢尔伍德,R.D. 430
历史视角 17,21-47
当代知识 42,44
咨询的出现 37-42
心理治疗的出现 25-28
美国心理治疗的发展 29-33
  当代理论的启示和实践 42-44
  文化语境中的心理治疗 35-37
  卡尔·罗杰斯的地位 33-34
  社会与心理健康问题 21-25
  心理治疗理论的展开 67-68
历史的真相 56,120
艾滋病咨询 517-518
霍布森,B. 121-122
霍夫斯泰德,G. 300

霍根,S. 346
霍菲尔德,E.B. 32
整体实在 291-2
霍兰德,S. 303,473,492-493
霍兰德斯,H. 363
霍尔马,J. 504-505
霍姆斯,J. 110
霍尔姆奎斯特,R. 99-100
霍尔罗伊德,J.C. 525
霍尔茨曼,B.L. 529
霍尔茨曼,L. 245
无家可归 473
自我平衡 210
家庭作业 157,231,450
同性恋关系
  同性恋来访者咨询 474-481,490-491
  拒绝的法律和道德影响 505
霍诺斯-韦布,L. 445
希望 161-162,488
水平化 278
霍妮,K. 281,325
园艺治疗 350-351
霍顿,S. 137
霍华德,A. 405,406
霍华德,K.I. 367-368,453-454,541,603,607
豪厄尔,E. 323
哈兰克,K. 132-133
许,J. 307
哈勃,M.A. 70,360,371,393
人力资源开发(HRD)模型 620,622-623
"人性化服务"专业 12,40
人本心理学家 170
人本主义传统 169-170
  临床—人本价值体系 503-504
  团体咨询 567
休姆,D. 338
谦虚 513
亨斯利,J. 441-442
亨特,K. 659
亨特,M. 531-532
胡塞尔,E.G. 174,278
赫胥黎,P. 13
催眠 25-26,82,229
歇斯底里 82

索引

冲动本能 85
"IDE"准则 114-115
理想自我 177
想法,结构化集合 51-53
同一性 35
　文化的 290-301
　培训对咨询师同一性的影响 628
　专业的 616,648-650
思想共同体 644
伊拉迪,S.S. 161
疾病隐喻 65-66
形象
　咨询的 42,43,428
　咨询过程中的咨询师形象 428
　研究中的人的 607-608
　治疗关系的 394-407
伊伯-布莱克,E. 217,218
立即问题解决 341
"有缺陷的专业"框架 531
绝境 260,283-284
隐性知识 54
内爆 276
印象管理 630
不一致性 176
保险赔偿 535-536
独立学院 622
无党派的 98-99
索引自我 292,298
个人主义 28,35,36,269-270
个人主义—集体主义维度 292-293,300
个性化 116,271
工业革命 22-23
幼稚化 483
信息 412
知情同意 509,518-522,536
英厄姆,C. 555
内部批评者 199
不安全—矛盾儿童 108
不安全—回避儿童 108
不安全—迷失方向儿童 108
洞察 16,86
　三角 117
顿悟测验 431
英斯基普,F. 374
制度防御机制 641-642

制度化 23-24
工具性价值观 502
工具主义 63
保险,赔偿 535-536
整合 356-389
　女性主义整合方法 327
　咨询关系的整合模型 402-406
　走向理论整合的运动 70-71,362-364
　个人中心方法和其他方法 202-204
　VS 单一理论方法 364-368,661-663
　实现策略 368-384
　　同化整合 377-379,383,386
　　合作多元主义 380-384,386
　　共同因素法 371-373,383,386
　　策略比较 385,386
　　技术折中主义 369-371,378,382-383,386
　　理论整合 373-377,383,386,567
　咨询师培训理论初探 622
　治疗理论的内在统一 358-362
完整性 513
远程治疗程序包 561-562
跨学科实践 17-18
间歇性的咨询 547-548
内部评价轨迹 176,192-193,293
内部工作模式 107,109
咨询师的内化 391-393
国际疾病分类(ICD) 433
国际沟通分析协会(ITAA) 263
互联网
　通过咨询 551-553
　自助包 158,559-562
网络中继聊天(IRC) 551
人际权力 463-464
　也见权力
人际过程回忆(IPR) 456,595,596,620,623-624
人际交往技巧 613
解释
　CPA 458-459
　精神分析咨询 88
　作为解释框架的理论 57
口译译员 301-302
解释咨询 493
询问 518
干预 50
　认知-行为方法与干预策略 148,153-158

619

VS学习 666-668
　　结构化干预 449-450
亲密关系 412
内射 283
自我反省 129
直觉,个人的 506-507
易洛魁印第安人 21
不合理信念 140
过敏性大肠综合征(IBS) 122,123-124
艾萨克,M. 471
伊斯兰社会 315-317
隔离 282
以色列,A.L. 327
艾维,A.E. 460,492,623

杰克逊,D. 211
杰克逊,S.E. 643
雅各布,M. 93-94
雅各布森,N.S. 161
雅克,E. 566
詹姆斯,W. 29
贾米森,K. 556
珍妮特,P. 25-26
日本 198,308-309,310
杰弗斯,S. 555
杰纳尔,S. 305,306
詹宁斯,L. 74,618,619
约翰斯,H. 374
约翰逊,M. 43
约翰逊,S. 572
约翰逊,W.B. 487-488
乔因斯,V. 259
琼斯,E. 98,112,616
琼斯,E.E. 367,368
乔丹,J.V. 328-329,332,412
乔尔姆,A.F. 564,565,578
朱拉德,S. 169
《临床心理学杂志》171
《咨询与发展杂志》475
《人本心理学杂志》170
日志,个人的 626,630
荣格,C. 17,29,89,348
　　荣格方法(分析心理学) 90-91,660
朱普,J.J. 643
贾斯特治疗中心,新西兰 317-318,639

公正 509,511
卡巴特-津恩,J. 155,556
卡谢尔,H. 104
卡根,H. 623
卡根,N. 623
卡勒,T. 258
卡恩,E. 190-191
康德,I. 338,512
卡普兰,A.G. 328
卡拉苏,T.B. 14,66
卡里姆,J. 303-304,628
卡龙,B.P. 486
卡普曼,S. 256
卡斯洛,N.J. 646,648-650
凯伊,J. 241
卡赞齐,N. 157
凯莉,E.W. 503-504
凯莉,G. 224,225-226
肯普,N.T. 482
肯内尔,R.G. 516
克恩伯格,O.F. 101,102
可汗,M. 500
克尔凯郭尔,S. 269,276,338
基斯勒,D. 408
亲属关系模式 291,298-299
柯克伍德,C. 13,466
基塞利卡,M.S. 525
基奇纳,K.S. 506,509,511,512
基辛格,C. 469
克莱因,M. 92-93,94,98,101,325
克莱因,M.H. 191,326
克莱曼,A. 304
克纳塞尔,E. 626
知识库 664-666
知识社群 50
　　理论与创造 60-61
诺克斯,R. 407
诺克斯,S. 391-392
科赫,S. 53,398
科胡特,H. 101-102
科特勒,J. 417,645
科瓦奇,A.L. 616
克兰茨,D.L. 644
克雷格,R. 555

库恩,T. 50,54,366
栗冈,S. 552
库里,K. 504
库尔兹,R. 362-363
库肯,W. 152-153

贴标签 52,238-239
拉康,J. 104,229
拉弗朗布瓦兹,T.D. 312-313
拉戈,C. 312
拉哈德,M. 370
拉哈夫,R. 339-340
莱茵,R.D. 275-276,337,408
拉金,M. 523,568
莱考夫,G. 43
拉姆,D.H. 524
兰伯特,M.J. 544,548,605
兰德林,H. 292,298
兰格,A. 553-554,561-562
朗斯,R. 412
语言 18,221
  方法 49-50,60
  文化认同 291,298
  缺陷 36
  折中主义 365-366
  情感语言 61,121,124
  咨询中的权力与压迫制度化 465-466
  社会阶层 298,472
  作为理论 55
  口译员的使用 301-302
  也见会话方式
语言共同体 49-50,60
拉森,C.C. 335
拉尔森,L.M. 612
拉斯基,E. 418
拉塞特,C. 296
拉扎勒斯,A.A. 369,370,525
习得性无助 130
学习 8
  行为心理学 129-130
  干预 VS 666-558
  开放性 613
  也见条件作用
学习日志/日记 626,630
李,A. 290

李,B.-O. 306,307
莱杰森,M. 194,195-196
莱特,M.P. 643
莱纳,R. 472
女同性恋,男同性恋,两性和跨性别(LGBT)来访者 474-481,490-491
  也见同性恋关系
莱斯特,D. 549
信件 554
列维纳斯,E. 381,399
莱文,M. 516
莱文森,D.J. 616
莱维特,H. 597-598
勒温,K. 566
自由女性主义 323
释放心理治疗 492
本能冲动 26,52,83
利德尔,H.S. 129-130
利德尔,B.J. 429,476
利伯曼,M. 523,569
利泰尔,G. 173
生活咨询 9
生命周期,系统 210
人生目标 483-484
生活脚本 257-258
生活变迁 15,205-206
利延格伦,P. 371
林登,S. 350-351
莱恩汉,M. 145,375
林格尔,D.W. 304
文献 18
卢埃林,S. 324
洛克,A. 135
洛克,J. 338
评价轨迹 176,192-193,293
逻辑实证主义 136
存在(主义)分析治疗 276
洛马斯,P. 377-378
伦敦,P. 369
精神科长期服务使用者 484-486,490-491
失去 4
  依恋理论 107
  短期咨询 115-116
  征用 303
  有心理健康问题的人 485

621

也见丧亲咨询
爱,需要 175,176
鲁伯斯基,L. 117-120,588,594
卢埃格尔,R.J. 13
利奥塔尔,J.F. 37,229,338
吕萨克,P.H. 485

机器隐喻 43
麦金太尔,A. 338,512
麦克,J. 488
麦金农,C. 332-333
麦克里尔,T. 601
麦克默里,J. 338
麦克朗,S. 633-634,636
梅西,J. 349
马迪尔,A. 410-411
马盖,C. 71-73
马勒,G. 110
马勒,M. 101
马奥尼,M. 143,147,224,226-227,246
马雷尔,A. 182,446,457,595
马哈尼,A. 302,312
梅因,M. 108-109
保持反应 455
梅尔,J.M.M. 225
梅尔,M. 122,272,616,653
马兰,D. 87,111,117
马来西亚 299
马林克罗特,B. 482
马洛尼,H.N. 488
医疗事故 537
　主张 514
　帮助受害者 537
　诉讼 535-536
　对来访者的性剥削 525-530,531,537,671
　也见伦理
马鲁西奥,A. 596
管理式医疗 31-32
委托报告 516
委托督导 651-652
曼,J. 111
马塞利诺,E.P. 299
玛戈特案例研究 342-343
婚姻选择 571
婚姻契合 571

市场经济 68-69
马拉特,G.A. 160,645
马莫尔,J. 616
婚姻咨询也见夫妻咨询
婚姻指导委员会 38
马歇尔,R.D. 604
马斯顿,A.R. 615
马丁案例研究 262-263
马尔蒂案例研究 243
马齐利尔,J. 519
男性气质-女性气质维度 300
马斯拉奇,C. 643
马斯洛,A. 29,169,175
梅森,P.T. 555
马塞曼,J.H. 130
马森,J. 45,172,326,469,494,523,620
主治疗师 378,617-619
掌握技术 613
麦克斯韦,R.J. 589
梅,R. 276,278,337
麦克亚当斯,D.P. 120
麦卡勒姆,M. 431
麦卡利,T. 617
麦高,J. 135
麦克哥德里克,M. 213-215
麦奎尔,J. 518
麦克林,A. 501-502
麦克莱伦,A.T. 590
麦克莱伦,B. 333
麦克劳德,J. 9,13,189,200,363,380,383,407,417,
　448,564,663
麦克米伦,M. 200,407
麦克纳马拉,J.R. 538
麦克尼尔,B.W. 642
麦克尼尔,J.T. 22
麦克尼利,C.L. 367-368,453-454
米德,G.H. 62
米德,N. 559
梅多,A. 34
米尔斯,R. 121,122
梅恩斯,D. 170,178,187,189,192-193,199,200,
　202,285,406-407,412-413,427,437,535
酷刑受害者医疗基金会 350-351
医疗保健 14,31
医疗职业 24

索 引

梅钦鲍姆,D. 141,143,147,224,227-228
记忆歪曲 141
心理健康
　精神疾病概念分析 65-66
　工业 68-69,174
　长期使用心理健康服务的来访者 484-486,
　　490-491
　　自助书籍 555-556
　"疯癫交易" 21-25
心理健康咨询师 9
心理定势 280
孟席斯·莱斯,I. 641-642
梅洛-庞蒂,M. 276,277,338
梅斯默,F.A. 25
梅兹梅尔氏催眠术 25-26
梅塞尔,S.B. 378,379
元分析 586-587
元认知 141-142
　元认知监控 109-110
元信息传递 407-408
隐喻
　精神疾病概念分析 65-66
　咨询过程 428,445-446
　药物隐喻 66,607-608
　提供当前心理治疗理论 42,43
　咨询的"根隐喻" 666-668
　理论上 59-60
　建构主义治疗在PTSD中的应用 227-228
微观过程,治疗的 186
微观技能模型 620,623
米兰系统学派 211-212
米尔,J.S. 511
米勒,A. 556
米勒,J.B. 324,328,332
米勒,N.E. 364
米勒,R. 447
米勒,S.D. 70,301,302,371,372,605
米利特,K. 324
身心二元论 291
注意 155,660
　培训 657
正念认知治疗(MBCT) 146
头脑体操网站 560
明茨,E.E. 530
米钮秦,S. 211

"奇迹问句" 231
镜像时间 226-227
米切尔,D.L. 551
米切尔,J. 325,326
现代性 37
　批评家 338
提供方式 36,540-582
　远距离咨询 548-553
　　互联网 551-553
　　电话 548-551
　夫妻咨询 9,504,570-572
　表达性艺术治疗 18,89,243-245,322,346-349,
　　353,574-575
　家庭咨询见家庭系统治疗
　团体咨询与治疗 565-570
　整合 385
　户外基础 18,322,349-352,353,574
　预防性干预 573-574
　自助见自助
　阶梯式护理 576-579
　技术应用 575-576
　一对一咨询的变形 540-548
　　间歇咨询 547-548
　　非专业咨询师 544-547
　　限时咨询 541-544
莫莱斯基,S.M. 525
钱 416-419
监测 148,158-160
莫德利,R. 305,319
摩尔,D.L. 484
摩尔,L. 516-517
道德恐慌 38
道德哲学 17
道德治疗 23,24,41-42
"道德"工作 640-641
道德见伦理
莫雷诺,J. 566
莫雷诺,Z. 325
森田治疗 310
摩洛哥自我意识 294-295
莫拉尔,P. 45
莫里森,T.L. 643
莫罗-布拉德利,C. 605
动机
　咨询师的 615

623

相互作用分析 251-252
B先生的案例 532-533
马伦,R.J. 154,165
多元文化咨询 288-321
　适应现有的服务和机构 314-318
　咨询师的文化意识培养 311-314
　文化囿限症候群 309-311
　实践指南 307-308
　文化意蕴 289-302
　在实践中 302-309
　就……研究 318-319
多元文化咨询清单(MCI) 308
多模式治疗 370
多重依恋模型 109
穆拉斯,T. 309
墨菲,G.C. 474
墨菲,L.J. 551
相互分析 112
相互感受的语言 121,124
互惠共生 38
相互关系 328,329-330,331
"我的时间"咨询服务 317-318
梅尔斯-布里格斯典型指标(MBTI) 91
梅尔斯-舍克,S.E. 32
神秘化 333
神话 50

"N = 1"研究(行为案例研究) 144,599
奈斯,A. 349
内观治疗 308-309
加维茨,L.M. 428
自恋 101-102
叙事个案研究 600
叙事治疗 212,235-241
　咨询关系 401-402
　招募社区资源和观众 240-241
　问题外化 236-240
　关键概念 236
　心理动力学方法 117-120
叙事真实 56,120
叙事转向 221
国家健康与临床卓越研究所(NICE) 163,560,576,
　606,665
全国婚姻指导委员会(NMGC) 39
美洲土著民族 296-297

基于自然的咨询 18,322,349-352,353,574
自然导向治疗 350
自然治疗 351
纳瓦霍人 296
内梅耶,R. 645
纳尔逊,M.L. 331
纳尔逊,S.H. 32
内托,G. 317
新政 34
新西兰 317-318
纽曼,F. 245
利基,个人 216-217
尼尔森,S.L. 603
《深夜节目》548
尼尔森,T. 368
尼斯巴 294-295
非定向性 170,171,190-191
非伤害原则 509,510
非专业咨询师 40,77,360,361-362,544-547
非特定因素见共同因素
非言语行为 291,298
非西方哲学传统 338
诺克罗斯,J.C. 359-360,363,364,369,555,557,
　629,635-636,637
诺顿,N.C. 544,545
"不知情"立场 236,401-402
诺维,T.B. 264
照料 641
尼兰德,D. 234

奥特利,K. 568
对象关系方法 91-97,107,571
　治疗应用 93-96
　治疗目标 96-97
　儿童观察的起源 92-93
客观主义理论方法 74-75
观察 458
　儿童观察 92-93
　理论与观察资料 52-53
强迫症(OCD) 158,159-160
恋母情结 84,570
奥格尔斯,B.M. 557
奥汉隆,B. 228,234
奥尔森,T. 264
冈崎,J. 590-591,618

索引

好吧 252
老年人 490
奥尔夫森,M. 12-13
奥默,H. 212,376-377
一对一咨询 540-548
　间歇的 547-548
　非专业咨询师 544-547
　限时的 541-544
奥尼尔,P. 521-522
在线咨询 551-553
昂尼斯,L. 215-216
存在性不安 275-276
开放对话法 241-243
开放系统观点 638-639
学习的开放性 613
操作条件反射 130-131,134-135
压迫 463
　反压迫实践 491-495
　心理咨询中的制度化 465-470
　性的 333
　被压迫者剧场 243-245
口唇期 83
口语传统 54-55
奥巴赫,S. 326
《凡夫俗子》556
机体评价 175-176
组织文化 639-640
组织结构 639,640
组织体系 638-639
组织、咨询见咨询机构
欧林斯基,D. 182,425,437,635,636,637
奥斯本,K. 324
奥谢罗夫案 518-519
奥沙利文,K.R. 363
结果评定量表(ORS) 372
成果与评价研究 585-592
户外治疗 18,322,349-352,353,574
过分概括 138-139,140-141

帕德斯基,C.A. 555
佩奇,S. 648
帕拉佐利,M. 211
掌上电脑 575
帕洛阿尔托小组 228-229
帕默,S. 319

范式 221
并行过程 642
偏执一分裂期 92,94,102
自我状态 252-254
父母 84,296
　"足够好的"父母 83,101,103
帕森斯,F. 38-39
帕尔文,R. 418
过去文化取向 295
佩茨,A. 626
基于病理学的方法 668-669
帕特森,C.H. 305-306
保罗,G.L. 587
保尔森,B. 438-440
巴甫洛夫,I.P. 129,133-134
付款 416-419
佩克,S. 556
佩德森,P.B. 289
皮布尔,M.J. 636
皮尔,J. 352
同行督导小组 646
佩尔泽,D. 556
阴茎妒羡 325-326
佩恩援助联盟量表 414,416
尼贝克,J.W. 554
表现焦虑 137
帕金斯,R. 469
珀尔斯,F. 71,72-73,280-282,404
珀尔斯,L. 280,325
允许发言 7
个人中心治疗 30,33,34,69,71-72,168-207
　基本理论框架 174-193
　结合其他方法 202-204
　与格式塔治疗比较 284
　一致和在场 187-190
　咨询过程 191-193
　咨询关系 168,178-181,398-400
　文化特殊性 198
　情绪聚焦治疗 194-197
　共情 172,182-186,192
　进化 170-174
　经验聚焦 193-194,195-196
　进一步发展 199-202
　研究过程 592-594
　训练 620

聚焦个人导向 VS 聚焦症状导向 376-377
个人建构理论 223,224-226
个人直觉 506-507
个人学习日记 626,630
个人生态位 216-217
个人权力 463-464
  也见权力
个人品质,咨询师的 513
个体化治疗 620,625,632-637
  咨询师的实践 632-634,635-636
  经验的多样性 637
  咨询师发展中的作用 634-636
人格
  自我状态 252-254
  理论家与理论化 71-73
  类型 91
人格障碍 259
人格化 139,141
珀森斯,J. 152
说服 522-524
彼得斯,R. 568
僵化 276
菲斯特,J. 28
生殖器期 83,84
菲勒斯中心主义 466
现象学 17,174-175,269,278,282
菲律宾 299
菲利普森,I.J. 641
菲利普斯,P. 479,480,481
哲学假设 52-53
哲学咨询 17,279,322,336-346,353
  价值 344-346
哲学 17
  女权主义作为…… 323-324
  激进的 222-224
  哲学分析的范围与视角 337-338
  咨询与心理治疗的相关性 336-337
  哲学技能教学 340
  作为哲学家的治疗师 400-401
生理症状 150-152
皮亚杰,J. 135
皮尔斯,J.P. 542
皮尔格林,D. 472,531
皮林,S. 149,612-613

平卡斯,H.A. 12-13
派恩,G.J. 203,644
平素,W. 593,637
派珀,W. 431
皮斯特朗,N. 546
地点,重要性 291,296-297
普拉斯,S. 556
柏拉图 338
顽皮-反抗者(被动攻击型)人格调适 259
活泼快乐 103
多元论 381
  协作的 380-384,386
多元自我 31-32,199-200,270-272
波达尔,P. 516-517
波拉尼,M. 54
分歧 283-284
波尔金霍恩,D.E. 380
波梅兰茨,A.M. 519,520-521
波普,K.S. 514,518,524,525,529
流行音乐 28
积极含义 212,216
积极心理学 166
后现代主义 223,233,338,578
  整合论 380
后现代性 37
后结构主义 223
创伤后应激障碍(PTSD) 574
  远程治疗程序包 561-562
  隐喻在建构主义治疗中的应用 227-228
权力 462-498
  反压迫实践 491-495
  咨询经济弱势群体 470-474,490-491
  咨询同性恋来访者 474-481,490-491
权力 462-498
  咨询精神科长期服务使用者 484-486,490-491
  咨询残障人士 481-484,490-491
  咨询有宗教信仰的人 486-490,490-491
  心理咨询中的制度化 465-470
  社会和人际权力的本质 463-464
  权力关系在咨询实践中的意义 43,44
  边缘化和文化边缘化群体的咨询主题 490-491
权力差距 300
实践
  与研究的融合 607
  知识基础 664-666

索　引

研究过程与原理 597-598
研究与实践的鸿沟 605-606
理论 79
实用的案例研究 600
《心理治疗中的实用案例研究》486,600
咨询前的信息 429
先占范畴 109
存在 187-190
真正的 398-400
治疗前 179-181
预防 573-574
一级预防 573
"基本过程"思想 141
普林斯,R. 299
私人健康保险 665
焦点问题方法,与焦点解决方法对比 231-233
无问题的谈话 230
问题解决 16
问题
　　问题经验的吸取 443-445
　　在生活中 7,65
　　管理 373,427
　　问题事件 196-197
程序,系列 50
过程 168
　　咨询见咨询过程
　　个人中心方法 177-178
过程同意 519
过程体验治疗:情绪集中治疗(EFT)
过程促进者,治疗师作为 454-455
过程模型 171,177-178
过程研究 592-598
　　来访者中心视角 592-594
　　事件范式 595
　　实践发生原则 597-598
　　来访者体验过程 596-597
　　心理动力学观点 594-595
普罗查斯卡,J. 363
普洛克托,G. 244
以专业为中心的咨询定义 5-6
职业认同
　　发展模型 648-650
　　浮夸 616
专业赔偿保险 535-536
专业问题 626-627

专业组织
　　伦理规范 335,465,507-509,535,536
　　维护伦理标准 535-536
　　对来访者的性剥削 531
　　相互作用分析 263
职业地位 59
普罗夫,I. 626
进步 295-296
进步主义教育运动 33
规划 86,95,283
投射幻想 96
投射同一性 95-96
投射技术 89
命题,理论的 52-53
普罗斯特,L.R. 487-488
保护,职责 516-518
普鲁蒂,G. 180
普鲁厄特,S.R. 482
psychcentral.com 560
精神病 17,24,25,467
　　精神科长期服务使用者的咨询 484-486,490-491
　　精神病诊断 153,163-164,433-434
精神分析 26-27,56,82,136,232
　　精神分析治疗师对同性恋者的工作态度 478-481
　　有效性 105-106
　　治疗技术 86-89
　　训练分析 619-620
《精神分析探究》533
心理剧 18,566
心理动力学方法 69,81-127
　　夫妻咨询 570-571
　　有效性 105-106
　　弗洛伊德和起源 81,82-89
　　　　情绪问题的童年期起源 83-85
　　　　无意识的重要性 85-86
　　　　治疗技术 86-89
团体工作 566-567
关键原则 125-126
后弗洛伊德进化 89-124
　　美国传统 101-103
　　依恋理论 84,104-110
　　英国无党派人士 98-100
　　欧洲传统 103-104
　　叙事方法 117-120

627

　　　　客体关系学派 91-97,107,571
　　　　限时框架 110-117
　　　　过程研究 594-595
心理动力—人际关系模式 120-124
心理教育 16
心理感受性 430,431-432
心理测验 29
心理学 17,129
　　　　美国学术与精神分析 29-30
性心理发育 83-84
社会心理发育 84
精神综合论 660
心理技术学 31-32
心理治疗 25-36
　　　　在文化语境中 35-36
　　　　咨询的独特性 48,663-664
　　　　出现 25-28
　　　　女性主义心理治疗理论与实践批判 324-326
　　　　在美国的发展 29-33
　　　　理论的历史延伸 67-68
　　　　当前理论的隐喻 42,43
　　　　咨询关系 9-11,41
　　　　卡尔·罗杰斯的地位 33-34
　　　　战争时期的作用 34-35
　　　　对"空白自我"的回应 27-28
　　　　和理论 48
心理治疗过程的 Q-分类 367,453
普罗斯,S.M. 368
珀顿,C. 631

Q-分类 592-593
定性研究 584
提供服务的质量 589
定量研究 584
准司法性的案例研究 600
问卷 589,630
　　　　对残疾来访者的态度 482
　　　　咨询关系的评量 414-416

拉贝,P.B. 339,341,342-343,345
种族—回避干预 305
种族主义意识培训 312
骗局系统 258
激进女权主义 323
激进女性主义治疗 332-333

激进人本主义 493
激进哲学 222-224
激进精神病学运动 250-251
激进结构主义 493
激进戏剧传统 243-245
雷纳,T. 626
拉米雷斯,M. 302
拉姆齐,J.R. 378
兰德尔,J. 555
随机对照试验(RCTs) 606,665
兰克,O. 29,33,89-90,110,111
拉帕波特,D. 52
拉帕波特,J. 563
拉斯姆森,B. 445-446
评定量表 630
合理情绪治疗(RET) 72,136,139,140-141,143
合理性 25
拉夫,E.J. 335
雷纳,E. 98,99
反应生成 87
反应性 603-605
阅读过程 558-559
现实主义 222
现实,观点 291,291-292
记录 457,630
复元运动 485,563
TA 的再决定学派 260
瑞茜,R.J. 549
里夫,D. 481,483
参照自我 292,298
转诊 442
反省团队 652
反思功能 109-110
重新构造 216
里根,A. 456
回归 87
赖希,W. 89-90
里默斯,S. 213,468,494-495
里斯,B.F. 429
预防复发 148,160
联系 39,570
关联性 269-70,277
关系自律,原则 504
关系意识 660
关系深度 200-201,406-407

关系风格,治疗师 405
关系相互作用分析 261-262
关系量表 414,415-416,593
关系多重性框架 402,406
关系 16
　依恋理论 84,104-110
　咨询关系参见咨询关系
　双重的 458,524-525
　存在主义 269-270,277
　女性主义咨询 328-331
　基因图谱 213-215
　也见对象关系方法
相对影响的问话 239
宗教 17-18,32-33,500,659,660
　咨询与宗教承诺 486-490,490-491
　宗教管辖 22
　宗教/神论价值体系 503
　也见灵性
雷默,P. 327,328
再教化 359
伦尼,D.L. 407-408,442,455,456,457,596-597
修复治疗同盟 408-410
个人构念积储格 225
压抑 86
雷切尔,N. 381
研究 385-387,583-611
　案例研究 598-601
　会话方式 246
　咨询师培训 627
　TA 的有效性 263-264
　伦理问题 534,601-603
　人物形象 607-608
　对来访者的影响 603-605
　理论与实践相结合 607
　服务设计与提供的知识库 664-666
　在多元文化咨询中 318-319
　成果与评价研究 585-592
　过程研究 592-598
　研究过程变量 424,425
　定性和定量 584
　从业者的相关性 605-607
　研究者的治疗忠诚性 588
　理论与提供一个框架为了…… 59
研究于实践的鸿沟 605-606
居住地 626

复原力 513
阻抗 88
解决 8
尊重 513
　为了差异 7
反馈
　来访者 452
　治疗师 183-185,451-452,454-455
尽责的一工作狂(强迫型)人格调适 259
响应性 406,447-448
赔偿 16
限定编码 298,472
反转 282-283
列兹尼科夫,M. 431
赖斯,L.N. 173,194,196-197,595
理查兹,B. 301
理查兹,K. 352
里德利,C.R. 304,487-488
过渡仪式 240
仪式
　强迫性的 158,159-160
　治疗的 26,212,217-218
罗伯茨,J. 217,218
罗伯逊,J. 107
勒特利斯贝格尔,F.J. 39
罗杰斯,A. 484
罗杰斯,C. 17,29,30,35,69,75,281,322,358,420,
　　446,567,618
　治疗疗程的分析 203
　适应现代世界的变化 205-206
　咨询的出现 37-38
　持久影响 182
　个人中心治疗 168,170-173,186,190,198,199,
　　607,620
　　引导治疗 183-185
　　一致 187,189
　　核心条件模型 178-181,200,398-399
　　咨询过程 191,192
　　咨询关系 178-181,398-399
　　理论框架 174,176,177
　　理论的个人维度 71-72,73
　个人权力 464
　过程 424-425
　过程研究 592-594,596
　在咨询和心理治疗发展中的角色 33-34

理论作为社会实践的集合 53-54,54-55
罗杰斯,N. 346,348
罗格勒,L.H. 314-315
罗克奇,M. 502
浪漫的表现主义 63
罗恩斯塔德,H. 618
罗恩斯塔德,M.H. 182
"根隐喻" 43,666-668
罗蒂,R. 57,338
罗斯,S. 574
罗斯案例研究 236,237-238,240
罗森,G.M. 113
罗森,J. 523
罗森鲍姆,M. 500,549
罗森鲍姆,R. 542
罗森茨魏希,S. 358,364
罗萨克,T. 349
罗斯,A.D. 149,162,612-613
朗萨维尔,B. 630-631
罗威,D. 556
鲁宾,J.A. 348
规则 210
咨询关系破裂 437-438
　　修复 408-410
鲁特,P. 529-530
莱克罗夫特,C. 56
赖尔,A. 55,375

萨克斯,J. 631
萨克斯,R. 454-455
报酬牺牲理论 417-418
萨夫兰,J. 408-409,437
萨尔科夫斯基斯,P. 559
萨尔茨曼,C. 437
萨尔泽,M.S. 562
撒玛利亚人 548
萨蒙斯,C.C. 314
桑普森,E.E. 292
桑德尔,R. 105-106,636
桑托尔,D.A. 327
萨特,J.-P. 269,276,277,338
SASHA 录音带 620
萨托,T. 293
萨亚马,M. 547
缩放比例 158,231

谢弗,R. 120
肖克,J.A. 525
舍夫,T.J. 346
沙因,E.H. 639
图式,认知 142-143,161
希夫,J. 261
希夫,S. 261
精神分裂症,180
　　家庭治疗 212-213
　　开放对话法 241-242
　　"不治之症"精神分裂症的心理治疗 486
　　威斯康星实验 171-173
施密德,P. 200-201,381-382,399
施奈德,K.J. 190
朔恩,D. 61
施雷伯,S. 311-312
舒斯特,S.C. 339,341,345
科学共同体 54
科学家,治疗师作为 400-401
科学家—实践者模式 144,588-589
斯科金,F. 557
苏格兰 39,579
脚本分析 257-258
斯卡尔,A. 23,24,42
塑像,家庭 212,215-216
塞尔斯,H. 529
座位安排 404-405
二阶结构分析 253-254
二级预防 573
继发性创伤 643-644
社会世俗化 32-33
安全/自主权类别 109
安全儿童 107-108
安全毯 218
塞弗里 294-295
西格尔,J. 483
西格尔,Z. 146,556
塞库拉,J. 241-242,243
实习生咨询师的选拔 629
赛尔夫,R. 470
自我
　　自主,有界限的 656
　　概念分析 62-65
　　文化与意识 291,292-293
　　摩洛哥自我意识 294-295

理想的 177
索引与指称 292,298
多元的 31-32,199-200,270-272
心理学作为对空白自我的回应 27-28
真和假 103
咨询师培训工作 624-626
自我接纳 16,592-593
自我实现 16,175
自我意识 16,624
自我概念 175-176,177
自我确认模型 374,375,376
自我对抗 561
自我暴露 331,448-449
自助 553-565
　互联网软件包 158,559-562
　自助书籍 29,69,157-158,265,344,555-559
　自助性团体 416,562-563
　治疗写作 553-554
自我形象 4
自我监控 151
自我多重性 31-32,199-200,270-272
自我理论 101-102
塞利格曼,M.E.P. 130,166,264,602
意义赋予 58
敏感度训练团体 567
单独流派见单一理论方法
相继融合 385
服务提供
　适应不同文化来访者群的现有服务 314-318
　设计中的来访者/用户参与 669-671
　知识库 664-666
　模式参见提供模式
　阶梯式护理 576-579
会话评定量表 (SRS) 372,414-415,416
变革的七阶段模式 191-192,443
性治疗 137
塞克斯顿,L. 644
性虐待,儿童 516,523-524
对来访者的性剥削 525-530,531,537,671
性 274,324
　童年 83-85,325-326
　同性恋来访者的咨询问题 474-481,490-491
女性的性别化 332-333
影子原型 91
夏皮罗,D.A. 66,541-542,607-608,636

谢拉夫,M.R. 616
夏普,E.F. 446
沙乌尔,V. 643
肖,H.E. 552
肖,S.F. 552
谢菲尔德心理治疗研究计划 122,604
谢尔顿,J.L. 644
谢巴德,H. 566,568
申,C.-M. 318
神经质 310
希林,J. 172,173,419-420
肖赫特,R. 646,647-648
修那文化 299,306
肖特,J. 224
西夫尼奥斯,P.E. 111
西尔斯,C. 261,265
西尔弗斯通,L. 348
辛普森,S. 575
真挚 513
单一理论方法
　VS 综合方法 364-368,661-663
　局限性 371
　也见个人方法
西科夫斯基,S. 417
职业认同发展的六阶段模式 648-650
熟练助手模型 373-374,375,376,620
技能发展,咨询师 622-628
斯金纳,B.F. 75,129,130-131
斯科沃霍尔特,T.M. 74,525,618,619
可变动的费用 417
斯隆,R.B. 586
标语 230-231
斯迈尔,D. 45,377-378
斯迈尔斯,S. 29
史密斯,J.D. 547
史密斯,M. 586
史密斯,T.B. 489
史密斯,T.P. 557
史密斯菲尔德,小姐 118-119
吸烟 15
　中断 133,549-550
卑鄙的粪便案例 239-240
斯奈德,C.R. 161
社会 270
社会行动 17

女性主义作为…… 323-324
社会行动治疗 492-493
社会因果假设 470-471
社会变迁 15,205-206
社会阶层 298
　　经济弱势群体咨询 470-474,490-491
社会建构论 75-76,223,235
　　叙事治疗 235-241
社会背景 8
社会控制 22-23,44
　　咨询师作为代理人 467-468
社会融入 8
社会制度,咨询作为…… 12-14
社会学习理论 136
社会匹配 546
社会生态位 216-217
残疾的社会视角 481-482
社会权力 463-464
　　也见权力
社会实践,作为一套理论 53-55
社会问题 15,77
社会角色 15,412
社会选择(流动)假说 471
社交技巧 16
　　训练 156
社会系统 613
社会治疗模式 245
社会主义女权主义 323
社会
　　十八世纪和十九世纪的变化 21-25
　　世俗化 32-33
　　咨询的社会根源 21-47
生存分析学会 276
苏格拉底 338
苏格拉底式对话 154,401
索洛德,R.N. 27,33,174
焦点解决治疗 212,228-234
稳固性 613
索思盖特,R. 555
苏联 34
空间 14
　　控制 468
闪耀时刻 236,239
专门机构 317-318
斯皮迪,J. 245

斯佩特,S.L. 314
斯彭斯,D.P. 56,120,598
斯彭斯,K.W. 129
斯皮内利,E. 276,278,337
灵性 205,489,659-661
　　也见宗教
分裂 94-95
自然康复 585
斯塔德勒,H.A. 512
利益相关者 665-666
促进咨询常设理事会(SCAC) 12,38
斯塔克,S. 555
斯蒂夫雷,B. 5,6
斯坦,D.M. 544,548
斯坦纳,C. 250-251,257,265
阶梯式护理 576-579
史蒂文森,J.F. 629
史蒂文森,R.L. 271
斯图尔特,I. 259
斯蒂尔斯,W.B. 66,70,163,199-200,406,443,
　　445,447,592,599-600,607-608,662
斯蒂弗,I.P. 330,332
斯托克,D. 566
斯托克,W. 466
精神分析和心理治疗项目的斯德哥尔摩结果
　　(STOPPP) 105-106
斯多夫,G. 551
斯托罗,R.D. 71
斯通中心模型 328-331
"陌生情境法"过程 107-108
家庭治疗的战略取向 211
斯特兰,H.S. 537
优势视角
　　会话方式 247
　　VS 基于病理学的方法 668-669
　　相互作用分析 260
压力 642-644
斯特里克,G. 379
斯特赖克,D.L. 482
施特勒贝,W. 573-574
举动 252
结构分析 252-254
结构家庭治疗 211
结构
　　组织结构 639,640

索引

结构化训练方法 620
结构化练习与干预 449-450
结构化的思想集合 51-53
理论运用 57-58
斯特鲁普,H.H. 117,361-362,396-397,438,545,546,547,600,604,617
斯特鲁夫,J. 531-532
学生咨询 4,9
斯图尔,U. 390,392-393
应激的主观单元量表(SUDS) 158
理论主体性 71-73
升华 87
苏,D. 297,308,314
苏,D.W. 297,308,314
苏,S. 318
休格曼,L. 515-516
建议 522-524
超我 85
督导 385-387,620,627,646-652
批评声音 651-652
监管网络 646
支持度 405
瑞典 103,104,105-106
赛姆,G. 524
赛明顿,N. 99,396
同情 420
症状
评价范围 150-152
症状导向的焦点与以人为本的焦点 376-377
系统脱敏 133-135,156,365
系统治疗选择 370
系统
关闭的 96-97
家庭系统见家庭系统治疗组织系统 638-639
社会系统 613
系统性变化 16,211
理解人类系统 209-211
萨斯茨,T.S. 65,365,467-468

T-团体 566,620
塔夫脱,J. 33
剪裁咨询 315
台湾 306-307
塔尔曼,K. 553,559,578,669
塔里索胡案例 516-517

任务 200,403,437
泰勒,C. 63,338
泰勒,J. 28
泰勒,M. 326,334
泰勒,V. 641
教学 341
治疗师作为教师 400
蒂斯代尔,J. 146,556
技术折中主义 369-371,378,382-383,386
技术
应对技术进步 657-659
咨询中的运用 575-576
电话咨询 548-551
终极价值观 502
范围,控制 468
三级预防 573
测验 630
被压迫者剧场 243-245
有神论价值体系 503
理论整合 70-71,373-377,383,386,567
理论 48-80
方法概念 49-51,55
选择理论 74
来访者视角 69-70
咨询师培训和…… 621-622
文化特殊性 76
理论的多样性 66-67
历史的延伸 67-68
研究的整合 607
精神卫生产业 68-69
隐喻 59-60
走向理论整合的运动 70-71,362-364
个人维度 71-73
目的 55-57
咨询作用 76-77
作为一套社会实践 53-55
作为一组结构化的想法 51-53
工具 VS 事实 74-6
治疗理论的内在统一 358-362
用途 57-66
理论建构案例研究 599-600
使用理论 61-62
治疗联盟
博丁的工作联盟模型 200,402,403-405
咨询师培训 632

有效联盟的发展 407-411
    建立 437-440
    形成 397-398
    修复破裂 408-410
    也见咨询关系
治疗的法律体系 535
治疗程序问卷 367,453-454
治疗过程也见咨询过程
治疗关系也见咨询关系
治疗方式 100,367-368
治疗写作 553-554,561-562
治疗师也见治疗师/咨询师
汤普森,C. 305,306
汤普森,V.L.S. 305,318
索恩,B. 18,178,181,187,192,199,202,412-413,
    427,647
迪夫,L. 466
时间 412
    控制 468
    咨询师培训 629
    文化与观念 291,295-296
    生活在此时 272-273,276-277
    结构化 252
    限时咨询 234,541-544
    心理动力咨询 110-117
烟瘾 15
    戒烟 133,549-550
代币经济 131
托尔曼,E.C. 135
托洛尔,A. 431
智田,F. 198
工具,治疗作为 74-76
托里,E.F. 32
总体制度 131
极权统治 34
触摸 530-533
标准,存在的 285
"坚韧的"文化 472
托克曼人,S. 631
托宾,A.P. 546
"疯癫交易" 21-25
传统
    咨询见延续传统 42,44,49
    文化的 512
训练,咨询师 385-387,615-616,619-632

训练情境中的滥用 501-502
获取理论框架 621-622
发展咨询技巧 622-628
关系理论的意义 419
咨询师身份的影响 628
问题与困境 628-631
    能力评估 629-631
    实习生选拔 629
关键要素 619-622
悖论 621
个人治疗 620,625,632-637
加强处理棘手问题的能力 632
督导 385-387,620,627,646-652
培训分析 619-620
相互作用分析(TA) 58,249-267,387
    TA方法的评价 264-265
    接近人格障碍 259
    在实践中 260-263
    专业组织 263
    有效性研究 263-264
    理论基础 249-258
        相互作用的分析 254-255
        基本假设 251-252
        游戏 255-256
        生活脚本 257-258
        激进传统 250-251
        结构分析 252-254
《相互作用分析杂志》251,263
相互作用 254-255
超越性 205,341
文字本 457
移情 97,222
    短期治疗 117
    CCRT方法 594
    反移情—移情 98-100,122,395-396
    心理动力学治疗 87-88
    电话咨询 549
    作为容器的治疗师 394-397
移情神经症 117
变性来访者 474-481,490-491
转变对象 103,410-411
超个人治疗 660
特雷彻,A. 213,468,494-495
治疗计划材料 153,163
尝试治疗 114

顿悟三角 117
触发 115
特里斯伯格,W. 367
特鲁克斯,C.B. 171,173,183
真假自我 103
事实 274-275
　叙事与历史 56,120
　理论作为 74-76
塔克韦尔,G. 306,312
都铎,K. 262-263
图克,D.H. 24
图克家族 23,41-42
特纳,P.R. 542
图尔西,M.M. 203
双椅工作 283-284
"二加一"模型 541-542
泰勒,J. 631
暧昧型沟通 255
临终关怀 279-280,286
不确定性规避 300
无条件赞成 176
无条件积极关注 178,179
　也见接纳
无意识 17,26,52
　心理动力学方法的重要性 82,85-86
发现 115-116
理解,理论作为 55-57
失业 474
不快乐 36
统一现实 291-292
意外后果 573-574
独特的结果 236,239
单一生命力(力比多) 26,52,83
美国(USA) 27,113,170-171,174,432
　被拘留者讯问 518
　咨询的出现 38-39
　伦理准则 507
　心理治疗的成长 29-33
　医疗事故索赔 514
　后弗洛伊德传统 101-102
普遍原则 512
未解决的无序分类 109
城市化 22-23
以来访者为中心的咨询定义 6-9
用户友好的方法 494-495

功利主义 63,510-511,512
价值观
　在咨询中 502-505
　文化和…… 295
　性别与组织价值观 641
　一套…… 7-8,50
　相互作用分析 252
范德尔岑,E. 70,276,277,278,337
凡·伊登,F. 25
范·伦特格姆,A.W. 25
范·维德,D. 180
范瓦肖特,G. 186,202
范登波斯,G. 603
范德比尔特研究 545,546
退伍军人的管理 30
替代性创伤 643-644
视频链接 575
维安,M.J. 132-133
暴力
　虐待儿童 2-3,516,523-524
　家庭的 3,504-505
　激进女权主义理论 332
虚拟现实系统 575-576
美德 512-513
职业管理局 38-39
声音
　社区的 200,445
　变革视角 445
志愿机构 416

瓦赫霍尔茨,S. 390,392-393
韦德,P. 313-314
瓦格纳-穆尔,L.E. 280
瓦尔斯特罗姆,J. 504
沃尔德格雷夫,C. 639
华莱士,A.F.C. 21
沃尔特,T. 306
华波尔德,B.E. 371-372,591
战争 30,34-35,170
沃德,E.C. 435
韦尔,P. 259
警告,责任 516-518
沃纳斯,C.F. 644
华纳,M. 201,202

635

沃特豪斯,R. 326
沃森,G. 358
沃森,J.B. 29,129,130,136
沃森,J.P. 484
维克兰德,D. 211
韦弗,S. 631
权衡利弊者 9
韦纳,N. 209
韦巴特,A. 371
威斯布鲁克,D. 143,162
韦斯滕,D. 163,587
西部电气霍桑工厂 39
惠特克,D. 568
怀特,M. 212,223,235,236,239-240,246
惠特曼,R. 566
你为什么不,但是游戏 256
威多森,M. 262-263
威尔伯特,J.R. 536
野外治疗 350
威利,J. 216-217
威廉姆斯,C.R. 483
威廉姆斯,J.M.G. 141
威廉姆斯,M. 146,397-398,556
谈论文化问题的意愿 305-306
威尔斯,T.A. 417,546
温尼科特,D.W. 83,92,101,103,410
威斯康星精神分裂症研究 171-173
明智 513
维特根斯坦,L. 冯 229,338
沃尔普,J. 133-134,322
女性 24

社区资源与饮食问题 240-241
性别化 332-333
王,Y.J. 247
伍兹,K.M. 538
伍利,S.C. 334
伍拉姆,S. 260
沃尔,J. 327,328
工作坊系统 23
工作联盟清单(WAI) 414,415
工作联盟模型 200,402,403-405
　也见咨询关系;治疗关系
通过工作 115-116
职场咨询 2,13,14-15,515-516
　员工援助计划 13,39,442,505,549
第二次世界大战 30,170
世界观阐明 339-340,344
沃森,V. 642
沃斯基特,V. 374,648
创伤愈合理论 615
写作,治疗的 553-554,561-562
冯特,W. 129

雅洛姆,I.D. 276,278,279-280,337,488,565,569
约克疗养所 23,41-42
杨,J. 142

扎尔克曼,M. 258
扎亚斯,L.H. 304
蔡格尼克效应 280
禅宗佛教 18
朱,S.-H. 542,549-550

注:索引页码为原版书页码,即本书页边码。

参 考 文 献

扫描下方二维码,获取参考文献。

编 辑 说 明

《心理咨询导论》(第4版)作为一本专业性高、可读性强、极有专业指导意义的书,其出版获得了多位专家、老师的支持和帮助,以下译者排名不分先后:

夏　颖、刘凤至、张琼文、张璞玉
朱霖丽、马芮鑫、陈　静、刘　艳
王梦茹、顾百加、杜颖颖

希望我们共同的努力能为读者及专业人士带来心理咨询领域新进的理念和有效的方法。不足之处,万望指出。

责任编辑
2019年6月

图书在版编目(CIP)数据

心理咨询导论：第 4 版／（英）约翰·麦克劳德(John McLeod)著；夏颖等译. — 上海：上海社会科学院出版社，2019

书名原文：An Introduction to Counselling, Fourth Edition

ISBN 978-7-5520-2787-7

Ⅰ.①心… Ⅱ.①约… ②夏… Ⅲ.①心理咨询 Ⅳ.①B849.1

中国版本图书馆 CIP 数据核字(2019)第 118754 号

John McLeod

An Introduction to Counselling, 4th Edition

ISBN 978-0-33-522551-4

Copyright © John McLeod 2009.

All Rights reserved. No part of this publication may be reproduced or transmitted in any form or by any means, electronic or mechanical, including without limitation photocopying, recording, taping, or any database, information or retrieval system, without the prior written permission of the publisher.

This authorized Chinese translation edition is jointly published by McGraw-Hill Education and Shanghai Academy of Social Sciences Press. This edition is authorized for sale in the People's Republic of China only, excluding Hong Kong, Macao SAR and Taiwan.

Copyright © 2019 by McGraw-Hill Education and Shanghai Academy of Social Sciences Press.

版权所有。未经出版人事先书面许可，对本出版物的任何部分不得以任何方式或途径复制或传播，包括但不限于复印、录制、录音，或通过任何数据库、信息或可检索的系统。

本授权中文简体字翻译版由麦格劳-希尔(亚洲)教育出版公司和上海社会科学院出版社合作出版。此版本经授权仅限在中华人民共和国境内(不包括香港特别行政区、澳门特别行政区和台湾地区)销售。

版权 © 2019 由麦格劳-希尔(亚洲)教育出版公司与上海社会科学院出版社所有。

本书封面贴有 McGraw-Hill Education 公司防伪标签，无标签者不得销售。

上海市版权局著作权合同登记号：图字 09-2012-888

心理咨询导论：第 4 版

著　　者：（英）约翰·麦克劳德
译　　者：夏颖　刘凤至　等
责任编辑：杜颖颖
封面设计：黄婧昉
出版发行：上海社会科学院出版社
　　　　　上海顺昌路 622 号　邮编 200025
　　　　　电话总机 021-63315947　销售热线 021-53063735
　　　　　http://www.sassp.org.cn　E-mail: sassp@sassp.cn
排　　版：南京展望文化发展有限公司
印　　刷：上海市崇明县裕安印刷厂
开　　本：710×1010 毫米　1/16 开
印　　张：40.75
字　　数：788 千字
版　　次：2019 年 10 月第 1 版　2019 年 10 月第 1 次印刷

ISBN 978-7-5520-2787-7/B·261　　　　　定价：128.00 元

版权所有　翻印必究